Yaitza S. Lopez Ocasio

Enfermería
PEDIÁTRICA de Thompson

Enfermería PEDIÁTRICA de Thompson

OCTAVA EDICION

Elizabeth B. Schulte, RN, MSN
Formerly Assistant Professor of Nursing
Tarrant County College
Fort Worth, Texas

Debra L. Price, RN, MSN, CPNP
Assistant Professor of Nursing
Tarrant County College
Fort Worth, Texas

Julie E. Gwin, MN, RN
Associate Professor of Nursing
Tarrant County College
Fort Worth, Texas
Clinical Staff Nurse
Cook Children's Medical Center
Fort Worth, Texas

Traducción: Guillermina Cuevas Meza
Guillermina Féher de la Torre

McGraw-Hill Interamericana

HEALTHCARE GROUP

MEXICO • AUCKLAND • BOGOTA • CARACAS • LISBOA • LONDRES • MADRID
MILAN • MONTREAL • NUEVA DELHI • NUEVA YORK • SAN FRANCISCO
SAN JUAN • SINGAPUR • SIDNEY • TORONTO

NOTA

La medicina es una ciencia en constante desarrollo. Conforme surjan nuevos conocimientos se requerirán cambios en la terapéutica. El (los) autor(es) y los editores se han esforzado para que los cuadros de dosificación medicamentosa sean precisos y acordes con lo establecido en la fecha de publicación. Sin embargo, ante los posibles errores humanos y cambios en la medicina, ni los editores ni cualquier otra persona que haya participado en la preparación de la obra garantizan que la información contenida en ella sea precisa o completa; tampoco son responsables de errores u omisiones, ni de los resultados que con dicha información se obtengan. Convendría recurrir a otras fuentes de datos, por ejemplo, y de manera particular, habrá que consultar la hoja informativa que se adjunta con cada medicamento, para tener certeza de que la información de esta obra es precisa y no se han introducido cambios en la dosis recomendada o en las contraindicaciones para su administración. Esto es de particular importancia con respecto de fármacos nuevos o de uso no frecuente. También deberá consultarse a los laboratorios para recabar información sobre los valores normales.

ENFERMERIA PEDIATRICA DE THOMPSON

A subsidiary of The *McGraw-Hill Companies*
Cedro núm. 512, Col. Atlampa
Delegación Cuauhtémoc, C.P. 06450, México, D.F.
Miembro de la Cámara Nacional de la Industria Editorial Mexicana
Registro núm. 736

ISBN 13: 978-970-10-3818-5
ISBN 10: 970-10-3818-5

Translated of the eighth English Edition of
Thompson's Pediatric Nursing: An Introductory Text
by Elizabeth B. Schulte, et al.

ISBN 0-7216-9048-3

8901234567 09876532104

Impreso en México
Impreso por Impacto en Medios Publicitarios S.A. de C.V.

Printed in Mexico
Printed by Impacto en Medios Publicitarios S.A. de C.V.

A mi esposo, Ralph, quien amorosamente me ha enseñado tantas lecciones en la vida. También a mis hijos, Rex, Amanda, Jennifer y David, que siguen aportándome lo mejor de la vida. Y como la vida no se detiene, a Clarissa y Halen, nuestros nuevos nietos que se han unido a nosotros este año y nos han demostrado qué tan cierto es que los niños son únicos y especiales.

Elizabeth B. Schulte

A mi esposo, Jeff, y mis hijos Ryan y Chrissy, quienes me dieron el aliento y el apoyo que necesitaba para ser coautora de este texto. Además, quisiera dedicar esta edición a mis padres, Richard y Ruth Robideau (Indianapolis, Indiana), cuyo amor y guía me han inspirado personal y profesionalmente a lo largo de los años.

Debra L. Price

A mi esposo, John, que comparte mi amor por la pediatría. A mis tres hijos, Aaron, Adam y Alex, que me dieron experiencia práctica y que son la alegría de mi vida. También a mis padres, ya fallecidos, quienes infundieron en mí la capacidad de lograr mis metas y aspiraciones. A mi hermana Jeri, que alienta lo mejor que hay en mí.

Julie F. Gwin

Agradecimientos

A los muchos recién nacidos y lactantes pretérmino, y a sus padres, que me permitieron ser parte de la atención que recibieron. Un agradecimiento especial a Betty Ferrell y sus colegas por presentar la conferencia sobre *Mejoramiento de la atención para el final de la vida*. Es a través de esfuerzos como los de ellos que controlamos mejor el dolor y brindamos la atención paliativa.

A las muchas enfermeras y los muchos médicos cuyo camino se ha cruzado con el mío y que han compartido sus experiencias. Al Harris Methodist Hospital, Fort Worth, por creer y prestar excelente atención de enfermería a las madres y los recién nacidos y a los recién nacidos de alto riesgo.

A Robin Richman, nuestro editor de desarrollo en W.B. Saunders, por su continuo apoyo y su ayuda para lograr esta edición. A Terri Wood, nuestro editor de planeación por darnos toda la orientación para completar el proyecto. A Helen Hudlin, nuestra editora de producción y a su equipo, por trabajar incansablemente en este texto. A Kristin Linn de la Balcom Agency por ayudarme a conseguir las ilustraciones para esta edición y al fotógrafo Geno Loro, Jr.

Un ramillete de gracias para todos los miembros de mi familia, mis colegas y amigos, por su comprensión, aliento y apoyo. Los pensamientos y el apoyo de todos ellos permitieron que se creara esta nueva edición que hará más fácil que las futuras estudiantes de enfermería atiendan a ese grupo tan especial de personas, los niños y sus familias.

Elizabeth B. Schulte

Mi trabajo en esta obra, basado en las siete ediciones anteriores de Eleanor Thompson, no hubiera sido posible sin el apoyo y la participación de muchas personas. Quisiera agradecer a mi esposo, Jeff, que nuevamente demostró ser un valioso asistente con la obra, y a mis hijos, amigos y vecinos que se dejaron fotografiar para subrayar valiosos puntos de aprendizaje.

También quisiera agradecer a Molly Ruther, alumna del último año de Fossil Ridge High School, Keller, Texas, cuya habilidad de fotógrafo aficionado demostró ser muy valiosa. Y por último, un sincero agradecimiento a mis coautoras, Julie Gwin y Beth Schulte, que hicieron tan disfrutable esta tarea.

Debra L. Price

Un agradecimiento especial a los bibliotecarios del Cook Children's Medical Center por su colaboración en la búsqueda y su experiencia con el Internet. Quisiera agradecer especialmente a mi familia y mis amigos, que estuvieron dispuestos a darme el tiempo necesario para esta obra.

Julie F. Gwin

Prefacio

La **Enfermería Pediátrica de Thompson: Texto introductorio, 8ª edición**, ha sido actualizada y revisada para ofrecer a las estudiantes que se inician en la enfermería pediátrica los conocimientos básicos de la práctica en el ambiente de la pediatría. Conservamos muchas de las cualidades de la obra: facilidad de lectura, redacción clara, organización en etapas y énfasis en la intervención de enfermería.

ORGANIZACION Y CARACTERISTICAS ESPECIALES

Cada capítulo empieza con la terminología y los objetivos, y termina con conceptos clave, bibliografía actualizada y sugerencias de lectura. Al final del libro se incluye una **Sección de autoevaluación** perforada que puede utilizarse para revisar el material o entregarse como tarea. Esta sección incluye ejercicios de relación de columnas, opción múltiple, preguntas de investigación, estudios de caso para aplicación de criterio y un nuevo apartado, Actividades en Internet. Las respuestas se encuentran en el **Manual del instructor**.

Otras características especiales son:

- **Información de enfermería:** subraya puntos importantes del texto; se encuentran en toda la obra
- **Consejo para la comunicación:** sugerencias clave para que la comunicación entre enfermera, paciente y familia sea efectiva
- **Datos clave:** listas de verificación que "dirigen" a la enfermera a la detección de posibles trastornos pediátricos
- **Clave para la comunidad:** pone énfasis en que la atención debe prestarse en la comunidad
- **Planes de atención de enfermería:** refuerzan el proceso de enfermería
- **Procedimientos:** enseñan las habilidades y técnicas básicas de los ambientes de atención de enfermería pediátrica

NOVEDADES DE ESTA EDICION

Todos los capítulos han sido revisados; se han incluido nuevos cuadros y características que hacen esta obra más valiosa e interesante, como las siguientes:

- **Atención para el final de la vida:** nuevo capítulo independiente que incluye recomendaciones de Last Acts, National Task Force on Palliative Care. Los temas incluyen aspectos psicosociales y fisiológicos de la atención de enfermería para los niños con enfermedades terminales
- **Consideraciones culturales** y un nuevo contenido sobre la **atención de la familia** en el capítulo 1, además de aspectos de la **atención en la comunidad** en toda la obra
- El **contenido sobre el dolor** ha sido revisado y actualizado para que refleje las opiniones vigentes sobre la valoración y el tratamiento del dolor en pediatría
- En el capítulo 3 se amplió la información sobre **la reacción del niño a la hospitalización**
- Las **Actividades en Internet** constituyen una oportunidad para que la estudiante practique la investigación en línea de temas relacionados con el texto; en la cubierta interior se incluye un párrafo sobre "Cómo usar Internet"
- En los **Conceptos clave** se resumen en un formato sencillo los puntos que deben recordarse
- Se han actualizado la **bibliografía** y las **sugerencias de lectura**

PAQUETE AUXILIAR

En el **Manual del instructor** se incluyen las respuestas a los ejercicios de relación de columnas y de opción múltiple. También se incluye información sobre los estudios de caso para aplicación de criterio y las Actividades en Internet. El **Banco de pruebas** (tanto impreso como en medio magnético) contiene alrededor de 339 preguntas de opción múltiple en formato NCLEX.

Agradecemos también la autorización para publicar las siguientes ilustraciones de Betz C, Hunsberger M y Wright S: *Family-Centered Nursing Care of Children,* 2ª ed, Philadelphia, WB Saunders: figs. 2-5, 6-3, 6-5, 6-7 a 6-12, 16-1, 16-3, 17-5, 17-11.

Nuestros conocimientos y extensa experiencia en pediatría nos guiaron en el desarrollo del contenido de esta edición. Esperamos que las estudiantes encuentren la información claramente presentada y fácil de entender. Como se refleja en el texto, aspiramos a demostrar nuestro amor por la pediatría, los niños atendidos y sus familias y a demostrar el respeto que sentimos por las enfermeras que se dedican a la enfermería pediátrica.

Elizabeth B. Schulte
Debra L. Price
Julie F. Gwin

Contenido

Apéndices

Capítulo 1

Evolución de la salud infantil

Antes y ahora

Cambios en la mortalidad y la morbilidad

Evolución de la atención de la salud

Perspectiva histórica

Programas gubernamentales

Otros programas federales

Atención de la salud en la actualidad

Función de la enfermera pediátrica

Consideraciones culturales y religiosas

Ambientes de prestación de servicios de salud

Clínicas y consultorios

Cuidados en el hogar

Otros programas

Objetivos

Al concluir el contenido de este capítulo, la estudiante será capaz de:

- Definir o identificar el vocabulario señalado.
- Describir los avances históricos que han afectado la atención de los niños.
- Comparar las causas actuales de morbilidad y mortalidad con las del pasado.
- Exponer las tendencias actuales de la pediatría y el efecto que tendrán en la atención de enfermería.
- Identificar el papel de la enfermera pediátrica.
- Analizar los diversos ambientes en que trabajará la enfermera pediátrica.

Terminología

Conferencia de la Casa Blanca sobre Niños y Jóvenes
Diagnóstico del paciente en función de grupos
Guía de previsión
Hospicio
Indice de mortalidad infantil
Morbilidad
Oficina para la Infancia
Pediatría
Personas sanas en el 2000: Objetivos para el fomento nacional de la salud y prevención de enfermedades
Triage (establecimiento de prioridades)

ANTES Y AHORA

La ***pediatría*** es la rama de la medicina que se ocupa de los niños y su desarrollo, así como de las enfermedades de la infancia y su tratamiento. La palabra proviene del griego *pais, paisos*, niño, e *iatreia*, curación. El nacimiento de la enfermería pediátrica como especialidad fue paralelo al establecimiento de los departamentos de pediatría en las escuelas médicas, la fundación de hospitales infantiles y el desarrollo de unidades especiales para niños en los hospitales generales.

En la Edad Media no existía el concepto de niñez; la infancia duraba hasta cerca de los siete años, momento en que se consideraba al niño como adulto. (El lapso promedio de vida era de unos 30 años.) La infancia no se convirtió en una etapa del desarrollo por sí misma hasta que gran número de personas se integró a la clase media y se incrementó el tiempo de ocio, como los lactantes sobrevivían más, los padres estaban más dispuestos a invertir en ellos.

Como resultado de la investigación sobre el desarrollo infantil por expertos como Erikson y Piaget, la perspectiva de la sociedad acerca de la infancia ha experimentado cambios enormes y ha llegado a ser una fase independiente de la vida, además de que los derechos de los niños son protegidos por las leyes y la costumbre. A medida que los jóvenes se han liberado de las labores agrícolas y de las fábricas para asistir a la escuela, la adolescencia también ha surgido como una entidad independiente.

La atención de enfermería de los niños ha evolucionado mucho en los últimos 100 años. Partiendo de su relación inicial con la especialidad de la medicina pediátrica, ha llegado a ser una empresa holística, en la cual se considera que el niño tiene características físicas, intelectuales, emocionales y espirituales y que sus necesidades difieren en función de la etapa de desarrollo. Al principio del siglo XX, la atención de enfermería de los niños se concentraba sobre todo en las enfermedades porque era muy frecuente que se enfermaran y murieran en epidemias de padecimientos transmisibles. Con mejores condiciones de higiene, el advenimiento de los antibióticos y la institución de medidas preventivas como las vacunas y una mejor atención prenatal, hoy en día la mayoría de los niños sobrevive y llega a la edad adulta. Como las causas orgánicas de muerte y discapacidad han disminuido, la enfermería pediátrica se centra ahora en brindar una atención de mayor calidad que cree un ambiente propicio para que el crecimiento, el desarrollo, así como la promoción y el mantenimiento de la salud sean óptimos.

Cambios en la mortalidad y la morbilidad

La ***tasa de mortalidad infantil*** (número de muertes de lactantes por cada 1 000 nacidos vivos) ha declinado de cerca de 200 en 1900 a 7.1 en 1997. A pesar de ello, Estados Unidos sigue comparándose desfavorablemente en el ámbito internacional. De hecho, en dicho país, la tasa de mortalidad infantil de africanoestadounidenses sigue siendo más de dos veces superior a la de lactantes blancos (Guyer y McDorman, 1998). Se ha documentado ampliamente que el bajo peso al nacer es uno de los principales factores de mortalidad infantil en los países desarrollados. Los nacimientos prematuros y de bajo peso constituyen más del 60% de las muertes de lactantes en Estados Unidos; muchos consideran que es *el problema* más urgente en cuanto a la atención de mujeres embarazadas (Moore y Freda, 1998). Otros factores son raza, sexo masculino, posición socioeconómica, educación de la madre y edad gestacional. Las principales causas de mortalidad infantil son anomalías congénitas, trastornos relacionados con gestación corta y peso bajo al nacer no especificado, síndrome de muerte infantil repentina y síndrome de dificultad respiratoria (recuadro 1-1).

Recuadro 1-1. Causas principales de muerte por grupos de edad en Estados Unidos

Menos de 1 año
Anomalías congénitas
Trastornos resultantes de gestaciones breves y de bajo peso al nacer no especificado
Síndrome de muerte súbita del lactante (*sudden infant death syndrome*, SIDS)
Síndrome de dificultad respiratoria (*respiratory distress syndrome*, RDS)

1 a 4 años
Lesiones no intencionales
Anomalías congénitas
Neoplasias malignas
Homicidio

5 a 9 años
Lesiones no intencionales
Neoplasias malignas
Anomalías congénitas
Homicidio

10 a 14 años
Lesiones no intencionales
Neoplasias malignas
Suicidio
Homicidio

15 a 19 años
Lesiones no intencionales
Homicidio
Suicidio

Tomado de Guyer B. MacDorman MF: Annual summary of vital statistics—1997, *Pediatrics* 102(6):1333-1350, 1998.

Las tasas de mortalidad infantil también han disminuido. La principal causa de muerte en niños de más de un año de edad son las lesiones derivadas de accidentes. En 1997, las dos causas principales de muertes traumáticas fueron lesiones provocadas en accidentes de vehículo automotor y lesiones por arma de fuego. Una gran proporción de muertes en la infancia ocurren como resultado de lesiones previsibles (Guyer y MacDorman, 1998). Una tendencia sumamente alarmante es que el homicidio se ha convertido en una de las causas preponderantes de muerte en los niños de todas las edades, lo cual refleja un cambio de los valores de la sociedad. El aumento del número de suicidios de adolescentes también afecta sobremanera la técnica de atención de la salud en este grupo de edad.

La ***morbilidad*** infantil (enfermedad, trastornos crónicos, discapacidad) es afectada por salud general, posición socioeconómica, acceso a atención de la salud y factores psicosociales. Las enfermedades agudas, como los trastornos respiratorios y gastrointestinales, son comunes en los menores de edad. Los niños que se encuentran en condiciones de riesgo, porque viven en la pobreza o carecen de hogar, asisten con regularidad a guarderías infantiles o tienen poco acceso al sistema de atención de la salud, son más susceptibles a enfermarse.

Gracias a los avances tecnológicos, los lactantes prematuros y los de bajo peso al nacer, que antes solían morir por estas causas, tienen en la actualidad posibilidades de sobrevivir. Aunque este incremento de los índices de sobrevida es alentador, muchos de estos pequeños desarrollan problemas crónicos de salud.

Los niños con trastornos que solían ser letales, como cardiopatías congénitas graves, ahora sobreviven hasta la edad adulta. Sin embargo, la epidemia del SIDA representa un espectro de nuevos desafíos para las enfermeras que atienden a la población infantil afectada. Con el aumento de incidentes que producen lesiones en la infancia, también ha aumentado la frecuencia de discapacidad correspondiente. Asimismo, es muy preocupante el número de niños y adolescentes que sufre problemas emocionales y conductuales graves por fracaso escolar, violencia, abuso de sustancias y conductas sexuales de riesgo, o como resultado de dichos factores.

EVOLUCION DE LA ATENCION DE LA SALUD

Perspectiva histórica

Abraham Jacobi (1830-1919) es considerado como el padre de la pediatría. Este médico nacido en Prusia, además de otros médicos interesados, investigó las enfermedades de la infancia. En su época era muy necesario mejorar las condiciones de higiene y pasteurizar la leche. Ayudó a establecer "estaciones lecheras" donde las madres podían llevar a sus hijos enfermos para tratamiento y aprender la importancia de la leche pura y su preparación adecuada. Su cruzada a favor de los niños allanó el camino para el fomento de la salud infantil no sólo en el siglo XIX, sino también ya muy avanzado el XX.

Lillian Wald, enfermera interesada en el bienestar de los niños, fue pionera también de la atención de la salud infantil en Estados Unidos; fundó el Henry Street Settlement de la ciudad de Nueva York a finales del siglo XIX. Wald es considerada como la fundadora de la salud pública o enfermería comunitaria.

Programas gubernamentales

Lillian Wald y Florence Kelley, ardiente enemiga de que los niños trabajaran, son responsables de la creación de la Oficina Federal para la Infancia. En 1909, durante la ***Primera Conferencia de la Casa Blanca sobre Niños y Jóvenes*** emitió 15 recomendaciones, de las cuales, la más importante abogaba por la formación de la ***Oficina para la Infancia*** como primera actividad dirigida al bienestar de los niños (Cone, 1979). Una vez establecida ésta, se abocó a los problemas de mortalidad infantil y materna. Estas investigaciones impulsaron iniciativas para mejorar la salud de la madre y de sus hijos.

La famosa Carta de los Niños, redactada hacia 1930 durante la Conferencia de la Casa Blanca sobre la salud y protección de los niños, es uno de los documentos más importantes al respecto. En ella se incluyen 19 declaraciones relacionadas con las necesidades de educación, salud, bienestar y protección de los menores. Este documento es ampliamente conocido en el mundo.

Las Conferencias de la Casa Blanca se llevaron a cabo aproximadamente cada 10 años hasta 1980. Hoy en día, el Departamento de Salud y Servicios Humanos (antes Departamento de Salud, Educación y Bienestar) se ocupa de diversos aspectos de la salud infantil.

Los estudios en que se documentan las condiciones inhumanas de trabajo para niños de 13 a 16 años prepararon el terreno para la ley federal estadounidense que reglamentaría el trabajo infantil. Antes del decenio de 1930, los adolescentes jóvenes solían trabajar de pie durante largas horas en cobertizos fríos y húmedos, expuestos a corrientes de aire, realizando actividades inmundas y muchas veces peligrosas e insalubres. Asistían a la escuela esporádicamente y se consideraba que habían recibido buena educación si finalizaban el último grado de enseñanza primaria. En la Ley de Normas Laborales Justas, vigente desde 1938, se reglamentan las condiciones de trabajo infantil para menores de 18 años. Más importante aún, esta ley preparó el camino para el establecimiento de normas de trabajo infantil mínimas en toda la nación y proporcionó los medios para su cumplimiento (fig. 1-1).

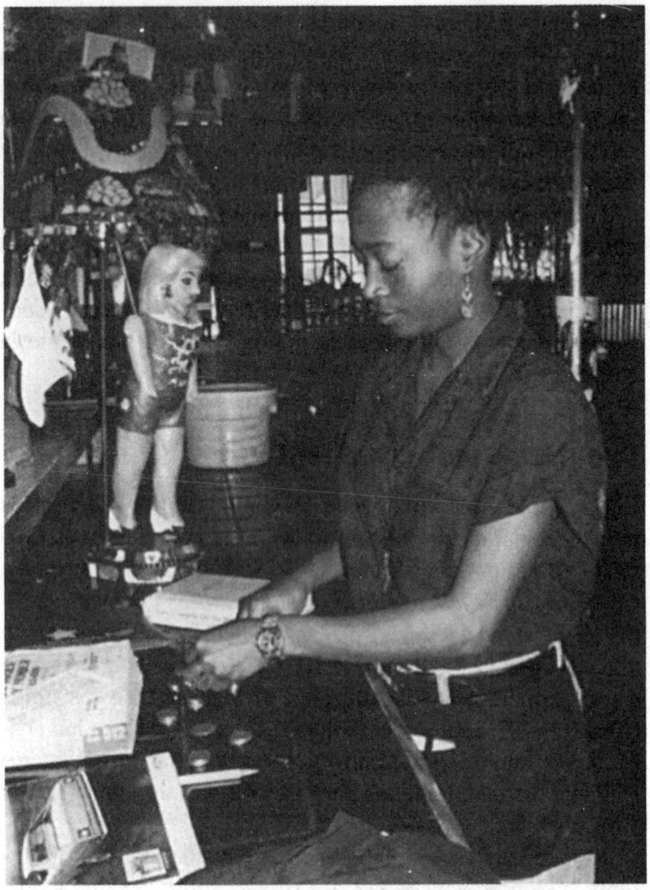

Fig. 1-1. La Ley de Normas Laborales Justas de 1938 reglamenta las condiciones laborales para menores de 18 años. (Cortesía de Vickie Ashwill.)

Información de enfermería

La American Academy of Pediatrics (AAP), formada por pediatras de todo Estados Unidos, y la American Nurses' Association, han adquirido posturas de liderazgo en el establecimiento de normas de salud infantil, así como normas de práctica para la atención de enfermería de los niños y sus familias.

Otros programas federales

En los últimos 30 años, o más, la atención de la salud infantil se ha visto favorecida por varios programas federales. En 1965 se instituyeron el programa Medicaid y el Proyecto para Niños y Jóvenes con objeto de ofrecer servicios asistenciales a niños en regiones inaccesibles y de bajos ingresos. Ambos programas siguen vigentes, aunque han sido afectados por recortes de presupuesto. El Programa Especial de Alimentación Complementaria para Mujeres, Lactantes y Niños (*Special Supplemental Food Program for Women, Infants, and Children*, WIC), que surgió en 1966, proporciona comida nutritiva y educación nutricional a las mujeres de bajos ingresos que se encuentran gestantes, en el posparto y en lactación, así como a sus hijos. La Ley Nacional de Almuerzos Escolares y la Ley de Nutrición Infantil, aprobadas en 1966, también proporcionan alimentos gratuitos o a precios reducidos a los niños de bajos ingresos. En 1982 se aprobó en Estados Unidos la Ley para Niños Desaparecidos, con la cual se estableció un centro de distribución de información de niños extraviados. En el cuadro 1-1 se resumen los programas federales estadounidenses que contribuyen a la atención materno infantil.

Información de enfermería

El Fondo de las Naciones Unidas para la Infancia (*United Nations Children's Fund,* UNICEF) y la Organización Mundial de la Salud (OMS) son dos organizaciones internacionales comprometidas con los niños.

ATENCION DE LA SALUD EN LA ACTUALIDAD

En el decenio de 1980, una de las principales repercusiones en la atención de la salud probablemente fue la creación del sistema Medicare de pago de estancias hospitalarias con base en el ***diagnóstico del paciente en función de grupos*** (*diagnosis-related groups,* DRG). Este sistema también afecta al sector privado, ya que muchas compañías aseguradoras han desarrollado sus propios planes prospectivos de pago. Estos cambios, aunados a la explosión en el decenio de 1990 de sistemas de atención dirigidos, han resultado en hospitalizaciones más cortas, hospitalización de niños con enfermedades graves y mayor necesidad de instrucción para los familiares al dar de alta al paciente, así como sobre la atención de la salud en casa.

Por desgracia, el acceso a la atención primaria (fomento de la salud y prevención de enfermedades) constituye un problema para la mayoría de las familias estadounidenses, y uno de cada tres niños carece de seguro médico durante periodos prolongados, cifra que sigue incrementándose. Según el *Mental Health Weekly,* 1997, la mayoría de los niños no asegurados proviene de familias de obreros. Este fenómeno refleja un giro de empleos del sector de manufactura al sector de servicios, en el cual es menos probable que se proporcione seguro médico y, cuando se ofrece, la prima es más elevada para el empleado. No obstante, según *AHA News,* 1999, en estudios recientes se demuestra que de los cerca de 10 millones de niños estadounidenses sin cobertura médica, más de cuatro millones reúnen los requisitos para ser incluidos en los nuevos programas públicos de seguro médico. Por otra parte, algunas empresas que ofrecen seguros médi-

Cuadro 1-1. Resumen de los programas federales estadounidenses destinados a la salud materno infantil

Nombre	*Año*	*Comentario*
Seguridad social	1935	Proporciona una combinación de fondos federales y estatales para la atención materno infantil y para los niños inválidos, apoya los programas para la prevención de la salud (vacunación, detección)
Ley de normas laborales justas	1938	Establece los 16 años como edad mínima para trabajar
Proyecto de atención a lactantes y salud materno infantil	1963	Intenta disminuir la mortalidad infantil
Proyecto de niños y jóvenes	1965	Dirigido a niños de bajos ingresos y difícil acceso que requieren atención de la salud
Medicaid EPSDT	1965	Detección temprana y periódica, diagnóstico y tratamiento (*early and periodic screening, diagnosis, and treatment*, EPSDT) para niños pobres
Servicio para niños inválidos	1965	Servicio para discapacitados menores de 21 años
WIC	1965	Programa de alimentación complementaria para mujeres, lactantes y niños de bajos ingresos (*special supplemental food program for women, infants, and children*, WIC)
Head start	1965	Asistencia para niños preescolares discapacitados, aumenta las habilidades educativas
Ley nacional de almuerzos escolares y ley de nutrición infantil	1966	Proporciona alimentos gratuitos o a bajo costo para familias de escasos ingresos
Educación para todos los niños discapacitados	1975	P.L. 94-142, educación pública gratuita para los menores discapacitados de entre tres y 21 años; ofrece servicios de apoyo
Centros comunitarios de salud mental (*Community Mental Health Centers*, CMHC)	1982	Su objetivo es aumentar la disponibilidad de centros de salud mental para las familias de bajos ingresos
Ley para niños desaparecidos	1982	Centro de distribución nacional de información sobre niños desaparecidos, mediante el Sistema Computadorizado de Información Nacional sobre Crímenes
Ley de inmunización para la infancia	1993	Asegura que todos los niños estadounidenses reciban protección contra enfermedades infecciosas previsibles mediante vacunas, a la edad más temprana y adecuada

cos, en colaboración con donadores corporativos y privados, han establecido programas especiales que ofrecen atención primaria y seguros a la población adolescente no asegurada. La Caring for Children Foundation de Massachusetts es un ejemplo de este tipo de programas, mediante los que se ofrecen atención preventiva a menores de entre 13 y 18 años de edad que cumplen con ciertos criterios de ingresos y no están cubiertos por planes públicos o privados de seguro médico.

Los avances en las técnicas médicas y quirúrgicas han dado lugar a la creación de subespecialidades médicas y de enfermería en el área de pediatría. Hoy en día, por ejemplo, los niños con problemas cardiacos reciben tratamiento de un cardiólogo pediatra y atención de enfermeras especialistas en cardiología pediátrica, en tanto que el cirujano pediatra efectúa gran parte de las operaciones complejas que requiere el recién nacido con defectos congénitos. El equipo necesario para diagnosticar y tratar las enfermedades infantiles se ha refinado y especializado. Los estudios cromosómicos y la investigación bioquímica permiten identificar y brindar mejor asesoría familiar que nunca. Los niños gravemente enfermos reciben atención experta en instalaciones de tratamiento y diagnóstico. Muchos padecimientos que antes se trataban en el hospital, ahora se tratan en clínicas, unidades quirúrgicas de estancia de un día y otras instalaciones ambulatorias.

El fomento de la salud y la prevención de enfermedades se han tornado prioritarios. En 1990, el Departamento de Salud y Servicios Humanos de Estados Unidos emitió un documento titulado ***Personas sanas en el 2000: Objetivos para el fomento nacional de la salud y prevención de enfermedades***, que se basa en objetivos anteriores para ofrecer a los estadounidenses la oportunidad de hacerse responsables de su propia salud. En el documento se hace hincapié en el acceso igualitario a la atención de la salud de todos los sectores de la población, en particular los más vulnerables. Muchos de estos objetivos se aplican a lactantes y niños y son objeto de investigación y actualización constantes.

Personas sanas 2010 es la continuación de *Personas sanas 2000*. Sus objetivos son fomentar el comportamiento saludable y las comunidades sanas y seguras, así como mejorar los sistemas de salud personal y pública, además de evitar y reducir las enfermedades y trastornos (cuadro 1-2).

FUNCION DE LA ENFERMERA PEDIATRICA

Dada la rapidez con que cambia la atención de la salud hoy en día, es responsabilidad de la enfermera actualizar constantemente sus conocimientos. Conforme se amplían las funciones de la enfermera pediátrica, adquiere importancia el hecho de que sea confiable. Las enfermeras tienen también una responsabilidad hacia la comunidad y su profesión. Es necesario fomentar su participación en la comunidad y en organizaciones profesionales, al igual que el mejoramiento

Cuadro 1-2. *Personas sanas en el 2010: objetivos*

Objetivos	
7-1	Incrementar la conclusión de estudios de bachillerato (meta: 90%)
7-2	Incrementar la proporción de escuelas medias y medias superiores que brinden instrucción sobre la salud para prevenir problemas como: lesiones involuntarias; violencia; suicidio; consumo y adicción al tabaco; consumo de alcohol y otras sustancias; embarazo no deseado; VIH/SIDA e infecciones por enfermedades de transmisión sexual; patrones de alimentación no saludables; actividades físicas inadecuadas y salud ambiental (meta: 70%)
9-7	Reducir los embarazos adolescentes (meta: 46 por cada 1 000; dato de referencia: 72 por cada 1 000 mujeres de 15 a 17 años en 1995)
14-1	Reducir o eliminar los casos autóctonos de enfermedades que pueden prevenirse con vacunas (meta: 0 casos de sarampión, paperas, *Haemophilus influenza* tipo b [niños menores de 5 años], polio y rubéola; reducir la tos ferina [niños menores de 7 años] a 2 000 casos y la varicela a 400 000 casos)
14-4	Reducir la meningitis bacteriana en niños pequeños (meta: 8.6 nuevos casos por cada 100 000 niños de entre un año y 23 meses de edad)
14-18	Reducir el número de tratamientos con antibióticos para infección de oídos en niños pequeños (meta: 88 tratamientos por cada 100 niños menores de 5 años; dato de referencia 108 tratamientos por 100 niños menores de 5 años durante 1996-1997 [promedio de 2 años])
14-22	Lograr y mantener niveles efectivos de vacunación para las vacunas universalmente recomendadas para niños pequeños (meta: 90%)
15-20	Incrementar el uso de protectores para niños (meta: 100%)
19-3	Reducir la proporción de niños y adolescentes con sobrepeso u obesos (meta: 5% para menores de entre 6 y 19 años)
19-4	Reducir el retardo del crecimiento entre los niños de bajos ingresos menores de 5 años de edad (meta: 5%)

Tomado de US Department of Health and Human Services: *Healthy People 2010: Objectives*, Washington, DC, 2000, US Government Printing Office. Website: www.health.gov/healthypeople

continuo en una sociedad en proceso de cambio. La enfermera pediátrica puede desempeñar diversas funciones, desde enseñar en diversos ambientes hasta ofrecer la atención en el hospital o la clínica. El fomento de la salud y la ***guía de previsión*** siguen siendo importantes en la enfermería pediátrica. En nuestra sociedad, la atención de los niños implica una valoración cuidadosa, así como la identificación oportuna de los niños y las familias en riesgo. Trabajar con familias en entornos diferentes ayudará a garantizar la seguridad y la satisfacción de las necesidades de todos los menores. La enfermera pediátrica trabaja con otros miembros del equipo de atención de la salud y con la familia para brindar cuidados, de modo que debe ser capaz de aportar atención competente y diestra al niño, además de mostrar una actitud holística y comprometida. Para brindar este tipo de atención es esencial incorporar conocimientos culturales y religiosos, así como comprender la estructura familiar. En el capítulo 2 se analiza la unidad familiar.

Consideraciones culturales y religiosas

Hoy, como en el pasado, las tradiciones culturales influyen en la forma en que una familia percibe la salud y la enfermedad. La enfermera tendrá que atender a pacientes de diversas culturas, de modo que la enfermería holística implica estar alerta ante la diversidad cultural e incorporar dicha información a la atención. Es importante mostrar respeto y tener amplio criterio al analizar las creencias culturales con el paciente y su familia. En general, no es posible modificar dichas creencias, pero debe intentar negociar para lograr los objetivos deseados de la atención. Cualquier hábito dañino debe ser notificado al médico.

Al atender a los niños también deben respetarse las creencias religiosas, pues en muchos casos éstas podrían afectar la salud del menor. Por ejemplo, los Testigos de Jehová no permiten la transfusión de sangre y en ocasiones es necesario recurrir a la corte por el bien del niño.

Algunas religiones también tienen creencias específicas sobre el bautismo y la muerte, por ejemplo, de modo que es importante que la enfermera investigue al respecto con el paciente o sus familiares y organice las citas con los médicos según sea necesario para satisfacer las necesidades del enfermo.

AMBIENTES DE PRESTACION DE SERVICIOS DE SALUD

Si bien los niños son hospitalizados cuando la enfermedad o las lesiones lo exigen (cap. 3), en general son atendidos en diferentes ambientes, entre otros, clínicas comunitarias y escolares, consultorios pediátricos o de medicina familiar, hogar, campamentos infantiles e instalaciones de atención pediátrica de largo plazo.

Clínicas y consultorios

La mayor parte de los hospitales grandes actuales cuenta con instalaciones bien organizadas para pacientes externos, así como clínicas satélite o comunitarias de medicina preventiva y para la atención del niño enfermo. Aunque todavía las diferencias socioeconómicas tienen una relación estrecha con los servicios preventivos de rutina, el Medicaid y otros programas estadounidenses semejantes han logrado poner estos servicios a la disposición de las familias de bajos ingresos. En las clínicas hay áreas de especialidad (particularmente en las unidades infantiles), como cardiología, ortopedia y otras, donde la estudiante puede estar presente, observar y ayudar. En muchas instituciones se proporciona información y se instruye acerca de la vacunación en la infancia y la prevención de lesiones, así como sobre maternidad y paternidad.

En muchas ciudades hay grupos de pediatras que atienden en consultorios o clínicas independientes del hospital, lo cual favorece la distribución de los servicios de salud, que a menudo proporcionan servicios asistenciales nocturnos y durante el fin de semana. En algunos consultorios o clínicas, las enfermeras suelen ***establecer prioridades*** y ofrecer información por teléfono.

La practicante de enfermería pediátrica puede visitar a los pacientes en el hogar, realizar exámenes físicos de rutina en la clínica y, por lo demás, colaborar con el médico a fin de ofrecer atención individual de mayor calidad. Este tipo de enfermera suele ser el principal contacto del niño con el sistema de atención de la salud. La practicante de enfermería pediátrica puede también trabajar en clínicas establecidas en escuelas o centros de salud con la enfermera escolar y otros prestadores de atención de la salud. Los centros de salud escolares se están convirtiendo rápidamente en el ambiente perfecto para la atención de la salud de niños y adolescentes. Por otra parte, el papel de la enfermera escolar se enriquece al mismo tiempo que aumenta el número de clínicas escolares de todos los niveles. En todo el país hay casi 1 000 centros de salud en las escuelas y muchos más están en proceso de creación (Hacker y Wessel, 1998).

Los centros de investigación pediátrica, como el del Hospital St. Jude de Memphis, Tennessee, es otro ámbito de atención de pacientes externos. Este tipo de instituciones ofrece servicios altamente especializados para pacientes con trastornos especiales, muchas veces a bajo costo o gratuitamente.

La cirugía externa electiva para pacientes con enfermedades sin complicaciones, como amigdalectomía o reparación de una hernia, es muy frecuente. Entre las ventajas de la cirugía de corta estancia cabe mencionar la reducción del índice de infecciones cruzadas, de los costos hospitalarios y del uso de camas. Las clínicas de consulta externa también eliminan la necesidad de separar al niño de su familia, de modo que el estrés será menor. En este tipo de programas es necesario preparar e instruir con cuidado, además de asegurarse de que el ambiente del hogar sea adecuado para satisfacer las necesidades que implica la recuperación del niño.

La actitud de enfermeras, recepcionistas y otro tipo de personal de los departamentos de consulta externa determina la diferencia entre un ambiente cálido y cortés y uno en el cual el paciente se siente deshumanizado. Mientras más frecuente sea la atención médica en clínicas de consulta externa, menor el número de niños que requieran de hospitalización. Se espera que el único contacto con personal médico para muchos menores sea a través de citas breves en clínicas de esta índole. Es responsabilidad de la enfermera hacer que las consultas sean positivas para los pacientes y sus familias.

Cuidados en el hogar

Como hoy en día la hospitalización es más breve para la mayoría de los niños, la opción ya no es recibir atención en el hospital o en el hogar, sino una combinación de ambas, porque a menudo son interdependientes. Los avances técnicos y la investigación en entidades patológicas específicas han ayudado a impulsar la tendencia de la atención en casa. Según Schuman (1997), esto resulta en menores costos, mayor satisfacción del paciente y una mejor atención general. Con frecuencia el tratamiento intravenoso continuo y la fototerapia para el recién nacido con ictericia se llevan a cabo en casa. Sin embargo, la atención en el hogar no es sólo cuestión de proporcionar equipo, instrumentos y atención pediátrica, también incluye la valoración de las necesidades totales del niño y su familia, quienes necesitan tener contacto con una amplia red de servicios, lo cual, en circunstancias ideales, implica trabajar en un equipo dirigido por el médico o el centro médico.

El concepto de ***hospicio*** para niños también ha sido de ayuda para las familias que requieren de este servicio. Se trata de un programa para niños con enfermedades terminales que generalmente no tienen más de 4 a 6 semanas de vida. Los padres, ayudados por enfermeras y prestadores de servicios del hospicio, atienden al niño en su hogar. Para mayor información al respecto, consultar el capítulo 18.

Otros programas

Los programas de apoyo locales y nacionales para problemas específicos ofrecen la oportunidad de que las familias compartan y se apoyen entre sí, además de aprender de los éxitos y fracasos de otros. También hay grupos y campamentos especiales para niños con enfermedades crónicas.

Asimismo, la terapia de grupo para menores sometidos a tensión emocional es importante para la prevención de problemas de salud mental (p. ej., grupos para hijos de padres divorciados o alcohólicos). Estos y otros programas no sólo tienen el potencial de mejorar la vida del niño y de la familia, sino de reducir el alto costo de la atención médica.

Conceptos clave

- La atención de enfermería pediátrica ha evolucionado de manera impresionante en los últimos 100 años, y al mismo tiempo han evolucionado también las necesidades de los niños en función de su nivel de desarrollo.
- La tasa de mortalidad infantil también sigue declinando, si bien el bajo peso al nacer es todavía la principal

causa de muerte de lactantes. El alarmante incremento de la tasa de mortalidad infantil puede atribuirse a incrementos del número de homicidios y suicidios.

- La Oficina para la Infancia se derivó de la primera Conferencia de la Casa Blanca para niños y jóvenes y se dedica al bienestar de los menores.
- La atención de la salud de los niños se ha incrementado en los últimos años como resultado de los programas y fondos federales.
- Los DRG han influido en la forma de pago de las estancias hospitalarias y, combinados con la atención dirigida, han dado lugar a estancias más cortas en el hospital y a intensificar la atención en casa. Muchos niños carecen de seguro médico, si bien hay programas de ayuda al respecto.
- Los documentos *Personas sanas 2000* y *2010* demuestran la necesidad de que los estadounidenses se responsabilicen de su propia salud y marcan los objetivos del gobierno en cuanto a fomento de la salud y prevención de las enfermedades.
- Las enfermeras pediátricas atienden a los niños en diferentes ambientes. La atención que prestan no sólo se dirige al niño, también a su familia.

Bibliografía

Guyer B, MacDorman MF: Annual summary of vital statistics—1997, *Pediatrics* 102(6):1333-1350, 1998.

Hacker K, Wessel GL: School-based health centers and school nurses: cementing the collaboration, *J School Health* 68(10):409-414, 1998.

Hospitals join effort to cover uninsured kids, *AHA News* 35(6):8, 1999.

Moore ML, Freda MC: Reducing preterm and low birthweight births: still a nursing challenge, *MCN* 23(4):200-208, 1998.

One third of children go without health coverage, *Mental Health Weekly* 7(15):8, 1997.

Schuman AJ: Home sweet home: the best place for pediatric care, *Pediatrics* 14(3):91-104, 1997.

US Department of Health and Human Services: *Healthy people 2000: national health promotion and disease prevention objectives, summary report,* Boston, 1992, Jones & Bartlett.

Lecturas sugeridas

Betz CL: Approaching the new millennium, *J Pediatr Nurs* 14(3):141-142, 1999.

Bowden VR, Dickey SB, Greenberg CS: *Children and their families: The continuum of care,* Philadelphia, 1998, WB Saunders.

The school nurse as health educator: *J School Health* 67(1):3-9, 1997.

Wong D, Hockenberry-Eaton M, Wilson D, et al: *Whaley and Wong's nursing care of infants and children,* ed 6, St Louis, 1999, Mosby.

Capítulo 2

Niños en crecimiento y sus familias

La herencia y el niño en desarrollo

Cariotipo

Asesoría e investigación genéticas

Avances en perinatología

Crecimiento y desarrollo

Definición de los términos

Características del crecimiento y el desarrollo

Estándares de crecimiento

Factores que influyen en el crecimiento y el desarrollo

Rasgos hereditarios

Nacionalidad y raza

Posición ordinal

Sexo

Ambiente

Familia

Teorías del desarrollo

Desarrollo psicosocial

Desarrollo cognitivo

Desarrollo moral

Implicaciones de la enfermería en el crecimiento y el desarrollo

Objetivos

Al concluir el presente capítulo, la estudiante será capaz de:

- Definir el vocabulario señalado.
- Describir las etapas de desarrollo del nacimiento a la adolescencia.
- Describir las características del crecimiento y el desarrollo.
- Interpretar una tabla de crecimiento.
- Mencionar seis factores que influyen en el crecimiento y el desarrollo.
- Demostrar que se comprende la influencia de la familia en el desarrollo del niño.
- Identificar a cuatro teóricos del crecimiento y el desarrollo.
- Describir los cambios físicos previsibles que ocurren en el desarrollo y el crecimiento normales.
- Explicar por qué las enfermeras deben tener conocimientos sobre el crecimiento y el desarrollo.

Terminología

Autosoma
Cariotipo
Cognición
Crecimiento
Cromosoma
Desarrollo
Desarrollo cefalocaudal
Desarrollo proximodistal
Jerarquía de necesidades de Maslow
Kohlberg
Maduración
Multifactorial
Osificación
Piaget
Ritmo metabólico

LA HERENCIA Y EL NIÑO EN DESARROLLO

La mayoría de nosotros sabe que lo que se hereda es algo que recibimos de nuestros antepasados, ya sea dinero o una reliquia de familia. También es posible heredar rasgos físicos y, en ocasiones, hasta algún trastorno, como la hemofilia. El sexo de una persona y todas las características personales heredadas se determinan al momento de la concepción, cuando los espermatozoides masculinos se unen al óvulo femenino. Hay 23 pares de ***cromosomas,*** 22 pares de ***autosomas*** (cromosomas comunes en ambos sexos) y un par de cromosomas sexuales (XX en mujeres y XY en varones). La citogenética moderna (*cyto*, célula + *genetic*, origen) ha permitido identificar a los cromosomas como portadores de **genes** y al **DNA** como molécula clave del gen. Al igual que los cromosomas, los genes se encuentran en pares. Si bien los genes compatibles de un par de cromosomas tienen la misma función básica, su poder no es el mismo, ya que algunos son **dominantes** y otros **recesivos**. Si un gen es dominante, se expresan sus instrucciones, si es recesivo, el poder del gen dominante, cuando éste se una al primero, anulará sus instrucciones. Sin embargo, si el niño hereda dos genes recesivos (uno de cada progenitor), se expresarán las características particulares asociadas a este gen. Cuando uno de los dos miembros de un par de genes es portador de las mismas instrucciones genéticas, se dice que la persona portadora de tales genes es **homocigota** para ese rasgo particular. Cuando los dos genes de un par contienen instrucciones diferentes, el individuo es **heterocigoto** para dicho rasgo. Uno de los miembros de un par heterocigoto de genes será el gen dominante.

El concepto de genes dominantes o recesivos es importante para el estudio de los defectos congénitos porque algunos padres portadores de genes defectuosos pueden tener hijos normales o hijos portadores de los mismos, sin encontrarse afectados, lo cual también explica por qué los progenitores en apariencia normales pueden procrear un hijo con un defecto. El conjunto particular de genes de un individuo se conoce como **genotipo**. Los investigadores han localizado muchos genes en cromosomas específicos mediante un proceso que recibe el nombre de **mapeo genético**. La disponibilidad de estas técnicas hace que los antecedentes precisos de salud familiar del paciente sean más importantes que nunca.

Cariotipo

Los genetistas pueden fotografiar el núcleo de las células humanas y ampliarlo lo necesario para observar los 46 cromosomas, o ***cariotipo***, los cuales se cortan de la fotografía, se unen en pares y se agrupan de grandes a pequeños. El resultado es lo que se conoce como **cariograma** (*kario*, núcleo + *gram*, tabla). El cariograma de un individuo normal muestra 22 pares de cromosomas llamados **autosomas**, que son iguales en varones y mujeres y dirigen el desarrollo del individuo. El **síndrome de Down** ejemplifica los defectos autosómicos; se conoce como trisomía 21 porque los afectados poseen un tercer cromosoma, o adicional, el número 21 (fig. 2-1).

Los pares restantes de cromosomas son los **cromosomas sexuales**, que difieren en varones y mujeres y determinan el sexo y los caracteres sexuales secundarios. Los defectos en estos cromosomas son más frecuentes que en los autosomas

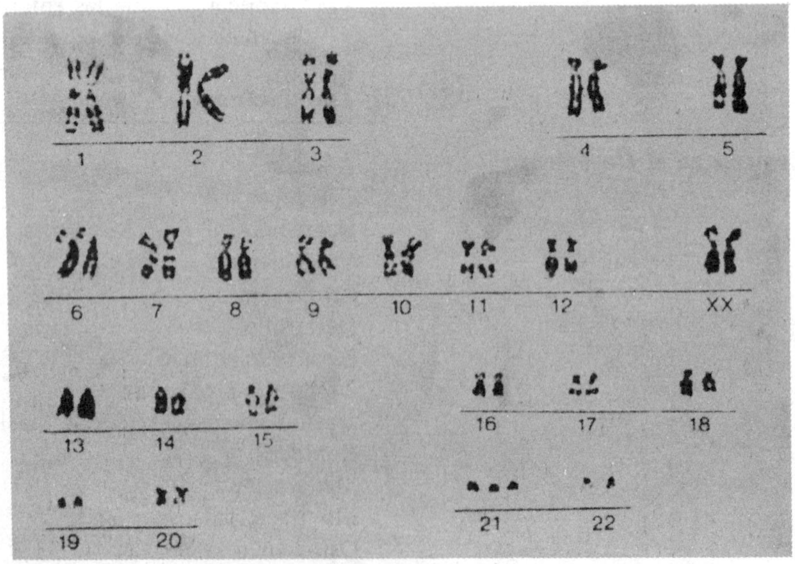

Fig. 2-1. Cariotipo de un paciente con síndrome de Down (47, XX + 21). (Tomado de Hacker NF, Moore JG: *Essentials of obstetrics and gynecology*, 2a. ed. Philadelphia, 1992, WB Saunders.)

y dan lugar a muy diversas condiciones anormales. Aparentemente, el pequeño cromosoma Y sólo contiene los genes de la masculinidad, en tanto que el X es mucho más grande y porta los genes femeninos, además de muchos rasgos esenciales para la vida, como los que dirigen aspectos del metabolismo, la formación de sangre, el daltonismo y las defensas contra las bacterias. Cuando se sabe que los genes que causan una alteración específica son transportados en los cromosomas sexuales, se dice que la perturbación está **ligada al sexo**.

Durante la **meiosis** (división celular que sólo se observa en las células sexuales, en la cual los cromosomas se dividen a la mitad antes de que la célula se divida en dos) pueden ocurrir omisiones y duplicaciones cromosómicas. Cuando el cromosoma completo, o una porción de él, se une a otro cromosoma, o cuando los segmentos rotos intercambian lugares, la anormalidad es llamada **translocación**.

Las **mutaciones** o errores del DNA de un gen específico no se conocen bien a bien. Una vez que un gen se torna anormal, el defecto se repite siempre que el cromosoma en el cual aparece se reproduce a sí mismo durante la división celular normal. La radiación en forma de rayos X, radio, energía atómica e isótopos puede ocasionar mutaciones. Debido a que un defecto quizá no aparezca durante generaciones, es difícil determinar la cantidad de radiación que una persona puede recibir sin peligro, en tanto que es posible que también ocurran nuevas mutaciones genéticas. La mutación de un gen que dirige la producción de una enzima algunas veces provoca alteraciones del metódico proceso metabólico. Estos trastornos bioquímicos reciben el nombre de **errores congénitos del metabolismo**. Sin la dirección adecuada de las enzimas, en el sistema se acumulan productos químicos dañinos. Si un error genético afecta sólo a una unión no importante de la cadena metabólica o si el cuerpo lo compensa de otro modo, es posible que no ocurran síntomas anormales, aun cuando el gen sea defectuoso. Algunos ejemplos de trastornos patológicos heredados que se describen en esta obra son fibrosis quística, anemia de células falciformes y hemofilia.

Asesoría e investigación genéticas

A medida que los investigadores reúnen más información relacionada con los misterios de los genes, logran descubrir nuevos métodos para prevenir y tratar los accidentes genéticos (fig. 2-2). La función del **asesor genético** se ha ampliado en años recientes, además de que se ha incrementado su importancia. La asesoría genética es el proceso por el cual se orienta a padres y familias respecto del patrón de transmisión de genes y la probabilidad de ocurrencia o reocurrencia. Se conocen los patrones de herencia de cientos de defectos congénitos específicos. A menudo, los asesores sugieren pruebas de laboratorio para determinar si los futuros padres son portadores. En Estados Unidos, la National

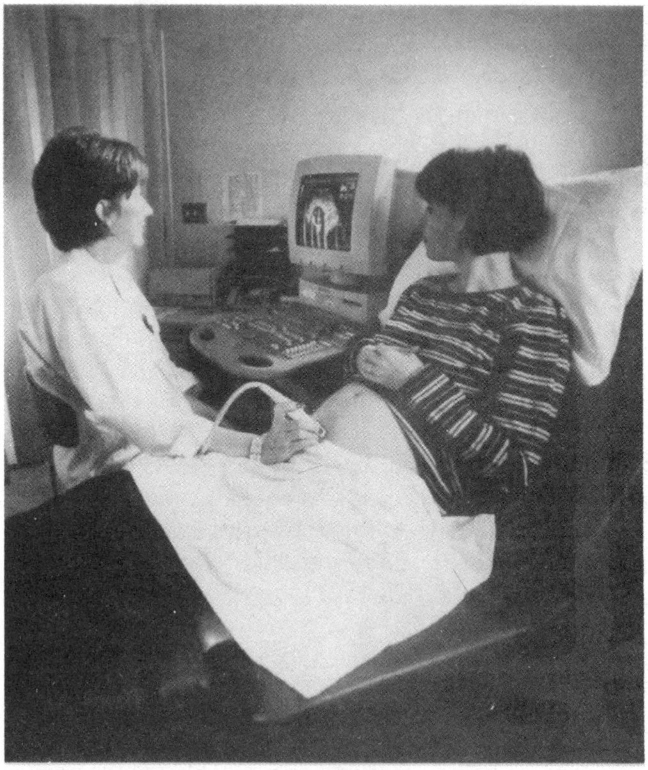

Fig. 2-2. La preparación para tener un bebé sano implica asesoría genética, atención prenatal adecuada y participación de la familia. (Cortesía de Harris Methodist Fort Worth Hospital, Fort Worth, Texas y fotógrafo Geno Loro, Jr.)

Foundation/March of Dimes puede proporcionar una lista de servicios de asesoría genética.

En el caso de trastornos genéticos específicos en los cuales se encuentra ausente una enzima o proteína específica, a menudo es posible aportar el factor necesario. Por ejemplo, pueden administrarse factores de coagulación a los hemofílicos y enzimas pancreáticas a pacientes con fibrosis quística. En otros trastornos, la eliminación de la sustancia nociva puede corregir el problema, como en la fenilcetonuria, en la cual la eliminación de alimentos ricos en fenilalanina puede evitar daños cerebrales.

Los investigadores médicos creen que nos encontramos en el umbral de importantes avances en cuanto a la comprensión y el tratamiento de los trastornos genéticos. El Proyecto del Genoma Humano, patrocinado por el gobierno federal, consiste en la ubicación del DNA en los genes. En este momento, los bioquímicos pueden crear muchos de ellos en el laboratorio. A medida que se descifra el código genético, es posible enviar mensajes a los núcleos de las células y proporcionar la mínima cantidad de DNA necesaria para corregir el error.

Con el desarrollo de nuevas tecnologías, los proveedores de atención obstétrica y pediátrica enfrentan dilemas relacionados con trastornos genéticos pediátricos (fig. 2-3). Las obligaciones éticas y morales en cuanto a la atención de ta-

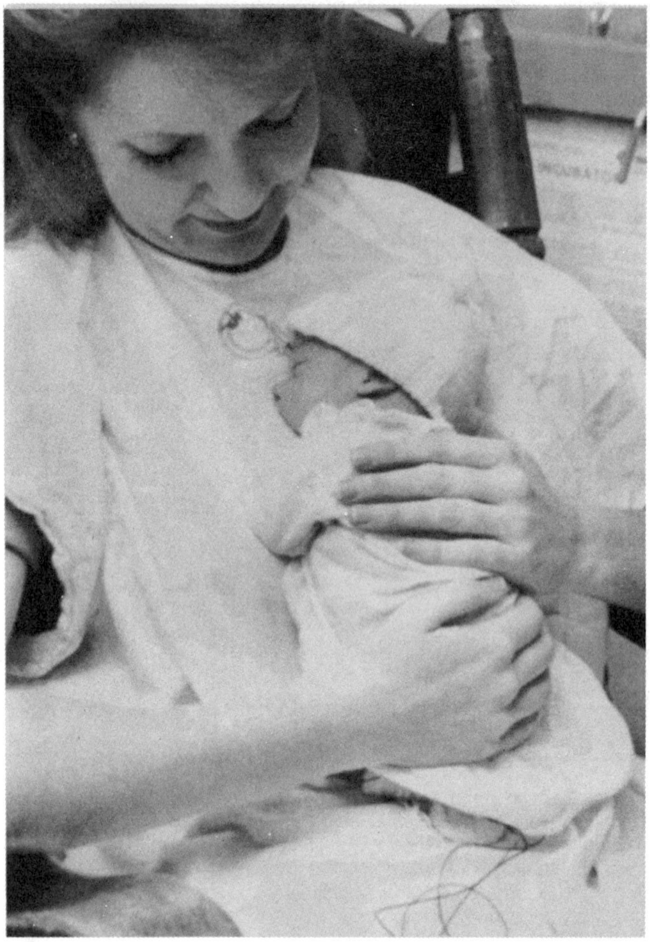

Fig. 2-3. No todas las enfermedades hereditarias están presentes al nacer. Saber que existe una enfermedad familiar puede alertar al médico sobre la necesidad de valorar oportunamente al lactante. (Cortesía de Cook-Fort Worth Children's Medical Center, Fort Worth, Texas.)

les trastornos es un problema constante para ellos. Al respecto, es crucial definir las normas de atención para quienes son sometidos a pruebas y orientación genética.

AVANCES EN PERINATOLOGIA

La calidad del medio uterino es tan importante para el feto como la constitución genética. Si el feto es expuesto a un fármaco aparentemente inofensivo o a microorganismos patógenos menores, es posible que sobrevengan grandes daños. Se sabe que algunas sustancias químicas y las radiaciones son también **teratógenos**, es decir, sustancias químicas, agentes o factores que provocan defectos físicos en el embrión en desarrollo. Estas sustancias son difíciles de precisar con exactitud, ya que el defecto puede no ser evidente hasta varios meses déspués del nacimiento. Los teratógenos son sobre todo dañinos durante las primeras semanas posteriores a la concepción, antes de que la madre se percate de que está embarazada. Se piensa que muchas alteraciones son ***multifactoriales***. El labio leporino o el paladar hendido, el pie zambo, la dislocación congénita de la cadera, la espina bífida, la hidrocefalia y la estenosis del píloro son defectos que ahora se consideran como de origen multifactorial.

En la actualidad es posible vigilar directamente al feto y medir la cantidad de concentración de oxígeno en la sangre del niño no nacido. Ambos procedimientos tienden a efectuarse en las últimas etapas del embarazo. El ultrasonido emite ondas sonoras en los tejidos para determinar embarazos que apenas empiezan, la presencia de varios fetos, el crecimiento fetal, la localización y el tamaño de la placenta y algunas malformaciones.

El diagnóstico intrauterino también se ha facilitado en gran medida por la **amniocentesis** y el **análisis de las vellosidades coriónicas** (*chorionic villi sampling*, CVS). La amniocentesis comprende la extracción de líquido amniótico del útero con el propósito de examinar las células fetales (fig. 2-4). El análisis de las vellosidades coriónicas comprende la obtención de una muestra de estas vellosidades que se encuentran en la placenta, usando como guía un procedimiento ultrasonográfico en tiempo real. La ventaja del CVS respecto de la amniocentesis es que el primero puede realizarse en etapas más tempranas del embarazo, por lo general entre las semanas nueve y 12 de gestación. La amniocentesis depende de la producción de líquido amniótico, y la etapa más temprana en que puede efectuarse es a las 16 semanas de gestación. La seguridad de estos procedimientos se incrementa con el uso de la ultrasonografía.

El examen prenatal temprano permite la detección de ciertos tipos de retardo, como el que acompaña al síndrome de Down y a la enfermedad de Tay-Sachs, así como de los problemas relacionados con la sangre Rh negativa. Estas pruebas prenatales también permiten al médico determinar el sexo del niño, lo cual es importante en los trastornos ligados al sexo.

Por otra parte, el médico puede examinar la sangre de la madre para detectar niveles altos de una proteína fetal, la fetoproteína alfa (*alpha-fetoprotein*, AFP), que indican la posibilidad de espina bífida (espina abierta) o anencefalia (ausencia de cerebro). Si aumenta la AFP, la prueba se repite y se realiza una investigación posterior, como imágenes por ultrasonido.

CRECIMIENTO Y DESARROLLO

El crecimiento se refiere por lo general al proceso que da por resultado un aumento de tamaño, mientras que el desarrollo se refiere a los incrementos en la complejidad de las formas o funciones. El crecimiento es **ordenado** y procede de lo más simple a lo más complejo. Sin embargo, aunque ordenado, es desigual en ciertos momentos; los periodos de mayor crecimiento a menudo van seguidos de mesetas. Los periodos de crecimiento más rápido son la lactancia y la ado-

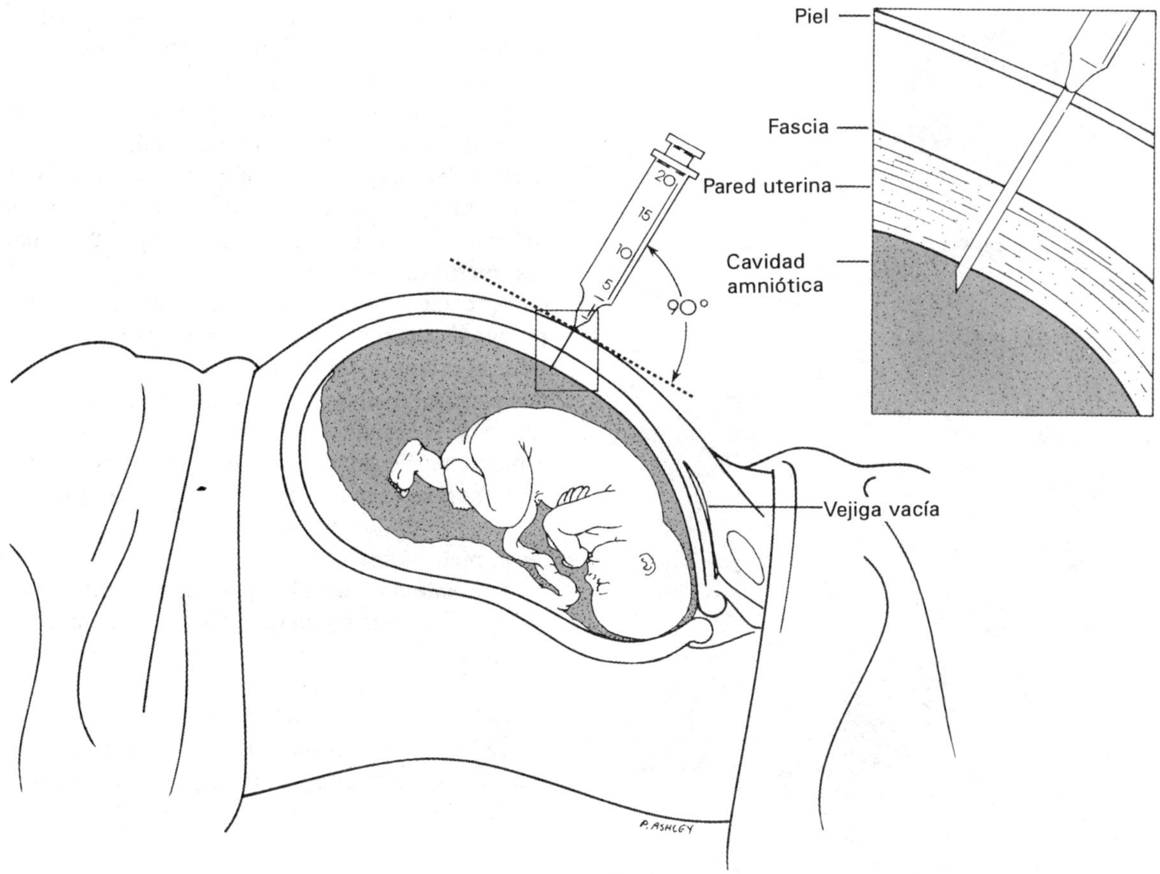

Fig. 2-4. Amniocentesis. El líquido amniótico es extraído con una aguja del interior del saco amniótico. Como en el líquido se encuentran células del feto, el análisis de éstas suele indicar ciertos trastornos genéticos. (Tomado de Burroughs A: *Maternity nursing*, 6a. ed. Philadelphia, 1992, WB Saunders.)

lescencia. La **velocidad** de crecimiento varía de un niño a otro, y cada uno sigue una curva que gira en torno a normas establecidas. El crecimiento y el desarrollo de los hermanos de una misma familia pueden ser diferentes.

El crecimiento y el desarrollo son mensurables, observables y factibles de estudio comparando talla, peso, aumento de vocabulario, desarrollo de habilidades físicas y otros parámetros. En el crecimiento de los sistemas y subsistemas se observan variaciones porque no todas las partes maduran al mismo tiempo. El crecimiento óseo se aproxima al crecimiento corporal total, mientras que el cerebro y los tejidos linfáticos y reproductores siguen secuencias distintas e individuales.

Definición de los términos

Las etapas de crecimiento y desarrollo a las que se ha hecho referencia en este capítulo son las siguientes:

Vida prenatal	De la concepción al nacimiento
Recién nacido o neonato	Del nacimiento a las 4 semanas
Lactante	De las 4 semanas al año
Niño en edad de caminar	De 1 a 3 años
Preescolar	De 3 a 6 años
Edad escolar	De 6 a 12 años
Adolescencia	De 12 a 21 años

El ***crecimiento*** se refiere a un aumento en la talla física, medida en pulgadas o centímetros y en libras o kilogramos. El ***desarrollo*** se refiere a un aumento progresivo de las funciones del organismo; ambos conceptos son inseparables. La ***maduración*** denota la manera total en que una persona crece y se desarrolla, tal y como lo dicta la herencia. Aunque la maduración no está ligada con el ambiente, el ritmo de maduración puede ser afectado por el mismo.

Características del crecimiento y el desarrollo

Patrones direccionales

Los patrones direccionales son clave para el crecimiento de todo ser humano. El ***desarrollo cefalocaudal*** procede de la cabeza a los dedos de los pies (fig. 2-5), de modo que el lactante puede levantar la cabeza antes de poder sentarse y

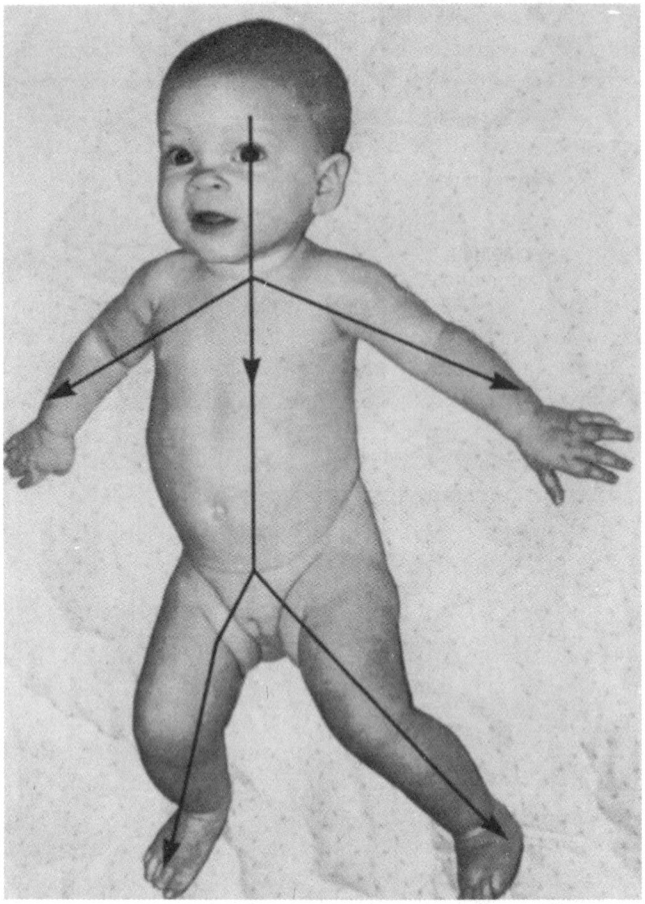

Fig. 2-5. El desarrollo del control muscular procede de la cabeza a los pies (cefalocaudal) y del centro del cuerpo a la periferia (proximodistal).

adquiere control del tronco antes de caminar. El segundo patrón es el ***desarrollo proximodistal***; es decir, del plano interno al externo. El desarrollo va del centro del cuerpo a la periferia y los patrones son bilaterales. El desarrollo también va de lo general a lo específico, así que el lactante toma los objetos con las manos antes de pellizcar con los dedos.

Talla. Al nacer, el neonato tiene una talla (longitud) promedio de cerca de 50 cm. El crecimiento lineal obedece principalmente al crecimiento del esqueleto y fluctúa a lo largo de la vida hasta llegar a la madurez. La lactancia y la pubertad son periodos de crecimiento rápido. La talla suele ser un rasgo familiar, aunque hay excepciones. La buena nutrición y la buena salud por lo general son instrumentos esenciales para estimular el crecimiento lineal. La talla se mide en cada consulta médica de rutina.

Peso. El peso es otro índice adecuado de la salud; el neonato promedio pesa 3.25 kg y la calidad del medio uterino influye en el peso. El peso al nacer suele duplicarse hacia los cinco o seis meses de edad y triplicarse más o menos al año. Después, el aumento ponderal se estabiliza en cerca de 1.81 a 2.72 kg por año, hasta el estirón de la pubertad. El peso se determina en las consultas con el médico. En caso de aumento o reducción importante es necesario profundizar en las investigaciones.

Proporciones corporales. Las proporciones corporales difieren notablemente en el niño y el adulto. La cabeza es la porción del cuerpo de más rápido crecimiento durante la edad fetal. En la lactancia el tronco crece rápidamente, y en la niñez predomina el crecimiento de las extremidades inferiores (piernas). En la adolescencia, se desarrollan las proporciones características masculinas y femeninas, al mismo tiempo que desaparece la grasa de la infancia. La alteración de las proporciones del tamaño de cabeza, tronco y extremidades es característica de ciertos trastornos. Las mediciones de rutina de la circunferencia cefálica y la torácica son índices importantes de salud, pero después de los tres años de edad no es necesario medir periódicamente la primera.

Tasa metabólica

La ***tasa metabólica*** en los niños es más alta que en los adultos. Los lactantes requieren más calorías, minerales, vitaminas y líquidos en proporción a su peso y talla que los adultos. Las tasas metabólicas más altas se acompañan de mayor producción de calor y desechos. El área de superficie corporal de los niños pequeños es mayor respecto de su peso corporal que en el adulto. El niño pequeño pierde relativamente más líquido del sistema pulmonar y el tegumentario.

Crecimiento óseo

El crecimiento de los huesos es uno de los mejores indicadores de la edad biológica; la edad ósea puede determinarse mediante radiografías. En el feto, los huesos empiezan a manifestarse como tejido conectivo, el cual más adelante se convierte en cartílago, y éste, a su vez, en hueso merced a la ***osificación***. La madurez y la tasa de crecimiento óseo varían de un individuo a otro; sin embargo, la progresión es la misma. El crecimiento de los huesos largos continúa hasta que ocurre la **fusión epifisiaria**. El hueso se sintetiza y reabsorbe constantemente. En los niños, la síntesis ósea es mayor que la destrucción ósea. Las reservas de calcio se almacenan en las terminaciones de los huesos largos.

Periodos críticos

Al parecer, hay periodos en que los cambios o estímulos ambientales ejercen su efecto máximo en el desarrollo infantil. El embrión, por ejemplo, puede ser afectado de manera adversa en periodos de división celular rápida. Se sabe que algunos virus, fármacos y otros agentes causan anormalidades congénitas durante los tres primeros meses posteriores a la concepción. Es posible que también ocurran periodos sensibles relacionados con la vinculación madre-hijo, el desarrollo de la confianza durante el primer año de vida, la disposición para el aprendizaje y otros eventos. Sin embargo, la mayor parte de la investigación en este ámbito se ha realizado con animales, lo cual plantea interrogantes en cuanto a su aplicación en seres humanos.

Integración de habilidades

Al aprender el niño nuevas habilidades, éstas se combinan con las que ya domina. Por ejemplo, el pequeño que está aprendiendo a caminar puede sentarse, impulsarse en posición vertical apoyando las manos en una mesa, equilibrarse y dar un paso con cautela, ¡quizá mañana pueda dar tres pasos! Los niños establecen conexiones entre sus habilidades y perfeccionan cada una de ellas preparándose para el aprendizaje de habilidades más complejas.

ESTANDARES DE CRECIMIENTO

El crecimiento se mide en dimensiones como talla, peso, volumen y grosor de los tejidos. La medición por sí sola, sin ningún estándar de comparación, podría limitar la interpretación de los datos, de modo que éstos se han ido acumulando para desarrollar estándares que permiten: 1) comparar las mediciones de un niño en particular con las obtenidas de otros niños de la misma edad, sexo e idealmente raza y 2) comparar las medidas actuales del menor con su tasa anterior de crecimiento y el patrón de progresión. La **longitud** indica la medición horizontal; se usa antes de que el pequeño pueda ponerse de pie. La **talla** es medida con el niño en posición vertical. A continuación se presentan algunos indicadores para la lectura e interpretación de las tablas de crecimiento.

1. Los niños que se encuentran en buenas condiciones de salud tienden a seguir un patrón de crecimiento *uniforme*.
2. A cualquier edad surgen amplias diferencias individuales en los valores medidos.
3. Por lo común, las tablas de porcentiles se dividen en siete niveles designados por líneas, las cuales generalmente se etiquetan: 97o, 90o, 75o, 50o, 25o, 10o y 3o o 95o, 90o, 75o, 50o, 25o, 10o y 5o.
4. La mediana, o 50o porcentil, se designa con una línea negra gruesa. Los niveles de porcentiles muestran el grado respecto del cual las mediciones del niño se desvían del 50o porcentil o la media. Un niño cuya talla se encuentra en 75o está un porcentil *por arriba* de la mediana, mientras que aquél cuya talla se encuentre en 25o se encuentra un porcentil *por debajo* de la mediana.
5. La diferencia de 2 o más niveles de porcentiles entre la talla y el peso puede sugerir una condición de deficiencia ponderal o de sobrepeso e indica la necesidad de profundizar en la investigación.
6. Las desviaciones de 2 o más niveles de porcentiles del patrón de crecimiento establecido requieren valoraciones posteriores.

Es importante advertir que el niño que se encuentra por debajo del 10o porcentil puede ser normal si ha mostrado un crecimiento periódico en talla y peso y si su patrón de crecimiento es comparable con el de la población general. De igual forma, los niños cuya talla y peso caen por debajo del 75o porcentil quizá tengan que ser valorados más a fondo si ello constituye un cambio importante respecto de mediciones previas (p. ej., si el niño antes se encontraba en el 25o porcentil). En el Apéndice F se muestran ejemplos de tablas de crecimiento.

FACTORES QUE INFLUYEN EN EL CRECIMIENTO Y EL DESARROLLO

El crecimiento y el desarrollo dependen de muchos factores, como herencia, nacionalidad, raza, posición ordinal en la familia, sexo, entorno y familia.

Rasgos hereditarios

Las características derivadas de nuestros antepasados se determinan al momento de la concepción por los innumerables **genes** que se encuentran en cada cromosoma. Cada gen está constituido por una sustancia química llamada **DNA** que desempeña una función importante en la determinación de las características heredadas, como color de ojos o cabello, y las similitudes físicas dentro de cada familia.

Nacionalidad y raza

Muchas de las ideas acerca de las diferencias físicas entre personas de diferentes nacionalidades y razas han cambiado en esta época de ambientes y costumbres comunes. Por ejemplo, alguna vez se pensó que las personas de origen japonés eran de corta estatura; sin embargo, la de los niños de origen japonés que viven en Estados Unidos es comparable a la de otros niños de dicho país.

Las diferencias étnicas repercuten en muchos ámbitos, incluidos idioma, preferencias alimentarias, estructura familiar, orientación religiosa y códigos morales. La identificación de creencias y prácticas culturales es importante cuando se reúnen datos para la valoración de enfermería.

Posición ordinal

El hecho de que el niño sea el primero, el mediano o el último de la familia reviste importancia en su desarrollo. Los más pequeños aprenden de sus hermanos y hermanas mayores, además de que su desarrollo motor puede prolongarse, ya que tienden a ser mimados por otros miembros de la familia. El hijo único tiende a madurar más pronto en el aspecto intelectual pero, al igual que el niño más pequeño, presentará un desarrollo más lento en los aspectos motores debido a lo mucho que se hace por él. Sin embargo, ninguno de los ejemplos anteriores constituye un absoluto, ya que abundan las diferencias individuales.

Sexo

El lactante varón pesa más y es más largo que las niñas de su edad, además de que crece y se desarrolla a diferente ritmo. A menudo, los padres tratan a niños y niñas de manera diferente al proporcionarles juguetes apropiados para su sexo, así como al establecer diferencias en cuanto a expectativas.

Ambiente

La condición física del recién nacido es influida por el entorno prenatal. La salud de la madre al momento de la concepción y la cantidad y calidad de su dieta durante el embarazo son importantes para el desarrollo adecuado del feto, que puede sufrir malformaciones provocadas por infecciones o enfermedades. El neonato sano y fuerte se adapta con facilidad al medio circundante.

El hogar influye mucho en el crecimiento y desarrollo físico y emocional del lactante. Si la llegada de un nuevo miembro limita la capacidad económica de la familia y los padres no están en posibilidades de proporcionar alimentos nutritivos y un cuidado apropiado, el lactante se verá directamente afectado. La madre sin escolaridad quizá ignore los métodos adecuados para cocinar alimentos y conservar su valor nutritivo. También es posible que se descuide la necesidad de las vacunas y de otro tipo de atención médica. Por otra parte, el lactante es capaz de percibir tensión en el núcleo familiar, y esto le afecta.

Por el contrario, cuando el medio circundante es seguro y estable y se hace sentir al lactante que es deseado y amado, la energía puede dirigirse hacia un desarrollo positivo (fig. 2-6). La mayor parte de los ambientes no son ni completamente positivos ni del todo negativos, más bien se sitúan en un punto intermedio.

La inteligencia, cognitiva y emocional, desempeña un papel importante en el desarrollo social y mental. Se cree que el intelecto cognitivo se hereda; el entorno influye en gran medida en el intelecto emocional. Estos factores están relacionados y en ocasiones dependen uno de otro en su efecto sobre el crecimiento y el desarrollo, además de hacer a cada persona única. Los procesos de desarrollo pueden alterarse si el niño se encuentra enfermo física o emocionalmente.

Familia

La estructura familiar de hoy es diferente a la del pasado; como la función de la mujer en la sociedad ha cambiado, ahora muchas tienen un empleo. En el decenio de 1990 se observaron muchos cambios tanto en el número de mujeres que trabajan fuera de casa como en el número de las que son cabeza de familia. La cifra creciente de familias de un solo padre favorece el estrés en ellas.

Los papeles tradicionales de la madre y el padre han cambiado, de modo que muchos varones comparten hoy en día la atención de los hijos y las tareas del hogar (fig. 2-7). La familia también es sumamente móvil, lo cual altera los sistemas de apoyo familiar y obliga a que los niños cambien de escuela.

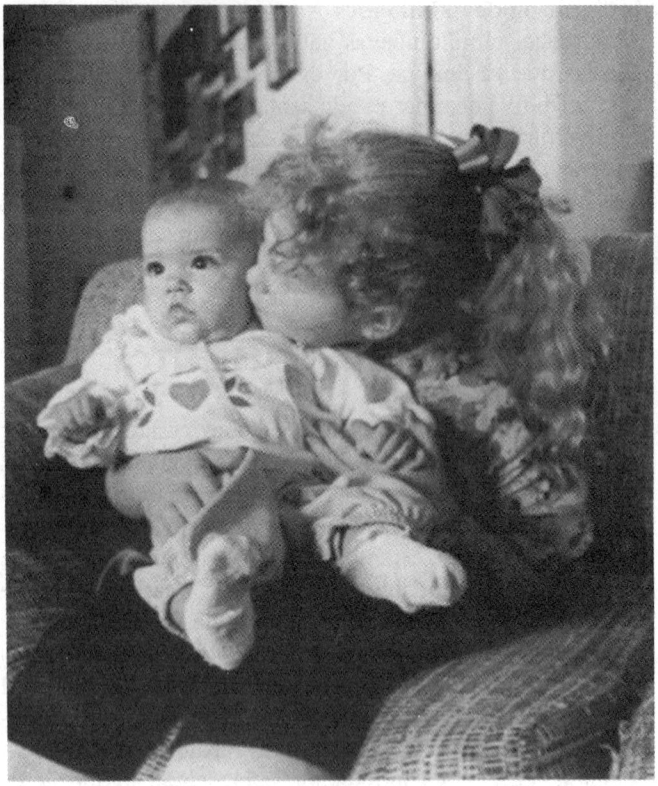

Fig. 2-6. Los niños que se sienten seguros y son amados pueden dirigir su energía hacia un desarrollo positivo. (Cortesía de Vickie Ashwill.)

Al cambiar la familia, cambia el niño. La crianza de los hijos puede estar a cargo de uno de sus progenitores, un familiar o una familia adoptiva. Muchos niños viven en la pobreza y carecen de alimentos y atención de la salud apropiados. Hoy en día, la atención de los niños es deficiente en cuanto a cantidad y calidad, lo cual será un problema para el nuevo milenio.

El hogar en el cual nace el niño influye en su vida entera. La pobreza es mucho menos perjudicial para el menor que recibe amor y afecto que para el que vive en un hogar con discordia y rechazo.

Cada persona aporta a su papel de progenitor algunas actitudes acerca de la paternidad o maternidad basadas en sus propias experiencias. Saber cómo crece y se desarrolla una persona ayuda a los padres a establecer metas realistas para el niño y para sí mismos.

La familia repercute de manera importante en el bienestar emocional del niño, de modo que como prestadores de servicios de salud, es imperativo aprovechar las fortalezas de la familia al mismo tiempo que se atienden sus necesidades y se reducen sus debilidades.

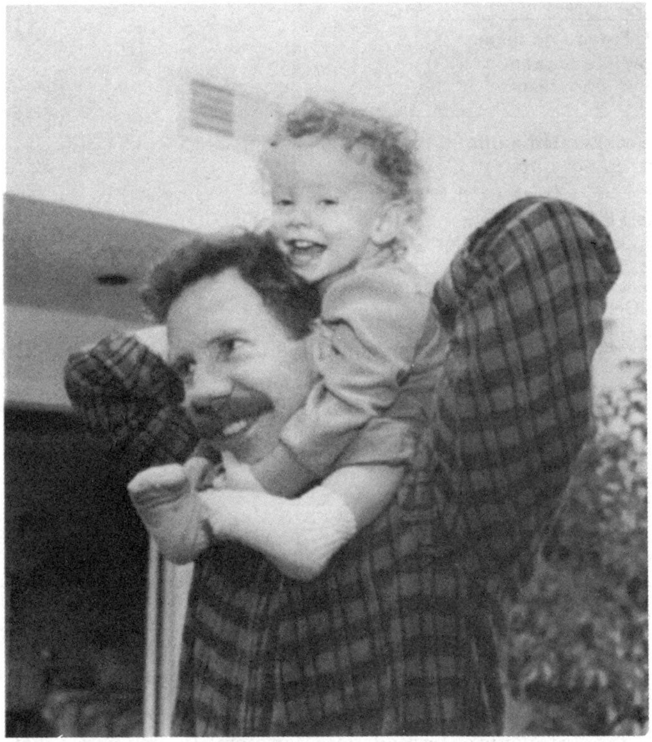

Fig. 2-7. Cada vez es más común que el padre participe en la atención de su hijo. (Cortesía de Vickie Ashwill.)

Información de enfermería

La familia es un recurso importante para el niño y la enfermera.

TEORIAS DEL DESARROLLO

Desarrollo psicosocial

Si bien ningún conjunto de teorías puede explicar todo el comportamiento humano, cada una puede aportar algo útil. Muchos expertos han dedicado sus vidas a estudiar por qué los niños y las familias se comportan de la manera en que lo hacen. Algunos, los llamados **teóricos de sistemas**, creen que cada uno de los integrantes de la familia o del sistema se ve afectado por los otros miembros. Esta teoría se centra en las relaciones entre individuos, más que en los propios individuos. La enfermera que aplica la teoría de sistemas concentrará su atención en atender al niño, atendiendo a toda la familia. La familia, o sistema, se considera como protectora, educadora, fuente y proveedora de salud para el niño. A su vez, la salud del niño influye en cada uno de los miembros de la familia y en ésta como un todo.

Para muchos autores, el desarrollo humano es un complejo de varias teorías. La ***jerarquía de necesidades de Maslow*** se presenta en la figura 2-8; las teorías del desarrollo de Erikson, Freud, Kohlberg, Sullivan y Piaget, en el cuadro 2-1. Estos especialistas se mencionan de nuevo en capítulos posteriores, ya que sus teorías se relacionan con los respectivos grupos de edad. Las teorías aportan un marco de referencia para el médico, si bien debe hacerse hincapié en que los seres humanos no son un conjunto de partes aisladas, aun cuando estas partes puedan analizarse con fines de investigación.

Desarrollo cognitivo

La ***cognición*** hace referencia a la capacidad intelectual. Los niños nacen con un potencial heredado, pero éste debe desarrollarse. Hay varias teorías sobre cómo tiene lugar el aprendizaje que discrepan en cuanto a las funciones o la importancia de los impulsos internos y los estímulos ambientales. El desarrollo del pensamiento lógico y del conocimiento conceptual es un proceso complejo. Una autoridad prominente en el desarrollo cognitivo fue ***Jean Piaget***, psicólogo suizo que propuso que la madurez intelectual se alcanza a través de cuatro etapas distintas y ordenadas de desarrollo, todas interrelacionadas, que son la **sensoriomotora** (hasta los dos años), la **preoperacional** (de los dos a los siete años), la de **operaciones concretas** (de los siete a los 11 años) y la de **operaciones formales** (de los 11 a los 16 años). Las edades son aproximadas y cada etapa se construye sobre la anterior.

Piaget sostenía que la inteligencia consiste en la interacción y la capacidad de enfrentar el medio. Los lactantes empiezan a interactuar mediante respuestas reflejas. Conforme crecen, se incrementa el uso del simbolismo (particularmente el lenguaje). Esto cambia de manera paulatina a una orientación del aquí y el ahora (operaciones concretas) y por último a una comprensión totalmente abstracta del mundo (operaciones formales). Los teóricos actuales han identificado inconsistencias en las teorías de Piaget; sin embargo, fue un pionero importante en el estudio de la inteligencia.

Desarrollo moral

Lawrence Kohlberg es uno de los principales teóricos del desarrollo moral; su teoría se describe en tres niveles de dos etapas cada uno. En la fase *preconvencional*, los niños operan en el nivel de la obediencia a la autoridad paterna/materna y su comportamiento está dirigido por el deseo de evitar el castigo. En el nivel *convencional*, al niño le interesa complacer a otros; además hay la necesidad de conservar el orden de la sociedad a través de la ley y la civilidad. En el nivel *posconvencional* se desarrollan los principios morales que pueden utilizarse para resolver dilemas morales y éticos complejos. Los niños evolucionan y llegan a estas etapas a diferentes edades. Se considera que la mayoría empieza apenas a desarrollar las del nivel posconvencional en la adolescencia y no la alcanzan por completo sino en la edad adulta.

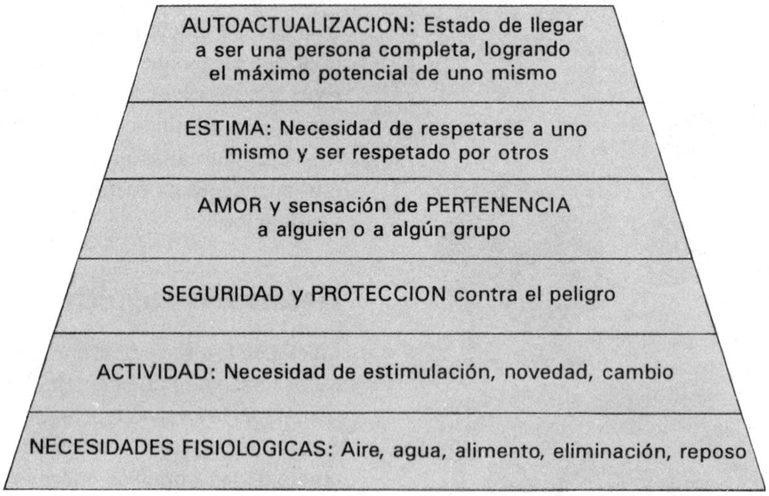

Fig. 2-8. Jerarquía de necesidades básicas de Maslow.

IMPLICACIONES DE LA ENFERMERIA EN EL CRECIMIENTO Y EL DESARROLLO

En el proceso de enfermería es conveniente conocer el crecimiento y el desarrollo, así como sus características de previsibilidad y las consiguientes variaciones individuales, ya que tales conocimientos sentarán las bases para que la enfermera proporcione pautas anticipadas a los padres. Por ejemplo, la enfermera que sabe cuándo es probable que el niño comience a gatear, insistirá en cuanto a las medidas de precaución, además de que incorporará estas precauciones en los planes de enfermería del hospital y en otros ambientes de atención de la salud.

No es posible prestar los cuidados adecuados para la edad si no se tienen conocimientos acerca del crecimiento y el desarrollo. Al explicar la enfermera los diversos aspectos de la atención del niño a las familias, debe hacer hincapié en la importancia de las diferencias individuales, pues los padres tienden a comparar el desarrollo y comportamiento de sus hijos con los de otros niños, así como con la información que aparece en publicaciones populares, lo cual puede aliviar su ansiedad o crear expectativas y parámetros imposibles. Por otra parte, algunos progenitores tuvieron figuras paternas o maternas muy inadecuadas que influyeron en su propia experiencia como niños. La enfermera puede reconocer la falta de conocimientos sobre la maternidad o la paternidad y tomar las medidas apropiadas.

La enfermera que comprende que el niño nace con su propio temperamento y estilo individual de comportamiento puede ayudar a los padres frustrados a hacerse cargo del recién nacido con problemas de adaptación a su nuevo ambiente. En las consultas de rutina es posible determinar si un lactante tiene su propio horario o si es evidente una variación de la norma. La enferma ofrece pautas anticipadas para dirigir a los padres o a quien atiende al niño sobre eventos próximos del crecimiento y desarrollo de éste, además de que reconoce cuándo debe intervenir para fomentar el bienestar o prevenir enfermedades. Por ejemplo, una breve visita a quien cuida del menor puede revelar si las vacunas del niño están actualizadas. Es posible fomentar la salud instruyendo a la futura madre, así como prever otras amenazas a la salud. Saber que ciertas enfermedades son frecuentes en determinados grupos de edad permite que la enfermera se mantenga alerta cuando interactúa con dichos pacientes. Este método, basado en el conocimiento, la experiencia y la comunicación efectiva, ayuda a garantizar un nivel superior de atención para la familia.

La enfermera debe saber cómo brindar atención de enfermería a niños de diferentes edades con el fin de favorecer su desarrollo físico, mental, emocional y espiritual de acuerdo con sus necesidades y comprensión específicas.

Conceptos clave

- El componente genético de un niño radica en sus cromosomas.
- Las mutaciones dan lugar a trastornos genéticos.
- Mediante pruebas prenatales es posible detectar algunos defectos.
- El crecimiento ocurre en dirección cefalocaudal, es decir, de cabeza a pies.
- Para valorar el crecimiento de los niños se utilizan tablas de crecimiento.
- Los factores que influyen en el crecimiento y el desarrollo son herencia, nacionalidad, raza, posición ordinal en la familia, sexo, entorno y familia.
- La jerarquía de Maslow ofrece un marco para identificar las prioridades de las necesidades humanas básicas.

Cuadro 2-1. Teorías del desarrollo de Erikson, Freud, Kohlberg, Sullivan y Piaget

	Erikson	*Freud*	*Kohlberg*	*Sullivan*	*Piaget (desarrollo intelectual)*
Lactancia Del nacimiento al año de edad	Confianza/desconfianza Obtener Tolerancia a la frustración en pequeñas dosis Reconocer a la madre como distinta de otros y de sí mismo	Fase oral: entender el mundo explorando con la boca		Seguridad, patrones de respuesta emocional, organización de la sensación	Etapa sensoriomotora (nacimiento hasta los dos años): al nacer, respuestas limitadas a reflejos; principia relación con sucesos externos; preocupación por las sensaciones y acciones que afectan directamente
El niño en edad de caminar 1 a 3 años	Autonomía/vergüenza y duda Probar la propia capacidad de hablar Empezar a aceptar la realidad frente al principio del placer	Fase anal: aprender a dar y tomar		Dominio del espacio y de los objetos	Etapa preoperatoria (dos a siete años): el niño es todavía egocéntrico; piensa que todos ven el mundo como él Etapa preconceptual (dos a cuatro años): forma conceptos generales; sin capacidad aún de razonar
Preescolar 3 a 6 años	Iniciativa/culpa Cuestionamiento Exploración del propio cuerpo y del medio Diferenciación de los sexos	Fase fálica/edípica: conciencia de uno mismo como ser sexual	Moralidad preconvencional o premoral: las reglas son absolutas; quebrantarlas da lugar a castigos (cuatro a siete años)	Habla y necesidad consciente de tener compañeros de juego, comunicación interpersonal	Etapa preceptual (cuatro a siete años): cierta capacidad de razonar, pero sólo se concentra en un aspecto de una situación a la vez
Edad escolar 6 a 12 años	Industriosidad/inferioridad Aprender a obtener reconocimiento a través de la producción Exploración, colección Aprender a relacionarse con el propio sexo	Latencia: centrarse en las relaciones con pares, aprender a vivir en grupo y a conseguir logros	Moralidad convencional: las reglas son para beneficio de todos; lo correcto es cumplirlas (siete a 11 años)	Camaradería, relaciones uno a uno, autoestima, compasión (homosexualidad)	Etapa de operaciones concretas (siete a 11 años): el razonamiento es lógico, pero limitado a su propia experiencia; comprende causa y efecto
Adolescencia 12 a 21 años	Identidad/difusión de papeles Enfocarse a la heterosexualidad Selección de carrera Empezar a separarse de la familia Integración de la personalidad (altruismo, etc.)	Genitalidad	Moralidad basada en principios (etapa autónoma) (12 años en adelante): aceptación del mal y del bien con base en las propias percepciones del mundo y de la conciencia personal	Capacidad de amar, empatía, compañerismo (heterosexualidad)	Etapa operatoria formal (11 a 16 años): adquiere habilidad para desarrollar conceptos abstractos; se orienta a la resolución de problemas

- Algunos teóricos del desarrollo psicosocial son Erikson, Freud, Kohlberg, Sullivan y Piaget.
- Mediante la valoración del crecimiento y el desarrollo se identifica la necesidad de pautas anticipadas, de intervenciones de enfermería, o ambas.

Lecturas sugeridas

Ashwill JW, Droske SC: *Nursing care of children: principles and practice,* Philadelphia, 1997, WB Saunders.

Behrman RE, Kliegman RM, Jenson HB: *Nelson's textbook of pediatrics,* ed 16, Philadelphia, 2000, WB Saunders.

Creasy RK, Resnik R: *Maternal-fetal medicine,* ed 4, Philadelphia, 1999, WB Saunders.

Gorrie TM, McKinney ES, Murray SS: *Foundations of maternal-newborn nursing,* ed 2, Philadelphia, 1998, WB Saunders.

Levine M, Carey W, Crocker A: *Developmental-behavioral pediatrics,* ed 3, Philadelphia, 1999, WB Saunders.

Taeusch HW, Ballard RA: *Avery's diseases of the newborn,* ed 7, Philadelphia, 1998, WB Saunders.

Wong D, et al: *Whaley and Wong's nursing care of infants and children,* ed 6, St Louis, 1999, Mosby.

Capítulo 3

Atención del niño hospitalizado

Objetivos

Al concluir este capítulo, la estudiante será capaz de:

- Definir el vocabulario señalado.
- Describir las instalaciones físicas de una unidad pediátrica y su importancia en la adaptación del paciente a la hospitalización.
- Enumerar cinco medidas de seguridad pertinentes para la atención del niño hospitalizado.
- Describir la forma en que la enfermedad afecta al niño y a la familia.
- Mencionar cinco medidas que la enfermera puede adoptar para hacer que la hospitalización sea menos amenazadora para el niño.
- Explicar la función de la enfermera en el proceso de ingreso del paciente al hospital.
- Explicar la aplicación del proceso de enfermería en pediatría.
- Mostrar cómo se toman los signos vitales del lactante.
- Describir la manera de pesar y medir al lactante.
- Elaborar un plan de atención para el niño que se encuentra en aislamiento.
- Explicar el tratamiento del dolor en pediatría.
- Describir cinco pautas o sugerencias útiles para los padres al ser dado de alta el paciente.

Terminología

Contaminado
Desinfectado
Palpación
Presión del pulso
Precauciones estándar

LA EXPERIENCIA DEL HOSPITAL

El hospital

Los niños se internan en un hospital pediátrico, en la unidad pediátrica de un hospital general o en un hospital general que de manera ocasional atienda a niños. Independientemente del lugar, el centro pediátrico difiere en muchos sentidos de la institución médica para adultos. La unidad u hospital pediátrico se crea para cubrir las necesidades de los niños y de sus padres. Un ambiente alegre e informal ayuda a cerrar la brecha entre el hogar y el hospital y satisface las necesidades emocionales y físicas de los pequeños (fig. 3-1). Los pacientes pueden usar su propia ropa mientras se encuentran hospitalizados y las enfermeras portan uniformes coloridos o en tonos pastel. Las sobrecamas de colores y las vagonetas o carreolas para transportar a los pacientes también son similares a las que pueden encontrarse en cualquier hogar (fig. 3-2).

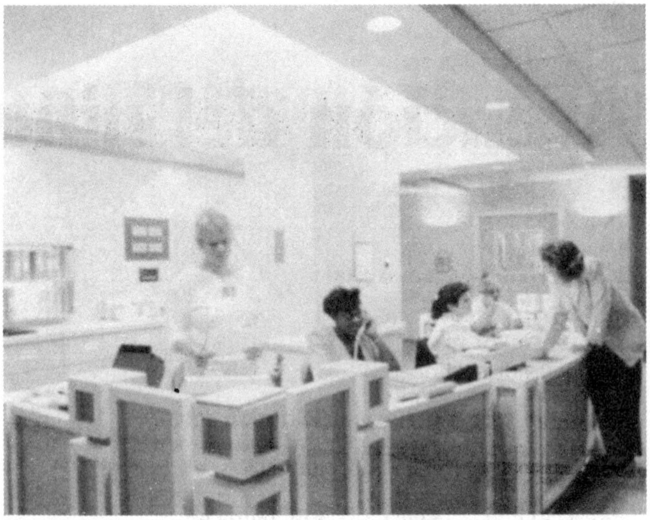

Fig. 3-1. La unidad pediátrica es un lugar con mucha actividad. Nótense los escritorios bajos y el ambiente abierto. Esto dice al niño: "Queremos que te sientas a gusto con nosotros". (Cortesía de Cook Children's Medical Center, Fort Worth, Texas.)

Consejo para la comunicación

Siempre hable con los niños a la altura de la vista de éstos. Mirar hacia arriba puede resultarles atemorizante.

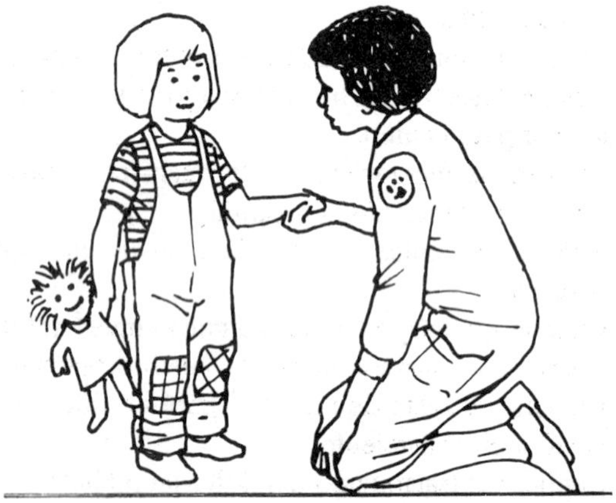

La estructura física de la unidad pediátrica incluye mobiliario de tamaño adecuado para el niño, cielo raso a prueba de ruidos y combinaciones de color llamativas. Cualquier procedimiento doloroso o traumático se realiza en la sala de tratamiento, con objeto de que la habitación sea siempre un lugar seguro y los otros pacientes no se inquieten o atemoricen por los procedimientos.

Algunos hospitales tienen un aula escolar; en caso contrario, es necesario que el profesor visite a cada niño individualmente en su habitación.

La mayor parte de las secciones de pediatría incluyen un cuarto de juegos en su plan estructural, que en general es grande y de colores pálidos, donde el paciente tiene a su alcance tablones de corcho y pizarras. Del cielo raso se suspenden móviles. Algunos tienen acuarios y plantas florecientes, porque a los niños les fascinan los seres vivos. Asimismo, hay variedad de juguetes apropiados para los diferentes

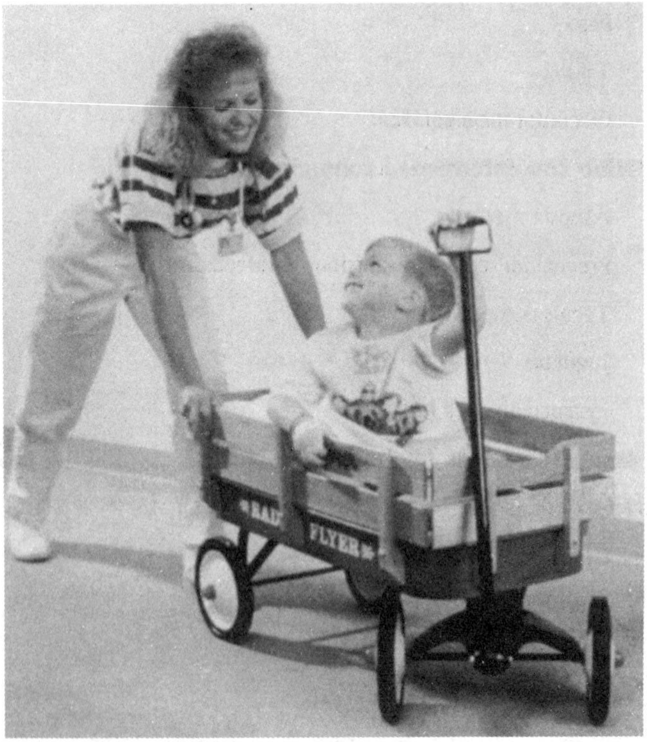

Fig. 3-2. Los ambientes nuevos provocan angustia en los niños. El hecho de que la enfermera lleve al niño a dar un paseo en vagoneta (objeto conocido) puede aminorar la angustia. (Cortesía de Cook Children's Medical Center, Fort Worth, Texas.)

grupos de edad y, con frecuencia, también computadoras. Este cuarto de juegos puede encontrarse bajo la supervisión de un terapeuta especializado en juegos o en vida infantil (fig. 3-3). Para los padres suele ser placentero llevar a sus niños a jugar y observar las diferentes actividades. La enfermera asistente debe dar a cada niño la libertad de desarrollarse independientemente y evitar llamadas de atención excesivas o demostrar favoritismos. El valor del juego para el niño se expone en el capítulo 11.

Algunos niños no pueden ser llevados al cuarto de juegos debido a su estado físico, en cuyo caso, la enfermera debe proporcionar una silla confortable a los padres con el fin de que puedan abrazarle o leerle de acuerdo con las necesidades y el estado de salud de su hijo.

El horario de comidas en la unidad infantil no es el mismo que en las de adultos. Los pacientes cuya enfermedad lo permite pueden congregarse en torno a mesas pequeñas, lo cual ofrece un ambiente hogareño y brinda al niño una experiencia social satisfactoria.

La rutina diaria también difiere ampliamente por razones obvias. Si bien los esquemas rígidos no son siempre recomendables, cierta rutina es beneficiosa para los niños. Los alimentos, el reposo y el juego tienen lugar aproximadamente a la misma hora todos los días. La atención de enfermería es a menudo proporcionada por el mismo personal, lo cual fomenta la seguridad. Las horas de visita en la unidad pediátrica suelen ser muy libres. Se insta a los padres a permanecer con el niño siempre que sea posible, y la mayor parte de los hospitales proporciona camas para ellos.

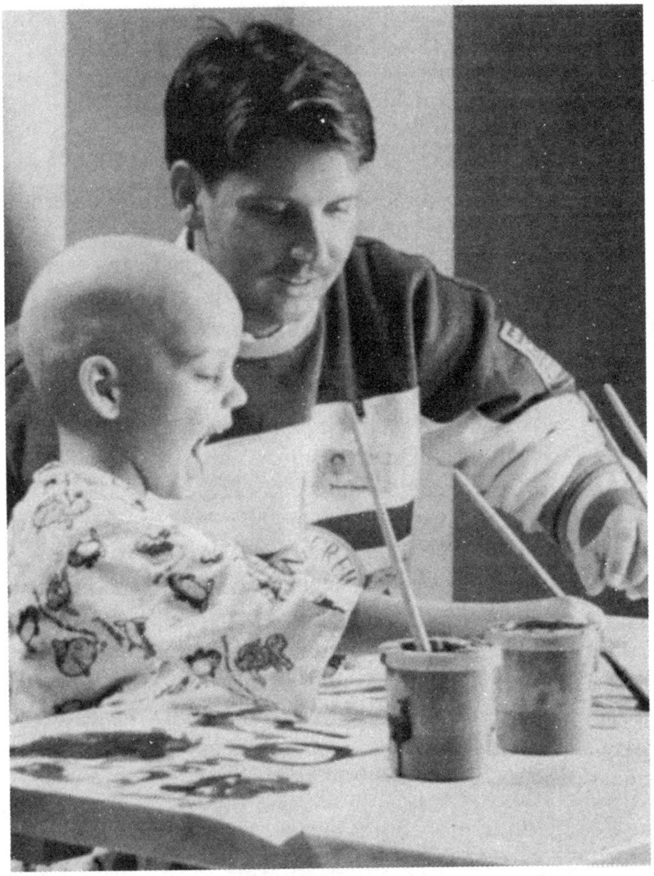

Fig. 3-3. El terapeuta especializado en vida infantil desempeña un papel importante en la atención del niño enfermo, pues los niños pueden expresar sus sentimientos a través del juego, la actuación, el arte y otras modalidades. (Cortesía de Cook Children's Medical Center, Fort Worth, Texas.)

Medidas de seguridad

La enfermera debe estar muy consciente de las medidas de seguridad de la unidad pediátrica. Al demostrar su compromiso con los reglamentos de seguridad, las enfermeras no sólo reducen el número de accidentes innecesarios, sino también dan un buen ejemplo a los padres de los niños que se encuentran bajo su cuidado. Aunque el personal no puede modificar la disposición física de la institución, todo el equipo hospitalario debe adoptar muchas medidas de seguridad sencillas. Las siguientes son aplicables a la unidad pediátrica:

Qué hacer

1. Mantener elevados los barandales siempre que el paciente se encuentre solo en su cama.
2. Colocar una mano sobre el dorso o abdomen del lactante o del niño cuando se le dé la espalda (fig. 3-4).
3. Lavarse las manos antes y después de atender a cada paciente.
4. Identificar al niño por su banda de identificación, no por número de habitación o nombre.
5. Revisar que las sillas de ruedas y las camillas se encuentren en buen estado antes de colocar a los pacientes en ellas.
6. Colocar las cunas de forma que los niños no puedan alcanzar los contactos e instrumentos eléctricos.
7. Inspeccionar los juguetes para detectar bordes afilados y partes desprendibles.
8. Aplicar los sujetadores en forma correcta para impedir que opriman alguna parte del cuerpo. Verificar los criterios institucionales acerca de la frecuencia con que pueden aflojarse para proporcionar cierta libertad de movimientos.
9. Mantener los medicamentos y soluciones fuera del alcance del niño.
10. Conservar el cuarto de los medicamentos cerrado cuando no se encuentre en uso.
11. Identificar al paciente correctamente antes de administrarle medicamentos.
12. Mantener talco, lociones, toallas húmedas, paños y pañales desechables, alfileres de seguridad, fuera del alcance del lactante.
13. Antes de insertar el termómetro, revisar que no esté fracturado y permanecer con el paciente mientras se le toma la temperatura.

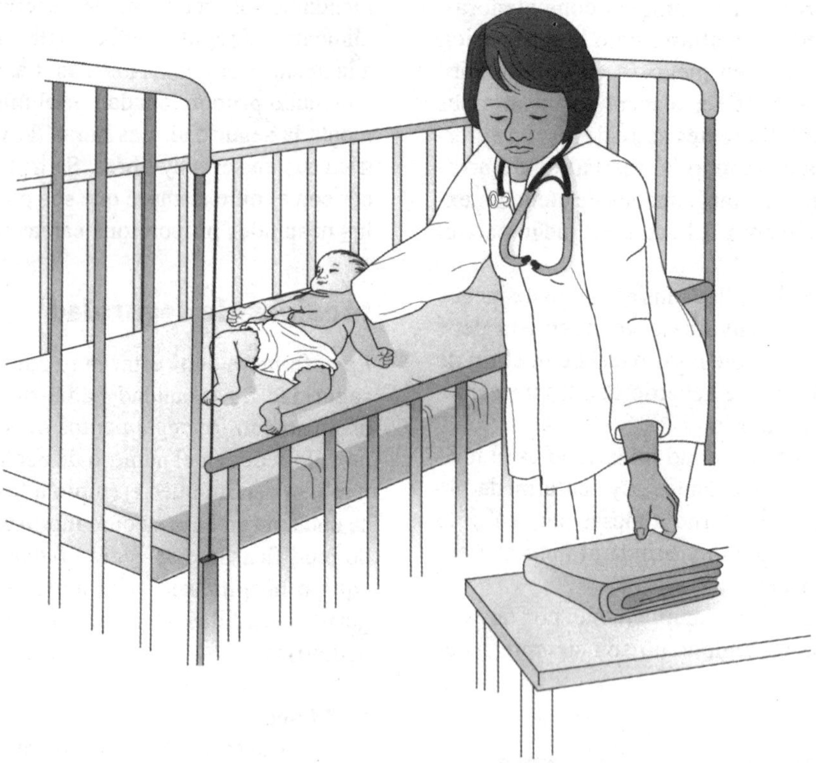

Fig. 3-4. La enfermera debe mantener el contacto con la mano si tiene que dar la espalda al lactante o al niño en edad de caminar. En caso de que el material esté fuera de su alcance, deberá elevar el barandal antes de dejar al pequeño solo.

14. Prevenir las infecciones cruzadas. No deben prestarse pañales, juguetes ni materiales que pertenecen a una unidad para el uso de otro paciente.
15. Tomar precauciones apropiadas cuando se utilice oxígeno.
16. Tratar a los lactantes y niños pequeños con cuidado. Usar elevadores más que escaleras; caminar al mismo paso que los niños.
17. Localizar las salidas de urgencia y extinguidores para casos de incendio en la unidad correspondiente y aprender a usarlos de manera apropiada. Familiarizarse con el manual del hospital relativo a los incendios.
18. Evitar que los niños entren en la sala de tratamiento, el elevador, los cuartos de utilería y los huecos de las escaleras.
19. Inmovilizar a los niños cuando se encuentren en sillas altas, mecedoras, asientos infantiles, carreolas y otros.
20. Supervisar las actividades en la sala de juegos.
21. Usar tapones de seguridad en los contactos eléctricos de la unidad.

Qué no hacer

1. No dejar el biberón sostenido con frazadas en la boca del paciente ni forzar su alimentación por el riesgo de broncoaspiración, lo cual puede causar enfermedad pulmonar o muerte súbita.
2. No permitir que los pacientes ambulatorios usen las sillas de ruedas o camillas para jugar.
3. No dejar solo al niño en la bañera.
4. No dejar solo a un niño en la silla alta, asiento infantil o mecedora.
5. No dejar a los niños pequeños solos fuera de sus cunas en la habitación.
6. No dejar medicamentos a la cabecera.
7. No dejar a un niño solo en la silla infantil si ésta se encuentra por encima del nivel del suelo.
8. No dejar material para administración de medicamentos en la cuna del lactante o la cama del niño.

Conforme la estudiante se familiarice con los riesgos de cada unidad, adoptará muchas otras medidas de seguridad. La enfermera debe usar los ojos para ver, no sólo para echar una mirada, y tomar entonces las precauciones necesarias.

Clave para la comunidad

Estar consciente de las medidas de precaución que también deben aplicarse en clínicas o consultorios, por ejemplo, cuando el niño se encuentra en la mesa de exploración.

Traslado, colocación e inmovilización del niño

Los medios para transportar al niño dentro de la unidad y a otras partes del hospital dependen de su edad, nivel de conciencia y distancia por recorrer. Los niños más grandes son transportados de la misma manera que los adultos, en tanto que para los pequeños suelen utilizarse cunas, vagonetas, sillas de ruedas o camillas, estas últimas con los barandales elevados durante el traslado. Es necesario asegurarse de que la banda de identificación del paciente se encuentre bien colocada antes de salir de la unidad. Se hace una anotación del lugar al que se lleva al menor y con qué propósito. Cuando la transferencia del niño es permanente, como en la unidad de cuidados intensivos (*intensive care unit*, ICU) a una habitación privada, la nueva enfermera del niño debe visitarle de antemano y conocer a la familia.

En la figura 3-5 se muestran tres métodos seguros para sujetar al bebé. En el caso de los lactantes más pequeños es necesario sostener la cabeza y la espalda. Debido a que los movimientos de estos pacientes son a menudo fortuitos y sin coordinación, se les debe sostener con firmeza. La postura a manera de balón de fútbol americano es útil cuando la enfermera tenga que utilizar una de sus manos, como al enjuagar la cabeza del pequeño durante el baño. Los sujetadores rara vez se utilizan para la atención de los pacientes porque les restan movimiento, limitan su autonomía y los hacen sufrir. Actualmente, en las instalaciones de atención de la salud se especifican con claridad las políticas relacionadas con el uso de los mismos. Cuando son necesarios, se emplean para inmovilizar al niño durante procedimientos diagnósticos y terapéuticos, o también por seguridad. El niño suele ser inmovilizado cargándolo o mediante algún dispositivo físico. Sólo se recurre a los sujetadores cuando han fracasado otras medidas y *nunca* como castigo. En caso de que se necesiten, debe intensificarse el apoyo emocional, por ejemplo quedándose con él en la habitación, con mayor atención de la enfermera y con distracciones adecuadas. Hay que tener siempre en mente la seguridad del niño al definir qué tipo de sujetador utilizar. En el cuadro 3-1 se describen algunas medidas de sujeción para niños.

Reacción del niño a la hospitalización

La forma en que el pequeño reacciona a la hospitalización depende de su edad, la preparación, sus experiencias previas relacionadas con la enfermedad, el apoyo de la familia y de los profesionales de la salud y su estado emocional. Las principales causas de tensión de los hospitalizados incluyen separación y pérdida del control, así como lesiones y dolor (Wong, et al, 1999).

Lactantes y niños en edad de caminar

En los lactantes y los niños en edad de caminar, la angustia por la separación es la causa más importante de tensión emocional durante la hospitalización. Son tres las etapas de la angustia por separación: protesta, desesperación y negación. A menos que el niño en edad de caminar esté muy enfermo, su pena y sensación de abandono son obvios; protestan ruidosamente; buscan a su madre con la mirada y la llaman. Su llanto es penoso y continuo hasta que caen rendidos de sueño. Claman "mami, mami" y se preguntan por qué no responde. La segunda etapa sobreviene cuando el enojo se convierte en desesperación. El niño se ve triste y solitario y suele negarse a comer; está deprimido y se mueve poco. En la tercera etapa, de negación, pretende negar que necesita a su madre mostrándose lejano y poco interesado en sus visitas.

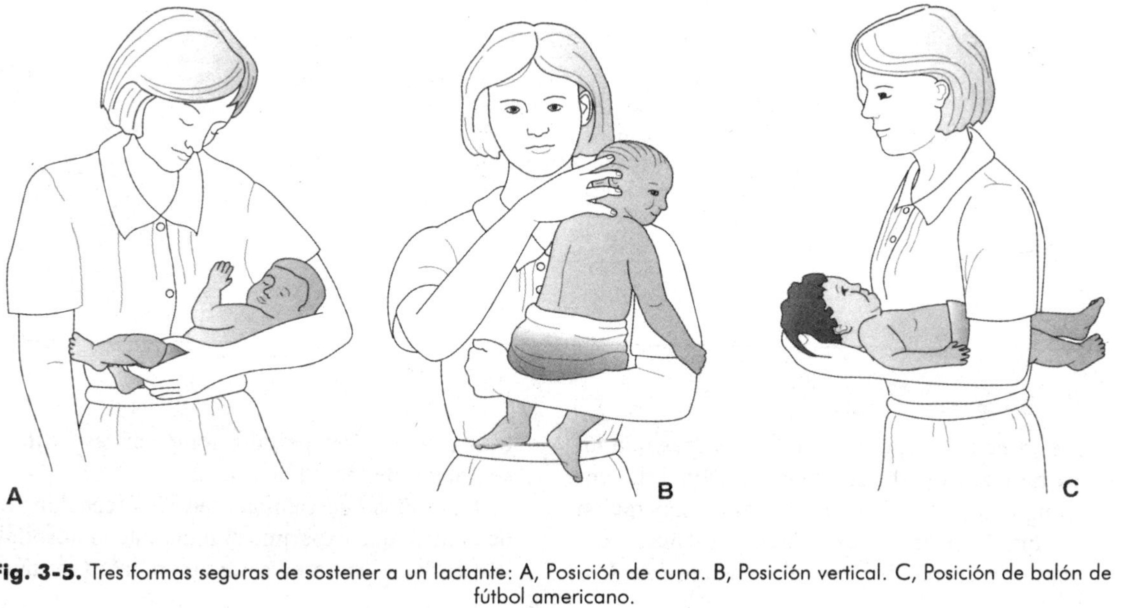

Fig. 3-5. Tres formas seguras de sostener a un lactante: A, Posición de cuna. B, Posición vertical. C, Posición de balón de fútbol americano.

Cuadro 3-1. Inmovilización de los niños

Cuna cerrada (con techo de burbuja)	Impide que los lactantes mayores y los niños en edad de caminar caigan o escalen los barandales.	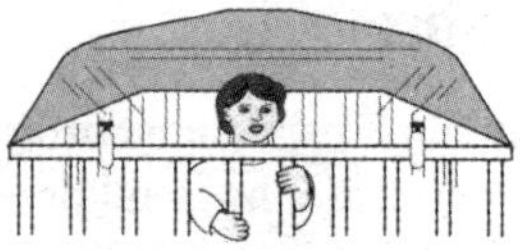
Tirantes de seguridad	Impiden que los lactantes mayores y los niños en edad de caminar se salgan de sillas altas, carreolas, asientos infantiles, etc. Sin embargo, incluso inmovilizados, nunca deben dejarse solos en la silla alta. Como la charola no ofrece protección, es necesario asegurarse de que el cinturón de sujeción se encuentre abrochado.	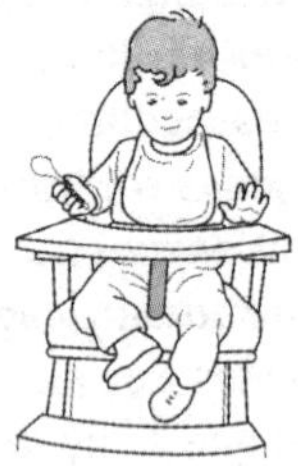
Sujetador de brazo y pierna	Inmoviliza las extremidades. Debe aplicarse correctamente para que no oprima. Se pone gasa, paño o ABD abierto bajo el nudo para amortiguar El cordel se ata al armazón de la cama. Arco de movimiento de las extremidades: revisar cada 15 min y aflojar la sujeción con frecuencia; todas al mismo tiempo o una cada vez.	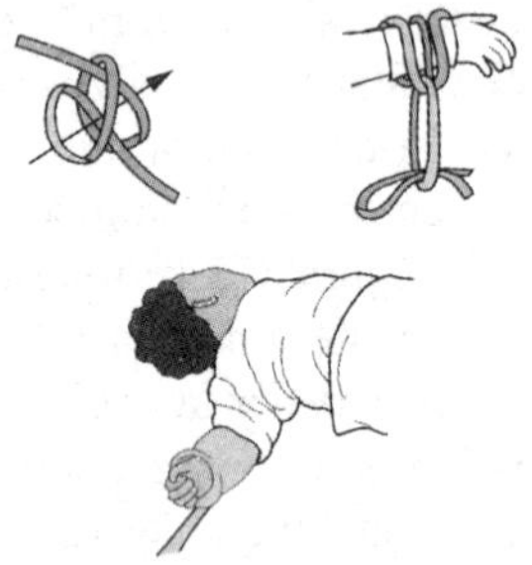
Sujeción tipo momia	Inmoviliza al lactante o niño pequeño durante un periodo breve mientras se efectúa algún procedimiento o se le examina. Se inmovilizan brazos y piernas para que el niño no se mueva con libertad. Es útil para la inserción de líneas intravenosa en el cuero cabelludo o de sondas nasogástricas.	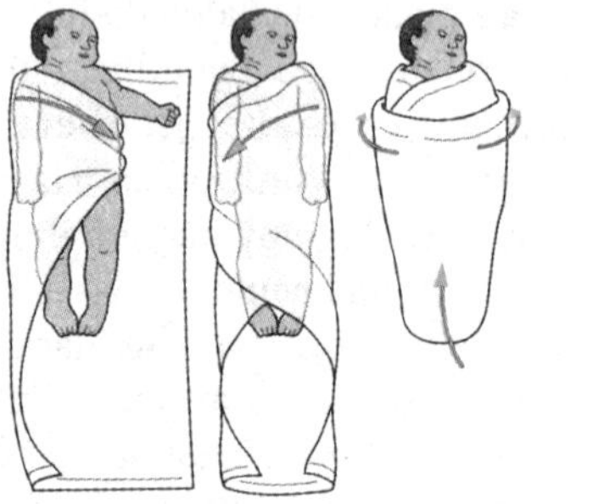
Inmovilización del codo	Impide que el niño se toque la cara o la cabeza. Cubre la mayor parte del brazo. Debe ser del tamaño adecuado y colocarse de forma que no roce con la axila o la muñeca. Util para impedir que el paciente se toque la cara, una línea intravenosa, etc.	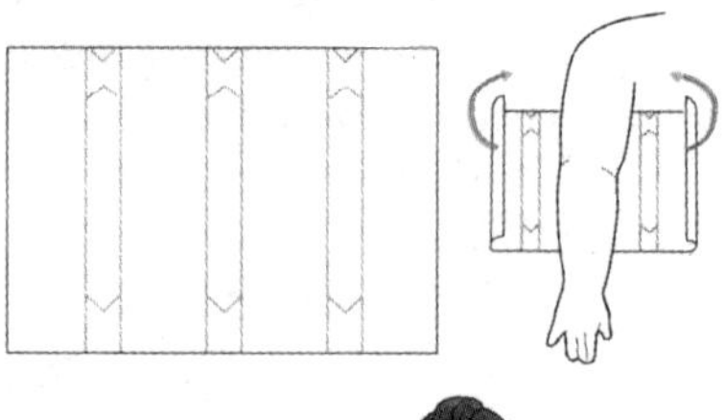
Sujeción con chaqueta	Mantiene al niño seguro en la cama o silla alta. Los cordeles se atan por detrás y al armazón de la cama. Se utiliza principalmente para mantener al menor en posición supina después de cirugía. Debe retirarse con la mayor frecuencia posible. Es necesario revisar al niño por lo menos cada 15 minutos.	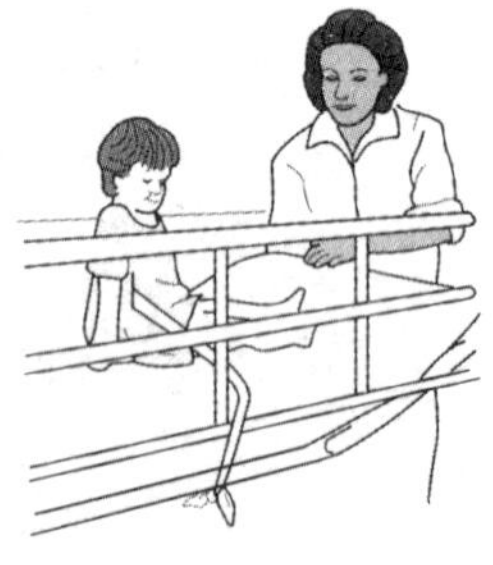

Aparentemente ya se ha adaptado, pero no es más que un disfraz para evitar que aumente su dolor emocional. La enfermera que comprende las diferentes etapas de separación se percatará de que la visita de los padres es esencial, aun cuando el proceso de separación y reunión sea doloroso. Instruir a los padres permite fomentar las visitas y reduce la sensación de ineptitud.

Los niños que caminan también reaccionan a la pérdida de control que experimentan durante la hospitalización. Según Erikson, su tarea es la autonomía (ver cuadro 2-1), de modo que las limitaciones a la actividad, las pocas oportunidades de elegir y la alteración de sus rituales contribuyen a la sensación de impotencia. No es raro que los pequeños de esta edad muestren regresiones como respuesta a esta sensación, de modo que dejan de lado habilidades recién adquiridas y suelen solicitar ayuda para tareas que ya dominaban. A menos que los padres estén preparados para ello, con frecuencia les cuesta trabajo entender la conducta de su hijo; es necesario recordarles que es el comportamiento esperado en una situación de esa naturaleza, aunque deben reforzar el adecuado. La enfermera tiene que conservar una sensación de uniformidad siempre que sea posible.

Los niños que ya caminan suelen verse afectados por el temor a las lesiones y el dolor y recordarán experiencias previas. Con frecuencia, la mejor manera de manejar estos factores de estrés es explicar brevemente el procedimiento y confortar al paciente una vez terminado éste.

En el recuadro 3-1 se describen intervenciones para manejar el estrés derivado de la hospitalización. Por otra parte, dentro de lo razonable, a los niños que ya caminan se les debe permitir elegir, lo cual les ofrece una sensación de control. Por ejemplo, preguntar "¿Quieres dormir tu siesta ahora?" puede dar lugar a la respuesta, "No, no quiero". Es mejor ofrecerle la oportunidad de elegir, "¿Quieres dormir tu siesta ahora o después de que te lea un cuento?". En ocasiones es necesario imponer límites si el comportamiento es intolerable. Se aconseja a los padres que apoyen al niño y, de ser necesario, que establezcan límites lógicos.

A los niños se les debe advertir de antemano sobre cualquier experiencia desagradable o nueva que quizá enfrentarán en el hospital, pero siempre acorde con su nivel de comprensión. Se debe decir la verdad acerca de lo que suele producir dolor para evitar que el pequeño se sienta engañado. La preparación y las explicaciones deben realizarse inmediatamente antes del procedimiento, de forma que el niño no se preocupe de manera innecesaria por mucho tiempo. Durante el procedimiento, se explicará paso por paso lo que está sucediendo. Inmediatamente antes de algo doloroso, se indica al niño que le dolerá, pero se le asegura que no está mal que llore o se queje. Se debe permitir al menor dominar la experiencia amenazadora a través del juego y la fantasía (fig. 3-6).

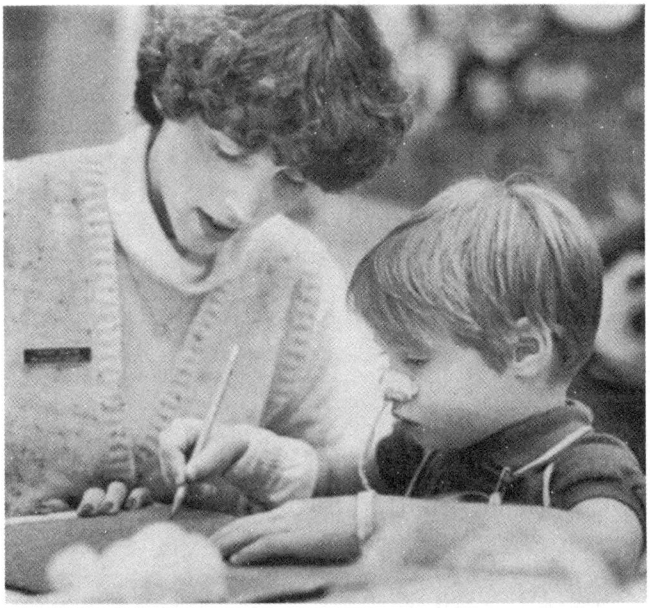

Fig. 3-6. Las actividades tranquilas planeadas ayudan al niño hospitalizado a tener dominio y control después de procedimientos intracorporales. (Cortesía de Raymond Blank Memorial Hospital for Children, Des Moines, Iowa).

Recuadro 3-1. Intervenciones de enfermería para reducir factores de estrés de la hospitalización

1. Explicar todos los procedimientos.
2. Incluir a los padres en la atención del niño.
3. Alentar a los padres a permanecer con el niño.
4. Mantener las rutinas y los rituales del hogar.
5. Estimular a los padres a llevar al hospital objetos familiares (animal de peluche, frazada, muñeca).
6. Si los padres no pueden permanecer con el niño, conviene motivarlos para que lo llamen, dejen fotografías y le visiten siempre que sea posible.
7. Efectuar todos los procedimientos dolorosos en la sala de tratamiento para que el pequeño sienta su habitación como un refugio seguro.
8. Tratar de que quien preste los servicios asistenciales sea la misma persona.
9. Tranquilizar al niño después de procedimientos traumáticos si la madre o el padre no están presentes para hacerlo.
10. Ofrecer actividades de diversión adecuadas para la edad del menor.

Consejo para la comunicación

Con un animal de peluche, muñeca o marioneta se ayuda al niño en edad de caminar a reducir su temor a través de la comunicación. La enfermera puede servirse de dichos objetos inanimados para lograr la cooperación del niño. "Vamos a ver si tu muñeca se toma la medicina. ¡Se la tomó! Ahora te toca a ti."

Debe animarse a los niños a jugar con el equipo inofensivo que se utiliza para su atención, como abatelenguas, estetoscopios y demás. También se les proporcionarán otros juguetes adecuados para su etapa de desarrollo, como cubos, juguetes apilables, pelotas y rompecabezas de madera. Siempre que sea posible, debe permitírseles salir de la cuna, pues el confinamiento provoca frustración en los pequeños que comienzan a descubrir el placer de caminar (fig. 3-7). Las actividades supervisadas en el cuarto de juegos contribuyen al desarrollo intelectual, social y motor. De ser posible, los tratamientos se llevan a cabo en la sala prevista para ello, pues la habitación del niño debe ser siempre un "lugar seguro" y el cuarto de juegos no debe servir más que para jugar.

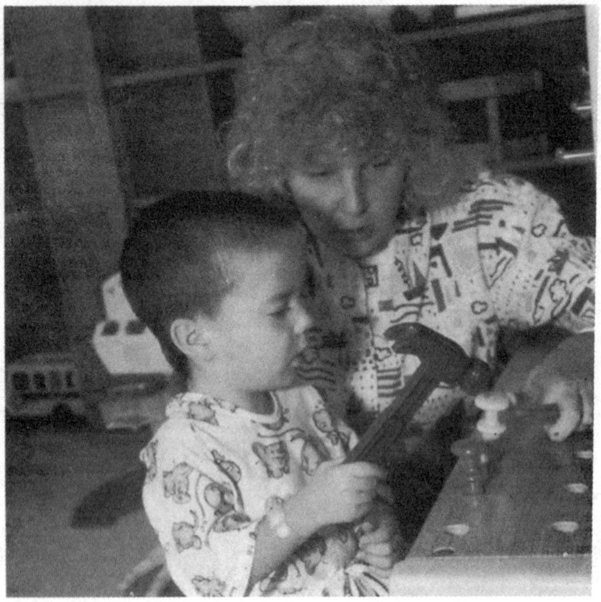

Fig. 3-7. Para favorecer la autonomía, se debe permitir que el niño en edad de caminar salga de la cuna siempre que sea posible. (Cortesía de Jean Ashwill).

Preescolares

El niño de edad preescolar también demuestra su angustia por separación, si bien no de manera tan obvia como el que empieza a caminar; suele mostrarse poco cooperativo y pregunta a menudo por sus padres.

Los niños de esta edad aún no desarrollan pensamiento lógico y tienen problemas para distinguir entre la fantasía y la realidad, incluso llegan a creer que su enfermedad es producto de algo que hicieron o pensaron. Suelen sentirse culpables, en especial si por alguna travesura provocan un accidente, por ejemplo una quemadura o caída. Cuando están hospitalizados es importante ayudarles a darse cuenta de que la hospitalización no es un castigo por algo que hicieron mal.

Una de las principales formas en que el niño preescolar afronta su entorno es fantaseando. Por desgracia, esta aplicación de la fantasía también agrava su temor cuando se encuentra en un ambiente desconocido. Cuando está hospitalizado, suele tener pesadillas y mostrar miedo de la oscuridad o de lo que oye o ve que no le resulta familiar. El animismo, que esencialmente da vida a objetos inanimados, es una preocupación frecuente en los niños de esta edad (Wong, et al, 1999). Los niños de edad preescolar por lo general se sienten atemorizados por el equipo y las máquinas del hospital porque creen que tienen vida y lo lastimarán; esto los hace sentirse indefensos.

Los preescolares tienen miedo a ser mutilados mientras están en el hospital y no entienden la integridad corporal. Temen que se dañe su cuerpo, en especial con los procedimientos cruentos y los relacionados con el área genital. Como aún tienen pocos conocimientos sobre el interior de su organismo, se imaginan que el cuerpo está lleno de aire y que al picarlo se colapsará, o que está lleno de sangre que se saldrá por cualquier orificio artificial, por eso son tan importantes las banditas para cubrir cualquier lesión, ya sea real o imaginaria.

Expresiones como "teñir", "sacar sangre", "tomar" o "prueba" son tomadas en su sentido literal, si bien pueden tener más de un significado para el niño y pueden confundirlo. Evite utilizarlas al describir los procedimientos y emplee términos comprensibles y claros.

Además de las intervenciones enumeradas en el recuadro 3-1, las enfermeras deben aplicar su habilidad para comunicarse de modo que ayuden al niño a enfrentar sus sentimientos de separación o su temor. Si la enfermera comenta, "a veces siento miedo cuando llego a un lugar desconocido", esto podría ayudar al niño a expresar sus temores. Ni la enfermera ni los padres deben decir al paciente que volverán a menos que tengan la intención de hacerlo.

Consejo para la comunicación

Los niños en edad preescolar aún no han desarrollado el concepto de tiempo relacionado con el reloj, de modo que si hace preguntas al respecto, la enfermera debe contestar, por ejemplo, "lo haremos después de las caricaturas" o "mami regresará después de la comida".

La enfermera debe estar al tanto de las claves verbales y no verbales; pueden retraerse o actuar de modo agresivo. Si los padres le dicen que deben "ser valientes" o "portarse como grandes", quizá impidan que su hijo verbalice sus temores y lo que le molesta.

El niño de edad preescolar alivia su tensión mediante pensamientos mágicos, fantasías y desempeño de papeles. Las enfermeras deben participar en sus fantasías si son positivas y parecen ayudarle a controlar la situación. Por ejemplo, si el niño piensa que el monitor cardiaco es amenazador porque es ruidoso, ayúdele a hacer un cartel que diga "habla quedito" o "cállate". Muchos niños de esta edad tienen amigos imaginarios con quien conversan, y actúan como si realmente estuvieran en la habitación; no hay problema en participar en estas expresiones de la imaginación porque trasladar el miedo y los sentimientos al amigo imaginario ayuda al paciente a sentir que controla la situación.

El juego es importante para que el niño se adapte a la hospitalización. Además de los juguetes adecuados para su edad, los niños enfermos disfrutan jugando con abatelenguas, banditas y otros materiales relacionados con la vida cotidiana del hospital.

Los preescolares enfermos suelen presentar regresiones en su comportamiento, además de mostrarse irritables y exigentes cuando son dados de alta. Conviene asegurar a los padres que estos cambios de comportamiento son temporales y que el niño pronto volverá a ser "el que era".

Niños en edad escolar

Los niños en edad escolar suelen mostrar ciertos indicios de ansiedad por separación, en especial cuando están enfermos;

extrañan a sus compañeros de escuela y temen que los olviden mientras están hospitalizados. No obstante, su concepto más elaborado del tiempo en general les permite tener paciencia y esperar que sus padres vuelvan o los visiten sus amigos.

A esta edad, los niños están en el proceso de desarrollar su capacidad para controlar sus sentimientos y acciones. La hospitalización los hace sentir que pierden el control porque altera sus rutinas y limita su independencia. Suelen oponer resistencia y mostrar cambios en sus signos vitales como respuesta al estrés. Otras manifestaciones de la pérdida de control son enojo, aburrimiento, frustración y falta de interés.

El niño en edad escolar tiene miedo al dolor y a las lesiones corporales; se preocupan más por las discapacidades o los desfiguramientos permanentes que los niños más pequeños; también le temen a la muerte.

Además de las intervenciones mencionadas en el recuadro 3-1, a esta edad, los niños se benefician dibujando y hablando sobre sus dibujos para ponerse en contacto con sus sentimientos. Tal vez no tengan la capacidad o el vocabulario para expresar verbalmente sus sentimientos, temores y preocupaciones. Hace ya tiempo que en la práctica clínica se utilizan los dibujos de los niños como una técnica para medir el estado emocional de los menores. Esta misma estrategia puede aplicarse para los niños hospitalizados (Clatworthy, Simon y Tiedeman, 1999).

Hay que animar al niño de edad escolar hospitalizado a ser tan independiente como sea posible; la mayoría son capaces de llevar a cabo todos los autocuidados y de desempeñar sin ayuda las tareas de la vida cotidiana modificadas en función de su enfermedad. Es muy importante mantener la privacidad.

Consejo para la comunicación

Los juegos de mesa suelen facilitar la comunicación con los niños en edad escolar que quizá se sientan incómodos al hablar con un adulto. Cuando los participantes se concentran en el juego, es posible dirigir la conversación terapéutica y hacer que empiece a fluir.

La instrucción del niño en edad escolar no debe interrumpirse aunque se encuentre enfermo, ya que le confiere una sensación de continuidad con el mundo exterior, le permite tener periodos de socialización y refuerza las materias académicas en que tiene deficiencias. Para ello se requiere la participación de los padres, que serán el vínculo entre la escuela y el hospital. Debe informarse al profesor de la salud física y emocional del niño con objeto de que pueda tratarlo de manera efectiva y proporcionarle la oportunidad de estudiar sin interrupciones, además de que estará preparado para volver a clases. Siempre que sea posible se programarán las pruebas diagnósticas y tratamientos en función de las rutinas escolares establecidas.

Es necesario notificar a los profesores que el niño dejará de asistir a clases durante un tiempo; conviene que los compañeros le envíen tarjetas y dibujos o, de ser posible, que lo visiten. La enfermera debe ayudar al niño a exhibir lo que recibe. La atención se planeará de modo que no se interrumpan las visitas de los amigos (fig. 3-8). Los niños necesitan conservar una sensación de control; con la oportunidad de tener cierta independencia aumentarán su autoestima y seguirán trabajando para lograr una sensación de laboriosidad (Ashwill y Droske, 1997).

Adolescentes

Quizá los adolescentes deseen que sus padres estén con ellos cuando sean hospitalizados. También extrañarán a sus amigos, si bien dudarán de que los visiten, pues no están seguros de la forma en que éstos manejarán su enfermedad o sus lesiones. No quieren verse ni actuar de manera diferente, de modo que en las enfermedades crónicas quizá no cumplan con todas las indicaciones médicas. Aun cuando pueden dar la impresión de que no tienen miedo, podrían estar aterrados; suelen sentir que no es "correcto" perder el control (Ashwill y Droske, 1997). Es necesario darles a elegir cuando sea posible. Instarlos a expresar sus temores les ayudará a aliviar el estrés y les permitirá trabajar para conservar o recuperar su identidad.

• • •

En general, el miedo a lo desconocido afecta a todos los menores hospitalizados, ya que no saben exactamente qué esperar. La enfermera debe explicar de manera adecuada para la edad qué puede esperar de las rutinas o los procedimientos que deben efectuarse.

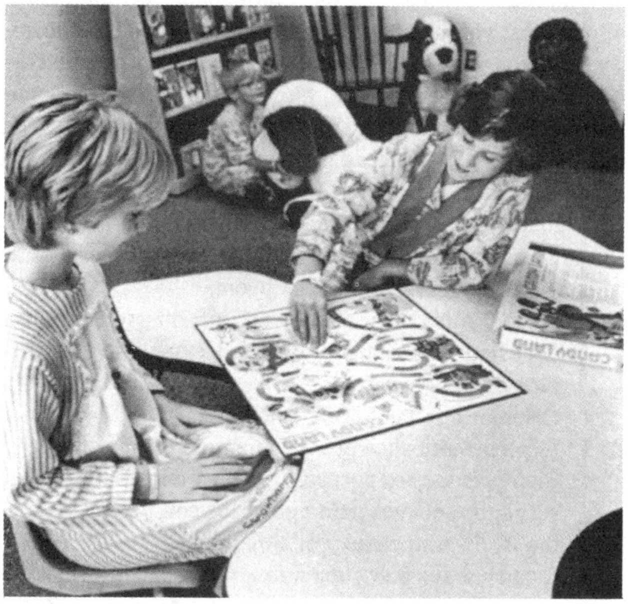

Fig. 3-8. La socialización con niños de la misma edad forma parte importante de la hospitalización del niño en edad escolar. El mobiliario, los juegos y los juguetes deben ser apropiados para esta edad. (Cortesía de Raymond Blank Memorial Hospital for Children, Des Moines, Iowa).

La mejor manera de reducir al mínimo las reglas y las expectativas poco claras es explicándolas. Cuando el menor sabe qué se espera de él, se siente menos amenazado y confundido.

Reacción de la familia a la hospitalización

La hospitalización de un niño afecta a toda la familia. Si quien lo atiende permanece con él en el hospital, descuida sus deberes hogareños; los padres suelen preocuparse por los niños pequeños que quedan al cuidado de parientes o amigos, y si no pueden estar en el hospital se sienten culpables porque dejar a su hijo e intentan organizar sus horarios para pasar el mayor tiempo posible con él. Sea cual sea la situación, es necesario que la enfermera identifique las necesidades de los padres e intente reducir su angustia.

Al principio, los padres pueden sentirse culpables, desprotegidos y angustiados, además de que a menudo se culpan a sí mismos de la enfermedad de su hijo porque no detectaron con oportunidad los síntomas del trastorno, por haber demorado el tratamiento o retrasar la atención preventiva. Sin embargo, los padres rara vez son responsables directos de la hospitalización. Aun en los casos de maltrato de menores, nada se gana culpando a los padres. La enfermera debe percatarse de que es esencial establecer con ellos una relación de confianza esencial para ayudar al pequeño, y esto sólo es posible si adopta una actitud objetiva y empática; debe escuchar, aceptar los sentimientos y brindar apoyo a la familia.

Los padres también pueden experimentar miedo a lo desconocido, y quizá no conozcan el ambiente hospitalario, los procedimientos, los tratamientos y la misma enfermedad.

La hospitalización puede ocasionarles problemas económicos, sobre todo en el caso de enfermedades y tratamientos prolongados, ya que además de los gastos obvios de hospital y servicios médicos, las familias a menudo enfrentan costos adicionales de transporte, alojamiento, alimentos y ausentismo en el trabajo. La enfermera debe estar al tanto de estas necesidades y hacer las referencias adecuadas a los servicios sociales.

Al igual que con el niño, la enfermera debe valorar las necesidades de la familia e intervenir para satisfacerlas. Algunas de estas intervenciones incluyen:

1. Ayudar a los padres a obtener información respecto del estado del niño y el plan de tratamiento (por medios escritos y verbales).
2. Orientar a la familia en el hospital.
3. Explicar todos los procedimientos.
4. Siempre que sea necesario, referir a los padres a los servicios sociales para apoyarlos con los gastos médicos, los alimentos y el alojamiento.
5. Escuchar sus preocupaciones y brindar información clara.
6. Incluir a los padres en la atención de los niños.
7. Crear las condiciones para que los padres puedan permanecer en la habitación del niño.
8. Reforzar la maternidad y paternidad positivas.

La hospitalización de un miembro de la familia también afecta a los hermanos, los cuales pueden experimentar ira, resentimientos, celos y culpabilidad. Repentinamente, la atención se centra en el familiar enfermo y los hermanos pueden sentirse rechazados. Las rutinas cambian, los miembros de la familia se separan y las necesidades de los hermanos pasan inadvertidas. Este resentimiento puede ocasionar sentimientos de culpa porque se relaciona con alguien que está enfermo. La enfermera puede ayudar a los padres a identificar y satisfacer las necesidades de los hermanos de la siguiente manera:

1. Mantener informados a los hermanos de la enfermedad del niño y del avance de la misma.
2. Permitir que los hermanos visiten al niño hospitalizado.
3. Instar a los hermanos a dejar dibujos, hacer tarjetas y llamar.
4. Permitir que los hermanos más grandes cooperen en la atención del niño enfermo si no les incomoda.

INGRESO AL HOSPITAL

Función de la enfermera

Al ingresar un paciente nuevo al hospital, suele llamarse a la enfermera, quien además de saber cómo llevar a cabo el procedimiento con destreza, debe estar preparada para satisfacer las necesidades emocionales de los implicados. La impresión que produzca, sea buena o mala, afectará la adaptación del paciente. La estudiante inexperta tal vez se muestre nerviosa y atemorizada. Una vez terminado el procedimiento, debe detenerse por un momento, percatarse de cualquier sensación de angustia y recordar que los padres y el niño se encuentran igualmente afectados; ella nunca tendrá que efectuar el procedimiento por vez primera de nuevo, pero todo ingreso la mantendrá en contacto con padres y niños que pasan por una experiencia poco conocida para ellos. La empatía para tratar los temores del niño y de los padres hace que el procedimiento de ingreso sea estimulante, más que una mera tarea.

Consejo para la comunicación

Utilizar el pronombre de tercera persona puede ayudar a un niño a expresar sus sentimientos. La enfermera puede decir: "algunas veces, cuando me encuentro en un lugar nuevo, siento miedo", para que, a continuación, el niño pueda estar de acuerdo, manifestar su desacuerdo o permanecer en silencio. Esto último podría indicar que el niño está de acuerdo, aunque todavía no pueda expresar sus sentimientos.

Debe prepararse al niño para la hospitalización. Si es posible, se aconseja que recorra la unidad pediátrica con sus padres antes del ingreso para que conozcan a las personas que se harán cargo de él. Es común que los niños y sus familias se cohiban por el tamaño de la institución y el miedo a perderse en ella.

La separación de los padres es algo que preocupa mucho al niño, incluso desde los seis meses de vida; a mayor tensión, mayor la angustia por la separación. Después de los tres años, los niños sienten más temor por lo que les va a suceder. Los padres deben tratar esta nueva experiencia de manera objetiva. A menos que se les haya hospitalizado con anterioridad, lo único que los niños pueden hacer es imaginar qué les ocurrirá, de modo que no es necesario entrar en muchos detalles, pues como la imaginación infantil es grande, proporcionar información que rebase su entendimiento puede dar lugar a temores innecesarios. Parecería lógico ocuparse de los aspectos más placenteros, pero no hasta el grado de decir que la hospitalización no lo incomodará. Por ejemplo, puede mencionarse que los alimentos serán servidos en charola, que los baños se tomarán en la misma cama, con una vasija, y que estará acompañado de otros niños. El hecho de que exista un timbre para llamar a la enfermera, si es necesario, puede contribuir a la sensación de seguridad del pequeño. Los padres pueden planear con su hijo qué juguete o libro favorito podrá llevar al hospital.

Escuchar a los pacientes y estimularlos a que formulen preguntas puede ser más importante que explicar ciertos hechos. Los padres deben prepararlos con anticipación durante varios días, pero no semanas, y nunca llevarlo al hospital con engaños. Sin embargo, debido a que en situaciones de urgencia hay muy poco tiempo para este tipo de preparación, todo el equipo médico intentará brindar apoyo emocional adicional al niño.

El hecho de que la enfermera prepare el equipo para el procedimiento de ingreso con anticipación, ahorrará tiempo y aumentará la sensación de seguridad del menor. Una vez que se han atendido los detalles técnicos, la enfermera se concentra en acercarse al paciente y la familia. El saludo inicial debe ser cálido y amigable; debe sonreír y presentarse por su nombre.

Algunos hospitales permiten que el paciente sea llevado al cuarto de juegos por un corto periodo antes de llevarlo a su habitación. Cuando la madre diga a la enfermera el nombre del niño, para recordarlo conviene relacionarlo con el de un conocido con el mismo nombre, ya que resulta más cálido hablar a la madre de "Juanito" o de "Susanita" que de "su pequeño" o de "su hija".

Cuando el niño y sus padres llegan a la habitación asignada, es importante presentarlos a los demás menores ahí presentes. Una vez sentados los padres, se les explicará el procedimiento de ingreso cuidadosamente, pero frente al niño no se les dará información que éste no sea capaz de comprender. Se les insta a hacer tanto como sea posible por su hijo, como desvestirlo. Hay que procurar no aparentar que tiene prisa; no obstante el estado del paciente, debe adoptarse una actitud natural. Una voz suave y gentil atemorizará menos al niño, pues si la enfermera parece ansiosa, los presentes se preocuparán innecesariamente. La enfermera puede parecer preocupada aun cuando este sentimiento nada tenga que ver con el paciente. Haga una cosa a la vez. La tranquilidad se transmite. La enfermera debe encontrarse dispuesta a responder a las preguntas que puedan suscitarse. Cuando la relación entre los padres y la enfermera es buena, el niño se beneficia con una atención de mayor nivel.

Plan de atención de enfermería pediátrica y proceso de enfermería

Llevar a cabo un plan de atención de enfermería pediátrica es igual que el de atención para adultos. El plan de atención es resultado del proceso de enfermería, el cual es un método de resolución de problemas que comprende seis pasos: valoración, diagnóstico, planeación, intervención y evaluación. En pediatría, tanto el niño como sus familiares constituyen el centro de dicho proceso. Durante la valoración, o fase de recolección de datos, la enfermera reúne información esencial sobre la salud física, social y emocional del niño, así como de la adaptación de la familia a los problemas de salud. Las dificultades que surgen de la valoración se registran en forma de diagnóstico. Los diagnósticos aprobados por la NANDA (*North American Nursing Diagnosis Association*) se registran en el Apéndice B. El planteamiento y jerarquización de los objetivos constituyen la fase de planeación y conforman la estructura organizativa de las intervenciones de enfermería. El núcleo lo constituyen las medidas necesarias para reducir o eliminar un problema específico o el fomento de la salud. En la fase de evaluación se valoran los cambios experimentados por el niño o la familia respecto de los objetivos por alcanzar.

Muchos hospitales e instituciones aplican planes de atención de enfermería que son pautas individualizadas para la atención del niño y sus familiares, además de que constituyen una herramienta de comunicación para los miembros del equipo de atención de la salud. Son la expresión gráfica del proceso de enfermería y en ellos se especifica lo que se hará a cada niño, de modo que se concentren en él, no en el padecimiento o el tratamiento. Los planes de atención deben revisarse y actualizarse a diario. En esta obra se incluyen varios para ilustrar el tratamiento de ciertas enfermedades.

Dado que la estancia en el hospital se ha reducido (en ocasiones es sólo de 24 a 48 h) incluso para los niños gravemente enfermos o sometidos a cirugía mayor, muchos hospitales utilizan planes de atención escritos y rutas críticas. Estas últimas convierten los resultados esperados, tanto médicos, de enfermería, sociales y emocionales de un problema específico, en las medidas necesarias para lograr los objetivos en un marco temporal determinado. Las enfermeras deben estar particularmente alertas cuando empleen las rutas críticas para asegurarse de instruir y preparar al niño y a la familia para el alta y de hacer las referencias necesarias para la atención de seguimiento y el fomento de la salud.

VALORACION DEL NIÑO

Pulso y respiración

Cuando la enfermera toma el pulso, percibe el paso forzado de la onda de sangre a través de la arteria. La frecuencia del pulso varía mucho de un niño a otro de la misma edad y talla (cuadro 3-2). Las frecuencias del pulso y de la respiración del lactante son altas, pero disminuyen gradualmente con la edad hasta alcanzar los valores normales del adulto.

El pulso puede registrarse en cualquiera de los puntos de pulso periféricos. Sin embargo, para los lactantes y niños pequeños se recomienda el apical, que se escucha mediante estetoscopio en el ápice del corazón. La enfermera cuenta la frecuencia durante 1 min completo, prestando atención a cualquier tipo de irregularidades del ritmo (fig. 3-9), en cuyo caso, se informa a la enfermera encargada. En la figura 3-10 se observa la localización de los pulsos.

Las respiraciones del lactante y del niño pequeño se cuentan observando el movimiento de la pared abdominal, ya que en esta etapa son principalmente abdominales. La frecuencia se cuenta durante 1 min completo, pues en la infancia las respiraciones tienden a ser irregulares. Después de los siete años, se mide de la misma manera que en el adulto. En el cuadro 3-3 se muestran las frecuencias respiratorias normales en niños.

Presión arterial

La presión arterial se define como la presión de la sangre en la pared de las arterias; constituye un índice de la elasticidad de las mismas, de la resistencia vascular periférica, de la eficiencia de bombeo del corazón y del volumen sanguíneo. Los sitios comunes para la medición de la presión arterial en niños son la arteria braquial, la radial, la poplítea y la tibial posterior (fig. 3-11).

Algunos hospitales exigen que se tome la presión arterial a todos los niños, mientras que en otros sólo a los más grandes. La presión arterial puede ser afectada por la hora del día, la edad, el sexo, el ejercicio, el dolor, los medicamentos y las emociones; es más baja en niños que en adultos.

La enfermera necesita explicar lo que va a ocurrir. Por ejemplo, puede decir: "Voy a apretar con esto tu brazo un ratito". Se debe permitir que el niño examine el esfigmomanómetro y el brazalete, además de explicarle, acorde con su edad, el procedimiento. La lectura debe revisarse de nuevo si se obtienen cifras anormales o cambios significativos. Todas las lecturas deben registrarse, además de que es necesario informar sobre lecturas anormales a la persona encargada.

La regla práctica general es que el ancho del brazalete debe cubrir cerca de dos terceras partes del brazo y ser lo suficientemente largo como para rodear la extremidad. En fecha reciente se emitieron medidas específicas: "Al escoger el tamaño del brazalete, elija aquel cuyo ancho cubra aproximadamente el 40% de la circunferencia del brazo entre el olécranon y el acromio, que normalmente cubrirá del 80 al 100% de la circunferencia del brazo. Si se utilizan las líneas marcadas por el fabricante en el brazalete será fácil elegir el tamaño adecuado para un niño en particular" (actualización del 1987 Task Force Report on High Blood Pressure in Children and Adolescents, *Pediatrics*, 1996). En general, la presión sistólica de las extremidades inferiores (muslo o tobillo) es más alta que en las extremidades superiores. Por otra parte, si la medida del brazalete no es la correcta, la medición resultará errónea.

Hay varios métodos para medir la presión arterial en lactantes y niños: auscultación, palpación y medición ultrasonográfica (Doppler).

Auscultación. Como en el adulto, la medición se efectúa con el estetoscopio pediátrico y el brazalete, el cual debe ser del tamaño correcto. Se registra la presión sanguínea sistóli-

Cuadro 3-2. Frecuencias promedio del pulso en reposo

Edad	*Límites inferiores normales (por minuto)*		*Promedio (por minuto)*		*Límites superiores normales (por minuto)*	
Recién nacido	70		125		190	
1 a 11 meses	80		120		160	
2 años	80		110		130	
4 años	80		100		120	
6 años	75		100		115	
8 años	70		90		110	
10 años	70		90		110	
	Niñas	*Varones*	*Niñas*	*Varones*	*Niñas*	*Varones*
12 años	70	65	90	85	110	105
14 años	65	60	85	80	105	100
16 años	60	55	80	75	100	95
18 años	55	50	75	70	95	90

Tomado de Behrman, RE, Kliegman RM, Arvin AM: *Nelson's textbook of pediatrics*, ed. 16, Philadelphia, 2000. WB Saunders.

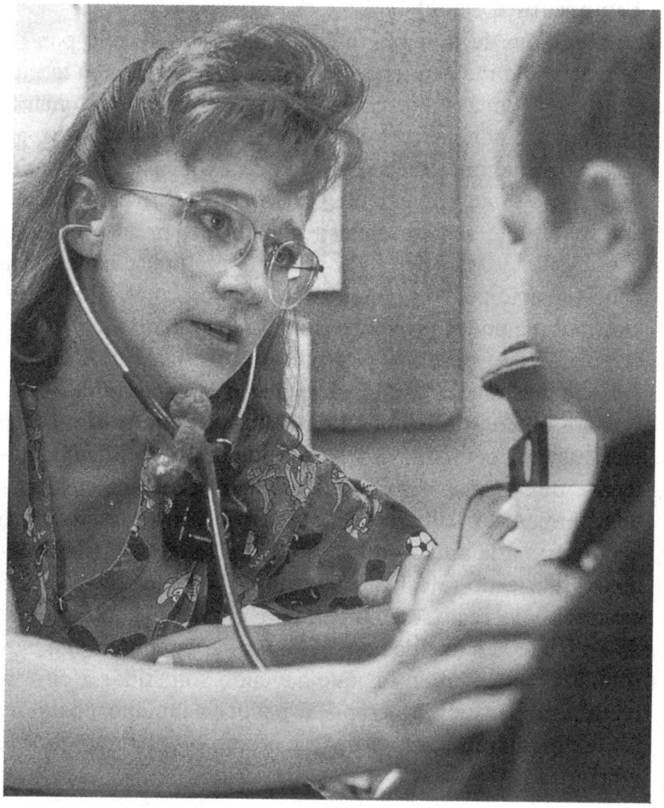

Fig. 3-9. La enfermera cuenta el ritmo cardiaco apical durante 1 min completo y lo registra, así como cualquier irregularidad. (Cortesía de Cook Children's Medical Center, Fort Worth, Texas.)

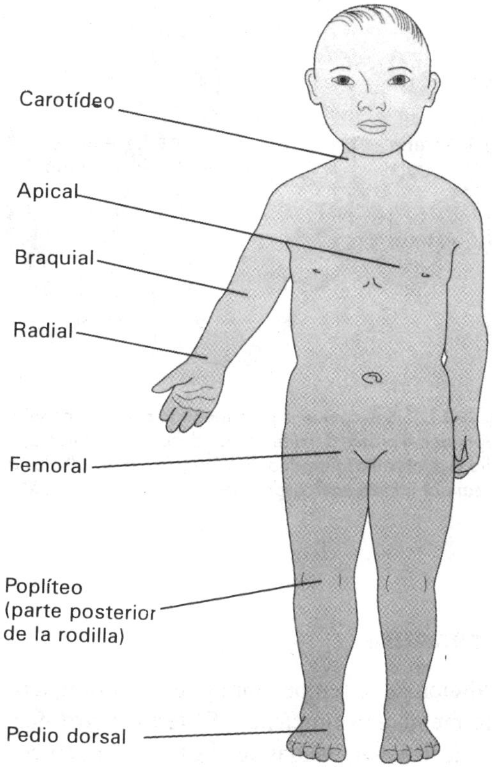

Fig. 3-10. Localización de los pulsos. El pulso apical, que se escucha a través del estetoscopio, debe contarse durante 1 min completo.

ca al iniciarse el "golpeteo" de los sonidos de Korotkoff; el quinto sonido (K5), o la desaparición de éstos, es la definición de la presión diastólica, tanto en niños, como en adolescentes y adultos (actualización del 1987 Task Force Report on High Blood Pressure in Children and Adolescents, *Pediatrics*, 1997).

Palpación. La ***palpación*** es uno de los métodos más antiguos de medición de la presión arterial. Se coloca el brazalete y se infla por encima de la presión esperada. Los dedos se ponen sobre la arteria braquial o radial y se registra la presión sistólica como punto donde reaparece el pulso. La presión diastólica es imposible de obtener. Este método es conveniente en los recién nacidos.

Medición ultrasonográfica (Doppler). Se trata de un método incruento para el registro de la presión arterial que detecta mediante ultrasonido el movimiento de la pared arterial. Un transductor con brazalete se coloca sobre una arteria, generalmente la braquial, la femoral o la poplítea. El brazalete se infla por arriba de la presión sistólica y se desinfla de forma gradual. El transductor transmite los sonidos vasculares, de modo que la medición aparece en un tablero digital, con registros de la presión sistólica y diastólica. Sin embargo, sólo puede obtenerse una lectura precisa si se mantiene inmóvil el brazo del niño. Cuando la lectura muestra un cambio importante respecto de la presión basal, es necesario repetir la medición, ya que las máquinas son sensibles al movimiento. En los cuadros 3-4 y 3-5 se muestran lecturas de presión arterial normal de menores de uno y otro sexo de uno a 18 años de edad.

Información de enfermería

Las mediciones electrónicas se utilizan con frecuencia, pero cuando el resultado es hipertensión o hipotensión, deben siempre verificarse con un brazalete manual.

Cuadro 3-3. Límites respiratorios normales en niños

Edad	*Frecuencia*
Del nacimiento a 1 mes	30-40
1 mes a 1 año	26-40
1 a 2 años	20-30
2 a 6 años	20-30
6 a 10 años	18-24
Adolescente	16-24

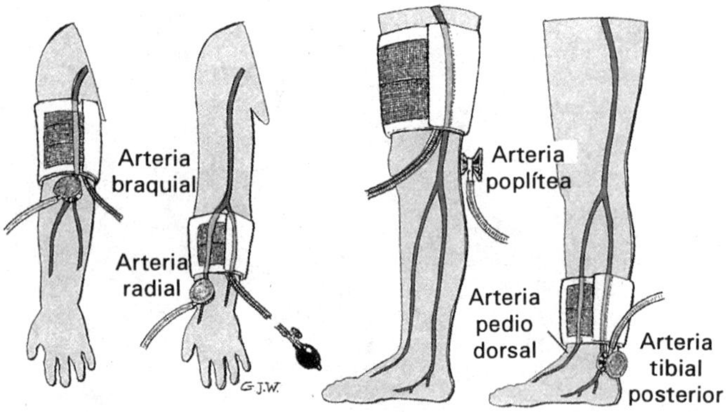

Fig. 3-11. Sitios comunes para medir la presión arterial en niños. A, Parte superior del brazo. B, Parte inferior del brazo, o antebrazo. C, Muslo. D, Tobillo o pantorrilla. (Tomado de Wong DL, et al; *Whaley and Wong's nursing care of infants and children*, ed. 6, St Louis, 1999, Mosby.)

Temperatura

La medición de la temperatura puede ser oral, axilar, rectal o de la membrana timpánica. El termómetro puede ser de vidrio, electrónico, bandas de plástico o timpánicos. Los termómetros de vidrio se utilizan cuando el niño se encuentra en aislamiento. Los electrónicos pueden usarse por vía oral, axilar o rectal; vienen equipados con diferentes sondas y protegidos con una cubierta. Las cintas de plástico no se utilizan sistemáticamente en los hospitales. Se considera que el termómetro timpánico es un instrumento rápido, eficaz y no doloroso para la medición de la temperatura.

Temperatura rectal

La medición de la temperatura rectal es preferible para el lactante y el niño pequeño que no puede mantener un termómetro en la boca sin riesgo de que lo muerda. Como tomar la temperatura por vía rectal es traumático para los niños, algunas instituciones recurren sólo a la axilar para los menores que no están gravemente enfermos. Las investigaciones en este ámbito son continuas; se analiza la precisión de las mediciones y las diferencias de temperatura. Cuando ésta debe tomarse por vía rectal, debe hacerse como última opción porque puede provocar el llanto del niño, lo cual altera el pulso, la respiración y la presión arterial. En el cuadro 3-6 se muestran los límites normales de temperatura.

Para obtener la temperatura rectal, se coloca al niño en una posición cómoda, ya sea de lado con las rodillas ligeramente flexionadas o sobre el abdomen. Los lactantes pueden permanecer en posición supina, mientras se sostienen las piernas a la altura de los tobillos y se elevan. El termómetro lubricado (electrónico) se inserta un máximo de 2.5 cm dentro del recto. La temperatura rectal está contraindicada en los recién nacidos por el riesgo de ocasionar una perforación, así como en los que han sido sometidos a cirugía rectal, reciben quimioterapia o padecen inmunosupresión. La temperatura rectal no debe medirse con termómetro de vidrio.

Temperatura oral

El procedimiento es el mismo que para los adultos. Debe recordarse que la temperatura *nunca* se mide por vía oral en el niño sometido a cirugía bucal o con riesgo de convulsiones.

Cuadro 3-4. Lecturas de presión arterial normal en varones

	Porcentil para presión arterial sistólica					*Porcentil para presión arterial diastólica*				
Edad en años	*5°*	*10°*	*50°*	*90°*	*95°*	*5°*	*10°*	*50°*	*90°*	*95°*
1	71	76	90	105	109	39	43	56	69	73
2	72	76	91	106	110	39	43	56	68	72
3	73	77	92	107	111	39	42	55	68	72
4	74	79	93	108	112	39	43	56	69	72
5	76	80	95	109	113	40	43	56	69	73
6	77	81	96	111	115	41	44	57	70	74
7	78	83	97	112	116	42	45	58	71	75
8	80	84	99	114	118	43	47	60	73	76
9	82	86	101	115	120	44	48	61	74	78
10	84	88	102	117	121	45	49	62	75	79
11	86	90	105	119	123	47	50	63	76	80
12	88	92	107	121	126	48	51	64	77	81
13	90	94	109	124	128	45	49	63	77	81
14	93	97	112	126	131	46	50	64	78	82
15	95	99	114	129	133	47	51	65	79	83
16	98	102	117	131	136	49	53	67	81	85
17	100	104	119	134	138	51	55	69	83	87
18	102	106	121	136	140	52	56	70	84	88

Tomado de *Second Task Force on Blood Pressure Control in Children*, National Heart, Lung and Blood Institute, Bethesda, MD.
Datos tabulares preparados por el Dr. B. Rosner, 1987.

Cuadro 3-5. Lecturas de presión arterial normal en niñas

Edad en años	*Porcentil para presión arterial sistólica*					*Porcentil para presión arterial diastólica*				
	5°	10°	50°	90°	95°	5°	10°	50°	90°	95°
1	72	76	91	105	110	38	41	54	67	71
2	71	76	90	105	109	40	43	56	69	73
3	72	76	91	106	110	40	43	56	69	73
4	73	78	92	107	111	40	43	56	69	73
5	75	79	94	109	113	40	43	56	69	73
6	77	81	96	111	115	40	44	57	70	74
7	78	83	97	112	116	41	45	58	71	75
8	80	84	99	114	118	43	46	59	72	76
9	81	86	100	115	119	44	48	61	74	77
10	83	87	102	117	121	46	49	62	75	79
11	86	90	105	119	123	47	51	64	77	81
12	88	92	107	122	126	49	53	66	78	82
13	90	94	109	124	128	46	50	64	78	82
14	92	96	110	125	129	49	53	67	81	85
15	93	97	111	126	130	49	53	67	82	86
16	93	97	112	127	131	49	53	67	81	85
17	93	98	112	127	131	48	52	66	80	84
18	94	98	112	127	131	48	52	66	80	84

Tomado de *Second Task Force on Blood Pressure Control in Children*, National Heart, Lung and Blood Institute, Bethesda, MD. Datos tabulares preparados por el Dr. B. Rosner, 1987.

Temperatura axilar

El termómetro se mantiene en la axila, con el brazo del niño presionando hacia el cuerpo durante 3 a 5 min si se utiliza termómetro de vidrio.

Temperatura timpánica

En muchos hospitales se utiliza el termómetro timpánico infrarrojo (*infrared tympanic thermometer*, ITT), que tiene la ventaja de ser seguro, cómodo y rápido, además de no producir dolor. No obstante, en estudios recientes se indica que podría no ser exacto para determinar la presencia de fiebre en menores de 6 años, sobre todo en la sala de urgencias o en algún otro ambiente de atención aguda (Lanham, Walker, Klocke, Jennings, 1999).

La temperatura corporal no se mantiene siempre en 37°C y las variaciones ligeras se consideran normales. La temperatura rectal es un poco más alta, en tanto que la axilar es levemente más baja que la oral, pero no 2°C como se pensaba. Al registrar la temperatura, la enfermera debe anotar la vía usada. Si la lectura es anormal, debe notificarse a la persona encargada. El tratamiento de la fiebre en niños se describe en el Plan de atención de enfermería 3-1.

Cuadro 3-6. Límites normales de temperatura en niños

Método	*Límite*
Oral	36.4-37.4°C (97.6-99.3°F)
Rectal	37.0-37.8°C (98.6-100.0°F)
Axilar	35.8-36.6°C (96.6-98.0°F)

Peso

El peso debe registrarse con precisión al ingresar, pues constituye un medio para determinar los avances y también determinar la dosificación de la mayor parte de los medicamentos. La forma de hacerlo depende de la edad del paciente.

Una vez desvestido al niño para pesarlo, se observan síntomas objetivos como coloración de la piel, abrasiones, erupciones y edema, expresiones faciales (miedo, dolor, fatiga), secreciones nasales u óticas, disnea, estado de las articulaciones, olor del aliento, condición de los dientes, tos u otras anormalidades o marcas poco comunes.

El lactante se pesa completamente desnudo en una habitación cálida. En la báscula se pone un pañal desechable limpio o papel especial con el fin de impedir la contaminación cruzada, es decir, la diseminación de gérmenes de un lactante a otro. La báscula se contrapesa para compensar el peso del pañal. Hay varias maneras de equilibrar las básculas, de modo que la enfermera debe solicitar instrucciones específicas para cada una en particular. El lactante se coloca con cuidado en la báscula y la enfermera coloca la mano no dominante encima del pequeño para garantizar que éste no se caiga, mientras regula las pesas con la mano dominante. La lectura se registra cuando el lactante está inmóvil. Si uno de los padres se encuentra presente, puede distraerlo, saludándole o hablándole suavemente. Una vez que se determina el peso exacto, el lactante se retira de la báscula y envuelto en una frazada se entrega a uno de los padres para que lo tranquilice. El peso se registra de inmediato. El papel que se colocó en la báscula debe desecharse en el recipiente apropiado. Si el pañal no se ha ensuciado, se regresa junto con el paciente.

Plan de atención de enfermería 3-1
El niño con fiebre

Diagnóstico de enfermería: Riesgo de deficiencia volumétrica relacionado con deshidratación, secundario a aumento de la tasa metabólica

Metas/criterios de evolución	Intervenciones de enfermería	Razonamiento
Se hidratará al niño, lo cual se evidenciará por: • Turgencia adecuada de la piel • Membranas mucosas húmedas • Sin pérdida de peso	Aumentar la ingesta de líquidos, ofrecer "soluciones de rehidratación oral", agua, jugos, paletas heladas, de acuerdo con la edad del niño	La tasa metabólica corporal aumenta con la fiebre; los niños tienen una proporción más alta de agua corporal y por lo tanto, pierden más agua rápidamente con la fiebre
	Verificar por lo menos en cada cambio de turno si persiste la deshidratación	Al detectar signos de deshidratación, la enfermera puede alertar al médico si ocurren cambios
	Verificar por lo menos una vez en cada turno la ingesta y el gasto de líquidos	Al registrar ingesta y gasto, la enfermera puede alertar al médico si se presentan desviaciones de la normalidad
	Pesar diariamente y anotar el resultado	El peso es un buen indicador del estado de hidratación general

Diagnóstico de enfermería: Riesgo de aumento de la temperatura corporal relacionado con infección

Metas/criterios de evolución	Intervenciones de enfermería	Razonamiento
La temperatura del niño deberá encontrarse entre 36.5 y 37.4°C	Administrar medicamentos antipiréticos (30 min antes del baño con esponja) de acuerdo con las instrucciones del médico	Los antipiréticos disminuyen la temperatura corporal
	Administrar un baño "tibio" con esponja para fiebres de más de 40°C; véase el procedimiento para el baño de esponja	El baño "tibio" con esponja reduce la temperatura del cuerpo
	Valorar los signos vitales antes del baño con esponja	Se determina la línea basal para valorar la respuesta al tratamiento
	Valorar los signos vitales 30 min después del procedimiento	Se determina la eficacia del procedimiento; es de esperar que la temperatura disminuya
	Cubrir con ropa ligera después del procedimiento, evitar escalofríos	Los escalofríos pueden aumentar la temperatura corporal

Diagnóstico de enfermería: Riesgo de lesiones relacionadas con posible actividad convulsiva

Metas/criterios de evolución	Intervenciones de enfermería	Razonamiento
El niño se encontrará libre de lesiones, lo cual se evidenciará por ausencia de: • Contusión • Aspiración • Alteraciones de la piel	Mantener elevados los barandales de la cuna	Impide daños por caídas
	Observar al niño con frecuencia	Fomenta la seguridad al detectar cambios mínimos y reducir complicaciones posibles
	Permanecer con el niño durante el baño de tina	Impide lesiones craneales o ahogamiento durante la convulsión

Continúa

En muchas instituciones se utilizan básculas pediátricas digitales con graduación en libras y gramos y que no implican la regulación de pesas. Es preferible usar la misma báscula para cada medición.

Los niños más grandes y en edad de caminar pueden ser pesados de la misma manera que los lactantes, pero es preferible sentarlos en la báscula. Siempre deben protegerse para evitar que se caigan.

Los niños mayores se pesan de la misma manera que los adultos. Se coloca una toalla de papel en la báscula para que el paciente se pare en ella, por lo general en ropa interior o una bata de hospital, sin zapatos. Si el niño no puede pararse en la báscula, quizá sea necesario que la enfermera le sostenga y que se efectúe la lectura de los pesos combinados. A continuación, la enfermera se pesa sola y resta su peso del resultado combinado para obtener el peso del niño. En oca-

Plan de atención de enfermería 3-1
El niño con fiebre *(continuación)*

Diagnóstico de enfermería: Falta de conocimientos de los padres acerca de la fiebre

Metas/criterios de evolución	Intervenciones de enfermería	Razonamiento
Los padres comprenderán y describirán la causa y el tratamiento de la fiebre	Explicar la naturaleza de la fiebre (reacción corporal normal a la infección); el control demasiado vigoroso puede ocultar los signos de enfermedad	La fiebre puede de hecho incrementar los mecanismos de defensa del cuerpo y aumentar la actividad de los anticuerpos
	Hacer hincapié en la necesidad de quitar el exceso de ropa cuando el niño tiene fiebre	Disminuye la temperatura corporal
	Llamar al médico si el niño se ve enfermo y actúa de manera distinta a la normal	Los padres conocen al niño mejor que nadie; el grado de fiebre no siempre refleja la gravedad de la enfermedad
	Hacer que los padres regresen, mostrarles cómo leer un termómetro e identificar los parámetros de temperatura normal	Proporciona a los padres sentido de control y conocimiento para atención en el hogar, así como pautas para llamar al médico
	Explicar cómo administrar la dosis apropiada de medicación antipirética durante la atención en casa, de acuerdo con la edad y peso del niño	Los antipiréticos disminuyen la temperatura corporal al "punto establecido"
	Describir a los padres en qué consiste la administración de un baño tibio; recordarles que *nunca* deben usar alcohol alcanforado ni agua fría para el baño con esponja	El alcohol alcanforado puede ser absorbido y causar pérdida de calor con demasiada rapidez; el agua fría puede producir escalofríos, lo que a su vez aumenta la temperatura

Diagnóstico de enfermería: Falta de conocimiento de los padres acerca de las convulsiones

Metas/criterios de evolución	Intervenciones de enfermería	Razonamiento
Los padres comprenderán el potencial del tratamiento adecuado durante una convulsión, así como la forma en que se administra	Describir a los padres los factores que pueden precipitar una convulsión	Sólo un pequeño número de niños sufre convulsiones en caso de fiebre; sin embargo, es aconsejable hablar de ello para disminuir la angustia
	Revisar el tratamiento de la convulsión	El conocimiento mitiga la angustia

siones es necesario pesar a niños enyesados, en cuyo caso la enfermera debe anotar, por ejemplo, peso 15.45 kg con yeso en el brazo derecho.

Clave para la comunidad

El peso y la temperatura se registran en casi todas las consultas con el médico, ya sea por enfermedad o de rutina.

Talla

La talla de los niños grandes se obtiene en el momento de registrar el peso, en tanto que el lactante debe medirse recostado en una superficie plana, junto a una cinta de medir y con las rodillas presionadas para que se aplanen sobre la mesa. La cabeza del pequeño se coloca en posición de línea media y se mide de la porción superior de la cabeza a los talones; se registra el resultado.

Circunferencia cefálica

La circunferencia cefálica debe medirse en todos los niños de menos de 36 meses de edad y en caso de problemas neurológicos. Se pone una cinta de papel en torno a la cabeza, ligeramente por arriba de las cejas y orejas hasta la eminencia occipital del cráneo. Debe acordarse con la institución si es necesario medir la circunferencia torácica o la abdominal. En la figura 3-12 se ilustra el procedimiento.

NIÑO CON ENFERMEDAD CONTAGIOSA

Asepsia médica

La finalidad de la técnica médica aséptica es prevenir la diseminación de infecciones de un niño a otro, o a la enfermera. Se considera que una persona (u objeto) está ***contamina-***

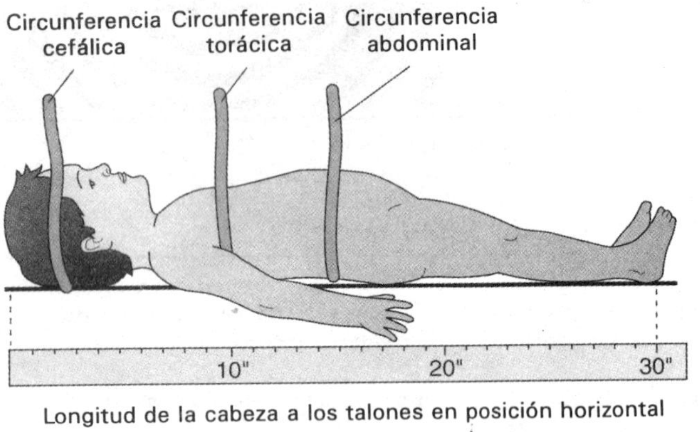

Fig. 3-12. Medición de la cabeza a los talones con el paciente recostado.

do si ha tocado a un paciente infectado o algún instrumento que haya estado en contacto con dicho paciente. Por otra parte, se consideran limpios los individuos o artículos que no han tenido ningún contacto con el paciente.

Los artículos que han estado en contacto directo con el paciente deben ser ***desinfectados*** antes de que los utilicen otras personas. Cuando algo se desinfecta, los microorganismos presentes se aniquilan mediante procedimientos físicos o químicos. La autoclave, instrumento que funciona con vapor bajo presión, se considera muy efectivo para eliminar la mayor parte de los patógenos cuando el artículo se expone adecuadamente y se esteriliza durante el lapso apropiado. Dicho aparato sólo se utiliza con artículos no desechables. Los objetos como sillas altas, postes de sondas intravenosas, cunas, y otros, deben ser desinfectados (por medios químicos) antes de que el siguiente paciente pueda usarlos. La desinfección se realiza de acuerdo con los criterios del hospital, usualmente por el personal de mantenimiento. Para propósitos médicos de asepsia, los hospitales proporcionan artículos desechables como agujas, jeringas, catéteres de succión, equipos de punción lumbar, termómetros, equipos de sutura, biberones y tubos para oxígeno.

Información de enfermería

Las agujas usadas no deben cubrirse de nuevo con el protector y se desechan en un recipiente a prueba de punciones adecuadamente etiquetado. Todas las habitaciones de los pacientes deben contar con uno de estos recipientes especiales, al igual que las demás áreas donde es posible que se deseche algún material.

Prevención de la transmisión de infecciones

En los hospitales es imperioso proteger a los niños de las infecciones nosocomiales (adquiridas en el hospital). Los prestadores de servicios de salud también deben protegerse de los agentes infecciosos transmitidos por los niños. Cualquier paciente sospechoso de ser portador de una enfermedad contagiosa debe ser aislado hasta que no se establezca el diagnóstico definitivo. En Estados Unidos, los Centers for Disease Control and Prevention (CDC) publican pautas de aislamiento precautorio (conocidas como ***precauciones estándar***) que se consiguen con facilidad en las instituciones de atención de la salud y por lo general se incluyen en los manuales de control de infecciones. Muchos hospitales cuentan también con el departamento respectivo y con personal especialmente capacitado para colaborar con la institución.

Los hospitales pediátricos, así como las unidades para niños pequeños de los hospitales generales, tienen habitaciones o instalaciones de aislamiento. La enfermera a cargo del ingreso del paciente debe tomar ciertas precauciones. La finalidad de la técnica aséptica médica es impedir la diseminación de la enfermedad a la enfermera y a otras personas. Nunca estará por demás hacer hincapié en la importancia de lavarse adecuadamente las manos.

Se traslada al menor a una habitación privada y se dota del equipo necesario para la atención diaria del paciente, incluidos termómetro, estetoscopio, artículos para el baño, etc.; el equipo debe permanecer ahí hasta que el paciente sea dado de alta y pueda ser sometido a tratamiento de desinfección terminal. El equipo desechable se coloca en el recipiente adecuado. Las sábanas se cambian todos los días; tener siempre a mano una provisión amplia de batas, cubrebocas y guantes ahorra tiempo y energía. Se prepara un área limpia de acuerdo con el procedimiento del hospital. El suelo debe siempre considerarse contaminado, y todo lo que caiga deberá limpiarse correctamente o desecharse (dentro o fuera del aislamiento). Es necesario que los juguetes sean lavables.

Para tomar la presión arterial se utiliza un brazalete desechable. El riesgo de contaminación se reduce en las unidades con paredes integradas. La lámpara de mano, otoscopio u oftalmoscopio que se utilice debe protegerse con papel técnico. Es imperioso desinfectar cualquier instrumento que entre en contacto directo con el paciente. Todas las muestras que salgan de la habitación se colocan en recipientes exteriores limpios, de acuerdo con los procedimientos del hospital. Las charolas que se utilizan para la atención general de la unidad no se llevan a la habitación del paciente; se toman los artículos necesarios y se ponen en una bandeja de papel más pequeña, que se lleva a la cabecera de la cama.

En este texto se pone énfasis en las funciones que desempeña la enfermera para preparar un ambiente seguro para el niño y sus padres. De todos los riesgos del medio circundante, ninguno es más grave que el de los microorganismos portadores de enfermedades. Por otra parte, debe estar consciente de la importancia de protegerse a sí misma y a los demás, lo cual se logra mediante la aplicación de las *precauciones estándar*, las cuales son necesarias, ya que con los antecedentes y la exploración física no siempre se identifican todos los pacientes infectados con el virus de la inmunodeficiencia humana (VIH) u otros patógenos que se transmiten por contacto con la sangre, de modo que deben tomarse precauciones con los líquidos corporales de *todos* los pacientes. Es necesario portar guantes y lavarse las manos cuando haya contacto con sangre o líquidos que contengan sangre.

Si bien es vital recordar las medidas de precaución y aplicarlas, la enfermera no debe olvidar que el paciente es el principal objeto de atención. Conforme aumenta la confianza de la estudiante por la repetición de los detalles del aislamiento, la atención del paciente y de sus problemas será mucho más efectiva.

Los siguientes son pautas generales para el manejo de varias vías de infección. En el Apéndice E se incluyen precauciones complementarias de aislamiento.

Infecciones respiratorias

Las infecciones respiratorias incluyen la mayor parte de las enfermedades comunes de los niños. Es imperioso tomar precauciones contra secreciones oculares, nasales, de la garganta y de los oídos. El equipo de atención debe usar cubrebocas y guantes, además de lavarse las manos después de tocar al niño o artículos potencialmente contaminados, así como antes de hacerse cargo de otro paciente. Debe también portar bata. Los pisos se limpian con trapeador húmedo a fin de controlar el polvo.

Infecciones de heridas

Los microorganismos salen por las heridas y pueden introducirse al cuerpo de la enfermera a través de alteraciones de la piel, particularmente de las manos. Los patógenos también se transmiten por el aire al vendarse la herida, que de estar infectada, deberá mantenerse cubierta. Para el manejo de material de curación, la enfermera debe usar guantes desechables. Los apósitos y gasas contaminados se desechan de acuerdo con los procedimientos de la institución. Las prendas de vestir y la ropa de cama que han estado en contacto con la herida se consideran contaminados. Al cambiar un vendaje, la enfermera debe portar bata, si es probable que se ensucie, y guantes. Debe lavar sus manos después de tocar al paciente y antes de tener contacto con otro. Los pisos se limpian con trapeador húmedo para controlar el polvo.

Infecciones de la piel

Si las lesiones no pueden cubrirse, se aísla al paciente y se desinfectan su ropa de cama, prendas de vestir y utensilios. La enfermera usará bata y guantes.

Infecciones digestivas

Se toman medidas de precaución contra todas las secreciones de boca, estómago y tracto intestinal. Los platos, artículos de tocador, ropa de cama y prendas de vestir se consideran contaminados. Se utiliza la técnica de bata y guantes; en ocasiones puede también existir la necesidad de portar cubrebocas y protectores para los ojos.

Infecciones genitales

El peligro de infecciones genitales radica en las secreciones que tienen contacto con las membranas mucosas de las personas sanas. La conjuntiva del ojo es particularmente susceptible a las infecciones que producen los mismos gérmenes que invaden los genitales. Los apósitos sucios se desechan de acuerdo con las políticas del hospital. Es necesario usar precauciones en el manejo de prendas de vestir, ropa de cama, platos y artículos de tocador. Se usa siempre la técnica de bata y guantes.

Técnicas específicas

Lavado de manos

El lavado de manos constituye la barrera más importante contra la transmisión de enfermedades. Es necesario lavarlas antes y después de tener contacto con un paciente, independientemente de que la enfermera haya usado guantes durante el contacto, ya que pueden romperse; las manos se contaminan si los guantes no se retiran de manera adecuada.

Guantes

Los guantes protegen al trabajador de la salud y evitan el contacto con microorganismos patógenos. Deben usarse cuando exista la probabilidad de contacto con membranas mucosas, piel no intacta o sustancias húmedas del cuerpo. Los guantes deben cambiarse antes de tener contacto con cada paciente.

Cubrebocas

El cubrebocas se usa para proteger al prestador de servicios de salud de los patógenos que se desprenden de las secreciones respiratorias. Es necesario mantener una provisión de cubrebocas desechables fuera de la habitación del paciente. Cada vez que entra, el trabajador deberá colocarse uno nuevo, el cual sólo debe usarse una vez y desecharse. *Nunca* debe permitirse que cuelgue del cuello para volver a usarse. Deberá cubrir nariz y boca, cambiarse por lo menos una vez cada hora y no tocarse ya colocado. Se retira después de la bata al salir de la unidad y no debe tocarse la parte que estuvo en contacto con la cara. El cubrebocas se desecha en la habitación. Debido a que no hay consenso entre las autoridades en cuanto a la eficacia del uso de éste, los trabajadores de la salud deben seguir los procedimientos del hospital donde laboran.

Bata

Cuando se proporciona atención directa al niño en aislamiento, el prestador de servicios de salud debe portar bata para proteger su ropa de la contaminación, de lo contrario es posible transportar en el uniforme los microorganismos causantes de la enfermedad y poner así en riesgo la salud de otros pacientes. En las unidades de aislamiento no debe usarse suéter. La enfermera debe ser particularmente cuidadosa en las unidades pediátricas porque tiene que cargar a los niños pequeños para alimentarlos y consolarlos, por lo que la relación entre ambos es muy directa. En la actualidad se utilizan de manera generalizada las batas desechables de papel, que se usan una vez y se desechan en una bolsa de plástico de lavandería para aislamiento colgada de un anillo. Al ponerse la bata, se cerrará por la espalda (el lado derecho sobre el izquierdo). Al quitarla se desatan los cordones de la cintura, se lavan las manos, se desatan las cintas del cuello y se desecha; se lavan de nuevo las manos. Para abrir la puerta se utilizan papeles protectores que se desechan en el interior de la habitación del paciente y se cierra la puerta. En virtud de que el calzado de los prestadores de servicios de salud es siempre un medio de contaminación, es importante lavarse las manos concienzudamente después de tocarlos. La ropa de cama y la basura contaminadas deben manejarse de acuerdo con los procedimientos del hospital.

Equipo de protección para los ojos

Si existe riesgo de que se salpique o derrame sangre o líquidos corporales, es imperioso usar anteojos protectores o una máscara, los cuales se utilizan una sola vez y se desechan con la basura.

Juguetes

Los juguetes deben ser lavables. Pueden tomarse prestados del cuarto de juegos, pero deben desinfectarse antes de devolverlos. Debido a que no hay un método satisfactorio para desinfectar libros, la lectura debe limitarse a revistas o materiales que no tengan mucho valor para su propietario. En el caso de enfermedades sumamente transmisibles, los materiales de lectura se desechan durante la desinfección terminal de la unidad.

Instrucción para la familia

En general, las visitas se restringen a los miembros inmediatos de la familia, y esta información se coloca en la puerta de la habitación del paciente. Los familiares deberán usar batas y quizá, cubrebocas, mientras se encuentren en la habitación. Los artículos que lleven al paciente deben ser lavables o desechables. Una vez que el visitante se quita la bata, que se depositará en el cesto de la lavandería, es necesario que se lave las manos. No debe permitirse que los visitantes saquen artículos de la habitación.

La instrucción de los miembros de la familia es permanente. Los factores en que debe hacerse hincapié incluyen la necesidad de vacunar a los niños, de manipular adecuadamente los alimentos (en especial los perecederos), de preparar de manera correcta las carnes, de la limpieza en la preparación de los alimentos y la importancia de lavarse las manos. La enfermera debe revisar con la familia cómo se diseminan las enfermedades infecciosas, además de temas como otras formas de transmisión, por ejemplo, hacinamiento, insectos y roedores y los riesgos de los areneros.

IMPLICACIONES DE LA CIRUGIA PEDIATRICA

En pediatría, es necesario mostrar al paciente quirúrgico qué parte del cuerpo tiene que ser intervenida. La enfermera puede hacer un esquema del cuerpo y rodear con un círculo el lugar de la operación, ofrecer información sencilla sobre el sistema que se verá afectado y subrayar que sólo se tocará esa parte del cuerpo, o bien utilizar un muñeco con características anatómicas correctas. Los varones preescolares tienen miedo de ser castrados, de modo que la enfermera debe estar consciente de ello si algún procedimiento afecta el área genital. Siempre que sea posible, se permitirá que el niño se mire el pene después de haber realizado el procedimiento para que se asegure de que ése no ha sido cortado y que se encuentra en su sitio.

Siempre que sea posible, el niño deberá asistir a una clase preoperatoria, ya que los pequeños sienten un temor específico por la cirugía y deben prepararse física y psicológicamente según su nivel de comprensión. Escuchar al niño es particularmente importante para aclarar los términos que no haya entendido. La enfermera le pide que señale el sitio de su cuerpo que deberá ser operado: "Muéstrame lo que te van a arreglar". Explica los procedimientos de anestesia y permite que el niño juegue con un cubrebocas (fig. 3-13). Es necesario asegurar a niños y adultos que no despertarán durante la cirugía. Se debe prestar atención a expresiones como "te dormirán", ya que el niño podría relacionar esto con la muerte de una mascota. Siempre debe decirse la verdad para infundir confianza. El objetivo de las intervenciones de enfermería posteriores a la cirugía es ayudar al niño a enfrentar una situación amenazadora y reducir al mínimo las com-

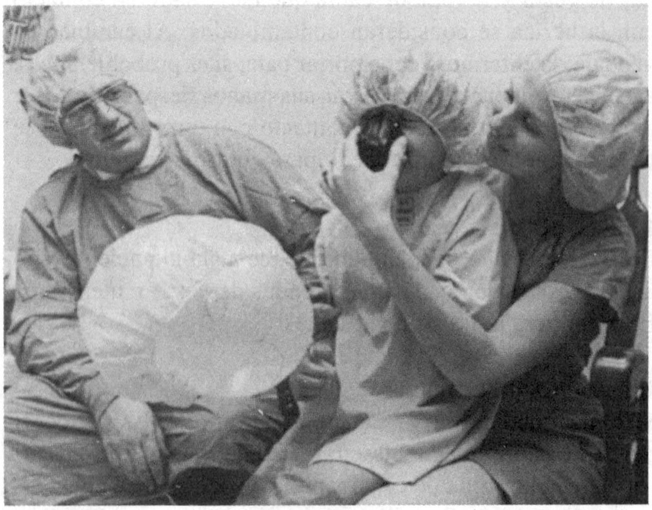

Fig. 3-13. Preparación del niño para lo que verá y escuchará en el quirófano. (Cortesía de Raymond Blank Memorial Hospital for Children, Des Moines, Iowa.)

plicaciones físicas y psicológicas. (Para operaciones específicas, consúltese el Indice.)

En los cuadros 3-7 y 3-8 se resumen los preparativos para la cirugía y la atención posoperatoria.

NIÑO CON DOLOR

Definición y obstáculos

Con frecuencia, el dolor se describe como una "molestia" o sensación de "agonía" derivada de la estimulación de terminaciones nerviosas especializadas. Según la definición de Margo McCaffery de 1968 (aplicada a la práctica clínica), "dolor es lo que la persona que lo experimenta dice que es y está presente cuando así lo expresa el afectado" (McCaffery y Pasero, 1999). Hace mucho tiempo que el dolor en los niños es tema de investigación, y es tradicional que no se controle de manera adecuada, lo cual se considera como un obstáculo para el tratamiento. Ahora se sabe que los niños de cualquier edad experimentan dolor y que tienen derecho a que se trate de manera correcta. Se recomienda que las enfermeras revisen la forma en que lo valoran y tratan para determinar si están aplicando los últimos avances de la investigación al respecto (Jacob y Puntillo, 1999).

Organizaciones como la American Pain Society (APS) y la Joint Commission on Accreditation of Healthcare Organizations (JCAHO) han analizado a fondo el tratamiento del dolor. La APS recomienda que la valoración se convierta realmente en el "quinto signo vital", mientras que las visitas de acreditación de la JCAHO ahora se centran también en su tratamiento (McCaffery y Pasero, 1999).

Un obstáculo más ha sido la falta de instrucción. El City of Hope Medical Center y la Robert Wood Johnson Foundation

Cuadro 3-7. Preparación del niño para cirugía

Procedimiento	*Adulto*	*Niño*	*Modificación*
Consentimiento	Sí	Sí	Del padre o tutor
Investigación hematológica	Sí	Sí	Inmovilización según la edad
Examen de orina	Sí	Sí	Obtención de muestra según la edad del niño (bolsa-U) Ayudar al niño en edad escolar Instrucciones adecuadas para la edad
Valoración de infecciones respiratorias y del estado nutricional	Sí	Sí	Hacer observaciones más objetivas para lactantes y niños en edad de caminar, ya que sus habilidades verbales son limitadas
Alergias	Sí	Sí	Indicar con claridad en el expediente y en la banda colocada en la muñeca del paciente
NPO	Sí	Sí	Aumentar la ingesta de líquidos antes de NPO La duración puede variar en función de la edad y el tipo de cirugía (6-12 h) Si la cirugía se hace a una hora avanzada, colocar un letrero pertinente en el niño, como "No me des de comer" Mantener las golosinas fuera del alcance del niño Retirar goma de mascar Supervisar atentamente a los pacientes ambulatorios hambrientos
Signos vitales	Sí	Sí	Aproximarse con cuidado al niño, explicar, demostrar
Orinar antes de la cirugía	Sí	Preferible	No siempre es posible en lactantes y niños en edad de caminar
Baño	Sí	Sí	Bata de hospital; puede usar ropa interior o el pantalón del pijama, según la edad y el tipo de cirugía
Identificación	Sí	Sí	Banda de identificación
Dientes	Sí	Sí	Revisar si hay dientes flojos, aparatos de ortodoncia
Preparación de la piel	Sí	Posible	Puede realizarse en la sala de operaciones
Uñas	Sí	Sí	Cortarlas, quitar barniz de uñas
Anteojos o lentes de contacto	Sí	Sí	Los niños y adolescentes deben quitarse los anteojos o lentes de contacto
Enemas	Posible	Posible	No siempre son necesarios
Traslado	Sí	Sí	Cuna o camilla Los padres pueden acompañarlo a la puerta del quirófano
Preparación emocional	Sí	Sí	Recorrido preoperatorio Espectáculo de marionetas individual y en grupo Dibujos de las partes del cuerpo implicadas El niño selecciona una obra de teatro como modo de expresión Apoyo a los padres durante la cirugía
Sedación	Sí	Sí	Por lo general 20 min antes de la cirugía
Registro de datos pertinentes	Sí	Sí	Esencialmente los mismos con modificaciones pediátricas, como se indica antes

NPO, Nada por vía oral.

Cuadro 3-8. Resumen de la atención posoperatoria del niño

Procedimiento	*Adulto*	*Niño*	*Modificación*
Regreso de la sala de recuperación	Sí	Sí	Notificar a los padres (que pueden entrar en la sala de recuperación) Los pacientes más pequeños por lo general se mantienen en la cuna Precauciones de seguridad según la edad
Anotar el estado general y el estado de alerta	Sí	Sí	Los lactantes y niños en edad de caminar no pueden expresar con palabras ni miedo ni dolor
Signos vitales	Sí	Sí	Cada 15 a 30 min hasta que se estabilice La lectura de la presión arterial algunas veces se omite en los lactantes
Valoración de la presencia de choque	Sí	Sí	Esencialmente la misma
Valorar el sitio de la operación para detectar signos de hemorragia, que el vendaje esté íntegro	Sí	Sí	Esencialmente la misma Elevar las extremidades enyesadas Circular el drenaje
Inmovilizaciones	Posible	Probable	Pueden ser necesarias para proteger las líneas intravenosas Retirar periódicamente para arco de movimiento según las políticas del hospital
Conectar el drenaje dependiente (catéter urinario, tubos de Levin, oxígeno)	Sí	Sí	Preparar al niño respecto del aspecto y el ruido que hace el equipo, hacer dibujos para aclarar los objetivos
Posición del paciente	Sí	Sí	Abdomen o de lado, a menos que se contraindique, y sin almohada
Sondas IV	Sí	Sí	Deben tener un instrumento de adaptación pediátrica (bomba de infusión) Verificar meticulosamente la velocidad, ya que los lactantes y niños pequeños responden rápidamente a las variaciones de los líquidos Medir y registrar ingesta y gasto
Valorar las evacuaciones	Sí	Sí	Intestino y vejiga
Alivio del dolor	Sí	Sí	Cargar y tranquilizar a los niños pequeños, a menos que esté contraindicado Ser sensible a los cambios de conducta, como mayor irritabilidad y llanto, regresiones, mordedura de uñas, pasividad, ensimismamiento Administrar calmantes para el dolor, según se ordene Invitar a los padres a participar en la atención Proporcionar objetos de transición como frazadas, juguetes favoritos o chupetes Percatarse de consideraciones transculturales que aporten familiaridad y consuelo
NPO	Sí	Sí	Hasta que despierte por completo En bebés se inicia la administración de líquidos claros en biberón, a menos que se contraindique Impedir la administración de líquidos pardos o rojos, los cuales pueden confundirse con sangre vieja o fresca Vigilar los ruidos intestinales
Analizar la necesidad de dieta	Sí	Sí	Avanzar de líquidos claros a completos, de dieta blanda a dieta normal
Detectar posibles complicaciones	Sí	Sí	Cambios, tos, respiración profunda, piernas suspendidas, ambulación temprana; problemas menores en niños Sujetar el sitio operatorio con las manos cuando el niño tosa

han sido los principales patrocinadores de la enseñanza sobre el tratamiento del dolor. Tanto enfermeras como estudiantes de enfermería han obtenido grandes beneficios de dichos cursos. Por otra parte, también los pacientes y sus familias necesitan más instrucción al respecto, pues han resultado ser otro de los obstáculos que impide aliviar de manera adecuada el dolor, dada su actitud negativa frente al uso de narcóticos. Es necesario acabar con estos obstáculos para ofrecer el tratamiento del dolor más efectivo para el paciente. La instrucción es la clave.

Valoración

Al valorar el dolor en los niños, la enfermera debe siempre investigar acerca de experiencias pasadas de dolor y de los mecanismos conocidos para hacerle frente. También se pregunta a los padres sobre experiencias dolorosas previas de su hijo, asegurándose de identificar las palabras que el niño usa para designar el dolor, su reacción a éste y su manejo.

Por otra parte, al valorar al niño se deben incluir factores precipitantes, ubicación, inicio, duración, calidad, intensidad y características del dolor. También deben observarse las claves no verbales. Para valorar de manera adecuada el dolor se han desarrollado diversas escalas. Según su etapa de desarrollo, los niños usan diferentes estrategias para sobreponerse al dolor. La Escala de Dolor del Children's Hospital of Eastern Ontario Pain Scale, CHEOPS) es adecuada para niños de uno a siete años. Con esta escala, la enfermera valora el llanto del niño, sus expresiones faciales, la posición del torso y de las piernas, las áreas dolorosas al tacto y las quejas verbales. La escala para la valoración del dolor mediante caras de Wong-Baker se usa para niños preescolares. En ella el pequeño selecciona de entre varias caras, de la feliz a la triste, la que más se asemeje a su dolor (fig. 3-14). Otras escalas disponibles son la Herramienta de Colores de Eland, para niños de cuatro a nueve años, y la Escala Oucher, para los de tres a siete. En ambos casos el niño selecciona identificadores del nivel de dolor.

Intervención

El Plan de atención de enfermería 3-2 incluye ejemplos de los diagnósticos de enfermería relacionados con el dolor.

El tratamiento del dolor en los niños incluye intervenciones farmacológicas. Al administrar opioides o no opioides, la enfermera debe asegurarse de que las dosis sean adecuadas para el peso y la edad del paciente. (Véase cap. 17 para cálculo de las dosis.) En los hospitales que atienden niños es fácil consultar obras de referencia sobre fármacos pediátricos. Para adultos se utilizan las **tablas de dosificación equianalgésica**. Los médicos pueden relacionar y comparar medicamentos (y dosis) que ofrecen más o menos el mismo alivio al dolor. Estas tablas permiten seleccionar las dosis iniciales adecuadas y cambiar de un opioide o vía de administración a otra (McCaffery y Pasero, 1999). El principio de dosificación equianalgésica puede aplicarse a los menores sobre la base de proporción respecto del peso.

Fig. 3-14. Escala de valoración del dolor mediante caras de Wong-Baker. Se señala cada cara, y se utilizan las palabras para describir la intensidad del dolor. Pedir al paciente que escoja la cara que mejor describa su dolor y registrar el número correspondiente. La escala se recomienda para perosnas de 3 años de edad y mayores. (De Wong DL, et al; *Whaley and Wong's nursing care of infants and children*, ed 6, St Louis, 1999, Mosby. Copyright de Mosby. Reproducido con autorización.)

Si bien los analgésicos opioides pueden dar lugar a dependencia física y psicológica, es importante no retirar el medicamento cuando es necesario para controlar el dolor. La dependencia física suele desarrollarse si los opioides se administran durante tres o cuatro días, incluso menos, si la infusión es continua (Bowden, Dickey y Greenberg, 1998). Para reducir el riesgo de abstinencia, la dosis o el lapso entre dosis se reducen gradualmente. Los síntomas de abstinencia suelen incluir irritabilidad, insomnio, calambres abdominales, vómitos y diaforesis (Bowden, Dickey y Greenberg, 1998). Cuando el consumo de opioides es prolongado, también se desarrolla tolerancia, la cual se contrarresta al incrementar la dosis o reducir el lapso entre una y otra (Wong, et al, 1999). Los efectos secundarios de los opioides suelen ser depresión respiratoria, sedación, confusión mental, estreñimiento, prurito, náuseas y vómitos. Con frecuencia, los niños se duermen después de recibir un analgésico, pero esto no significa que no sientan dolor. Después de administrar el opioide siempre se valorará su efecto en el dolor y se verificarán los signos vitales.

Los analgésicos no opioides también se utilizan para controlar el dolor de los niños; resultan muy efectivos cuando es de ligero a moderado y también tienen efecto antipirético. No dan lugar a dependencia ni tolerancia. Ejemplos de analgésicos no opioides son acetaminofén e ibuprofén.

Los medicamentos para el dolor se administran por vía oral, rectal, intravenosa (bolo o infusión continua), mediante inyección IM (raro) o subcutánea o tópica (agentes adormecedores, como ungüento EMLA), o ambas. Por otra parte, la vía intradérmica se utiliza con frecuencia para anestesia local (lidocaína o xilocaína), sobre todo para punciones lumbares, aspiración de médula ósea o acceso venoso o arterial (Wong, et al, 1999). La vía epidural/intratecal se ha utilizado con éxito cuando se necesita analgesia de corta o larga duración. El efecto directo de la analgesia (en el espacio epidural de la espina dorsal) rara vez provoca algún efecto secundario. La analgesia controlada por el paciente (*patient-controlled analgesia*, PCA) también se ha empleado con éxito en niños. Esta bomba de infusión programable se usa para autoadministrarse bolos de medicamento en dosis e intervalos preestablecidos, en general por vía intravenosa. Entre cada dosis hay un intervalo bloqueado para que el paciente no se administre demasiado medicamento sin darse cuenta. Con frecuencia, la morfina es el fármaco de elección para la PCA; en general se considera que es más efectiva que la meperidina (Demerol) porque en el caso de los niños, alivia más el dolor y provoca menos efectos secundarios (Vetter, 1992). Por otra parte, la concentración de morfina (1 mg/ml) es menos confusa cuando se administra con la PCA; la concentración de meperidina es 10 mg/ml (Wong, et al, 1999).

El tratamiento del dolor incluye también intervenciones no farmacológicas, por ejemplo, participación de los padres, distracciones, estimulación transcutánea eléctrica de los ner-

Plan de atención de enfermería 3-2
El niño con dolor

Diagnóstico de enfermería: Dolor relacionado con cirugía, lesiones, etc.

Metas/criterios de evolución	Intervenciones de enfermería	Razonamiento
El paciente manifestará menos dolor, lo cual se evidenciará por: • Expresión oral de la disminución del dolor • Signos no verbales (posición corporal relajada, disminución del llanto) • Signos vitales dentro de límites normales	Valorar y registrar signos subjetivos y objetivos de dolor	La documentación sirve como punto de partida y evaluación continua
	Utilizar una herramienta de valoración para medir el dolor	Permiten que la valoración sea coherente
	Usar técnicas no farmacológicas para controlar el dolor, si son necesarias	Puede ser menos doloroso; el niño tiene control
	Usar métodos farmacológicos para controlar el dolor, si son necesarios	Mantener el dolor bajo control ayuda al niño a moverse con más facilidad y evita las complicaciones de la inmovilización
	Administrar medicamentos antes de procedimientos dolorosos	Ayuda al niño a sobreponerse a los procedimientos dolorosos
	Vigilar los signos vitales por lo menos cada 4 h	Los cambios pueden indicar un cambio en el nivel del dolor

Diagnóstico de enfermería: Angustia relacionada con la anticipación del dolor

Metas/criterios de evolución	Intervenciones de enfermería	Razonamiento
El niño mostrará menos ansiedad al: • Expresar verbalmente menor angustia • Disminuir el llanto • Interactuar con el personal • Participar en actividades	Asignar siempre a la misma persona para proporcionar la atención	Puede hacer que el niño se sienta más tranquilo
	Incluir a los padres en la atención del niño	Reduce la angustia
	Explicar todos los procedimientos al niño	Saber qué esperar ayuda a disminuir la angustia
	Seguir los rituales de casa siempre que sea posible	Las rutinas angustian menos al niño
	Permitir al niño más grande cierto grado de control	El control ayuda al niño a enfrentar la situación
	Asegurar al niño preescolar que no es culpable de la enfermedad y que no se le está castigando	Son "pensadores mágicos" y creen que pueden causar enfermedades

vios (*transcutaneous electrical nerve stimulation*, TENS), técnicas de relajación, imágenes guiadas y aplicación de frío y calor, que pueden combinarse con las intervenciones farmacológicas o aplicarse solas. También se debe valorar siempre el resultado de estos métodos.

PLANEACION DEL ALTA

En condiciones ideales, la preparación para el alta del paciente empieza al ingresar éste, ya que la meta de la hospitalización es que el niño vuelva más sano y feliz con sus padres. El tratamiento físico adecuado de la enfermedad es esencial, pero no suficiente. La enfermera debe también considerar el crecimiento emocional y la instrucción del paciente y su familia, con objeto de proporcionar una experiencia de aprendizaje positiva para todos los implicados.

Si el paciente necesita tratamiento específico en su hogar, como hiperalimentación, atención de una colostomía, uso de muletas, dieta especial o terapia insulínica, poco a poco se darán las instrucciones a los padres mientras su hijo está hospitalizado; éstas se proporcionan por escrito, para que puedan ser consultadas siempre que sea necesario. Si los niños más grandes han de administrarse a sí mismos el tratamiento, requerirán de explicaciones y supervisión cuidadosa hasta que tanto ellos como sus padres tengan la confianza de que el procedimiento se llevará a cabo correctamente en el hogar, lo cual puede implicar servicios de atención de la salud en casa.

Los padres deben también estar preparados para los problemas de conducta que pueden surgir como consecuencia de la hospitalización.

La tensión emocional aguda será obvia durante la estancia del paciente y se necesitará atención y seguimiento profesional. Estas sugerencias han probado ser útiles en la orientación de los padres:

1. Aceptar que después de la hospitalización el niño puede mostrar conductas como dependencia, regresión en el control de esfínteres, agresión, temores, pesadillas y una actitud negativa.

2. Permitir que el niño participe en las actividades de la familia a la mayor brevedad; cumplirá de nuevo con sus obligaciones familiares dentro de los límites de su capacidad actual.
3. Tratar de que el niño no sea el centro de atención a causa de su enfermedad. Aplaudir los logros no relacionados con ésta.
4. Ser cortés, firme y constante cuando el niño se comporte mal.
5. Decir la verdad para que el niño siga confiando en sus padres.
6. Ofrecer materiales de juego adecuados, como barro, pinturas y equipos de doctor y enfermera. Permitir el juego libre.
7. Escuchar al niño y aclarar cualquier malentendido acerca de su enfermedad.
8. No dejar al niño solo por mucho tiempo o durante la noche hasta que haya recuperado la sensación de seguridad.
9. Permitir que el niño visite al personal del hospital cuando vaya a las consultas clínicas periódicas.

Siempre que sea posible, notificar a los padres con suficiente anticipación cuándo se dará de alta a su hijo para que puedan hacer los arreglos necesarios. Esto es muy importante si ambos trabajan o cuando el transporte representa un problema. El médico formula la orden de alta y a continuación comunica a los padres la hora aproximada de salida. Se retira el seguro de heparina o IV (a menos que el médico indique otra cosa), se viste al menor y se recogen sus pertenencias. Si es lo indicado, se da a los padres una cita por escrito para volver al hospital y se les informa de cualquier hábito nuevo que el menor haya adquirido durante su hospitalización. También se entregan los medicamentos o materiales necesarios que hayan adquirido.

La mayor parte de los hospitales cuenta con un formato especial para el alta en el que los familiares reciben instrucciones escritas respecto de medicamentos, dieta, actividades y cualquier otra precaución especial o procedimiento que el niño necesite. La enfermera prepara la hoja de alta, la revisa con los padres para asegurarse de que se ha comprendido y les pide que la firmen. Se les proporciona una copia y se conserva otra en el expediente. Los padres también firman una forma de liberación y acuden a la oficina administrativa del hospital de acuerdo con los procedimientos de la institución. En la mayor parte de los casos esto se lleva a cabo antes de salir. La estudiante de enfermería comunica a la enfermera encargada que saldrá de la unidad con el paciente. De acuerdo con el estado del niño, se le transporta en vagoneta, silla de ruedas o camilla del hospital y la estudiante acompaña a la familia a la salida. De ser necesario, la enfermera ayuda al paciente a subir al vehículo. En Estados Unidos, la mayor parte de los hospitales exige que los padres tengan asientos para lactantes y niños pequeños en el automóvil antes de ser dados de alta del hospital. De lo contrario, se les proporciona uno, permanente o en renta. En el expediente del menor se anota la hora de salida, quién lo acompañó; su comportamiento (sonriente, alerta, lloroso); el medio de transporte en que salió de la unidad; las instrucciones o medicamentos que recibió el paciente o sus padres y, posiblemente, el peso y los signos vitales del menor. Siempre deben verificarse las políticas de la institución en cuanto al alta.

Información de enfermería

El plan de alta incluye la identificación y vigilancia de los niños en riesgo de ser maltratados o descuidados, de pobreza u otras condiciones relacionadas con su problema de salud o estilo de vida familiar.

Conceptos clave

- El ambiente de la unidad pediátrica del hospital debe ser alegre e informal, además de satisfacer las necesidades de los niños.
- Es muy importante cumplir con las medidas de seguridad al atender a los niños en un ambiente de atención de la salud.
- Se utilizan sujetadores sólo cuando es absolutamente necesario porque así lo dicten las políticas de la institución.
- Todos los niños reaccionan de manera diferente a la hospitalización. Los padres y quienes cuidan de su salud deben reducir al mínimo los factores de estrés de la estancia en el hospital.
- El proceso de enfermería es un método de resolución de problemas que guía la atención del niño hospitalizado.
- Para que la valoración del niño sea completa y exacta, es importante medir con precisión los signos vitales.
- Es estrictamente necesario cumplir con las medidad de asepsia médica para evitar la diseminación de infecciones.
- El temor del niño relacionado con la cirugía debe calmarse antes del procedimiento.
- Es esencial valorar profundamente al niño que padece dolor, además de que es indispensable iniciar intervenciones farmacológicas y no farmacológicas a favor de su bienestar.
- La planeación del alta empieza cuando ingresa el paciente; mientras está hospitalizado se lleva a cabo la instrucción, no cuando ya va a salir.

Bibliografía

Ashwill J, Droske S: *Nursing care of children: principles and practice*, Philadelphia, 1997, WB Saunders.

Behrman RE, Kliegman RM, Jenson HB: *Nelson's textbook of pediatrics,* ed 16, Philadelphia, 2000, WB Saunders.
Bowden VR, Dickey SB, Greenberg CS: *Children and their families: the continuum of care,* Philadelphia, 1998, WB Saunders.
Clatworthy S, Simon K, Tiedeman ME: Child drawing: hospital—an instrument designed to measure the emotional status of hospitalized school-aged children, *J Pediatr Nurs* 1(1):2-7, 1999.
Jacob E, Puntillo KA: A survey of nursing practice in the assessment and management of pain in children, *Pediatr Nurs* 25(3):278-284, 1999.
Lanham DM, Walker B, Klocke E, Jennings M: Accuracy of tympanic temperature readings in children under 6 years of age, *Pediatr Nurs* 25(1):39-42, 1999.
McCaffery M, Pasero CL: *Pain: clinical manual,* ed 2, St Louis, 1999, Mosby.
Update on the 1987 Task Force Report on High Blood Pressure in Children and Adolescents: A Working Group Report from the National High Blood Pressure Education Program, *Pediatrics* 98(4):649-659, 1996.
Vetter TR: Pediatric patient-controlled analgesia with morphine versus meperidine, *J Pain Symptom Manage* 7(4):204, 1992.
Wong D, Hockenberry-Eaton M, Wilson D, Winkelstein ML, Ahmann E, DiVito-Thomas PA: *Whaley and Wong's nursing care of infants and children,* ed 6, St Louis, 1999, Mosby.

Lecturas sugeridas

Bral EE: Migraine in children, *AJN* 99(11):35-41, 1999.
Fighting a fever, *Pediatr Parent* 16(6):8, 1996.
The ouchless place: no pain, children's gain, *Pediatrics,* June, 1997.

Capítulo **4**

El recién nacido

Adaptaciones del recién nacido

Valoración inicial del recién nacido

- Vías respiratorias
- Cordón umbilical
- Valoración inmediata
- Reanimación
- Síndrome de aspiración de meconio
- Identificación del neonato
- Proporcionar calor
- Protección contra infecciones
- Reactividad
- Estados neonatales
- Administración de vitamina K y pruebas de detección

Desarrollo físico y valoración de enfermería del recién nacido

- Madurez
- Cabeza

Características del neonato

- Sistema nervioso
- Sistema sensorial
- Sistema respiratorio
- Sistema circulatorio
- Sistema musculoesquelético
- Sistema genitourinario
- Sistema integumentario
- Sistema gastrointestinal

Nutrición del recién nacido

- Lactancia materna
- Alimentación con biberón

Infección

- Prevención de infecciones
- Signos y síntomas de infección

Atención de la unidad del paciente

Alojamiento compartido

Vínculo/apego

Hermanos

Atención espiritual

Instrucciones para el alta

- Fototerapia en el hogar

Objetivos

Al concluir el presente capítulo, la estudiante será capaz de:

- Definir el vocabulario señalado.
- Identificar el rango promedio de la circunferencia cefálica en el recién nacido y la importancia de una medición determinada para la enfermera.
- Describir brevemente tres reflejos normales del neonato (incluida la edad aproximada en que desaparece) y las pruebas para inducirlos.
- Resumir los principios que se aplican en la instrucción de una madre primeriza acerca de cómo amamantar al recién nacido, bañarlo y protegerlo de infecciones.
- Mencionar cuatro signos de infección en el neonato.
- Mediante un criterio sistemático, resumir las intervenciones de enfermería pertinentes para la atención de Marcia, una recién nacida de dos días (p. ej., "sistema circulatorio: revisar color y tibieza, explicar los principios a los padres").
- Comparar la alimentación materna con la alimentación mediante fórmula.
- Describir las precauciones que deben tomarse para prevenir infecciones en el recién nacido que se encuentra bajo la atención de la enfermera.
- Reseñar las conductas que podrían indicar el desarrollo del vínculo materno infantil.

Terminología

Acrocianosis
Circuncisión
Fontanela
Ictericia neonatal
Puntuación Apgar
Reflejo de Moro
Unidad de cuidados intensivos neonatales
Vía respiratoria

ADAPTACIONES DEL RECIEN NACIDO

Al nacer se lleva a cabo un proceso ordenado de adaptación de la vida fetal a la vida extrauterina, ya que todos los sistemas corporales experimentan alguna modificación. Los cambios químicos de la sangre y el enfriamiento del cuerpo estimulan la respiración, y es posible que los estímulos sensoriales y físicos también intervengan en la función respiratoria. La respiración se estimula mediante contacto físico suave. El frío, el dolor, el tacto, el movimiento y la luz también constituyen estímulos para la respiración; con la primera empiezan a abrirse los alveolos. El recién nacido ingresa de este modo al mundo del intercambio de aire y comienza así una existencia independiente. Este proceso también da inicio a la interdependencia cardiopulmonar. La circulación fetal se describe en la figura 4-1. La inmadurez del sistema digestivo impide que el neonato metabolice los alimentos, en particular por las deficiencias enzimáticas de páncreas e hígado. Por otra parte, aun cuando los riñones se encuentran estructuralmente desarrollados, la baja frecuencia de flujo glomerular y la reabsorción tubular renal restringida limitan su capacidad para concentrar orina y mantener el equilibrio hídrico. La mayor parte de las funciones neurológicas son primitivas (véase también la descripción individual de cada sistema más adelante en este capítulo).

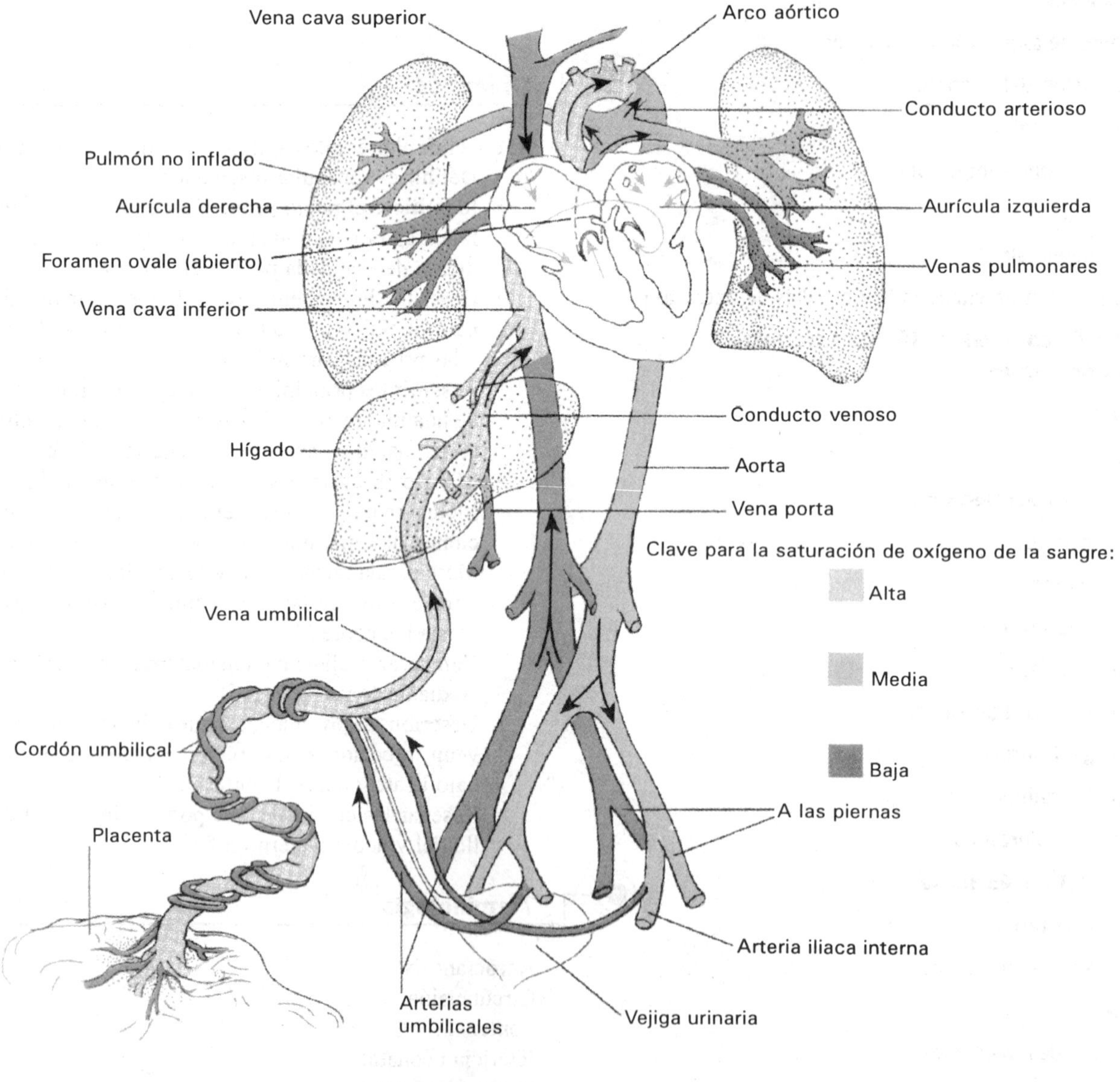

Fig. 4-1. Diagrama de la circulación fetal en que se observa la placenta, la vena umbilical y las arterias umbilicales. También se incluyen las derivaciones fetales, que son conducto venoso, conducto arterioso y foramen ovale.

VALORACION INICIAL DEL RECIEN NACIDO

Vías respiratorias

No obstante dónde haya ocurrido el parto (en casa, la sala de partos o en un taxi), es de suma importancia despejar las ***vías respiratorias*** del neonato, para lo cual puede utilizarse una jeringa con perilla de goma o un aspirador especial, que producen muy poca succión y por consiguiente protegen los delicados tejidos mientras se eliminan las secreciones. La respiración espontánea debe empezar en cuestión de segundos, de lo contrario, se aplicarán medidas de reanimación. Cuando no hay complicaciones, se coloca al neonato en una mesa con calefactor donde podrá ser atendido y observado; se le seca con suavidad, lo cual también lo estimula. Si la madre está despierta, se le entrega su hijo para que lo sostenga y examine.

Cordón umbilical

El médico corta el cordón umbilical, el cual al nacer está unido a la placenta. Antes de pinzarlo, se revisa para determinar la presencia de dos arterias y una vena, ya que una sola arteria umbilical suele ser indicio de anormalidades genitourinarias. Todos los hallazgos se registran.

El muñón del cordón se contrae gradualmente, cambia de color y finalmente se desprende. Por lo general, este proceso toma de siete a 10 días, y el cordón deberá haberse desprendido a las dos semanas. Los vasos sanguíneos del cordón y su extensión hacia el abdomen constituyen una entrada potencial de microorganismos patógenos mientras la herida umbilical cicatriza por completo. En caso de enrojecimiento, olor o supuración en esta zona debe informarse al médico, además de que la enfermera observará si hay sangrado, en especial durante las primeras 24 horas.

Valoración inmediata

La doctora Virginia Apgar elaboró un sistema para registrar el estado del neonato y la necesidad de reanimación, escala que se utiliza en la actualidad en muchas salas de parto. La primera valoración se realiza 1 min después del nacimiento y suele ser la puntuación más baja; la segunda evaluación se realiza al cabo de 5 min. En el cuadro 4-1 se muestra la forma en que debe determinarse la ***puntuación Apgar***. El lactante con puntuación de 8 a 10 se encuentra en buenas condiciones y sólo necesitará succión rutinaria y observación. Los que obtienen de 4 a 7 puntos requerirán alguna forma de reanimación y vigilancia estrecha, en tanto que la puntuación de 0 a 2 implica apoyo con ventilación y atención en la ***unidad de cuidados intensivos neonatales*** (*neonatal intensive care unit*, NICU). Sin embargo, la puntuación Apgar no es el único indicador del pronóstico a largo plazo del recién nacido.

Reanimación

Si el recién nacido tiene problemas para respirar, las medidas de reanimación se inician de inmediato. A menudo es posible anticipar si será necesaria por los antecedentes del

Cuadro 4-1. El sistema de puntuación Apgar

El sistema de puntuación Apgar constituye una forma rápida y precisa para valorar el estado físico del lactante justo al nacer, sin importar la combinación de debilidades. El médico o la enfermera observa los cinco signos vitales y registra la puntuación correspondiente. Cada signo se evalúa de acuerdo con el grado en el que se presenta: 0 (deficiente), 1 (intermedio), o 2 (bueno). A continuación se suman las cinco puntuaciones. La puntuación Apgar varía de 0 a 10. Un valor de 10 significa que el bebé se encuentra en las mejores condiciones posibles; 9, 8 o 7 indican buen estado; 6, 5 o 4 indican debilidad y 3, 2, 1 o 0, condición no satisfactoria y necesidad de diagnóstico inmediato, así como de tratamiento de trastornos específicos.

Signo	*0*	*1*	*2*	*Puntuación*
Frecuencia cardiaca: ¿fuerte y constante?	No detectable	Lento (menos de 100)	Sobre 100	________
Esfuerzo respiratorio: ¿respiraciones frecuentes y regulares?	Ausente	Lento, irregular	Bueno; llanto	________
Tono muscular: ¿flexiona y extiende los pies y empuña la mano?	Fláccido	Algo de flexión en las extremidades	Movimientos activos	________
Irritabilidad refleja: ¿llanto vigoroso agudo si se inserta un catéter por una fosa nasal o se pica la planta del pie?	Sin respuesta	Gesto facial	Llanto; tose o estornuda	________
Color: ¿rosa generalizado o manos y pies azulados?	Azul, pálido	Cuerpo rosado, extremidades azuladas	Completamente rosado	________
			TOTAL	________

embarazo de la madre, las anormalidades del trabajo de parto, el tamaño del neonato y la dificultad para el nacimiento, de modo que es obligatoria la presencia de personal capacitado y equipo en buen estado de funcionamiento. Asimismo, es necesario revisar periódicamente las técnicas. Los métodos de reanimación tienen por objeto despejar las vías respiratorias, inflar los pulmones y mantener la circulación. También podría ser necesario administrar medicamentos apropiados, como hidrocloruro de naloxona (Narcan), atropina, bicarbonato de sodio, epinefrina, dextrosa o gluconato de calcio. Los procedimientos van de sencillos a muy complejos. En ocasiones se requieren medidas como estimulación táctil (frotar la espalda del neonato), ventilación asistida con bolsa y mascarilla o intubación endotraqueal y masaje cardiaco externo. El lactante es trasladado a la sala de cunas en una incubadora entibiada. Es posible que en la unidad de cuidados infantiles neonatales se requiera ventilación con respirador mecánico.

Síndrome de aspiración de meconio

Algunas veces el recién nacido a término o postérmino aspira líquido amniótico teñido, lo cual indica que hubo sufrimiento fetal en el útero. La aspiración de meconio que ocurre con la primera respiración, puede resultar en obstrucción de las vías respiratorias pequeñas, lo cual se manifiesta por taquipnea, retracciones, respiración con gruñidos y cianosis. La dificultad respiratoria inmediata o demorada puede ocasionar neumotórax. Si la evolución es moderada, se observará mejoría en las siguientes 48 horas.

En caso de dificultad respiratoria, lo indicado es aspiración inmediata de la nasofaringe. En ocasiones, la radiografía torácica muestra intensidades gruesas y desiguales y algunas veces se presenta atelectasia. Los neonatos sometidos a reanimación deben ser transferidos a la unidad de cuidados intensivos neonatales para vigilancia estrecha.

Identificación del neonato

Se garantiza que el recién nacido sea adecuadamente identificado mediante una banda o brazalete que se pone a la madre y al recién nacido antes de que sean separados en la sala de expulsión (fig. 4-2). La American Academy of Pediatrics recomienda colocar dos bandas idénticas de identificación al lactante mientras se encuentra en la sala de partos. Los brazaletes se colocan en ambas muñecas, ambos tobillos o uno y uno. Debido a que el recién nacido pierde peso después del nacimiento, los brazaletes no deben quedar flojos. La Academia también recomienda tomar las huellas digitales de la madre y del recién nacido (o las huellas del pie de este último como alternativa). La identificación se confirma durante el ingreso a la sala de cunas y antes de trasladar al lactante a un centro regional de atención.

Las medidas de seguridad constituyen una parte importante de la atención del recién nacido. Es necesario garantizar a los padres que su hijo está seguro aunque ellos no lo tengan bajo su cuidado. Las enfermeras de la sala de cunas y las que se ocupan de la atención posparto deben cumplir con los protocolos establecidos al llevarse al recién nacido. Cuando lo llevan de nuevo a sus padres, por seguridad se verifican nuevamente las bandas de identificación. Estas medidas deben ser compartidas y reforzadas por ellos; se les recomienda cumplirlas y entregar a su hijo según el protocolo. Las escaleras deben tener algún tipo de código o alarma de seguridad. En caso de que algún recién nacido sea raptado, los hospitales cuentan con un código de emergencia que restringe el uso de elevadores y puertas de salida del edificio. Todos los empleados conocen el código de rapto de recién nacido y pueden ayudar a identificar y demorar la salida de los sospechosos.

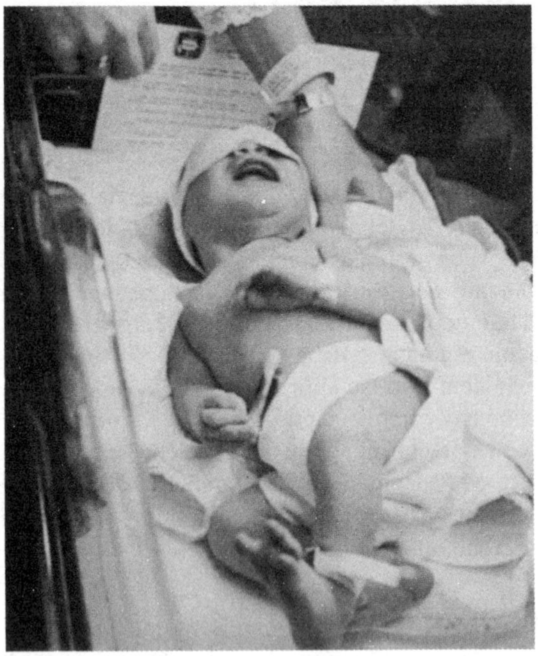

Fig. 4-2. Identificación del lactante. Obsérvese la doble banda de identificación en la madre y en el lactante de dos días de edad. (El protector de ojos es para la fototerapia.)

Proporcionar calor

La mayor parte de las salas de parto cuenta con calefactores. La enfermera seca completamente al recién nacido (en especial el cabello) y lo coloca descubierto bajo la fuente de radiación de calor. Si se pone sobre el pecho de la madre, es necesario que haya contacto entre la piel de ambos. Para impedir pérdida de calor, se puede poner un gorro al pequeño. La enfermera permanece con la madre y el neonato para asegurarse de que ambos se encuentran en buenas condiciones, además de que vigila su avance y corrobora que el recién nacido se mantiene tibio (cuadro 4-2). Cuando el parto tiene lugar fuera del hospital, puede ser un reto mantener

Cuadro 4-2. Pérdida de calor del recién nacido

	Evaporación	*Conducción*	*Convección*	*Radiación*
Mecanismo	Pérdida de calor por evaporación de la humedad de la piel Pérdida de calor por líquidos corporales de las membranas mucosas	El calor se pierde hacia las superficies con el contacto directo con ellas	Pérdida de calor por el aire que se agita sobre la piel	Transferencia de calor hacia el área circundante
Factores que contribuyen a la pérdida de calor	Incremento de la permeabilidad de la piel El aumento del número de respiraciones ocasionará mayor pérdida de líquidos corporales Las pérdidas insensibles de agua dan lugar al 25% de pérdida de calor	Bajar la temperatura de los objetos con los que el lactante tendrá contacto directo	Los sensores térmicos de la cara y frente son sensibles al frío, aun cuando el resto del cuerpo se encuentre tibio Exposición a corrientes de aire Uso de oxígeno no entibiado	Siempre que haya una diferencia de temperatura entre el lactante y su medio Estar consciente del área total de superficie (entre más pequeño el recién nacido, mayor el área superficial respecto del peso) La cabeza del lactante constituye el 25% de su longitud, por tanto, puede haber considerable pérdida de calor aun cuando tenga el cuerpo cubierto
Intervenciones de enfermería	1. Mantener la humedad relativa a 50 u 80% 2. Mantener seca la piel del lactante 3. Cambiar los pañales y la ropa mojados 4. Bañar al recién nacido sólo cuando la temperatura sea estable 5. Asegurarse de que todo el cuerpo del lactante esté seco 6. Entibiar todas las soluciones o sustancias aplicadas a la piel y mantenerlas tibias 7. Brindar apoyo respecto de la temperatura a los lactantes cuya respiración es rápida	1. Entibiar el equipo (básculas, estetoscopios, mesas de inmovilización para circuncisión) antes de que entren en contacto directo con el recién nacido 2. Entibiar las manos antes de tocar al lactante 3. Usar un cojín o varias frazadas sobre básculas y mesas de exploración	1. Al transportar al lactante, siempre se utilizará una incubadora previamente entibiada 2. Impedir las zonas en que ocurran corrientes de aire 3. Tener precaución con las salidas de aire acondicionado en la unidad 4. Cuando se use oxígeno, asegurarse de que se encuentre entibiado y humidificado	1. En la incubadora, el uso de una sonda de temperatura mantendrá estable la temperatura del recién nacido 2. Usar un dispositivo de protección para el calor o incubadora con pared doble 3. Mantener la cama del lactante lejos de las paredes y ventanas externas 4. Atención: mientras más pequeño sea el recién nacido, mayor será su pérdida de calor 5. No quitar el gorro a los lactantes pequeños o a los que padecen algún trastorno 6. Mantener arropado al recién nacido

tibio al recién nacido, en cuyo caso, después de secarlo, se cubre al lactante y a la madre con una bolsa de dormir.

Protección contra infecciones

El lavado de manos es obligatorio para todas las personas presentes en la sala de partos y de cunas. El cordón umbilical se pinza aplicando técnicas de asepsia. Se instila una solución de eritromicina al 0.5% en los ojos del neonato para impedir oftalmía por Clamidia y gonococos. La solución de tetraciclina al 1% es también eficaz contra estos microorganismos. El nitrato de plata al 1% todavía se utiliza en algunos hospitales, pero no es efectivo contra la oftalmía por Clamidia y puede ocasionar conjuntivitis química.

Información de enfermería

Debe aconsejarse a los padres que durante las primeras semanas de vida limiten el contacto del recién nacido con muchedumbres.

Reactividad

Después del parto, el neonato vigoroso exhibe patrones característicos de actividades que se designan como **primero y segundo periodo de reactividad**. Durante el primero, que dura cerca de 30 min a partir del nacimiento, el neonato está despierto y activo, exhibe movimientos faciales, de succión y actividad motora azarosa, además de que la frecuencia cardiaca y la respiratoria son rápidas. Esta actividad va seguida de un periodo de descanso de 2 a 4 h, durante el cual, el neonato no succiona ni responde a estímulos. El segundo periodo de reactividad ocurre al despertar, de 2 a 6 h después del nacimiento, cuando se restablece la capacidad de respuesta del neonato. Pueden suscitarse periodos de apnea, además de que se incrementa la producción de moco. El color del recién nacido varía entre moderadamente moteado, violáceo y a veces pálido. En ocasiones son audibles los ruidos intestinales y hay evacuaciones meconiales. El segundo periodo de reactividad puede ser breve o durar varias horas. Después de este lapso, el neonato se mantiene relativamente estable.

Estados neonatales

En 1966 se empezaron a estudiar los estados de comportamiento del recién nacido. En el decenio de 1980, el Dr. T. Berry Brazelton describió los siguientes seis: 1) sueño tranquilo, 2) sueño activo, 3) somnolencia, 4) alerta tranquila, 5) alerta activa y 6) llanto. Estos estados son un reflejo de la capacidad del neonato para reaccionar al ambiente, así como de la capacidad de su sistema nervioso central para adaptarse a los estímulos (cuadro 4-3).

Cuadro 4-3. Estados de comportamiento del recién nacido

Estado	Descripción
Sueño tranquilo	Respiraciones regulares Muy pocos movimientos del cuerpo Sueño profundo
Sueño activo	Movimientos oculares rápidos Respiraciones irregulares y principalmente abdominales Algunos movimientos corporales
Somnolencia	Estado de transición entre sueño y vigilia Parpadeos Si los ojos están abiertos, su aspecto es vidrioso Respiraciones irregulares Gestos faciales Actividad motora variable
Alerta tranquila	Respiraciones regulares Movimientos mínimos Ojos brillantes El lactante suele mirar a quien lo atiende Estado más productivo para establecer vínculos
Alerta activa	Aumenta el movimiento Aumenta la irritabilidad Nerviosismo
Llanto	Llanto intenso y rítmico Acompañado de aumento de la actividad motora

Administración de vitamina K y pruebas de detección

En muchos hospitales se administra vitamina K (AquaMephyton) para estimular la coagulación sanguínea e impedir hemorragias en el neonato, en el cual no es extraña una deficiencia moderada de dicha vitamina, que de hecho es común en los prematuros. En virtud de que la flora intestinal del neonato es estéril, el recién nacido es incapaz de sintetizar la vitamina K; después del nacimiento se normaliza la flora intestinal. La vitamina K se administra por vía intramuscular en la cara lateral del muslo en la sala de cunas.

Cuando el recién nacido ha tenido dificultades para adaptarse al medio se indican exámenes de sangre, como determinación del hematócrito y medición de los niveles de glucosa. Después del nacimiento se realizan pruebas de detección de alteraciones metabólicas que, de no ser tratadas, pueden ocasionar retraso mental. Tales pruebas, que se hacen al dar de alta y se repiten cuando el lactante tiene una semana de edad, incluyen análisis para detectar fenilcetonuria (*phenylketonuria*, PKU), anemia de células falciformes, galactosemia e hipotiroidismo. Para que la valoración de la fenilcetonuria sea precisa, el recién nacido debe haber ingerido una cantidad suficiente de proteínas durante al menos 48 h. Si el lactante no ha sido bien alimentado, es posible que los resultados no sean concluyentes. Se recomienda realizar nuevas pruebas de dos a cuatro semanas después. Con la tendencia actual a dar de alta a la brevedad a las madres y recién nacidos, es obligatorio que los padres comprendan la importancia de las pruebas de seguimiento y cumplan con las citas de laboratorio.

DESARROLLO FISICO Y VALORACION DE ENFERMERIA DEL RECIEN NACIDO

Madurez

Hay varias diferencias entre el niño prematuro y el nacido a término. En el lactante pretérmino, el tono muscular se encuentra disminuido. La posición también puede indicar corta edad gestacional, ya que los nacidos a término descansan con la pelvis alta y las rodillas recogidas bajo el abdomen cuando se encuentran en posición prona. El prematuro colocado en dicha posición, descansa con la pelvis baja y las rodillas a los lados del abdomen, con las caderas flexionadas. En posición supina, el lactante de 28 a 32 semanas de edad gestacional descansa en posición de rana, con las extremidades inferiores extendidas y las caderas en abducción, mientras que el lactante a término lo hace con los miembros sumamente flexionados. También se observan diferencias en el movimiento de la mano sobre el tórax hacia el lado opuesto del cuello. El lactante de 28 semanas de edad gestacional rebasa el acromion en tanto que la mano del nacido a término no va más allá de éste. Si se le coloca la mano detrás del cuello, hacia el lado opuesto, se advierte la misma diferencia entre edades, fenómeno que recibe el nombre de **signo de bufanda** (fig. 4-3).

Cabeza

La cabeza del neonato es proporcionalmente mayor que el resto del cuerpo, ya que el cerebro crece con rapidez antes del nacimiento. La circunferencia cefálica normal varía de 33 a 35.5 cm. La cabeza puede encontrarse deforme por el **moldeamiento**, forma que adopta la cabeza del feto para adaptarse al tamaño y forma de la pelvis de la madre (fig. 4-4). El **caput succedaneum**, edema cefálico del cuero cabelludo del recién nacido (a causa de la presión sobre el cuello uterino), es otra alteración que puede cambiar la forma de la cabeza del neonato y que desaparece en 24 a 48 h. En ocasiones sobresale un **hematoma** (*hemato*, sangre; *oma*, tumor) por debajo del cuero cabelludo. Aunque toma más tiempo en desaparecer, a menudo cede cuando el lactante tiene dos a cuatro semanas de edad.

Algunos neonatos tienen gran cantidad de cabello que con el tiempo es reemplazado por nuevo; se debe lavar diariamente, durante el baño, y acomodarse con cepillo.

Las ***fontanelas*** son las uniones de los huesos craneales que suelen percibirse como porciones suaves en el cráneo del recién nacido, en el cual suelen palparse dos. Las fontanelas en ocasiones son más pequeñas inmediatamente después del nacimiento que varios días después, a causa del moldeamiento. La fontanela anterior, que tiene forma de diamante y se localiza en la unión de los dos huesos parietales y los dos frontales, suele cerrarse a los 12 a 18 meses de edad. La fontanela posterior es triangular y se localiza entre el hueso occipital y el parietal; es mucho más pequeña que la anterior y por lo general se ha osificado a finales del segundo mes. La enfermera algunas veces advierte pulsación en la fontanela anterior. Debido a que estas regiones están cubiertas por una membrana resistente, hay poca probabilidad de que se lesionen con la atención habitual.

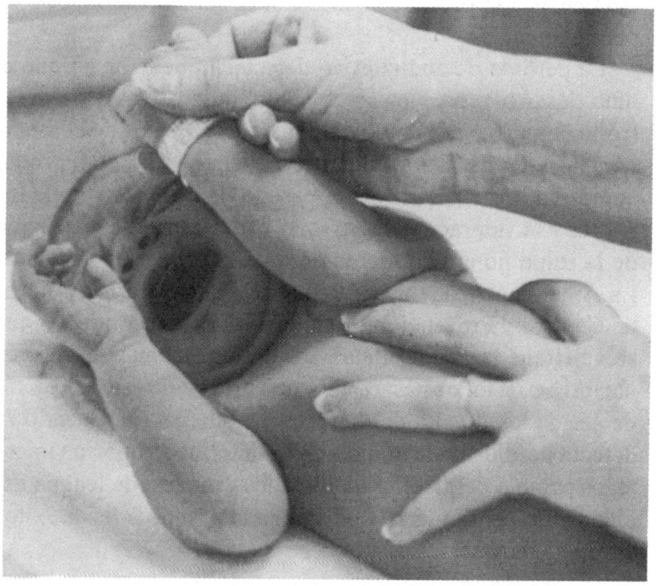

Fig. 4-3. Examen del grado de madurez del recién nacido. El codo del nacido a término resiste los intentos de desplazarlo más allá de la línea media torácica. Sin embargo, en el lactante pretérmino se observa poca o ninguna resistencia. Este es el llamado *signo de la bufanda*.

Las facciones del rostro del recién nacido son pequeñas. La boca y los labios están bien desarrollados, ya que son necesarios para alimentarse. El neonato puede también percibir sabores y olores. De hecho, el olor de la madre parece estimularlo a oler la leche del pecho y buscar el pezón.

CARACTERISTICAS DEL NEONATO

Sistema nervioso

Reflejos

El sistema nervioso dirige la mayor parte de la actividad corporal. El neonato puede mover brazos y piernas vigorosamente, pero no controlarlos. Los reflejos del nacido a término, como parpadeo, estornudo, arqueo, succión y asimiento, ayudan a mantenerlo vivo (fig. 4-5; cuadro 4-4). El lactante puede llorar, deglutir y levantar la cabeza ligeramente cuando descansa sobre su abdomen. Al sacudir la cuna, el recién nacido extenderá las extremidades, recogerá las piernas y doblará los brazos sobre el tórax en posición de abrazo, al tiempo que mantendrá las manos extendidas, aunque los dedos a menudo permanecerán curvados, fenómeno que se conoce como ***reflejo de Moro*** y que es normal (véase fig. 4-5); de no presentarse, podría haber alguna anormalidad del sistema nervioso. El **reflejo de búsqueda** hace que el lactante vuelva la cabeza en dirección de cualquier cosa que toque su mejilla en anticipación de alimento. La enfermera debe recordar esto cuando ayude a la madre a amamantar al niño, pues cuando el pecho acaricia la mejilla del pequeño, éste volverá la cabeza para encontrar el pezón.

El **reflejo tónico del cuello** es un reflejo de postura que algunas veces adoptan los lactantes mientras duermen. La cabeza se encuentra volteada hacia un lado, el brazo y la pierna extendidos en la misma dirección, mientras que las extremidades opuestas están flexionadas en posición de "esgrima". Este reflejo desaparece cerca de la vigésima semana de vida (fig. 4-5). Los movimientos de las piernas en forma de trenza que exhibe el neonato cuando se le coloca en posición vertical en la mesa de exploración se conocen como **reflejo de marcha**.

Sistema sensorial

Vista

Aunque la vista es el sentido menos desarrollado, el recién nacido puede ver tamaños, formas, colores y patrones, fijar

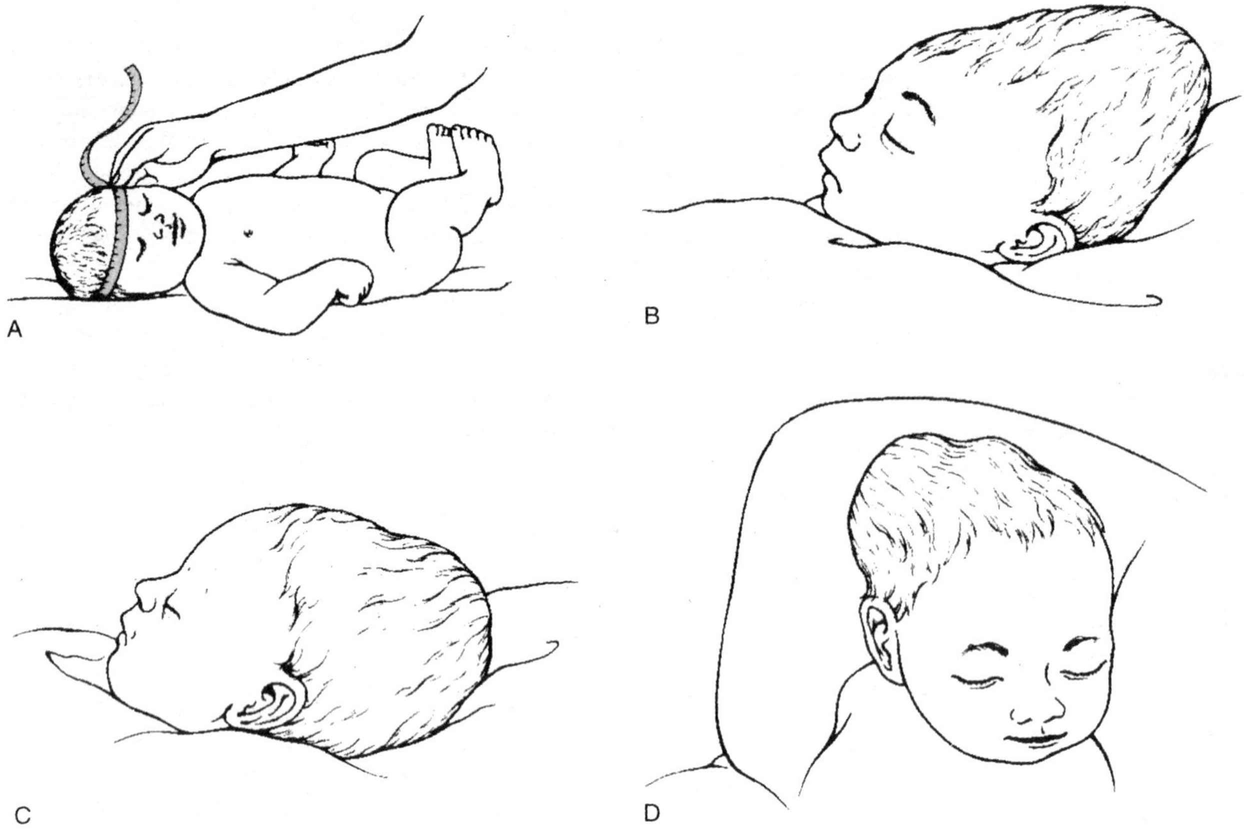

Fig. 4-4. A, La circunferencia de la cabeza se mide con la circunferencia frontooccipital (*frontal occipital circumference*, FOC). B, El moldeamiento de la cabeza es resultado de que los huesos de la cabeza del feto se traslapan en las líneas de sutura para adecuarse a la pelvis materna. C, El caput succedaneum es el edema del cuero cabelludo y no está limitado. D, El cefalohematoma es la hemorragia por debajo del periostio del hueso craneal y se limita a la estructura del hueso. (Tomado de Thompson E.: *Introduction to maternity and pediatric nursing*, 2a. ed., Philadelphia, 1995: WB Saunders.)

puntos de contraste, mostrar preferencia por observar caras humanas y seguir con los ojos los objetos en movimiento. Así pues, la estimulación visual es un elemento importante en la atención del bebé. Los juguetes auditivos y los colores contrastantes atraen su atención. La sobrecarga sensorial debe, por supuesto, evitarse.

La mayoría de los recién nacidos parecen bizcos debido a que la coordinación de sus músculos oculares no está totalmente desarrollada. Aunque los ojos al principio parecen ser de color azul o gris, la tonalidad permanente se fija entre el tercero y el sexto mes.

Audición

En la actualidad se piensa que la audición es más aguda de lo que alguna vez se creyó. Se ha demostrado que es mayor la respuesta a los estímulos vocales, en particular a las voces femeninas que son más agudas. Los oídos y la nariz no necesitan atención especial, excepto limpieza con un paño suave durante el baño; ocasionalmente puede limpiarse la parte *exterior* con una mota de algodón ligeramente humedecida en agua. Es peligroso utilizar aplicadores de algodón con palillos de madera porque pueden causar heridas si se insertan demasiado profundamente o si el neonato se mueve repentinamente.

La pérdida de audición no detectada puede hacer que el niño desarrolle problemas de habla, lingüísticos y de desarrollo cognitivo, así como dar lugar a problemas de comportamiento. Es necesario identificar dicha pérdida tan pronto como sea posible, pero en el pasado, la observación de los padres y la valoración de personal especializado en atención de la salud no era confiable durante el primer año de vida. La American Academy of Pediatrics, aunada a los Centros de Control y Prevención de Enfermedades, recomienda que se verifique la agudeza auditiva de los lactantes al mes de nacidos; casi todos pasarán por una prueba de este tipo antes de ser dados de alta del hospital en que nacen. Cuando se detecta pérdida de la audición y se interviene oportunamente, es posible desarrollar habilidades visuales, de lengua hablada y de pensamiento que ayudarán al niño a tener éxitos académicos y sociales.

Sueño

El recién nacido duerme unas 15 a 20 h diariamente, y conforme madura, se observa un cambio gradual en la cantidad

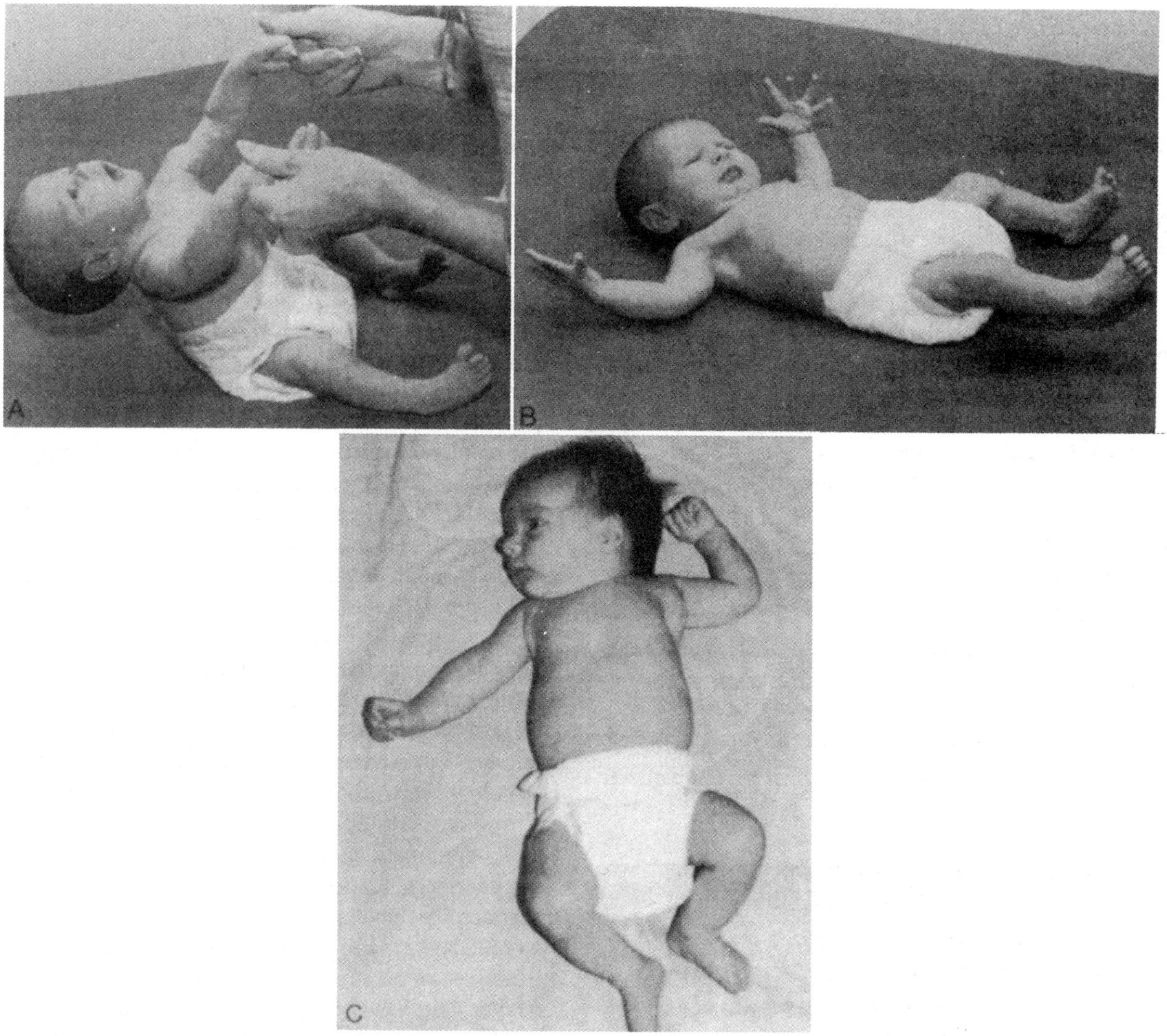

Fig. 4-5. A, El reflejo de prensión y la caída de la cabeza ayudan a determinar la madurez del recién nacido. B, El reflejo de Moro. Un ruido súbito produce extensión y aducción de las extremidades, así como extensión de los dedos seguida de aducción de los brazos en posición de abrazo. C, Reflejo tónico espontáneo del cuello. (Tomado de Marlow D, Redding B: *Textbook of pediatric nursing*, 6a. ed., Philadelphia, 1998, WB Saunders.)

y calidad del sueño. La diferencia entre sueño activo y sueño silencioso se basa particularmente en los **movimientos oculares rápidos** (*rapid eye movement*, REM). Cerca del 50% del sueño de un recién nacido es sueño REM, a diferencia de sólo 20% del niño de cinco años. Durante este tipo de sueño, la respiración es rápida e irregular, los movimientos del ojo son evidentes por debajo de los párpados y se observan movimientos de las extremidades y la boca. Los lactantes prematuros tienen una proporción aun más alta de sueño REM que los nacidos a término. Los investigadores teorizan que este tipo de sueño puede constituir un estímulo interno para los centros cerebrales superiores cuando la estimulación externa es mínima porque los periodos de vigilia son breves.

La posición del lactante durante el sueño constituye un aspecto importante de la atención. En 1992, la American Academy of Pediatrics (AAP) recomendaba que, para dormir, se colocaran sobre la espalda o de lado para reducir la incidencia del síndrome de muerte súbita del lactante (*sudden infant death syndrome*, SIDS), principal causa de muerte del grupo de edad de uno a 12 meses. La AAP destaca de manera particular la recomendación de que los lactantes no sean acostados en posición prona, es decir, sobre el abdomen, pues registra la incidencia por correlación más alta. En 1994 se inició la campaña "Dormir de espaldas", en la cual se insistía en que los lactantes durmieran en posición supina. Mediante esta campaña de instrucción se espera reducir la incidencia del SIDS; de hecho, se ha observado una reducción

Cuadro 4-4. Signos neurológicos presentes al nacer

Reflejo	Ocurrencia
Reflejos de protección	
Parpadeo	
Nauseoso	
Tos	
Reflejos de alimentación	
Búsqueda	
Succión	
Deglución	
Reflejos de tono muscular	**Desaparece:**
De Moro	1 a 3 meses
Tónico del cuello	5 a 6 meses
De prensión palmar (mano)	Aproximadamente 4 meses
De prensión plantar (pie)	4 a 6 meses
De Babinski	Variable, no es diagnóstico hasta después de los 2 años
Reflejos de la visión	**Edad de aparición:**
Seguimiento horizontal	4 a 6 semanas
Seguimiento vertical	2 a 3 meses
Parpadeo ante amenaza	6 a 7 meses

de la tasa de mortalidad por SIDS desde 1994. Las enfermeras deben insistir con los padres en la importancia de que el lactante duerma de espaldas.

Información de enfermería

Es necesario advertir a los padres que aun los bebés más pequeños pueden rodarse de la mesa que se utiliza para cambiar el pañal, o de la cama, si se les deja solos.

Respuestas condicionadas

La respuesta condicionada, o reflejo, es la que se aprende con el transcurso del tiempo y consiste básicamente en una reacción inconsciente a un estímulo externo. Un ejemplo es el niño hambriento que deja de llorar con tan sólo oír los pasos de su madre. Las emociones están especialmente sujetas a este tipo de condicionamiento. Conforme el lactante madura, basta con que vea un objeto que alguna vez le causó dolor para que sienta temor. Tales mecanismos de aprendizaje son de particular interés para los **teóricos del comportamiento**, quienes afirman que el estudio apropiado de la psicología sólo se basa en el comportamiento.

La **Escala para la Valoración del Comportamiento del Neonato**, desarrollada por Brazelton (1984), ha permitido conocer más sobre sus habilidades. Entre otras cosas, la escala mide la capacidad neurológica inherente del neonato, así como su respuesta a estímulos seleccionados. Las áreas investigadas incluyen estado de alerta, respuesta a estímulos visuales y auditivos, coordinación motora, nivel de excitación y procesos de organización en respuesta a tensión emocional.

Sistema respiratorio

Antes del nacimiento, el lactante depende por completo de su madre para todas las funciones vitales. El feto necesita oxígeno y nutrición para crecer, los cuales son aportados a través del torrente sanguíneo de la madre gestante por medio de la placenta y el cordón umbilical. El feto elimina los productos de desecho de su metabolismo por la misma vía. Los pulmones no están inflados, pues están prácticamente inactivos. El sistema circulatorio, a su vez, sólo está adaptado a la vida intrauterina. Hay poco flujo de sangre por la arteria pulmonar debido a las aperturas naturales del corazón (foramen ovale) y los vasos que se cierran al nacer o poco después. Cuando se pinza y corta el cordón umbilical, los pulmones asumen la función de respirar oxígeno y eliminar dióxido de carbono; la primera respiración ayuda a expandir los pulmones colapsados. El médico ayuda a que ésta tenga lugar sujetando al lactante cabeza abajo y despejando el moco de las vías respiratorias que conducen a los pulmones. El llanto del recién nacido debe ser fuerte y saludable. El periodo más crítico para el neonato es la primera hora de vida, cuando se suscita el cambio radical de la vida intrauterina a la extrauterina.

Las respiraciones pueden ser irregulares, y se contarán durante 1 min completo; normalmente, son de 40 a 60 por minuto y luego descienden a 30 a 50 por minuto, al transcurrir las primeras 24 horas.

La enfermera del recién nacido limpia el exceso de sangre del rostro, cráneo y cuerpo del niño con un paño suave, y a continuación lo pesa y mide, al mismo tiempo que observa el estado general del pequeño. Una vez que se han estabilizado la temperatura y los signos vitales, se baña al recién nacido y se le viste con pañal y camiseta. Se envuelve al recién nacido con dos frazadas y se coloca en la cuna, de lado, con una frazada enrollada para soportar su espalda y cubierto con otra para reducir la pérdida de calor corporal. Esta posición favorece el drenaje de moco de la orofaringe.

En el curso de las primeras horas de vida suele practicarse la prueba de glucosa sanguínea rutinaria para detección de hipoglucemia con sangre capilar obtenida por punción del talón. Los resultados se obtienen mediante el medidor de glucosa electrónico o glucómetro.

La enfermera revisa el expediente del paciente para consultar los resultados de la puntuación Apgar (véase antes en este capítulo) y determinar si se presentó o no alguna dificultad particular durante el nacimiento. Debe asimismo verificar las órdenes del médico y observar *muy de cerca* al neonato. La frecuencia y carácter de las respiraciones, el color (vigilar cianosis) y el comportamiento general permiten indicar si hay dificultad respiratoria. Por otra parte, las retracciones esternales deben ser informadas de inmediato. Es posible que fluya moco de la nariz o boca, de modo que podría necesitarse succión suave mediante jeringa con perilla de goma. Esta última se oprime mientras se inserta la punta en la nariz o boca. Al disminuir lentamente la presión, se produce la succión necesaria (fig. 4-6). Cuando este procedimiento se realiza por vía oral, la punta se inserta a un lado de la boca para impedir que se estimule el reflejo de arqueo. La enfermera instruye a los padres acerca del uso de esta jeringa y mantiene una de ellas al lado del lactante durante las primeras semanas.

Sistema circulatorio

La sangre de la madre ha aportado el oxígeno esencial para cada célula del feto durante la vida intrauterina, pero este suministro se interrumpe al seccionarse el cordón umbilical después del nacimiento. A partir de entonces, la circulación del recién nacido no sólo es sistémica, sino también pulmonar.

La circulación del feto difiere de la del recién nacido en que la mayor parte de la sangre se desvía de los pulmones (fig. 4-1), y cierta cantidad sale de la aurícula derecha hacia la aurícula izquierda del corazón a través de una abertura, el foramen oval, en el tabique. Así mismo, un volumen determinado de sangre procedente de la arteria pulmonar se dirige a la aorta torácica a través del **conducto arterioso** (fig. 4-1).

La fuga de sangre a través de las aberturas que no han cerrado aún produce soplos, que se consideran funcionales (inocentes) u orgánicos (por anormalidades de la formación cardiaca). Los primeros son resultado del sonido que produce el paso de la sangre a través de las válvulas normales, en tanto que los soplos orgánicos obedecen al paso de la sangre por aberturas anormales o aberturas normales que no han cerrado. Se considera que la mayor parte de los soplos cardiacos del periodo neonatal son funcionales, tienden a surgir y desaparecer (son transitorios) y no suelen ser graves. Sin embargo, es necesario informar al médico de su presencia, además de que se revisará periódicamente al recién nacido para descartar otras posibilidades.

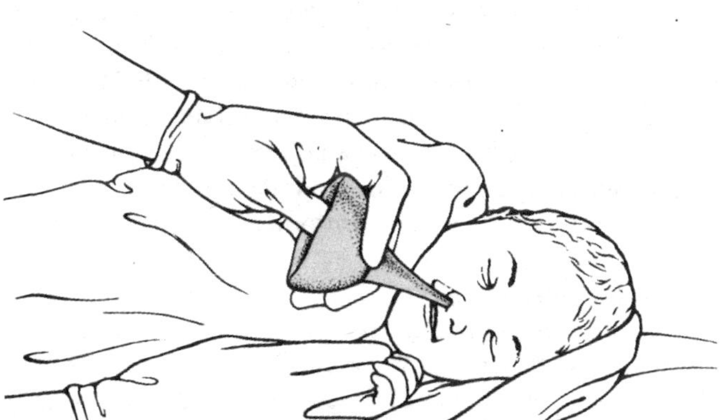

Fig. 4-6. La perilla de goma permite eliminar las secreciones de boca y nariz del recién nacido. (Tomado de Thompson E: *Introduction to maternity and pediatric nursing*, 2a. ed., Philadelphia, 1995. WB Saunders.)

Es necesario auscultar el pulso apical (fig. 4-7), cuya frecuencia es de 120 a 140 latidos por minuto (lpm), velocidad que puede aumentar si el lactante llora. Cuando el pulso rebasa los 160 lpm o es menor de 120, es necesario notificar al médico. Por otra parte, en virtud de que la presión sanguínea es baja, es muy importante que el brazalete sea del tamaño adecuado. La presión arterial promedio al nacer es de 80/46.

Termorregulación

El sistema de regulación de calor del recién nacido no ha madurado. La temperatura del neonato desciende de inmediato después del nacimiento a cerca de 35.5°C, y en cuestión de horas aumenta lentamente a un nivel de 36.6 a 37.2°C, para lo cual influye la temperatura de la habitación y el número de frazadas que lo cubren. La temperatura de la sala de cunas o de la habitación, en caso de que el neonato se encuentre con su madre, debe ser de 20 a 25°C, y la humedad de 45 a 55%. El aire debe ser fresco, pero sin corrientes.

La ***acrocianosis*** (*acro*, extremidad; *cianosis*, color azul), o tinte periférico azulado de manos y pies, y algunas veces de los labios, es otro signo de inmadurez del recién nacido. En general, las extremidades también están más frías que el resto del cuerpo. Para el neonato es difícil adaptarse a los cambios de temperatura. Como la percepción de calor es deficiente, es necesario vigilarlo de cerca cuando se utiliza alguna fuente externa de calor, como los radiadores. Siempre se envolverá en una frazada al sacarlo de la sala de cunas.

La manera más precisa para determinar la temperatura corporal es medirla con termómetro. La primera vez que se mida la temperatura del neonato se hará por vía rectal para determinar la permeabilidad del recto, si bien la presencia

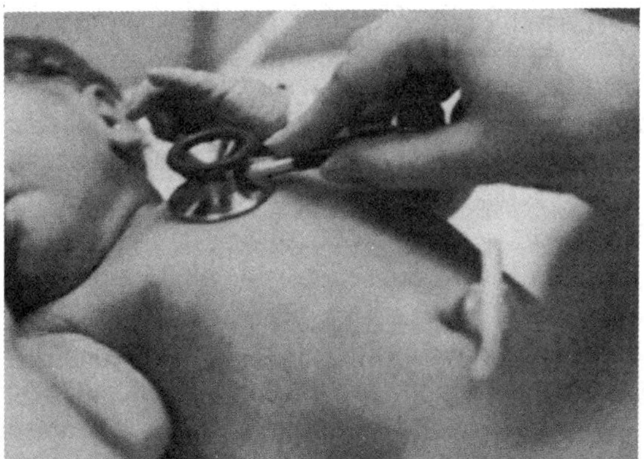

Fig. 4-7. Pulso apical. En neonatos y lactantes se mide el pulso apical. La frecuencia cardiaca promedio de los recién nacidos es de 120 a 140 latidos por minuto.

de evacuaciones es un signo definitivo de permeabilidad. La enfermera debe insertar el termómetro con delicadeza a fin de no dañar la mucosa; a partir de entonces, la toma rutinaria de temperatura se hará en la axila. En el capítulo 17 se describe el procedimiento para valorar los signos vitales.

Sistema musculoesquelético

Movimientos, coordinación ocular, temblores

Los huesos del recién nacido son suaves porque su componente principal es cartílago y sólo contienen una pequeña cantidad de calcio. El esqueleto es flexible; las articulaciones tienen la elasticidad necesaria para pasar por el canal de parto. Debido a que la presión moldea fácilmente los huesos del niño, es necesario cambiarle de posición con frecuencia. Si el lactante permanece constantemente en una sola posición, los huesos de la cabeza pueden aplanarse.

Los movimientos del recién nacido son fortuitos y faltos de coordinación porque el pequeño carece de control muscular para mantener la cabeza firme. El desarrollo del control muscular procede de la cabeza a los pies y del centro del cuerpo a la periferia (véase control cefalocaudal en el cap. 2), de modo que el lactante sostendrá primero la cabeza y posteriormente se sentará erecto. De hecho, los músculos de cabeza y cuello son los primeros que controla. Las piernas son pequeñas y cortas, pueden parecer arqueadas; no deben limitarse sus movimientos. Los dedos empuñados se separan para revisarlos.

Es necesario observar la libertad de movimiento conforme el lactante se estira, succiona y hace gestos. Cuando llora, estremece vigorosamente el cuerpo. Los temblores de labios y extremidades al llorar son normales, si bien los temblores constantes durante el sueño pueden ser patológicos; estos últimos suelen acompañarse de movimientos oculares y no tienen relación con ningún estímulo particular. El baño de la mañana constituye una oportunidad excelente para que la enfermera revise al recién nacido y valore su condición; no debe sentirse fláccido al levantarlo y sostenerlo; también es necesario observar las proporciones corporales generales. El baño también es un excelente estímulo para el recién nacido.

Talla y peso

La talla del neonato promedio es de 48.25 a 54.5 cm y el peso varía de 2 700 g a 4 kg (fig. 4-8). Las niñas generalmente pesan un poco menos que los varones. En los primeros tres a cinco días posteriores al nacimiento, el recién nacido pierde cerca de 150 a 300 g. La pérdida promedio de peso es del 5% del peso al nacer; dicha pérdida no debe ser superior al 10%, pues reflejaría deshidratación grave.

El hecho de que el recién nacido pierda peso se debe a la abstinencia de las hormonas de la madre, la ingestión limitada de líquidos y la pérdida en heces y orina. Es de esperarse que haya pérdida de peso, y no es necesario alarmar a los padres. Para que la valoración del peso sea precisa, es necesario pesar al pequeño diariamente, a la misma hora.

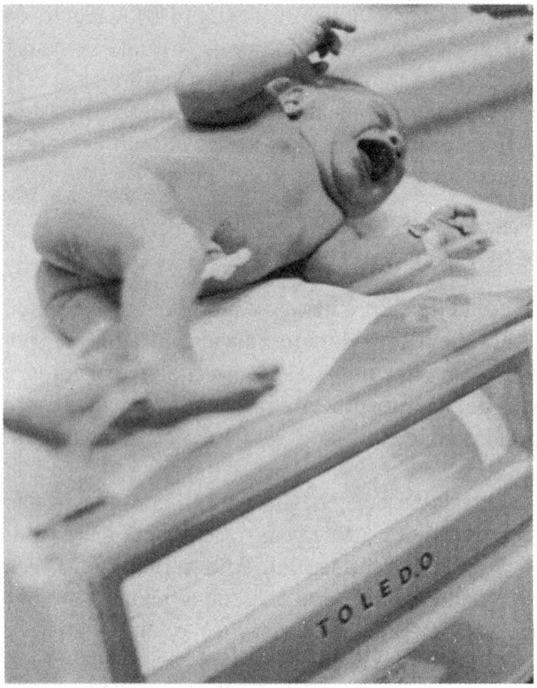

Fig. 4-8. En los primeros tres a cinco días de vida ocurre una pérdida ponderal que no debe ser superior al 10%.

Sistema genitourinario

Al nacer, los riñones funcionan de manera normal pero no están completamente desarrollados. Los glomérulos son pequeños; el flujo sanguíneo renal es sólo una tercera parte del adulto y la capacidad para manejar una carga de agua, al igual que la excreción de medicamentos, es reducida. Los túbulos renales son cortos y su capacidad para la reabsorción de sustancias importantes como glucosa, aminoácidos, fosfato y bicarbonato es limitada. Se observa poca capacidad para concentrar orina y sobreponerse al desequilibrio de líquidos. El lactante debe orinar dentro de las primeras 24 a 48 h posteriores al nacimiento, y en ocasiones lo hace en la sala de partos, sin habérsele observado. La enfermera debe mantener un registro preciso de la frecuencia de las micciones. La anuria, los cambios de color de la orina y los hallazgos extraordinarios en ésta se informan al médico.

Genitales masculinos

Al nacer, los genitales están poco desarrollados. Los testículos del varón recién nacido descienden hacia el escroto antes del nacimiento y en ocasiones permanecen en el interior del abdomen o en el canal inguinal, trastorno que recibe el nombre de *criptorquidia* (testículos no descendidos); el pronóstico es bueno si el tratamiento quirúrgico es el adecuado.

El pene se encuentra cubierto por un pliegue cutáneo que se conoce como prepucio, el cual, de ser posible, debe ser retraído con suavidad diariamente al momento del baño para limpiar y eliminar el **esmegma** (sustancia parecida al queso) y las bacterias que podrían causar irritación. El prepucio sólo debe ser retraído hasta el punto en que no ocasione ninguna presión; después se devuelve a su posición normal, de lo contrario, la constricción puede causar edema y deteriorar la circulación. Es posible que el prepucio no sea retráctil sino varias semanas después del nacimiento; es normal que durante este periodo se encuentre tenso. Es importante indicar a los padres cómo retraer el prepucio, además de instarlos a preguntar al respecto durante las revisiones del lactante. La erección del pene es común y carece de significado.

La ***circuncisión*** consiste en extirpar el prepucio por vía quirúrgica, procedimiento que ha sido objeto de intensas controversias. Los riesgos son, entre otros, infección y hemorragia. Los lactantes con anomalías congénitas del pene, como hipospadias (apertura de la uretra sobre la superficie inferior del pene), no deben ser circuncidados, ya que la piel puede ser necesaria para una cirugía posterior. Algunos consideran que los estudios en que se ha relacionado cáncer con ausencia de circuncisión son incompletos. La descripción de las ventajas y desventajas de este procedimiento debe formar parte de la instrucción prenatal y posterior al parto. Es necesario que los padres sepan qué es la circuncisión y entiendan en qué consiste, ya que deberán firmar una forma de consentimiento quirúrgico antes de que se lleve a cabo el procedimiento.

Cuando desean que se lleve a cabo, se efectúa al cabo de 12 h del nacimiento, periodo que permite al recién nacido adaptarse y recuperarse de la tensión emocional que provoca éste, así como iniciar el vínculo materno infantil. El pequeño es inmovilizado en una tabla de circuncisión. El prepucio se libera con una sonda, se hace una incisión a lo largo del mismo y con una pinza Gomco o campana Hollister Plastibell se controla la pérdida de sangre. El exceso de piel se retira con un bisturí o tijera (fig. 4-9). Durante el posoperatorio, es importante que la enfermera observe si hay hemorragia, irritación y micción.

Cuando se usa la campana Plastibell, se ata una cuerda por encima del anillo de plástico colocado en la parte posterior del prepucio. Conforme cicatriza el área, el aro de plástico se desprende en un lapso de ocho a 10 días de efectuada la operación. Se indica a los padres que no retiren prematuramente dicho anillo. No se requiere vendaje especial y es posible bañar al recién nacido y cambiarle el pañal como suele hacerse. Es natural que aparezca un anillo negro o par-

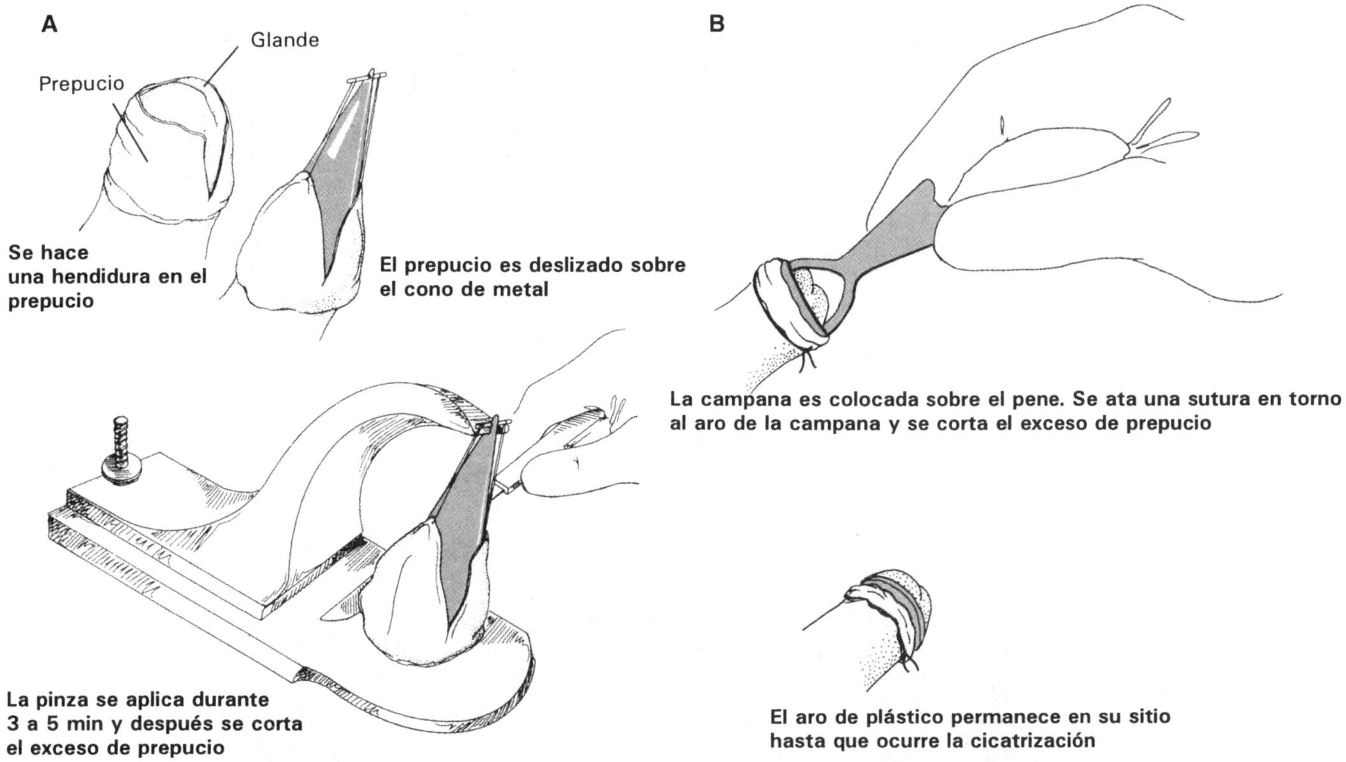

Fig. 4-9. A, Pinza de Gomco (Yellen). El médico extiende el prepucio sobre el instrumento cónico de metal, con el cual se protege el glande. Se aplica una pinza alrededor del cono y del prepucio que se comprime para ejercer la presión necesaria para romper los vasos sanguíneos y permitir la hemostasia. Después de 3 a 5 min, se corta el exceso de prepucio. B, La Plastibell se ajusta en el glande y el exceso de prepucio se desliza sobre el anillo de plástico. Se ata una sutura en torno al aro para aplicar presión en los vasos sanguíneos. Se secciona el exceso de prepucio. El anillo de plástico con la sutura permite la hemostasia. Con la cicatrización, el anillo de plástico se afloja y se desprende en unos cinco a ocho días. (Tomado de Gorrie TM, McKinney ES, Murray SS: *Foundations of maternal-newborn nursing*, 2a. ed., Philadelphia, 1998, WB Saunders.)

do oscuro en torno al aro de plástico, el cual desaparecerá cuando el aro se desprenda. Los padres deben saber que tienen que consultar al médico si tienen dudas, en caso de que la inflamación aumente, si el anillo no se ha desprendido a los 10 días o si éste se desliza por debajo de la base del pene.

Si se usa una pinza tipo Gomco, se aplica un vendaje con vaselina para evitar que el extremo del pene se adhiera al pañal. La vaselina o vendaje con vaselina se utiliza hasta que cicatriza totalmente, es decir, unos siete a 10 días.

La costumbre de la circuncisión en la religión judía, comparable al bautismo en la fe cristiana, se practica a los ocho días del nacimiento si el estado del lactante lo permite. El recién nacido recibe su nombre hebreo en esa ocasión.

Genitales femeninos

Los genitales femeninos pueden estar ligeramente inflamados. En ocasiones se observa secreción vaginal de moco con tinción de sangre de tres a cinco días después del nacimiento, lo cual obedece a la supresión de las hormonas que transmite la madre al feto. La enfermera debe limpiar la vulva de la *uretra al ano* sobre el lado derecho, el izquierdo y el centro. Se usará una mota limpia de algodón o diferentes porciones de una toalla húmeda en cada lado para evitar que la materia fecal infecte el conducto urinario. Debe hacerse hincapié a los padres en la importancia de asear del frente hacia atrás.

Sistema integumentario

Piel

El color de la piel de los recién nacidos de raza blanca es rojizo a rosado oscuro, la de los pequeños de raza negra es parda rojiza, en tanto que la de los lactantes de ascendencia latina parece tener un tinte oliváceo o amarillento. El cuerpo suele estar recubierto de un vello que recibe el nombre de **lanugo**, que tiende a desaparecer durante la primera semana de vida; éste es más evidente en los lactantes prematuros. La **vernix caseosa**, una sustancia semejante al queso que cubre la piel del neonato, está formada de células y secreciones glandulares y supuestamente protege la piel de infecciones. En la piel de la nariz y la barbilla algunas veces se observan pequeños puntos blanquecinos resultado de la obstrucción de las glándulas sebáceas, los cuales se conocen como **milia** y desaparecen a las pocas semanas. Las **manchas mongólicas**, coloraciones azuladas en la piel que son comunes en lactantes de padres negros, indios americanos y de razas mediterráneas, suelen encontrarse en el área sacra y la glútea y desaparecer espontáneamente durante el primer año de vida. La cianosis generalizada o cierto grado de palidez no son normales y debe informarse al médico.

Muchos hospitales identifican a los recién nacidos por medio de las huellas del pie. La piel abunda en crestas y surcos y cada persona tiene un patrón único que nunca cambia, excepto para aumentar de tamaño.

La **turgencia de la piel** (elasticidad) denota el estado de hidratación o deshidratación del recién nacido. Para probarla, la enfermera pellizca la piel con suavidad y al liberarla (fig. 4-10), deberá retomar su lugar inmediatamente. Cuando la piel permanece arrugada, se registra como poca turgencia.

Durante las primeras semanas de vida se observa **descamación** o desprendimiento de la piel; en nariz, rodillas, codos y dedos de los pies pierde integridad a causa de la fricción que ocasiona el rozamiento con las sábanas. El área afectada deberá mantenerse seca, además de que es necesario cambiar con frecuencia la posición del recién nacido. Los glúteos precisan atención especial. El pañal mojado debe cambiarse de inmediato para evitar irritaciones; los glúteos deben también lavarse y secarse.

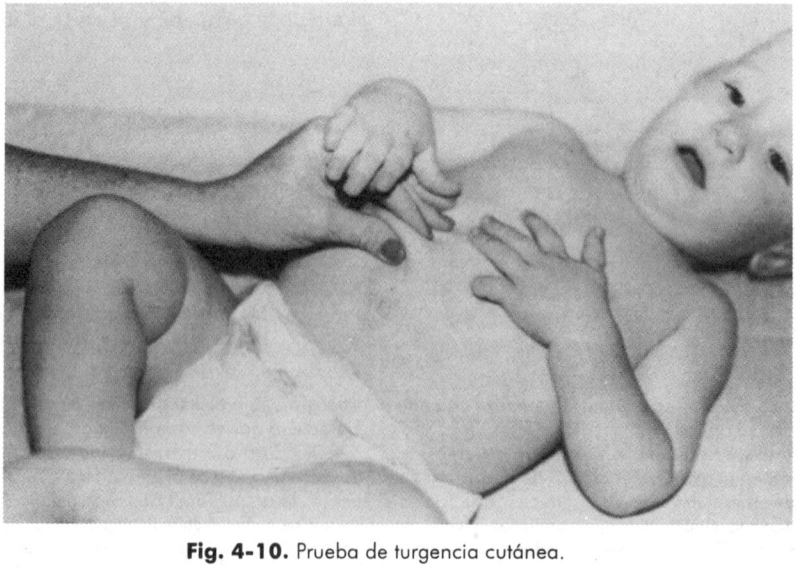

Fig. 4-10. Prueba de turgencia cutánea.

La **ictericia fisiológica**, también conocida como ***ictericia neonatal***, se caracteriza por la coloración amarillenta de la piel; obedece a la destrucción rápida del exceso de glóbulos rojos de la sangre, los cuales no son necesarios en una atmósfera que contiene más oxígeno del que puede obtenerse durante la vida prenatal. Los niveles plasmáticos de bilirrubina aumentan entre el segundo y el cuarto día de vida de un valor normal de 1 mg/dl a un promedio de 5 a 6 mg/dl. La ictericia fisiológica se torna evidente entre el tercero y el quinto día, y dura cerca de una semana. Este es un proceso normal no dañino para el recién nacido. Sin embargo, factores genéticos y étnicos pueden influir en cuanto a su gravedad y dar por resultado hiperbilirrubinemia patológica. La evidencia de ictericia debe informarse y registrarse, aparte de que se valorará frecuentemente al neonato para asegurarse de que se encuentra fuera de peligro.

Baño del bebé

El baño es un momento excelente para observar al lactante desnudo. Deberá prestarse atención especial a las áreas de la piel que se encuentran en contacto entre sí y que pueden presentar rozaduras, por ejemplo, cuello, detrás de las orejas, axilas e ingles, las cuales deben secarse cuidadosamente. En virtud de que el talco puede ser irritante para las vías respiratorias, no suele utilizarse en el hospital y se aconseja a los padres no usarlo en casa. Las lociones y el tipo de jabón varían en cada institución. El procedimiento para bañar al recién nacido se describe en el capítulo 17.

Sistema gastrointestinal

Digestión

El lactante que será amamantado se acerca al seno de la madre en la sala de partos para ayudar a estimular la producción de leche y por los beneficios psicológicos que brinda. Los bebés alimentados con biberón por lo general reciben su primer alimento a las 6 h de nacidos. El hambre del neonato se manifiesta con llanto, inquietud, succión del puño y reflejo de búsqueda.

La capacidad del estómago es, al nacer, de cerca de 15 a 30 ml y aumenta unos 15 ml diariamente. Hacia la primera semana de edad ya tiene una capacidad de 90 ml.

El tiempo necesario para su vaciamiento es de 2 a 3 h y la peristalsis es rápida. La deficiencia de lipasa pancreática restringe la absorción de las grasas. El hígado es inmaduro, especialmente en su capacidad para conjugar la bilirrubina, regular la glucosa sanguínea y coagular la sangre.

Heces

Las funciones normales del tracto gastrointestinal empiezan después del nacimiento, cuando el alimento es preparado para absorberse en la sangre y se eliminan los productos de desecho. El **meconio**, primera evacuación, consta de una mezcla de líquido amniótico y de secreciones de las glándulas intestinales. Es de color verde oscuro, así como grueso y pegajoso. Se presenta de 8 a 24 h después del nacimiento y continúa produciéndose durante unos tres días. Las heces cambian gradualmente durante la primera semana: se ablandan y adquieren un color verde amarillento con moco, llamadas heces **transicionales**.

Las heces del lactante amamantado son amarillo claro, suaves y pastosas. El neonato puede tener de tres a seis evacuaciones al día, número que disminuye con la edad. Las evacuaciones intestinales del recién nacido alimentado con biberón son más sólidas que en los amamantados, y pueden variar de color amarillo a pardo claro y ser menos frecuentes. Al principio suele haber de una a cuatro evacuaciones al día, número que disminuye gradualmente a una a dos al día. Las heces son más oscuras cuando se administra hierro y verdes si el lactante recibe fototerapia. Las heces pequeñas y pastosas, las líquidas y verdosas, y las sanguinolentas, son anormales, de modo que debe informarse al médico. La enfermera de la sala de cunas debe mantener un registro preciso del número y las características de las evacuaciones diarias de cada neonato.

Estreñimiento

El estreñimiento implica evacuaciones duras y secas. Los recién nacidos difieren en cuanto a la regularidad de las evacuaciones; en algunos casos son suaves, cada tercer día, sin que esto constituya estreñimiento. La enfermera deberá explicar a los padres que el estreñimiento en el periodo neonatal obedece al desarrollo deficiente de la musculatura abdominal, que es normal y no requiere tratamiento.

Hipo

El hipo es frecuente y normal en los neonatos y en la mayoría desaparece de forma espontánea. Hacer eructar al pequeño y ofrecerle agua tibia puede ayudar.

NUTRICION DEL RECIEN NACIDO

Lactancia materna

Ventajas de la leche materna

La leche de la madre confiere ventajas inmunológicas, nutricionales y psicosociales al neonato. Se observa la tendencia a amamantar al recién nacido, y la mayoría de las madres lo hace (fig. 4-11). La enfermera puede desempeñar un papel importante para instruir, brindar apoyo y estimular a la madre del lactante.

En comparación con la leche de vaca, la leche materna contiene más hierro, azúcar, vitaminas A y C y niacina; aunque su contenido de proteínas y de calcio es menor, el recién nacido utiliza mejor las cantidades presentes. La leche materna es también más digerible, ya que sus glóbulos de grasa son más pequeños, además de que es pura; es decir, libre de bacterias. Así mismo, proporciona al niño mayor inmunidad contra cierto tipo de enfermedades infantiles. Los neonatos

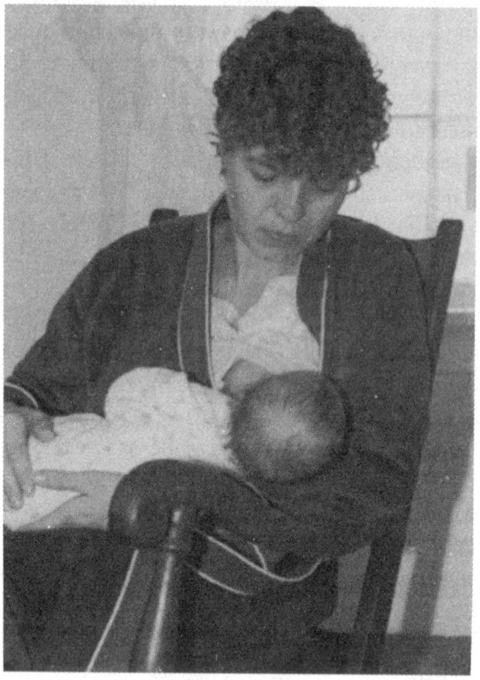

Fig. 4-11. La madre se sienta cómodamente y apoya el brazo mientras amamanta. Todo el cuerpo del lactante se encuentra frente al seno materno.

amamantados son menos propensos a enfermedades intestinales. En suma, la calidad de la leche materna es la indicada para las necesidades del recién nacido.

Los factores prácticos a favor de la leche materna son que ahorra tiempo y dinero, el pequeño la recibe en cantidad adecuada, proporciona al lactante la alimentación más recomendable y ayuda físicamente a la madre, pues al amamantar, el útero se contrae, lo cual favorece la recuperación del tamaño y forma normales de éste. Por otra parte, la madre recibe satisfacción emocional y los lazos de unión con su hijo se incrementan al alimentarlo.

La enfermera debe tener presente que aun cuando la leche materna es muy recomendable, será necesario respetar la elección de la madre, cuya decisión nunca deberá criticarse, ya que la nueva madre tiende a ser especialmente vulnerable a las críticas, y necesita descanso y un ambiente seguro con objeto de prepararse a sí misma para las laboriosas tareas de la maternidad. Su estancia en el hospital deberá ser placentera, sin conversaciones imprudentes o conflictos de personalidad.

Contraindicaciones de la leche materna

La lactancia podría estar contraindicada si el estado de salud física o mental de la madre es deficiente. Las madres positivas a VIH no deben amamantar a sus hijos aun cuando las condiciones de su salud sean relativamente buenas porque el virus puede transmitirse a través de la leche. La lactancia materna ciertamente no deberá forzarse si la madre no lo hace por preferencia personal.

Algunas veces aumentan los niveles de bilirrubina del niño amamantado, en cuyo caso puede interrumpirse la lactancia uno a dos días, durante los cuales se podrá administrar fórmula. Con la disminución de los niveles de bilirrubina y la reanudación de la alimentación materna, dichos niveles no aumentan de forma significativa (Behrman et al, 2000).

Información de enfermería

Si se usa chupón, es necesario instruir a los padres para que adquieran los de una pieza para prevenir episodios de asfixia. El chupón no deberá atarse al cuello del recién nacido. Si el chupón se usa por más de cinco a seis meses, podrá tornarse en objeto transicional, el cual será más difícil de apartar del lactante.

Técnica de la lactancia materna

Al inicio de la lactación, la leche materna atraviesa por tres etapas: calostro, leche transicional y leche madura. La secreción de calostro es líquida y amarillenta, se inicia en las primeras fases del embarazo, aumenta y puede durar varios días después del parto. La leche transicional reemplaza al calostro después de dos a cuatro días y dura hasta cerca de dos semanas después del parto, cuando se produce la leche madura. En general, se acerca al neonato al seno materno inmediatamente después del parto o poco después. La investigación actual apoya esta práctica, ya que parece aumentar el lazo de unión o vínculo materno infantil temprano, además de incrementar la producción de leche y disminuir las posibilidades de congestión de la mama. Debido a que la succión del neonato estimula la producción de leche, se sugiere alimentar al pequeño con ambos senos durante cada episodio. El **reflejo de descenso de la leche**, por el cual la leche se exprime hacia los ductos grandes y los pezones, se estimula cuando el lactante succiona o, algunas veces, con su llanto. La madre percibe una vaga sensación de cosquilleo en las mamas cuando esto ocurre, el cual puede inhibirse si está tensa o fatigada. Los episodios de llanto no suelen estimular el reflejo de descenso hasta que la madre se ha condicionado al llanto de su hijo. Debe evitarse la alimentación complementaria del lactante en favor de amamantamiento más frecuente. Si la madre consume una cantidad adecuada de líquidos, una dieta variada con leche adicional e ingestión apropiada de vitaminas, además de descansar y realizar ejercicio moderado, se eliminará la mayor parte de las dificultades. Los factores en que debe hacerse hincapié se mencionan en el cuadro 4-5.

Posibles problemas de la leche materna

Si bien muchas mujeres amamantan a sus hijos con éxito y sin mayores problemas, algunas de las preocupaciones analizadas con frecuencia incluyen que el neonato sólo juguetea con el pezón de la madre, los pezones lastimados y agrie-

Cuadro 4-5. Resumen de instrucciones para amamantar al recién nacido

Información	*Razonamiento*
1. Lavarse las manos antes del procedimiento; lavar los pezones con agua tibia, sin jabón	Evita infecciones en el recién nacido y el pecho
2. Posición	Alternar posiciones facilita el vaciamiento de los pechos e impide la hipersensibilidad de los pezones
a. Sentada cómodamente en una silla con apoyo en la espalda y el brazo (con el niño en posición de balón de fútbol americano)	
b. Recostada sobre un lado con una almohada debajo de la cabeza, y el brazo encima de ésta	
c. Al principio, la madre necesitará experimentar hasta encontrar la posición más cómoda para ella	
d. El cuerpo entero del lactante frente al seno materno	
3. Acariciar la mejilla del niño con el pezón	Utiliza el reflejo de búsqueda; el niño voltea hacia el pezón
4. La boca del lactante debe cubrir la areola por completo, o gran parte de ésta	Comprime los conductos, disminuye la tensión en los pezones
5. Utilizar ambos pechos; el primer lado durante unos 10 min; el otro, tiempo ilimitado	Permite el descenso de la leche en el primer pecho
6. En la siguiente comida, el lactante deberá comenzar en el pecho con que finalizó la comida precedente	Alimentar del segundo pecho aumenta la producción de leche
7. Retraer la parte del seno que se encuentre sobre la nariz del niño mientras succiona	Si no puede respirar, el lactante soltará el pezón
8. Interrumpir la succión colocando un dedo en el borde de la boca del lactante	Apartar al lactante de esta manera impide la irritación de los pezones
9. El lactante toma su primer alimento poco después de nacer y en lo sucesivo, más o menos cada 2 a 3 h	Las primeras comidas proporcionan calostro; establecer un patrón de ayuda para que el bebé desarrolle su propio esquema
10. Hacer eructar al niño después de que ha succionado en cada pecho y después de cada comida	Disuelve las burbujas de aire en el estómago, reduce la regurgitación

tados y la congestión de las mamas. Algunos niños no parecen alimentarse vigorosamente y se duermen al cabo de 5 min, sólo para despertar al ser colocados en la cuna. La madre puede intentar primero cambiar al niño hacia el otro pecho, ya que en estos casos suele obtenerse mayor porción del contenido de la mama después de 5 min de succión. Al incrementarse ésta, se repetirá el reflejo de descenso y la leche que recibirá el lactante tendrá un mayor contenido de grasa **(leche posterior)**.

Hay varios remedios para los pezones muy sensibles y agrietados. Es importante que la madre se asegure de quc su hijo toma gran parte de la areola en su boca al succionar. Para ello, es necesario que deslice los dedos bajo el pecho con el fin de elevarlo y sostenerlo a la altura de la boca del pequeño. A continuación, la madre coloca el dedo pulgar por arriba de la areola y desplaza el pecho de forma que el pezón acaricie ligeramente el labio inferior del lactante, el cual debe aproximarse al pecho y no a la inversa. Ya no se considera que limitar el tiempo de succión en cada mama ayude a evitar la hipersensibilidad de los pezones. Colocar al recién nacido de manera adecuada ayudará más a disminuir el dolor de los pezones que limitar el tiempo de succión en cada pecho (fig. 4-12). Al interrumpir la succión, pero antes de apartar al lactante del pecho, la madre deberá insertar un dedo en la boca dc su hijo, junto al pezón. El amamantamiento frecuente estimulará el pecho y aliviará la sensación de congestionamiento.

Es necesario lavar los pezones y la areola con agua y permitir que sequen por completo. Se ha observado que este procedimiento, al igual que la aplicación de leche materna sobre la areola, son útiles en el tratamiento de pezones agrie-

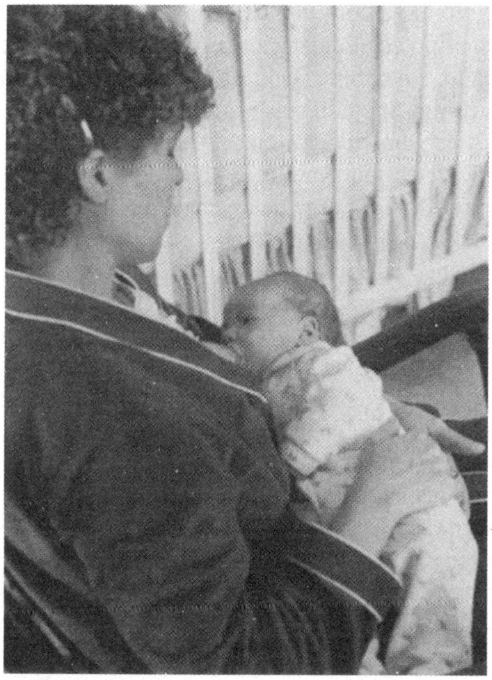

Fig. 4-12. Es importante que el recién nacido tome una porción grande de la areola para comprimir los conductos galactóforos que se encuentran debajo de ésta.

tados o hipersensibles. Los ungüentos han sido objeto de controversia, ya que pueden causar irritación, contaminación y reacciones alérgicas. También es importante mantener secos los protectores para pezones a fin de disminuir el riesgo de contaminación de los mismos.

La congestión de las mamas es común sobre todo durante la primera semana de amamantamiento. Los senos se inflaman, endurecen y duelen, con escasa protrusión del pezón. Para evitar esto, se vacía cuando menos un pecho durante cada sesión. La enfermera también deberá recomendar que la madre adquiera un sostén para lactancia que ajuste bien y que usará las 24 h del día. El tratamiento consiste en dar masaje a los senos al estar amamantando para ayudar a liberar oxitocina, hormona que produce el reflejo de descenso de la leche. De igual manera, reducir la frecuencia de las alimentaciones (cada 2 a 3 h) es de utilidad para vaciar los pechos en cada comida. Puede ser necesario suavizar primero la región de la areola, exprimiendo manualmente la leche si el pezón se encuentra demasiado duro como para introducirlo en la boca del niño. La aplicación de compresas húmedas y tibias o de un baño con agua tibia antes de amamantar también puede ofrecer alivio; así mismo, pueden aplicarse bolsas de hielo entre una y otra alimentación.

En virtud de que muchas madres son dadas de alta dentro de las 48 h, o menos, posteriores al parto, libros como *The Womanly Art of Breastfeeding*, de La Liga de la Leche, son muy útiles.

Alimentación con biberón

Los bebés recién nacidos cuya madre elige alimentarlos con biberón, recibirán fórmula. Gracias a la investigación moderna, este tipo de alimentación es seguro y nutricionalmente adecuado. La composición de las fórmulas se diseña de modo que se asemeje lo más posible a la leche materna.

Ciertos estudios indican que el lactante tolera la fórmula fría de la misma manera que la tibia. La alimentación con fórmula fría evita el riesgo de quemaduras con biberones sobrecalentados, además de ahorrar tiempo y energía. Los biberones no deben calentarse con microndas porque la fórmula tiende a estar demasiado caliente en el centro y la persona que toca el exterior de la botella tendrá una idea errónea, además de que con esta técnica se sigue calentando incluso después de sacar el biberón del horno; ya se han dado casos de quemaduras en la mucosa y la boca del recién nacido.

La madre o enfermera debe sentirse relajada y cómoda al alimentar al neonato. La cabeza y la espalda de éste se apoyan en el pliegue del brazo (fig. 4-13); el niño debe esta tibio y seco. Sostener el biberón sobre una almohada priva al pequeño del placer de encontrarse en brazos y sentirse amado, además de que es peligroso, pues puede ahogarse si el flujo de leche es demasiado rápido. La tendencia natural del lactante a empujar la lengua hacia afuera cuando se coloca el pezón en su boca (reflejo de retrusión de la lengua) no debe considerarse como indicio de que el lactante no tiene hambre.

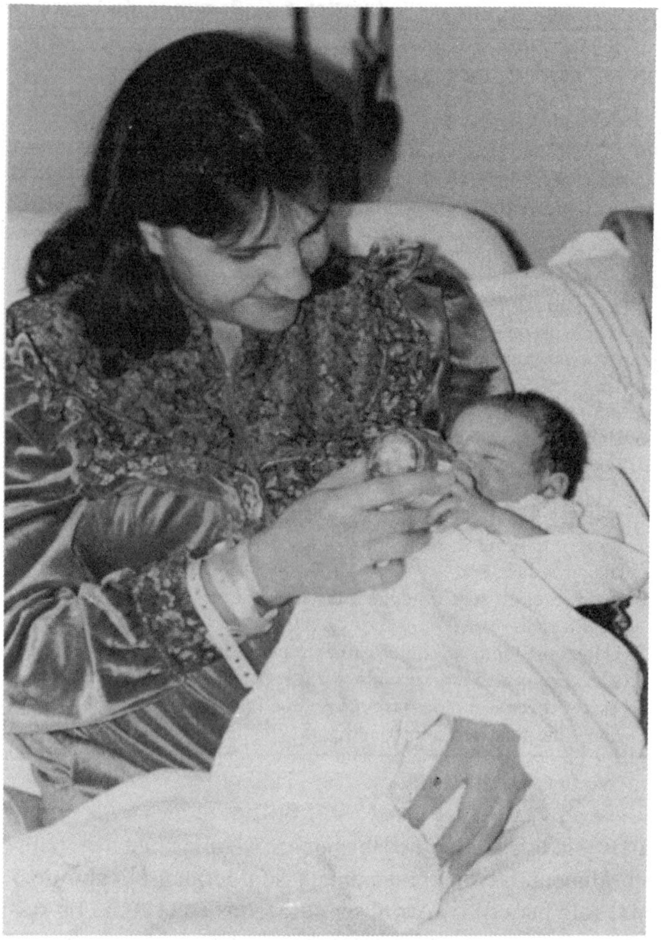

Fig. 4-13. Posición para alimentar con biberón al recién nacido. (Cortesía de North Hills Medical Center, Fort Worth, Texas.)

Uso de la fórmula

La mayor parte de las fórmulas que se emplean en la actualidad en los hospitales y hogares son preparados comerciales. Pueden adquirirse con hierro o sin él, de acuerdo con la preferencia del médico y las necesidades del neonato. En algunos casos contienen vitaminas. Para alimentar al bebé prematuro se utilizan fórmulas modificadas porque es necesario modificar la proporción de suero-caseína y calcio-fósforo.

Es necesario lavarse las manos antes de tener contacto con la fórmula. En los hogares con lavadora de platos, la alta temperatura del agua es excelente para limpiar los biberones. Sin embargo, los chupones deben lavarse y enjuagarse a mano, ya que pueden dañarse con las altas temperaturas.

En términos generales, las fórmulas preparadas se ofrecen en cuatro presentaciones: 1) listas para usar, en lata; 2) listas para usar en biberones desechables; 3) en forma concentrada en latas de 13 onzas, en cuyo caso debe diluirse con igual cantidad de agua y 4) en presentaciones en polvo, en latas de 16 onzas (una cucharada sopera rasa de fórmula en polvo por cada 2 onzas de agua). **Cuando se usa la**

fórmula en polvo o líquido concentrado es importante que la enfermera determine si la madre ha comprendido las proporciones y revise las instrucciones del producto con ella. Algunos productos que se venden en Estados Unidos se empacan con instrucciones en varios idiomas. El agua corriente puede mezclarse con la fórmula si proviene de una fuente no contaminada. En caso de duda, debe hervirse durante 5 min y dejarse enfriar.

En muchas familias, los costos determinan la elección de la fórmula, ya que mientras más conveniente es, en general su costo es mayor. Con algunos biberones se utilizan bolsas de plástico delgado esterilizado que se venden en rollo; se insertan en el recipiente y se llenan de acuerdo con las instrucciones del fabricante.

La fórmula sobrante no deberá recalentarse para las siguientes comidas, ya que las bacterias proliferan a temperatura ambiente. El desperdicio se evita llenando el biberón con la cantidad aproximada de fórmula que el lactante suele tomar. Cuando es necesario esterilizar la fórmula debido a viajes o circunstancias personales, se instruye a los padres acerca del uso de métodos asépticos o de calor terminal, los cuales se describen claramente en los folletos publicados por el gobierno y en libros sobre bebés. Los servicios de enfermería de salud pública son de incalculable valor en muchos casos. Los aspectos culturales que influyen en prácticas como la alimentación del recién nacido se valoran en esta etapa.

No obstante el método usado, es importante limpiar esmeradamente biberones, chupones, tapas y otros utensilios. Los biberones y chupones se lavan con un cepillo adecuado en agua caliente y jabonosa y se enjuagan bien con agua caliente, limpia. El agua se exprime a través del chupón durante el lavado y el enjuagado. Los biberones se colocan invertidos sobre un escurridor para que se sequen. Los chupones y tapas se guardan en una jarra limpia o en un área especialmente reservada para ellos. Conviene enjuagar los biberones y chupones inmediatamente después de utilizarlos para evitar que la leche forme una película en ellos. Las tapas, que por lo general son de diversos materiales, incluso papel, sirven para mantener los chupones esterilizados. Si el biberón tiene tapa de rosca, el disco se usa para empujar la base del chupón a través de la tapa. A continuación se retira el disco y se coloca la tapa en el biberón.

Técnica de la alimentación con biberón

Cuando la enfermera alimenta al lactante con biberón debe observar los siguientes puntos:

1. Cambiar el pañal del lactante si es necesario.
2. Lavarse las manos.
3. Sostener al niño en brazos, a menos que esté contraindicado. Si no es posible sacarlo de su cuna, sentarse junto a él y elevarle la cabeza y los hombros.
4. Puede ser conveniente colocar una toalla, pañal limpio o babero bajo la barbilla del niño.
5. Observar el tipo y la cantidad de fórmula que contiene el biberón.
6. La enfermera debe hacer escurrir unas cuantas gotas de fórmula en la parte interior de su muñeca para percibir la temperatura (sólo si se calentó o entibió la fórmula).
   a. La temperatura debe ser tibia, pero no caliente.
   b. Tamaño del agujero del chupón: la fórmula debe gotear, pero no fluir en un chorro continuo. Si el agujero es demasiado pequeño, el neonato débil se fatigará y no terminará su alimento, en tanto que si es demasiado grande, existe el riesgo de que pueda ahogarse o perder la satisfacción que le brinda succionar.
7. No contaminar el chupón.
8. Sostener el biberón de forma que el chupón se llene de fórmula y evitar que el bebé trague aire.
9. Hacer eructar al lactante a la mitad de su alimentación y al final con alguno de los siguientes métodos:
   a. La enfermera deberá colocar un pañal o toalla pequeña sobre su hombro para proteger la bata y a continuación sostener con firmeza al lactante contra su hombro y dar palmaditas en su espalda.
   b. Colocar al niño en posición sedente y poner una toalla bajo su barbilla. La enfermera sostiene el tórax y la cabeza del menor con una mano y frota con suavidad la espalda con la otra.
10. La comida debe durar de 15 a 20 min. No debe apresurarse al lactante ni forzarlo a comer de más.
11. Dejar al niño limpio y seco. Recostarlo sobre su lado derecho para facilitar la digestión y evitar la aspiración de leche regurgitada o vómito.
12. Registrar la cantidad de fórmula ofrecida, la cantidad tomada y retenida, si hubo regurgitación o vómito, cómo tomó la fórmula el pequeño y si pareció o no satisfecho después de alimentarse. (Es importante advertir que la regurgitación es un derrame de leche que suele ocurrir poco después de la comida, en tanto que el vómito es la expulsión de una cantidad mayor de leche parcialmente digerida.)

En el hospital se alimenta a los recién nacidos con base en horarios individualizados, casi siempre cada 3 a 4 h. El niño al que se alimenta en el hogar cuando siente hambre ("alimentación por libre demanda") pronto adoptará un horario flexible. La satisfacción inmediata de las necesidades del lactante le brinda la seguridad de que el mundo es un buen lugar para vivir.

INFECCION

Las infecciones que son relativamente inofensivas en el adulto pueden ser letales para el recién nacido. En virtud de que los síntomas son a menudo imperceptibles en las fases iniciales, es crucial identificarlos (cuadro 4-6). El medio de ingreso son vías respiratorias, conducto gastrointestinal, vías genitourinarias y fisuras de la piel. Aunque la salida es por

Cuadro 4-6. Manifestaciones clínicas de septicemia neonatal

Sistema	Signos y síntomas
Integumentario	Inestabilidad en la temperatura (mayor, menor, o ambas) "No se ve bien" Vesículas (virus del herpes simple) Celulitis Infección del cordón umbilical Esclerodermia (síntoma tardío)
Cardiovascular	Taquicardia Bradicardia Disminución del llenado capilar Menor perfusión Hipotensión Cianosis Choque
Gastrointestinal	Se alimenta de manera deficiente Distensión abdominal Vómito Diarrea Heces sanguinolentas Ileo
Respiratorio	Aleteo nasal Taquipnea Gruñido Retracciones Cianosis Apnea
Nervioso central	Letargo Irritabilidad Ansiedad Hipotonía Convulsiones
Hematopoyético	Leucocitosis o leucopenia Ictericia Hepatomegalia Esplenomegalia Petequias (síntoma temprano) Púrpura (síntoma tardío) Trombocitopenia (síntoma tardío) Coagulación intravascular diseminada (síntoma tardío)

las mismas vías, los microorganismos también se encuentran en los productos de excreción de diversos sistemas, como estornudos, esputo, vómitos, heces, saliva, orina y secreciones de la piel y membranas mucosas. Varias agencias profesionales, como la American Academy of Pediatrics, los consejos de acreditación de los hospitales y las instituciones de salud local, tienen a su cargo elaborar y hacer cumplir las normas de enfermería. Analizan el proceso de atención respecto de espacio, control de temperatura y humedad, iluminación y prevención de incendios, y otros riesgos. Cada recién nacido tiene su propia cuna, equipo de baño y provisión de sábanas. Todo equipo de uso común debe ser esterilizado después de usarse.

Prevención de infecciones

Los miembros del personal de enfermería usan uniformes provisionales mientras se encuentran en la sala de cunas y se cubren con batas al salir de ésta. Las estudiantes deben investigar las políticas de la institución en la cual se encuentran practicando. Si la enfermera tiene fiebre, una infección cutánea o una enfermedad gastrointestinal, no debe laborar en dicha sala. En virtud de que en muchos hospitales se aceptan visitantes, es necesario advertirles que no deben acudir si están enfermos.

Técnica del lavado de manos

El **lavado adecuado de manos** es el procedimiento más eficaz para la prevención de infecciones, de modo que la enfermera deberá lavarse y enjuagarse concienzudamente las manos y antebrazos antes y después de atender a cada recién nacido o de haber manejado equipo. El lavado de manos previo a la atención protege al lactante, el posterior, a la enfermera. Aunque la mayor parte de los microorganismos se transmite por contacto directo, algunos pueden mantenerse con vida durante cierto tiempo fuera del cuerpo y de esta forma transmitirse de manera indirecta a través de los objetos. El personal que entra en la sala de cunas debe primero frotar vigorosamente un antiséptico en sus manos y a continuación lavarlas con jabón bajo el chorro de agua corriente. Es necesario instruir a los padres y familiares sobre la importancia de este sencillo procedimiento, que es sumamente eficaz.

Signos y síntomas de infección

Los siguientes signos y síntomas de infección en el neonato y el lactante se informarán al médico:

- Temperatura superior a 37.8°C o inferior a 36°C
- Rechazo del alimento
- Erupciones o lesiones cutáneas
- Heces desmenuzadas o líquidas
- Secreción en ojos, nariz u ombligo
- Vómito
- Letargo o irritabilidad
- Otros que se indican en el cuadro 4-6

Es imperioso aislar al neonato enfermo de los otros recién nacidos y mantenerlo en un pabellón o sala de cunas de aislamiento. Las personas que atienden al menor deben recurrir a precauciones extremas mediante la técnica de aislamiento y lavado de manos.

ATENCION DE LA UNIDAD DEL PACIENTE

En general, en la sala de cunas se acuesta al recién nacido en una pequeña incubadora transparente equipada con una charola de baño que puede deslizarse hacia afuera. En los cajones de la parte inferior de la misma se guardan las sábanas y los objetos del recién nacido, los cuales sólo se usarán para él, con el fin de reducir la contaminación cruzada. La cabecera de la cuna se considerará como área limpia y ahí se

Procedimiento 4-1 Lavado de manos

Equipo

Agua corriente, jabón, toallas de papel.

Método

1. Mantener las manos dentro del lavabo durante todo el procedimiento. El agua deberá fluir de la región menos contaminada a la de mayor contaminación.
2. Humedecer las manos.
3. Aplicar jabón a las manos y hacer espuma.
4. Usar fricción. Frotar bien entre los dedos y en torno a las uñas. Lavar concienzudamente manos, muñecas y antebrazos, durante al menos 10 segundos.
5. Enjuagarse bien.
6. Secar bien las manos.
7. Si no hay pedal, cerrar la llave del agua con una toalla limpia de papel.

colocará el bulbo de succión. Los pies de la cuna están menos limpios, de modo que los pañales sucios se ponen en dicho lugar mientras se retiran. Al tender la cuna, la enfermera coloca al pequeño en la parte de los pies y dobla la sábana limpia hacia adentro, en la parte superior del colchón. A continuación coloca al bebé hacia la cabecera y dobla la sábana hacia abajo del colchón.

En el hospital, el recién nacido sólo necesita usar una camiseta, estar envuelto por lo menos con una frazada y estar cubierto con otra. Las camisetas cruzadas que se anudan o abrochan son fáciles de usar y proporcionan calor. En la mayor parte de los hospitales se utilizan pañales desechables.

ALOJAMIENTO COMPARTIDO

Alojamiento compartido es el término que denota la experiencia de mantener al recién nacido junto a la cama de la madre en el hospital para que lo cuide tanto como desee y su estado lo permita. La ventaja del alojamiento compartido es que el recién nacido recibe atención individual directa de su madre, lo cual le permite familiarizarse con ella y con su padre; además, la madre no se preocupa de que se ignore al niño en la sala de cunas por las numerosas actividades que ahí se realizan. Por otra parte, constituye una oportunidad excelente para que la prestadora de servicios de salud enseñe a los padres muchos aspectos de la atención de los niños. La enfermera, que llama al lactante por su nombre, anima a los padres a que lo *tomen en brazos*, describe patrones particulares de conducta y señala características únicas que permiten intensificar el proceso de vinculación (fig. 4-14), lo cual es especialmente importante si el niño que "imaginaron" los padres difiere del niño "real" en cuanto a sexo, atributos físicos o salud. La valoración de enfermería incluye observar el comportamiento específico de la madre y el padre, por ejemplo, intensidad del afecto, nivel o falta de interés por él, grado de contacto físico, estimulación y contacto visual y tiempo dedicado a interactuar con el lactante. Al valorar la creación de vínculos también es importante advertir hasta qué punto los padres fomentan la interacción de hermanos y abuelos con el recién nacido. Esta información sienta las bases para la intervención de enfermería que permitirá reforzar positivamente las relaciones familiares.

VINCULO/APEGO

Los términos **vínculo** o **apego** algunas veces se utilizan indistintamente, aunque su significado es diferente. Se piensa que la vinculación se establece poco tiempo después del nacimiento, en tanto que el apego es un proceso paulatino durante el primer año de vida del niño (fig. 4-15). Las demostraciones de apego de la madre incluyen miradas, besos, contacto físico y tomar al lactante en brazos, así como hablarle en un tono de voz más agudo que el normal. El padre está incluido en el proceso de vinculación, al igual que otros miembros de la familia (fig. 4-16). La enfermera puede se-

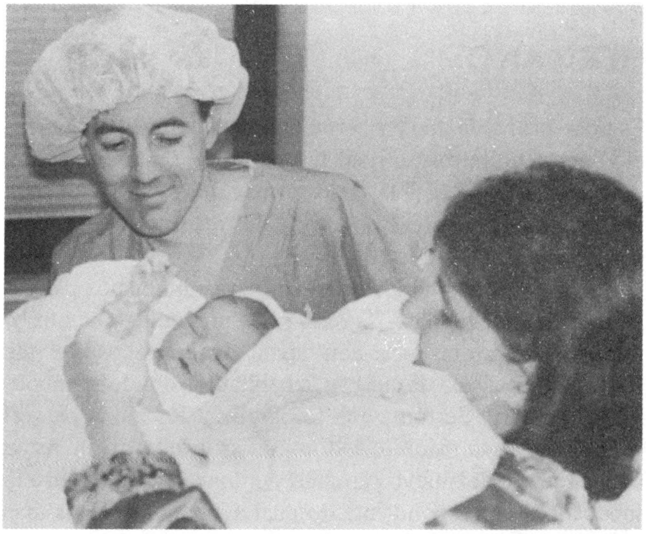

Fig. 4-14. El proceso de vinculación se inicia inmediatamente después del parto. (Cortesía de North Hills Medical Center, Fort Worth, Texas.)

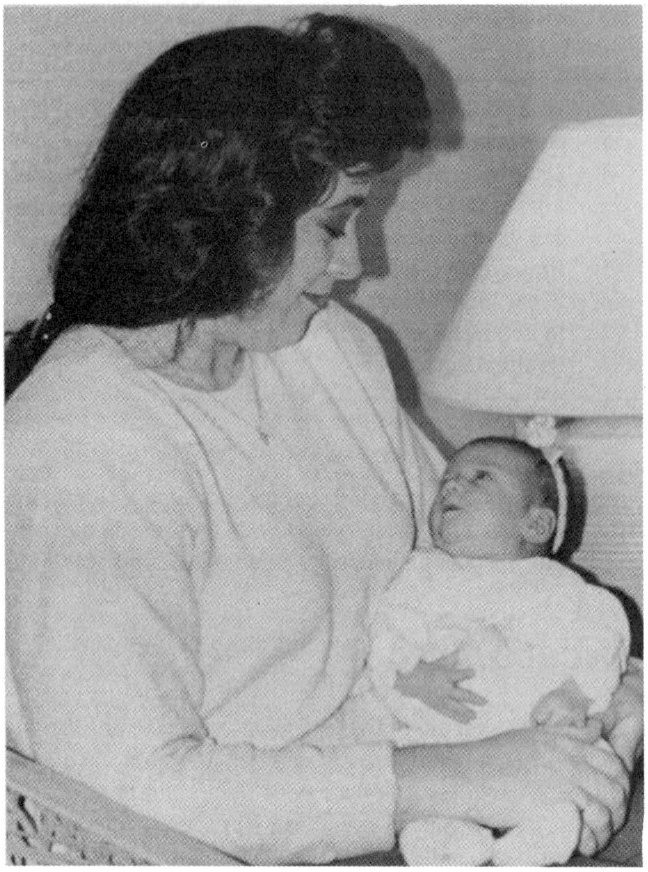

Fig. 4-15. El desarrollo del vínculo materno infantil desde las primeras semanas parece ser un factor importante en la calidad del apego. (Cortesía de North Hills Medical Center, Fort Worth, Texas.)

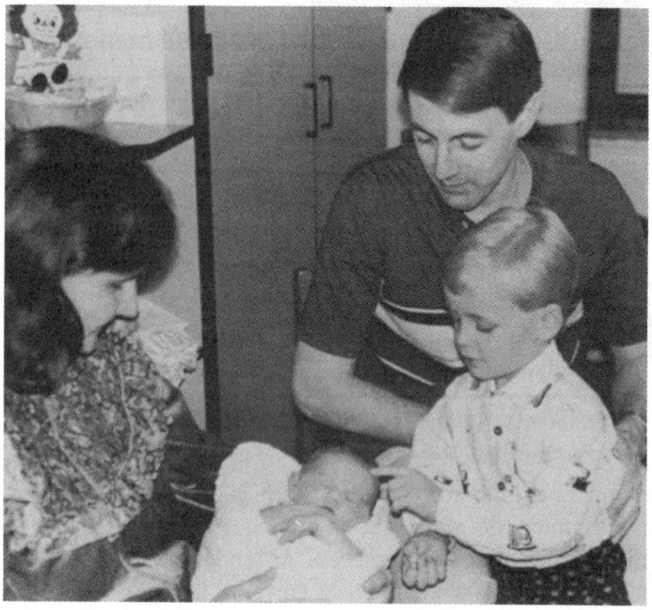

Fig. 4-16. Miembros de la familia que llegan a conocer al recién nacido. (Cortesía de North Hills Medical Center, Fort Worth, Texas.)

ñalar varias conductas del neonato, estimular el contacto visual y proporcionar periodos de intimidad a la pareja.

HERMANOS

Es poco probable que los hermanos consideren al recién nacido como un intruso o rival si se les hace sentir que es tan suyo como de sus padres. Si los otros hijos se sienten queridos, aceptados y apreciados, sus celos respecto del lactante se reducirán al mínimo (fig. 4-17).

En algunos hospitales se prepara a los hermanos para la llegada del nuevo bebé. Se responden preguntas y se ofrece un recorrido por las áreas correspondientes del hospital que suele incluir la sala de cunas y la habitación donde se encontrará la madre. Se toma una fotografía a los niños para el expediente de la madre. Las fotografías se quedan ahí hasta el nacimiento del nuevo hermano y entonces se adhieren a la incubadora correspondiente, lo cual ayuda a los niños más pequeños a localizar a "su bebé" en la primera visita al hospital. Las clases ayudan al personal a identificarse con el resto de la familia antes del parto e involucrar directamente a los hermanos. Dos preguntas comunes de los niños en edad de caminar son "¿por qué no tiene cabello el bebé?" y "mami, ¿cuándo vas a regresarlo al hospital?".

Información de enfermería

Si los hijos están esperando a la madre en casa cuando ésta es dada de alta, se recomienda que sea el padre quien llegue con el recién nacido en brazos, para permitir que la madre abrace a sus otros hijos antes de presentar al nuevo miembro de la familia.

ATENCION ESPIRITUAL

Si el estado del recién nacido no es satisfactorio, los padres cristianos quizá deseen bautizar al bebé, para lo cual se deberá notificar al ministro o sacerdote. En caso de urgencia, la enfermera puede bautizar al pequeño vertiendo agua sobre su frente mientras dice "Yo te bautizo en el nombre del Padre, y del Hijo y del Espíritu Santo". Si hay duda de que el recién nacido esté vivo, el bautizo se condiciona: "Si eres capaz de recibir el bautismo, yo te bautizo en el nombre del Padre, y del Hijo y del Espíritu Santo".

En ocasiones, los padres prenden pequeñas medallas en la ropa o sábanas del pequeño. La enfermera deberá ser extremadamente cuidadosa de no perderlas, ya que tienen gran valor sentimental y religioso para los padres, en particular si el niño muere.

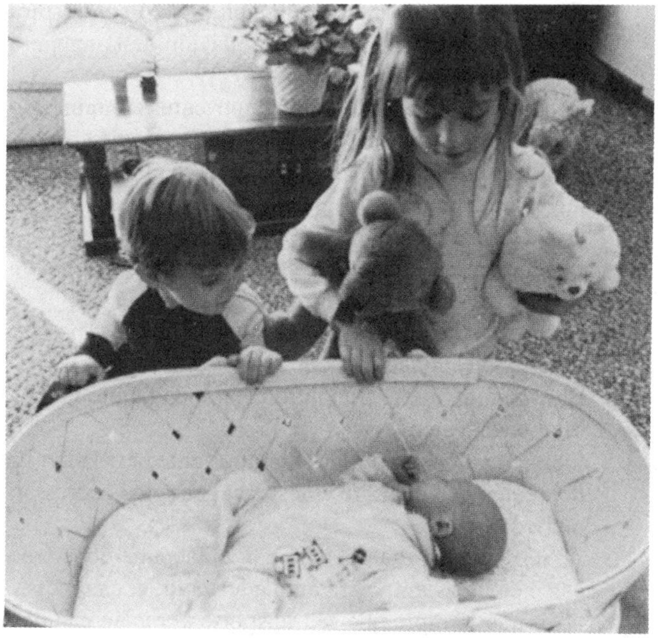

Fig. 4-17. La llegada del recién nacido afecta el patrón establecido de la familia, pero ésta ha cambiado y los hermanos deben encontrar un nuevo equilibrio.

INSTRUCCIONES PARA EL ALTA

Como la estancia en el hospital después del parto se ha reducido, las instrucciones para el alta han cobrado importancia. Se hacen citas de seguimiento con el pediatra y obstetra. Las familias que reciben atención de médicos y enfermeras en clínicas de hospitales e instituciones de salud pública deben ser informadas de la ubicación de estos centros al momento de concertar las citas. En ocasiones, la trabajadora social participa en la planeación y puesta en práctica de este tipo de atención para asegurarse de que el lactante será atendido en clínicas para el bienestar infantil en las áreas de orientación anticipada, vacunas, crecimiento y desarrollo, valoración física, nutrición y salud emocional.

Los padres deberán recibir instrucciones sobre:

- Alimentación
- Baño (la hora puede variar y no es necesario hacerlo todos los días); en el capítulo 17 se describe el procedimiento para bañar al recién nacido
- Atención de la piel (no es necesario usar lociones, aceites y otros)
- Detección y remoción del "gorro de cuna"
- Eliminación (limpieza después de cada cambio de pañal)
- Temperatura
- Crecimiento y desarrollo
- Seguridad
- Uso del asiento para el auto
- Atención médica de seguimiento (revisiones del niño, vacunas)

En la medida de lo posible, la enfermera debe hacer participar a los padres en la atención cotidiana del recién nacido a fin de que adquieran cierto grado de confianza antes de salir del hospital.

Información de enfermería

Es necesario hacer hincapié en la flexibilidad del horario del baño. La enfermera debe subrayar la necesidad de contar con todos los implementos de antemano para no dejar al recién nacido solo y evitar que se enfríe, además de tranquilizar a los padres y reiterar que no hay nada desconcertante en bañar a un recién nacido.

Clave para la comunidad

Los recién nacidos que salen del hospital deben colocarse en un asiento para auto aprobado, en el asiento posterior y viendo hacia atrás. La mayor parte de las comunidades cuenta con programas para ayudar a los padres a conseguir dicho asiento antes de ser dados de alta del hospital.

Fototerapia en el hogar

Ante la tendencia actual de que la madre y el recién nacido sean dados de alta de 24 a 48 h después del parto, se ha incrementado la administración de fototerapia en el hogar. La ictericia fisiológica, que surge dos a tres días después del nacimiento, no siempre es evidente al momento del alta. Si el nivel de bilirrubina es tal que obligue al uso de fototerapia, proporcionar este tratamiento en casa es una opción para mantener al lactante y a la madre en su propio medio.

Las indicaciones para fototerapia en el hogar dependen de la salud del recién nacido, su peso, el nivel de bilirrubina y la capacidad de la familia de seguir el programa en casa. En general, el equipo se adquiere fuera del hospital (fig. 4-18). Al dar las instrucciones del alta, la enfermera instruye a la familia acerca de cómo instalar el equipo y la atención necesarios para el tratamiento. La familia deberá registrar la temperatura del lactante, sus alimentos, el aspecto de sus ojos (color, drenaje, lesiones), el número de pañales mojados y número y descripción de las evacuaciones. Con objeto de vigilar el estado del lactante, se requiere de seguimiento estricto con el médico, así como de revisiones, cuando menos una vez al día, de los niveles de bilirrubina.

Conceptos clave

- Con el inicio de la respiración, el recién nacido empieza a adaptarse a la vida extrauterina.
- El sistema de puntuación Apgar, que se lleva a cabo al minuto de nacido el pequeño y 5 min después permite

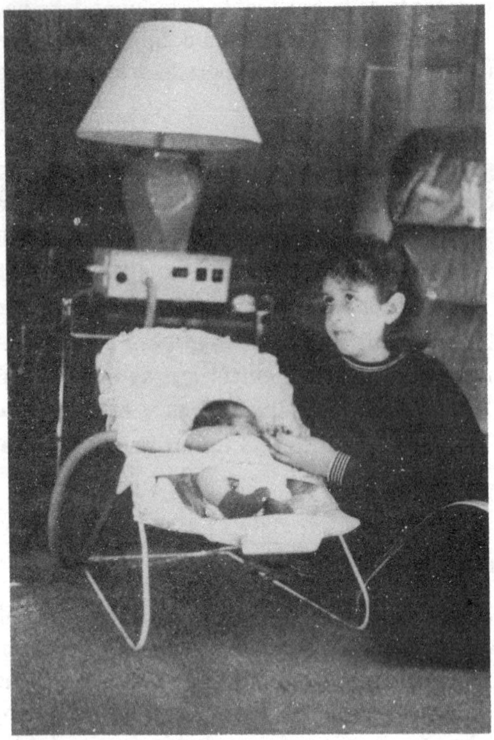

Fig. 4-18. La tecnología de la fibra óptica permite el uso de la fototerapia en el hogar. La fototerapia envolvente puede utilizarse con facilidad en casa e interfiere mínimamente con el placer de tener un nuevo miembro en la familia. Obsérvese que no es necesario cubrir los ojos del lactante. (Cortesía de la familia Tallis.)

valorar rápidamente su respuesta al ambiente extrauterino.

- Es necesario identificar adecuadamente al recién nacido antes de que salga de la sala de parto o de que sea separado de su madre.
- La pérdida de calor es un aspecto importante de la atención del recién nacido en la zona del parto.
- Poco después del nacimiento se administra vitamina K y ungüento de eritromicina para los ojos.
- Los reflejos presentes al nacer son reflejos de protección, de alimentación y de tono muscular.
- El lactante nace con la capacidad de que todos sus sentidos funcionen, visión, audición, gusto, olfato y tacto.
- Aspectos preocupantes del recién nacido son respiración, cambios circulatorios, regulación de la temperatura y alimentación.
- La leche materna proporciona nutrientes e inmunoglobulinas, que ofrecen protección inmunológica.
- La posición adecuada del bebé al darle el pecho disminuye la irritación de los pezones, no así limitar el tiempo de alimentación.
- Los lactantes alimentados con biberón reciben los nutrientes adecuados.
- Lavarse las manos es el método más efectivo para reducir la diseminación de infecciones.
- El estado de alerta tranquilo es el más favorable para establecer vínculos.
- La instrucción para el alta es importante para la familia del recién nacido, pero en especial para los padres primerizos.
- Al ser dado de alta del hospital, el lactante debe colocarse en un asiento para auto adecuado, el cual deberá utilizarse siempre que se transporte al recién nacido.

Bibliografía

Behrman RE, Kliegman RM, Jenson HB: *Nelson's textbook of pediatrics,* ed 16, Philadelphia, 2000, WB Saunders.

Brazelton TB: *Neonatal behavioral assessment scale,* ed 2, Philadelphia, 1984, JB Lippincott.

Lecturas sugeridas

Ashwill JW, Droske SC: *Nursing care of children: principles and practice,* Philadelphia, 1997, WB Saunders.

Biancuzzo M: *Breastfeeding the newborn: clinical strategies for nurses,* St Louis, 1999, Mosby.

Creasy RK, Resnik R: *Maternal-fetal medicine,* ed 4, Philadelphia, 1999, WB Saunders.

Gorrie TM, McKinney ES, Murray SS: *Foundations of maternal-newborn nursing,* ed 2, Philadelphia, 1998, WB Saunders.

Klaus M, Fanaroff A: *Care of the high-risk neonate,* Philadelphia, 1993, WB Saunders.

Lamp JM, Howard PA: *Guiding parents' use of the internet for newborn education, MCN* 24(1), January/February, 1999.

Levine M, Carey W, Crocker A: *Developmental-behavioral pediatrics,* ed 3, Philadelphia, 1999, WB Saunders.

Wong D, et al: *Whaley and Wong's nursing care of infants and children,* ed 6, 1999, St Louis, Mosby.

Capítulo 5

El neonato de alto riesgo

Objetivos

Al concluir este capítulo, la estudiante será capaz de:

- Definir el vocabulario señalado.
- Diferenciar al recién nacido pretérmino del que tiene bajo peso al nacer.
- Mencionar tres causas del nacimiento pretérmino.
- Describir las posibles complicaciones del nacimiento de alto riesgo.
- Describir la atención de enfermería necesaria para cada complicación.
- Comparar las técnicas de alimentación del recién nacido pretérmino y a término.
- Explicar dos formas para facilitar el proceso de vinculación materno infantil en el caso del recién nacido pretérmino.
- Mencionar tres características del lactante postérmino.

Terminología

Alto riesgo
Atelectasia
Equipo de transporte
Gruñido
Lanugo
Macrosomía
Previabilidad
Síndrome de dificultad respiratoria

EL LACTANTE PRETERMINO

El recién nacido de alto riesgo está en peligro de experimentar problemas médicos, de desarrollo o psicológicos. El objetivo es prevenir o detectar estos problemas en fases tempranas. Merced a una mayor especialización y a técnicas de vigilancia más complejas, en la actualidad sobreviven muchos lactantes que hace algunos años hubieran muerto. En este sentido, el papel que desempeña la enfermera se ha complicado, con mayor énfasis en las observaciones clínicas sutiles. El objetivo único de este capítulo es familiarizar a la estudiante con los lactantes de alto riesgo, a fin de que aprecie la lucha que entablan estos niños por sobrevivir y la gran responsabilidad de quienes se encargan de la atención de estos pacientes.

Se incluye en la categoría de ***alto riesgo*** al neonato cuya vida o calidad de vida se encuentra amenazada y que requiere supervisión profesional rigurosa. La premadurez y el bajo peso al nacer suelen venir aparejados, y ambos factores se relacionan con un mayor índice de morbilidad y mortalidad neonatal, pues a menor peso al nacer, mayores los riesgos para la vida durante el parto e inmediatamente después.

Anteriormente sólo se clasificaba a los neonatos según su peso al nacer: menos de 2 500 g se consideraba como de bajo peso al nacer (*low birth weight*, LBW), los de menos de 1 500 g, de muy bajo peso al nacer (*very low birth weight*, VLBW). Así mismo, los lactantes que registran un peso por encima del 90 porcentil en las curvas de crecimiento intrauterino se consideran grandes para su edad gestacional (*large for gestational age*, LGA). Sin embargo, en la actualidad son más importantes la edad gestacional y el nivel de maduración (fig. 5-1). Los datos actuales también indican que las tasas de crecimiento intrauterino no son las mismas para todos los bebés y que es necesario considerar factores individuales.

Edad gestacional se refiere al tiempo real, de la concepción al nacimiento, que el feto permanece dentro del útero. El lactante a término nace entre 38 y 42 semanas después de la concepción; los que nacen antes se consideran *pretérmino* y los nacidos después, *postérmino*.

El nuevo sistema de puntuación de Ballard se utiliza para determinar la edad gestacional; es la versión actualizada del sistema de calificación de Dubowitz y permite valorar las características físicas y el tono neuromuscular del recién nacido (véase Apéndice F).

El **nivel de maduración** indica cuán bien desarrollado se encuentra el lactante al nacer, así como la capacidad funcional de sus órganos para su vida fuera del útero. El médico puede determinar en gran medida la madurez del neonato al efectuar una cuidadosa revisión física, observar su comportamiento y conocer la anamnesis familiar. El lactante que nace a las 34 semanas de gestación, con un peso de 1 500 g, sin daños por defectos multifactoriales congénitos y con buena placenta, puede estar más sano que uno nacido a término, pequeño para su edad gestacional, debido a que su placenta fue insuficiente por diversas razones. Este lactante quizá también esté en mejor forma que el bebé de mayor peso, aunque inmaduro, de una madre diabética. Cada recién nacido tiene diferentes necesidades.

CAUSAS DEL NACIMIENTO PRETERMINO

La premadurez obedece a numerosas causas, en muchos casos desconocidas; puede ser resultado de nacimientos múltiples, enfermedad de la madre (p. ej., desnutrición, cardiopatía, diabetes mellitus, enfermedades infecciosas), o riesgo del propio embarazo, como preeclampsia (hipertensión inducida por la gestación), anormalidades placentarias que pueden provocar rotura prematura de las membranas, placenta previa (la que se inserta por encima del cuello uterino y no en una región más alta dentro del útero) y desprendimiento prematuro de la placenta.

También se ha dicho en estudios que la premadurez se relaciona con tabaquismo, consumo de alcohol y abuso de estupefacientes. La atención prenatal para prevenir el nacimiento pretérmino es muy importante, de lo contrario, puede dar por resultado lactantes de bajo peso al nacer y partos prematuros. Muchos de los lactantes prematuros nacen en familias que ya tienen problemas socioeconómicos. Para estimular los vínculos y el proceso de apego se fomenta la presencia de los progenitores en las salas de cunas de atención especial, y ha llegado a ser habitual. Los padres no siempre están preparados para enfrentar el esfuerzo adicional que impone el nacimiento de un lactante pretérmino, de modo que es vital que cuenten con ayuda y apoyos de otro tipo en el hogar, pues en estudios actuales se indica específicamente que hay una correlación entre nacimientos de alto riesgo y abuso y abandono de menores.

RIESGOS RELACIONADOS CON LA PREMADUREZ

El nacimiento prematuro priva al recién nacido de los beneficios plenos de la vida intrauterina. El lactante de 28 semanas de gestación que se encuentra en incubadora tiene la apariencia de un feto de siete meses de gestación. Su piel es transparente y laxa; se ven las venas superficiales por debajo del abdomen y del cuero cabelludo y carece de grasa subcutánea, además de que su frente, hombros y brazos están cubiertos por un pelo fino conocido como ***lanugo***. La vernix caseosa, sustancia parecida al queso y frecuente en los lactantes maduros, se encuentra ausente en los pretérmino. Las extremidades parecen cortas y el abdomen sobresale; las uñas son cortas y los genitales pequeños. Si el recién nacido es niña, los labios mayores suelen estar abiertos y el clítoris es evidente.

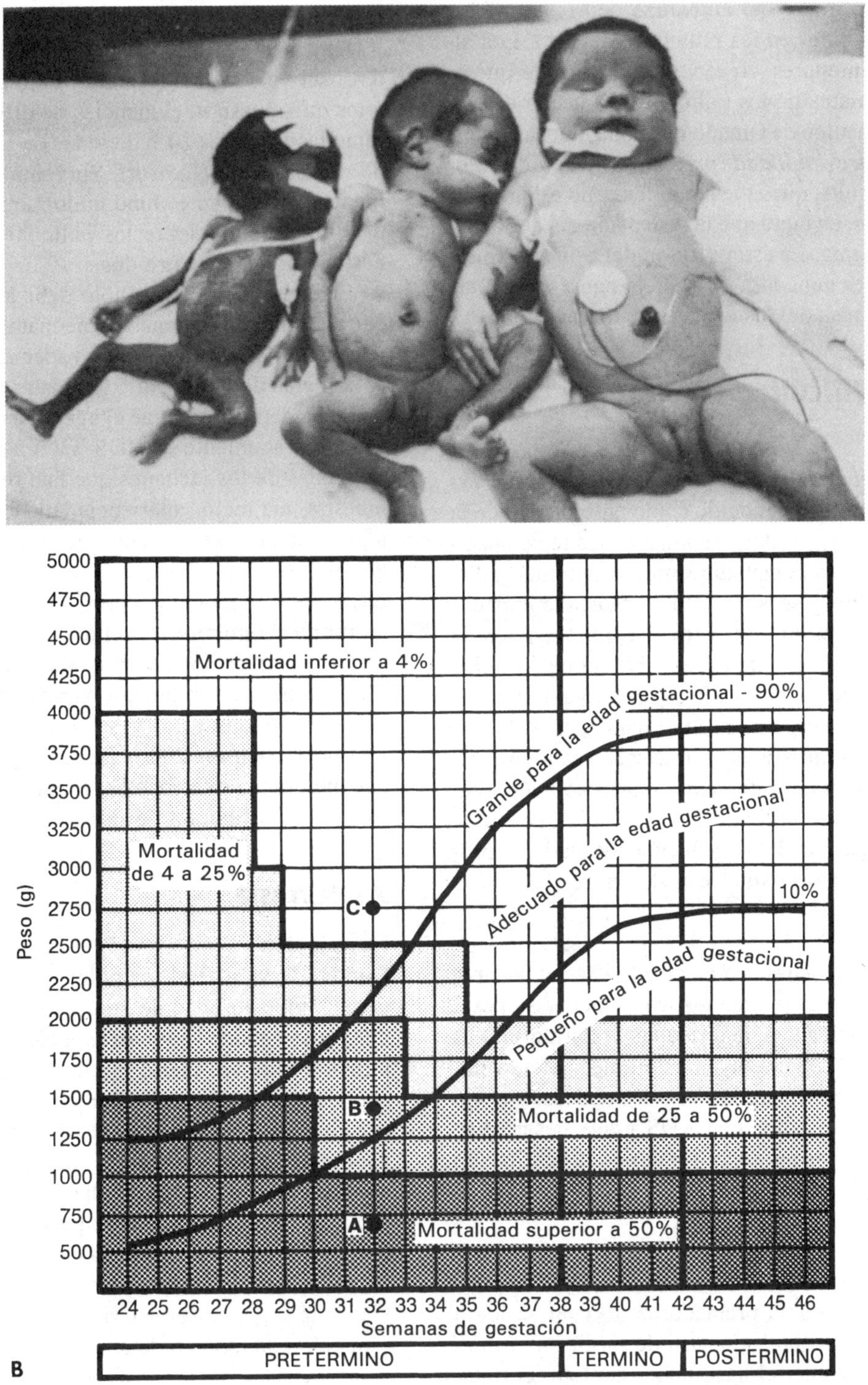

Fig. 5-1. A, Tres recién nacidos de la misma edad gestacional (32 semanas), con peso de 600, 1 400 y 2 750 g, respectivamente. B, Clasificación del recién nacido con base en la relación peso-edad gestacional. El estado de los lactantes cuyo peso se registra en A, se grafica a las 32 semanas (*puntos A, B y C*). (A, tomado de Korones SB: *High-risk newborn infants: the basis for intensive care*, 4a. ed., St. Louis, 1986, Mosby. B, tomado de Whaley LF, Wong DL: *Nursing care of infants and children*, 2a. ed., St. Louis, 1983, Mosby; modificado de Battaglia FC, Lubchenko LC: A practical classification of newborn infants by weight and gestational ages, *J. Pediatr* 71:159, 1967.)

Función respiratoria inadecuada

Durante la segunda mitad del embarazo ocurren cambios estructurales importantes en los pulmones del feto. Los alveolos, o sacos pulmonares, crecen, lo cual permite que se acerquen a los capilares de los pulmones. El hecho de que los alveolos no aumenten de tamaño ocasiona muchas muertes atribuidas a la ***previabilidad*** (*pre*, antes; *vita*, vida). Por otra parte, los músculos que mueven el tórax no están totalmente desarrollados, en tanto que la distensión del abdomen comprime el diafragma. La estimulación del centro respiratorio en el cerebro es inmadura y el reflejo nauseoso y el de tos son débiles, a causa del inadecuado aporte nervioso.

Síndrome de dificultad respiratoria

Descripción

El ***síndrome de dificultad respiratoria*** (*respiratory distress syndrome*, ***RDS***), también conocido como enfermedad de la membrana hialina, es un trastorno común en los recién nacidos pequeños. Debido a la inmadurez de los pulmones, disminuye el intercambio gaseoso, y esto, aunado a la inmadurez de la estructura pulmonar, provoca una deficiencia absoluta o funcional del agente tensoactivo, el cual impide el colapso de los alveolos durante la espiración al reducir la superficie de tensión del pulmón. Sin dicho agente, los alveolos necesitan expandirse una y otra vez con cada respiración a fin de que ocurra el intercambio gaseoso adecuado, de modo que el lactante utiliza toda la energía disponible para respirar. En ausencia de oxigenación adecuada, la producción del agente tensoactivo es escasa o nula.

Signos y síntomas

Los signos de RDS pueden surgir en cuanto nace el lactante pretérmino. Mientras más prematuro sea, y menor su peso, se incrementará la incidencia de dificultad respiratoria. Las manifestaciones de RDS incluyen taquipnea, aleteo nasal, cianosis, retracciones intercostales y esternales, así como ***gruñidos***. Los recién nacidos con RDS grave desarrollan apnea e insuficiencia respiratoria y requieren ventilación mecánica.

Tratamiento

La mejor manera de tratar el síndrome de dificultad respiratoria consiste en prevenir la premadurez, lo cual se logra mediante la atención prenatal. En caso de surgir un problema que obligue a adelantar el nacimiento del feto, el tratamiento suele incluir el incremento de la producción del agente tensoactivo, si hay suficiente tiempo, o la administración de la variante artificial de dicho agente después de que nace.

Si hay tiempo y el parto no es necesario antes de dos a tres días, se practica la amniocentesis para determinar la madurez del feto, pero si se detecta que la cantidad de agente tensoactivo es insuficiente, conviene acelerar la producción inyectando a la madre un corticosteroide como betametasona, cuya administración, uno a dos días antes del parto, puede reducir la posibilidad de síndrome de dificultad respiratoria.

Hoy en día se aplica una terapia de reemplazo de agente tensoactivo a lactantes de muy bajo peso al nacer, así como a los que muestran evidencias de dificultad respiratoria durante las primeras 24 h de vida. La forma sintética exógena de dicho agente (Exosurf, Survanta), que se administra de manera directa en el tubo endotraqueal del neonato, actúa de forma directa sobre los pulmones; se aplica cada 12 h hasta un total de cuatro dosis.

El agente tensoactivo sólo debe administrarse en la unidad de cuidados intensivos neonatales *(neonatal intensive care unit*, NICU) con el apoyo adecuado de un neonatólogo, enfermeras de la unidad y terapistas respiratorios.

Se ha demostrado que el agente tensoactivo es beneficioso en el tratamiento de RDS. La imagen radiográfica de los pulmones de los lactantes que han recibido dicha sustancia muestra una mejor apariencia, aunada a incremento del intercambio de gases y menor presión respiratoria. Sin embargo, el uso de este agente no ha reducido la incidencia de displasias broncopulmonares, las cuales pueden constituir un problema pulmonar crónico.

Las complicaciones terapéuticas derivadas del agente tensoactivo incluyen hipoxia e hipotensión pasajeras, bloqueo del tubo endotraqueal y hemorragia pulmonar (Behrman, Kliegman y Jenson, 2000). La investigación continúa en áreas que mejoran la oxigenación. En la actualidad se investiga el uso de la **ventilación líquida** y del **óxido nitroso**.

Atelectasia

Descripción

Durante la vida fetal los pulmones se encuentran colapsados; la imposibilidad de que se expandan después del nacimiento se conoce como ***atelectasia***. Aunque la primera respiración requiere cierto grado de expansión pulmonar, es posible que el desarrollo completo no tenga lugar sino varios días después. La **atelectasia primaria**, cuando los alveolos no logran expandirse, ocurre en lactantes pretérmino, lactantes de madres que han recibido sedación excesiva antes del parto y neonatos con lesiones en el centro respiratorio del cerebro. La **atelectasia secundaria** ocurre cuando los pulmones se colapsan después de haberse inflado previamente y puede ser causada por enfermedad pulmonar o aspiración de moco o de un cuerpo extraño.

Signos y síntomas

Las respiraciones del lactante son irregulares y rápidas, en ocasiones acompañadas de un ***gruñido*** respiratorio y aleteo de las fosas nasales. La piel se encuentra cianótica y moteada, y son notorias las retracciones intercostales y subesternales. Las radiografías que muestran aumento de densidad, en la mayor parte de los casos con afección de ambos pulmones, permiten confirmar el diagnóstico. El pronóstico depende del estado general del lactante y de la causa de la alteración.

Apnea

Descripción

La apnea del lactante pretérmino es bastante común. Los neonatos prematuros tienen periodos de respiraciones rápidas seguidas de respiraciones demasiado lentas y luego un lapso sin respiraciones evidentes. La apnea se define como la interrupción de las respiraciones durante 20 o más segundos que en ocasiones se relaciona con bradicardia (menos de 100 lpm) y cianosis.

Atención de enfermería

Los monitores para el registro de la apnea, que en general se calibran a 15 seg, sirven para alertar a la enfermera de que se ha interrumpido la respiración; sin embargo, no relevan a la enfermera de la responsabilidad de observar al lactante para detectar signos de dificultad respiratoria. Cuando suena la alarma del monitor, la enfermera deberá valorar primero al lactante y la presencia de signos de sufrimiento, además de su color y respiraciones; no es raro que este dispositivo emita alarmas falsas debido a cables sueltos y otras causas de origen mecánico. Si ha ocurrido un episodio apneico, la enfermera frotará con suavidad los pies, tobillos y espalda del lactante. Si la estimulación no produce los resultados esperados, deberá succionar la nariz y orofaringe del niño y cambiar la posición de la cabeza, echándola hacia atrás. Si aun así la respiración no se restablece, se proporcionará ventilación con una bolsa Ambu. Los lactantes que experimentan periodos de apnea debido a inmadurez, deben recibir medicamentos basados en cafeína o teofilina para estimular el sistema nervioso central, cuyo centro respiratorio mejora el ritmo de la respiración una vez que se ha estimulado.

Septicemia

Descripción

La septicemia denota infección generalizada en el torrente sanguíneo. Aunque todos los neonatos se encuentran en riesgo de contraerla, en los lactantes pretérmino el peligro es mayor, ya que su grado de inmunidad es menor y como no suele presentarse una respuesta inflamatoria local en el sitio de la infección, los signos y síntomas son vagos.

Signos y síntomas

Como se mencionó, las manifestaciones de la septicemia suelen ser ambiguas y el diagnóstico en ocasiones se basa en el hecho de que el lactante "no se ve bien". La septicemia puede afectar todos los sistemas corporales. Algunas de las manifestaciones más comunes son hipotermia, inestabilidad térmica y cambios en alimentación, color y actividad. En el cuadro 4-5 se mencionan los síntomas que se observan en los diferentes sistemas a causa de la septicemia.

Atención de enfermería

La prevención de la septicemia es la meta de la enfermera cuando tiene a su cuidado un lactante pretérmino. El lavado adecuado de manos es imperativo antes y después de tener contacto con el niño o el equipo. Las enfermeras que tienen a su cargo a recién nacidos de la unidad de cuidados intensivos deben usar batas y cubrebocas y aplicar las precauciones universales al atender al menor o tocar cualquier objeto que se encuentre en el medio circundante. El paciente deberá ser tratado con gentileza y se le proporcionará un ambiente termorregulado para que conserve su energía. Los recién nacidos con septicemia deben permanecer en aislamiento para impedir que la infección se disemine a otros neonatos.

Enterocolitis necrosante

Descripción

Los lactantes prematuros que pesan entre 501 y 1 500 g se encuentran en riesgo de desarrollar enterocolitis necrosante (*necrotizing enterocolitis*, NEC). El riesgo aumenta cuando ha habido hemorragias previas al parto, rotura prolongada de membranas (más de 36 h) y puntuación Apgar inferior a 7 a los 5 min (Klaus & Fanaroff, 1993). Debido a la presencia de microorganismos en el sistema gastrointestinal, esta enfermedad puede incrementar la mortalidad y la morbilidad neonatal. La causa de la enterocolitis necrosante es motivo de controversia, pero es posible que se relacione con isquemia intestinal, la presencia de bacterias en el área y la ingestión de cierto tipo de fórmulas.

Signos y síntomas

Los primeros signos de la enterocolitis necrosante, como temperatura inestable, apnea y bradicardia, son difíciles de diferenciar de los que ocasionan otras enfermedades. Las manifestaciones más específicas incluyen distensión abdominal, vómito con contenido biliar, sangre en las heces y diarrea.

Atención de enfermería

La identificación oportuna de los signos y síntomas de la NEC favorecen el tratamiento temprano. La temperatura no debe tomarse por vía rectal debido al riesgo de perforación. Es importante el lavado escrupuloso de manos y adoptar otras medidas para control de infecciones. La enfermera vigila los signos vitales e informa de cualquier hallazgo anormal. Las órdenes para reanudar la alimentación se siguen estrictamente.

Hipoglucemia

Descripción

El lactante pretérmino no permaneció dentro del útero el tiempo suficiente como para recibir el suministro necesario de grasa o glucógeno que le permite movilizar la glucosa. Los niveles de glucosa sanguínea deberán mantenerse por arriba de los 40 mg/dl en lactantes de todas las edades (Klaus y Fanaroff, 1993).

Signos y síntomas

Además de que el nivel de glucosa en la sangre debe ser desde luego bajo, determinado en el plasma o la sangre, la enfermera deberá vigilar otras manifestaciones de hipoglucemia, las cuales incluyen dificultad para alimentarse, hambre, letargo, apnea, esfuerzo respiratorio irregular, cianosis, llanto débil y agudo, nerviosismo, contracciones espasmódicas, ojos en blanco y convulsiones.

Atención de enfermería

La atención de enfermería implica principalmente identificar los signos y síntomas que podrían ser indicativos de la presencia de hipoglucemia. La enfermera deberá también controlar la temperatura del ambiente a fin de que el lactante no tenga que consumir energía adicional para adaptarse a un ambiente frío. La alimentación también contribuye a prevenir la hipoglucemia.

Hipocalcemia

Descripción

La hipocalcemia (*hypo*, por debajo; *calcemia*, calcio en la sangre) también se observa en lactantes pretérmino y recién nacidos enfermos. El calcio es transportado a través de la placenta durante el embarazo, en particular durante el tercer trimestre. El nacimiento prematuro puede dar por resultado niveles de calcio sérico más bajos de lo normal. Factores de estrés, como asfixia perinatal, traumatismos, diabetes en la madre, entre otros, pueden predisponer al recién nacido a la hipocalcemia.

Signos, síntomas y tratamiento

La hipocalcemia temprana del neonato se observa en los primeros dos o tres días de vida y por lo general es transitoria. La hipocalcemia tardía aparece una semana después del nacimiento cuando se alimenta al niño con leche de vaca no modificada, lo cual reduce la actividad de las glándulas paratiroides. Esta alteración también se conoce como tetania neonatal. Es necesario vigilar los niveles séricos de calcio en todos los recién nacidos de alto riesgo. Los niveles normales fluctúan entre 8.0 y 10.5 mg/dl. Siempre que sea posible, la hipocalcemia se tratará con alimentación temprana y complementos de calcio.

Enfermedad hemorrágica

Los lactantes nacen con deficiencia de vitamina K. El tracto intestinal del neonato es también estéril y no puede sintetizar la vitamina, sino hasta que empieza a alimentarse.

Signos, síntomas y tratamiento

Las manifestaciones de la enfermedad suelen ocurrir durante el segundo o tercer día de vida. La enfermera deberá observar si hay escurrimiento de sangre en el ombligo o en el sitio de la circuncisión, o bien sangre en las heces, heces negras, hematuria, equimosis y epistaxis (hemorragia nasal). Para prevenir este trastorno se administra vitamina K por vía intramuscular durante las primeras 24 h.

Retinopatía de la premadurez

Esta alteración es causada por el efecto tóxico del oxígeno en los vasos sanguíneos en desarrollo de la retina del recién nacido. La retinopatía de la premadurez es la causa principal de ceguera en lactantes de menos de 1 500 g. La incidencia se reduce mediante vigilancia atenta de los gases arteriales en los neonatos que han recibido oxígeno.

Ictericia

El hígado del recién nacido no está maduro y tarda más en empezar a funcionar de manera eficaz. Además, las equimosis y petequias son más evidentes en el lactante prematuro por la fragilidad de los vasos sanguíneos. En el capítulo 4 se describió la ictericia fisiológica, que se presenta del tercero al quinto día posteriores al parto. En el lactante pretérmino, el nivel de bilirrubina aumenta durante más tiempo y no alcanza su máximo punto sino cinco a siete días después del parto. La ictericia en el primer día de vida es siempre patológica y no debe confundirse con la ictericia fisiológica. La fototerapia es el tratamiento indicado para reducir o prevenir los niveles crecientes de bilirrubina cuando se relacionan con ictericia fisiológica. Las ondas luminosas tornan la bilirrubina de la piel en una forma excretable. Véase el Plan de atención de enfermería 5-1 en donde se indican los cuidados que requiere el neonato tratado con fototerapia en el hospital.

NECESIDADES Y ATENCION ESPECIALES DEL LACTANTE PRETERMINO

La atención del lactante pretérmino es similar a la del nacido a término en el sentido de que se valora al nacer y se recurre a la reanimación, de ser necesaria. Una vez que se establece la función respiratoria, se examina al neonato para descartar cualquier problema de otro tipo. La estabilización de la respiración y la termorregulación son prioritarias respecto de cualquier otro tipo de atención de rutina. En ocasiones es necesario transferir al niño de un hospital comunitario a la unidad de cuidados intensivos neonatales, lo cual se traduce en la separación inmediata del neonato de la unidad familiar, de modo que deben tomarse en consideración los aspectos relativos al proceso de vinculación y apego en estos casos.

Termorregulación

Una de las necesidades más críticas del lactante de alto riesgo es el control de la temperatura corporal. El neonato pretérmino carece de grasa aislante, que se traduce en pérdida excesiva de calor por radiación de un área de superficie proporcionalmente mayor respecto del peso corporal. Después del nacimiento, es imperioso secar de inmediato a todos los lactantes de alto riesgo para evitar la pérdida de calor por evaporación. También deberá utilizarse un radiador de calor a fin de disminuir la pérdida del mismo y facilitar el acceso del personal al menor (fig. 5-2). El recién nacido se coloca en incubadora o cerca de un radiador de calor; la temperatura se mantiene a un nivel constante mediante una sonda sensible al calor que se adhiere a una prominencia no ósea del abdomen o la espalda, de modo que el niño haga las veces de termostato del radiador. Así mismo, se vigila la temperatura axilar del pequeño. La ventaja de los radiadores elevados radica en que no obstaculizan el acceso del personal al paciente mientras se le mantiene en un ambiente neutral. La enfermera también debe hacer lo siguiente:

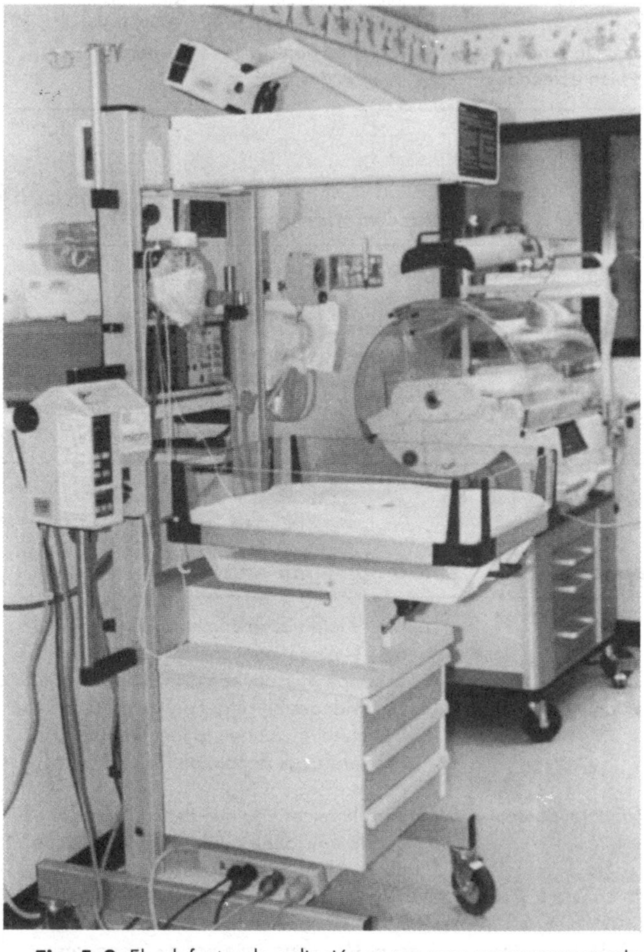

Fig. 5-2. El calefactor de radiación se usa para conservar y mantener el calor del cuerpo del lactante. (Cortesía de North Hills Medical Center, Fort Worth, Texas.)

1. Entibiar previamente todas las superficies que estarán en contacto con el niño.
2. Evitar corrientes de aire en la habitación.
3. Bañar al lactante a discreción. La valoración regular tiene mayor prioridad que el baño diario de rutina por el riesgo de pérdida de calor por evaporación.
4. Proporcionar una cubierta de calor plástica para el lactante de muy bajo peso al nacer.
5. Usar gorros y botines tejidos al sacar al niño de la incubadora o alejarlo del radiador de calor (fig. 5-3).
6. Envolver al recién nacido en una frazada si se le retirará del radiador o la incubadora.

Nutrición

La alimentación del lactante pretérmino puede ser por vía oral, o mediante sonda esofágica o parenteral (por vía intravenosa). Por lo general, a los lactantes enfermos y demasiado prematuros se les administran líquidos por vía intravenosa mediante un catéter introducido por la vena umbilical poco después del parto, y en pequeñas cantidades, algunas veces de tan sólo 5 ml por hora. Los lactantes pretérmino de menos de 32 a 34 semanas de gestación suelen ser alimentados a través de una sonda nasal o gástrica por la inmadurez de sus reflejos de succión y deglución. Al madurar y fortalecerse, se alterna la alimentación con chupón y sonda esofágica. La enfermera observará la succión del lactante, así como el reflejo de deglución, su aumento de peso y la ausencia de dificultad respiratoria para determinar si tolera la alimentación con chupón. Es posible proporcionar al niño leche materna extraída y almacenada adecuadamente, o fórmula, cuan-

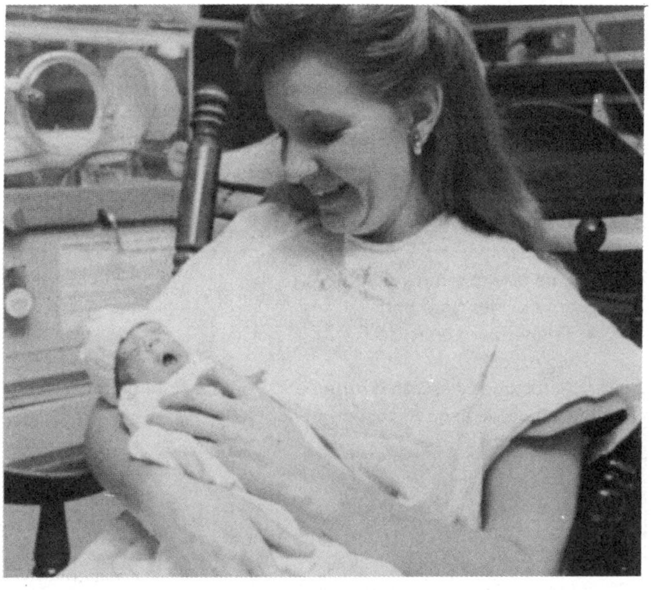

Fig. 5-3. Cuando se aleja al recién nacido del calefactor, deberá portar gorra y botines tejidos. (Cortesía de Cook Children's Medical Center, Fort Worth, Texas.)

Plan de atención de enfermería 5-1
El recién nacido que recibe fototerapia

Diagnóstico de enfermería: Lesión, riesgo de, daño relacionado con niveles altos de bilirrubina

Metas/criterios de evolución	Intervenciones de enfermería	Razonamiento
El lactante no padecerá daño neurológico, lo cual se evidenciará por: • Ausencia de signos de afección neurológica (letargo, contracciones) • Niveles de bilirrubina menores de 18 mg/dl	Valorar el estado neurológico del lactante	Ayuda a la identificación temprana de cualquier deficiencia
	Vigilar los resultados de laboratorio en cuanto a niveles de bilirrubina	Permite notificar oportunamente al médico si el nivel de bilirrubina aumenta o excede los 18 mg/dl
	Apagar las luces de fototerapia durante la obtención de muestras de sangre	Las luces de fototerapia pueden alterar la bilirrubina en los tubos de muestras y los resultados pueden ser incorrectos

Diagnóstico de enfermería: Lesión, riesgo de daño ocular relacionado con la fototerapia

Metas/criterios de evolución	Intervenciones de enfermería	Razonamiento
El lactante no padecerá daño ocular, lo cual se evidenciará por: • Ausencia de secreciones oculares • Ausencia de enrojecimiento ocular • Ausencia de irritación de la córnea	Aplicar parches sobre los ojos cerrados del lactante mientras se encuentre bajo la luz de fototerapia	Los ojos del lactante deben estar cerrados para disminuir la posibilidad de irritación y prevenir lesiones en las córneas
	Retirar los parches al alimentarlo	Permite el contacto ocular y favorece el proceso de vinculación materno infantil
	Detectar si hay enrojecimiento, secreciones o irritación de los ojos al alimentarlo	Permitirá identificar el problema en fases iniciales; mientras más temprano se detecte, más temprano podrá tratarse
	Revisar los parches con frecuencia para asegurarse de que estén bien colocados	Los lactantes son activos y los parches pueden desplazarse

Diagnóstico de enfermería: Déficit volumétrico, relacionado con aumento de la pérdida de líquidos a través de la piel y las evacuaciones

Metas/criterios de evolución	Intervenciones de enfermería	Razonamiento
El lactante tendrá hidratación adecuada, lo cual se evidenciará por: • Turgencia satisfactoria de la piel • Humedad de las membranas mucosas • Pérdida ponderal inferior a 10% • Micciones por lo menos cada 6 h	Valorar el turgor de la piel y membranas mucosas en cada cambio de turno	Valoración rápida de la hidratación
	Pesar al neonato diariamente, registrar el peso e informarlo al médico	El peso es un buen indicador del estado general de hidratación
	Registrar micciones y evacuaciones	El volumen de orina es un indicador adecuado de perfusión renal, la cual a su vez es indicadora de hidratación adecuada

Diagnóstico de enfermería: Temperatura corporal, alteraciones en la, riesgo de, relacionadas con la fototerapia

Metas/criterios de evolución	Intervenciones de enfermería	Razonamiento
El lactante tendrá temperatura normal, lo cual se evidenciará por: • Temperatura entre 36.5 y 37°C por vía axilar • Acrocianosis escasa o ausente • Tiempo de llenado capilar menor de 3 s	Valorar la temperatura cada 4 h	La fototerapia puede aumentar la temperatura, y si no se mantiene tibio el ambiente, la temperatura puede disminuir
	Revisar la incubadora del lactante y ajustar la temperatura	Las necesidades de oxígeno y de glucosa se incrementan cuando la temperatura desciende por debajo de los perímetros proporcionados
	Mantener en su sitio el sensor cutáneo de temperatura	Muestra la necesidad que tiene el lactante de tibieza adicional; permite que el lactante actúe como su propio termostato
	Vestir al lactante y envolverlo en una frazada al alimentarlo	Disminuye la pérdida de calor del lactante hacia el ambiente
	Instruir a los padres acerca de la necesidad de conservar la temperatura del menor	Aumenta los conocimientos de los padres acerca de la importancia de conservar la temperatura del lactante

Diagnóstico de enfermería: Nutrición, alterada: menor a los requerimientos corporales, relacionada con el estado del recién nacido y la fototerapia

Metas/criterios de evolución	Intervenciones de enfermería	Razonamiento
El lactante tendrá nutrición adecuada, lo cual se evidenciará por: • Aumento de peso de 14 a 28 g por día • Ingestión de 2 onzas líquidas por alimento • Alimentación cada 3 a 4 h con fórmula • Amamantamiento cada 2 a 3 h • Orina por lo menos cada 4 h • Evacuaciones por lo menos cada 24 h	Pesar y valorar el peso todos los días	Proporciona datos que sustentan el hecho de que el lactante satisface sus necesidades
	Alimentar al neonato cada 2 a 4 h	El estómago del recién nacido se vacía en 2 h si se le amamanta y en 3 h si recibe fórmula
	Hacerlo eructar después de cada 1/2 onza líquida	Permite la expulsión del aire ingerido, de modo que se incrementa la cantidad de líquido que puede ingerirse
	Registrar la ingestión	Habilidad para mantener un registro preciso de la ingestión
	Instruir a los padres acerca de la importancia de alimentar al niño con tal frecuencia	Compartir información aumentará la capacidad de los padres para participar en la atención de su hijo

Diagnóstico de enfermería: Falta de conocimiento de los padres sobre el uso de fototerapia

Metas/criterios de evolución	Intervenciones de enfermería	Razonamiento
Los padres adquirirán conocimientos, lo cual se evidenciará por: • Comprensión del proceso de la ictericia • Conocimiento de la naturaleza benigna de la ictericia fisiológica • Demostración de su capacidad para atender al lactante • Manifestación de aspectos positivos de vinculación	Valorar el conocimiento de los padres	Ayuda a quien presta la atención a saber dónde empezar
	Ofrecer información adicional cuando menos en dos formas diferentes (p. ej., verbal y escrita)	El uso de más de uno de los sentidos incrementa la capacidad para aprender información nueva
	Estimular la participación de los padres en la atención del lactante	Permite que los padres aumenten gradualmente sus habilidades
	Reafirmar y elogiar las acciones de los padres	Fomenta el aprendizaje y permite que los padres perciban por sí mismos su éxito
	Percatarse del nivel de confianza de los padres	Permite proporcionar nueva información al nivel de los padres, así como responder a sus preguntas
	Proporcionar vigilancia	Brinda una oportunidad de responder cualquier tipo de pregunta

Diagnóstico de enfermería: Integridad de la piel, deterioro, riesgo de, relacionado con la fototerapia

Metas/criterios de evolución	Intervenciones de enfermería	Razonamiento
La piel del lactante permanecerá intacta, lo cual se evidenciará porque ésta: • Se encuentra tibia, seca e íntegra en toda su extensión • No exhibe erupciones, escoriaciones ni enrojecimiento • No muestra quemaduras ni fisuras	Valorar cualquier irritación cutánea al momento de alimentar	La fototerapia puede ser irritante para la piel del recién nacido
	Usar el equipo de fototerapia apropiado (cubrir las bombillas con Plexiglas)	Debido a que las bombillas fluorescentes pueden quebrarse, la cubierta de Plexiglas protegerá al recién nacido de cualquier exposición al vidrio
	Limpiar con suavidad el área del pañal	Las evacuaciones tienen un alto contenido de bilirrubina, son frecuentes y líquidas; estos factores pueden ser irritantes para el área del perineo
	Cambiar al lactante de posición cada 2 h	Aumenta la exposición de superficie corporal a las luces de la fototerapia
	Mantener limpia y seca la piel y no usar talco, lociones ni aceites	Aun cuando la piel puede resecarse mientras el lactante recibe la fototerapia, artículos tales como aceites, etc., pueden ocasionar quemaduras de la piel

do así lo dicte el médico. Para los lactantes pequeños hay chupones especiales de tamaño reducido y suaves.

La alimentación no deberá tomar más de 15 a 20 min, pues se consumirían más calorías de las que aporta la alimentación. Se colocará al recién nacido en posición semisedente y se le hará eructar con suavidad después de que haya tomado media onza. Al terminar, se recostará sobre su lado derecho con la cabeza ligeramente elevada, ya que esta posición facilita el vaciamiento del estómago.

La ingestión de líquidos se registra escrupulosamente. La enfermera anota el número de evacuaciones, el color y la densidad de la orina y vigila la aparición de signos de edema. Las necesidades de hidratación del paciente se revisan diariamente con base en ingestión, gasto, peso, estudios de química sanguínea y apariencia general.

Observación rigurosa

El médico debe examinar al niño prematuro cuando su estado lo permita y anotar las órdenes específicas de tratamiento y atención de enfermería; se basará en las valoraciones de las enfermeras de la unidad de cuidados intensivos neonatales, quienes le notificarán cualquier cambio importante en el estado del lactante (fig. 5-4). La enfermera experimentada que labora en dicha unidad observará y registrará la atención y el tratamiento con gran precisión. En el cuadro 5-1 se presentan observaciones *generales* para la atención de recién nacidos prematuros. Los cambios repentinos exigen algún tipo de intervención y deberán notificarse de inmediato.

Posición y atención de la piel

Cuando el lactante prematuro tiene gran cantidad de moco es necesario voltearlo de un lado a otro por lo menos cada 2 h para facilitar el drenaje del moco y el movimiento de los líquidos. No se debe dejar en una sola posición por periodos prolongados, porque además de ser incómodo, puede ser peligroso para los pulmones. El cambio de posición también impedirá el exceso de presión en su delicada piel. En caso de ulceraciones, se expondrá la región afectada al aire y se administrará el tratamiento prescrito por el médico. (Véase el cap. 4 para una descripción más amplia sobre la piel del recién nacido.)

REACCION DE LA FAMILIA AL LACTANTE PRETERMINO

Mientras el lactante está hospitalizado, los padres deben ser orientados y preparados para esta nueva experiencia; no sería raro que estuvieran descorazonados por la poco atractiva apariencia de su hijo prematuro y se sintieran culpables del estado del niño. También es posible que teman la muerte del pequeño y que no puedan expresar sus sentimientos. Por otra

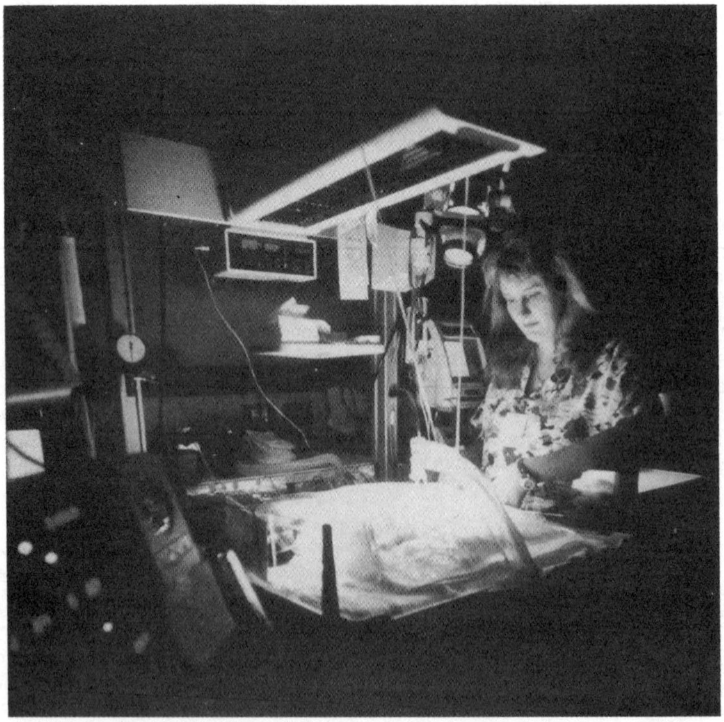

Fig. 5-4. La valoración física del prematuro es un proceso continuo. (Cortesía de Harris Methodist Fort Worth Hospital, Fort Worth, Texas y fotógrafo Geno Loro, Jr.)

Cuadro 5-1. Observaciones de enfermería en la atención del lactante pretérmino

Características	*Aspectos que deben buscarse*
Color	Palidez, cianosis, ictericia
Respiraciones	Regularidad, apnea, retracciones esternales, respiración forzada
Pulso	Velocidad y regularidad
Abdomen	Distensión
Evacuaciones	Frecuencia, color, consistencia
Piel	Erupciones, irritaciones, pústulas, edema
Cordón umbilical	Secreciones
Ojos	Secreciones
Alimentación	Capacidad para succionar, vómitos o regurgitaciones, grado de satisfacción
Membranas mucosas	Sequedad de labios y boca, signos de ulceración
Micciones	Inicial, frecuencia
Fontanelas	Hundimiento o prominencia
Actividad general	Aumento o disminución de los movimientos, letargo, contracciones, frecuencia y calidad del llanto, hiperactividad

parte, necesitan tiempo para observar y tocar a su hijo y empezar a verlo como exclusivamente suyo (fig. 5-5). Esto, y el contacto humano inmediato, son también vitales para el lactante. La madre suele preocuparse por su capacidad para atender a una criatura tan pequeña y desprotegida. Sin embargo, cuando se sienta preparada, podrá ayudar a la enfermera a cambiar los pañales, bañar al lactante, alimentarlo y demás. En estos momentos también se pone énfasis en otros aspectos de la atención del bebé.

Cuando los lactantes necesitan cuidados especiales y están separados de sus padres, puede dificultarse el proceso de vinculación y apego, de modo que es importante que las enfermeras estén pendientes de ello y faciliten dicho proceso. Las visitas, las llamadas telefónicas y la participación en el cuidado del menor siempre que sea posible son una forma de apoyar a la familia en crisis de este tipo. Los padres pueden ayudar a los hermanos a aceptar al pequeño, hablando de él y llamándolo por su nombre, compartiendo noticias de su mejoría, tomándole fotos e instándolos a mandarle tarjetas y dibujos. Algunos hospitales tienen áreas especiales donde los hermanos pueden visitar al pequeño a través de una ventana.

La planeación del alta empieza en cuanto nace el lactante para evitar la ansiedad de los padres al llevarlo a casa. Quizá duden de su capacidad para cuidar a un lactante que ha recibido cuidados especializados y necesitarán confianza para la atención cotidiana de su hijo, así como para la atención especial que necesite. La prevención de infecciones es prioritaria en este tipo de instrucción. Es importante programar las consultas de seguimiento además de identificar las medidas de atención de la salud en el hogar que se necesitarán. La enfermera subrayará la importancia de consultar al médico y de aplicar las vacunas, como corresponde a cualquier lactante sano.

Los padres deben estar preparados para los comentarios de sus familiares acerca del tamaño del recién nacido y de su desarrollo más lento. El crecimiento y desarrollo del lactante pretérmino generalmente se basa en la edad del momento menos el número de semanas previas al término del embarazo. Por ejemplo, si nació a las 36 semanas de gestación, el niño de 1 mes de edad deberá encontrarse en el nivel de maduración de un recién nacido normal. De este modo, nadie tendrá expectativas poco realistas en torno al lactante.

En ausencia de defectos y complicaciones congénitas graves, el ritmo de crecimiento del lactante pretérmino se acerca al del nacido a término más o menos al segundo año de vida. Sin embargo, en caso de enfermedades crónicas, de ingesta nutricional insuficiente o de atención inadecuada, el niño podría no alcanzar la tasa de crecimiento esperada.

Información de enfermería

La enfermera debe alentar a los padres a expresar sus sentimientos y temores respecto del lactante pretérmino y de la forma en que lo cuidarán en el hogar.

EL LACTANTE POSTERMINO

El recién nacido se considera postérmino si el embarazo va más allá de las 42 semanas, fenómeno que ejerce una enorme tensión psicológica en la madre y otros miembros de la familia, que ansían el nacimiento del niño. Si bien no se ha aclarado la causa de la posmadurez, se sabe que la placenta no funciona adecuadamente al envejecer, lo cual puede producir sufrimiento fetal.

Los recién nacidos demasiado grandes, como los de madres diabéticas, no son necesariamente posmaduros, pero sí más grandes de lo normal porque crecen de manera inusitadamente rápida antes de nacer.

La tasa de mortalidad de los pequeños nacidos después de 42 semanas de gestación es dos a tres veces superior a la de los nacidos a término. El riesgo mayor para estos neonatos reside en el proceso del parto.

El lactante postérmino es largo y delgado, y parece como si hubiera bajado de peso. Su piel es laxa, sobre todo cerca de los muslos y los glúteos. Tiene poco pelo aterciopelado (lanugo) o vernix caseosa. La pérdida de esta sustancia protectora, similar al queso, puede resecar la piel, que se agrieta y descama; por su textura casi parece pergamino. Las uñas son largas y en ocasiones están manchadas de meconio. El lactante tiene cabello abundante y se ve alerta. Muchos sufren pocos efectos adversos relacionados con la demora en su nacimiento, pero de cualquier manera deben ser observados con atención en la sala de cunas.

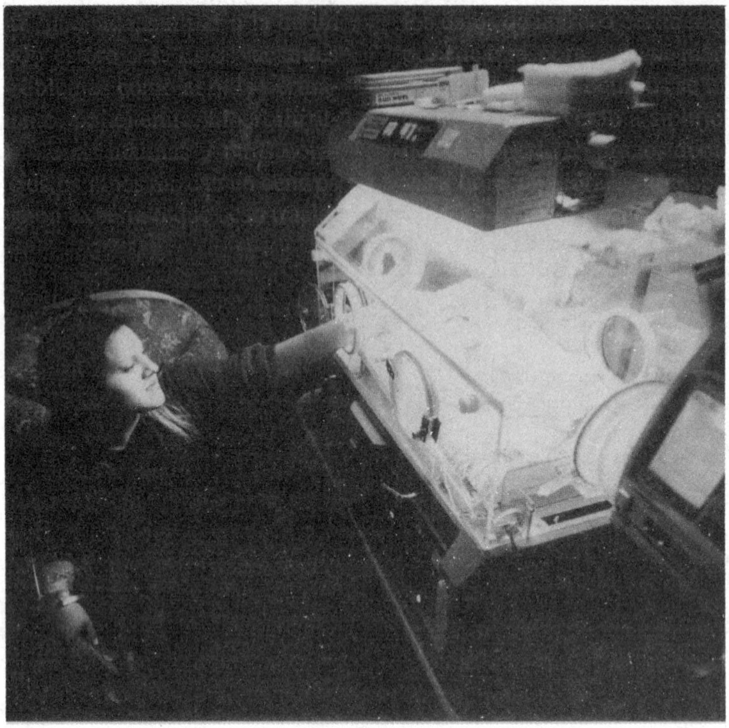

Fig. 5-5. La madre visita al lactante prematuro y lo toca cariñosamente. (Cortesía de Harris Methodist Fort Worth Hospital, Fort Worth, Texas y fotógrafo Geno Loro, Jr.)

Cuando se ha determinado que el embarazo rebasa las 40 semanas, el bienestar de la madre y del niño se definen mediante pruebas especiales. El curso que deberá seguirse se basa en los resultados de dichas pruebas. Si hay evidencia de sufrimiento fetal o de riesgo para la madre, se practica una operación cesárea.

LACTANTES DE MADRES DIABETICAS

Los buenos resultados en el control de la diabetes han incrementado el número de madres diabéticas que tienen hijos, los cuales, sin embargo, se consideran de alto riesgo porque estuvieron expuestos a niveles altos de glucosa materna antes de nacer. El páncreas del feto responde produciendo más insulina, que constituye un importante regulador del crecimiento y metabolismo fetales. Se cree que ello explica el gran tamaño de estos neonatos. El índice de mortalidad es elevado. La ***macrosomía*** (*macro*, grande; *soma*, cuerpo) se considera un síntoma clásico de los hijos de diabéticas. La cara del bebé es grande y está hinchada, similar a la de un niño al que se ha administrado esteroides. Estos lactantes también son candidatos de problemas como asfixia perinatal, traumatismos del nacimiento, policitemia, hiperbilirrubinemia, enfermedad de membranas hialinas y otras complicaciones. Es imperioso que estos niños nazcan en centros donde se disponga de supervisión experta o que sean trasladados inmediatamente después de su nacimiento a un centro regional de atención.

TRANSPORTACION DEL NEONATO DE ALTO RIESGO

El traslado del neonato de alto riesgo requiere organización y la experiencia de un equipo especial, ya que el éxito del mismo depende de varios factores. Primero, es vital anticipar la necesidad de traslado. El pequeño deberá estabilizarse antes de su transferencia. Preparar e instruir a los padres es muy importante. Muchos hospitales que cuentan con una unidad de cuidados intensivos neonatales disponen de un ***equipo de transporte*** especial que incluye enfermera, terapista respiratorio y, en ocasiones, neonatólogo. Se corroboran los signos vitales y los análisis de sangre (gases sanguíneos y niveles de glucosa) de referencia y se pesa al neonato si no está contraindicado. Es necesario hacer copias de todos los registros, incluidos expediente del lactante, antecedentes prenatales de la madre y registro del parto, así como los datos de ingreso pertinentes. Se proporciona una incubadora de transporte a fin de mantener la temperatura. Las baterías de todos los equipos se mantienen cargadas al máximo.

Los padres verán a su hijo antes de la salida. Si no pueden sostenerlo en brazos debido al estado del mismo, se llevará la incubadora de transporte a la cabecera de la madre para que pueda observar y tocar al bebé. Deberá tomarse una fotografía instantánea y proporcionarla a los padres. En ocasiones, la madre no puede ver a su hijo por su propia inestabilidad, en cuyo caso, el personal de enfermería deberá mostrar especial empatía.

Una vez que el lactante llega al hospital en que será recibido, se llama a los padres por teléfono. También se considera un gesto amable que el personal que lo recibe retroalimente a sus colegas del primer hospital con el fin de mantenerlos al tanto de los resultados de su esfuerzo.

Conceptos clave

- Edad gestacional es el tiempo que el feto pasa en el útero, de la concepción al nacimiento.
- Los nacimientos pretérmino se deben a muchos factores; en ciertos casos se desconoce la causa.
- La atención prenatal puede reducir el número de nacimientos prematuros porque se detectan y tratan los problemas, de modo que se demora el proceso del parto.
- En los lactantes prematuros, la inmadurez de todos los sistemas del cuerpo, en especial el respiratorio, es causa de preocupación.
- La inmadurez del sistema inmunológico y la presión a que se ve sometido en condiciones de alto riesgo pone al recién nacido en peligro de desarrollar septicemia.
- Las dimensiones del área de superficie corporal respecto del peso de los lactantes pretérmino pequeños incrementan la pérdida de calor del cuerpo y dan lugar a problemas relacionados con la termorregulación.
- Los problemas de nutrición de estos neonatos de alto riesgo incluyen su incapacidad para satisfacer su necesidad cada vez mayor de líquidos y calorías.
- Al atender a los neonatos de alto riesgo, deben tomarse en cuenta en todo momento a los padres y familiares.

Bibliografía

Behrman RE, Kliegman RM, Jenson HB: *Nelson's textbook of pediatrics,* ed 16, Philadelphia, 2000, WB Saunders.

Klaus M, Fanaroff A: *Care of the high-risk neonate,* Philadelphia, 1993, WB Saunders.

Lecturas sugeridas

Ashwill JW, Droske SC: *Nursing care of children: principles and practice,* Philadelphia, 1997, WB Saunders.

Burg FD, Ingelfinger JR, Wald ER, et al: *Gellis and Kagan's current pediatric therapy,* ed 16, Philadelphia, 1999, WB Saunders.

Creasy RK, Resnik R: *Maternal-fetal medicine,* ed 4, Philadelphia, 1999, WB Saunders.

Gorrie TM, McKinney ES, Murray SS: *Foundations of maternal-newborn nursing,* ed 2, Philadelphia, 1998, WB Saunders.

Philip A: *Neonatology: a practical guide,* Philadelphia, WB Saunders.

Wong D, et al: *Whaley and Wong's nursing care of infants and children,* ed 6, St. Louis, 1999, Mosby.

Capítulo 6

Trastornos del recién nacido

Malformaciones presentes al nacer (congénitas)

SISTEMA NERVIOSO

Hidrocefalia

Mielodisplasia/espina bífida

SISTEMA CARDIOVASCULAR

Enfermedades cardiacas congénitas

SISTEMA GASTROINTESTINAL

Labio leporino

Paladar hendido

SISTEMA MUSCULOESQUELETICO

Pie zambo

Displasia congénita de la cadera

Síndrome de Down

Lesión perinatal

Enfermedad hemolítica del recién nacido: Eritroblastosis fetal

Hemorragia intracraneal

Infecciones

Algodoncillo (candidiasis bucal)

Diarrea infecciosa

SISTEMA INMUNOLOGICO

Síndrome de inmunodeficiencia adquirida (SIDA)

Tuberculosis

Objetivos

Al concluir este capítulo, la estudiante será capaz de:

- Definir el vocabulario señalado.
- Describir los trastornos más comunes del periodo neonatal.
- Diferenciar la hidrocefalia comunicante de la no comunicante.
- Resumir la atención de enfermería preoperatoria para el recién nacido con espina bífida quística.
- Resumir la atención posoperatoria para el recién nacido con espina bífida quística.
- Resumir las metas de enfermería importantes para la atención del recién nacido con defecto cardiaco congénito.
- Analizar posibles modificaciones a dichas metas después de la cirugía.
- Describir dos de las técnicas de alimentación para el neonato con labio leporino o paladar hendido.
- Explicar las razones para modificar las técnicas de alimentación.
- Señalar tres maneras en que la enfermera puede ayudar a facilitar el vínculo materno infantil cuando el lactante nace con un defecto congénito.
- Describir las medidas de enfermería para el paciente enyesado.
- Justificar las medidas antes mencionadas.
- Describir la atención de enfermería para el recién nacido que padece diarrea infecciosa.
- Identificar las precauciones necesarias para evitar que una infección se disemine en la sala de cunas.
- Analizar la importancia de la atención de enfermería para el neonato con tuberculosis.

Terminología

Derivación
Hemodinámica
Hiperbilirrubinemia
Kernicterus
Multifactorial
Plexos coroideos
Rehabilitación
Tenesmo
TORCH
Transiluminación
Tuberculosis

MALFORMACIONES PRESENTES AL NACER (CONGENITAS)

En uno de cada 28 nacimientos se observan defectos congénitos cuyo efecto en el recién nacido va de leve a letal. En 1994, en Estados Unidos la tasa de mortalidad infantil era de 8.0 muertes por cada 1 000 nacidos vivos; este país está clasificado en el lugar 25 de los 37 que notifican estos datos a la Organización Mundial de la Salud. Cerca de dos terceras partes de las muertes de lactantes ocurren durante el periodo neonatal, es decir, los primeros 28 días de vida (March of Dimes, 1999).

"Un defecto congénito es una anormalidad de la estructura, el funcionamiento o el metabolismo (error innato de la química del organismo) presente al nacer que termina en discapacidad física o mental, o que es letal. Se conocen más de 4 000 defectos congénitos, que constituyen la causa principal de muerte durante el primer año de vida" (March of Dimes, 1999). La publicación March of Dimes menciona tres categorías principales: estructurales/metabólicos, infecciones congénitas y otros. En el cuadro 6-1 se detallan estas categorías, así como la incidencia de los defectos. Debido a que estos trastornos comprenden muchas enfermedades, es necesario limitar el número de los que se describen en este capítulo y analizar otros en las secciones pertinentes del texto (consúltese el Indice para las enfermedades específicas).

En 1998, el Congreso estadounidense promulgó la Ley para la Prevención de Defectos Congénitos, por la cual se otorgan fondos a los Centros de Prevención y Control de Enfermedades para que reúnan información sobre los mismos y la analicen, a fin de instruir al público al respecto. Los defectos presentes al nacer suelen afectar el sistema esquelético, ya sea por ausencia, malformación o duplicación de extremidades. Algunos trastornos, como la displasia congénita de la cadera, son más sutiles, de modo que las enfermeras deben estar alertas para detectarlos. Los errores congénitos del metabolismo incluyen una serie de enfermedades hereditarias que afectan la química corporal. En estos casos, puede haber ausencia o deficiencia de una sustancia necesaria para el metabolismo celular, por lo general, una enzima. Casi cualquier órgano del cuerpo puede estar dañado. Algunos ejemplos de errores congénitos del metabolismo son fibrosis quística y fenilcetonuria. En trastornos de la sangre, uno de los componentes disminuye o se encuentra ausente, o bien no funciona de manera correcta. La anemia de células falciformes, la talasemia y la hemofilia corresponden a esta categoría. Hay centenas de anormalidades cromosómicas; la mayor parte implica algún tipo de retraso mental, y algunas son incompatibles con la vida. El recién nacido con síndrome de Turner o Klinefelter puede tener retraso en el crecimiento físico y en el desarrollo sexual. El daño perinatal obedece a muchas causas y se observa en diversas formas, siendo la más común el nacimiento prematuro (fig. 6-1). Pocos defectos del nacimiento pueden atribuirse a una sola causa; se piensa que la mayor parte es resultado de la interacción entre el medio y la herencia.

Cuadro 6-1. Categorías de los defectos congénitos e incidencia estimada

Tipo de defecto congénito	*Incidencia estimada*
Estructural/metabólico	
Corazón y circulación	1 de cada 115 nacimientos
Músculos y esqueleto	1 de cada 130 nacimientos
Pie zambo	1 de cada 735 nacimientos
Labio/paladar hendido	1 de cada 930 nacimientos
Aparato genitourinario	1 de cada 135 nacimientos
Sistema nervioso y ojos	1 de cada 235 nacimientos
Anencefalia	1 de cada 800 nacimientos
Espina bífida	1 de cada 2 000 nacimientos
Síndromes cromosómicos	1 de cada 600 nacimientos
Síndrome de Down	1 de cada 900 nacimientos
Vías respiratorias	1 de cada 900 nacimientos
Trastornos metabólicos	1 de cada 3 500 nacimientos
PKU	1 de cada 12 000 nacimientos
Infecciones congénitas	
Sífilis congénita	1 de cada 2 000 nacimientos
Infección por VIH congénita	1 de cada 2 700 nacimientos
Síndrome de rubéola congénito	1 de cada 100 000 nacimientos
Otros	
Enfermedad por Rh	1 de cada 1 400 nacimientos
Síndrome de alcoholismo fetal	1 de cada 1 000 nacimientos

Modificado de March of Dimes Birth Defects Foundation, 1999.

Sistema nervioso

HIDROCEFALIA

Descripción

La hidrocefalia (*hydro*, agua + *cephalo*, cabeza) es un trastorno caracterizado por un incremento de la cantidad de líquido cefalorraquídeo (LCR) en los ventrículos del cerebro que hace que aumente el tamaño de la cabeza y que se presenten cambios de presión en el cerebro a causa de un desequilibrio entre la producción y la absorción de LCR. La hidrocefalia puede ser congénita o adquirida; en ocasiones se presenta aunada a meningomielocele o como secuela de infecciones, entre otras, las infecciones ***TORCH*** congénitas (la sigla TORCH corresponde a **t**oxoplasmosis, **o**tras infecciones, **r**ubéola, **c**itomegalovirus y **h**erpes simple), encefalitis o meningitis, o hemorragias perinatales. Los síntomas dependen del sitio de la obstrucción y la edad en que se presenta. Si bien hay muchas causas de hidrocefalia, todas impiden la absorción de LCR en el espacio subaracnoideo (hidrocefalia comunicante) u obstruyen el flujo del mismo en los ventrículos (hidrocefalia no comunicante). La evolución de este trastorno puede ser lenta o rápida. La malformación de Arnold-Chiari y el síndrome de Dandy-Walker son dos formas de hidrocefalia. Debido a que esta alteración puede

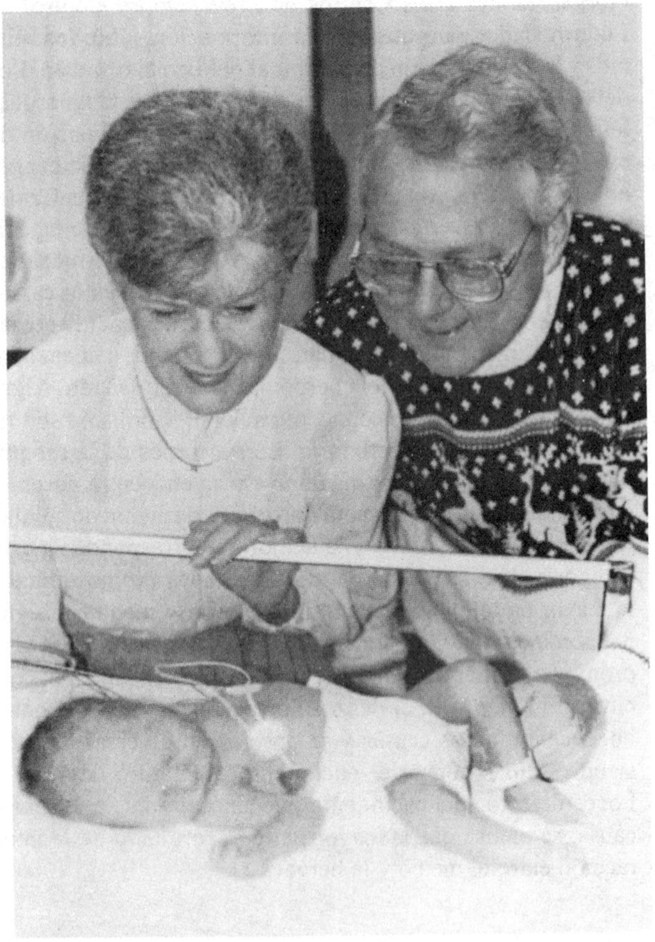

Fig. 6-1. Conviene fomentar las visitas de los familiares a la unidad neonatal cuando el recién nacido permaneza en ella durante un periodo prolongado. (Cortesía de North Hills Medical Center, Fort Worth, Texas.)

causar daño cerebral progresivo, es muy importante detectarlo y tratarlo oportunamente.

No hay que olvidar que el cerebro y la médula espinal están rodeados de líquido, membranas y huesos. Las tres membranas conocidas como **meninges**, son la duramadre, la aracnoides y la piamadre. La aracnoides, también conocida como membrana intermedia, semeja una telaraña cuyos espacios están llenos de líquido cefalorraquídeo, que también se encuentra en los espacios del cerebro denominados **ventrículos**. Se cree que en el ***plexo coroideo*** es donde se produce principalmente dicho líquido.

Signos y síntomas

Los signos y síntomas dependen de cuándo se inicia y de la gravedad del desequilibrio. El signo clásico de la hidrocefalia congénita y de la hidrocefalia que empieza en la niñez es un aumento del tamaño de la cabeza. La dirección de dicho crecimiento craneal depende del sitio de la obstrucción. La ***transiluminación*** (*trans*, a través + *illuminare*, iluminar), es decir, la inspección de una cavidad u órgano mediante la emisión de un haz de luz a través de sus paredes, es un procedimiento diagnóstico sencillo que permite observar el líquido. El examinador sostiene con firmeza una lámpara de mano con collar de goma sobre la cabeza del lactante en un cuarto oscuro para detectar áreas con mayor luminosidad. Otro signo puede ser el abultamiento de la fontanela anterior y la separación de las suturas craneales. El cuero cabelludo brilla y las venas se dilatan. El recién nacido está indefenso y letárgico; su cuerpo se adelgaza y el tono muscular de las extremidades es a menudo deficiente. El llanto es estridente y agudo. Se observa irritabilidad, vómitos y anorexia, además de que pueden presentarse convulsiones. En la hidrocefalia infantil grave puede parecer que los ojos se desvían hacia abajo, signo conocido como "puesta del sol" (fig. 6-2). En los niños en quienes la hidrocefalia empieza en etapas tardías de la infancia, la cabeza apenas crece y tienen signos y síntomas de aumento de la presión intracraneal.

Diagnóstico y tratamiento

Se debe medir la cabeza del niño todos los días. Normalmente se utiliza ecoencefalografía, tomografía computadorizada (*computed tomography*, CT) o imágenes por resonancia magnética (*magnetic resonance imaging*, MRI) para mostrar el crecimiento de los ventrículos y localizar el nivel de obstrucción. En la sala de tratamiento puede hacerse una punción ventricular aplicando una técnica estéril; se usa el mismo equipo que para una punción lumbar. La muestra deberá ser etiquetada y enviada al laboratorio para su análisis.

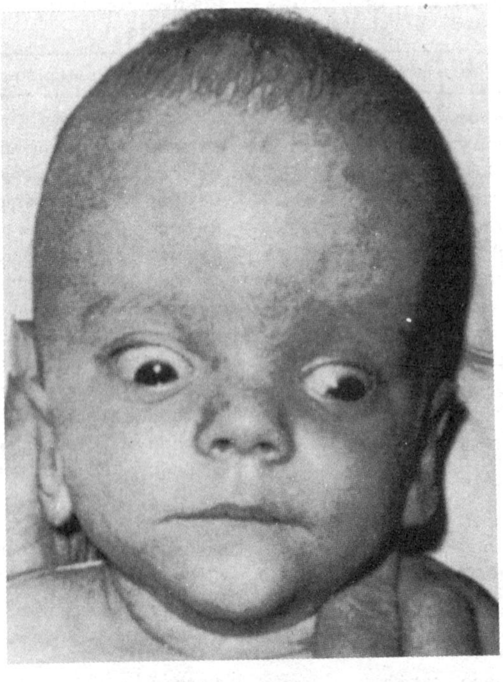

Fig. 6-2. Hidrocefalia pronunciada con el signo de "puesta de sol" y divergencia ocular. (Tomado con autorización de Youmans TR: *Neurological Surgery*, 2a. ed., Philadelphia, 1982, WB Saunders.)

Después de una valoración cuidadosa de éstas y otras pruebas preoperatorias, el cirujano decide si es necesario operar, en cuyo caso intentará desviar el punto de obstrucción para ***desviar*** el LCR hacia otra área del cuerpo donde será absorbido y finalmente excretado. La derivación se lleva a cabo mediante la inserción de sondas especiales, que se reemplazan periódicamente conforme el niño crece. Hay dos tipos de derivaciones, la ventriculoperitoneal (VP) y la ventriculoauricular (VA); es más común la primera (fig. 6-3). El pronóstico para este trastorno ha mejorado con los medicamentos y técnicas quirúrgicas modernas. Si el cerebro no tiene lesiones graves antes de la operación, es posible conservar la función mental. El desarrollo motor suele ser más lento si el niño no puede levantar la cabeza de manera normal. Las complicaciones relacionadas con las derivaciones en general incluyen desperfectos mecánicos (enroscado o taponamiento de las sondas) o infección. Como la derivación constituye un punto focal de infecciones, podría ser necesario retirarla si la infección persiste, también deberá reemplazarse conforme el niño crezca.

Atención de enfermería

La atención general de enfermería del lactante con hidrocefalia que no ha sido sometido a cirugía plantea varios problemas; es posible que el niño apenas pueda levantar la cabeza y que se retrase el desarrollo mental. Por otra parte, problemas como falta de apetito, tendencia a vomitar y resistencia deficiente a infecciones constituyen un reto.

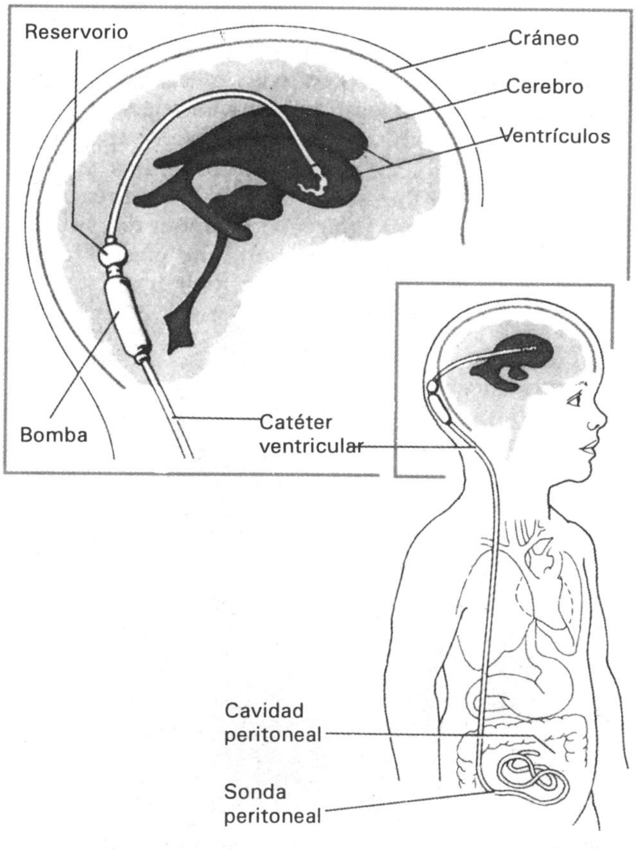

Fig. 6-3. Colocación de la derivación ventriculoperitoneal.

Es necesario cambiar la posición del paciente con frecuencia para prevenir la neumonía hipostática y las úlceras por presión. La primera ocurre cuando la circulación de sangre en los pulmones es deficiente y el niño permanece en la misma posición demasiado tiempo; es muy frecuente en pacientes mal nutridos o débiles o que tienen algún trastorno debilitante. Cuando la enfermera cambia de posición al paciente con hidrocefalia, deberá siempre sostener la cabeza del menor. Para hacerlo girar en la cama, aguantará el peso de la cabeza en la palma de la mano mientras mueve la cabeza y el cuerpo juntos para no ejercer tensión en el cuello. Al sacar al lactante de la cuna, la enfermera apoyará la cabeza del niño en su brazo y pecho. La circunferencia cefálica se mide todos los días; dado que esta medición es crítica, se marca en la cabeza del paciente el sitio donde se efectuó.

Las úlceras de presión se desarrollan cuando no se cambia la posición del paciente por lo menos cada 2 h. Los tejidos de la cabeza y oídos, así como las prominencias óseas, tienden a fragmentarse. Un cojinete de lana de borrego o una esponja de hule debajo de la cabeza ayuda a impedir estas lesiones. Si la piel se agrieta, deberá recibir atención inmediata para evitar que se infecte. El paciente debe mantenerse seco, en especial en torno a los pliegues del cuello, donde puede acumularse sudor.

En la mayor parte de los casos, la enfermera puede cargar al lactante para alimentarlo; se sienta con el brazo apoyado, ya que la cabeza del pequeño pesa. Es necesario adoptar una actitud tranquila, sin premura. La habitación debe mantenerse lo más silenciosa posible. Después de ser alimentado, se recuesta de lado al lactante. Se recomienda no perturbar al menor una vez acostado, ya que estos pacientes vomitan fácilmente. La enfermera debe organizar la atención diaria de modo que no interfiera con el horario de alimentación.

Las observaciones que deben registrarse incluyen tipo y cantidad de alimento, vómitos, estado de la piel, capacidad motora, inquietud, irritabilidad, letargo y cambios en los signos vitales. Las fontanelas se palpan para verificar tamaño y abultamiento. Los cambios en los signos vitales relacionados con el aumento de la presión intracraneal (*intracraneal pressure*, ICP) suelen ser un signo tardío en la infancia; incluyen aumento de la presión sanguínea y disminución de la frecuencia del pulso y de las respiraciones. Los signos de gripe u otra infección se notifican de inmediato a la enfermera encargada y deben también registrarse.

La atención posoperatoria de enfermería es compleja; además de la atención posoperatoria y las observaciones de rutina, la enfermera debe observar al paciente para detectar signos de incremento de la presión intracraneal e infección en el sitio de la operación o a lo largo de la línea de derivación.

La infección bacteriana es una complicación que amenaza la vida y que algunas veces hace necesario retirar la derivación. Los signos respectivos son, entre otros, alimentación deficiente, elevación de los signos vitales, disminución del nivel de conciencia, vómitos y actividad convulsiva. La enfermera deberá también observar si hay signos de inflamación en el sitio donde se inserta la línea de derivación. El cirujano indicará la posición deseada y el nivel de actividad del niño.

Si las fontanelas están deprimidas, se mantendrá al lactante en posición plana, ya que la reducción demasiado rápida de la presión del líquido puede ocasionar convulsiones o hemorragia cortical. En caso contrario, se coloca al paciente en posición semi-Fowler para permitir el drenaje de los ventrículos por la derivación. El paciente siempre deberá colocarse en posición tal que no se ejerza presión en el sitio de la operación. Es necesario registrar las mediciones de cabeza y tórax. En los pacientes con derivaciones peritoneales también se mide y observa el abdomen para detectar mala absorción del líquido. La atención de la piel sigue siendo prioritario. Al mejorar la condición del niño, se instruye a los padres sobre cómo cuidar la derivación.

Si la presión intracraneal se incrementa, es necesario verificar la permeabilidad de la válvula, comprimiendo la antecámara o reservorio. En ocasiones, el médico ordena que la bomba sea presionada cierto número de veces al día para facilitar su drenaje.

Es importante recordar que conforme se incrementa la presión intracerebral, la perfusión cerebral puede disminuir, o cuando menos alterarse. Cuando se reduce la perfusión cerebral, llega menos oxígeno a las células del cerebro. Sin oxígeno, la célula muere, y las células cerebrales no se reemplazan a sí mismas, como otras.

Aun con derivación, la hidrocefalia es un trastorno crónico y será necesario atender al niño durante toda su vida, de modo que la vigilancia continua de esta enfermedad es de suma importancia. También es esencial tomar en consideración los aspectos familiares y el propio crecimiento y desarrollo de los pacientes.

MIELODISPLASIA/ESPINA BIFIDA

El término **mielodisplasia** hace referencia a un grupo de alteraciones del sistema nervioso central (SNC) caracterizadas por malformación de la columna vertebral; la espina bífida es uno de estos trastornos.

Descripción

La **espina bífida** (espina dividida) es un defecto congénito del tubo neural embrionario en el cual las vértebras de la columna cierran de manera imperfecta. Hay dos tipos, **oculta** y **quística** (saco o quiste). La espina bífida oculta es una variación relativamente menor del trastorno en el cual la abertura es pequeña y no se observa la protrusión de otras estructuras relacionada con el defecto. Con frecuencia, la detección se pasa por alto y es muy común en los niveles L-5 y S-1. En ocasiones hay un mechón de pelo, hoyuelo, lipoma o mancha congénita color vino oporto en el sitio. No siempre es necesario administrar tratamiento, a menos que aparezcan síntomas de tipo neuromuscular, los cuales consisten en alteraciones de la marcha, arrastre de un pie o trastornos de las funciones esfinterianas de intestino y vejiga.

La espina bífida quística consiste en el desarrollo de una masa quística en la línea media de la columna (fig. 6-4). El **meningocele** (*meningo*, membrana + *cele*, tumor) y el **mielomeningocele** son dos tipos de espina bífida quística. El primero contiene porciones de las meninges y líquido cefalorraquídeo y su tamaño varía del de una nuez al de la cabeza de un recién nacido.

La prominencia de las **membranas** y de la **médula espinal** a través de esta abertura, es decir, el **mielomeningocele**, es un fenómeno más grave, y si bien se parece al meningocele, puede provocar parálisis de las extremidades inferiores y alterar el control de las funciones intestinales y de la vejiga. La hidrocefalia es común en estos casos.

Tratamiento

El tratamiento de la espina bífida consiste en el cierre quirúrgico para evitar que las meninges se infecten. Es necesario vigilar al niño para detectar hidrocefalia que, de ocurrir, exige colocar una derivación. Para la retención urinaria se recurre a la cateterización. El pronóstico para estos niños depende de la localización de la lesión, el grado de afección de la médula espinal y la presencia de otras anomalías. La atención del lactante implica un método multidisciplinario que incluye neurología, neurocirugía, urología, pediatría, terapia física, terapia ocupacional y enfermería. Según la extensión del defecto, el niño puede tener problemas de hidrocefalia, defectos ortopédicos, anormalidades genitouri-

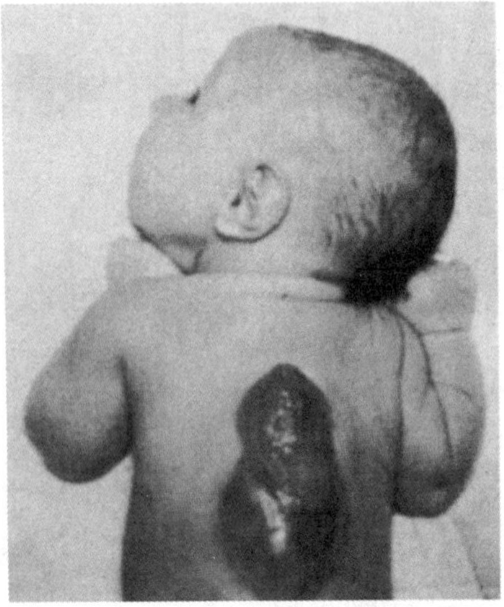

Fig. 6-4. Recién nacido con espina bífida. (Tomado con autorización de Burroughs A: *Maternity Nursing*, 6a. ed., Philadelphia, 1992, WB Saunders.)

narias y parálisis. La ***rehabilitación*** posterior a la cirugía permite reducir al mínimo la incapacidad del menor y lograr el uso constructivo de las partes normales del cuerpo. Se hace todo lo posible para que el niño desarrolle una personalidad sana y tenga una vida feliz y útil. Con el tiempo, conseguirá cierto grado de continencia fecal y algún tipo de vaciamiento de la vejiga (cateterización limpia intermitente). La movilidad se facilita mediante aparatos ortopédicos, cirugía y silla de ruedas.

Atención de enfermería

Los principales objetivos de la atención amplia de enfermería incluyen evitar infecciones o lesiones en el saco; corregir la posición del paciente para evitar que se ejerza presión excesiva en el saco y las deformidades; atender bien la piel, en particular si hay incontinencia de orina y heces; dar nutrición adecuada; ofrecer atención afectuosa y amorosa; hacer observaciones y anotaciones precisas; instruir a los padres; supervisión médica continua y rehabilitación.

La atención inmediata del saco es en esencia igual, independientemente de que la médula esté afectada o no. Después del parto se coloca al neonato en una incubadora. En ocasiones se ordena cubrir el saco con gasas estériles humedecidas en solución salina o antibiótica para evitar que se reseque. En caso de que se demore la cirugía, será necesario proteger la masa. Las observaciones pertinentes de enfermería incluyen descripción del recién nacido, tamaño y superficie del saco y observaciones de rotura o fuga de líquido. Se revisan las extremidades para detectar deformidades y alteraciones del movimiento, pues podría haber espasticidad o parálisis de los miembros, o alguna anormalidad, según el tipo y la localización del quiste. La cabeza se mide para determinar la posibilidad de hidrocefalia concomitante. Se observan las fontanelas a fin de proporcionar datos de referencia. La ausencia de control del esfínter anal y el goteo continuo de orina son información importante para establecer el diagnóstico diferencial. En términos generales, mientras más alto se encuentre el defecto de la columna, mayor será el déficit neurológico. Los datos se registran con las observaciones de rutina para todos los recién nacidos.

La posición del paciente es importante, el objetivo es no ejercer presión sobre el saco y prevenir las deformidades por postura. Al acomodar al niño que tiene numerosas deformidades, la enfermera intentará no agravar problemas ya existentes. Como estos niños también pueden sufrir displasia de la cadera, es importante tomar este aspecto en consideración al colocar al lactante en determinada postura. En general se coloca al niño en posición prona con un cojinete entre las extremidades inferiores para mantener la abducción y contrarrestar la subluxación de la cadera y con un pequeño rollo por debajo de los tobillos para mantener los pies en posición neutra. La posición se mantiene con pañales enrollados, frazadas o sacos de arena.

La atención de enfermería posoperatoria comprende la valoración neurológica y la prevención de infecciones. El estado de las fontanelas y cualquier signo de incremento de la presión intracraneal, como irritabilidad o vómitos, son importantes. Algunas veces se inserta una derivación cuando se cierra la columna. Antes, en este mismo capítulo, se describió la atención de enfermería del paciente con derivación. Entre las complicaciones que pueden implicar riesgo de muerte se cuentan meningitis, neumonía e infecciones de las vías urinarias.

La vigilancia urológica es esencial porque muchos de estos pacientes sufren incontinencia de orina. Se administran de manera rutinaria medicamentos para evitar infecciones de las vías urinarias. El uso prolongado del método de Credé ha sido reemplazado por la cateterización limpia intermitente, procedimiento sencillo que asegura el vaciamiento total de la vejiga, y que pueden efectuar los padres y aprender los niños pequeños. Es importante que este procedimiento se realice periódicamente y de manera limpia. En algunos casos se implantan esfínteres artificiales.

La atención de la piel constituye un reto; en general, el uso de pañales está contraindicado. La salida constante de orina o heces irrita el área perineal y puede infectar el saco o la incisión, de modo que una limpieza meticulosa es siempre necesaria. La ropa de cama debe estar seca y sin arrugas. El lavado frecuente, la aplicación de ungüentos o lociones prescritas y los masajes suaves pueden ayudar a conservar la integridad de la piel. Si se han ordenado ejercicios con cierto arco de movimiento, éstos deberán hacerse con delicadeza.

La alimentación del paciente se facilita con el cierre temprano del defecto. En caso de que se posponga la cirugía, se usará una sonda nasogástrica. Para alimentar al paciente con biberón, una enfermera sostiene al pequeño por los hombros, mientras otra administra la fórmula. Los agujeros de los chupones deberán ser lo suficientemente grandes como para evitar que el niño se fatigue al intentar obtener su alimento. En algunos casos es eficaz la posición lateral dentro o fuera de la cuna (en el regazo de la enfermera).

Estos pacientes deben ser mimados, y es importante proporcionarles estimulación sensorial. Si no es posible sostenerlos en brazos, la enfermera los calmará mediante el tacto. Les hablará y, cuando sea posible, se comunicará con ellos cara a cara. Los móviles se deben colocar de manera apropiada. Cambiar de lugar la incubadora o cuna periódicamente ofrecerá al pequeño un paisaje diferente. La música suave también puede tranquilizarlo.

El establecimiento de relaciones entre padres e hijo merece consideración especial, si bien el problema se complica cuando se traslada al pequeño a un centro médico grande. Los progenitores necesitan comprensión y apoyo, ya que la presencia del quiste puede provocarles angustia. La mayoría experimenta una sensación de pérdida por lo que habría de ser el "bebé perfecto". La enfermera debe identificar las etapas del proceso de duelo. Si la malformación es compleja e incompatible con la vida, deberá tomarse una decisión acerca de la factibilidad de una intervención quirúrgica, situación que suele ser crítica aun para personas maduras, además de constituir un ámbito en el que no se han definido claramente las pautas. En Estados Unidos, la Spina Bifida Association of America ofrece información e instrucción acerca de este trastorno.

Para las enfermeras, es crucial que acepten sus sentimientos por estos pequeños, entre otros, pena, ira, frustración, culpa y temor a la incompetencia. Las charlas de grupo que brindan un medio seguro a las enfermeras para expresar sus sentimientos, resultan saludables. Los medios de desahogo físico, como el ejercicio, los deportes activos y los cuartos donde es posible gritar, ayudan a evitar perturbaciones y el desplazamiento de sentimientos reprimidos hacia personas inocentes. Estos recursos son obligatorios si se desea evitar el desgaste emocional.

Sistema cardiovascular

ENFERMEDADES CARDIACAS CONGENITAS

Descripción

El lactante que nace con cardiopatía congénita (*congenital heart disease*, CHD) tiene un defecto en la estructura cardiaca o en uno o más de los grandes vasos sanguíneos que desembocan o parten del corazón, o ambos; el corazón o los vasos no se han desarrollado adecuadamente durante la gestación.

El corazón del feto se desarrolla por completo durante las primeras ocho semanas del embarazo. Sin embargo, la madre que contrae rubéola en las primeras fases o que no tiene una nutrición adecuada, puede dar a luz a un niño con defectos cardiacos. Otros factores maternos o prenatales relacionados con un mayor riesgo incluyen alcoholismo, exposición al virus coxsackie, diabetes mellitus, ingestión de sales de litio y edad materna avanzada. Los factores genéticos como antecedente de cardiopatía congénita en otros miembros de la familia, pacientes con síndrome de Down u otras aberraciones cromosómicas, y pacientes que tienen otros defectos congénitos, a menudo contribuyen a la incidencia de enfermedades cardiacas congénitas. La investigación actual indica que la mayor parte de las lesiones cardiacas congénitas es producto de la interacción genético ambiental, es decir, son ***multifactoriales***. En otras palabras, las cardiopatías congénitas no constituyen una sola enfermedad; existe una predisposición hereditaria determinada por muchos genes, aunada a un factor desencadenante ambiental que lleva al feto predispuesto a atravesar el umbral del desarrollo normal al anormal.

Las malformaciones cardiacas constituyen el defecto congénito más común, así como la causa principal de muerte de neonatos relacionada con malformaciones. La incidencia de niños que nacen con una cardiopatía congénita se aproxima al 0.8% de todos los nacimientos vivos o cerca de uno por cada 125 nacimientos. De este grupo, alrededor de 33% desarrollará síntomas que ponen en riesgo la vida pocos días después de nacer (Paul, 1995). Por consiguiente, la enfermera debe hacer hincapié en la necesidad de una buena atención prenatal e inculcar a los padres la importancia de las revisiones periódicas en clínicas pediátricas porque muchos soplos cardiacos se han identificado en los primeros años de la infancia en este tipo de revisiones. La anamnesis cuidadosa es particularmente valiosa. En el recuadro 6-1 se mencionan otros procedimientos de diagnóstico. Los síntomas, como se indican en el recuadro 6-2, dependen de la localización y el tipo de defecto. Los pacientes cuyo padecimiento es moderado pueden llevar una vida relativamente normal con tratamiento médico. Otros reciben tratamiento médico hasta que llega el momento óptimo para la cirugía. En algunos casos el trasplante cardiaco es una de las opciones. No obstante, como no hay un apoyo mecánico para los niños mientras esperan el trasplante, corren el riesgo de morir (Suddaby, 1999).

Clasificación

Anteriormente, los defectos cardiacos congénitos se dividían en dos grupos, cianóticos y no cianóticos. Como se ha comprobado que esta clasificación es imprecisa porque los niños con anomalías no cianóticas pueden desarrollar cianosis, mientras que los cianóticos pueden tener coloración rosada. Para presentarlos a la estudiante con mayor precisión, los defectos se clasifican de acuerdo con el efecto que la anomalía provoca en el movimiento de la sangre circulante. El estudio de la circulación sanguínea recibe el nombre de ***hemodinámica*** (*hemo*, sangre + *dynamis*, fuerza) (Wong, 1999). Los defectos se clasifican como: 1) defectos con incremento del flujo circulatorio pulmonar, 2) defectos obstructivos, 3) defectos con disminución del flujo circulatorio pulmonar y 4) defectos mixtos. En el recuadro 6-3 se incluye una lista en que se relaciona la hemodinámica con las anomalías cardiacas respectivas.

Signos y síntomas

El niño con cardiopatía congénita puede ser pequeño para su edad, en cuyo caso, el trastorno se clasifica como insuficiencia fisiológica para crecer. Este fenómeno es secundario

Recuadro 6-1. Procedimientos diagnósticos en las cardiopatías congénitas
Antecedentes
Exploración física
Radiografía torácica
Electrocardiografía
Ecocardiografía
Cateterización cardiaca
Estudios de laboratorio
Gases sanguíneos
Hemoglobina
Hematócrito

Recuadro 6-2. Signos y síntomas generales de las cardiopatías congénitas

Lactantes
Disnea
Dificultad para alimentarse
Estridores o episodios de ahogamiento
Taquicardia
Infecciones respiratorias recurrentes
Dificultad para aumentar de peso
Soplos cardiacos
Cianosis
Trombosis cerebral
Episodios anóxicos

Niños
Disnea
Disminución en la tolerancia a la actividad
Adopción de la posición en cuclillas
Taquicardia
Infecciones respiratorias recurrentes
Retraso en el desarrollo físico
Soplos cardiacos y resonancia
Cianosis
Hipocratismo digital
Aumento de la presión sanguínea

a los problemas del niño para alimentarse y respirar al mismo tiempo. En un inicio, la intolerancia al ejercicio se identifica cuando el lactante sufre de disnea al comer, o tal vez no sea evidente hasta que empiece a caminar, cuando el menor tiende a ser más activo. El niño puede adoptar una **posición de cuclillas** para disminuir el retorno venoso ocluyendo las venas femorales y así aminorar la sobrecarga del lado derecho del corazón. Este efecto también ocurre si adopta una posición genupectoral. Se piensa que el hipocratismo digital es causado por la anoxia (fig. 6-5). Por último, el niño tiende a padecer infecciones respiratorias frecuentes a causa de la congestión vascular pulmonar. En el recuadro 6-4 se incluyen algunos diagnósticos comunes de enfermería relacionados con cardiopatías congénitas. El corazón normal se ilustra en la figura 6-6.

Recuadro 6-3. Hemodinámica y ejemplos de cardiopatías congénitas

Flujo sanguíneo pulmonar aumentado
Conducto arterioso permeable
Comunicación interauricular
Comunicación interventricular

Obstrucción del flujo sanguíneo
Coartación de la aorta
Estenosis aórtica
Estenosis pulmonar

Disminución del flujo sanguíneo pulmonar
Tetralogía de Fallot
Atresia tricuspídea

Mezcla de flujos sanguíneos
Transposición de los grandes vasos
Tronco arterioso
Hipoplasia de la parte izquierda del corazón
Retorno venoso pulmonar total anómalo

Defectos con incremento del flujo circulatorio pulmonar

Conducto arterioso permeable. La circulación del feto y del recién nacido son diferentes, en el sentido de que la mayor parte de la sangre fetal se desvía de los pulmones. El **conducto arterioso** es el pasaje por el cual la sangre cruza de la arteria pulmonar a la aorta y evita los pulmones desinflados. Este vaso se cierra poco después del nacimiento; sin embargo, si no lo hace, la sangre continúa pasando desde la aorta, donde la presión es mayor, hacia la arteria pulmonar, de modo que la sangre oxigenada se recicla a través de los pulmones, sobrecargando la circulación pulmonar y forzando al corazón a latir con más fuerza. Si bien los síntomas de este trastorno pueden pasar inadvertidos durante la primera

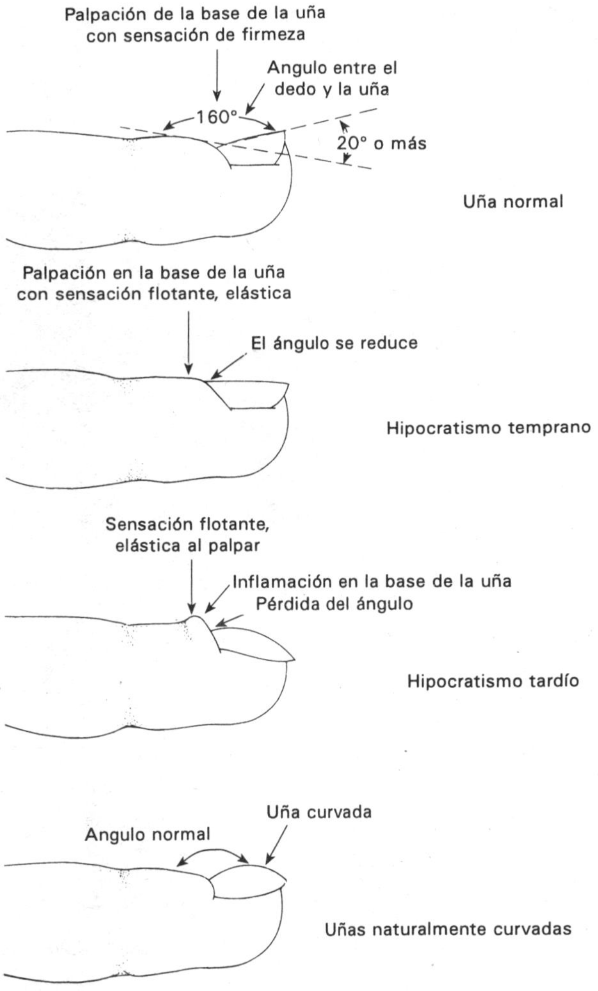

Fig. 6-5. Hipocratismo digital infantil por falta de oxigenación.

Recuadro 6-4. Diagnósticos de enfermería relacionados con cardiopatías congénitas

Infección, riesgo de, relacionado con disminución en las defensas corporales, estado debilitado
Volumen de líquidos, riesgo de desequilibrio, relacionado con deterioro de la función cardiaca
Nutrición, alteraciones, menor de las necesidades del organismo, relacionada con fatiga, hipoxia crónica
Intolerancia a la actividad, riesgo de, relacionado con desequilibrio del aporte y demanda de oxígeno
Crecimiento y desarrollo, alteraciones, relacionadas con la tensión emocional que provoca la enfermedad crónica; hipoxia crónica
Proceso familiar, alteraciones, relacionadas con el estado del niño que padece una enfermedad prolongada
Déficit de conocimientos, de los padres, relacionado con enfermedad crónica

infancia, con el crecimiento, el niño experimenta disnea, el pulso radial se torna pletórico durante el ejercicio, además de que el crecimiento se retrasa.

El conducto arterioso permeable *(patent ductus arteriosus*, PDA) es uno de los defectos cardiacos congénitos más comunes (fig. 6-7). Este trastorno es dos veces más frecuente en mujeres que en varones. Si no surgen otras complicaciones, todos los pacientes diagnosticados son sometidos a una cirugía a corazón cerrado. Cuando el defecto no se corrige, el paciente desarrolla con el tiempo insuficiencia cardiaca congestiva o endocarditis. La abertura se cierra mediante ligadura o división del conducto. La indometacina ha sido el tratamiento médico para cerrar el conducto en niños prematuros; el pronóstico es excelente.

Comunicación interauricular. La comunicación interauricular *(atrial septal defect*, ASD) es una de las cardiopatías congénitas más comunes (fig. 6-8); la incidencia es más alta en mujeres que en varones. En estos casos hay una abertura anormal entre la aurícula derecha y la izquierda. La sangre que contiene oxígeno es forzada de la aurícula izquierda a la derecha. Este tipo de derivación arteriovenosa no produce cianosis, a menos que el flujo sanguíneo se revierta por insuficiencia cardiaca. Los tipos menos graves de este defecto pueden corregirse con cirugías de corazón abierto. Este trastorno se repara en un campo seco o sin sangre con una máquina de circulación extracorporal; a continuación se sutura o parcha el agujero. El pronóstico depende de la localización del defecto auricular en el tabique.

Comunicación interventricular. Como el nombre lo indica, en la comunicación interventricular (*ventricular septal defect*, VSD) se observa una abertura entre el ventrículo de-

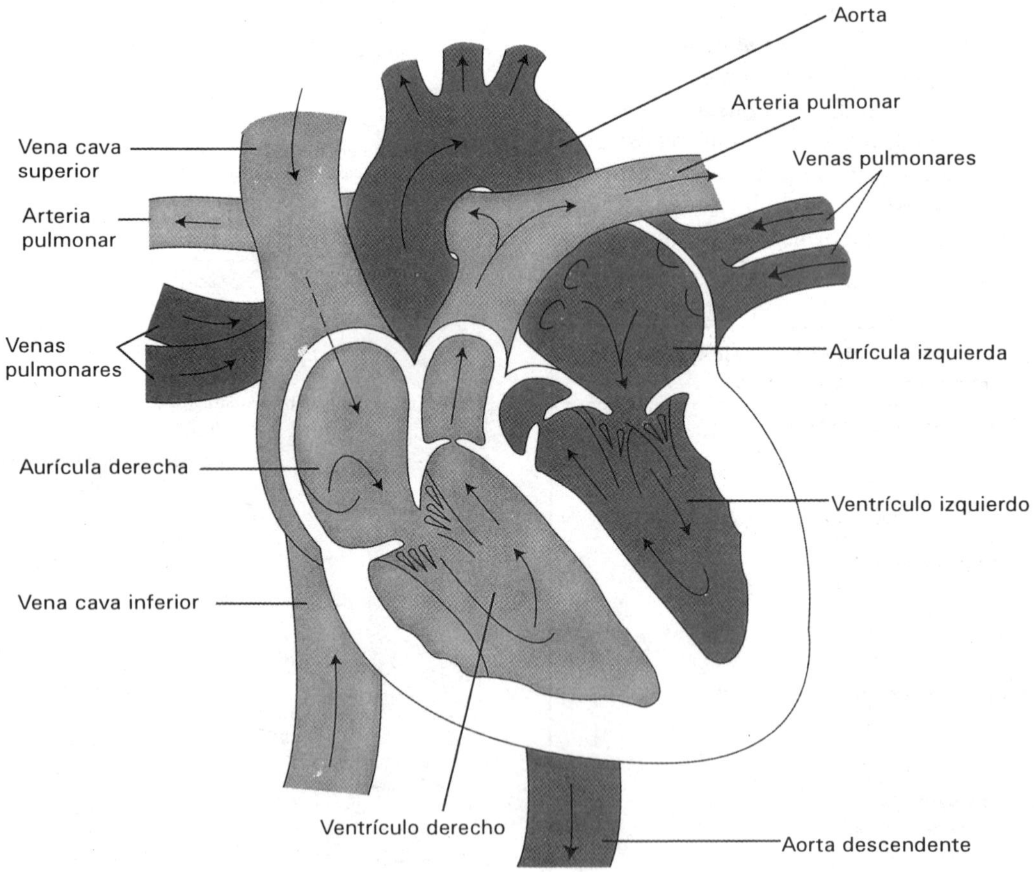

Fig. 6-6. Corazón normal.

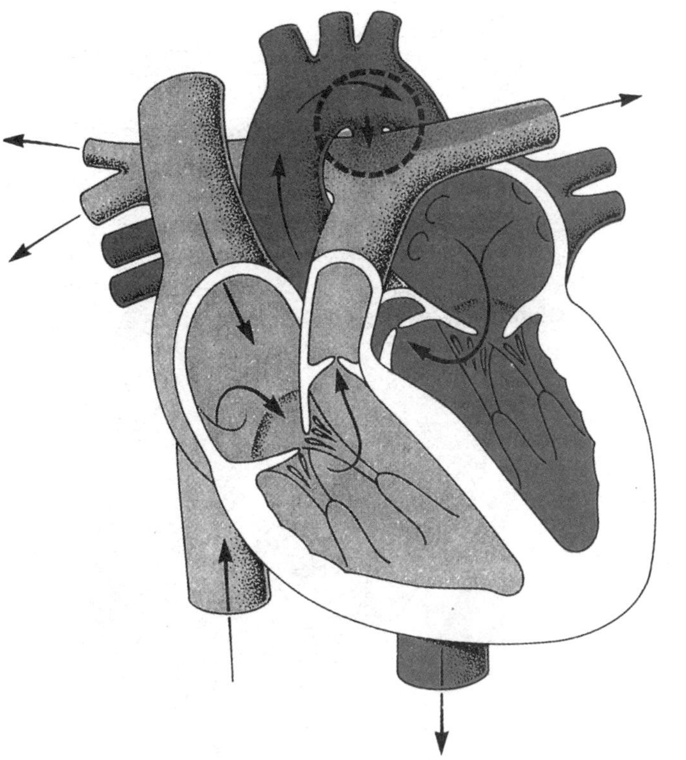

Fig. 6-7. Conducto arterioso permeable.

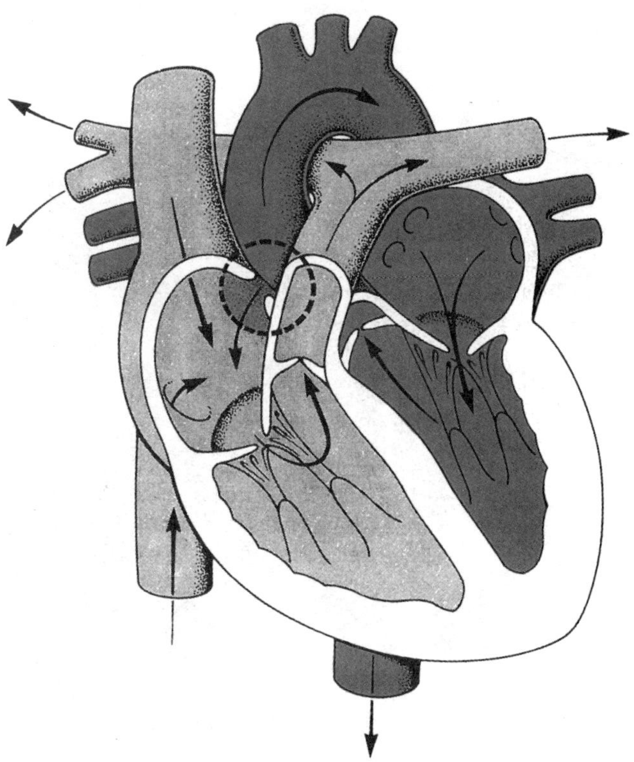

Fig. 6-8. Comunicación interauricular.

recho y el izquierdo del corazón (fig. 6-9). El incremento de presión en el izquierdo fuerza la sangre hacia el ventrículo derecho. La presencia de un soplo intenso y áspero combinado con un temblor sistólico es característica de este defecto. El trastorno puede ser moderado o grave. En virtud de que el riesgo quirúrgico es alto en los primeros años de vida, se aconseja posponer la cirugía hasta los primeros años de la infancia. Se corrige de manera similar a la comunicación interauricular. En ocasiones, los lactantes son sometidos a una cirugía a corazón cerrado **en etapas** para aliviar los síntomas hasta que llega el momento óptimo para la cirugía definitiva. Un gran porcentaje de comunicaciones interventriculares pequeñas cierra de manera espontánea hacia los dos años de edad.

Defectos obstructivos

Coartación de la aorta. El término **coartación** significa estrechez, de modo que en este trastorno se estrecha el arco aórtico de la aorta descendente (fig. 6-10). Los cambios hemodinámicos consisten en aumento de la presión proximal al defecto con disminución de la presión en sentido distal. En algunos casos, el paciente no desarrolla síntomas sino hasta la etapa tardía de la infancia. El tratamiento es quirúrgico; el cirujano reseca la porción estrecha de la aorta y une los extremos. Esta unión recibe el nombre de **anastomosis**. Si la sección extirpada es grande, puede ser necesario un injerto término-terminal con tubos de dacrón o algún material similar. Dado que el injerto no crece, pero la aorta sí, el mejor momento para la cirugía es entre los tres y los seis años de edad. Como en el caso del conducto arterioso permeable, la cirugía es a corazón cerrado porque las estructuras se encuentran fuera de dicho órgano. El pronóstico es favorable si no hay otros defectos.

Defectos con disminución del flujo circulatorio pulmonar

Tetralogía de Fallot. *Tetra* significa cuatro, es decir, el trastorno comprende cuatro defectos (fig. 6-11): 1) estenosis o estrechamiento de la arteria pulmonar que disminuye el flujo sanguíneo hacia los pulmones; 2) hipertrofia del ventrículo derecho, que aumenta de tamaño porque tiene que trabajar con más fuerza para bombear sangre a través de la estrecha arteria pulmonar; 3) dextroposición (*dextra*, derecha + posición) de la aorta, o sea que ésta se desplaza hacia la derecha y la sangre de ambos ventrículos se introduce en ella y 4) comunicación interventricular.

Cuando la sangre venosa entra en la aorta, es evidente que el lactante tiene un problema cardiaco grave. La cianosis aumenta con la edad y se observa hipocratismo digital en manos y pies. El niño descansa en cuclillas para respirar con mayor facilidad. Son frecuentes problemas de alimentación, retraso del crecimiento, infecciones respiratorias y disnea grave durante el ejercicio. Se incrementa el número de glóbulos rojos y se produce policitemia (*poly*, muchos + *cito*, células + *hema*, sangre), dado el esfuerzo por compensar la carencia de oxígeno.

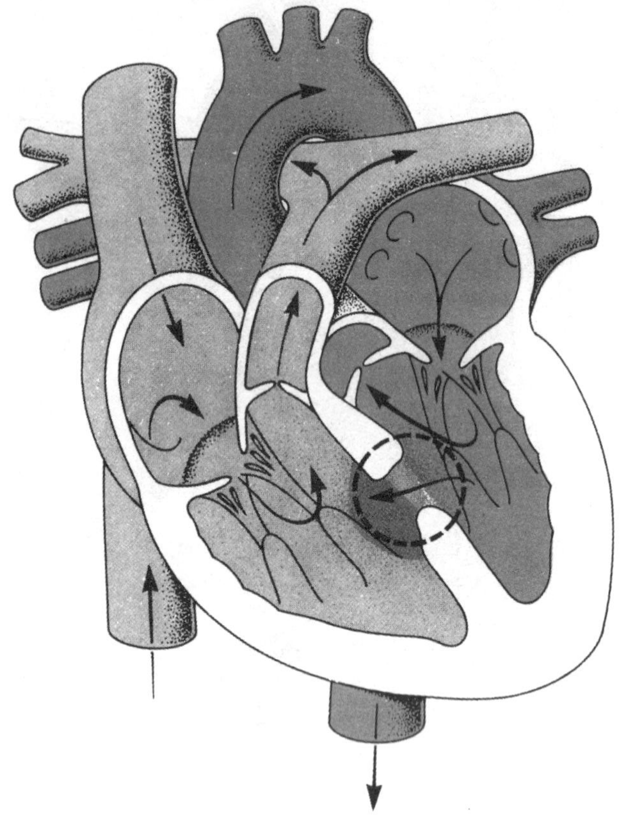

Fig. 6-9. Comunicación interventricular.

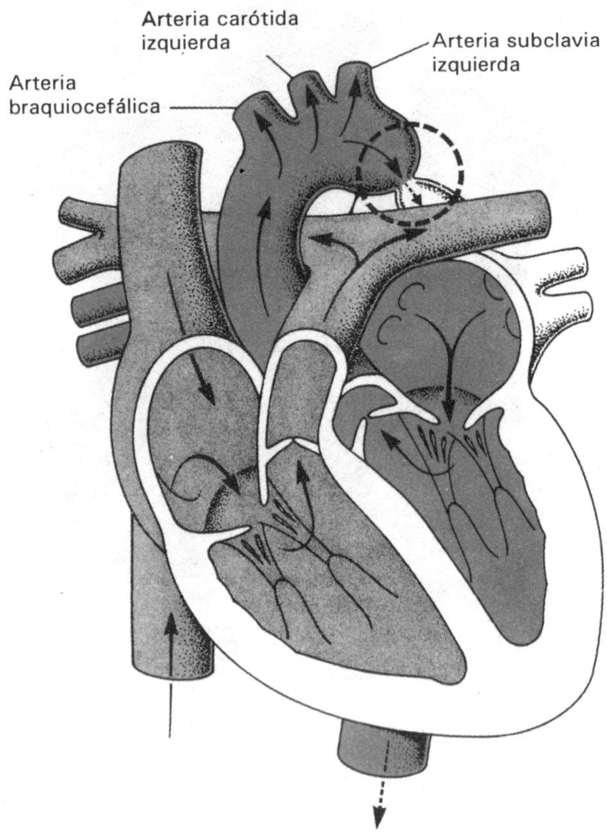

Fig. 6-10. Coartación de la aorta.

Todos los niños con cianosis relacionada con su enfermedad cardiaca corren el riesgo de desarrollar secuelas neurológicas, como accidente cerebrovascular. También se observan desvanecimientos y convulsiones. El paciente debe recibir tratamiento médico hasta que pueda tolerar el procedimiento quirúrgico, aunque es posible hacer una cirugía en etapas para aumentar el flujo sanguíneo hacia los pulmones. La cirugía a corazón abierto corrige el defecto de forma permanente. La mejor edad para la reparación electiva es después de los tres o cuatro años, pero antes de que el niño empiece a ir a la escuela. Algunas veces es necesario reparar por completo la lesión en los primeros años de vida. Esta operación tiene cada vez mayor éxito.

Defectos mixtos

Transposición de los grandes vasos. En la TGA (*transposition of the great arteries*, TGA), la arteria pulmonar sale del lado izquierdo del ventrículo y la aorta se deriva del ventrículo derecho (fig. 6-12). En virtud de que el cuerpo recibe sólo sangre no saturada, debe haber otros defectos a fin de mantener la vida (defectos del tabique o conducto arterioso permeable). El estado del niño depende de la proporción en que se mezclen la sangre venosa sistémica y la pulmonar. En los lactantes con defectos del tabique grandes o conducto arterioso permeable es posible que la cianosis no sea muy intensa, pero desarrollarán síntomas de insuficiencia cardiaca congestiva. La transposición de los grandes vasos no ha sido relacionada con ningún tipo de soplo, pero de encontrarse alguno, éste se relaciona con otros defectos. Como medidas paliativas, se utilizan prostaglandina E_1 (PGE_1) para mantener abierto el conducto arterioso y septostomía auricular con balón. Por lo general, la cirugía correctiva se realiza entre las tres semanas y el año de vida, según el procedimiento. El índice de mortalidad depende de la gravedad del defecto, madurez del lactante, tipo de procedimiento efectuado y cualquier otro factor de complicaciones.

Insuficiencia cardiaca congestiva

El lactante con un defecto cardiaco grave puede desarrollar insuficiencia cardiaca congestiva, que en sí misma no es una enfermedad, sino un conjunto de síntomas resultado de una anomalía cardiaca subyacente. La enfermera deberá estar constantemente alerta ante la aparición de los signos y síntomas relacionados con este trastorno, entre otros, cianosis, palidez, respiración y pulso rápidos, dificultades para alimentarse, fatiga, falta de aumento ponderal, edema e infecciones respiratorias frecuentes.

Cianosis. Al observar el color del lactante, la enfermera advierte si la cianosis es generalizada o localizada. En el segundo caso, registra su ubicación exacta en las notas de

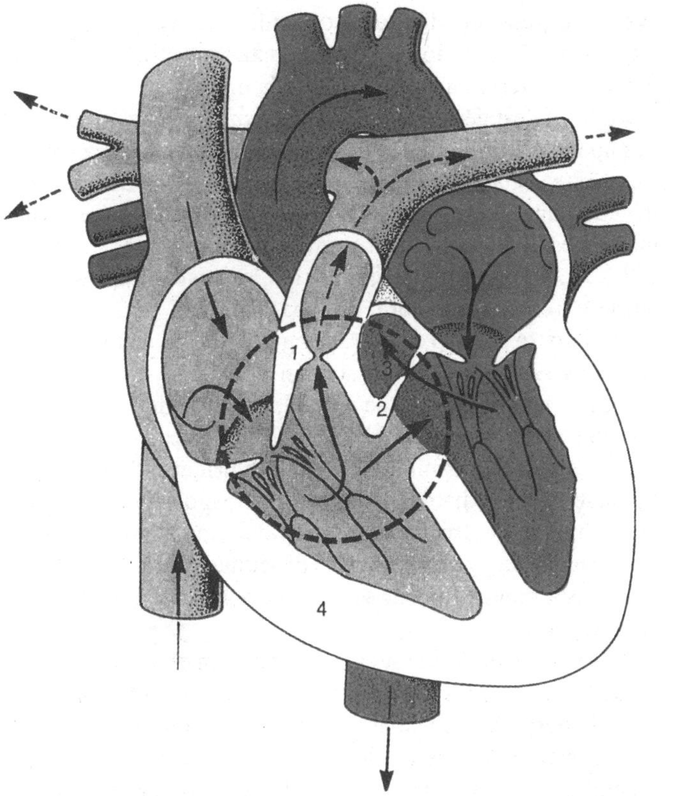

Fig. 6-11. Tetralogía de Fallot. Se observan los cuatro defectos: 1 estenosis pulmonar; 2, comunicación interventricular; 3, dextroposición de la aorta; 4, hipertrofia ventricular derecha.

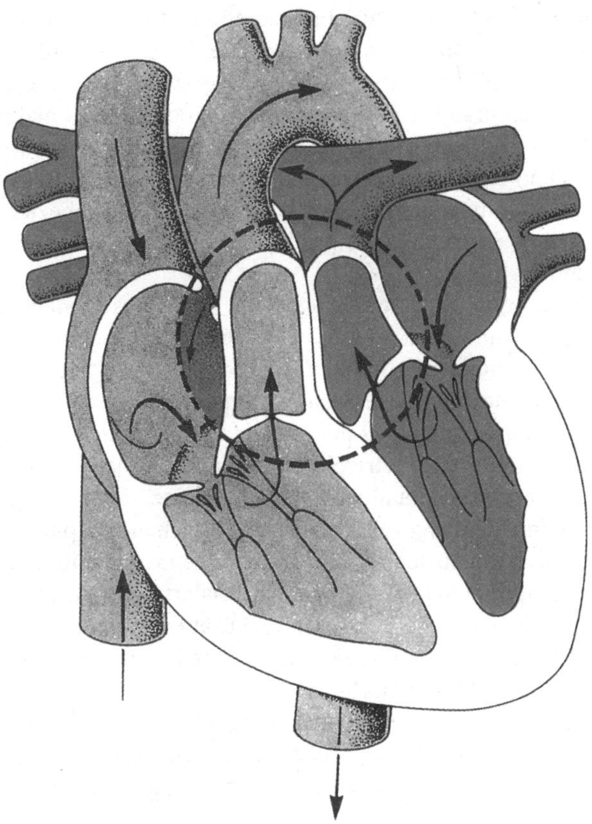

Fig. 6-12. Transposición de los grandes vasos.

enfermería; por ejemplo, manos, pies, labios o en torno a la boca. Deberá anotar también si la cianosis es intensa o leve, constante o transitoria. La coloración del lactante mejora con el llanto, aunque también suele empeorar, lo cual es un dato importante. Si la cianosis no es obvia en el neonato de raza negra, es necesario observar membranas mucosas de la boca, palmas de las manos y plantas de los pies. Puede ser evidente la aparición de hipocratismo digital en manos y pies consecutiva al estancamiento de sangre en los capilares de las extremidades. El lactante puede estar muy pálido o tener apariencia moteada.

Respiraciones rápidas. Más de 60 respiraciones por minuto (rpm) en el recién nacido en reposo indican dificultad. El grado de disnea es variable; en los casos más agudos implica aleteo de las fosas nasales, respiración por la boca y retracciones esternales. El lactante tiene más dificultades para respirar en posición horizontal en la cama que cuando se le mantiene erguido. La irritabilidad e inquietud indican disnea paroxística, en cuyo caso el llanto es débil y ronco.

Pulso rápido. Se llama **taquicardia**. La velocidad del pulso superior a los 150 lpm es significativa; el corazón bombea con más intensidad en un esfuerzo por obtener suficiente oxígeno para todas las partes del cuerpo.

Dificultades para alimentarse. Estos lactantes se cansan con facilidad cuando la enfermera intenta alimentarlos; incluso pueden rehusarse a succionar después de unas cuantas onzas. Al ponerlos en la cuna, lloran y parecen hambrientos. Mientras comen, se ahogan y tienen náuseas, además de que su incapacidad para respirar les impide disfrutar del placer de succionar.

Dificultad para aumentar de peso. Los pacientes no consiguen aumentar de peso, si bien un aumento repentino puede indicar insuficiencia cardiaca.

Edema. La enfermera debe detectar inflamación en torno a los ojos y, en ocasiones, en piernas, pies y abdomen.

Intolerancia al ejercicio. El lactante puede dormir en exceso y quedarse dormido mientras se le alimenta. A medida que crece, quizá no sea tan activo como otros niños y presente retraso de su desarrollo motor. Los niños más grandes se fatigan con facilidad y pueden ser intolerantes al ejercicio.

Tratamiento y atención de enfermería

Los objetivos de la atención de enfermería del recién nacido pueden adaptarse a todos los niños con defectos cardiacos. Son: 1) reducir el trabajo del corazón, 2) mejorar la respiración, 3) mantener una nutrición apropiada, 4) prevenir infecciones, 5) reducir la ansiedad del paciente y 6) apoyar e instruir a los padres.

La enfermera debe organizar la atención de modo que no se moleste al recién nacido innecesariamente, ya que requiere gran cantidad de energía. El baño completo y el cambio de ropa de cama son lujos que no puede darse el lactante con alguna anomalía cardiaca congénita grave. Se le debe alimentar temprano si llora y tarde si está dormido. El médico ordena en qué posición debe permanecer. En algunos casos, la posición genupectoral facilita la respiración, mientras que en otros, conviene una posición inclinada con la cabeza elevada. Los niños mayores pueden ser colocados en asientos infantiles.

Se programan comidas ligeras y frecuentes. El lactante deberá ser alimentado en posición vertical y hacerlo eructar con frecuencia. El chupón debe ser suave y el agujero lo suficientemente grande como para que succione con facilidad. Los niños mayores por lo general toleran una dieta especial sin sal y con restricciones de alimentos ricos en sodio. En algunos casos, la alimentación mediante sonda nasogástrica constituye una ventaja porque cansa menos al paciente. Para aliviar la disnea se administra oxígeno. Al facilitarse la respiración, el pequeño empieza a relajarse. Para tranquilizarlo se le habla con voz suave y se le atiende con gentileza. Siempre que sea posible se le cargará en brazos y se le mostrará afecto al alimentarlo.

La digoxina (Lanoxin) es el preparado digitálico oral más utilizado para pacientes pediátricos porque es de acción rápida y vida media corta. La acción de este agente consiste en retardar y fortalecer el latido cardiaco. Es necesario que la enfermera tome el pulso del paciente durante 1 min completo antes de administrar el medicamento; el pulso apical en reposo es más preciso. Debido a que el pulso normal varía según la edad, el médico indica a qué frecuencia del mismo se deberá suprimir el fármaco. Si no se cuenta con esta información, deberá consultarse al médico a la brevedad posible para evitar confusiones y posibles errores. Cuando se interrumpe el medicamento, se notifica al médico. Una pauta común consiste en suprimir el fármaco si el pulso del lactante se encuentra por debajo de 90 a 110 lpm y por debajo de 70 lpm en los niños más grandes. Sin embargo, la enfermera debe estar alerta ante descensos importantes respecto de lecturas previas.

La taquicardia y las irregularidades de la frecuencia del pulso son importantes y deben notificarse. Los síntomas de efectos tóxicos incluyen náuseas, vómitos, anorexia, irregularidades en la frecuencia y el ritmo del pulso y cambios súbitos en este último.

Si el lactante es dado de alta cuando aún recibe medicamentos, se instruirá a los padres acerca de la manera de tomar el pulso y mantenerse alertas ante ciertos signos al administrar el medicamento.

Los diuréticos, como furosemida (Lasix) o clorotiazida (Diuril), ayudan a reducir el edema. La vigilancia cuidadosa de los niveles séricos de electrólitos impedirá la aparición de un desequilibrio electrolítico, en particular de depleción de potasio. La enfermera deberá enseñar a los padres de niños más grandes a identificar los alimentos ricos en potasio, como plátano, naranja, leche, papas y jugo de ciruela. Es necesario pesar el pañal para determinar el volumen de las micciones. Pesar todos los días al lactante también ayuda al médico a determinar la eficacia de la diuresis.

Antes o después de la cirugía pueden surgir complicaciones no relacionadas con la descompensación cardiaca (insuficiencia cardiaca). Al incrementarse el número de eritrocitos circulantes en el cuerpo (policitemia), la sangre se torna más espesa y propensa a la formación de coágulos. Cuando esto se relaciona con deshidratación, es posible que la amenaza de trombosis cerebral se haga realidad.

El registro preciso de ingesta y gasto del paciente es esencial. Los signos de deshidratación como sed, fiebre, deficiencias en la turgencia de la piel, apatía, hundimiento de los ojos o fontanelas, piel seca, lengua seca, membranas mucosas secas y disminución del flujo urinario deberán notificarse de inmediato a la enfermera responsable. La neumonía puede desarrollarse con rapidez, los signos son fiebre, irritabilidad y aumento de la dificultad respiratoria. Para evitar esta complicación, se cambia regularmente de posición al paciente.

Las sondas torácicas suelen utilizarse en el posoperatorio para eliminar las secreciones y el aire de la cavidad pleural, a fin de permitir la reexpansión de los pulmones, los cuales se conectan a frascos de drenaje sellados con agua o a un sistema comercial como el Pleur-Evac. Hay unidades para lactantes y niños mayores. El sistema debe ser *hermético* para evitar que el pulmón se colapse. Los frascos de drenaje siempre se mantendrán en un nivel inferior al pecho a fin de prevenir el retroflujo de las secreciones, lo cual es particularmente importante cuando se traslada al paciente. En todo momento deberá contarse con dos pinzas Kelly revestidas de goma para pinzar las sondas en caso de urgencia. Si se rompe el sistema, estas se aplicarán a los tubos lo más cerca posible del tórax del lactante.

La enfermera que trabaja en la unidad de cardiología debe estar alerta ante urgencias como paros cardiacos y respiratorios y ser competente en las técnicas de reanimación cardiopulmonar, así como conocer las modificaciones necesarias para los pacientes pediátricos.

Los padres del niño necesitan apoyo y comprensión durante mucho tiempo. Los temores y las dependencias de la madre salen a relucir cuando da a luz a un lactante con un defecto. En virtud de que el corazón es el órgano más importante del cuerpo, este tipo de diagnóstico es muy preocupante. El médico tiene que tranquilizar a los padres sin minimizar el riesgo. Si el estado del lactante lo permite, se le enviará a casa bajo supervisión médica hasta que llegue a la edad recomendada para la cirugía. La familia tendrá que hacer todo lo posible por ofrecer un ambiente normal tomando en consideración las limitaciones del recién nacido. Es fácil que los padres sean demasiado complacientes porque no desean que su hijo se altere innecesariamente; al darse cuenta de ello, el niño tomará el control del hogar, situación que resulta difícil para todos, pero para la madre es especialmente desgastante y limitante. Conviene establecer límites, siempre y cuando se apliquen de manera sistemática, por ejemplo, dejarlo en una silla durante cinco minutos.

Los patrones que se establecen durante la primera infancia pueden conformar el marco de una personalidad saludable para el paciente. El niño cardiópata que se integra adecuadamente a la vida familiar lleva ventaja al menor a quien se ha hecho creer que es un inválido. Las siestas de rutina e ir a la cama temprano constituyen un reposo adecuado para la mayoría de los pacientes. A medida que crecen, ellos mismos suelen establecer sus propios límites en cuanto a la actividad que pueden manejar. Es posible sustituir las actividades extenuantes, como andar en bicicleta, y los juegos competitivos duros. El niño habrá de recibir las vacunas propias de la infancia. Es importante tratar con oportunidad las infecciones, además de que la dieta y la ingestión de líquidos deben ser las correctas. Se estimulará el consumo de alimentos ricos en hierro. La atención dental debe ser periódica. Estar en la escuela todo el día puede ser excesivamente fatigante, de modo que se harán las modificaciones necesarias al respecto. Estos pacientes deben ser sometidos a una valoración cuidadosa antes de cualquier tipo de cirugía menor, como amigdalectomía.

En ocasiones será necesario hospitalizar a ciertos pacientes para que se les practiquen diversas pruebas o por algún problema; conviene explicarles brevemente lo que tienen y, siempre que sea posible, permitirles manipular y ver el equipo del hospital. En general, la cirugía cardiaca se realiza en un centro médico regional, donde se dispone del costoso equipo necesario. La American Heart Association ha establecido normas y recomendaciones para los centros que tratan niños con cardiopatías congénitas. Por el bienestar físico y psicológico del paciente, se recomienda que, siempre que sea posible, la atención de enfermería se ponga en manos de una enfermera titulada y experimentada que dé seguimiento al paciente durante su hospitalización. En Estados Unidos, el médico puede referir a los padres del niño con una trabajadora social que los ayudará a conseguir los servicios y el apoyo económico que necesiten. Conforme pasa el tiempo, la carga económica derivada de las necesidades médicas y quirúrgicas va siendo cada vez mayor para los padres. El personal calificado debe analizar todas las posibilidades de ayuda financiera.

Sistema gastrointestinal

LABIO LEPORINO

Descripción

El labio leporino se caracteriza por una fisura o abertura en el labio superior producto de una falla en la unión de las estructuras embrionarias. En muchos casos, parece obedecer a una predisposición hereditaria aunada a una desviación menor del medio intrauterino. Esta alteración es más frecuente en varones que en niñas y puede presentarse en uno de los lados del labio o en ambos. La extensión del defecto fluctúa entre ligera y grave. Este trastorno suele estar relacionado con el **paladar hendido**, que es una fisura en la línea media del techo de la boca. El labio leporino y el paladar hendido son anomalías congénitas frecuentes que ocurren más o menos en uno de aproximadamente 1 000 nacimientos.

Tratamiento y atención de enfermería

El tratamiento inicial estriba en la corrección quirúrgica. Primero se repara el labio leporino porque interfiere con la capacidad del recién nacido para alimentarse por la imposibilidad de crear un vacío dentro de la boca y succionar. La cirugía no sólo mejora la succión, también, en gran medida, el aspecto. En general, la operación puede llevarse a cabo en cualquier momento después del nacimiento si la salud general del lactante es buena y no existe algún problema infeccioso.

Antes de la operación se hace un examen físico completo, las pruebas sanguíneas pertinentes y, posiblemente, se toman fotografías. Cualquier signo de infección, como gripe, se notifica a la enfermera en jefe. En ocasiones, el médico ordena que se inmovilice al paciente para impedir que se rasque el labio y para que se acostumbre a la sujeción, la cual será necesaria en la etapa posoperatoria. Para alimentar al bebé antes y después de la cirugía se utiliza una jeringa Asepto con perilla de goma, pues debe evitarse el movimiento de succión para disminuir la tensión en la línea de sutura. Algunas veces, antes de la cirugía, se usa un chupón suave cortado en cruz.

Método de alimentación para los neonatos con labio leporino, paladar hendido o ambos

El siguiente método de alimentación (Procedimiento 6-1) puede aplicarse a lactantes con labio leporino y paladar hendido. La enfermera necesitará más de los 20 min habituales que se requieren para alimentar con biberón.

Atención posoperatoria

Los objetivos posoperatorios de enfermería para la reparación del labio leporino con paladar hendido incluyen: 1) impedir que el paciente succione y llore para que no se produzca tensión en la línea de sutura; 2) acomodarlo cuidadosamente (*nunca* sobre el abdomen) para evitar daños en el sitio quirúrgico; 3) limpiar la línea de sutura para impedir que se formen costras, las cuales pueden causar una mala cicatrización; 4) inmovilizar al niño para evitar que se lesione el sitio de la cirugía y usar un **arco de Logan** (para reducir la tensión en la línea de sutura) y 5) mimar al paciente y brindar otras formas de afecto para satisfacer sus necesidades emocionales. Esto último es particularmente importante, ya que el pequeño no puede sentir la satisfacción derivada de la succión.

La herida deberá mantenerse húmeda con un ungüento antibacteriano, el cual se aplica girando con suavidad un

Procedimiento 6-1 Alimentación por vía oral de los lactantes con necesidades especiales

Equipo

Gotero estéril con perilla de goma o jeringa Asepto con perilla de goma para administrar medicamentos; fórmula, bata para la enfermera, babero para el lactante.

Método

1. Revisar que el lactante se encuentre seco y tibio. Cambiar el pañal si es necesario y lavarse las manos. Dejar los sujetadores puestos mientras se alimenta al niño.
2. Colocar al lactante en posición sedente. Introducir la fórmula dentro de la jeringa Asepto o el gotero para medicamentos.
3. Colocar la perilla de goma del alimentador pegada a los labios, en el lado opuesto a la hendidura o área reparada.
4. Ejercer presión suave sobre la perilla del alimentador y permitir que gotee una pequeña cantidad de líquido dentro de la boca.
5. Permitir que el bebé degluta antes de ofrecerle más alimento. Evitar los movimientos de succión tanto como sea posible.
6. Hacer eructar al lactante con frecuencia. Sentarlo erguido y palmear con suavidad su espalda con una mano mientras se sostiene su pecho con la otra. *Nota*: El médico quizá ordene que después de la fórmula se proporcione una pequeña cantidad de agua estéril para limpiar la boca.
7. Regresar al niño a la cuna después de alimentarlo. Recostarlo sobre su lado derecho. Apoyar su espalda con una frazada enrollada o una almohada pequeña.
8. Registrar el tiempo de alimentación, método, cantidad ofrecida, cantidad ingerida y retenida y resultados desfavorables, como vómito.

cotonete, para evitar dañar el sitio quirúrgico. Se usa el mismo procedimiento al limpiar el área con solución salina estéril.

El lactante será alimentado mediante un gotero hasta que la herida cicatrice por completo (una a dos semanas). Para la madre que ha alimentado a su bebé antes de la operación y que ha participado en la alimentación mientras el paciente estuvo hospitalizado, no será difícil seguir haciéndolo después del alta. La mejoría inmediata como resultado de la cirugía es muy estimulante para los padres, en particular si el niño debe someterse a una operación posterior para la reparación del paladar hendido.

PALADAR HENDIDO

Descripción

El paladar hendido es más grave que el labio leporino, ya que en estos casos hay comunicación entre la nasofaringe y la nariz, fenómeno que no sólo complica la alimentación, sino que facilita la presencia de infecciones en las vías respiratorias y el oído medio, y en general da lugar a que más adelante se dificulte el habla. A diferencia del labio leporino, el paladar hendido es más común en niñas que en varones.

Tratamiento

El mejor momento para la cirugía sigue siendo motivo de controversias, aunque algunos cirujanos prefieren realizarla antes de los 18 meses, si es posible, con el fin de no afectar los patrones del habla. Para facilitar la comunicación, se utiliza un aparato dental cuando se difiere la cirugía o está contraindicada porque la malformación sea extensa. Este aparato debe cambiarse de manera periódica, conforme el niño crece.

El tratamiento del lactante con labio leporino y paladar hendido comprende la participación de un equipo experto durante un tiempo prolongado. Los problemas emocionales que algunas veces se suscitan con este trastorno son más importantes que la propia reparación, pues el niño que nace con una deformidad facial deberá enfrentar muchos problemas; no es fácil ser poco atractivo cuando la sociedad concede tanta importancia al aspecto físico. La primera reacción de la madre ante el lactante desfigurado puede ser de choque, pena, desilusión y culpa.

Algunos padres consideran la deformidad como resultado de su ineptitud y quizá prefieran ocultar al niño de sus familiares y amigos. Alimentarlo es difícil y presionante al principio. Al crecer el niño, la erupción irregular de los dientes, el babeo, la demora para hablar, las hospitalizaciones intermitentes y las citas clínicas frecuentes pueden ser frustrantes. Durante su desarrollo, el pequeño percibe los sentimientos de sus padres y adquiere una actitud positiva o negativa acerca de sí mismo. El paciente y la familia necesitan comprensión, una base concreta de esperanza y consejos prácticos.

En Estados Unidos, las ciudades grandes cuentan con clínicas especiales para paladar hendido, donde varios especialistas trabajan conjuntamente en un sistema de interconsulta. Los padres deben ser informados de los recursos disponibles en la zona en que viven. Por lo general, se necesitará apoyo económico, dada la extensión del tratamiento requerido.

Manejo posoperatorio y atención de enfermería

Nutrición. La mejor forma de tomar líquidos es en una taza entrenadora, aunque puede también usarse la jeringa Asepto con perilla de goma (alimentador por gravedad). La enfermera deberá saber qué indica el cirujano plástico antes de alimentar al niño. Es necesario evitar comidas y líquidos calientes a fin de evitar lesiones en el sitio quirúrgico. Todo tipo de objetos, incluidos popotes, abatelenguas, cucharas, tenedores y chupones, deben mantenerse fuera de la boca. Se puede utilizar una cuchara ancha si el alimento se proporciona por el lado de la cuchara y no llega a estar en contacto con el techo de la boca. La dieta avanzará de líquidos claros a una dieta líquida completa. El menor se envía a casa con indicaciones de dieta blanda (nada más duro que un puré de papa).

Higiene bucal. La boca se mantendrá limpia en todo momento; a la comida sigue una pequeña cantidad de agua. En ocasiones, el médico prescribe un antiséptico ligero para enjuagues bucales.

Inmovilizaciones. Por lo general, basta con inmovilizar los codos. Los sujetadores se retiran uno a la vez, con supervisión y de forma periódica, para evitar constreñir la circulación y permitir un movimiento normal. Los sujetadores pueden fabricarse en el hogar con cartón enrollado atado con una cuerda. Es importante impedir que el lactante introduzca los dedos u otros objetos en la boca. Será preciso enseñar al pequeño a alejar la lengua de la parte hipersensible de la boca.

Habla. Es necesario hablar con lentitud y claridad al paciente e instarlo a pronunciar las palabras correctamente. Los niños que han sido sometidos a reparaciones extensas o que tienen sordera concomitante precisarán de la ayuda de un terapista del lenguaje, mientras que a otros les basta con un mínimo de ayuda de sus padres.

Diversiones. El niño debe llorar lo menos posible. Los juegos deberán ser tranquilos, sobre todo durante el periodo posoperatorio inmediato. Habrá que leerle cuentos o ayudarlo a colorear.

Complicaciones. Esta condición suele relacionarse con otitis media y problemas dentales. Se indicará a los padres que lleven al niño al médico a los primeros signos de dolor de oídos. Las consultas con el dentista deberán ser frecuentes.

Sistema musculoesquelético

PIE ZAMBO

Descripción

El pie zambo, una de las deformidades más comunes del sistema esquelético. Es una anomalía congénita que se caracteriza por la desviación del pie hacia afuera o hacia adentro. La incidencia es de cerca de 1 en 730 nacimientos. Muchas de las formas moderadas son resultado de posición inadecuada en el útero y se resuelven con poco o ningún tratamiento si la extremidad tiene actividad normal, a diferencia del verdadero pie zambo, que no responde al puro ejercicio. Muchos creen que ello se debe a un grado anormal de compresión y moldeamiento del pie del lactante dentro del útero. Se conocen varios tipos; en el talipes (*talus*, talón + *pes*, pie) equinovarus (*equinus*, extensión + *varus*, doblado hacia adentro), que se observa en el 95% de los casos, los pies se encuentran vueltos hacia adentro y el niño camina sobre los dedos y bordes externos de los pies. Esta alteración suele afectar a ambos pies y es dos veces más frecuente en varones que en niñas.

Tratamiento y atención de enfermería

El tratamiento del pie zambo debe iniciarse lo más pronto posible; de otro modo, los huesos y músculos continuarán su desarrollo anormal. En los primeros años de la infancia, se recurre a un tratamiento conservador que consiste en la manipulación y colocación de enyesado para mantener el pie en la posición correcta (fig. 6-13). La manipulación y el enyesado se repiten cada pocos días durante las dos primeras semanas y después en intervalos de una a dos semanas para no pasar por alto el rápido crecimiento que tiene lugar en este periodo. Si este tipo de tratamiento no da buenos resultados, se practica cirugía.

Cuidados del enyesado. La mayor parte de los moldes son de materiales sintéticos (fibra de vidrio, poliuretano o una combinación de ellos); secan rápidamente (menos de 30 min) y son más ligeros, lo cual permite mayor movilidad.

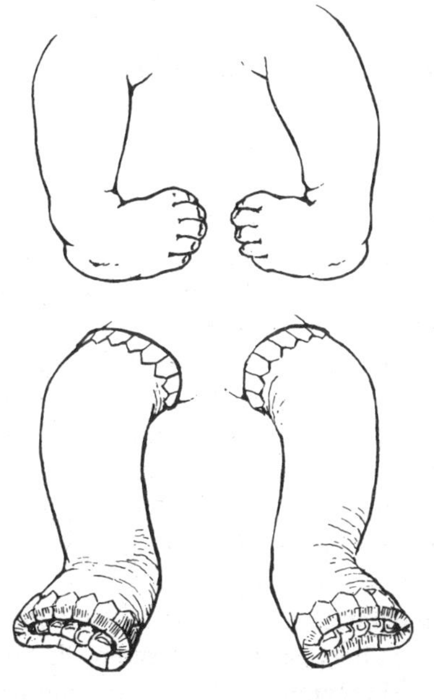

Fig. 6-13. Talipes equinovarus bilateral (pie zambo), antes y después de la aplicación del enyesado. Se colocan "pétalos" adhesivos en los bordes del enyesado para evitar que irrite la piel. (Tomado con autorización de Marlow D: *Textbook of pediatric nursing*, 5a. ed., Philadelphia, 1977, WB Saunders.)

Sin embargo, no son tan fuertes como el yeso y son mucho más costosos.

La gasa que contiene el material para el molde de yeso se coloca en agua tibia antes de aplicarse sobre una calceta y guata con algodón. El yeso seca en alrededor de 24 a 48 h, y deberá dejarse descubierto hasta que seque por completo, de adentro hacia afuera. Se cambiará al niño de posición cada 2 h. Al levantar el enyesado, la enfermera deberá usar las palmas, no los dedos, para evitar muescas que presionen la piel subyacente y ocasionen alguna lesión.

En la atención prolongada del paciente de ortopedia es importante instruir a los padres acerca de los aparatos, el cuidado del enyesado, el ejercicio y la higiene, así como sobre los objetivos del tratamiento. La enfermera explicará la importancia de las consultas frecuentes a la clínica, reforzará la información del médico y, de ser necesario, aclarará las instrucciones.

Los dedos de los pies se dejan descubiertos para observarlos. **La enfermera los vigilará para detectar signos de circulación deficiente, que se manifestaría como palidez, cianosis, hinchazón, frialdad, entumecimiento, dolor o ardor.** En caso de alteraciones de la circulación, se hace una ranura en el enyesado para aliviar la presión o, incluso, podría ser necesario retirarlo y aplicarlo de nuevo. La enfermera debe también notificar sobre la presencia de irritación en la piel cercana a los bordes del enyesado y la ausencia de movimiento de los dedos del pie. En ocasiones se ponen pétalos adhesivos en torno a los bordes para impedir que irriten la piel.

Es difícil mantener el enyesado del niño sin partículas de alimento, las cuales pueden causar irritación cutánea. El paciente requiere supervisión cuidadosa durante las comidas a fin de que no ponga partículas de alimento bajo los bordes del aparato. No se debe usar talco ni aceites después del baño, ya que también causan irritación.

En caso de cirugía en tendones y huesos, la enfermera también observará el enyesado para detectar evidencias de hemorragia. Si se observa algún cambio de color en el yeso, se marcará con un círculo y se registrará la hora para estimar el sangrado ulterior. En caso de hemorragia, se revisarán también los signos vitales del paciente para compararlos con las lecturas preoperatorias.

Apoyo emocional. La enfermera es una figura importante en la atención del paciente de largo plazo porque a ella le toca verificar el crecimiento y desarrollo normales del niño de acuerdo con la edad, a fin de anticipar los problemas e instruir a los padres.

Desde el nacimiento hasta los cuatro años, los niños suelen sufrir cuando son separados de sus padres. Lloran intensamente cuando se marchan, de modo que tendrán que ser consolados por la enfermera. El desarrollo de ciertas habilidades motoras puede ser lento en estos pacientes y en muchos casos regresan a conductas previas, en particular respecto del control de vejiga e intestinos. La enfermera no debe hacer que el pequeño se avergüence si ocurre un "accidente".

Los padres pueden ofrecer mucha información valiosa acerca de su hijo, por lo que es importante escucharlos con atención. Se insta a los padres a participar en la atención del niño hospitalizado porque les dará alivio emocional y tranquilizará a su hijo.

La carga económica de la hospitalización, la cirugía y la supervisión médica continua constituyen un verdadero problema. Si la enfermera sospecha que los padres precisan de apoyo financiero, los remitirá al servicio social correspondiente.

DISPLASIA CONGENITA DE LA CADERA

Descripción

La displasia congénita de la cadera es una deformidad ortopédica frecuente cuya incidencia es de cerca de 1 en 1 000 nacimientos vivos. El término **displasia de la cadera** es una descripción amplia que se aplica a varios grados de deformidad que pueden implicar subluxación o dislocación, ya sea parcial o completa. La cabeza del fémur se desplaza parcial o totalmente de una órbita poco profunda de la cadera (acetábulo); aparentemente, la causa obedece a factores hereditarios y ambientales en los cuales se combinan malformación de la cadera, laxitud de la articulación, posición de la pelvis y raza. La displasia congénita de la cadera es siete veces más común en niñas que en varones. Los recién nacidos rara vez sufren dislocación completa. Cuando el niño empieza a caminar, la presión que se ejerce en la cadera puede dar lugar a dislocación completa, de modo que son particularmente importantes la detección y el tratamiento oportunos.

Signos y síntomas

La subluxación de la cadera suele detectarse al momento de examinar al recién nacido. Después, durante los primeros seis meses de vida se intenta identificar una displasia congénita en los exámenes de rutina del lactante. Uno de los signos más confiables es la limitación de la abducción de la pierna en el lado afectado. Al colocar al lactante sobre su espalda con las rodillas y caderas flexionadas, el médico presiona hacia atrás el fémur en relación con la cadera normal, hasta que toque casi por completo la mesa de exploración, lo cual sólo es parcialmente posible en el lado afectado. También la rodilla del lado de la dislocación es más baja y los pliegues cutáneos del muslo son más profundos y a menudo asimétricos. Cuando el lactante se encuentra en posición prona, una cadera queda más alta que la otra (fig. 6-14). En algunos niños de menos de cuatro semanas, el médico puede de hecho sentir y escuchar el deslizamiento de la cabeza femoral dentro del acetábulo bajo presión suave, lo cual se conoce como signo o chasquido de Ortolani, que se considera diagnóstico. Si el niño empezó a caminar sin tratamiento previo, mostrará una cojera característica. Si bien la dislocación también puede ser bilateral, la unilateral es mucho más común. Las radiografías y las investigaciones con ultrasonido confirman el diagnóstico.

Tratamiento

El tratamiento se inicia tan pronto como se detecta la luxación. El médico intenta formar una articulación normal manteniendo la cabeza del fémur dentro de la órbita de la cadera. Esta presión constante aumenta y hace más profundo el acetábulo, con lo cual se corrige la dislocación. Los huesos de los niños pequeños son muy elásticos, pues contienen más cartílago que los del adulto.

El tratamiento de la displasia de la cadera depende de la edad del paciente. En el recién nacido, la abducción de las caderas se mantiene con el uso de un arnés tipo Pavlik o una almohadilla de Frejka. El primero es el tratamiento de elección para la mayor parte de los casos. Si la dislocación es grave o no se detecta antes de que el niño empiece a caminar, podría ser necesario el uso de tracción para empujar la cabeza del fémur hacia abajo, a su posición correcta, opuesta al acetábulo. Una vez que la tracción distiende los músculos lo suficiente como para permitir que la cadera quede colocada en el acetábulo, la dislocación se reduce bajo anestesia general y se aplica un vendaje en espica para mantener la abducción. Este tipo de enyesado se muestra en la figura 6-15. El tiempo que el paciente permanecerá enyesado depende de los avances, el crecimiento y la condición del yeso, aunque suele ser de cinco a nueve meses; el enyesado se cambia cada seis semanas. En ocasiones se necesita cirugía, en cuyo caso se recurre a la reducción abierta de la dislocación o a la reparación de la plataforma del hueso de la cadera. Después de la operación se aplica yeso para mantener el fémur en su posición correcta.

Atención de enfermería

La enfermera de la sala de cunas observará con atención a cada lactante durante el baño matutino a fin de detectar signos de dislocación de la cadera. Con el niño en posición prona, observará los glúteos para distinguir variaciones de tamaño. Las piernas del lactante deberán ser de la misma longitud y deberá patalear con ambas, no sólo con una. No debe haber diferencias en la profundidad de los pliegues cutáneos de la parte superior de los muslos. En la clínica infantil, la enfermera presta atención a la postura y marcha de los niños más grandes y registra sus observaciones.

Los lactantes cuyo avance sea el adecuado con la varilla de Pavlik o Frejka, o con sujeciones similares, pueden quedarse en casa, pero los padres deberán llevarlos al médico de manera periódica. Es necesario asegurar a los progenitores que pueden sostener a su hijo en brazos y sentarlo en una silla. Se les alentará a formular preguntas al médico y enfermera de la clínica.

El niño que ingresa al hospital con diagnóstico de dislocación congénita de la cadera debe recibir tanta atención personal como sea posible. El primer ingreso establecerá el patrón de las hospitalizaciones subsiguientes, por ello es importante que se adapte de manera satisfactoria. Es impor-

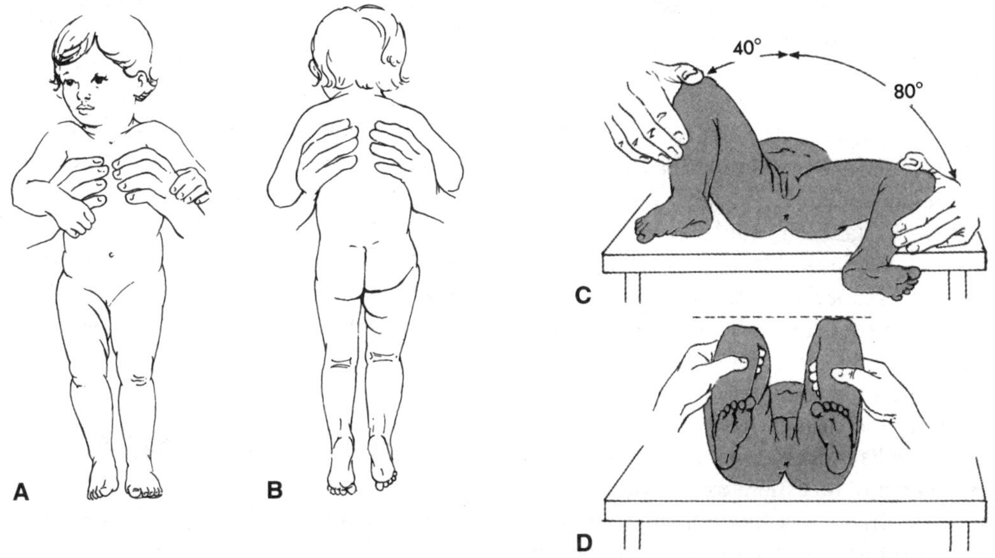

Fig. 6-14. Tres signos clásicos de la displasia congénita de la cadera. A y B, pliegues dérmicos desiguales; C, limitación de la abducción y D, altura desigual de las rodillas. (Tomado con autorización de Tachdjean M: *Pediatric orthopedics*, Philadelphia, 1990 WB Saunders.)

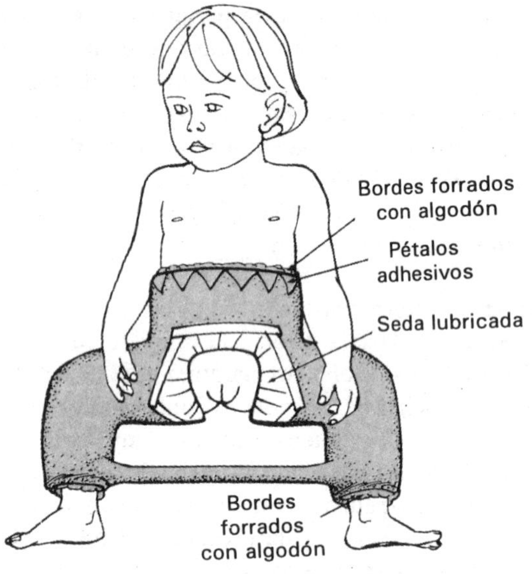

Fig. 6-15. Vendaje en espiga. Este enyesado mantiene las piernas en posición de patas de rana y se utiliza para tratar dislocaciones congénitas de la cadera. El niño puede mover los dedos de los pies libremente. Todos los bordes del yeso se forran con algodón y se protegen con "pétalos" adhesivos. (Tomado con autorización de Leifer G: *Principles and techniques in pediatric nursing*, 4a. ed., Philadelphia, 1982, WB Saunders.)

tante que la enfermera se familiarice con el programa cotidiano del menor, y debe hacer todo lo posible por ofrecer a los pacientes hospitalizados durante muchas semanas un ambiente parecido al del hogar.

El tipo de enyesado que se usa en estos casos recibe el nombre de **vendaje corporal en espica**, el cual rodea la cintura y se extiende hasta los talones o dedos de los pies. La atención general del enyesado, que se describe antes en este capítulo, debe revisarse en este punto. Otros aspectos pertinentes para este tipo particular de vendaje se exponen en los siguientes párrafos.

Con objeto de brindar apoyo se colocan cojines firmes, recubiertos de plástico, por debajo de las curvaturas del enyesado. Los niños más grandes pueden beneficiarse con una barra que se encuentre por encima de su cabeza y un trapecio. La habitación deberá estar bien ventilada. Es necesario contar con cómodo para fracturas al lado de la cama.

Se eleva ligeramente la cabecera para que la orina o heces drenen fuera del cuerpo del enyesado. No debe elevarse con almohadas la cabeza u hombros del niño inmovilizado con este tipo de vendaje porque se comprimiría la parte inferior del tórax contra el yeso, lo cual podría incomodar al paciente o provocar dificultad respiratoria. El menor que no está entrenado para el control de esfínteres deberá ser colocado sobre un marco de Bradford a fin de facilitar la atención de enfermería. Con objeto de evitar que el enyesado se impregne de orina y heces, los bordes se cubren con una envoltura plástica en las aberturas que quedan entre las piernas. Con el mismo propósito puede acomodarse un pañal desechable por debajo de los bordes, en torno a los glúteos. Cuando estas cubiertas se ensucian, se cambian de inmediato. El cambio frecuente de posición es importante; los pacientes encamados necesitan moverse con frecuencia. Los padres pueden sostener en su regazo al lactante una vez que se seca el yeso. Llevar al pequeño en camilla o vagoneta al cuarto de juegos o a pasear por el hospital le permite cambiar de posición y de escenario.

Posición del niño con un enyesado corporal

El Procedimiento 6-2 se utiliza para cambiar la posición del menor con un enyesado corporal.

No deberá usarse la barra de soporte que se encuentra entre las piernas a modo de palanca para cambiar de posición al niño. Todas las curvaturas del cuerpo deberán ser apoyadas con almohadas o sábanas enrolladas. Siempre que sea posible, el niño mayor deberá acostarse sobre el abdomen para comer y facilitar la deglución y el proceso de autoalimentación. Al poner al paciente con enyesado corporal en el cómodo, se apoya la parte superior de la espalda y las piernas con almohadas para conservar la alineación del cuerpo.

El prurito constituye un problema específico en estos pacientes. De ser posible, antes del enyesado se aplica una tira de gasa por debajo de la calceta que protege la piel del yeso. Esta tira sobresale del área abierta y puede deslizarse con suavidad de atrás adelante para aliviar el prurito. Cuando la tira se ensucia, se ata una limpia al extremo de la sucia y se tira de ella a través del yeso, para retirar la parte manchada. Se recomiendan no utilizar otros métodos que pudieran causar daño a la piel bajo el yeso, ya que cualquier agrietamiento difícilmente cicatriza.

El niño con una discapacidad de largo plazo, como ésta, necesita ayuda para enfrentar las necesidades cotidianas. En virtud de que este pequeño se encuentra en crecimiento y desarrollo rápidos, es necesario hacer ajustes frecuentes en la atención en el hogar y la clínica. Vestirlo y cambiar su ropa de cama constituyen un problema. El niño no cabe en los muebles normales ni en gran parte del equipo de juegos que disfrutan otros niños. Su traslado es también difícil. Los niños que se encuentran en vendajes en espica pueden ser trasladados en vagonetas cubiertas con almohadas, las cuales también pueden usarse para elevarlos al comer. Es necesario referir a los padres a los servicios de atención de la salud en casa porque, para trasladarse, muchos de estos niños necesitarán una silla de ruedas pediátrica especial para ortopedia.

SINDROME DE DOWN

Descripción

El síndrome de Down es uno de los defectos genéticos más comunes, con una incidencia aproximada de 1 por cada 800 nacimientos vivos; la frecuencia se incrementa cuando la madre es mayor de 35 años. En ocasiones, este defecto se

Procedimiento 6-2 Cambiar de posición a un niño con yeso corporal

Método

Se necesitan dos personas, una a cada lado de la cama, para cambiar de posición a estos pacientes.

1. Mover al niño hacia la orilla de la cama tanto como sea posible para que la enfermera que recibirá al niño se encuentre lo más lejos posible de él.
2. La enfermera más próxima al niño coloca una mano bajo la cabeza y espalda y la otra bajo la parte de las piernas del yeso y voltea al pequeño hacia el punto medio, de costado.
3. La enfermera que se encuentra más alejada sostiene el peso y el aparato al ser volteado el niño completamente sobre su abdomen.

presenta en el primer hijo de una madre joven pero, según la causa, es probable que sus siguientes hijos sean normales. Son tres las causas conocidas del síndrome de Down, cada una de las cuales implica anormalidades cromosómicas. En el tipo más común, el **síndrome de trisomía 21**, la cuenta total de cromosomas es de 47, siendo 46 el número normal (fig. 2-2); es la causa del 95% de los casos y resultado de una **no disyunción**; es decir, que un cromosoma no logra seguir el proceso de separación normal para formar células hijas. Entre más temprano ocurra este proceso en el embrión en desarrollo, mayor será el número de células afectadas. Los otros dos tipos son **translocación**, que es hereditaria, y **mosaicismo**. En la translocación, un pedazo del cromosoma del par 21 se desprende y adhiere a otro cromosoma, mientras que en el mosaicismo, algunas células del cuerpo tienen un cromosoma 21 adicional.

Signos y síntomas

Los signos de este trastorno, que son visibles al nacer, consisten en ojos oblicuos, muy cercanos uno del otro, cabeza pequeña, cara redonda, nariz aplanada y lengua prominente que interfiere con la succión, así como respiración por la boca. Además, las manos del lactante son cortas y gruesas y el meñique es curvo. Se observa una línea profunda y recta que cruza la palma de la mano y se conoce como **pliegue simiano**. Entre el primero y el segundo dedo de los pies hay también un amplio espacio. Los músculos no desarrollados (hipotonía) y las articulaciones laxas permiten al niño adoptar posiciones poco usuales. El crecimiento y desarrollo físicos pueden ser más lentos de lo normal (cuadros 6-2 y 6-3). La mayoría de estos niños tiene retraso mental de ligero a moderado. Gracias a los recientes avances en medicina, los recursos disponibles y la educación, los pacientes con síndrome de Down han logrado progresar mucho más que en generaciones previas. Cardiopatías congénitas podrían estar relacionadas con este trastorno. Ningún niño tiene todas las características físicas que un menor con síndrome de Down podría presentar (fig. 6-16).

Estos niños pueden llegar a ser adorables; no obstante, son inquietos y algo más difíciles de educar que los normales. Tienen poca resistencia a las infecciones, pero el lapso de vida ha aumentado por el amplio uso de los antibióticos. La incidencia de la leucemia aguda es más alta en ellos que en la población normal, además de que corren el riesgo de desarrollar infecciones respiratorias y otitis media. Así mismo, suelen tener problemas de lenguaje y audición.

Atención de enfermería

La enfermera debe estar consciente de sus propios sentimientos antes de ofrecer apoyo efectivo al niño discapacitado y a sus padres, ya que se requiere de paciencia y comprensión. Es necesario estimular al niño para que cuide de sí mismo

Cuadro 6-2. Habilidades de autoayuda

	Niños con síndrome de Down		*Niños "normales"*	
Habilidad	*Promedio (meses)*	*Límites (meses)*	*Promedio (meses)*	*Límites (meses)*
Comer				
Comer con los dedos	12	8 a 28	8	6 a 16
Usar cuchara/tenedor	20	12 a 40	13	8 a 20
Control de esfínteres				
Vejiga	48	20 a 95	32	18 a 60
Intestino	42	28 a 90	29	16 a 48
Ropa				
Desvestirse	40	29 a 72	32	22 a 42
Vestirse	58	38 a 98	47	34 a 58

Tomado con autorización de Levine M, et al: *Developmental-behavioral pediatrics*, ed 3, Philadelphia, 1999, WB Saunders.

Cuadro 6-3. Eventos importantes del desarrollo

Evento	Niños con síndrome de Down		Niños "normales"	
	Promedio (meses)	Límites (meses)	Promedio (meses)	Límites (meses)
Sonreír	2	1 1/2 a 3	1	1/2 a 3
Rodarse	6	2 a 12	5	2 a 10
Sentarse	9	6 a 18	7	5 a 9
Gatear	11	7 a 21	8	6 a 11
Arrastrarse	13	8 a 25	10	7 a 13
Ponerse de pie	10	10 a 32	11	8 a 16
Caminar	20	12 a 45	13	8 a 18
Hablar, palabras	14	9 a 30	10	6 a 14
Hablar, oraciones	24	18 a 46	21	14 a 32

Tomado con autorización de Levine M, et al: *Developmental-behavioral pediatrics*, ed 3, Philadelphia, 1999, WB Saunders.

dentro de los límites de su capacidad, aun cuando esto pueda llevar tiempo, en particular cuando están enfermos y hospitalizados. La estimulación temprana infantil permite al niño con síndrome de Down alcanzar logros importantes tan pronto como sea posible (fig. 6-17).

Con más estimulación, amor y apoyo de la familia, y aprovechando los recursos de la comunidad, se ha incrementado el potencial de desarrollo del niño. Hoy en día, ya no es necesario internar en instituciones especializadas al niño con síndrome de Down.

A medida que se dispone de más recursos del gobierno, es mayor el número de centros y programas comunitarios apropiados para las necesidades a corto y largo plazo de los afectados por el síndrome de Down, como hogares en grupo, de adopción o internados. La enfermera deberá familiarizarse con los servicios con que cuenta la comunidad y sus alrededores. En ocasiones, los padres no aceptan el hecho de que su hijo sufra retraso y les avergüenza hablar del estado del niño; necesitan experimentar el duelo por el hijo normal que no tuvieron, lo cual no debe interpretarse como falta de amor por el hijo que tienen. Se necesita una excepcional fortaleza para aceptar este diagnóstico y la empatía de la enfermera reviste particular importancia. Permitir que los padres participen desde el principio en la atención y planeación del lactante facilita el proceso de vinculación; no por

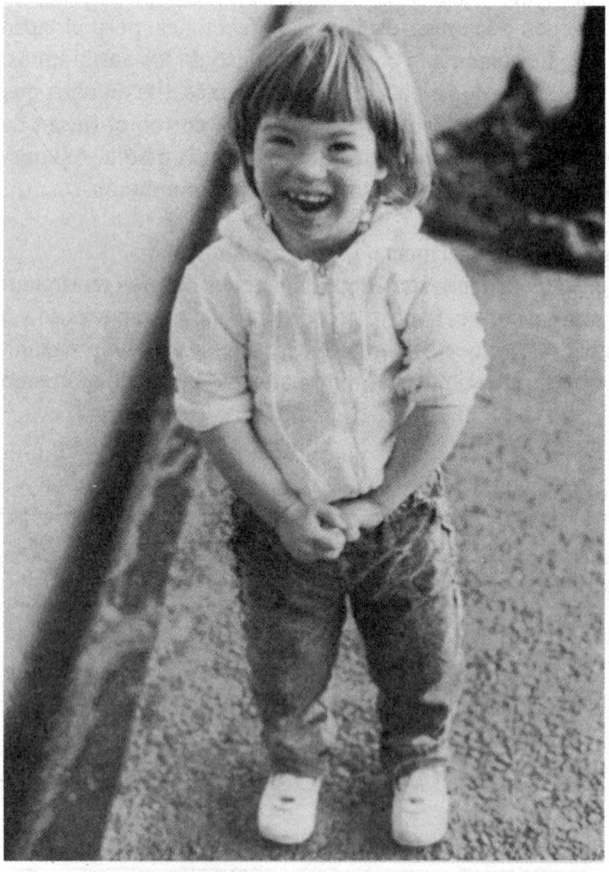

Fig. 6-16. Menor con síndrome de Down.

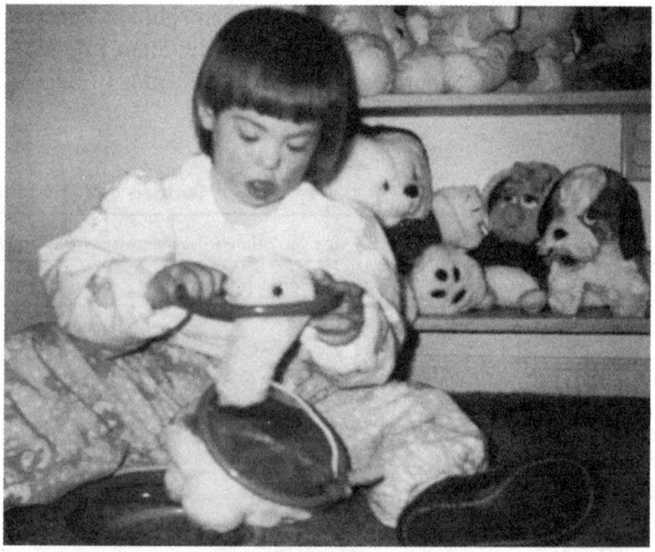

Fig. 6-17. La estimulación del niño con síndrome de Down es crucial para su desarrollo.

ello debe sobreestimarse el trato cálido del personal. Mimar al niño, haciéndole un pequeño rizo en el cabello, por ejemplo, muestra que es importante, aun cuando sea diferente. Los padres están atentos a indicios de rechazo hacia su hijo y son sensibles en cuanto al lugar que ocupa en la sala de cunas.

En Estados Unidos hay varias organizaciones que ofrecen apoyo a los niños con síndrome de Down, como el National Down Syndrome Congress, la National Association for Retarded Citizens y la National Association for Down Syndrome.

Lesión perinatal

ENFERMEDAD HEMOLITICA DEL RECIEN NACIDO: ERITROBLASTOSIS FETAL

Descripción

La **eritroblastosis fetal** (*eritro*, rojo + *blastos*, germen + *osis*, enfermedad), trastorno que se manifiesta en la etapa tardía de la vida fetal o poco tiempo después del nacimiento, es una de las muchas enfermedades hemolíticas congénitas del recién nacido, en que se observa destrucción excesiva de los glóbulos rojos por incompatibilidad entre los eritrocitos de la madre y los del feto. Ocurre cuando una madre Rh negativa sensibilizada está embarazada de un feto Rh positivo. La sensibilización es el fenómeno por el cual la madre, en su primer embarazo o por la exposición a transfusiones de sangre Rh positiva, desarrolla anticuerpos anti-Rh positivos que después atacan y destruyen los glóbulos rojos del feto. La incidencia de la eritroblastosis fetal ha disminuido en gran medida por la administración protectora del anticuerpo Rh (RhoGAM) a las mujeres en riesgo. De hecho, la incompatibilidad de los factores ABO es en la actualidad más frecuente y sin duda menos grave que la incompatibilidad de Rh. El proceso de **sensibilización materna** se describe en la figura 6-18. La madre acumula anticuerpos en cada embarazo, de modo que la probabilidad de que puedan presentarse complicaciones aumenta con cada gestación. Las reacciones graves pueden causar kernicterus, anemia grave, daño cerebral y muerte.

Diagnóstico y prevención

Se sospecha de eritoblastosis fetal cuando la madre es Rh-negativa y el padre Rh-positivo. Durante el periodo prenatal, la prueba indirecta de Coombs revela exposición previa a antígenos Rh positivos. Si hay indicios de que la madre esté sensibilizada, se realiza una amniocentesis para detectar los niveles de bilirrubina del líquido amniótico. Este procedimiento no está exento de riesgos y en algunos casos puede por sí mismo sensibilizar a la madre. En el posparto se hace una prueba directa de Coombs en la sangre del cordón umbilical y si el resultado es positivo, en general indica incompatibilidad por Rh.

La prevención de la eritroblastosis por medio del RhoGAM es en la actualidad una práctica rutinaria. Se aplica una inyección intramuscular a la madre dentro de las primeras 72 h después del parto, siempre y cuando no haya sido previamente sensibilizada (fig. 6-19). El RhoGAM también se puede administrar a la embarazada Rh-negativa a las 28 semanas de gestación si no se encuentra sensibilizada, así

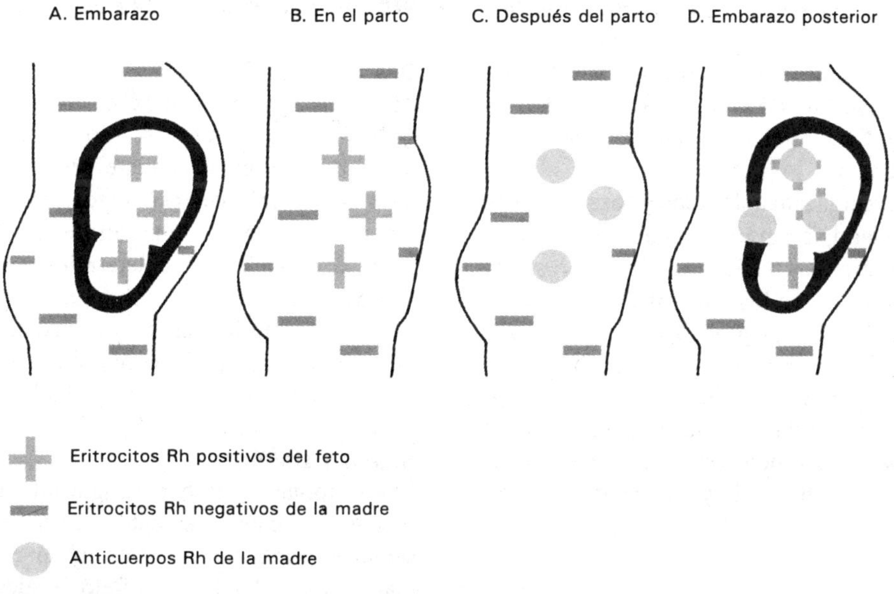

Fig. 6-18. Cuando la madre Rh negativa está embarazada de un feto Rh positivo (A), algunos de los glóbulos rojos Rh positivos del feto ingresan al cuerpo de la madre (B). Que produce anticuerpos contra este factor (C). En un embarazo posterior con un feto Rh positivo, los anticuerpos cruzan la placenta y atacan a los eritrocitos fetales (D).

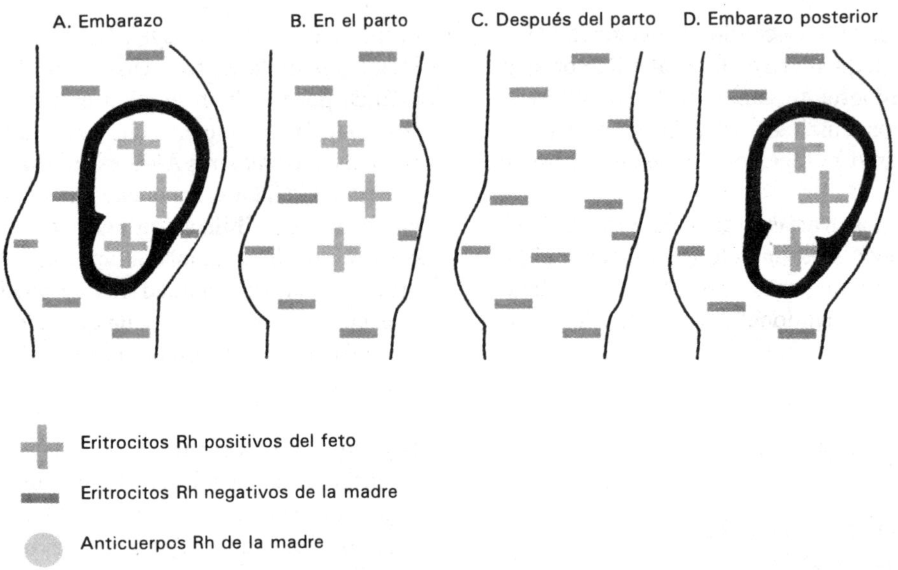

Fig. 6-19. Después del parto, se somete a prueba la sangre del recién nacido (A). Si es Rh positiva, se administra RhoGAM a la madre Rh negativa (B) a las 72 h posteriores al parto, lo cual evita la formación de anticuerpos anti-Rh (C), de modo que el siguiente feto Rh positivo (D) se encontrará protegido. El procedimiento se repite con cada embarazo o aborto.

como en casos de aborto provocado o espontáneo en mujeres Rh negativas. Como a las madres Rh negativas que dan a luz en su hogar también podría administrárseles RhoGAM, no se les deberá pasar por alto.

Signos y síntomas

Los síntomas de eritroblastosis fetal varían en función de la gravedad del padecimiento. Los lactantes presentan anemia e ictericia en diferentes grados. La primera se debe a la hemólisis de grandes cantidades de eritrocitos y la ictericia, que en estos casos se denomina **patológica**, difiere de la **fisiológica** en que se hace evidente pasadas las primeras 24 h del parto. El hígado del niño es incapaz de manejar la hemólisis masiva, y el rápido aumento de los niveles de bilirrubina ocasiona ***hiperbilirrubinemia*** (*hiper*, exceso + *bilis* + rubor + *emia*, sangre). La ictericia temprana debe notificarse de inmediato al médico.

Puede presentarse crecimiento del hígado y bazo, así como edema extenso. En general, la sangre circulante contiene un número excesivo de eritrocitos nucleados e inmaduros (eritroblastos) que son producto de los intentos del cuerpo por compensar la destrucción de sus glóbulos rojos. Como la capacidad de la sangre para transportar oxígeno y el volumen sanguíneo disminuyen, puede sobrevenir un estado de choque o de insuficiencia cardiaca. La ictericia grave puede dar por resultado ***kernicterus***, lesión cerebral grave que puede ocasionar retraso en el recién nacido y, en casos extremos, la muerte.

Tratamiento

El tratamiento incluye la combinación de fototerapia y exanguinotransfusión. La primera hace menos probable que el lactante requiera una transfusión o disminuye el número de transfusiones necesarias. La principal consecuencia adversa de la enfermedad por Rh es la hiperbilirrubinemia, que conduce a kernicterus y lesiones neurológicas irreversibles (Fairchild y McKenzie, 1999). Los tratamientos dependen de las pautas establecidas derivadas de los resultados del laboratorio, así como del peso y el estado general del lactante. La atención de enfermería del niño que recibe fototerapia se describe en el capítulo 5.

HEMORRAGIA INTRACRANEAL

Descripción

La hemorragia intracraneal es un tipo común de lesión congénita que puede ser resultado de traumatismo o anoxia; es más frecuente en el lactante pretérmino, cuyos vasos sanguíneos son frágiles. Los vasos sanguíneos del interior del cráneo se rompen y sangran dentro del cerebro. Una vez hecho el diagnóstico, se determina si la localización específica de la hemorragia es subdural, subaracnoidea o intraventricular. Esta lesión también se suscita durante un parto precipitado o el trabajo de parto prolongado, o cuando la cabeza del neonato es grande respecto de la pelvis materna.

Signos y síntomas

Los síntomas de la hemorragia intracraneal pueden surgir repentina o paulatinamente. Se presentan algunos o todos, según la gravedad; incluyen incapacidad para moverse de manera normal, letargo, reflejo de succión deficiente, respiraciones irregulares, cianosis, temblores, vómito en proyectil, llanto estridente y de tonalidad alta y convulsiones. También se observa posición opistotónica. En ocasiones, la fontanela se encuentra tensa y presionada, más que suave y comprimible. La pupila de uno de los ojos tiende a ser pequeña y la otra grande. Si los síntomas son benignos, el pronóstico de recuperación completa es bueno en la mayor parte de los casos. La muerte sobreviene cuando ocurre hemorragia masiva. El lactante que sobrevive a este tipo de hemorragia puede sufrir defectos residuales, como retraso mental o parálisis cerebral. El diagnóstico se establece con base en antecedentes del parto, tomografía computadorizada (*computed tomography*, CT), imágenes por resonancia magnética (*magnetic resonance imaging*, MRI), evidencia de aumento de la presión del líquido cefalorraquídeo (LCR) y síntomas y evolución de la enfermedad.

Tratamiento y atención de enfermería

Se aísla al recién nacido en una incubadora para controlar adecuadamente la temperatura y facilitar la administración de oxígeno y la observación continua. El lactante debe ser manipulado con suavidad y lo menos posible. La cabeza debe elevarse. En algunos casos, el médico prescribe vitamina K para controlar el sangrado y fenobarbital si hay temblores o convulsiones. Se alimenta al pequeño con mucho cuidado porque el reflejo de succión puede encontrarse afectado. Estos niños vomitan con facilidad. La enfermera observa al paciente para detectar signos de aumento de la presión intracraneal y convulsiones y ayuda al médico con procedimientos como punciones lumbares y aspiración de la hemorragia subdural.

En caso de convulsión, las observaciones de la enfermera sobre las características de la crisis ayudarán al médico a determinar la ubicación exacta de la hemorragia (véase también cap. 12). Las siguientes interrogantes son de particular importancia: ¿Se vieron afectados brazos, piernas o cara? ¿El lado izquierdo o derecho del cuerpo? ¿La convulsión fue ligera o grave? ¿Cuánto tiempo duró? ¿Cuál era el estado del lactante antes y después de la convulsión? La enfermera registra sus observaciones en las notas de enfermería.

Infecciones

ALGODONCILLO (CANDIDIASIS BUCAL)

Descripción

El algodoncillo es una infección de las membranas mucosas de la boca ocasionado por el hongo *Candida*, que normalmente se encuentra en la vagina de la madre y no es patógeno. Sin embargo, las alteraciones de la vagina provocadas por el embarazo pueden producir **vaginitis moniliásica**. Las membranas mucosas de la boca del feto se contaminan por contacto directo con esta infección durante el parto o con las manos contaminadas de la madre o la enfermera. Podría ocurrir una infección cruzada de otros neonatos.

Signos y síntomas

Se observan manchas blancas, similares a cuajos de leche, en la lengua, la superficie interna de los labios, las encías y la mucosa oral. Al principio son indoloras, pero no desaparecen, y las molestias pueden dar lugar a anorexia. Los síntomas sistémicos son moderados si la infección se limita a la boca, pero si pasa por las membranas mucosas al conducto gastrointestinal, puede dar lugar a inflamación en el esófago y el estómago.

Tratamiento y atención de enfermería

Esta infección responde bien a la aplicación local de suspensiones antibióticas. Por ejemplo, se puede aplicar Nistatina con un cotonete. La boca se limpia tres o cuatro veces al día, entre comidas, con un aplicador estéril humedecido con la solución prescrita. Los residuos de la dosis se depositan en la boca del lactante para que al ser deglutidos se trate cualquier otra lesión del tracto gastrointestinal. En el lactante por lo demás sano, la enfermedad suele ceder por sí misma con el tratamiento.

Se instruye a los padres para que, una vez en casa, instilen lentamente nistatina, o algún otro medicamento, en la porción anterior de la boca del niño. El fármaco debe permanecer en contacto con la infección el mayor tiempo posible. Por otra parte, deben estar alerta a signos de deshidratación (disminución en el número de pañales mojados, por ejemplo, porque el pequeño no puede tomar líquidos o los rechaza por las molestias).

Se necesita un equipo individual de alimentación, el cual deberá mantenerse estéril. Se utilizan biberones desechables o con fórmula previamente preparados. Los chupones deben lavarse escrupulosamente, ya que están en contacto directo con las lesiones. Es preferible utilizar chupones y biberones desechables. Las enfermeras que atienden a recién nacidos con algodoncillo deben evitar que la infección se disemine y aplicar el medicamento en la forma correcta.

Esta infección empieza a prevenirse en el periodo prenatal. Las madres en quienes se sospecha infección por *Candida* deben recibir el tratamiento correspondiente. Es esencial lavarse las manos para prevenir la reinfección de la madre, en particular si amamanta a su hijo. Se recomienda que las enfermeras y otros miembros del personal asistencial mantengan un alto nivel de calidad en la atención de enfermería con objeto de evitar las infecciones cruzadas.

DIARREA INFECCIOSA

Descripción

Pese a los avances en la atención del recién nacido, la diarrea infecciosa es aún un problema grave en muchas regiones del mundo. Este trastorno se define como la pérdida excesiva de agua y electrólitos en las evacuaciones, que generalmente es consecuencia de alteraciones del transporte de solutos en el intestino. La diarrea infecciosa es muy contagiosa y puede ser letal: cerca de 10% de las hospitalizaciones de niños muy pequeños son por diarrea (Limbos y Lieberman, 1995). Puede ser causada por diversos microorganismos y no siempre es posible identificar el agente agresor. La gastroenteritis viral, que es el tipo más difundido de diarrea, cede de manera espontánea.

Se ha encontrado que en los meses de invierno el rotavirus constituye la causa principal. *Escherichia coli* a menudo afecta a niños menores de dos años de edad; *Shigella, Salmonella* y *Staphylococcus* también pueden causar diarrea. Por otra parte, la diarrea suele relacionarse con la antibioticoterapia, que algunas veces altera la flora normal del tracto intestinal. Las alergias a los alimentos, la tensión emocional, la fatiga y el uso inadecuado de laxantes pueden precipitar esta alteración en niños mayores. La sobrealimentación, las dietas mal balanceadas que contienen gran cantidad de azúcares y los alimentos descompuestos son otro tipo de agresores durante los primeros años de vida.

La anamnesis precisa aporta información valiosa. La edad del niño es importante respecto de la etiología del padecimiento. También son importantes los viajes, los contactos personales y los antecedentes de alergias a alimentos. La diarrea puede durar de unos pocos días a varias semanas. La **diarrea funcional** difiere de la infecciosa en que es resultado de una enfermedad orgánica, más que de una infección.

Signos y síntomas

Los síntomas de diarrea pueden ser benignos o extremadamente graves. Las evacuaciones, líquidas y expulsadas con fuerza, suelen ser de color verde amarillento. El lactante se torna apático, rechaza la comida y pierde peso; sube la temperatura y hay vómitos. La deshidratación se manifiesta por hundimiento de los ojos y la fontanela, así como resequedad de la piel, lengua y membranas mucosas. En ocasiones disminuye la frecuencia de las micciones. En casos graves, la pérdida excesiva de bicarbonato en el tracto gastrointestinal produce acidosis. El grado de deshidratación y los síntomas se presentan en el recuadro 6-5.

Tratamiento y atención de enfermería

La observación constante de los recién nacidos en la sala de cunas es de suma importancia. Si se sospecha diarrea, se notifica de inmediato y se aísla al niño. Se envía al laboratorio una muestra tibia de heces para cultivo. En las notas de enfermería se debe describir con precisión consistencia, frecuencia, color y olor de las heces; presencia o ausencia de sangre, moco o pus; y la fuerza con que se expulsaron. En los pacientes de mayor edad pueden presentarse cólicos y ***tenesmo***, o esfuerzo involuntario para evacuar el intestino, lo cual deberá registrarse.

El tracto gastrointestinal del recién nacido es especialmente vulnerable a infecciones. La enfermera hará siempre lo posible por proteger a los lactantes de la exposición a microorganismos patógenos y acatará estrictamente las rutinas de enfermería. La preparación de la fórmula requiere toda la atención para evitar que los microorganismos lleguen al lactante por este medio. Se aplicarán con cuidado las técnicas de alimentación. Si el chupón se contamina, se utilizará uno nuevo. El lavado de manos adecuado es esencial. Si la ropa o frazadas tocan el piso se lavarán de nuevo antes de usarse.

La piel de los glúteos deberá recibir atención especial para evitar excoriaciones. Se recomienda quitar el pañal y exponer el área al aire. Es importante **pesar** al niño todos los días y **con precisión** para determinar la pérdida de agua, así como observar y registrar la administración de líquidos intravenosos. Se mantendrá al lactante en un régimen *estricto* de ingesta y gasto.

Recuadro 6-5. Signos clínicos de deshidratación del lactante
Deshidratación benigna (5%)
Signos vitales normales
Alerta y sediento
Turgencia normal
Tiempo de llenado capilar normal
Fontanela anterior normal
Lágrimas
Oliguria leve
Deshidratación moderada (6 a 9%)
Aumento de la frecuencia cardiaca y la respiratoria
Presión sanguínea normal o ligeramente disminuida
Comportamiento: inquieto o irritable
Sed intensa
Disminución de la turgencia cutánea
Tiempo de llenado capilar de 2 a 3 seg
Labios y membranas mucosas de la boca secos
Depresión de la fontanela anterior
Ausencia de lágrimas
Oliguria
Deshidratación grave (10%)
Aumento de la frecuencia cardiaca y la respiratoria
Presión sanguínea normal o ligeramente disminuida
Comportamiento: letárgico o comatoso
Piel demacrada
Tiempo de llenado capilar mayor de 3 seg
Piel fría y pegajosa
Algunas veces, cianosis
Membranas mucosas muy secas
Fontanela anterior muy deprimida
Ausencia de lágrimas
Oliguria grave

La diarrea causada por bacterias y parásitos suele responder a los medicamentos. En los casos de origen viral, el tratamiento es de apoyo. Hay que centrarse en el desequilibrio electrolítico y la deshidratación.

Siempre que sea posible, el tratamiento de elección será rehidratación oral con glucosa y electrólitos, que sin duda es eficaz para el lactante con deshidratación de ligera a moderada. Los lactantes con deshidratación de moderada a grave suelen necesitar restitución intravenosa de líquidos y electrólitos. Independientemente de la etiología, la mayor parte de los casos de diarrea aguda ceden por sí mismos y el tratamiento es de apoyo. Los líquidos y electrólitos son la piedra angular del régimen terapéutico, ya que para la gran mayoría de los niños, la rehidratación oral es el mejor método para restituir líquidos y electrólitos; es efectiva incluso cuando el menor tiene diarrea grave o vómitos (Limbos y Lieberman, 1995). La madre que amamanta deberá seguir haciéndolo, pues uno de los componentes de la leche materna son los anticuerpos que la madre transmite al hijo.

La diarrea moderada de los niños más grandes puede tratarse en casa bajo la dirección del médico, siempre y cuando se disponga de alguien que cuide bien del niño. En esencia, el tratamiento es el mismo que para el niño hospitalizado, con excepción de la administración de líquidos intravenosos. En estos casos se utiliza la rehidratación oral. Los líquidos claros, como bebida de gengibre sin gas, gelatina, té y paletas heladas, son por lo general bien tolerados. Se evitan los caldos ricos en sodio a fin de prevenir un desequilibrio electrolítico. Los jugos de fruta deben diluirse por su alto contenido de carbohidratos. Se añaden gradualmente otros alimentos a la dieta y la ingesta cotidiana se restablece normalmente a los dos a tres días. Al tratar a los niños se evitan medicamentos como Lomotil, paregóricos y pectina porque disminuyen la motilidad intestinal. Se ha observado que la ingestión de yogur, con cultivos activos vivos, puede ser beneficiosa como parte de la terapia alimentaria de la diarrea aguda para restaurar la flora gastrointestinal.

En caso de un episodio agudo de diarrea en la sala de cunas, no se admitirá a nuevos recién nacidos. Se necesitará personal por separado para cuidar a los neonatos no infectados. Una vez que cesa la epidemia, la sala de cunas se limpia escrupulosamente, así como todo el equipo, que deberá lavarse y esterilizarse de acuerdo con los procedimientos del hospital.

Sistema inmunológico

SINDROME DE INMUNODEFICIENCIA ADQUIRIDA (SIDA)

Descripción

El síndrome de inmunodeficiencia adquirida (SIDA) es causado por un retrovirus identificado como el virus de la inmunodeficiencia humana (VIH). Este microorganismo ataca las células T auxiliares que proporcionan apoyo al sistema inmunológico, en tanto que no afecta a las células T supresoras que desactivan dicho sistema, lo cual conduce a un desequilibrio entre ambos tipos de células, de modo que el niño se encuentra en gran riesgo de contraer infecciones. En 1982 se informó del primer caso de SIDA en lactantes, a partir de entonces se ha incrementado el número de diagnósticos en la población pediátrica. De este grupo, cerca de 80% de los casos es consecuencia de exposición perinatal, es decir, el recién nacido es infectado antes o durante el parto por la madre que tiene la enfermedad. El resto de los casos se debe a que el niño recibió sangre o productos hemáticos contaminados cuando éstos no se sometían a pruebas de detección del VIH.

Dado que el riesgo de transmisión del VIH por medio de productos hemáticos ha disminuido de manera considerable, hoy en día la principal preocupación radica en la exposición perinatal. Esta transmisión tiene lugar a través de la placenta, por secreciones durante el nacimiento o, en unos cuantos casos, por la leche materna. Las embarazadas que tienen mayor riesgo de ser portadoras de esta enfermedad son las adictas a sustancias intravenosas y las que tienen varias parejas sexuales. La enfermedad puede transmitirse aun si la madre es asintomática, de modo que muchas no saben que son positivas a dicho virus cuando se embarazan; algunos de los hijos de madres positivas a VIH lo serán también. Dados los avances en el tratamiento perinatal con zidovudina (ZDV, también llamada AZT) y la aplicación intensiva de dicho tratamiento, el riesgo global de transmisión perinatal se ha reducido a menos del 10% de posibilidades de que el lactante siga infectado (US Department of Health, 1997).

Signos y síntomas

En los lactantes, los signos y síntomas más comunes incluyen imposibilidad de crecer, diarrea crónica, infecciones respiratorias frecuentes, candidiasis oral, hepatomegalia y esplenomegalia. También se ha observado retraso en el desarrollo. El sarcoma de Kaposi, que es común en adultos, rara vez se presenta en niños.

Tratamiento y atención de enfermería

Hasta ahora no hay curación para el SIDA. Se han probado varios fármacos antivirales en niños. Para el tratamiento de niños con el síndrome de inmunodeficiencia adquirida se ha utilizado Zidovudina (azidotimidina o AZT) y Didanosina (dideoxinosina o DDI).

El menor con SIDA tiene muchas necesidades, tanto psicológicas como fisiológicas (Plan de atención de enfermería 6-1). Se debe vacunar contra las enfermedades infantiles comunes, pero no con vacunas vivas. Las personas que cuiden al niño deberán aplicar técnicas adecuadas de lavado de manos y evitar el contacto con personas que tengan alguna infección. Es necesario instruir a los padres al respecto.

Plan de atención de enfermería 6-1
El niño con SIDA

Diagnóstico de enfermería: Riesgo de infección relacionado con inmunosupresión

Metas/criterios de evolución	Intervenciones de enfermería	Razonamiento
El niño se encontrará libre de infecciones, lo cual se evidenciará por: • Temperatura entre 36.5°C y 37.5°C • Carencia de enrojecimiento, secreciones o fisuras en la piel • Carencia de signos de dificultad respiratoria (sonidos respiratorios ásperos, taquipnea o inquietud)	Valorar la temperatura	El aumento de la temperatura es indicio de infección.
	Valorar frecuencia respiratoria y sonidos respiratorios	Con la inmunosupresión, el niño está propenso a una neumonía. En caso de infección, aumentan las necesidades de oxígeno y se incrementa la frecuencia respiratoria.
	Proporcionar al niño un ambiente seguro	Con la inmunosupresión, el niño está propenso a infecciones oportunistas, como las de *Candida albicans* (algodoncillo) y *Pneumocystis carinii*.
	Favorecer la hidratación adecuada	Permite la integridad de la piel, la cual es la primera línea de defensa del cuerpo. Es fácil que el paciente se deshidrate con una infección por el aumento del índice metabólico basal y de la pérdida de líquido por el incremento de la frecuencia respiratoria.
	Examinar al niño periódicamente para descartar la presencia de infecciones	Mientras más pronto se detecta una infección, más pronto se iniciará el tratamiento adecuado.
	Instruir a los padres, a quien atiende al niño, o a ambos, sobre los signos y síntomas que deberán notificar	Permite que quienes atienden al paciente cuenten con la información necesaria para reconocer y notificar una infección con oportunidad.

Diagnóstico de enfermería: Nutrición alterada, inferior a las necesidades del organismo, relacionada con anorexia, anemia y algodoncillo

Metas/criterios de evolución	Intervenciones de enfermería	Razonamiento
El niño tendrá una nutrición adecuada, lo cual se evidenciará por: • Ingesta de 50% o más de la dieta apropiada para su edad • Aumento ponderal adecuado a la curva de crecimiento • Crecimiento progresivo	Pesar al lactante con frecuencia	El peso es indicio de crecimiento y de aumento de masa corporal.
	Registrar y valorar la ingesta y el gasto	El crecimiento depende de una ingesta apropiada de líquidos y alimentos.
	Fomentar un ambiente placentero durante la alimentación	Proporcionar un ambiente placentero incrementa el placer de comer e influye en el tiempo que el niño esté dispuesto a dedicarle a la alimentación.
	Proporcionar alimentos preferidos	El niño tenderá a comer más cuando recibe sus alimentos preferidos.
	Instruir a los padres, a quienes atienden al enfermo, o a ambos acerca de la importancia de la dieta	La información acerca de la dieta y las necesidades de crecimiento influye en que los padres y quienes atienden al niño se preocupen por la alimentación.

Continúa

La valoración de signos de infección, que incluye signos vitales, y observación de la piel y estado general del niño, se realizará de manera periódica. Es necesario prestar especial atención al sistema respiratorio porque el riesgo de que el pequeño desarrolle infecciones respiratorias es mayor. Conviene hacer hincapié en la valoración y cuidados de boca, región anal y piel.

La dieta del niño debe ser rica en proteínas y calorías. Se le servirán comidas ligeras y frecuentes; se vigilarán ingesta y gasto y se pesará diariamente.

Plan de atención de enfermería 6-1 *(Continuación)*
El niño con SIDA

Diagnóstico de enfermería: Alteraciones de la autoestima relacionadas con la enfermedad y el aislamiento

Metas/criterios de evolución	Intervenciones de enfermería	Razonamiento
El niño tendrá una autoestima adecuada, lo cual se evidenciará por: • Expresión de sentimientos positivos acerca de sí mismo ante otros • Capacidad de expresar sus temores • Capacidad para hablar correctamente de su enfermedad	Valorar el nivel de comprensión de la enfermedad	Es siempre importante estar al tanto de lo que un individuo sabe sobre su enfermedad.
	Permitir que el niño exprese sus sentimientos, lo cual también se logra mediante actividades artísticas (dibujos, modelado en plastilina, pintura)	Expresar los sentimientos para que sean menos explosivos. Se puede ayudar al niño a ordenar sus sentimientos una vez que los externa. Los sentimientos no expresados pueden ampliarse y tornarse más alarmantes de lo que realmente son.
	Estimular un ambiente en que el niño participe de manera activa en su propia atención	Al participar activamente en sus cuidados, el niño aprenderá qué pasa con la enfermedad y podrá deslindar sus sentimientos de la enfermedad.
	Explicar al niño la forma en que se proporciona la atención, así como cualquier procedimiento	La información ayuda al niño a adquirir conocimientos acerca de la enfermedad, a aliviar temores y a sentir que se controla la situación.
	Permitir que el niño interactúe con otros lo más posible	La interacción con otros es importante para que el crecimiento y el desarrollo sean adecuados.

Diagnóstico de enfermería: Alteración de los procesos familiares en relación con el efecto de la enfermedad del niño en la familia

Metas/criterios de evolución	Intervenciones de enfermería	Razonamiento
La familia demostrará adaptación, lo cual se evidenciará por: • Expresión de los sentimientos relacionados con su función • Participación en la atención del niño • Muestras de apoyo mutuo y de respeto para otros miembros de la familia • Uso de los recursos externos de apoyo apropiados	Valorar la dinámica de la familia	La manera en que la familia interactúa es importante para determinar el apoyo que necesita.
	Ofrecer oportunidades para que quienes atienden al enfermo expresen sus sentimientos	La expresión de sentimientos es importante para disminuir el poder de los mismos. La incapacidad de exteriorizar temores y frustraciones puede interferir con una relación positiva.
	Fomentar relaciones familiares positivas	Es necesario fomentar y apoyar las relaciones positivas a fin de enfrentar la tensión emocional de la situación. Se debe alentar la relación, no la enfermedad.
	Instruir a los miembros de la familia respecto del apoyo de cada uno, así como sobre la enfermedad	La instrucción es una herramienta poderosa que permite a la familia reconocer su fuerza y apoyo. Conocer el proceso de la enfermedad y lo que sucede ayudará a sustentar y validar las decisiones.
	Hacer del conocimiento de los miembros de la familia los recursos de apoyo externo disponibles	Los recursos externos pueden ser valiosos para la familia afectada por la tensión emocional, aliviar algunas de las cargas y fortalecer a la familia, para que brinde apoyo al niño.

El apoyo psicológico para el niño y la familia es crucial. Los efectos del aislamiento, y en algunos casos del ostracismo, pueden ser devastadores para el niño en desarrollo. Debido a que el pronóstico es ominoso, la enfermera anticipará las intervenciones relativas a la atención del menor afectado por una enfermedad que amenaza su vida. Muchos de estos pequeños provienen de familias en crisis con sistemas de apoyo deficientes. Las intervenciones centradas en la familia que se recomiendan a las enfermeras que atienden a niños con SIDA incluyen: 1) responder preguntas, 2) proporcionar información precisa, 3) ayudar a los padres a superar la culpa y el reproche y 4) ayudar a satisfacer necesidades concretas (Thurber y Berry, 1990). Muchas comunidades cuentan con servicios de apoyo locales para socorrer a las familias que se enfrentan a este diagnóstico.

TUBERCULOSIS

La tuberculosis ha existido durante mucho tiempo, y en la actualidad se ha observado un incremento de su incidencia debido a factores como emigración, VIH y cepas resistentes.

Descripción

La ***tuberculosis (TB)*** es causada por un bacilo acidorresistente, *Mycobacterium tuberculosis*. Por lo general la fuente de infección en el niño es un miembro adulto de la familia infectado. La transmisión del microorganismo tiene lugar cuando se inhala una diminuta gota infectada, la cual se multiplica en el tejido pulmonar. Si la lesión primaria erosiona un vaso sanguíneo, el patógeno se disemina a otros tejidos como hueso, riñón o cerebro, en cuyo caso la enfermedad se denomina **tuberculosis miliar**.

La tuberculosis se detecta mediante una prueba cutánea cuya variedad más precisa es la de Mantoux, que se administra por vía intradérmica y sólo debe ser interpretada por personal médico calificado. Se recomienda efectuar esta prueba a niños de 15 meses de edad. Si hay otros factores de riesgo, se recurre a investigaciones adicionales.

Los niños son más vulnerables a la tuberculosis cuando su sistema inmunológico aún no ha madurado, es decir, durante los primeros tres años de vida. Poco antes, durante y después de la pubertad se presenta otro periodo de vulnerabilidad. El riesgo de infección con tuberculosis aumenta con la pobreza y las condiciones de hacinamiento, que pueden derivar en higiene deficiente. La incidencia de esta enfermedad es alta entre los indios estadounidenses, en las grandes áreas urbanas donde abunda la pobreza y en regiones en que habita un gran número de inmigrantes de países donde la tuberculosis es frecuente.

La preocupación acerca de la tuberculosis ha aumentado porque se observa un incremento del número de casos, así como de las cepas resistentes. Los individuos con VIH son susceptibles a esta infección. "La mayor parte de los casos de tuberculosis en niños infectados por VIH han sido detectados en los países en desarrollo" (Behrman, Kliegman y Jenson, 2000).

Signos y síntomas

Por lo general, el niño se presenta con un resultado positivo de la prueba cutánea. La radiografía del tórax confirma la enfermedad, además de que los lavados gástricos corroboran la presencia del bacilo. Los lactantes y niños pequeños pueden tener tos no productiva y disnea leve. En ocasiones se observa también retraso en el crecimiento. Los síntomas son variables e incluyen fiebre, anorexia, malestar, pérdida ponderal, sudación nocturna y disnea moderada. Conforme son invadidos los pulmones, pueden surgir más síntomas respiratorios, como aumento de la frecuencia respiratoria, disminución de los ruidos respiratorios y estertores.

Tratamiento

La hospitalización no es necesaria, salvo para los procedimientos diagnósticos. Todos los demás tratamientos se pueden administrar en los centros comunitarios de salud por enfermeras que prestan atención externa en escuelas y servicios de salud pública.

Los lavados gástricos permiten aislar al bacilo. Como los niños pequeños degluten sus secreciones, el microorganismo puede obtenerse del estómago. Los lavados gástricos se realizan en las primeras horas de la mañana, cuando el niño no ha ingerido nada durante la noche. Se pasa una sonda nasogástrica para lavar el estómago y se extrae el contenido gástrico, el cual se envía al laboratorio para cultivo.

La isoniazida (INH), *una vez al día*, y la rifampicina, *dos veces al día,* durante un periodo de seis meses, son los medicamentos utilizados en la actualidad para tratar la tuberculosis, así como pirazinamida, *una vez al día*, durante los dos primeros meses. Debido a la dificultad para erradicar este microorganismo y la importancia de cumplir con el tratamiento, la mayoría de los expertos recomienda que un trabajador de la salud observe directamente toda la administración de los medicamentos. En regiones donde hay cepas resistentes en ocasiones se añade un cuarto fármaco.

La tuberculosis es asintomática cuando la prueba cutánea es positiva, pero los otros resultados diagnósticos son negativos. El niño con este tipo de tuberculosis recibe tratamiento con INH durante nueve meses, tratamiento que también se administra a niños de menos de seis años de edad expuestos a un adulto con tuberculosis infecciosa, aun si la prueba cutánea es negativa. La prueba se repetirá al cabo de tres meses. Si el resultado sigue siendo negativo, puede suspenderse la administración de INH, de lo contrario, el pequeño necesitará un curso de tratamiento completo.

En casos raros graves es necesario extirpar el tejido afectado mediante cirugía.

Atención de enfermería

El apoyo emocional es vital para la familia. El tratamiento de la tuberculosis toma mucho tiempo, y como la vida familiar cambiará, se identificarán medidas para brindarle apoyo.

La tuberculosis se considera como una enfermedad transmisible, de modo que debe notificarse al departamento de salud pública. En Estados Unidos puede preocupar a algunas familias su estatus de ciudadano; esta preocupación puede influir en el tratamiento de la enfermedad si la familia siente que no puede ser honesta con el personal de atención de salud.

Es importante que los padres conozcan los efectos secundarios de los medicamentos que recibe el niño. Deben también comprender la importancia de la duración del tratamiento, así como la necesidad de identificar el foco de infección a fin de que la enfermedad pueda ser erradicada de su familia y de otras familias de la comunidad. Los niños más grandes y los adolescentes pueden participar en su propia atención y deberán ayudar en la fijación de objetivos; cumplirán mejor con el tratamiento si participan activamente.

En virtud de que la tensión emocional puede alterar al sistema inmunológico y hacerlo menos eficiente, es esencial disminuir la tensión, la cual puede ser resultado de muchos factores, como temor a lesiones corporales, a ser aislado o rechazado por los amigos, o a ser diferente, o bien de la preocupación de contagiar a sus amigos. Los grupos de apoyo pueden beneficiar a estos pacientes, pues podrán expresar sus miedos y preocupaciones.

El reposo adecuado y la dieta balanceada son importantes para la curación. Las familias pueden precisar ayuda respecto de una dieta apropiada. La enfermera se asegurará de que se tomen en consideración las necesidades de índole cultural de la familia.

La mayoría de los niños afectados limita sus propias actividades. Durante este periodo se desalienta la participación en deportes competitivos.

Conceptos clave

- La March of Dimes Birth Defect Foundation clasifica los defectos congénitos.
- La mielodisplasia es una malformación de la médula espinal.
- Las enfermedades cardiacas congénitas pueden llevar al desarrollo de insuficiencia cardiaca congestiva.
- El labio leporino y el paladar hendido dificultan la alimentación del recién nacido.
- El pie zambo y la displasia congénita de la cadera son evidentes desde el nacimiento y deben tratarse lo más pronto posible para que el niño pueda moverse conforme crece y se desarrolla.
- La trisomía 21 (síndrome de Down) es una de las anormalidades cromosómicas más comunes.
- El RhoGam ha disminuido la incidencia de la enfermedad hemolítica del recién nacido producto del factor Rh, conocida también como eritroblastosis fetal.
- El rotavirus es un organismo que produce diarrea en lactantes y niños pequeños.
- La forma más común de transmisión del VIH en la población pediátrica es la perinatal. Con la administración de AZT antes del nacimiento, se ha reducido la transmisión del microorganismo por dicha vía.
- La tuberculosis es una enfermedad contagiosa que debe notificarse a las autoridades de salud pública, las cuales supervisan el manejo y tratamiento de la enfermedad.

Bibliografía

Behrman R, Kliegman V, Jenson HB: *Nelson's textbook of pediatrics,* ed 16, Philadelphia, 2000, WB Saunders.

Fairchild KD, McKenzie SE: Hemolytic disease of the newborn. In *Gellis and Kagan's current pediatric therapy,* ed 16, Philadelphia, 1999, WB Saunders.

Levine M, Carey W, Crocker A: *Developmental-behavioral pediatrics,* ed 3, Philadelphia, 1999, WB Saunders.

Limbos MA, Lieberman JM: Management of acute diarrhea in children, *Contemp Pediatr* 12:68-88, 1995.

March of Dimes/Birth Defects Foundation: *Birth defects,* White Plains, NY, 1999, The Foundation.

Paul KE: Recognition, stabilization, and early management of infants with critical congenital heart disease presenting in the first days of life, *J Neonatal Nurs* 14(5):13-20, 23-25, 1995.

Suddaby EC: The state of pediatric heart transplantation, *AACN Clin Issues Advan Prac Crit Care* 10(2):202, 1999.

Thurber F, Berry B: Children with AIDS: issues and future directions, *J Pediatr Nurs* 5:168-177, 1990.

US Department of Health and Human Services: *Reduction of perinatal HIV transmission: a guide for providers,* New Jersey, 1997, DHHS.

Wong D, et al: *Nursing care of infants and children,* ed 6, St Louis, 1999, Mosby.

Lecturas sugeridas

Ashwill JW, Droske SC: *Nursing care of children: principles and practice,* Philadelphia, 1997, WB Saunders.

Burg FD, Ingelfinger JR, Wald ER, et al. In *Gellis and Kagan's current pediatric therapy,* ed 16, Philadelphia, 1999, WB Saunders.

Creasy RK, Resnik R: *Maternal-fetal medicine,* ed 4, Philadelphia, 1999, WB Saunders.

Devine S, Anisman PC, Robinson BW: A basic guide to cyanotic congenital heart disease, *Contemp Pediatr* 15(10):133-163, 1998.

Gorrie TM, McKinney ES, Murray SS: *Foundations of maternal-newborn nursing,* ed 2, Philadelphia, 1998, WB Saunders.

Klaus M, Fanaroff A: *Care of the high-risk neonate,* Philadelphia, 1993, WB Saunders.

Taeusch HW, Ballard RA: *Avery's diseases of the newborn,* ed 7, Philadelphia, 1998, WB Saunders.

Capítulo 7

El lactante

Objetivos

Al concluir el presente capítulo, la estudiante será capaz de:

- Definir el vocabulario señalado.
- Describir las necesidades de nutrición de los niños en crecimiento.
- Identificar la edad aproximada para cada uno de los siguientes eventos: cierre de la fontanela posterior, aparición de los incisivos centrales, triplicación del peso al nacer, capacidad del niño para sentarse solo y manifestaciones de miedo ante extraños.
- Describir cuatro características del desarrollo de los lactantes que los predisponen a ciertos accidentes; por ejemplo, "Riesgo de asfixia porque se lleva todo a la boca".
- Enumerar las vacunas que deben administrarse durante el primer año de vida y la edad aproximada para cada una de ellas.
- Explicar la manera de instruir a los padres acerca de la importancia de las vacunas.
- Indicar el desarrollo físico de los niños de uno a 12 meses de edad.
- Indicar el desarrollo físico y psicosocial de los niños de uno a 12 meses de edad.
- Mencionar los logros específicos por edad y las pautas apropiadas para los lactantes.

Terminología

Ablactación
Dientes deciduos
Prensión a modo de pinza
Reflejo de extrusión
Reflejo de paracaídas
Reflejo de prensión
Vacuna

CARACTERISTICAS GENERALES

A diferencia de los pacientes adultos, los niños se encuentran en proceso de crecimiento mientras están hospitalizados. Para que la atención de enfermería sea completa, la enfermera debe ser capaz de identificar las necesidades del niño durante las diferentes etapas de crecimiento y desarrollo, de satisfacer dichas necesidades eficazmente y de administrar la atención de enfermería especializada para cada paciente en particular. **La interrupción súbita de cualquier aspecto del desarrollo infantil, no característica de la edad, constituye la causa de preocupación más común respecto del niño.**

Cada lactante se desarrolla a su propio ritmo, y si bien el crecimiento es continuo, hay periodos lentos y rápidos. En el primer año de vida, crecimiento y desarrollo son acelerados; el crecimiento del cerebro es el logro orgánico más importante de la infancia. El lactante depende por completo de los adultos durante sus primeros meses de vida y realmente ofrece muy poco a cambio. Su comportamiento no es constante. Por otra parte, la succión le brinda bienestar y alivia sus tensiones. Conocedora de la importancia de la succión para el lactante, la enfermera lo sostiene en brazos mientras lo alimenta y le da tiempo suficiente para que succione. Este, al sentirse tibio y cómodo, relacionará la alimentación con el amor. El lactante al que se alimenta con líquidos intravenosos debe recibir atención complementaria y un chupete para recibir la satisfacción derivada del acto de succionar. Con los primeros dientes, el niño aprende a morder y disfrutar los objetos que puede mordisquear, y más adelante empezará a introducir los dedos en la boca. Cuando adquiera mayor destreza con las manos, no succionará sus dedos con tanta frecuencia, ya que derivará placer de otras fuentes. El ***reflejo de prensión***, que desaparece más o menos a los tres meses de vida, denota el proceso de flexión que exhibe el niño cuando se le tocan las palmas de las manos. La habilidad **prensil**, que le permite sujetar objetos entre los dedos y el pulgar, aparece ligeramente después, por lo general entre los cinco y seis meses, consecutiva a una secuencia ordenada de desarrollo. De los siete a los nueve meses se presenta el ***reflejo de paracaídas***, que es la extensión protectora de los brazos que realiza el lactante cuando se le coloca repentinamente boca abajo, en posición prona. Hacia el primer año de edad se ha establecido por completo la ***prensión en pinza***, que refleja la coordinación de los dedos índice y pulgar.

El amor y la seguridad son vitales para los recién nacidos, quienes requieren del afecto continuo que les brindan sus padres. Las necesidades del lactante deben satisfacerse de manera amorosa y constante, de modo que el pequeño empieza a aprender que puede confiar en las personas que interactúan con él (fig. 7-1). Es necesario asegurar a los padres que no malcriarán a su hijo al responder a sus necesidades, pues los adultos amorosos transmiten al lactante la sensación de que el mundo es un buen lugar para vivir. El desarrollo de la **sensación de confianza** es vital para el principio de una personalidad saludable, además de que se considera fundamental para tareas posteriores a lo largo de la vida, en tanto que cuando se le priva de esta sensación, el niño aprenderá a desconfiar de los demás, lo cual puede tener un efecto negativo por el resto de su vida.

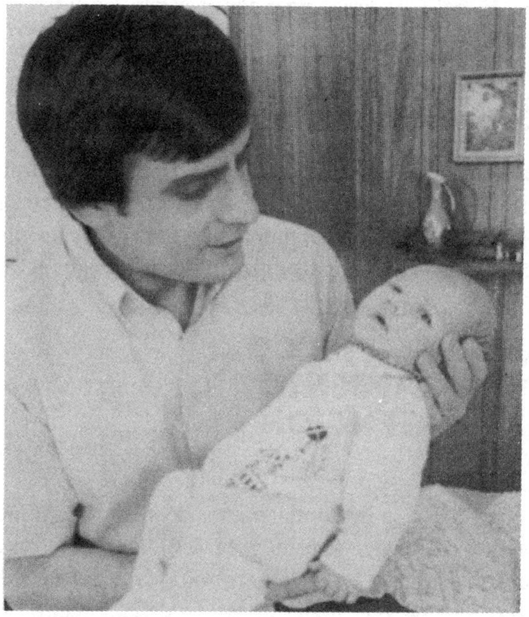

Fig. 7-1. Aunque antes se pasaba por alto el papel del padre, en la actualidad se considera como parte importante e integral de la atención de enfermería centrada en la familia.

La atención continua del lactante es motivo de tensión constante aun para los padres más dedicados. La madre que atiende a su hijo todo el día necesita y merece comprensión y trato amable por parte de su esposo o familiares en casa, así como de las enfermeras del hospital. Un respiro breve de las presiones le brindará energía renovada para disfrutar a su pequeño y cuidar de él. Salir a la tienda, pasear al niño en carreola o tomar café con las amigas estimulan a la madre y al niño y dan lugar a un cambio de ambiente para ambos. El lactante al que se deja constantemente en su cuna o corral y que no se enfrenta a diversas experiencias de aprendizaje, puede tornarse tímido y reservado. **La estimulación de los sentidos es esencial para el desarrollo de los procesos del pensamiento y las habilidades perceptuales del recién nacido.**

Si la madre de un lactante hospitalizado no puede permanecer en la habitación con él, el personal tratará de imitar sus cuidados brindando satisfacción inmediata a sus necesidades físicas y emocionales. Cuando un lactante que se encuentra en la sala de cunas parece hambriento, la enfermera deberá alimentarlo de inmediato y no esperar a seguir una rutina específica. También es necesario cambiar los pañales mojados tan pronto como sea posible, así como tranquilizar al niño que esté llorando. La exactitud para bañar o alimentar al lactante no es tan importante como el cuidado con que se hace. El bebé es capaz de reconocer con facilidad la calidez y el afecto, o la ausencia de ellos.

Consejo para la comunicación

La enfermera puede aprovechar el tiempo que dedica a la atención del recién nacido para comunicarse con él. Al alimentarlo, cambiarle el pañal y bañarlo se le habla suavemente, se le canta, toca y entretiene con juegos sencillos.

DESARROLLO FISICO, COMPORTAMIENTO SOCIAL, ATENCION Y PAUTAS

En el cuadro 7-1 se presentan pautas de atención infantil del primer mes al primer año de vida. El material se organiza bajo encabezados y en orden cronológico para facilitar su consulta. Si bien este material está adecuadamente organizado, no es más que un resumen de datos. Algunos aspectos de la atención, como las medidas de seguridad, son importantes durante todo el año. La enfermera explicará a los padres que los patrones físicos no pueden deslindarse de los de índole social y que no hay cambios abruptos cada mes. El desarrollo de los seres humanos no puede desglosarse en ámbitos específicos, tampoco las estructuras corporales pueden considerarse independientes de su función. Como dos lactantes no son exactamente iguales a una edad determinada, estas pautas no son más que una guía. Sin embargo, las variaciones individuales oscilan en torno a normas centrales que sirven como indicadores para valorar el progreso del niño. Por ejemplo, el momento en que se incluyen alimentos sólidos en la dieta y se aplican vacunas varía ligeramente, depende de la salud del niño, así como del médico. Los tipos, sin embargo, siguen siendo los mismos.

FOMENTO Y CONSERVACION DE LA SALUD

El fomento de la salud y la prevención de las enfermedades durante la primera infancia son sumamente importantes e incluyen todas las medidas tendientes a mejorar la salud física y la adaptación psicosocial del niño. El concepto de valoración periódica de la salud no es nuevo. A finales del siglo XIX se establecieron "estaciones de leche" en varias localidades de Estados Unidos con objeto de proporcionar leche y agua adecuadas para los recién nacidos en un intento por disminuir el número de muertes por diarrea infantil. Los servicios de salud capacitados con que se cuenta en la actualidad incluyen valoración periódica de la salud, vacunas, valoración de las interacciones madre-hijo, orientación sobre el proceso de desarrollo, identificación de familias en riesgo (p. ej., a causa de abuso de menores), educación de la salud y orientación anticipada, referencia a diversos organismos, servicios de seguimiento, registros adecuados y evaluación y verificación por amistades. Dichos servicios se ofrecen en diversos establecimientos de salud en los cuales el tipo y la calidad de la asistencia varía, por ejemplo, grupos de práctica privada, clínicas de hospital y centros de salud comunitaria.

Las consultas para atención de la salud infantil deben ser regulares. Se requiere una anamnesis exacta. Las escalas de crecimiento durante la infancia incluyen mediciones de peso, estatura y circunferencia cefálica. En el capítulo 2 se describe la interpretación y el registro de los cuadros de crecimiento, para lo cual hay pruebas, entre otras, la prueba de Denver II, muy utilizada, que se describe en el capítulo 9. La Escala de Brazelton para la valoración del comportamiento neonatal es particularmente valiosa en los primeros meses de vida porque ayuda a describir la personalidad emergente del lactante e incluye valoración de reflejos y actividad general, estado de alerta, orientación hacia la voz y respuesta a estímulos visuales.

La exploración física se adapta a las necesidades del lactante. La valoración sistemática de la audición y la visión forman parte integral del examen. Los sonidos fuertes durante el periodo neonatal deben precipitar el **reflejo de Moro o de sobresalto**. Se recomienda verificar la audición del neonato antes de darlo de alta del hospital donde nació. A medida que crece, se valora por su reacción a los sonidos. La visión se valora principalmente mediante la percepción de la luz. El examinador ilumina los ojos del paciente con una lámpara de bolsillo y advierte si parpadea, si sigue el objeto hacia la línea media y otro tipo de respuestas. Las pruebas de laboratorio incluyen determinación de hemoglobina o de hematócrito para detección de anemia, así como análisis de orina. Las pruebas que permiten descartar diversas enfermedades asintomáticas son cada vez más importantes, por ejemplo, pruebas para la fenilcetonuria, tuberculina y de células falciformes.

VACUNAS

El personal de atención de la salud debe reiterar a los padres la importancia de las **vacunas**, pues la demora en aplicarlas conduce a riesgos innecesarios de enfermedades graves, algunas veces con complicaciones letales. El sarampión, la tos ferina y otras enfermedades previsibles representan en la actualidad un riesgo para los niños. Los expertos en salud advierten que si no se inmuniza a más niños, podrían desatarse epidemias. Las políticas vigentes de vacunación han sido actualizadas frente a las cambiantes necesidades tanto de los niños como de la comunidad. La enfermera debe hacer hincapié a los padres que trabajan que un niño no protegido puede enfermarse, lo cual les haría perder tiempo valioso en su empleo. Las vacunas evitan numerosos gastos médicos y de hospitalización, además de que son parte de los requisitos de ingreso a la escuela en muchas comunidades. La demora o interrupción de una serie no interfiere con la inmunidad final; no es necesario reiniciarla, aun cuando la demora sea prolongada. La precisión en el registro de las vacunas evita confusiones. Las **contraindicaciones** para las vacunas de rutina incluyen estados febriles agudos, algunas enfermedades crónicas, transfusiones sanguíneas recientes o inyecciones de globulina sérica inmune, alergias, reacciones graves a la administración previa de la vacuna contra la difteria, tétanos y tos ferina (*diphteria-tetanus-pertussis*, DTP), enfermedades malignas y tratamiento con esteroides. En las instrucciones anexas a los medicamentos se incluyen otras estipulaciones. El resfriado común no se considera razón suficiente como para posponer una vacuna. Cualquier pregunta relacionada con éstas y otras enfermedades deberán consultarse con el médico o el personal de servicios asistenciales *antes* de la vacunación.

Debido al aumento de los brotes de algunas enfermedades y el desarrollo de nuevas vacunas se han modificado las recomendaciones respectivas. La American Academy of Pediatrics, en colaboración con el Advisory Committee on Immunization Practices, órgano de los Centers for Disease Control and Prevention, y la American Academy of Family Physicians aprobaron el Recommended Childhood Immunization Schedule para Estados Unidos. El **Programa de vacunación incluido en el Apéndice A** presenta sus recomendaciones para las vacunas. Este programa está fechado para que el personal de atención de la salud esté seguro de que se apega al más reciente. Las recomendaciones más actualizadas pueden obtenerse de la American Academy of Pediatrics.

En Estados Unidos, cuando el niño cumple dos años de edad debe estar vacunado contra poliomielitis, difteria, tétanos, tos ferina, hepatitis B, *Haemophilus influenzae* tipo b, paperas, sarampión, rubéola y varicela. En el cuadro 7-2 se incluyen vacunas, número de dosis necesarias y edad en que se recomienda su aplicación. Hay una vacuna para la hepatitis A, pero se recomienda administrarla después de los dos años de edad en ciertas zonas de riesgo. Conviene consultar al médico o al servicio de salud local.

Efectos secundarios

Es necesario prevenir a los padres acerca de los posibles efectos secundarios de varias vacunas, los cuales suelen ser benignos. **Los beneficios de la protección sobrepasan por mucho a los riesgos**. El especialista en salud puede recomendar el uso profiláctico de acetaminofén o de ibuprofén para aliviar la fiebre o las molestias, por lo demás, no se requiere ningún tratamiento específico. La fiebre alta persistente que se acompaña de otros signos obvios de enfermedad **no** es un efecto común y debe investigarse a fondo. Consulte las contraindicaciones antes, en este capítulo.

Vacuna contra la hepatitis B. Esta vacuna, Hep B, suele ser aplicada al recién nacido antes de que salga del hospital. Podría provocar cierta sensibilidad en el sitio de la inyección y aumentar un poco la temperatura. Para que la inmunización sea adecuada, se requieren tres dosis. Si la madre del recién nacido presenta antígeno de superficie positivo a hepatitis B, debe prestarse atención especial al recién nacido.

DTP. Los posibles efectos secundarios de la vacuna DTP implican fiebre ligera y enrojecimiento e inflamación del sitio de la inyección. El niño puede estar irritable y perder un poco el apetito. Estos efectos son de corta duración y se resuelven en 24 a 48 horas.

Vacuna contra *H. influenzae* tipo b. Los efectos secundarios de esta vacuna (Hib) por lo general son ligeros; quizá se enrojezca un poco el sitio de la inyección y aumente ligeramente la temperatura; se resuelven al cabo de dos o tres días.

Vacuna contra la polio. Anteriormente, la vacuna contra la polio se administraba por vía oral (OPV). Como ha habido casos de polio activa relacionada con la OPV, a partir del 1° de enero de 2000, el Advisory Committee for Immunization Practices de los Centers for Disease Control and Prevention recomienda la aplicación de la inactivada (IPV), que se inyecta. Es raro que esta vacuna provoque efectos secundarios, como una ligera irritación en el sitio de la inyección. En circunstancias especiales se administra por vía oral.

Vacuna MMR. La vacuna contra el sarampión puede producir fiebre y erupción de siete a 12 días después de la vacunación que duran unos cuantos días. Rara vez se desarrolla encefalitis. En esencia, la vacuna de las paperas no tiene más efectos secundarios que una fiebre ligera ocasional. La vacuna de la rubéola puede provocar erupción a los pocos días, con duración de uno o dos días, aunque algunas veces hay dolor articular e inflamación a las dos semanas de la vacunación. Es necesario tener presentes estas demoras, muy comunes sobre todo en los niños más grandes. En la combinación MMR, los efectos secundarios son similares, fiebre ligera, posible irritación y, sólo en ocasiones, inflamación ligera de las glándulas de las mejillas o el cuello.

Vacuna contra la varicela. Esta vacuna (Var) se aplica entre los 12 y los 18 meses de edad. La mayoría de las personas que la reciben presenta una reacción ligera, posiblemente sensibilidad y edema en el sitio de aplicación y fiebre ligera. La vacuna sigue siendo más segura que contraer la enfermedad.

Importancia. Las enfermedades contagiosas siguen existiendo y es muy importante que los niños estén inmunizados, para lo cual hay programas comunitarios. Por otra parte, es necesario que el padre o quien se ocupa del niño lleve un registro. Dado el número de vacunas que hay, el niño podría ser inyectado varias veces en una consulta, si bien hay algunas que protegen de más de una enfermedad, por ejemplo, la MMR. No se ha observado que se incremente el riesgo, tampoco la intensidad ni el número de efectos secundarios, cuando se administra más de una vacuna múltiple en la misma consulta.

Cuadro 7-1. Desarrollo físico, comportamiento social, atención y pautas para los primeros 12 meses

UN MES

Desarrollo físico

Pesa alrededor de 3 600 g. Recupera el peso que perdió después del nacimiento. Crece mensualmente cerca de 2.5 cm durante los primeros seis meses.

Levanta la cabeza ligeramente cuando se le coloca sobre el estómago. Empuja con los dedos de los pies. Gira la cabeza hacia un lado cuando se le acuesta. Bambolea la cabeza, que cuelga hacia atrás cuando, estando acostado, se coloca en posición sedente.

Empuña las manos. Mira fijamente a su alrededor.

Exudado vaginal en niñas y crecimiento mamario en varones y niñas por las hormonas maternas recibidas in utero; desaparecen sin tratamiento.

Comportamiento social

Hace ruidos guturales breves, llora al sentir hambre o incomodidad. Duerme 20 de las 24 h del día. Se despierta a las 2 A.M. para ser alimentado.

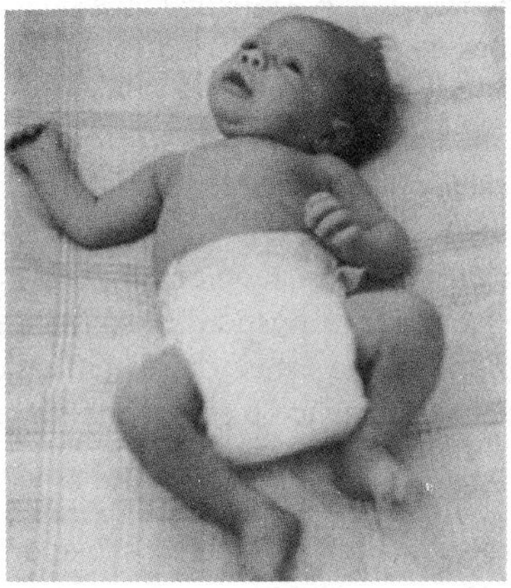

Joel al primer mes de edad.

DOS MESES

Desarrollo físico

Se cierra la fontanela posterior; aparecen las lágrimas. Puede mantener la cabeza erecta en posición media. Sigue el movimiento de la luz con los ojos. Sostiene brevemente una sonaja. Mantiene las piernas en movimiento.

Comportamiento social

Sonríe en respuesta a la voz materna. Sabe que el llanto le proporciona atención. Se despierta a las 2 A.M. para ser alimentado.

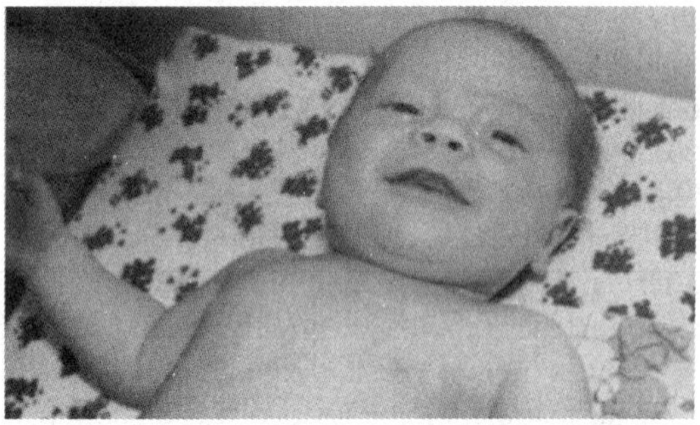

La sonrisa del niño de dos meses deleita a sus padres.

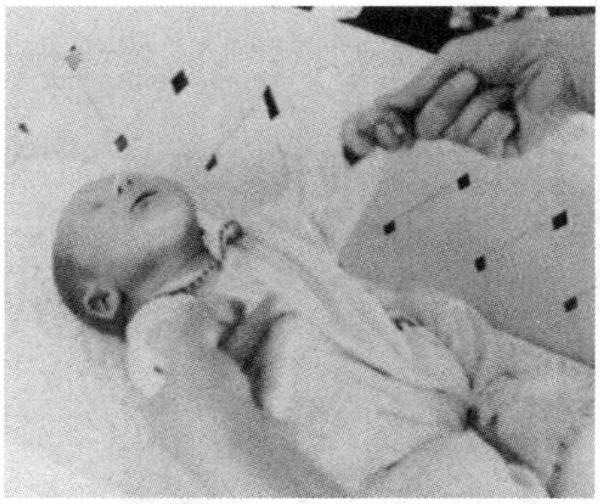

Nótese que la cabeza del niño de un mes de edad cuelga hacia atrás cuando se le levanta de la posición horizontal.

Atención y pautas (1 mes)

Sueño. Dormir al niño boca arriba. Si se acuesta de costado, apoyar la espalda con una frazada enrollada. Usar un colchón firme y ajustado en una cuna con barandales adecuadamente espaciados para que la cabeza del niño no quede aprisionada entre ellos. Levantar los barandales de la cuna; no usar almohada.

Dieta. Amamantarlo cada 2 a 3 h o alimentarlo con fórmula enriquecida con hierro cada 4 h o a libre demanda. La vitamina D (400 UI/día) se recomienda para los lactantes amamantados, los de piel obscura o los que no son expuestos con regularidad a la luz del sol. Entre comidas se le puede administrar agua simple tibia. Hacer eructar bien al niño.

Vacunas. Primera dosis de **Hep B** si no se aplicó en el hospital.

Ejercicio. Liberar al menor de las restricciones de la ropa antes del baño. Proporcionarle aire fresco y luz del sol siempre que sea posible. No dejarlo al sol más que por lapsos breves. Se brinda protección de los insectos con un mosquitero. Evitar la exposición a muchedumbres hasta que no se desarrolle más el sistema inmunológico.

Apoyar la cabeza y los hombros del niño al cargarlo. Atender de inmediato sus necesidades físicas y proporcionar móviles coloridos para la estimulación de los sentidos.

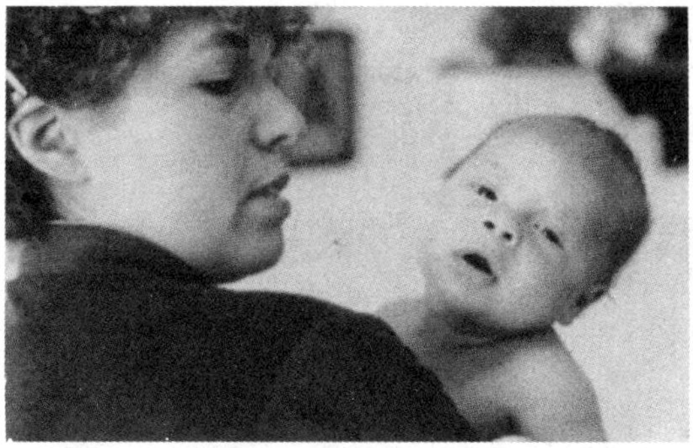

El niño de dos meses de edad puede mantener su cabeza erguida en la línea media durante periodos breves.

Atención y pautas (2 meses)

Sueño. Desarrolla su propio patrón; puede dormir entre una y otra comida.

Dieta. Leche materna o fórmula.

Ejercicio. Proporcionarle un lugar plano y seguro para que tenga las piernas en movimiento y se mantenga activo. No dejar al niño solo, en particular sobre superficies elevadas.

Exploración física por el médico familiar, clínica infantil o pediatra.

Vacunas. Primera dosis de **DPT**, vacuna contra difteria, tétanos y tos ferina; **Hib**, vacuna contra *Hemophilus influenzae* tipo B e **IPV**, vacuna inactiva contra la polio. También puede administrarse la segunda dosis de **Hep B**, contra la hepatitis B.

Chupete. Si se usa, seleccionar uno que sea seguro. Elegir los fabricados de una pieza, con asa, para prevenir la posibilidad de aspiración.

Hipo. Es normal y cede sin tratamiento. Se le pueden ofrecer pequeñas cantidades de agua.

Cólico (dolor abdominal paroxístico, llanto irritable). Por lo general desaparece después del tercer mes. Colocar al niño en posición prona sobre una botella de agua caliente cubierta. Usar el chupete. Relevar periódicamente a quien lo cuida. Evitar la estimulación excesiva. Mecedora, columpio o caja de música pueden ayudar.

Depende todavía por completo de los adultos para su atención física. Durante la primera infancia y la niñez necesita una rutina flexible.

(continúa)

Cuadro 7-1. Desarrollo físico, comportamiento social, atención y pautas para los primeros 12 meses *(Continuación)*

TRES MESES

Desarrollo físico

Pesa de 5.5-5.9 kg. Mira fijamente sus manos. Alcanza los objetos, pero no logra asirlos. Lleva su mano a la boca.

Puede seguir un objeto con la vista de derecha a izquierda y de arriba abajo cuando se coloca frente a su cara. Apoya firmemente su cabeza. Sostiene una sonaja.

Comportamiento social

Llora menos. Puede esperar algunos minutos antes de recibir atención. Disfruta respondiendo a la conversación de los demás. Toma siestas repentinas.

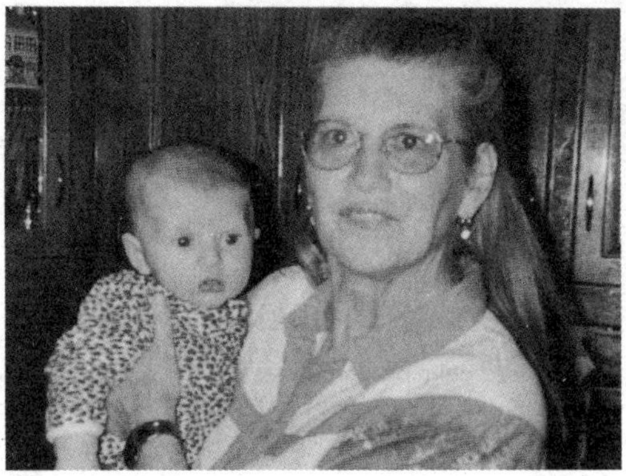

Halen disfruta participando de las actividades.

CUATRO MESES

Desarrollo físico

Pesa cerca de 5.9 a 6.3 kg.

El babeo indica la aparición de la saliva.

Levanta la cabeza y los hombros cuando está sobre su abdomen y mira a su alrededor. Rueda hacia un lado al estar de espaldas. Se sienta con apoyo. Empieza a tratar de alcanzar objetos. Aparece la coordinación entre los ojos y los movimientos corporales.

Mueve cabeza, brazos y hombros cuando se emociona. Extiende las piernas y sostiene parcialmente su peso cuando se le mantiene en posición vertical. Desaparecen los reflejos de búsqueda, de Moro, de extrusión y tónico del cuello. La cabeza cuelga muy poco hacia atrás.

Comportamiento social

Gorjea, es risueño, canturrea y se carcajea. Responde a otras personas. Gusta de tener público. Duerme de 8 a 10 h por la noche.

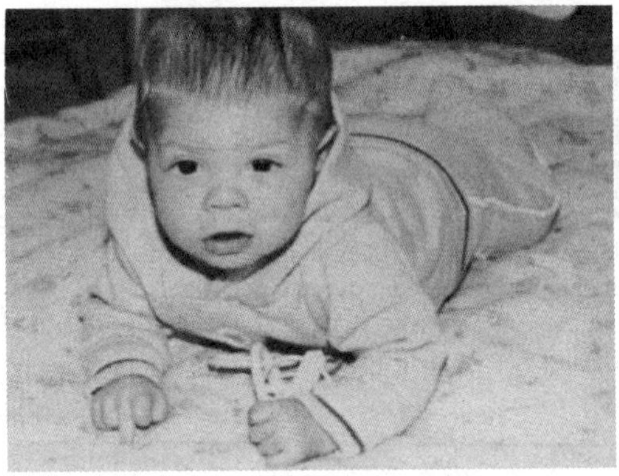

Cuando se encuentra sobre su abdomen, el niño de cuatro meses puede levantar la cabeza y los hombros y mirar en torno a él.

Atención y pautas (3 meses)

Sueño. Bosteza, se estira, se duerme en los brazos de la madre.

Dieta. Leche materna o fórmula.

Ejercicio. Tiene periodos breves de juego. Disfruta jugando con sus manos.

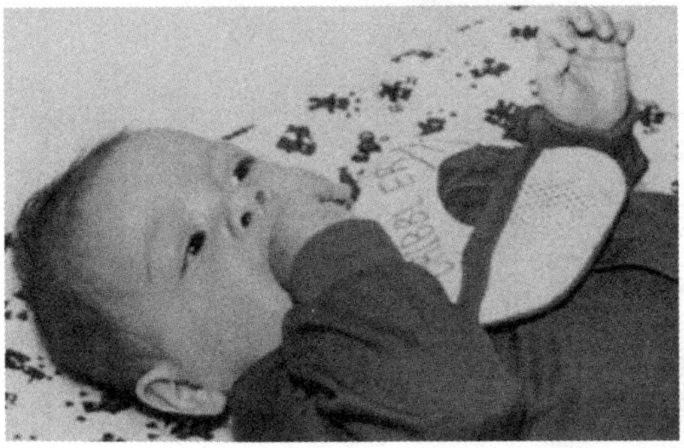

El niño de tres meses de edad se lleva la mano a la boca.

Atención y pautas (4 meses)

Sueño. Se mueve de un lado a otro en la cuna. Como duerme a pesar de los ruidos cotidianos, no es necesario caminar de puntas en esos momentos.

Dieta. Leche materna o fórmula.

Ejercicio. Juega con sonajas y móviles. Es necesario empezar a familiarizarlo con el "corral", donde podrá rodar sin peligro.

Vacunas. Se debe administrar la segunda dosis de **DTP, IPV** y **Hib**, así como de **Hep B**.

Eliminación. Una o dos evacuaciones intestinales al día y, en ocasiones, cada tercer día.

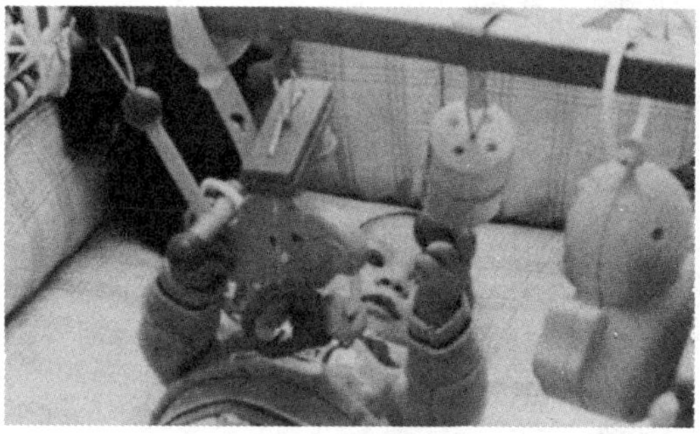

La estimulación visual es importante para el lactante en crecimiento. El bebé de cuatro meses intenta alcanzar los objetos. Aumenta la coordinación entre los ojos y los movimientos corporales.

(continúa)

Cuadro 7-1. Desarrollo físico, comportamiento social, atención y pautas para los primeros 12 meses *(Continuación)*

CINCO MESES

Desarrollo físico

Se sienta con apoyo. Sostiene la cabeza. Sujeta los objetos que se le ofrecen. Se lleva todo a la boca. Juega con los dedos de sus pies.

Comportamiento social

Habla consigo mismo. Parece saber si las personas son conocidas o no.

Quizá duerma y no pida el alimento de las 10 P.M. Intenta sostener el biberón con jugo cuando se le alimenta.

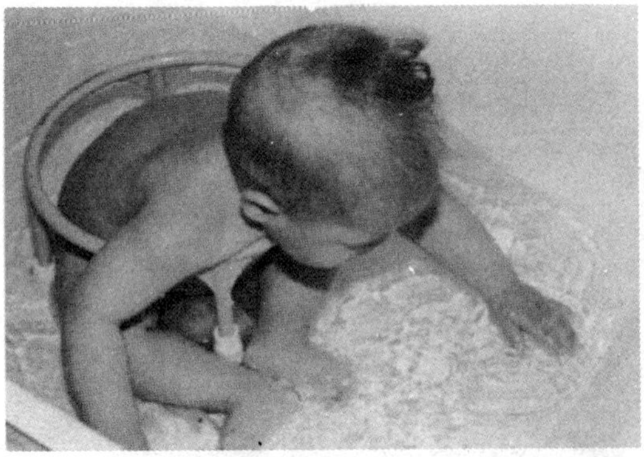

A los cinco meses, Joel disfruta jugar con el agua. Aun cuando el anillo de seguridad en la bañera sostiene al niño, nunca se le deberá dejar solo en la bañera. El pequeño es capaz de sujetar una toalla pequeña y disfrutar mordiéndola.

SEIS MESES

Desarrollo físico

Se duplica el peso al nacer. Aumenta cerca de 90 a 150 g por semana durante los siguientes seis meses.

Crece alrededor de 1.25 cm al mes. Se sienta solo unos momentos. Salta estando sentado. Se gira completamente. Se mueve hacia atrás cuando se encuentra sentado. Golpea la mesa con la sonaja. Se impulsa para intentar sentarse. Mastica en forma más madura. Aproxima sus labios al borde de la taza entrenadora.

Comportamiento social

Llora fuertemente cuando se le interrumpe su juego. Mayor interés por el mundo circundante. Balbucea y da chillidos. Succiona el alimento de la cuchara. Se despierta contento.

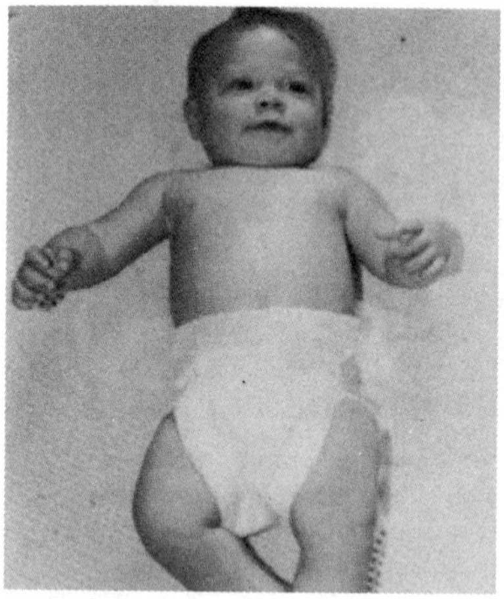

A los seis meses, Joel pesa 7.3 kg (peso al nacer, 3.65 kg)

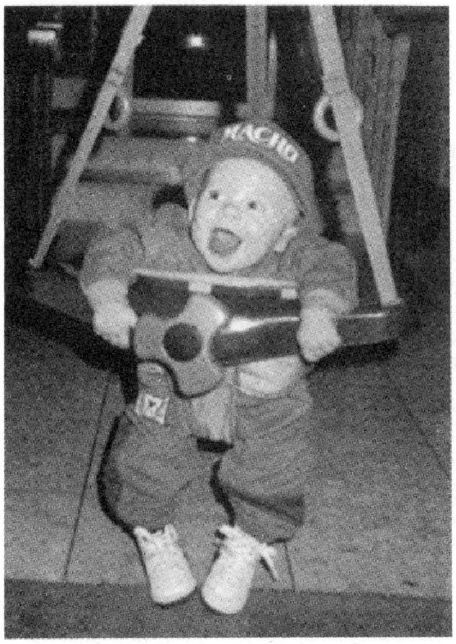

El niño de cinco meses sostiene bien la cabeza y se sienta con apoyo.

Atención y pautas (5 meses)

Sueño. Dos o tres siestas diarias en la cuna.

Dieta. Leche materna o fórmula.

Ejercicio. Se le debe proporcionar un espacio para rodar. El niño pretende brincar cuando, en el regazo del adulto, se pone en posición vertical.

Seguridad. Revisar que los juguetes no tengan botones sueltos ni bordes ásperos antes de ponerlos en el "corral".

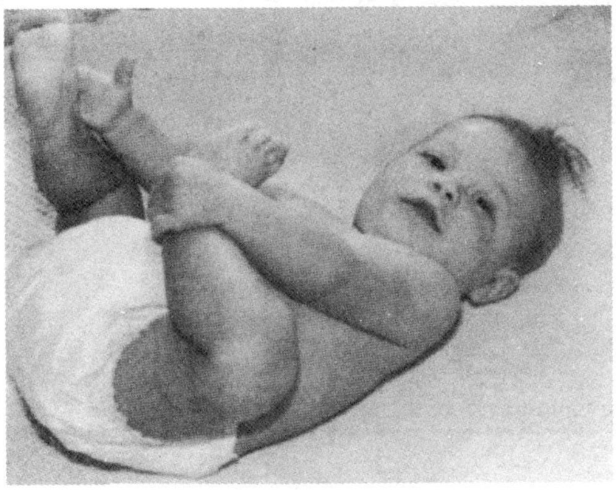

Joel juega con sus pies.

Atención y pautas (6 meses)

Sueño. Necesita su propia habitación. No deberá dormir más en la habitación de los padres, de lo contrario, con el tiempo tendrá problemas para dormir solo.

Dieta. Introducir primero los alimentos sólidos, por lo general cereal de arroz enriquecido con hierro. Véase la figura 7-3 para la progresión. NOTA: La secuencia de alimentos complementarios variará según el médico del niño. Sin embargo, esto no es tan importante como ofrecer una amplia variedad de alimentos durante el primer año. El hierro se añade a los seis meses a la dieta de los niños amamantados, además del cereal.

Ejercicio. Sujeta sus pies y los atrae hacia su boca.

Vacunas. Tercera dosis de **DTP** y **Hib.** En cuanto a **Hep B** e **IPV,** la tercera dosis se aplica entre los 6 y los 18 meses de edad.

Seguridad. Dejar fuera de su alcance las plantas tóxicas. Ofrecer un objeto masticable, mordedera o paño de limpieza para la cara, para que se entretenga.

(continúa)

Cuadro 7-1. Desarrollo físico, comportamiento social, atención y pautas para los primeros 12 meses *(Continuación)*

SIETE MESES

Desarrollo físico

Aparecen dos dientes inferiores, los incisivos centrales, que son los primeros dientes deciduos.

Comienza a gatear. Se mueve hacia adelante, impulsándose con el tórax, la cabeza y los brazos. Arrastra las piernas. Puede sujetar los objetos con mayor facilidad; los transfiere de una mano a otra. Parece interesado en ponerse de pie. Sujeta la mano del adulto y brinca activamente mientras está de pie. Opone resistencia cuando se le viste.

Comportamiento social

Cambia de estado de ánimo con facilidad: llora un momento y se ríe al siguiente.

Muestra temor a los extraños. Anticipa la comida con cuchara. Duerme de 11 a 13 h por la noche.

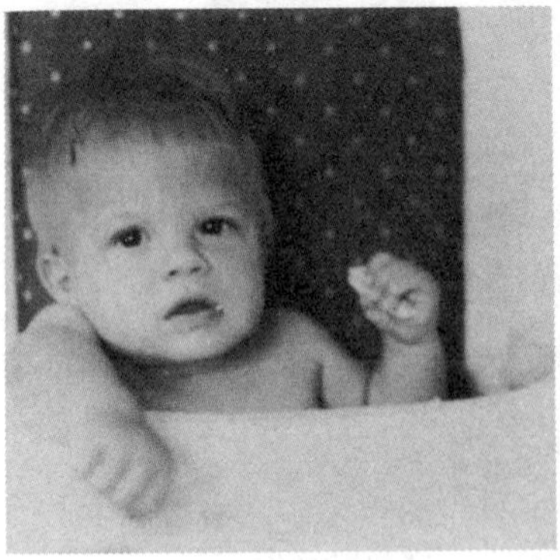

A los siete meses, Joel gusta de alimentos que se comen con las manos.

OCHO MESES

Desarrollo físico

Se sienta solo con estabilidad. Usa los dedos índice y pulgar a modo de pinza. Examina los objetos. Le divierte dejarlos caer en una taza y a continuación vaciarla.

Comportamiento social

Juega a palmotear. Disfruta la vida familiar. Se divierte a sí mismo durante más tiempo. Es reservado con los extraños.

Se muestra inquieto y succiona el pulgar para indicar que tiene sueño. Se torna impaciente, en especial mientras se le prepara la comida.

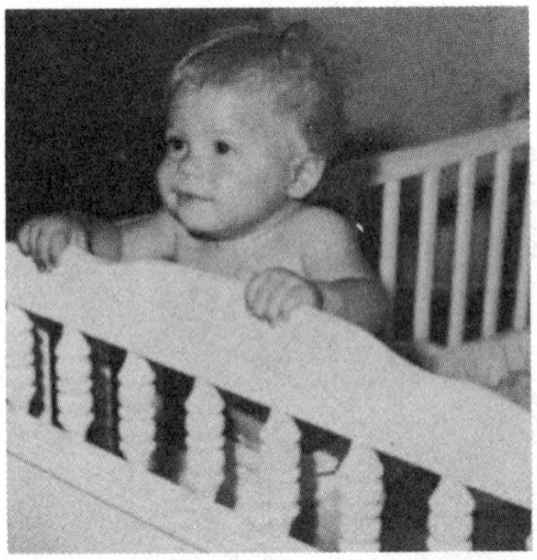

A los ocho meses, ha aumentado el interés de Joel por ponerse de pie.

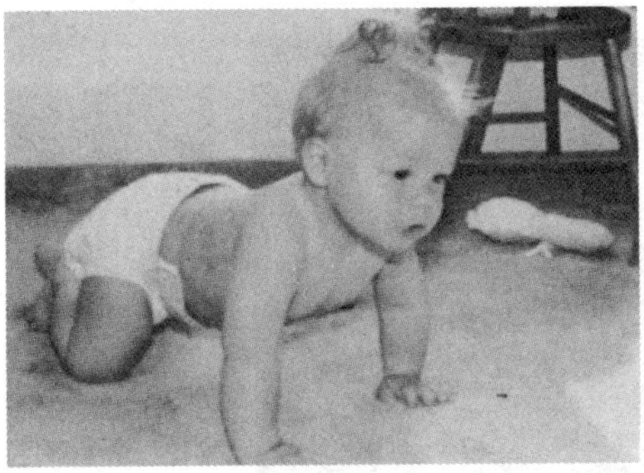

Joel comienza a explorar.

Atención y pautas (7 meses)

Sueño. Probable irritabilidad debido a la dentición que suele manifestarse como inapetencia y vigilia durante la noche. En la mayor parte de los casos, basta con tranquilizarlo y ofrecerle una taza de agua.

Dieta. Añadir fruta y alimentos que puede consumir con la mano, como pan o galletas tostadas.

Ejercicio. Locomoción rudimentaria.

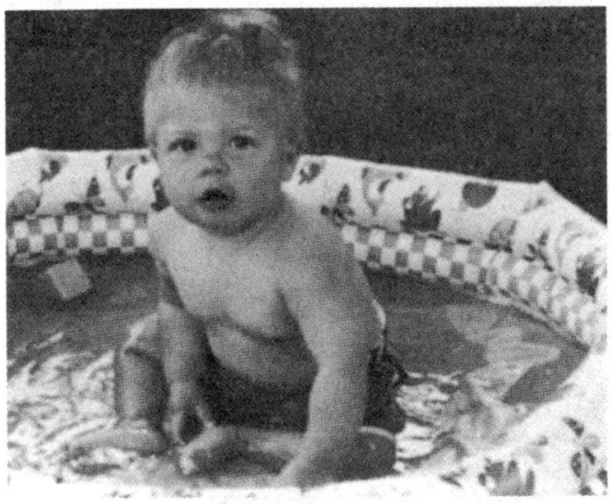

Joel se sienta con firmeza.

Atención y pautas (8 meses)

Sueño. Dos siestas al día.

Dieta. Añadir vegetales. Seguir introduciendo alimentos nuevos de manera paulatina.

Ejercicio. Gusta de permanecer en la silla saltadora. Paseos en carreola. Los muñecos de peluche o los que den chillidos o resuenen son apropiados a esta edad.

Seguridad. Es imperioso permanecer con el niño en todo momento mientras se encuentre en la bañera. Se evitará que mordisquee la pintura de los marcos de las ventanas o de muebles viejos, ya que la pintura que contiene plomo puede ser tóxica. Deben cerrarse las puertas de hornos, lavadoras de platos y ropa, secadoras y refrigeradores. No se debe dejar agua en recipientes como la bañera o las cubetas.

Cuadro 7-1. Desarrollo físico, comportamiento social, atención y pautas para los primeros 12 meses *(Continuación)*

NUEVE MESES

Desarrollo físico

Muestra preferencia por el uso de una mano. Puede enderezarse solo para sentarse. Sujeta el biberón. Se arrastra. Se desplaza con el tronco por encima del suelo pero paralelo a éste. Realiza movimientos más avanzados que el gateo.

Comportamiento social

Intenta imitar los sonidos. Llora si se le reprende.

Deja caer el alimento desde la silla alta cuando come. Puede quedarse dormido después de la comida de las 6 P.M.

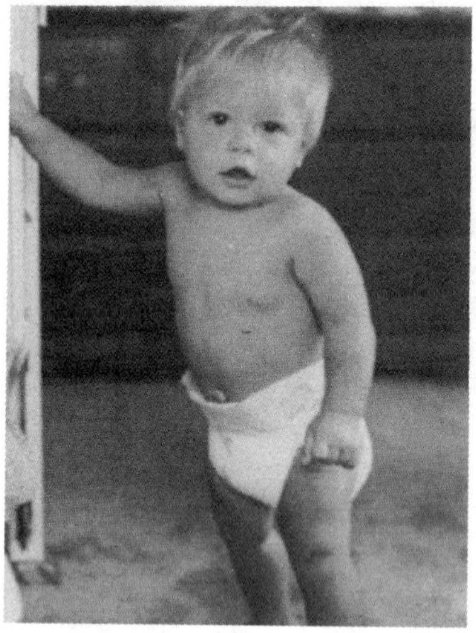

A los nueve meses, Joel se pasea sujetándose de los muebles.

DIEZ MESES

Desarrollo físico

Se impulsa hacia la posición vertical en el "corral". Arroja juguetes al suelo para que la madre los recoja. Llora cuando no se le regresan. Camina sosteniéndose de los muebles.

Comportamiento social

Conoce su nombre. Disfruta con juegos sencillos como taparse y destaparse la cara. Toma una galleta por sí mismo. Puede llorar durante el sueño sin despertar.

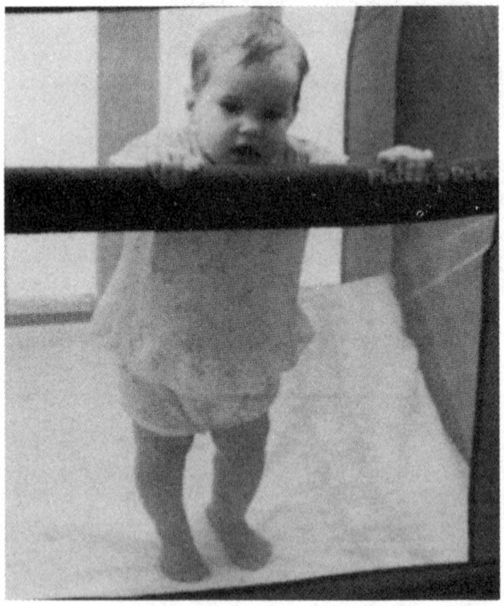

El niño de 10 meses de edad se impulsa para ponerse de pie en el "corral".

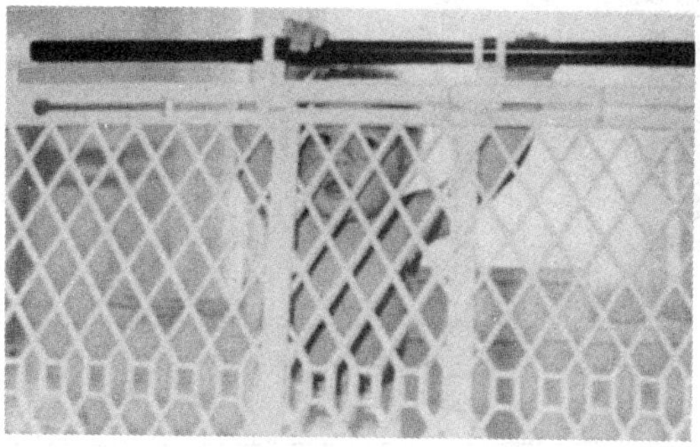

Las rejillas para escalera evitan que el niño muy activo ruede por ellas.

Atención y pautas (9 meses)

Sueño. Empieza a dormir más tarde por la mañana.

Dieta. Introducir alimentos picados y en puré. Es necesario poner hojas de papel periódico debajo de la mesa donde el niño come. Usar platos irrompibles. Permitir que el pequeño tome bocados con la mano y los lleve a la boca.

Ejercicio. El menor ocupa la mayor parte del día explorando los alrededores. Ofrecerle suficiente espacio y materiales para que juegue sin peligro. Ayudarle a aprender. Prestar atención a que el menor no se meta en líos. Distraer a los niños curiosos de las áreas peligrosas para limitar los castigos. Evitar golpearle y decirle "no" en exceso.

Seguridad. Mantener un frasco de jarabe de ipecacuana a la mano. Saber el número telefónico del centro de intoxicaciones más próximo. Evitar el uso de manteles que sobresalgan de la mesa y que el niño pueda alcanzar.

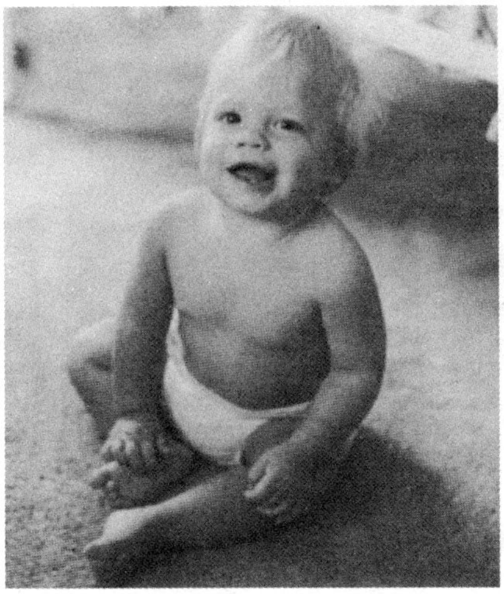

A los 10 meses de edad. Obsérvense los dientes inferiores.

Atención y pautas (10 meses)

Sueño. Evitar juegos vigorosos antes de la hora de dormir. Una luz de noche es conveniente para la madre y hace más familiar el entorno para el pequeño. Los mamelucos lo mantendrán abrigado, ya que los niños se descubren con facilidad durante la noche.

Dieta. Toma los jugos y el agua en la taza entrenadora. Por lo general acepta bien los alimentos sólidos.

Ejercicio. Recorre la habitación de la mano de un adulto. La vestimenta del día debe ser holgada para que no interfiera con sus movimientos.

(continúa)

Cuadro 7-1. Desarrollo físico, comportamiento social, atención y pautas para los primeros 12 meses *(Continuación)*

ONCE MESES

Desarrollo físico

Se mantiene de pie sujetando la mano de un adulto.

Comportamiento social

Comprende instrucciones sencillas. Se impacienta cuando se le sostiene. Disfruta jugar con el plato vacío y la cuchara después de comer.

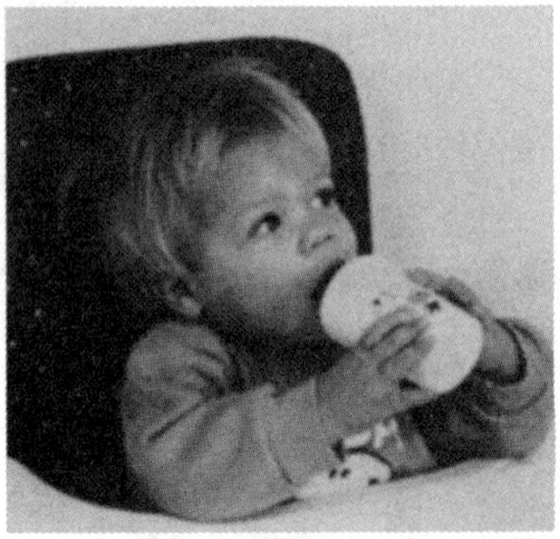

Beber de una taza entrenadora es fácil para Joel, quien tiene ahora 11 meses de edad. Sin embargo, todavía derrama el líquido.

DOCE MESES

Desarrollo físico

Pulso: 100-140. Respiraciones: 20-40 por minuto.

Se triplica el peso que tenía al nacer.

Se mantiene de pie durante periodos cortos. Quizá haya empezado a caminar. Introduce el brazo en manga, a modo de ayuda cuando se le viste.

Seis dientes (cuatro arriba y dos abajo). Bebe de una taza entrenadora; come con cuchara bajo supervisión.

La prensión en pinza está bien desarrollada.

Aunque la lateralidad (uso preferente de una de las manos) no está plenamente establecida, empieza a manifestarse.

Comportamiento social

Amistoso. Repite conductas que dan lugar a una respuesta.

Reconoce la palabra "no". Su capacidad de expresión verbal se torna más lenta debido a que se concentra en desplazarse. Gusta de la música rítmica.

Muestra emociones como temor, enojo y celos. Reacciona a estas emociones de los adultos.

Juega con la comida, la saca de la boca.

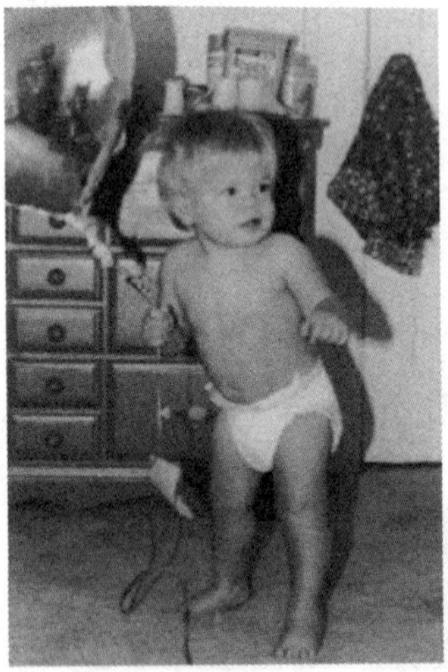

!Feliz cumpleaños, Joel! A los 12 meses, pesa 9.9 kg y mide 73 cm. Se pone de pie sin ayuda, por lapsos breves.

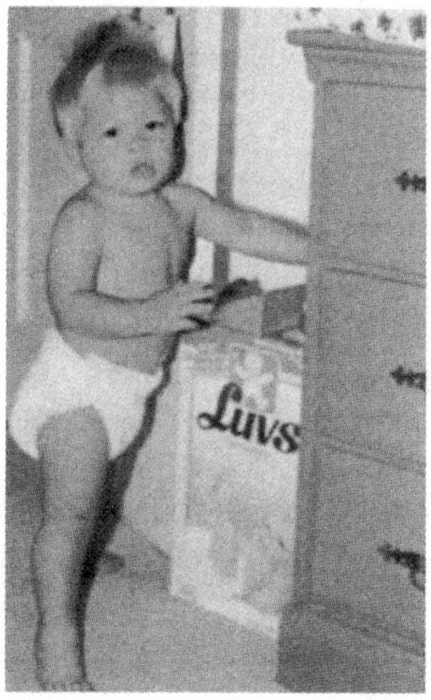

Las órdenes que recibe el niño de 11 meses de edad deben ser sencillas.

Atención y pautas (11 meses)

Sueño. Saluda a sus padres animadamente en la mañana con su propio lenguaje.

Dieta. Todavía derrama el contenido de la taza entrenadora. Disfruta haciendo burbujas.

Ejercicio. Juega con sus juguetes en la bañera. Goza las actividades motoras gruesas. Patea, se impulsa a sí mismo hacia arriba.

Seguridad. Los contactos eléctricos deben cubrirse con una cinta. Dejar fuera de su alcance los medicamentos y artículos de limpieza si no se ha hecho aún. El niño necesita que se le siente en su corral en ciertos momentos; tiende a ponerse de pie hasta quedar exhausto.

Atención y pautas (12 meses)

Sueño. Suele dormir una siesta larga todos los días.

Dieta. Añadir gradualmente clara de huevo y pescado (horneado, al vapor o cocido). Drenar el aceite del atún o salmón. Añadir jugo de naranja si aún no se ha hecho. Añadir alimentos bien cocidos que los demás comen. Se reduce el interés por comer.

Ejercicio. Juega en su propia habitación durante 1 h por la mañana. Disfruta sacando y metiendo objetos en una canasta. Coloca objetos sobre su cabeza.

La distracción es una manera eficaz de enfrentar la determinación con la que el niño desea hacer su voluntad, no obstante las consecuencias.

Prueba cutánea. Tuberculina en caso de ser necesaria.

Vacunas. Entre los 12 y 15 meses se administra la cuarta dosis de **Hib**; si es necesario, la tercera de **IPV** y de **Hep B. MMR** puede administrarse entre los 12 y los 15 meses; la **Varicela**, entre los 12 y los 18.

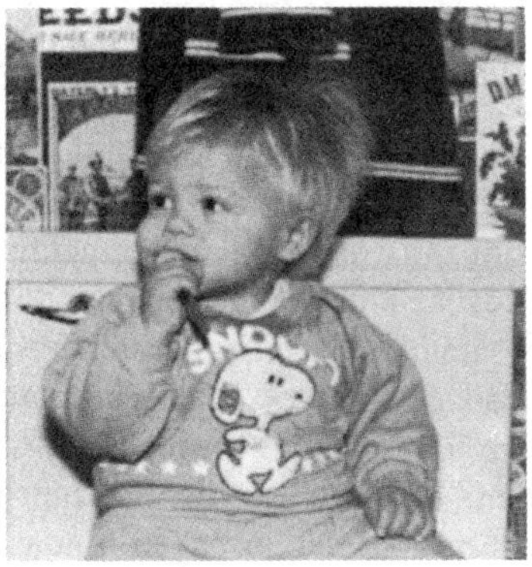

Al año de edad, Joel gusta de mordisquear su cepillo de dientes.

Cuadro 7-2. Dosis de vacunación según la edad

Dosis	Edad en que se aplica	Dosis	Edad en que se aplica
Vacuna contra hepatitis B (Hep B)		**Vacuna contra la polio inactivada (IPV)**	
Primera dosis	Recién nacido o hacia los dos meses	Primera dosis	2 meses
		Segunda dosis	4 meses
Segunda dosis	1-4 meses	Tercera dosis	6-18 meses
Tercera dosis	6-18 meses	Cuarta dosis	4-6 años
Difteria, tétano, tos ferina (DTP)		**Sarampión, paperas, rubéola (MMR)**	
Primera dosis	2 meses	Primera dosis	12-15 meses
Segunda dosis	4 meses	Segunda dosis	4-6 años
Tercera dosis	6 meses		
Cuarta dosis	15-18 meses	**Vacuna contra la varicela (Var)**	
Quinta dosis	4-6 años	Dosis única	12-18 meses
***H. influenzae* tipo b (Hib)**		**Hepatitis A (Hep A)**	
Primera dosis	2 meses	Dosis única	2-12 años en zonas específicas
Segunda dosis	4 meses		
Tercera dosis	6 meses		
Cuarta dosis	12-15 meses		

ORIENTACION PARA LOS PADRES SOBRE NUTRICION

Las necesidades de nutrición del lactante se basan en los promedios de crecimiento, la energía que se gasta con la actividad, los requerimientos metabólicos basales y la interacción de los nutrientes consumidos. El lactante nace con un **reflejo de búsqueda** que le ayuda a encontrar el pezón. La succión es más bien inmadura porque su boca es pequeña, de modo que realiza un movimiento de vaivén con la lengua. A medida que crece, la maduración neural de mejillas y lengua, entre el tercero y cuarto mes de edad, permite que el patrón de succión sea más maduro y haga uso de presión negativa para obtener la leche, de modo que en esta etapa desaparece el ***reflejo de extrusión*** (protrusión), mediante el cual se impulsa el alimento fuera de la boca con objeto de impedir la ingestión de alimentos inadecuados. El sistema digestivo sigue madurando, y cuando el lactante tiene seis meses, ya puede aceptar nutrientes más complejos, además de que se torna menos susceptible a los alergenos de los alimentos. La capacidad del estómago se expande, de 10 a 20 ml que tenía al nacimiento, a 200 ml, hacia los 12 meses, lo cual permite que el lactante consuma más alimentos a intervalos menos frecuentes. En un principio, a la mayoría de los niños les disgusta comer con cuchara, y empiezan por asirla; paulatinamente llega el momento en que toman un poco de alimento, aunque derraman gran parte del contenido. Conforme se desarrolla la prensión en pinza, el lactante toma el alimento con sus deditos para introducirlo en la boca; hacia los dos años ya domina la cuchara (fig. 7-2).

Durante el primer año de vida de su hijo, los padres se preocupan mucho por la alimentación. Como en esta etapa muestran sumo interés por la instrucción nutricional, la enfermera debe buscar la oportunidad de ofrecer información útil. Es importante valorar los conocimientos que ya tienen; el desarrollo, comportamiento y aptitud del niño; la interacción entre padres e hijo, así como las tradiciones culturales y étnicas. Los planes de nutrición basados en el nivel de desarrollo del menor ayudan a los padres a reconocer los cambios en los patrones de alimentación. Un medio para valorar si la ingesta es adecuada consiste en determinar si el lactante ha subido de 120 a 210 g de peso por semana durante los primeros seis meses. La hidratación adecuada es evidente si el lactante moja por lo menos seis pañales al día. Después de comer necesita varias horas de sueño ininterrumpido. La vigilancia continua del peso, la talla (longitud) y los pliegues cutáneos determina si la dieta es adecuada, lo cual se detecta con facilidad en las revisiones periódicas del niño sano. Es necesario asegurar a los padres que la mayoría de los niños come lo suficiente como para crecer normalmente, pese a que la ingesta rara vez sea constante y varíe en cantidad y calidad. No se recomienda forzar la alimentación.

En proporción, los lactantes requieren más calorías, proteínas, minerales y vitaminas que los adultos, asimismo necesitan gran cantidad de líquidos. La leche materna es el mejor alimento para los niños de menos de seis meses de edad, ya que contiene el equilibrio ideal de nutrientes y es de fácil digestión. En el comercio hay fórmulas infantiles fortificadas con hierro. Si el niño no tolera las fórmulas a base de leche, se puede optar por las elaboradas a base de proteínas de soya, que constituyen una mejor alternativa, más saludable y segura, que las preparadas a base de leche de vaca. El lactante deberá ser alimentado con leche materna o fórmula enriquecida con hierro durante el primer año de vida, pues la leche entera de vaca no alterada no es recomendable antes del año de edad porque: 1) puede crear un potencial de intolerancia a la proteína de leche entera, 2) se ha observado una incidencia mayor de deficiencia de hierro, 3) el metabolismo de la leche entera de vaca es agresivo para el conducto gastrointestinal y 4) produce un alto nivel de solutos, que al

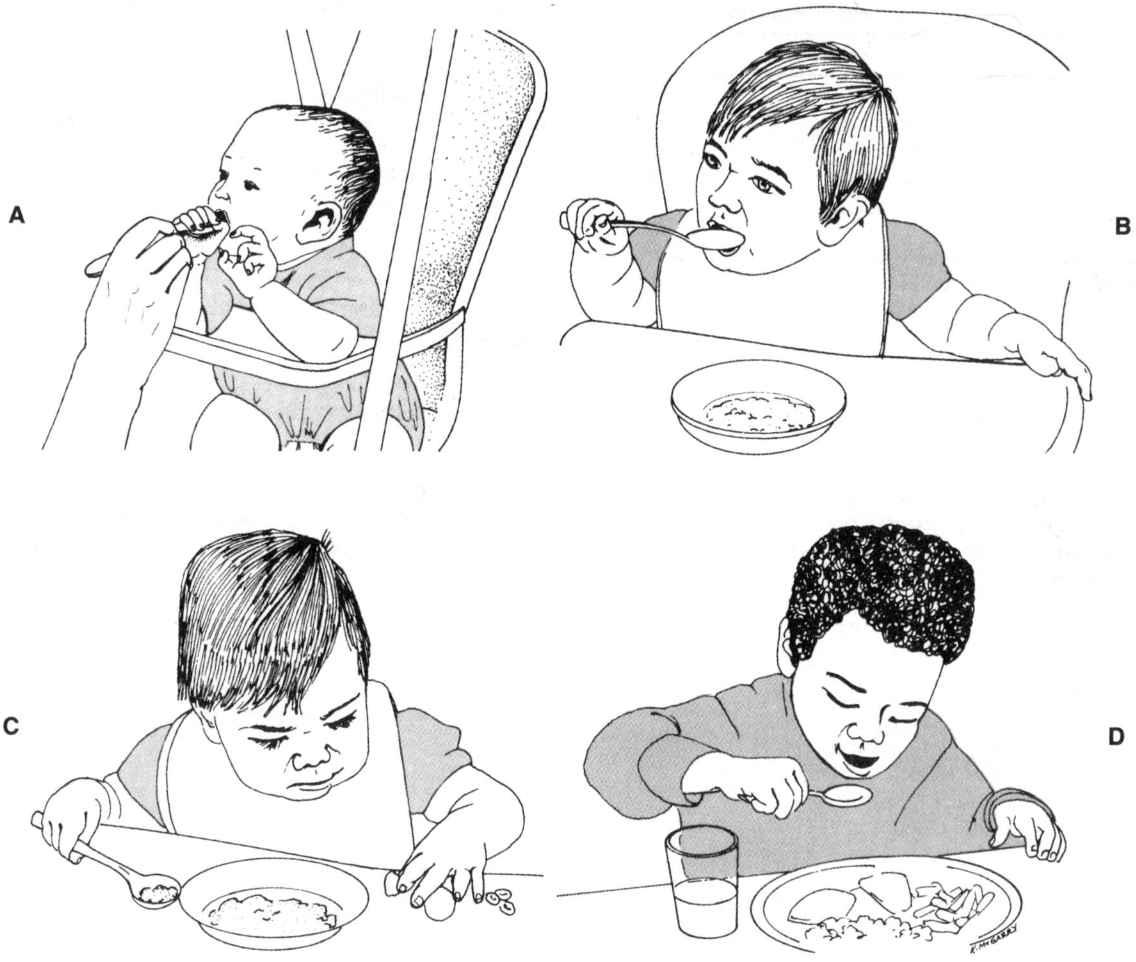

Fig. 7-2. Desarrollo de habilidades para la alimentación de los lactantes y niños que empiezan a caminar. A, A los siete meses el niño demuestra que empieza a participar en la alimentación y a tomar la cuchara. B, A los nueve, empieza a usar la cuchara por sí solo, aunque la comida se le sale. C, El niño de nueve meses de edad exhibe prensión refinada a modo de pinza para tomar la comida. D, El niño de dos años de edad es mucho más hábil para alimentarse; tiene capacidad para rotar la muñeca y elevar el codo, de modo que los alimentos no se caen de la cuchara.

ser excretados por el sistema renal, fuerzan también su funcionamiento.

Alimentos sólidos

Los alimentos sólidos se introducen aproximadamente a los seis meses de edad según la disposición derivada del desarrollo y las necesidades de nutrición del lactante (cuadro 7-3). Pueden elegirse alimentos preparados en casa o comerciales. En la figura 7-3 se muestra la secuencia en que se añaden alimentos. Por lo general se recomienda el cereal de arroz como primera comida sólida, ya que es menos alergénico que otros. Tres cucharadas soperas de cereal enriquecido con hierro mezclado con leche materna o fórmula proporcionan 7 mg de hierro (más de la mitad de los requerimientos diarios). Al principio sólo se ofrecen cantidades pequeñas (1 cucharadita) que se colocan en la parte posterior de la lengua del niño. La consistencia y la cantidad de alimentos sólidos se incrementa de manera gradual a medida que el lactante se familiariza con ellos. La cuchara debe ser de mango largo, poco cóncava y poco profunda. Normalmente, después del cereal se introducen frutas, vegetales y, por último, carne. Los nuevos alimentos se ofrecen uno por uno, a intervalos de cuatro a siete días, a fin de detectar con mayor facilidad las alergias, en caso de intolerancia.

Si el niño rechaza algún alimento, se debe omitir temporalmente porque las comidas deben ser placenteras. Permítase que el pequeño pruebe nuevos sabores, pues quizá prefiera los que no gustan a su madre. No se ofrecen alimentos nuevos cuando el menor está enfermo. La cantidad de comida que se consume varía con cada niño. Los jugos de frutas se ofrecen, por lo general, entre los cinco y seis meses de edad, cuando el lactante empieza a utilizar la taza entrenadora. Sin embargo, el jugo de naranja es una excepción, y

Cuadro 7-3. Alimentación, preocupación de los padres y tasa de crecimiento en la infancia

Edad	*0-3 meses*	*4-6 meses*	*6-12 meses*	*12-24 meses*
Alimentación comportamientos reflejos y habilidades	**Reflejos** Búsqueda Succión Extrusión	Desaparecen reflejos de extrusión y búsqueda **Habilidades** Succionar Masticar	**Habilidades** Succionar Masticar Beber de una taza (con ayuda)	Comer con los dedos **Habilidades** Come con cuchara Bebe de una taza Come con tenedor
Preocupaciones de los padres	Ingestión adecuada Molestias relacionadas con el amamantamiento	Se inicia introducción de sólidos	Desaliño El niño empieza a comer solo	Desaliño Come solo Selecciona sabores Se reduce el apetito
Nutrición recomendada	115-130 cal/kg/día Leche materna Fórmula fortificada con hierro	100-110 cal/kg/día Leche materna Fórmula fortificada con hierro	100-110 cal/kg/día Introducción de sólidos **Sólidos:** <50% de calorías **Fórmula:** 28-30 oz/día	100-110 cal/kg/día Se limita la leche a 24 oz/día No ofrecer alimentos que puedan aspirarse
Tasa de crecimiento: peso, longitud y circunferencia cefálica	**Peso:** 30 g/día **Longitud:** 3.5 cm/mes **Circunferencia cefálica:** 2-3 cm/mes	**Peso:** 20 g/día **Longitud:** 2 cm/mes **Circunferencia cefálica:** 1 cm/mes	**Peso:** 15 g/día **Longitud:** 1.5 cm/mes **Circunferencia cefálica:** 0.5 cm/mes	**Peso:** 200 g/mes **Longitud:** 1 cm/mes **Circunferencia cefálica:** *12-18 meses* 0.27 cm/mes *18-24 meses* 0.15 cm/mes

Meses	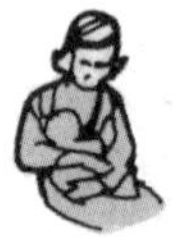	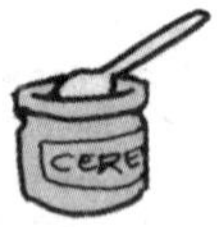	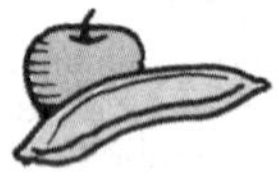	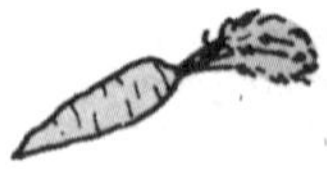	
0–6	leche materna o fórmula				
7	leche materna o fórmula	cereal			
8	leche materna o fórmula	cereal	fruta		
9	leche materna o fórmula	cereal	fruta	vegetales	
10	leche materna o fórmula	cereal	fruta	vegetales	
11	leche materna o fórmula	cereal	fruta	vegetales	carne

Fig. 7-3. Orden para introducir los alimentos.

no se ofrecerá antes del primer año de edad si los miembros de la familia son alérgicos a él. Entre otros alimentos muy alergénicos se cuentan pescado, nueces, fresas, chocolate y clara de huevo.

La taza entrenadora, que es de plástico y tiene un pico en el borde circular, es la más recomendable al principio. Para empezar, el jugo se diluye y poco a poco se incrementa la cantidad a 3 a 4 onzas líquidas al día. En el recuadro 7-1 se presentan las instrucciones para preparar los alimentos del lactante en el hogar. Se puede utilizar licuadora o procesador, o bien moler el alimento hasta obtener la textura deseada.

La talla y el peso del lactante deben aumentar aproximadamente al mismo ritmo. Las variaciones al respecto obedecen a enfermedades, malabsorción, factores psicológicos y alimentación deficiente o excesiva. Es importante repasar los procedimientos y prácticas de alimentación periódicamente y repetir la información esencial.

Compra, almacenamiento y modo de servir los alimentos

Los alimentos infantiles se envasan al vacío. Se indica a los padres que revisen los sellos de seguridad antes de adquirirlos. Con frecuencia esto se indica en el frasco (p. ej., "Rechazar si el botón de seguridad está levantado"). Al abrir el frasco y romperse el sello de vacío, se escucha un "tronido". También es importante revisar la fecha de caducidad del producto, que en general se encuentra en la tapa del frasco y en el costado de las cajas de cereal y pan. Los frascos no abiertos de alimento y jugos infantiles deben almacenarse en un lugar fresco y seco y utilizar primero los que tienen más tiempo. Los cereales para lactantes deben mantenerse alejados de otros productos de grano que pueden estar infestados de insectos. El alimento se sirve en un plato, no debe alimentarse al niño directamente del frasco ni guardar los sobrantes en este último, porque la acción de la saliva puede hacerlos líquidos al digerirlos en el frasco. Las porciones no usadas se almacenarán en el refrigerador, en el frasco original. Es esencial adoptar precauciones especiales para evitar quemaduras cuando el alimento se calienta en el horno de microondas. Como en ocasiones se calienta de manera desigual, conviene verificar la temperatura, ya sea probándolo o vertiendo una porción del líquido en la parte interior de la muñeca. Todos los alimentos calentados se deben probar.

Recuadro 7-1. Instrucciones para la preparación de alimentos infantiles en casa

1. Seleccionar frutas, vegetales o carnes frescas y de alta calidad.
2. Asegurarse de que todos los utensilios, incluidos tablas para cortar, licuadora, cuchillos y similares se encuentren completamente limpios.
3. Lavar las manos antes de preparar la comida.
4. Limpiar, lavar y picar los alimentos.
5. Cocinar los alimentos en la menor cantidad de agua posible hasta que queden tiernos. Evitar cocerlos demasiado, lo cual podría destruir los nutrientes sensibles al calor.
6. No añadir sal. Utilizar muy poca azúcar. No agregar miel a los alimentos de lactantes de menos de un año de edad.*
7. Añadir suficiente agua de modo que el alimento tenga consistencia similar a la del puré.
8. Colar o hacer puré los alimentos con licuadora eléctrica, molino para alimentos infantiles o colador de cocina.
9. Verter el puré en una charola para hielos y congelarlo.
10. Una vez congelado el alimento, extraer los cubos y almacenarlos en bolsas de congelador.
11. Descongelar en baño María u horno de microondas y calentar en un recipiente la cantidad de alimento correspondiente a una sola comida.

*Se han observado esporas de botulismo en la miel. Los lactantes más pequeños no tienen la capacidad inmunitaria para resistir esta infección. Tomado de Mahan L, Escott-Stamp S: *Krause's food, nutrition, and diet therapy*, 9a. ed., Philadelphia 1996, WB Saunders.

Información de enfermería

En condiciones normales, la leche materna y la fórmula adecuadamente preparada aportan una cantidad suficiente de agua. Sin embargo, es posible que el lactante requiera una cantidad complementaria en caso de enfermedad o cuando el clima es muy caliente y húmedo.

ABLACTACION

La decisión de la madre de no amamantar más o el deseo del niño de alimentarse del seno materno con menor frecuencia influyen en el proceso de **ablactación**. El destete toma varios días o semanas y la experiencia debe ser lo más placentera posible para la madre y su hijo. Antes y después de utilizar la taza entrenadora o biberón se proporciona atención adicional al menor con objeto de que lo asocie con el placer, lo cual también ayudará a compensar la pérdida de la satisfacción derivada de la succión. La ablactación no debe iniciarse cuando el niño está enfermo. En ocasiones durante los periodos de amamantamiento puede utilizarse el biberón a modo de complemento o alivio. La madre puede recibir de su médico instrucciones específicas al respecto. Con objeto de disminuir el suministro de leche, la madre reduce la cantidad de líquidos que ingiere y el número de veces que amamanta, además de limitar el tiempo. En virtud de que el destete representa un cambio en la vida del lactante, se hará el esfuerzo de que esta experiencia sea lo más cómoda y placentera posible.

DIENTES

Dientes deciduos

El desarrollo de los 20 **dientes *deciduos*** o **de leche** comienza más o menos en el quinto mes de vida intrauterina y la salud y dieta de la madre gestante influyen en la integridad de éstos. Los 20 dientes de leche brotan a lo largo de los primeros dos años y medio de vida, a partir, aproximadamente, del sexto mes. Por lo general, este proceso normal se relaciona con pocos malestares. En los niños normales y sanos se observan amplias diferencias individuales en el crecimiento de los dientes. Sin embargo, la demora en la dentición es significativa cuando hay otras formas de inmadurez o alguna enfermedad. El médico evalúa el proceso de dentición durante las revisiones regulares de salud del lactante. El primer diente suele aparece al séptimo mes, y al año de edad, el niño tendrá cerca de seis dientes, cuatro arriba y dos abajo. El orden en que aparecen es casi siempre el mismo (fig. 7-4) y se caerán casi en el mismo orden en que aparecieron; es decir, primero los incisivos centrales inferiores y así sucesivamente.

Dentición durante la lactancia

La dentición denota el brote de la corona del diente a través de la membrana periodontal. En ocasiones, las encías se enrojecen, inflaman y tornan sensibles. Pese a que con frecuencia se atribuyen a la dentición la saliva y el babeo, que en condiciones normales se presentan a los cuatro meses, más bien son resultado de la maduración de las glándulas salivales que de la dentición. Los primeros dientes (deciduos) sirven de guía para la posición apropiada de los dientes secundarios. La dentición no causa infecciones, pero como en esta etapa se reduce el suministro de anticuerpos maternos, el lactante es más susceptible a infecciones. Por otra parte, en ocasiones se encontrará molesto y despertará por la noche. En caso de fiebre de 38.4°C es necesario consultar al médico. La dentición no produce infecciones de las vías respiratorias, erupciones ni diarrea. El frío parece mitigar la inflamación de las encías, de modo que la aplicación de un paño humedecido en agua fría suele aliviar las molestias, así como una mordedera de goma dura. El acetaminofén o el ibuprofén suelen ser útiles cuando las molestias se relacionan claramente con la aparición de los dientes.

Para que la higiene bucal sea adecuada a esta edad, se ofrece agua después de los alimentos y se limpian los dientes suavemente con una gasa. El calcio, el fósforo, las vitaminas C y D y el flúor permiten asegurar la salud de los dientes. Las caries que ocasiona el uso del biberón se evitan al no acostar al niño por la noche con un biberón de leche o

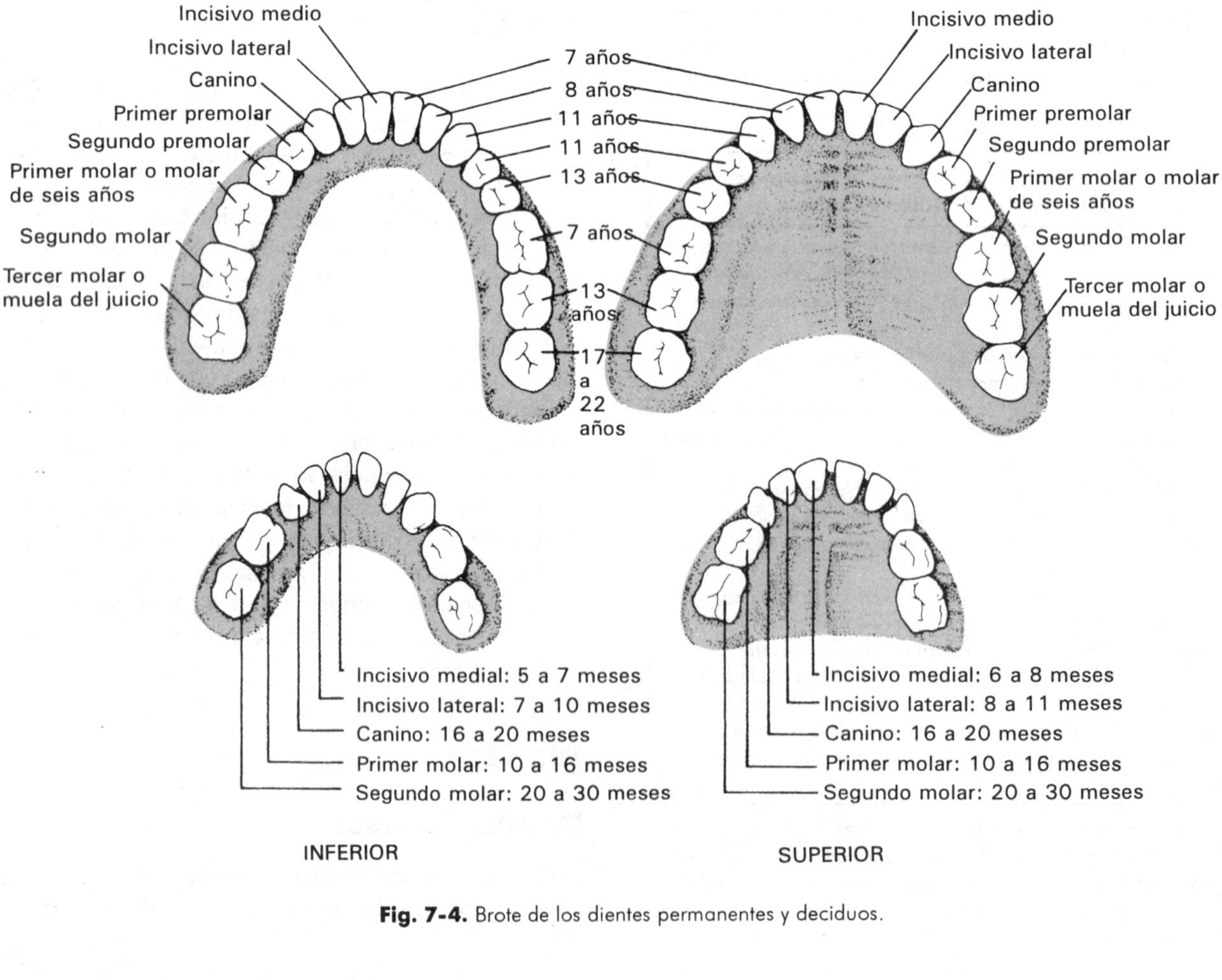

Fig. 7-4. Brote de los dientes permanentes y deciduos.

jugo endulzado; la acumulación de azúcar en la cavidad bucal, sobre todo entre los 18 meses y los tres años de edad, ocasionan severos deterioros, de modo que se recomienda eliminar el biberón de la hora de acostarse o sustituirlo por agua. También se han descrito este tipo de caries en lactantes amamantados, particularmente en los que duermen con sus madres y se alimentan a libre demanda durante la noche. Para prevenirlo, deberá desalentarse el amamantamiento nocturno, así como la alimentación frecuente por la noche después del primer año de edad.

El contacto frecuente con ácidos gástricos es otra de las causas de la erosión del esmalte dental detectada en lactantes con reflujo gastroesofágico y edad suficiente como para tener dientes, así como en adolescentes que padecen bulimia. Cuando los efectos del ácido gástrico se detectan en las fases iniciales, los dientes se protegen con un sello de acrílico. Los padres deben ser informados del deterioro producido en los dientes por el azúcar refinada, en particular la que se adhiere y permanece en la boca durante largo tiempo.

Conceptos clave

- El primer año de vida implica muchos cambios, tanto para el lactante como para su familia.
- El lactante necesita amor y seguridad.
- La estimulación de todos los sentidos es esencial para el crecimiento y el desarrollo.
- Para garantizar la salud y prevenir las enfermedades es importante el seguimiento médico del niño sano.
- Las consultas de seguimiento del niño sano empiezan poco después de ser dado de alta del hospital, en general dentro de las dos primeras semanas de vida, y después al mes, dos, cuatro, seis, nueve y 12 meses.
- Las vacunas constituyen un aspecto importante del fomento de la salud de los niños.
- Hacia los dos años, si se han aplicado las vacunas adecuadas, el niño estará protegido de 10 enfermedades contagiosas.
- Tomando en consideración las consecuencias de la morbilidad y la mortalidad, los beneficios de las vacunas exceden, con mucho, a los riesgos.
- Una dieta adecuada favorece el crecimiento y desarrollo adecuados.
- Conforme el lactante crece y se desarrolla, se introducen alimentos sólidos.
- Al cambiar la dieta del lactante, cambiarán también las necesidades de amamantamiento y de fórmula.
- La ablactación constituye un cambio para la madre y el niño; ambos deben ser tomados en consideración durante el proceso.
- Son 20 los dientes deciduos. La dentición se inicia entre los cinco y siete meses de edad y continúa hasta los dos años y medio.

Lecturas sugeridas

Ashwill JW, Droske SC: *Nursing care of children: principles and practice.* Philadelphia, 1997, WB Saunders.

Behrman RE, Kliegman RM, Jenson HB: *Nelson's textbook of pediatrics,* ed 16, Philadelphia, 2000, WB Saunders.

Gorrie TM, McKinney ES, Murray SS: *Foundations of maternal-newborn nursing,* ed 2, Philadelphia, 1998, WB Saunders.

Levine M, Carey W, Crocker A: *Developmental-behavioral pediatrics,* ed 3, Philadelphia, 1999, WB Saunders.

Wong D, et al: *Nursing care of infants and children,* ed 6, St Louis, 1999, Mosby.

Capítulo 8

Trastornos del lactante

Objetivos

Al concluir este capítulo, la estudiante será capaz de:

- Definir el vocabulario señalado.
- Enumerar los trastornos más comunes de la primera infancia.
- Definir las características de los trastornos más comunes de la primera infancia.
- Ilustrar la diferencia anatómica entre los conductos auditivos del adulto y del niño, y describir la importancia de esta diferencia.
- Explicar por qué los lactantes y niños pequeños se deshidratan con mayor facilidad que los adultos.
- Recomendar cuatro fuentes alimentarias de hierro para que un lactante reciba tratamiento por anemia ferropriva.
- Resumir la atención de enfermería para un lactante que padece eccema infantil y justificar las medidas de enfermería.
- Mencionar cuatro tipos de abuso de menores y describir el comportamiento que suelen exhibir los padres y el niño en cada caso.

Terminología

Alcalosis
Anastomosis
Hernia encarcelada
Hipotonía
Homeostasis
Infarto
Opistótonos
Petequias
Síndrome de secreción inadecuada de hormona antidiurética (SIADH)
Trombosis
Virus sincitial respiratorio (RSV)

En la lactancia, el sistema inmunológico de los niños está en proceso de desarrollo, lo cual los predispone a diversas enfermedades infecciosas. Conforme se desarrollan, el efecto de la enfermedad en este grupo de edad se modifica. También hay diferentes problemas congénitos que aparecen al principio de la vida del niño, los cuales se analizarán en este grupo de edad.

Oídos

OTITIS MEDIA

Descripción

La otitis media (*ot*, oído + *itis*, inflamación de) denota la inflamación del oído medio, diminuta cavidad del hueso temporal cuyo orificio de entrada está protegido por la sensible membrana timpánica, la cual transmite las ondas sonoras a través de la ventana oval hacia el oído interno. Por su parte, el oído interno contiene los órganos de la audición y del equilibrio. El oído medio desemboca en los espacios de aire, o **senos**, del proceso mastoideo del hueso temporal, además de conectarse a la garganta mediante un conducto que recibe el nombre de **trompa de Eustaquio**. Estas estructuras (senos mastoideos, oído medio y trompa de Eustaquio) están cubiertas por membrana mucosa, de modo que cualquier infección de la garganta puede propagarse con facilidad hacia el oído medio y la región mastoidea. La trompa de Eustaquio también protege al oído medio de las secreciones nasofaríngeas, permite el drenaje de las secreciones del oído medio hacia la nasofaringe e iguala la presión del aire entre el oído medio y la atmósfera exterior. Estas funciones protectoras disminuyen cuando las trompas de Eustaquio se bloquean. El desequilibrio en la presión de aire dentro del oído crea una presión negativa que permite la entrada de microorganismos a la trompa si ésta se abre.

La otitis media suele ser consecuencia de una infección de las vías respiratorias superiores por una amplia variedad de patógenos. Las bacterias suelen ser las que producen inflamación de la garganta o amigdalitis (estreptococos hemolíticos o neumococos), si bien hoy en día *Haemophilus influenzae* es la causa de casi 33% de los casos que se presentan en la primera infancia. Los lactantes son más susceptibles a infecciones del oído porque la trompa de Eustaquio es más corta, ancha y recta que en los niños más grandes y los adultos. Por otra parte, como permanecen en posición horizontal durante largos periodos, los microorganismos tienen fácil acceso al oído medio a través de la trompa de Eustaquio, factor que, según algunos, favorece a estas infecciones.

Hay dos tipos de otitis media, la enfermedad aguda se conoce como **otitis media purulenta** o **supurativa** (*acute otitis media*, AOM); en la mayor parte de los casos es ocasionada por *Streptococcus pneumoniae* y *H. influenzae*. El segundo tipo recibe el nombre de **otitis media serosa** o **no supurada con efusión** (*otitis media with effusion*, OME). Se desconocen las causas, pero suele surgir después de un episodio agudo. La OME es la causa más común de pérdida y deterioro de la audición en niños.

Signos y síntomas

Los síntomas de la otitis media aguda son dolor de oído (por lo general muy intenso), irritabilidad e interferencia con la audición; el dolor suele incrementarse al succionar o masticar. Por lo general se acompaña de fiebre hasta de 40°C, cefalea y vómitos, así como diarrea. La enfermera puede sospechar de una otalgia en el lactante que se frota la oreja frecuentemente o tira de ella, o bien gira la cabeza de un lado a otro y llora en tono muy agudo. El niño mayor puede indicar dónde percibe el dolor. La otitis media con derrame es resultado de una otitis media crónica; puede ser asintomática, pero el niño informa una sensación de plenitud o tronidos en el oído.

Si se forma un absceso, hay probabilidades de que el tímpano se rompa y drene pus del interior del oído, en cuyo caso, la presión se alivia y el paciente se siente más cómodo.

Las complicaciones de la infección de oído incluyen pérdida de la audición, mastoiditis, otitis media crónica y meningitis, que son raras con los tratamientos modernos. La prevención radica en el tratamiento inmediato de infecciones respiratorias o de amígdalas y adenoides infectadas.

Tratamiento y atención de enfermería

El profesional que examina los oídos debe primero observar su apariencia y la higiene general. Los nódulos linfáticos que rodean al oído se revisan para detectar inflamaciones o hipersensibilidad. Es necesario estabilizar adecuadamente la cabeza del paciente para evitar lesiones del canal auditivo con un movimiento súbito e inesperado. El exceso de cerumen o cera en el oído, que puede obstruir la visibilidad del médico, se limpia con cuidado. Antes de insertar el otoscopio, el examinador debe asegurarse de que no se encuentren cuerpos extraños alojados en el conducto externo. Para alinear el trayecto del conducto en lactantes y niños pequeños, y mejorar la visibilidad, se tira de la oreja **hacia abajo** y **atrás**, mientras que en los de más edad y los adultos, se tira **hacia arriba** y **atrás**. El médico también puede realizar un examen otoscópico neumático. El espéculo ótico se utiliza para sellar el conducto auditivo e insuflar aire dentro de éste. El movimiento de la membrana timpánica indica la cantidad de líquido que hay tras ella. El examen ha demostrado ser útil para determinar el grado de alteración.

Si el tímpano sobresale y parece estar a punto de reventarse, el médico puede optar por un procedimiento que recibe el nombre de **miringotomía** (*miringo*, tímpano + *otomía*, incisión), que ofrece alivio inmediato al dolor, ya que libera la presión ejercida detrás del tímpano. También permite que el médico tome una muestra para cultivo del líquido ceroso del conducto auditivo. Asimismo, este procedimiento evita que se desgarre la membrana timpánica. La miringotomía permite tratar infecciones ocasionadas por bacterias resistentes a los antibióticos. En casos graves y prolongados de otitis media, el médico inserta un tubo diminuto, llamado **botón timpánico** o **tubo de ventilación de timpanostomía**, dentro del tímpano para drenar. Estas sondas requieren cuidados especiales por parte de los padres; los tubos se desprenden espontáneamente con el tiempo.

Cuando la infección es evidente, el tratamiento tiene por objeto identificar el microorganismo causal y aliviar los síntomas. Puede tomarse una muestra de la garganta para cultivarla. Al principio se administran antibióticos hasta que no se determina el patógeno, amoxicilina y ampicilina son dos de los fármacos más comunes, pero si no dan buenos resultados, puede administrarse sulfametoxazol/trimetoprim (Bactrim, Septra), que suelen prescribirse durante 10 días.

Es necesario controlar el dolor que provoca la otitis media hasta que la infección empieza a mejorar. Los analgésicos y antipiréticos permiten aliviar el dolor y la fiebre; aun cuando algunas veces se prescriben antihistamínicos y descongestivos, aún son objeto de controversia. También es posible instilar gotas (Auralgan) para controlar el dolor, así como aplicar compresas calientes o frías en la oreja. Se recuesta al niño sobre el lado afectado sobre una bolsa de agua caliente (la temperatura del agua debe ser de 46°C) o un cojinete caliente al nivel más bajo. Si el oído drena, se limpia el conducto externo con agua estéril o peróxido de hidrógeno. Se debe indicar a los padres que no introduzcan cotonetes en los oídos.

Es necesario examinar a todos los niños al concluir la antibioticoterapia para asegurarse de que el tratamiento ha sido adecuado. Se indicará a los padres administrar el curso completo de antibióticos aun cuando el niño parezca encontrarse bien.

Las enfermeras deben estar enteradas de que se han identificado factores ambientales de riesgo que pueden modificarse. La atención diurna fuera de casa, el tabaquismo de los padres y el uso de chupones aparentemente incrementan el riesgo de otitis media recurrente. El amamantamiento durante por lo menos seis meses reduce el riesgo de AOM. Estos factores deben ser analizados con los padres.

Información de enfermería

Los niños deben ser alimentados en posición vertical y no se acostarán con un biberón.

Sistema respiratorio

NASOFARINGITIS (RESFRIADO COMUN)

Descripción

El resfriado, la infección más frecuente de las vías respiratorias, es ocasionado por uno o varios virus, principalmente los **rinovirus**. Se propaga de un niño a otro por estornudo, tos y contacto directo. Los estreptococos hemolíticos beta del grupo A son las principales bacterias agresoras. Las gotas de saliva permanecen suspendidas brevemente en el aire o en las partículas de polvo; la infección se transmite sobre todo durante el estadio inicial. En la segunda fase del resfriado, la secreción nasal se torna espesa y purulenta. Entre los factores que contribuyen a la susceptibilidad del individuo se cuentan edad, estado de nutrición, salud general, fatiga y alteraciones emocionales.

A medida que el lactante tiene contacto con más niños, se incrementa el número de resfriados que contrae, lo cual es detectado por los padres, sobre todo durante los primeros años en que el menor asiste a la guardería o la escuela porque ha tenido pocas oportunidades de desarrollar defensas. Mientras más edad tenga el niño, mejor resistirá la infección. En climas templados, la incidencia de infecciones por rinovirus aumenta en septiembre y de nuevo en abril o mayo.

El resfriado se previene evitando, en lo posible, que el lactante tenga contacto con quienes portan el virus. Debido a que los niños de menos de seis meses de edad pueden contraer esta infección, también es necesario protegerlos de las personas infectadas. Los padres deben proporcionar alimentos con los nutrientes necesarios y cuidar de que su hijo descanse el tiempo necesario.

Signos y síntomas

Los síntomas de resfriado en el lactante o niño pequeño son diferentes a los del adulto porque las vías respiratorias infantiles son más pequeñas y se obstruyen con mayor facilidad. En los menores de tres años no es raro que la fiebre alcance los 40°C. Se observa secreción nasal, irritabilidad, dolor de garganta y tos, además de vómitos y diarrea en algunos casos. El diagnóstico se complica porque el principio de muchas enfermedades infecciosas se asemeja al resfriado común, cuyas complicaciones son, entre otras, bronquitis, neumonitis, infecciones de oído y sinusitis.

Tratamiento y atención de enfermería

No hay curación para el resfriado común, pero de sospecharse, se iniciará oportunamente el tratamiento para aliviar los síntomas. El descanso, los líquidos y una dieta apropiada son importantes. Se indica a los padres vigilar al niño para detectar signos de deshidratación. De manifestarse anorexia, no deberá forzarse la alimentación, ya que el apetito mejorará de manera gradual, conforme mejore el estado general del pequeño. Es necesario consultar al médico si la fiebre es alta. Si bien el acetaminofén (Tylenol) reduce la temperatura, debe administrarse la dosis correcta, en particular en pacientes de menos de un año de edad. Las gotas nasales acuosas alivian la congestión nasal. El niño mayor puede ayudar a exprimir la perilla del gotero cuando se le instilen las gotas. El lactante por lo general requiere gotas nasales antes de los alimentos y de la hora de dormir. Cuando se le administran de 10 a 15 min antes de la comida, se despejan las vías nasales y el pequeño puede succionar fácilmente. Cada niño necesita su propio frasco de gotas nasales a fin de evitar infecciones cruzadas.

El aire húmedo alivia la inflamación de nariz y garganta. El humidificador eléctrico de aire frío es seguro y cómodo; debe limpiarse y desinfectarse periódicamente. Si se prescribe un alto índice de humedad, como en el caso de crup, será necesario llevar al lactante a una habitación pequeña, como el baño, y abrir todas las llaves de agua caliente para generar suficiente vapor.

Se enseñará al niño mayor la manera correcta de extraer las secreciones nasales. Debe abrir ligeramente la boca y expeler con suavidad las secreciones a través de ambas fosas nasales al mismo tiempo. Este método impide que la infección sea forzada hacia el interior de la trompa de Eustaquio. Cuando se acumula gran cantidad de secreciones nasales, la enfermera protege el labio superior del paciente con aplicaciones de petrolato.

En el hospital es necesario aislar al niño y mantenerlo en cama durante la fase febril inicial. De ser necesario, se le cambiará con frecuencia de posición. Como en casa es difícil mantener alejado al niño con resfriado de los otros miembros de la familia, se le enseñará a cubrirse la boca y la nariz al estornudar y a lavarse las manos después. Los pañuelos desechables se desechan de la manera adecuada. El niño debe permanecer en casa sin recibir visitas. El reposo, los líquidos y la nutrición adecuada ayudan a la recuperación.

BRONQUIOLITIS

Descripción

La bronquiolitis, inflamación de las vías respiratorias menores, es muy común en primavera, en los meses de invierno y en los niños menores de dos años. En general se debe a una infección viral; el microorganismo causal más común es el ***virus sincitial respiratorio (respiratory syncytial virus, RSV)***. Por lo general, los niños son expuestos por otros miembros de la familia que tienen síntomas de infección de las vías respiratorias superiores. Los niños propensos a dificultad respiratoria tienen enfermedades pulmonares crónicas como displasia broncopulmonar (*bronchopulmonary dysplasia*, BPD) o fibrosis quística (*cystic fibrosis*, CF).

La inflamación de los bronquiolos se relaciona con obstrucción parcial o completa por edema y acumulación de mucosidad con obstrucción parcial o completa. Los alveolos no suelen verse afectados, pero sí el intercambio normal de gases del pulmón, lo cual ocasiona hipoxemia.

Signos y síntomas

Los primeros signos de infección moderada de las vías respiratorias superiores del lactante son rinorrea, estornudos, tos y fiebre baja y, en ocasiones, disminución del apetito. La dificultad respiratoria aumenta y el niño desarrolla respiración rápida y sibilante. La alimentación con biberón se dificulta por el aumento de la frecuencia respiratoria, lo cual interfiere con la succión y la deglución. Al avanzar la enfermedad se observa aleteo nasal, retracciones, taquipnea (60 a 80 lmp) y cianosis. En caso de obstrucción grave de los bronquiolos, algunas veces disminuyen los ruidos respiratorios.

Tratamiento

Los casos moderados de bronquiolitis pueden tratarse en casa aumentando el consumo de líquidos y la humedad del aire; también conviene administrar antipiréticos para controlar la fiebre. Es necesario instruir a los padres o a quien se ocupe del menor, para que lo lleve a una segunda valoración en caso de que aumenten los signos de dificultad respiratoria o de que empeore su estado.

Las indicaciones para hospitalización incluyen a paciente de menos de seis meses de edad, frecuencias respiratorias durante el sueño de 50 a 60 por minuto o más, hipoxemia, apnea o incapacidad para tolerar alimentos por vía oral.

Cuando se hospitaliza al niño, se inicia la administración de líquidos por vía intravenosa a fin de hidratarlo y adelgazar las secreciones. El niño se pone en un ambiente de oxígeno humidificado (tienda o croupette) con objeto de mantener los niveles de oxígeno a 92% o más, mediante oxímetro de pulso. Si la bronquiolitis es grave, el médico puede usar un broncodilatador y un corticosteroide, pero este tratamiento es motivo de controversia. Se recomiendan antibióticos para los lactantes pequeños o gravemente enfermos porque estos pacientes son susceptibles de infecciones bacterianas secundarias. La fiebre se controla con antipiréticos. Debe realizarse un estudio de laboratorio de lavado nasofaríngeo para determinar si el microorganismo causal es el virus sincitial respiratorio. Como medida de precaución y para evitar contagios, se aislará al lactante hasta no descartar la posibilidad de infección por dicho patógeno. Si el RSV es la causa, se prescribirá ribavirina (Virazole) en aerosol, cuyos resultados mejoran si se administra apenas iniciada la enfermedad. Como algunos de los efectos secundarios posibles de este medicamento son broncospasmo e hipotensión, su uso se restringe a los niños más graves, como en caso de: 1) trastorno médico subyacente, entro otros, cardiopatía congénita, neumopatías crónicas, lactantes prematuros y lactantes con inmunosupresión, 2) infecciones graves por RSV con niveles de presión de oxígeno inferiores a 65 mm Hg, 3) lactantes de menos de seis semanas de edad y 4) pacientes que reciben ventilación mecánica (Chiocca, 1994).

Dada la posibilidad de que la ribavirina sea teratogénica, se recomienda que las enfermeras en edad fértil sean relevadas de la atención de los niños que reciban este medicamento.

En fecha reciente, la atención médica se ha concentrado en las vacunas activas y pasivas; para los niños de alto riesgo ya han sido aprobadas RSV-inmunoglobulina (RespiGam) y palivizumab (Synagis). Es preferible esta última porque es fácil de administrar (IM), no interfiere con las vacunas MMR y varicela y no surgen las complicaciones relacionadas con la inmunoglobulina intravenosa (RespiGam). Se recomienda administrarla mensualmente durante la temporada de RSV (octubre a mayo) (AAP, 1998).

Atención de enfermería

Los diagnósticos de enfermería para el lactante con bronquiolitis incluyen:

- Ineficacia para despejar las vías respiratorias porque la mucosidad es espesa
- Déficit del intercambio de gases, relacionado con edema y mucosidad de los bronquiolos
- Deficiencia de volumen hídrico relacionado con pérdidas insensibles de líquido secundarias a taquipnea y a reducción de la ingesta
- Ansiedad relacionada con un ambiente poco familiar, dificultad respiratoria y el croupette
- Falta de conocimientos (de los padres) sobre el proceso de la enfermedad y su tratamiento

Se vigila muy de cerca al niño con bronquiolitis para detectar signos y síntomas de aumento de la dificultad respiratoria; se valora ruidos respiratorios, color de la piel, profundidad y frecuencia de las respiraciones, así como signos vitales. Los cambios en el estado de alerta, aunados a mayor angustia, pueden ser signos de dificultad inminente. Puede utilizarse la oximetría de pulso continua o intermitente para vigilar el nivel de oxígeno del lactante. Los lactantes cuyo ritmo respiratorio sea de 60 por minuto no deben recibir nada por la boca.

En el niño gravemente enfermo se vigilan los líquidos intravenosos. A medida que el paciente mejora, se incrementa la cantidad de líquidos orales y se ofrecen comidas ligeras y frecuentes. Es necesario registrar ingesta y gasto, así como peso diario. También se valora el estado de las fontanelas y la turgencia de la piel.

Cuando el niño se encuentra en una tienda de vapor, es necesario cambiar la ropa de cama y el camisón, si se humedecen. También se eliminará la condensación de humedad de las sondas y los costados de la tienda (véase en el cap. 17 la explicación detallada de la atención del niño en tienda de vapor).

Como siempre, se instará a los padres a que permanezcan con su hijo, lo cual es muy importante porque el menor puede estar angustiado por la dificultad respiratoria; asimismo, los padres deben comprender la importancia de que permanezca en el interior de dicha tienda. Además, participarán en la atención y actividades de diversión de su hijo.

También es imperioso evitar que se propague la infección. Si el lactante tiene el virus sincitial respiratorio, se recomienda aislamiento. El lavado de manos es muy necesario en todas las etapas de la infección. Todos los cuidadores, incluidos los padres, deben saber aplicar las medidas necesarias para evitar dicha eventualidad.

El apoyo para los padres es importante. Es muy probable que la mayoría de los pacientes en condiciones graves o críticas sean lactantes pequeños o niños con una enfermedad subyacente, en cuyo caso, los padres no se sienten con confianza para atender a su hijo y necesitan apoyo para sentirse seguros y actuar. Quizá les alarme el hecho de que el menor se encuentre tan enfermo. Si el lactante ingresa a la unidad de cuidados críticos, apoyar a los padres es crucial. Las explicaciones deben ser en términos que puedan entender. La familia necesitará información del médico o la enfermera acerca del estado del niño, los medicamentos, los tratamientos y los procedimientos. La elaboración de planes para todos estos aspectos, así como el hecho de ofrecer información para el momento del alta, ayuda a los padres a enfrentar la situación. La familia, los amigos y los clérigos pueden constituir una fuente de apoyo importante para los progenitores.

Sangre

ANEMIA FERROPRIVA

Descripción

Hoy en día, la deficiencia nutricional más común en Estados Unidos es la anemia por insuficiencia de hierro. La incidencia es mayor durante la primera infancia y adolescencia, dos periodos de crecimiento rápido. La anemia (*an*, sin + *emia*, sangre) es una alteración en que disminuye la cantidad y el tamaño de los eritrocitos, la cantidad de hemoglobina, o ambos. Las características clínicas se relacionan con reducción de la capacidad de la sangre para transportar oxígeno. El hierro se necesita para fabricar eritrocitos. La anemia ferropriva, o por deficiencia de hierro, puede ser resultado de hemorragia grave, incapacidad del niño para absorber el hierro que recibe, necesidades excesivas de este mineral durante el crecimiento o dieta inadecuada. Los investigadores también han observado que la leche entera de vaca puede precipitar hemorragia gastrointestinal en algunos lactantes.

La prevención de la anemia ferropriva empieza con una adecuada atención prenatal que garantice a la madre una ingesta suficiente de hierro durante el embarazo. En los primeros meses posteriores al nacimiento, el neonato depende de las reservas de hierro acumuladas en su sistema durante la vida fetal, el cual obtendrá en las etapas tardías del periodo prenatal; esto influye en las reservas de hierro del niño, las cuales pueden agotarse desde los dos meses de edad en los lactantes prematuros, en tanto que los nacidos a término alimentados con fórmulas no enriquecidas consumirán sus reservas de hierro cerca del cuarto o quinto mes de vida. Los niños amamantados rara vez agotan sus reservas de hierro antes de los seis meses.

La incidencia más alta de este tipo de anemia se observa entre el noveno y el vigésimo cuarto mes de vida. Durante este periodo de crecimiento rápido, el bebé agota la limitada reserva de hierro que tenía en su organismo, además de que es posible que se hayan eliminado de su dieta las fórmulas y cereales infantiles enriquecidos con dicho mineral. Los planes de alimentación deficientes o los problemas de alimentación también favorecen esta deficiencia. La madre puede depender demasiado de la alimentación con biberón a fin de evitar conflictos durante las comidas, y como por desgracia la leche contiene muy poco hierro, es necesario aumentar las cantidades de alimentos sólidos y disminuir las de leche. La yema cocida de huevo, el hígado, los vegetales de hoja verde, los cereales enriquecidos con hierro, las frutas secas (melocotones, duraznos, ciruelas y pasas), los frijoles cocidos, las nueces pulverizadas y el pan integral son buenas fuentes de hierro. Debe permitirse que el niño consuma cereales enriquecidos con hierro, directamente de la caja, a modo de refrigerio nutritivo.

El nivel de hemoglobina suele ser inferior a 10 g/dl y posiblemente será aún más bajo antes de que el niño manifieste los signos y síntomas de la anemia. Por lo general se realizan pruebas de sangre para determinar valores de hemoglobina, hematócrito, cambios morfológicos en los eritrocitos y concentración de hierro. Los antecedentes de alimentación del menor también son importantes para el diagnóstico.

Signos y síntomas

Los síntomas de anemia ferropriva son palidez, irritabilidad, anorexia y disminución de la actividad. Muchos lactantes tienen sobrepeso debido al consumo excesivo de leche (los llamados niños de leche); sin embargo, su aspecto puede ser fláccido y pálido. En algunos es posible escuchar un ligero soplo cardiaco y el bazo puede aumentar de tamaño. La progresión de este tipo de anemia es lenta cuando no se trata. En casos graves, el músculo cardiaco se debilita demasiado como para funcionar, dando lugar a insuficiencia cardiaca. Para los lactantes a término se sugieren procedimientos de detección entre los nueve y los 24 meses; en los niños de bajo peso al nacer, entre los seis y los nueve.

Tratamiento

La anemia por deficiencia de hierro responde adecuadamente al tratamiento. Sin embargo, primero debe ser diferenciada de otros tipos de anemia. Se administra hierro, por lo general sulfato ferroso por vía oral, dos o tres veces al día, entre comidas. Como la vitamina C ayuda a la absorción del hierro, se recomienda jugo enriquecido con vitamina C o con contenido natural de ésta. Es preciso leer la información relacionada con la administración de preparados a base de hierro; los líquidos se beben con popote para evitar el cambio temporal de color de los dientes. En fechas recientes, la mayor parte de los preparados comerciales de hierro ya no tienen esta desventaja. El hierro intramuscular se administra en caso de malabsorción y cuando el tratamiento por vía oral no se cumple. La mayoría de los niños tolera el medicamento por vía oral y debe instruirse a los padres acerca de la importancia de acatar el régimen para evitar las dolorosas inyecciones. El fármaco inyectable consta de una mezcla de hierro-dextrán (Imferon) que debe introducirse profundamente en un músculo grande mediante la técnica de aplicación en Z, a fin de minimizar la pigmentación e irritación del tejido.

El seguimiento es importante; se recomienda de seis a ocho semanas de tratamiento después de que los valores de laboratorio recuperen su nivel normal, en general, alrededor de cinco meses.

Información de enfermería

Evítese la intoxicación por hierro en los niños manteniendo los preparados fuera de su alcance. Es imperioso instruir a los padres acerca de este riesgo.

Instrucción de los padres

Los padres necesitan instrucciones explícitas respecto de los alimentos adecuados para el lactante. La enfermera hará hincapié en la importancia de usar una fórmula enriquecida con hierro durante el primer año de vida (el hierro se absorbe mucho mejor de la leche materna que de la leche de vaca). Se determinará la cantidad de leche por consumir día y noche. Los lactantes de más de seis meses de edad que reciban fórmula no deben ingerir más de 32 onzas líquidas por día. Si se les alimenta con leche fresca de vaca, la cantidad debe ser aún menor (cerca de 24 onzas diarias). Debe ignorarse el mito de que la leche es el alimento perfecto. Los lactantes deben comenzar a recibir alimentos sólidos a los seis meses. La enfermera debe revisar el consumo de este tipo de alimentos y sugerir nutrientes específicos enriquecidos con hierro. Es necesario considerar las preferencias económicas, étnicas y familiares, así como la conducta del niño durante las comidas.

Las heces de los lactantes que reciben hierro serán de color verde alquitranado; lo contrario sería indicio de que los padres no han acatado el tratamiento. Los preparados orales de hierro no se administran con leche porque interfiere con su absorción, ni con las comidas. **Es importante subrayar que es necesario modificar la dieta y el tratamiento con hierro complementario para erradicar la anemia ferropriva**; estos cambios deberán ser permanentes para mantener una buena salud y prevenir las recurrencias. Los suplementos de hierro se administran hasta terminarse. Se indica a los padres que deben regresar para valorar periódicamente el estado de la sangre de su hijo. También se les aconsejará que hagan saber a los nuevos médicos que el niño ha padecido esta alteración, aun cuando se encuentre ya corregida. Durante las charlas, la enfermera intentará brindar apoyo a los padres, quienes suelen experimentar sentimientos de culpa o se consideran que no son buenos padres. Se tranquilizarán si la enfermera les recuerda que la mayoría de los lactantes pasan por un proceso de renovación de sus reservas de hierro y que este tipo de anemia no es raro.

ANEMIA DE CELULAS FALCIFORMES

Descripción

La anemia de células falciformes es un defecto hereditario de la formación de hemoglobina sobre todo en las poblaciones de raza negra, aunque también son portadores algunos grupos árabes, griegos, malteses y de ascendencia siciliana o de otras regiones del Mediterráneo. Muchos investigadores creen que el gen de la anemia de células falciformes se originó en estas poblaciones a modo de protección contra la malaria. Es posible que deshidratación, infecciones, tensión física o emocional, o la exposición al frío, sean factores que precipiten la deformación de los eritrocitos debido a disminución del oxígeno sanguíneo. Los exámenes de laboratorio de la sangre del niño afectado muestran que la forma de dichas células es la de una hoja de hoz (fig. 8-1). Los eritrocitos contienen una forma anormal de hemoglobina conocida como *hemoglobina S* (el tipo curvado). Las membranas de estas células son frágiles y se destruyen con facilidad, además de que su forma de media luna dificulta su paso a través de los capilares y ocasiona la acumulación de células en los pequeños vasos, lo cual puede dar lugar a **trombosis** (coágulo) y causar obstrucción. Cuando se priva al tejido de aporte sanguíneo adecuado suelen producirse **infartos**, o áreas de tejido muerto. En general, estos últimos se desarrollan en el bazo, pero algunas veces también en otras partes del cuerpo, como cerebro, corazón, pulmones, conducto gastrointestinal, riñones y huesos. El paciente percibe dolor en el área afectada.

Hay dos tipos de trastornos de células falciformes; el **asintomático** (*a*, sin + *symptoma*, síntoma) que se conoce como **rasgo de células falciformes,** y una forma mucho más grave que requiere hospitalizaciones intermitentes, la **anemia de células falciformes.**

Rasgo de células falciformes. Esta variante de la enfermedad se presenta en cerca de 10% de la población de raza negra de Estados Unidos. La sangre del paciente contiene una mezcla de hemoglobina normal (hemoglobina A) y en forma de hoz (hemoglobina S). Las proporciones de esta última son bajas porque la enfermedad sólo se hereda de uno de los padres. El médico puede diferenciar el rasgo de células falciformes de la forma más grave con base en el estudio de los eritrocitos y la hemoglobina del paciente. El proceso de curvatura es más rápido y extremo en la enfermedad; en el rasgo de células falciformes, la hemoglobina y las cuentas eritrocitarias son normales. Aunque no se requiere tratamiento para la variante moderada, el paciente es portador, de modo que la asesoría genética por parte del médico familiar, el pediatra o el especialista en genética es importante. La enfermera debe estimular y apoyar este proceso de consulta de los padres. También es necesario que la enfermera haga hincapié en la importancia de las consultas periódicas a la clínica infantil o de medicina familiar, así como sugerir organizaciones que puedan ayudar con los problemas de transporte y cuidado de los niños que tan a menudo impiden que los padres utilicen al máximo los recursos comunitarios.

Anemia de células falciformes. La variante grave resulta de una anormalidad heredada de ambos progenitores

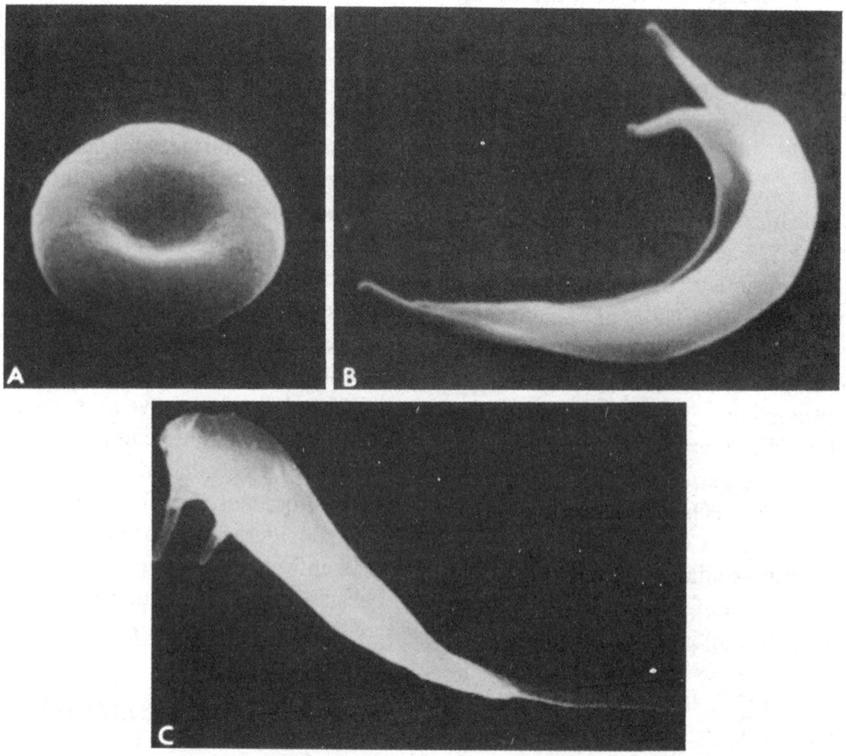

Fig. 8-1. Micrografía por barrido electrónico de eritrocitos. Comparación entre una célula normal (A) y células falciformes desoxigenadas (B y C). (Cortesía del Dr. James White, de Bunn HF, et al: *Human hemoglobins*, Philadelphia, 1997, WB Saunders.)

(fig. 8-2). **Cada hijo** tiene una posibilidad en cuatro de heredar la enfermedad (no uno de cada cuatro niños). La incidencia es de 1:625 estadounidenses de raza negra. Los síntomas por lo general no aparecen hasta transcurrida la última parte del primer año de vida, aunque pueden surgir desde el primer mes. En algunos casos se observa inflamación excesiva de los dedos de manos y pies. El daño a la capacidad renal para concentrar orina incrementa la micción. Es difícil entrenar a los niños pequeños en el control de esfínteres y suelen mojar la cama durante varios años. Cuando se explica a los padres que es un efecto colateral de la enfermedad, aceptan el problema de mejor grado. Los adolescentes y adultos que padecen esta enfermedad pueden desarrollar úlceras dolorosas y de cicatrización lenta en la porción inferior de las piernas, en particular en los tobillos.

Se observa una anemia crónica. El nivel de hemoglobina fluctúa entre 6 y 9 g/dl o menos. El niño está pálido, se fatiga con facilidad y pierde el apetito. Estas manifestaciones de la anemia se complican con lo que se conoce como **crisis de células falciformes**, la cual puede ser letal. Ya han sido definidos algunos tipos de crisis, que difieren en patología y suelen requerir tratamientos hasta cierto punto distintos (cuadro 8-1). Por desgracia, en algunos casos la crisis de células falciformes constituye la primera evidencia del trastorno, de modo que en algunas regiones de Estados Unidos se recomienda someter a todos los recién nacidos a pruebas de detección de la enfermedad. Una vez determinada la presencia de células falciformes en el neonato, se inicia la atención para el lactante y la instrucción de los padres, antes de que ocurra una crisis de células falciformes.

En estas crisis, el aspecto del paciente es de un enfermo de gravedad que experimenta dolor abdominal agudo. Pueden observarse espasmos musculares, dolores en las piernas o articulaciones inflamadas y adoloridas. Según los órganos afectados, puede sobrevenir fiebre, vómitos, hematuria, convulsiones, rigidez cervical, coma o parálisis. El paciente puede estar ictérico. No son raros los soplos cardiacos y las cardiomegalias. Si bien las crisis de células falciformes recurren periódicamente durante la niñez, tienden a disminuir con la edad. Es necesario mantener al paciente en buena salud entre episodios. Debe impedirse que se fatigue en exceso, que vuele en aviones no presurizados o que se ejercite a

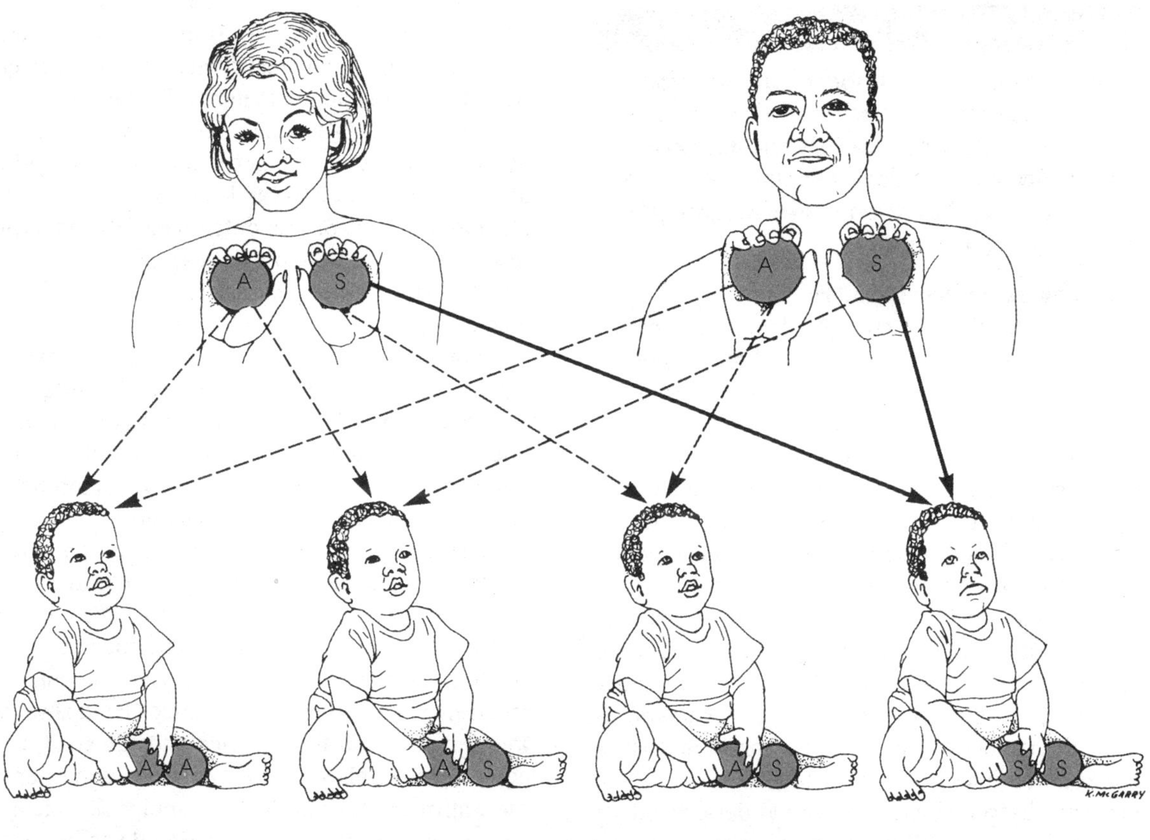

Fig. 8-2. Modo de transmisión de la anemia de células falciformes de padres a hijos. Los padres portadores del rasgo de las células falciformes no muestran síntomas de la enfermedad porque la hemoglobina A (forma normal de la hemoglobina) presente en sus eritrocitos los protege de la hemoglobina S (forma de hoz). Pero cuando ambos padres son portadores, las tres posibilidades en cada embarazo son: 1) una de cuatro (25%) de que el niño herede hemoglobina normal (AA) y se encuentre libre de la enfermedad; 2) dos de cuatro (50%) de que el niño herede hemoglobina A y hemoglobina S, lo que lo hace portador (AS) del rasgo, al igual que sus padres; 3) una de cuatro (25%) de que el niño herede la hemoglobina en forma de hoz (SS) y sea víctima de la anemia de células falciformes.

Cuadro 8-1. Resumen de los tipos de evento de células falciformes

Tipo	Características	Síntomas
Crisis vasooclusiva	Las más comunes, no ponen en riesgo la vida, obstrucción de la circulación que da lugar a isquemia, necrosis e infartos	Dolor, fiebre, dactilitis, dolor articular y óseo, dolor abdominal, CVA, priapismo
Síndrome de tórax agudo	Infartos pulmonares	Dolor torácico, tos, fiebre, hipoxia, taquipnea
Dactilitis (síndrome pie-mano)	Infarto de huesos tubulares cortos, autolimitantes, en niños de 6 meses a 4 años	Inflamación localizada de manos y pies
Secuestro esplénico agudo	Evento episódico agudo en el que, por razones desconocidas, la sangre se acumula en el bazo, lo cual puede dar lugar a colapso circulatorio que pone en peligro la vida, y a muerte; suele ser precedido por una enfermedad febril aguda	Bazo crecido, palidez, irritabilidad, debilidad, disnea, taquicardia, hipotensión
Episodios aplásicos	Disminución de la producción de RBC, en general a causa de infecciones virales o bacterianas	Palidez, letargo, debilidad, anemia

altitudes elevadas, puesto que la concentración de oxígeno de su sangre ya es en sí reducida. La tensión emocional exagerada y la exposición al frío pueden disminuir su resistencia y ocasionar problemas posteriores. El calor excesivo, que puede dar lugar a deshidratación, también deberá evitarse.

Información de enfermería

Durante las crisis, es importante anticipar que el pequeño requerirá hidratación, reposo, protección contra infecciones, control del dolor, transfusiones sanguíneas y apoyo emocional para esta enfermedad que pone en peligro la vida.

Tratamiento y atención de enfermería

Cuando se hospitaliza al lactante o niño durante una crisis, el tratamiento es de apoyo y sintomático. El menor deberá permanecer en cama. Si bien pueden administrarse transfusiones sanguíneas, serán en forma conservadora a fin de evitar una sobrecarga de hierro. Los niños con fiebre deben recibir antibióticos. Cuando se sepa o se sospeche de que el lactante tiene anemia de células falciformes, se le proporcionará penicilina profiláctica a los dos meses de edad, lo cual reduce considerablemente la morbilidad y la mortalidad por infecciones neumocócicas. La ingesta de líquidos se incrementa respecto del nivel de mantenimiento para la edad del niño. Se administran analgésicos para aliviar el dolor. El niño aquejado por una crisis de dolor intenso debe recibir una infusión continua de narcóticos intravenosos; los fármacos de elección son morfina o meperidina (Demerol).

La enfermera observa el aspecto general del paciente y valora la etapa de desarrollo, las proporciones corporales y la relación talla, peso y edad. Registra también las expresiones faciales, el grado de inquietud y las áreas dolorosas. Temperatura alta, pulso rápido y débil, hundimiento de las fontanelas en lactantes menores de 18 meses, pérdida ponderal, turgencia cutánea deficiente, piel, labios y mucosas resecas, así como disminución de la producción de orina son signos de deshidratación. En caso de vómitos, se adoptan medidas para la higiene bucal adecuada. La enfermera observará y registrará las infusiones de acuerdo con las políticas de la unidad hospitalaria, además de mantener el registro preciso de ingesta y gasto. Se presta cuidadosa atención a la piel. La ictericia se detecta al observar si la piel (palmas de las manos y plantas de los pies) y lo blanco de los ojos presentan coloración amarillenta. Es necesario cambiar con suavidad la posición del cuerpo del paciente.

Debido a que la anemia de células falciformes puede afectar el tono muscular, se notificará cualquier indicio de rigidez muscular. Se observan los movimientos oculares, la deglución o la succión. La enfermera debe advertir si el niño se encuentra incómodo cuando flexiona el cuello al cambiarle la bata. Se vigila para detectar contracciones en la cara o en cualquier otra parte.

El pronóstico es reservado. La anemia grave o una infección secundaria podrían provocar la muerte. El embarazo aumenta la mortalidad. En mujeres con anemia de células falciformes es también mayor la probabilidad de abortos espontáneos, nacimientos prematuros y óbitos fetales. En condiciones ideales, todas las mujeres de raza negra deben someterse a exámenes de detección de esta enfermedad antes de embarazarse. La prueba para identificar las células en forma de hoz (Sickledex) es de uso común en estos casos.

Cirugía. La técnica para la esplenectomía en los niños con anemia de células falciformes ha sido conservadora. La recurrencia de secuestros esplénicos agudos se torna menos frecuente después de los cinco años de edad, de modo que no se recomienda esplenectomía de rutina porque el bazo suele atrofiarse a causa de los cambios fibróticos que se suscitan en los pacientes con este tipo de enfermedad. Sin embargo, el procedimiento en cuestión está indicado para ciertos pacientes. Debido a que ninguna forma de profilaxis ha probado ser absoluta y la duración del tratamiento es motivo de controversia, se deberá vigilar continua y cuidadosamente al niño para detectar signos de infección.

Antes de la cirugía electiva se realiza una prueba de detección de células falciformes en todos los pacientes de raza negra, ya que el riesgo de hipoxia con anestesia general es mayor. Por otra parte, la tensión emocional que provocan la cirugía y la hipoxia por la anestesia pueden precipitar una crisis de células falciformes.

Medicación. La dependencia que en Estados Unidos aprueba y controla la administración de fármacos y alimentos, Food and Drug Administration, aprobó en fechas recientes el uso de hidroxiurea, un antineoplásico, para el tratamiento paliativo de esta enfermedad. Este medicamento aumenta la producción de hemoglobina F (fetal hemoglobin, HbF), que tiene mayor afinidad con el oxígeno. La eritropoyetina, que estimula la producción de eritrocitos, puede usarse para aumentar los efectos de dicho fármaco. Sin embargo, aun cuando no se han estudiado sus beneficios a largo plazo, en las primeras pruebas se observó una reducción del número de episodios de crisis vasooclusivas dolorosas, así como en el de hospitalizaciones y transfusiones sanguíneas. El grupo de estudio estaba formado por pacientes mayores de 18 años de edad. En virtud de que éste es un medicamento antineoplásico que podría ocasionar mutación de genes, es necesario tomar en consideración aspectos relativos al embarazo. Está en proceso de estudio la seguridad y eficacia de estos medicamentos en menores de 18 años (Styles, 1997).

Sistema gastrointestinal

HERNIA INGUINAL

Descripción

La hernia inguinal es la protrusión de una porción del contenido abdominal a través del conducto inguinal, más común en varones que en niñas, aunque también ocurre con frecuencia en lactantes prematuros. Las hernias pueden ser congénitas o adquiridas y variar de tamaño. Se le llama hernia **reductible** si el contenido abdominal puede colocarse de nuevo en su lugar con presión suave, de lo contrario, será una **hernia irreductible** o **encarcelada**.

Signos y síntomas

El lactante que tiene una hernia casi no presenta síntomas, si bien puede estar irritable, inquieto y estreñido. El diagnóstico se efectúa cuando en la exploración física se detecta una masa en el área inguinal que reaparece en ocasiones, sobre todo cuando el niño llora o se esfuerza. La **hernia estrangulada**, cuando el intestino queda atrapado dentro del conducto y disminuye su aporte sanguíneo, es especialmente frecuente durante los primeros seis meses de vida; suele relacionarse con vómitos y dolor abdominal intenso. En caso de estrangulación se requiere cirugía de urgencia y en ocasiones se lleva a cabo resección del intestino.

Tratamiento y atención de enfermería

Las hernias inguinales pueden repararse con éxito por medio de la intervención quirúrgica conocida como **herniorrafia**, que es un procedimiento relativamente sencillo bien tolerado por el lactante. La mayoría de los pacientes se programa para cirugías de un solo día, método cuyas ventajas son de índole económica y psicológica. Los padres permanecen con el niño todo el tiempo, salvo durante la operación, y se les ofrece la oportunidad de participar en la atención posoperatoria de rutina, si así lo desean. Por lo general no se venda la herida, aunque algunas veces se utiliza un apósito de colodión a prueba de agua. La atención en el periodo posoperatorio tiene por objeto mantener la herida limpia, por lo cual se deja abierto el pañal. Los pañales húmedos deben cambiarse con frecuencia. Se da de alta al niño 2 a 3 h después, una vez que tolere la ingestión de líquidos, y no se limita su actividad. Los padres reciben instrucciones escritas acerca del tratamiento en casa. El personal de enfermería puede realizar llamadas telefónicas de seguimiento, así como programar consultas de revisión.

Los pacientes con hernias encarceladas requieren hospitalización. Los signos vitales se vigilan con atención después de la cirugía y la succión nasogástrica y la administración intravenosa de líquidos se mantienen hasta que no se restaura la función intestinal. La enfermera mide y registra ingesta y gasto del paciente. Debe cambiarse al niño de posición con frecuencia para evitar complicaciones respiratorias. La enfermera también observa al niño muy de cerca para detectar signos de peritonitis u obstrucción intestinal.

HERNIA UMBILICAL

Descripción

La hernia umbilical es la protrusión de una porción del intestino a través del anillo umbilical (abertura en la región muscular del abdomen por donde pasaron los vasos umbilicales) (fig. 8-3). Este tipo de hernia se presenta como una inflamación suave cubierta de piel que sobresale cuando el menor llora o se esfuerza. La mayor parte de las pequeñas hernias umbilicales desaparece espontáneamente durante el primer año de vida. Se desconoce si este tipo de hernia puede estrangularse o causar otras complicaciones.

Tratamiento

El tratamiento de esta alteración es motivo de controversia; en general no se aconseja cirugía, a menos que la hernia produzca síntomas, aumente de tamaño o persista hasta los tres a cinco años de edad. Ya no se recomienda poner cintas adhesivas para evitar que la hernia sobresalga.

ESTENOSIS DEL PILORO

Descripción

La **estenosis pilórica** (estrechamiento) constituye un trastorno del aparato digestivo, en el cual el píloro, porción inferior del estómago, se bloquea parcialmente y el alimento

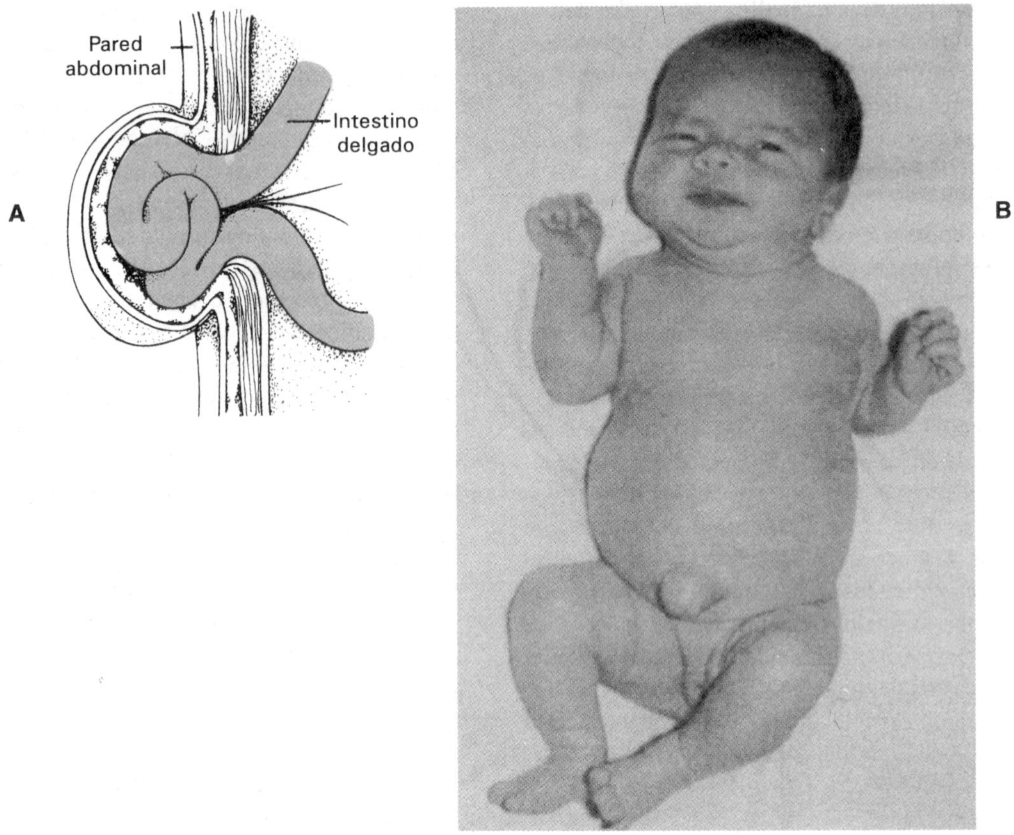

Fig. 8-3. A, Diagrama de una hernia umbilical. B, La hernia sobresale cuando el lactante llora, se esfuerza o tose. (Tomado de Milner R, Herber S: *Color atlas of the newborn*, Oradell, NJ, 1984, Medical Economics Books.)

no se vacía de manera apropiada hacia el duodeno (fig. 8-4). Este estrechamiento es resultado del crecimiento excesivo de los músculos circulares del píloro. Los músculos abdominales que cubren el área obstruida también aumentan de tamaño en un intento por forzar el paso del material a través de la luz estrechada. El crecimiento anormal del tamaño de un órgano o de alguna parte, como en este caso, recibe el nombre de **hipertrofia**. Si bien es común clasificar la estenosis pilórica como anomalía congénita, los síntomas no aparecen sino hasta las dos o tres semanas de edad. Es el trastorno quirúrgico más habitual del conducto digestivo en la primera infancia. Su incidencia es más alta en varones que en niñas, con tendencia a ser hereditario.

Signos y síntomas

El síntoma prominente de esta enfermedad es el vómito cuya fuerza aumenta a tal punto, que se expulsa la mayor parte del alimento a considerable distancia de la boca, fenómeno que se conoce como vómito **en proyectil** y que ocurre antes y después de comer. El vómito contiene moco y manchas de sangre, el lactante siempre tiene hambre y come inmediatamente después de haber vomitado. Puede haber deshidratación, que se manifiesta por hundimiento de la fontanela, dis-

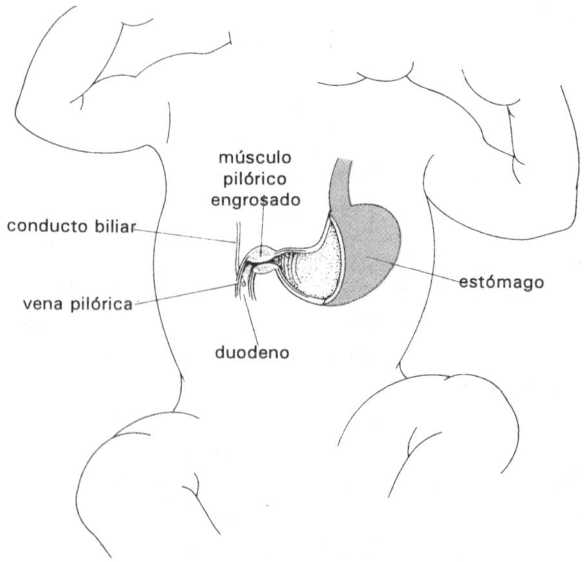

Fig. 8-4. Estenosis pilórica. La hipertrofia o engrosamiento del esfínter pilórico bloquea el paso del contenido estomacal y hace que el lactante regurgite con fuerza. Si el desequilibrio electrolítico es grave, se requiere cirugía para corregir el trastorno. (Tomado de Bowden V, Dickey S, Greenberg C: *Children and their families*, Philadelphia, 1998, WB Saunders.)

minución de la turgencia de la piel y menor producción de orina. En los casos graves desaparecen los cojinetes grasos de las mejillas, lo cual da al paciente la apariencia de "anciano ajado". En algunos casos se palpa una masa en el cuadrante superior derecho del abdomen. Las radiografías muestran aumento de tamaño del estómago y es difícil el paso del bario hacia el duodeno. Hoy en día suele utilizarse la ultrasonografía con fines diagnósticos por su precisión y porque no es una técnica dolorosa. En los casos graves, durante la alimentación son visibles la forma del estómago distendido y las ondas peristálticas. La orina y la sangre son alcalinas porque el líquido que se pierde está constituido sobre todo por ácido clorhídrico de los jugos estomacales. Los movimientos intestinales disminuyen gradualmente debido a que pasa muy poco alimento hacia el intestino, o ninguno.

Tratamiento

Se utilizan dos métodos para el tratamiento de la estenosis pilórica, uno médico y el otro quirúrgico. El tratamiento médico en la actualidad es raro, ya que los resultados quirúrgicos son excelentes. La operación para corregir la estenosis pilórica se conoce como **piloromiotomía** (*pyloro*, portero + *myo*, músculo + *tomía*, incisión de). El cirujano corta el músculo pilórico de tal forma que se agrande la abertura y el alimento pueda pasar con facilidad a través de ésta.

Atención de enfermería

Si el lactante no está deshidratado, la cirugía suele efectuarse a la mayor brevedad posible. En caso de deshidratación, se administran líquidos intravenosos previamente para restituir el equilibrio hídrico y electrolítico, pues de lo contrario podría ocurrir un estado de choque durante la cirugía. Se alimenta al lactante hasta el momento de la cirugía con la esperanza de que pueda retener algo de alimento. El médico prescribe qué tan espesa debe ser la fórmula, la cual se administra a cucharaditas o mediante biberón con agujero grande. Es necesario hacer eructar al niño *antes* de la comida y durante ésta con objeto de eliminar la acumulación de gas en el estómago. El alimento se proporciona lentamente y se manipula al pequeño con suavidad y lo menos posible. Después de alimentarlo se le recuesta sobre el lado derecho, porque el píloro se encuentra en ese lado del abdomen, para facilitar el drenaje hacia el intestino. En caso de vómito, tal vez la enfermera tenga que alimentar de nuevo al lactante. El registro de las comidas incluye hora, tipo y cantidad de alimento ofrecido; cantidad tomada y retenida, así como tipo y volumen de vómito. También se anotará si el niño parecía hambriento después de alimentarlo.

La enfermera pesa al paciente aproximadamente a la misma hora todas las mañanas y anota el peso. Otros factores que deben registrarse son tipo y número de evacuaciones, color de la orina y frecuencia de las micciones. Se cambiará al niño de posición con frecuencia porque podría estar débil y ser vulnerable a la neumonía. Es importante llevar a cabo estrictamente todos los procedimientos diseñados para protegerlo de infecciones.

La atención posoperatoria del paciente incluye procedimientos como observación cuidadosa de los signos vitales y administración intravenosa de líquidos. El sitio de la herida se examina a menudo para detectar sangrado. Los signos de choque son aumento de la velocidad del pulso y de la respiración, palidez, piel fría e inquietud. En caso de haberse colocado una sonda nasogástrica, se retira tan pronto concluye la cirugía, para empezar a alimentar por vía oral. Una vez retirada, es necesario observar al paciente por si llegara a vomitar. Acostar al menor sobre el estómago o costado derecho previene la aspiración del vómito. Asimismo, se le cambia de posición con delicadeza. Si es el caso, el médico prescribirá alimentos por vía oral o pequeñas cantidades de azúcar y agua que se incrementarán de manera gradual hasta que pueda administrarse y retenerse la fórmula usual. Tan pronto como se suspende la alimentación intravenosa y se toleran líquidos por vía oral, se procede a amamantar al lactante o a proporcionarle alimento en biberón. La enfermera no deberá sobrealimentar al paciente. El vómito es común después de la cirugía, pero no tan intenso como antes de la operación, e irá disminuyendo gradualmente. El pañal se ajusta en la parte baja del abdomen para evitar que se infecte la herida.

INTUSUSCEPCION

Descripción

La intususcepción (*intus*, dentro + *suscipere*, recibir) es el deslizamiento de una parte del intestino dentro de la que se encuentra justamente abajo (fig. 8-5); es frecuente en la región de la válvula ileocecal, donde el intestino delgado desemboca en el colon ascendente. El **mesenterio**, pliegue doble en forma de abanico del peritoneo que cubre la mayor parte del intestino y contiene gran cantidad de vasos sanguíneos y nervios, también es arrastrado. Se presenta edema. Al encimarse dos secciones de intestino ocurre obstrucción intestinal, y conforme la peristalsis estrecha las estructuras, se produce estrangulación, de modo que esta porción podría estallar y provocar peritonitis.

La intususcepción es común en lactantes varones por lo demás sanos. Ocurre antes de los cinco años de edad, principalmente entre los seis y los 18 meses. Aún se desconoce la causa exacta de esta alteración. Cuando el trastorno se corrige por sí mismo, sin tratamiento, se le denomina **reducción espontánea**, pero como la vida del paciente está en peligro, el médico no debe aguardar a dicha reducción. El pronóstico es favorable cuando se trata en un plazo de 24 horas.

Signos y síntomas

En los casos típicos, el inicio es súbito. El lactante experimenta un dolor agudo en el abdomen que se manifiesta con llanto ruidoso, esfuerzo para moverse, pataleo y flexión de

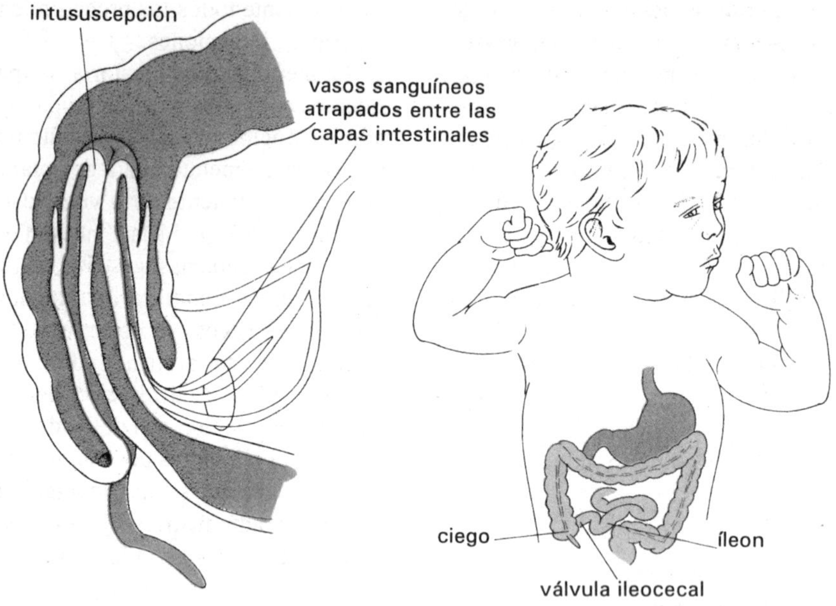

Fig. 8-5. El tipo más común de intususcepción empieza en la válvula ileocecal o cerca de ésta, impulsándose hacia el ciego y el colon. Aunque al principio la obstrucción es parcial, con la inflamación y el edema del intestino, la obstrucción será completa. (Tomado de Bowden V, Dickey S. Greenberg C: *Children and their families*, Philadelphia, 1998, WB Saunders.)

las piernas hacia el abdomen. Al principio se encuentra cómodo entre los episodios dolorosos, pero los intervalos se acortan y su estado empeora. Hay vómito, y el contenido estomacal es verde o amarillo verdoso porque está teñido de bilis, de modo que se describe como **bilioso**. Si no se trata, sobrevienen vómitos de tipo fecal. El movimiento intestinal disminuye y se expulsarán pocos gases. Las heces sanguinolentas y el moco sin contenido fecal que se observan aproximadamente 12 h después de iniciada la obstrucción reciben el nombre de **heces en jalea de grosella**. El niño puede tener fiebre hasta de 41.1°C aunada a signos de choque, como sudación, pulso débil y superficial y respiraciones con gruñido. El abdomen se encuentra rígido.

Tratamiento

La **intususcepción es una situación de urgencia**, y por la gravedad de los síntomas, la mayoría de los padres se ponen de inmediato en contacto con el médico. El diagnóstico se basa en la anamnesis y los hallazgos físicos. Durante la palpación bimanual rectal y la abdominal, se percibe una masa en forma de salchicha en la porción superior derecha del abdomen. En las radiografías abdominales también se observa dicha masa. El tratamiento de elección es **enema de bario**; si no se logra la reducción, se programa la intervención quirúrgica. Dado que la intususcepción puede recurrir después de la reducción con enema de bario, será necesario mantener al niño en observación después de este procedimiento.

Durante la operación se hace una pequeña incisión en el abdomen y se "exprime" el intestino hacia su posición original. Se examina este último para detectar gangrena; de no haberla, se sutura el abdomen. Una vez que se superan las complicaciones, la recuperación es sencilla. Si no es posible reducir el intestino, o si se ha iniciado el proceso gangrenoso, se recurre a la resección para extirpar la porción afectada; el extremo seccionado del íleo se une al extremo seccionado del colon. Esta práctica recibe el nombre de ***anastomosis***.

Atención de enfermería

Preoperatoria. El paciente es hospitalizado para los preparativos de la cirugía y los procedimientos que impedirán complicaciones posoperatorias. El tratamiento tiene por objeto combatir el choque y restaurar sangre, líquidos y electrólitos. El médico o la enfermera a cargo deben solicitar el consentimiento escrito de los padres o tutores del niño para realizar la cirugía. Es aconsejable que la enfermera confirme que dicho documento consta en el expediente del paciente al momento del ingreso. Este procedimiento es, incluso, más importante en situaciones de urgencia.

La succión gástrica, necesaria para impedir la distensión del estómago, continúa cierto tiempo después de la cirugía, en particular si se ha practicado una resección. Si no se ha hecho con la terapia intravenosa, la enfermera coloca sujetadores a la altura de los codos del paciente para evitar que la sonda nasal se desaloje. Se revisa la banda de identificación del niño a fin de verificar que esté bien sujeta y se registra la micción antes de la cirugía. Se administran medicamentos preoperatorios para relajar al paciente y evitar la aspiración de las secreciones. Una vez medicado el niño, es necesario mantener la actividad circundante al mínimo. En el trayecto al quirófano, se cubrirá con una frazada ligera de algodón. El expediente médico acompañará al pequeño. Durante el traslado se toman las precauciones correspondientes.

Es más que probable que sea la primera cirugía del niño, de modo que los padres precisarán apoyo; además, una explicación sobre los procedimientos y la atención del niño será importante para ellos. Es conveniente asegurarse de que se satisfagan las necesidades de los padres, así que, de ser posible, se les permitirá acompañar al niño hasta el área quirúrgica y se les informará dónde pueden esperar durante la operación. La información oportuna consuela a la familia y es una demostración de respeto.

Posoperatorio. La atención posoperatoria comprende sobre todo el tratamiento de los síntomas. Los signos vitales se verifican con frecuencia, se cambia a menudo la posición del niño y se atiende esmeradamente la piel. La atención de la boca es esencial, ya que el pequeño recibirá poco o ningún alimento por vía oral durante cierto tiempo. Las fosas nasales requieren limpieza y lubricación, pues la sonda nasal puede ser irritante. Si se ha colocado una sonda urinaria en el quirófano, se observará que no se haya enroscado y obstruya el flujo de orina. El drenaje del catéter se mide y describe en las notas de enfermería. Es importante mantener el sitio operatorio limpio y seco. La enfermera debe notificar de inmediato cualquier olor que despida la incisión y estar alerta de signos de distensión abdominal. Se administrarán líquidos claros cuando empiecen a escucharse ruidos intestinales. El paso de gas, líquidos o sólidos por el recto es particularmente importante porque indica peristalsis.

La succión gástrica mantiene vacío el estómago y la porción superior del intestino. La sonda gástrica se adhiere a la succión de baja intensidad para evitar lesionar el recubrimiento del estómago. Por lo general se ordenan irrigaciones breves con solución salina a fin de evitar que se tape la sonda; la cantidad utilizada se registra en la hoja de equilibrio hídrico del paciente. El líquido drenado en el frasco se mide y registra cada 8 h, o con mayor frecuencia si es necesario. El registro preciso del drenaje es esencial, ya que este tipo de vaciado elimina sales y ácidos clorhídricos del estómago, los cuales deben restituirse mediante líquidos intravenosos.

Es necesario brindar apoyo al paciente y su familia durante esta difícil experiencia. El pequeño privado de alimentación por vía oral necesita un chupete para tranquilizarse. Algunos de estos pacientes se encuentran en la edad en que predomina el temor a los extraños, por consiguiente es esencial garantizar la presencia de los padres. Igualmente es importante asegurar a los padres que su hijo se encuentra en buenas manos y que su presencia no constituye un obstáculo para el personal del hospital.

VOMITOS

Descripción

Los vómitos, síntoma común durante la primera infancia y la niñez, son resultado de contracciones súbitas del diafragma y los músculos abdominales y debe valorarse respecto del estado general de salud del menor; si son ocasionales son normales, pero los persistentes deben ser investigados, ya que pueden dar lugar a deshidratación y desequilibrio electrolítico. Las pérdidas continuas de ácido clorhídrico y cloruro de sodio del estómago suelen provocar **alcalosis**, estado en que el equilibrio ácido-básico del cuerpo se altera a causa de la pérdida de cloruros y potasio y que puede causar la muerte si no se trata.

El niño sano vomita por diversas causas, en ocasiones porque las técnicas de alimentación son inadecuadas. Cuando el lactante vomita, la enfermera debe hacer las siguientes preguntas: ¿se le alimentó demasiado rápido? ¿recibió demasiada cantidad? ¿se le hizo eructar con frecuencia y en la posición adecuada después de la comida? ¿se ha incrementado o cambiado la fórmula recientemente? ¿vomitó alimentos que ingirió antes? Algunas veces el problema radica en la fórmula, porque si el contenido de grasa es demasiado alto, se hace más lento el proceso de vaciamiento del estómago. La introducción de alimentos de consistencia diferente también puede precipitar este síntoma, además de que a menudo el lactante provoca el vómito con sus dedos o juguetes.

Otros factores que pueden causar vómitos son las infecciones de oído, nariz y garganta. Los vómitos son frecuentes en las primeras etapas de muchas enfermedades transmisibles. También algunos trastornos específicos, como síndrome de Reye, enfermedad ulcerosa péptica, aumento de la presión intracraneal, hernias estranguladas y varios tipos de obstrucciones intestinales, pueden ser la causa, en cuyo caso no se relaciona necesariamente con la alimentación y el síntoma desaparece cuando se descubre la causa de la enfermedad y se trata de manera adecuada. La aspiración y la neumonía por broncoaspiración constituyen complicaciones graves del vómito porque éste se introduce en las vías respiratorias durante la inspiración y en casos extremos ocasiona muerte inmediata.

Tratamiento y atención de enfermería

Para prevenir los vómitos, la enfermera debe alimentar cuidadosamente al niño, en especial al que se encuentra enfermo, y hacerlo eructar. Es importante que la enfermera se encuentre relajada y que el medio circundante esté tranquilo. Se evitarán los tratamientos inmediatamente después de la comida. El lactante debe moverse lo menos posible en esos momentos. Para evitar la aspiración del vómito, el lactante se acuesta boca abajo o sobre su costado derecho después de ser alimentado. Cuando el pequeño empieza a vomitar, se voltea su cabeza hacia un lado; se utilizan pañuelos desechables y un recipiente adecuado. La enfermera puede aliviar parte del esfuerzo del menor sosteniendo firmemente su cabeza. Una vez que cesa el vómito, se retira el recipiente y se lavan las manos y la cara del lactante con agua tibia, en especial los pliegues del cuello y los de la parte posterior de las orejas. Para cambiar al niño de posición, la enfermera lo voltea con lentitud y delicadeza, ya que el movimiento tiende a intensificar las náuseas. De ser necesario, se cambia la ropa del niño y la de la cama.

La enfermera puede estimar la cantidad del material vomitado llenando con agua un recipiente similar al utilizado hasta el nivel aproximado del vómito y midiendo la cantidad de agua. Los factores que deben registrarse son, entre otros, hora, cantidad, color (sanguinolento, teñido de bilis), consistencia, fuerza, frecuencia y si el vómito fue precedido, o no, por náuseas. El médico debe prescribir la dieta posterior al vómito. En el hospital pueden administrarse líquidos intravenosos (véase líquidos parenterales, cap. 17). Los líquidos orales se suspenden brevemente para permitir que el estómago descanse; se ofrecen pequeños sorbos de agua de manera gradual, en función de la tolerancia del lactante y su estado. La ingesta y gasto del paciente se registran con sumo cuidado para que el médico pueda comparar el gasto renal con el consumo total de líquidos.

Cuando los vómitos persisten, se administran medicamentos como trimetobenzamida (Tigan) o prometazina (Fenergan), disponibles como supositorios rectales. La enfermera lubrica el supositorio y lo inserta adecuadamente dentro del recto, donde se disolverá. Se ejerce presión leve en el ano unos minutos para asegurarse de que el supositorio no sea expulsado. Se registra hora, nombre del supositorio y si hubo alivio o no.

DESEQUILIBRIO HIDRICO

Deshidratación

Cuando una persona está sana, la ingesta y el gasto de líquidos está en equilibrio, de modo que hay **homeostasia** (estado uniforme), la cual se logra mediante un desplazamiento adecuado de líquidos y electrólitos a través de las membranas celulares y la eliminación de los productos metabólicos que no se necesitan más o que se han producido en exceso. El volumen de plasma sanguíneo y de líquido intersticial e intracelular se mantiene relativamente constante. La deshidratación se presenta cuando el gasto de líquidos excede la ingestión, no obstante la causa.

Los trastornos de líquidos y electrólitos (sodio [Na], potasio [K], calcio [Ca] y magnesio [Mg]) son más complejos en los niños en proceso de crecimiento. El peso total del recién nacido implica aproximadamente un 77% de agua, a diferencia del adulto, en el cual representa un 60%; estas cifras varían con la cantidad de grasa. Por otra parte, el recambio diario de agua en el lactante equivale a casi el 24% del total del agua del organismo, frente a un 6% en el adulto. Respecto de su peso, la superficie corporal del lactante es tres veces mayor que la de un niño de más edad; de modo que el recién nacido está expuesto a mayor evaporación de agua por la piel. Entre menos edad tenga el paciente, mayor será su tasa metabólica y más inestable el mecanismo de regulación de calor (los aumentos de temperatura también serán más altos, lo que incrementa la velocidad de la pérdida de agua). Las respiraciones rápidas aceleran este proceso y en caso de diarrea se pierde una cantidad adicional de líquido en las evacuaciones. La inmadurez de los riñones resta capacidad al lactante para conservar agua. Los niños pretérmino y los lactantes son también más susceptibles a la deshidratación provocada por variaciones en la temperatura y la humedad de la habitación. Incluso la interrupción de la ingesta puede dar lugar a agotamiento importante de los líquidos, que aunado a pérdidas hídricas importantes, pueden ocurrir deficiencias que ponen en peligro la vida en unas cuantas horas.

Los problemas derivados de trastornos hídricos y electrolíticos exigen que se valore el tipo y la gravedad de la deshidratación, se observe clínicamente al paciente y se hagan análisis químicos de sangre. Los tipos de deshidratación se clasifican en función de la cantidad de **sodio sérico**, que depende de las pérdidas relativas de agua y electrólitos; suelen llamarse **isotónico** (pérdida de cantidades iguales de líquidos y electrólitos), **hipotónico** e **hipertónico**, ya que la osmolalidad del plasma (relacionado con la ósmosis) refleja en gran parte las concentraciones de sodio (cuadro 8-2), aun-

Cuadro 8-2. Signos de deshidratación isotónica, hipertónica e hipotónica

	Signos de deshidratación		
Reacción del organismo	*Isotónica*	*Hipotónica*	*Hipertónica*
Nivel de conciencia	Irritable a letárgico	Letárgico a coma	Letárgico, hiperirritable con estimulación
Turgencia de la piel	Disminución de la turgencia, sensación de resequedad	Disminución a ausencia de turgencia, "tensa"	Turgencia media, se siente engrosada, "pastosa"
Temperatura de la piel	Fría	Fría	Fría a caliente
Globos oculares	Hundidos	Hundidos	Hundidos
Lagrimeo y salivación	Ausencia o disminución	Ausencia o disminución	Ausentes o reducidos
Membranas mucosas	Seca	Secas a ligeramente húmedas	Manchadas
Fontanela	Hundida	Hundida	Hundida
Temperatura del cuerpo	Afebril a febril	Afebril a febril	Afrebril a febril
Respiración y pulso	Rápidos	Rápidos	Rápidos
Presión sanguínea	De normal a baja	Normal a baja	Muy baja

que en algunos casos estos términos intercambiables pueden ser técnicamente imprecisos.

Información de enfermería

Deshidratación leve = pérdida de 3 a 5% de peso corporal
Deshidratación moderada = pérdida de 6 a 9% de peso corporal
Deshidratación grave = pérdida de 10% o más del peso corporal

Estas clasificaciones son importantes porque cada forma de deshidratación se relaciona con diferentes pérdidas relativas en los compartimentos de líquido intracelular (*intracellular fluid*, ICF) y líquido extracelular (*extracellular fluid*; ECF) y es necesario hacer ciertas modificaciones en el tratamiento. La **terapia de conservación** reemplaza las pérdidas normales de agua y electrólitos, mientras que la **terapia de déficit** restaura las deficiencias preexistentes de líquido corporal y electrólitos. La reposición de un déficit puede llevar varios días, de modo que la deficiencia persistirá a menos que también se administre el tratamiento de conservación adecuado. Dado que las pérdidas fisiológicas diarias de agua son directamente proporcionales al gasto calórico, mediante las fórmulas respectivas, el médico calcula el volumen de líquido que debe administrarse. Asimismo, es necesario tomar en consideración la temperatura y la actividad (coma, inquietud) del paciente. Las calorías basales se determinan según el peso del niño; el volumen se calcula sobre la base de 24 h. La deshidratación isotónica constituye la forma más común de deshidratación infantil.

La terapia hídrica se ajusta de manera constante, en función del estado del paciente. Entre más alto el intercambio diario de agua, menor reserva de volumen tendrá el lactante cuando se encuentre deshidratado. En la deshidratación isotónica, el choque (hipovolemia) constituye la principal amenaza a la vida. El contenido electrolítico de los líquidos administrados por vía oral es particularmente importante para la atención de los lactantes y niños pequeños que sufren trastornos del equilibrio hídrico y reciben infusiones. Las soluciones electrolíticas comerciales se venden en frascos, pero la enfermera deberá asegurarse de que se administren a libre demanda o sólo por prescripción del médico. Los pacientes con deshidratación hipotónica, es decir, exceso de agua con depleción de sodio, corren el riesgo de intoxicación hídrica, lo cual también ocurre cuando se administran enemas de agua corriente a niños pequeños. En casi todos los estados de deshidratación ocurre pérdida de potasio, el cual sólo se repone después de que se normaliza la excreción urinaria.

Sobrehidratación

La sobrehidratación se produce cuando el cuerpo recibe más líquidos de los que puede excretar; suele presentarse en pacientes con riñones normales a quienes se administran líquidos intravenosos con demasiada rapidez, o que reciben cantidades aceptables de líquidos, en especial cuando la enfermedad se relaciona con trastornos del mecanismo hídrico. Estos padecimientos incluyen renopatías, quemaduras, enfermedades cardiovasculares, deficiencias de proteínas y algunas alergias. La terapia hormonal también puede alterar los mecanismos hídricos.

El edema es un indicio de que hay un exceso de líquidos en los espacios intersticiales. Los traumatismos o infecciones de la cabeza pueden causar edema cerebral, que puede poner en peligro la vida. Los vendajes demasiado ajustados suelen obstruir el retorno venoso y ocasionar inflamación, sobre todo en las áreas dependientes. Es esencial detectar y tratar oportunamente el edema. Es indispensable pesar diariamente y con precisión al paciente, así como vigilar de cerca los cambios de peso corporal. Se registran también los signos vitales y el aspecto físico, así como los cambios en las características y el gasto de orina. En los lactantes, el edema se manifiesta primeramente en torno a los ojos y en las regiones presacra, occipital o genital. En el **edema compresible**, después de que la enfermera ejerce presión ligera con el dedo, notará una impresión en la piel que dura unos cuantos segundos.

Pulmones

FIBROSIS QUISTICA

Descripción

La fibrosis quística constituye un trastorno genético que provoca una enfermedad multisistémica que afecta la membrana celular y el sistema de electrólitos y agua de la célula; incide en muchas partes del cuerpo, pero en especial los pulmones y el páncreas; se presenta en cerca de uno por cada 2 500 nacimientos vivos. La fibrosis quística es una enfermedad congénita que se hereda supuestamente por el **rasgo mendeliano recesivo** proveniente de ambos padres, los cuales, pese a ser **portadores**, no muestran síntoma alguno. Si al momento de la concepción se combinan dos **genes** con este rasgo, se produce la fibrosis quística, que ataca igualmente a ambos sexos. El promedio de sobrevida para los afectados ha aumentado, por lo que muchos llegan a la edad adulta. Esto se debe a que las infecciones pulmonares se controlan mejor con los antibióticos, tanto en casa como en el hospital y a que ha aumentado el número de centros de atención para pacientes con fibrosis quística.

En 1989 se identificó el gen relacionado con este padecimiento, y hoy en día es posible detectar a los individuos sanos portadores del rasgo correspondiente. El gen que causa la fibrosis quística se localiza en el cromosoma 7, que controla el sodio y el cloruro de la membrana celular. Por el defecto de la proteína reguladora transmembrana de la fibrosis quística (*cystic fibrosis transmembrane regulator pro-*

tein, CFTR), las secreciones se tornan espesas y pastosas. Hay muchas mutaciones posibles que han permitido explicar los diferentes grados de afección del sistema respiratorio y el GI.

Dada la posibilidad de identificar el gen de la CF, el diagnóstico se facilita mediante un análisis genético. Se debe estar alerta a los resultados falsos positivos y falsos negativos. Este tipo de análisis se puede combinar con otros criterios de diagnóstico, como la prueba del sudor. Los nuevos tratamientos agresivos han dado como resultado un incremento de las expectativas de vida, de menos de 10 años, a 40.

Signos y síntomas

Es en el conducto respiratorio y el gastrointestinal donde se manifiestan los síntomas principales de la fibrosis quística. La primera evidencia se observa en el recién nacido con íleo meconial, trastorno presente en cerca de 10% de los niños que nacen con fibrosis quística. En la figura 8-6 se muestra un esquema general de las manifestaciones de dicha enfermedad.

Afección pulmonar. La fibrosis quística se considera como el problema pulmonar infantil más grave en Estados Unidos. Los conductos del aire de los pulmones se congestionan con moco y los bronquiolos se obstruyen de manera generalizada, lo cual dificulta la respiración, además de que la espiración es especialmente laboriosa. Cada vez queda más aire atrapado en los pulmones (enfisema obstructivo) y hay regiones pequeñas de colapso (atelectasia). A la larga, el tórax adopta forma de barril, con aumento de diámetro al frente y el dorso. El ventrículo derecho del corazón, que abastece a los pulmones, puede distenderse y aumentar de tamaño. Suele observarse hipocratismo digital en manos y pies, indicio de carencia crónica de oxígeno. En los pulmones se producen fácilmente infecciones por *Staphylococcus* y *Pseudomonas*, pues ofrecen el medio adecuado para la proliferación de estos microorganismos, lo cual espesa las secreciones anormales, irrita y lesiona el tejido pulmonar, además de que se incrementa aún más la obstrucción pulmonar.

El inicio de la enfermedad varía; los síntomas pueden aparecer semanas, meses o años después del nacimiento; en términos generales, mientras más temprano el inicio, más grave la enfermedad. Los síntomas fluctúan de moderados a graves. En un individuo pueden aparecer uno o todos los síntomas en diversos grados. El paciente desarrolla tos crónica que puede provocar vómitos; en ocasiones se observa disnea, sibilancia y cianosis. El enfermo es irritable y se cansa fácilmente y, con el tiempo, ocurre un cambio en su apariencia física. Las radiografías de tórax muestran una infección diseminada, así como evidencias de enfisema obstructivo, atelectasia y **fibrosis** del tejido pulmonar. El pronóstico de sobrevivencia depende de la extensión del daño pulmonar. Sin embargo, esto es sólo parte del cuadro, ya que la fibrosis quística también afecta al páncreas y las glándulas sudoríparas.

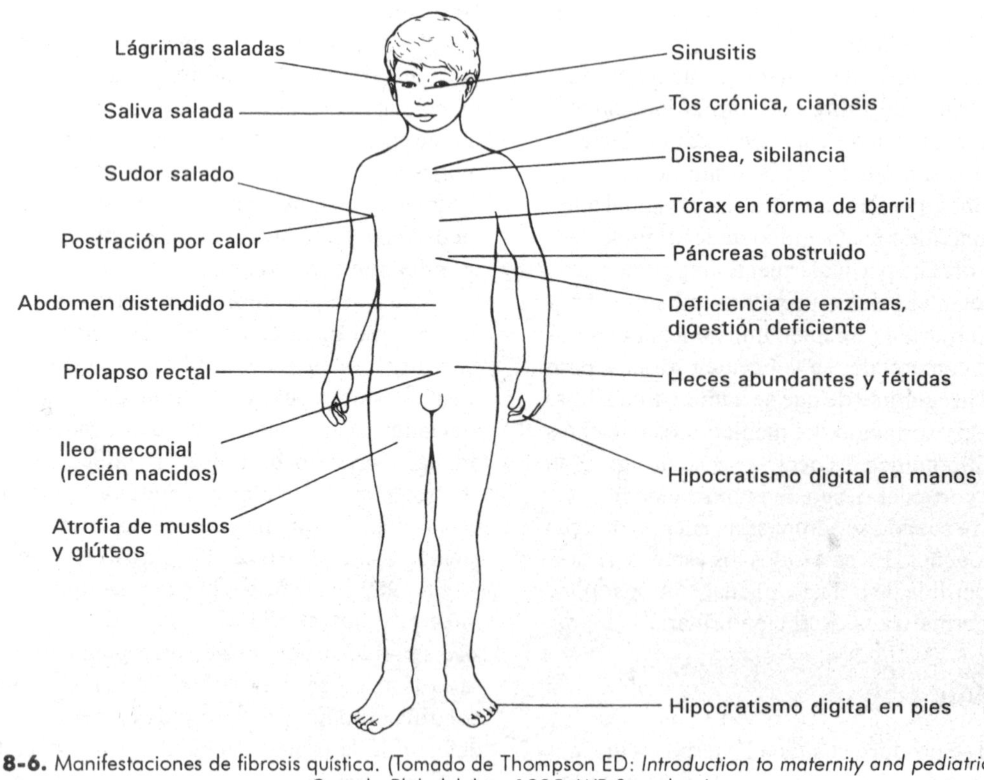

Fig. 8-6. Manifestaciones de fibrosis quística. (Tomado de Thompson ED: *Introduction to maternity and pediatric nursing*, 2a. ed., Philadelphia, 1995, WB Saunders.)

Afección pancreática. El páncreas se encuentra detrás del estómago; algunas de sus células secretan **jugo pancreático**, jugo digestivo muy importante que fluye del ducto pancreático al duodeno, en la misma región que la bilis. Los cambios que se presentan en el páncreas obedecen a la obstrucción por engrosamiento de las secreciones que bloquean el flujo de las enzimas digestivas pancreáticas, de modo que el organismo no aprovecha adecuadamente los alimentos, en particular las grasas y las proteínas.

Si bien las evacuaciones de los lactantes pueden ser sueltas por las alteraciones de la digestión y la absorción de alimentos, gradualmente se tornan grandes, grasosas y fétidas, y en general, de color claro. Pese a tener buen apetito, el lactante no aumenta de peso y parece desnutrido. El abdomen se distiende; glúteos y músculos se **atrofian** porque desaparece la grasa de los principales sitios de depósito adiposo. Las pruebas de laboratorio muestran deficiencia de enzimas pancreáticas (tripsina, lipasa y amilasa).

Con cada alimento y refrigerio se administra al niño un extracto pancreático por vía oral, por ejemplo Pancreasa, para restituir las enzimas pancreáticas que su cuerpo no puede producir. Este medicamento se considera específico para la enfermedad porque ayuda a la digestión y absorción de alimentos, de manera que mejora el estado de las heces. El fármaco se interrumpe si el niño se enferma y no come.

El trastorno conocido como **íleo meconial** aparece cuando el intestino del recién nacido se obstruye con meconio anormalmente grueso cuando todavía está en el útero. Esto se debe a la ausencia de las enzimas pancreáticas que de manera normal digieren las proteínas del meconio. Las heces anormales, con consistencia semejante al mástique, se adhieren a las paredes del intestino y lo obstruyen, de modo que podría reventarse, con signos de choque. Los síntomas de presentación se desarrollan horas después del nacimiento. La ausencia de evacuaciones, el vómito y la distensión abdominal hacen sospechar una obstrucción intestinal, diagnóstico que se confirma con radiografías; el tratamiento es quirúrgico. El índice de mortalidad es alto, pero el pronóstico es favorable cuando la obstrucción se detecta en fases tempranas. La mayoría de los lactantes que sobrevive manifestará fibrosis quística. Por fortuna, la incidencia de íleo meconial es rara, debido a que la deficiencia de enzimas pancreáticas casi nunca es completa. Sin embargo, la enfermera asignada a la sala de cunas debe estar alerta constantemente para detectar la presencia de síntomas sospechosos.

Glándulas sudoríparas. El sudor, las lágrimas y la saliva del paciente con fibrosis quística son anormalmente salados porque se incrementa el contenido de sodio y cloruro, aparte de que también aumenta el nivel de potasio de las glándulas sudoríparas. La cantidad normal de cloruro en el sudor es de 1 a 60 meq/L; las concentraciones más altas se consideran específicas de la enfermedad. El análisis del sudor es un auxiliar de suma importancia para diagnosticar el trastorno. La **prueba del sudor** con iontoforesis de pilocarpina es el mejor procedimiento diagnóstico. Se aplica en el brazo una solución diluida de pilocarpina; con una corriente eléctrica de bajo voltaje se estimula la sudación. Para confirmar el diagnóstico, la prueba positiva se repite. En virtud de que se pierden grandes cantidades de sales a través de la transpiración, es necesario observar al paciente para detectar alteraciones de la temperatura. Se proporcionarán cantidades generosas de sal con los alimentos, así como líquidos y sales adicionales en clima cálido.

Complicaciones

La fibrosis quística suele ocasionar prolapsos rectales en lactantes y niños, en parte por las deficiencias del tono muscular del área rectal y el adelgazamiento excesivo de los glúteos del paciente, si bien casi nunca se requiere cirugía, pues el medicamento pancreático proporciona alivio.

Al avanzar la enfermedad, el hígado se endurece, puede hacerse nodular y aumentar de tamaño. Se observa edema de las extremidades. La retina puede parecer hemorrágica, además de que los ojos se inflaman y dañan; también se inflama parte del nervio óptico. El **cor pulmonale** (*cor*, corazón), hipertensión del corazón debido a que los pulmones no funcionan correctamente, es una causa frecuente de muerte. También puede presentarse **osteoporosis** (*osteo*, hueso + *pore*, poro + *osis*, enfermedad), que cuando es causada por la fibrosis quística, torna porosos los huesos por la utilización deficiente de la vitamina D liposoluble, necesaria para el metabolismo adecuado del calcio. Así mismo, se observan deficiencias de vitamina A, ya que el niño no puede absorber las grasas de las que se obtiene esta vitamina.

Tratamiento y atención de enfermería

La fibrosis quística es un trastorno crónico que debe vigilarse y requiere atención diaria. Los miembros de la familia que se ocupan de la atención necesitan tanto apoyo como el niño. Los centros locales dedicados a la fibrosis quística, que cuentan con todas las especialidades, permiten que la familia asista a un solo centro y no a diversas clínicas, de modo que el equipo especializado puede trabajar con la familia y el médico de atención primaria para satisfacer las necesidades del paciente y su familia.

Alivio respiratorio. La mayor parte de los nuevos criterios de tratamiento se concentra en el pulmón. Los objetivos previstos son mejorar la permeabilidad de las vías respiratorias, adelgazar las secreciones, tratar las infecciones y reducir la inflamación. Si bien suelen administrarse **antibióticos** como medida preventiva contra las infecciones respiratorias, este tratamiento es aún objeto de controversia. Durante la infección aguda se administran dosis completas de antibióticos determinados por el médico con base en los resultados de los cultivos faríngeos y de esputo. La vía puede ser oral o intravenosa. Los medicamentos intravenosos se administran mediante un **cierre de heparina** o, en algunos casos, con **catéter de Broviac**, que se utilizan con éxito en la consulta interna o externa.

El objetivo de la **terapia intermitente con aerosol** es proporcionar medicamentos y agua a las vías respiratorias inferiores y estimular la evacuación de las secreciones. La DNasa, una enzima, ha sido autorizada para tratar este padecimiento; se administra por inhalación y reduce la viscosidad del esputo. Un nuevo antibiótico inhalado, TOBI®, se anuncia como medida profiláctica para la CF. Los broncodilatadores permiten aumentar el diámetro de los bronquios y permiten el paso libre de aire a los pulmones.

El drenaje postural, las palmadas en el tórax y los ejercicios respiratorios también son importantes; los lleva a cabo el terapista respiratorio durante la hospitalización. Cuando se realizan adecuadamente, las secreciones del tórax se desplazan hacia arriba y hacia fuera. En periodos de latencia o en casos moderados, el paciente no produce esputo, lo cual se explica a los padres para que no interrumpan este valioso procedimiento cuando el niño regresa a casa. En ocasiones es necesario repetir las instrucciones con frecuencia para alentar la colaboración total de los padres y el niño. Los procedimientos se realizan después de la nebulización y al menos 1 h después de comer. El ejercicio general es beneficioso para el paciente porque estimula la tos. Si el menor lo tolera, hacer volteretas, pararse de cabeza y jugar a las carretillas son actividades terapéuticas. En un estudio realizado por la *New England Journal of Medicine* se informa que los pacientes con fibrosis quística que hacen ejercicio aeróbico tienen un índice significativamente más alto de sobrevida (Cystic Fibrosis Foundation, 1993).

Es clave evitar las infecciones del conducto respiratorio. El niño será aislado de los pacientes y el personal que puedan ser portadores, y, de ser posible, se abreviará el periodo de hospitalización para evitar las infecciones cruzadas. Se vacuna al paciente contra las enfermedades de la infancia, sin olvidar los refuerzos a fin de mantener actualizadas las inmunizaciones.

Dieta. Es esencial que el paciente se nutra de la manera adecuada. La dieta debe ser rica en calorías, hasta 50% superior a lo normal, tener una proporción mayor de proteínas y cantidades moderadas de grasas, además de extractos pancreáticos. Los azúcares simples son fáciles de digerir; los productos derivados del plátano son particularmente buenos. Se recomienda también frutas, queso cottage, vegetales y carnes magras, que son ricos en proteínas y bajos en grasa y almidones. Es necesario restringir el consumo de helados, mantequilla de cacahuate, mantequilla, papas fritas y mayonesa. Las galletas y palitos de pan salados proporcionan cantidades adicionales de sal. Si el médico permite que el paciente se aparte de la dieta para que las comidas no sean monótonas y se cree un ambiente de normalidad en torno al pequeño, se permitirá que coma lo que desee y se le administrarán enzimas digestivas complementarias.

El paciente debe ingerir todos los días el doble de la cantidad recomendada de complementos de vitaminas A, D y E en una base hidromiscible. También se le administra vitamina K, en su caso. Los niños mayores reciben tabletas de sal en temporadas de calor. Quizá se ordenen líquidos forzantes para restituir las grandes cantidades de líquidos que se pierden en las evacuaciones. Se solicita a la enfermera que pese al niño diariamente.

Al alimentar al niño que padece fibrosis quística, la enfermera debe estar tranquila y sin prisa, ya que el lactante puede toser, tener dificultad para respirar y vomitar. Es necesario hacerlo eructar cuidadosamente a fin de evitar la distensión abdominal. El apetito del paciente suele ser satisfactorio. Los niños más grandes precisan de pequeñas cantidades de alimentos servidas en forma atractiva y frecuente. No es necesario permanecer cerca del menor para asegurarse de que ha ingerido cada bocado con el cubierto adecuado. Apilar grandes cantidades de alimento en la charola es desalentador. Es posible que el niño haya comido perfectamente bien para su talla, pero la enfermera que lleva la porción restante a la cocina anota "inapetente". También debe registrarse la ingesta de líquidos al final de cada comida, la reacción del niño a nuevos alimentos y cualquier variación en sus evacuaciones como resultado de los alimentos, así como los que rechazó; en caso de vómitos, tipo, características y cantidad.

Información de enfermería

Como la hora de la comida es un momento social, la enfermera debe permanecer con el menor si sus padres no se encuentran presentes. Se intentará que sea más satisfactoria con una compañía agradable y algunos alicientes.

Higiene general. La enfermera debe prestar atención especial a la piel del lactante con fibrosis quística. El área del pañal debe limpiarse después de cada evacuación intestinal. Es aconsejable usar algún ungüento para proteger la piel, ya que por sus características, las heces puede irritar el área del pañal. Los glúteos se exponen al aire en caso de erupción. Se proporciona atención cuidadosa a las regiones óseas para prevenir las úlceras de decúbito. Debido a que el paciente tiene muy poco tejido adiposo y muscular, es importante cambiarlo de posición con frecuencia, en especial si está débil y no puede levantarse de la cama. Con esto también se previene la neumonía. Al cambiarlo de posición, la enfermera se asegurará de que el paciente no quede frente a una pared desnuda, lo cual se remedia con facilidad haciendo girar la cuna. Los pañales usados se retiran de inmediato de la habitación para evitar olores desagradables. Se vestirá al pequeño con prendas ligeras para que no se caliente demasiado, y holgadas, para que tenga libertad de movimientos. La higiene bucal debe ser adecuada, ya que el estado de los dientes tal vez no sea bueno por las deficiencias en la dieta. La atención bucal se proporciona después del drenaje postural, pues puede producirse moco fétido de sabor desagradable.

Atención de largo plazo. Hoy en día, el niño que padece una enfermedad prolongada pasa la mayor parte del tiempo en casa y sólo se le hospitaliza con fines diagnósticos o por recaídas y complicaciones. Esta carga, que la familia asume con entusiasmo, es muy onerosa en términos económicos, físicos y emocionales. En cierta forma, la madre debe distribuir su tiempo y energía en la familia además de atender a su hijo enfermo, que en el caso de la fibrosis quística, podrían ser varios. ¿Cómo evitará mimar en exceso al niño? ¿Deberá limitar las actividades normales de sus otros hijos y hacer excepciones con el enfermo? ¿Qué debe hacer en relación con las fiestas de cumpleaños, campamentos, actividades de grupo, mascotas y epidemias en la escuela? ¿Qué implica un viaje a la playa o a las montañas? ¿Cuándo tendrán tiempo ambos cónyuges para sí mismos? Muchas personas enfrentan todos los días estos problemas que parecen agobiantes. Los grupos de padres son útiles para alentar el intercambio de ideas y la manera de brindar apoyo. En Estados Unidos, la National Cystic Fibrosis Research Foundation cuenta con información útil. La enfermera debe familiarizarse con los centros locales para ayudar a los padres a encontrar fuentes de información confiable.

Consejo para la comunicación

Los padres de pacientes con fibrosis quística necesitan alicientes y confianza. Al encontrarlos en la clínica u hospital, la enfermera debe ser amable y atenta con ellos. Si es evidente que el niño está recibiendo la atención adecuada, se mencionará esto a los padres. Si hacen preguntas directas a la enfermera, su respuesta podría ser: "El doctor Padrón es un excelente pediatra, ¿qué les dijo de la enfermedad de Roberto?". De esta forma se estimula a los padres a expresarse y da una idea de lo que se ha dicho al paciente y a sus padres.

Los padres necesitan instrucciones explícitas en cuanto a dieta, medicamentos, drenaje postural, prevención de infecciones, descanso y supervisión médica continua. La enfermera debe programar sesiones de enseñanza y entregar materiales impresos para reforzar la información, a fin de no agobiar a los padres. Muchas familias requieren de la ayuda de una trabajadora social que les asegure financiamiento para el equipo y los medicamentos. La madre, que generalmente es la que más participa, puede beneficiarse con las siguientes sugerencias:

- También ella necesita descanso; la familia debe hacerse cargo de algunas de las responsabilidades del hogar. Los familiares pueden cuidar al niño periódicamente para que la madre pueda distraerse un poco. Conseguir ayuda temporal para la atención del menor es otra alternativa para que la madre pueda dedicarse a alguna actividad de su interés.
- Un reloj cuya alarma suene a la hora de administrar los medicamentos facilita esta tarea.
- En casas de más de un piso, se recomienda una recámara para el niño en la planta baja.
- Tener a la mano cucharas adicionales y una jarra de agua a la cabecera del paciente ahorrará esfuerzos.

Apoyo emocional. Para el niño que padece una enfermedad crónica es difícil aceptar que se restrinjan sus actividades. La cantidad y el tipo de diversiones varían en el caso de la fibrosis quística porque afecta a los niños de todas las edades, con mayor o menor gravedad.

Se considera conveniente responder de manera directa y sencilla las preguntas acerca de la enfermedad; quizá se pueda recurrir a un diagrama sencillo. Los niños que entienden por qué se les restringen ciertas actividades colaborarán más. Es necesario que sepan por qué toman medicamentos con cada comida, usan nebulizador, se someten a drenaje postural, etc. Deben también ver y manejar el equipo poco familiar que se requiere para su atención.

Para el niño pequeño es difícil separarse de sus padres cuando se encuentra hospitalizado; aun cuando el pronóstico sea ominoso, el pequeño será valiente si están con él. Se insta a los padres a estar con su hijo siempre que sea posible. El contacto estrecho por correo con escuela, iglesia y clubes es importante para el menor en edad escolar. Conviene que los pacientes desarrollen una actividad en la cual destaquen, como el piano o la pintura, porque aumentará su sensación de valía y sirve de desahogo para sus emociones. Debe tomarse en consideración la manera de cultivar el amor, la aceptación, la credibilidad, la honestidad, la seguridad, la libertad de elección, la creatividad y la identidad personal.

Las enfermeras deben conocer los gustos, disgustos, temores e intereses del paciente; los observarán cuando estén con la familia y anotarán el tipo de relaciones, de manera que se formen su propia opinión sobre el niño y no se dejen llevar por etiquetas impuestas por personas que no comprenden cabalmente el problema. En ocasiones, los niños pueden expresar sus sentimientos, en otras no, pero ponerse a dibujar con ellos suele estimular la conversación. Es importante que las enfermeras se percaten de la expresión facial, la postura, los ojos y la forma de jugar de los niños. ¿Qué dicen a sus juguetes y a sus compañeros de juegos? Las observaciones de la enfermera acerca del comportamiento de sus pacientes se anexarán a los planes de atención de enfermería.

Las enfermera y los padres no deben mostrar una preocupación indebida por la enfermedad del menor, ya que los mimos excesivos tienden a crear personas demasiado exigentes y que exageran hasta los problemas sin importancia. La impresión de los niños acerca de sí mismos y sus enfermedades depende en gran medida de cómo se sienten físicamente, cómo percibe la familia la enfermedad y la forma en que otros se comportan con ellos. La actitud de la enfermera y su interés, o falta de éste, hablan por sí mismos.

El desarrollo de nuevos métodos de tratamiento ha cambiado el panorama de las familias con CF. Los avances de las técnicas de depuración de las vías respiratorias, los nuevos medicamentos, la terapia genética y el trasplante de pulmones alientan el optimismo en cuanto a un mejor estilo de vida para los pacientes afectados. La enfermera debe ayudar a la familia a mantenerse informada sobre nuevos tratamientos.

Plan de atención de enfermería 8-1
El niño con fibrosis quística

Diagnóstico de enfermería: Obstrucción de las vías aéreas relacionada con acumulación de moco

Metas/criterios de evolución	Intervenciones de enfermería	Razonamiento
El niño tendrá mejor aereación, lo cual se evidenciará por: • Ausencia de disnea y taquipnea • Capacidad de expectorar moco • Frecuencia respiratoria apropiada para su edad • Frecuencia cardiaca apropiada para su edad • Saturación de $O_2 \geq 93\%$ en aire ambiente	Valorar los ruidos pulmonares: frecuencia y profundidad	Ofrece información acerca del estado del paciente.
	Valorar saturación de O_2	Si se necesita oxígeno, el corazón se acelera
	Valorar frecuencia cardiaca	para ayudar a compensar la hipoxia.
	Proporcionar hidratación adecuada	Se requieren líquidos para el cuerpo y para adelgazar las secreciones.
	Ayudar al paciente con terapia en aerosol	Los broncodilatadores y el aumento de la humedad inspirada favorecen el funcionamiento del sistema respiratorio y la expectoración de moco.
	Ayudar al paciente con fisioterapia respiratoria y drenaje postural	Ayuda a expectorar el moco al desalojar los tapones mucosos y, con ayuda de la gravedad, permite eliminar el moco del cuerpo.
	Administrar medicamentos y explicar su uso	Es importante que la familia conozca el efecto de los medicamentos, así como los efectos secundarios. Ayuda al acatamiento.
	Instruir al paciente acerca de la importancia de los ejercicios respiratorios	Los ejercicios respiratorios incrementan la capacidad del cuerpo para compensar. Fortalecimiento de los músculos necesarios para compensar.
	Vigilar la eficacia de los medicamentos y tratamientos respiratorios	Conforme el niño crece y cambian las necesidades de su organismo, se ajusta el curso del tratamiento. También es importante que la familia conozca la forma de vigilar la eficacia del tratamiento.

Sistema nervioso

MENINGITIS BACTERIANA

La meningitis es una inflamación de las **meninges**, es decir, de las membranas que cubren el cerebro y la médula espinal. Son diferentes los microorganismos que pueden causar una meningitis bacteriana en los diversos grupos de edad (cuadro 8-3) y que invaden las meninges de manera indirecta, a través del torrente sanguíneo, desde puntos de infección como dientes, senos paranasales, amígdalas y pulmones, o directamente a través del oído (otitis media), por procedimientos neurológicos y a causa de una fractura de cráneo. La meningitis bacteriana suele describirse como **purulenta** (que forma pus) por el exudado espeso que rodea las meninges y las estructuras adyacentes y que llega a producir secuelas como derrame subdural y, con menos frecuencia, hidrocefalia. La incidencia máxima para la meningitis bacteriana es entre los seis y los 12 meses de edad y es poco común en niños mayores de cuatro años. La atención de enfermería para todas las variantes es similar.

Signos y síntomas

Los síntomas de la meningitis purulenta obedecen principalmente a irritación intracraneal y pueden ser precedidos por un resfriado; son, entre otros, cefalea grave, somnolencia, delirio, irritabilidad, inquietud, fiebre, vómitos y rigidez de cuello y espalda. El lactante llora en un tono agudo característico y la fontanela se torna en una protuberancia tensa. Las convulsiones son usuales, y en los niños mayores puede presentarse coma en fases tempranas. En los casos graves hay un arqueo involuntario de la espalda provocado por contracciones musculares, alteración que recibe el nombre de **opistótonos** (*opisto*, hacia atrás + *tonos*, tensión). La aparición de **petequias** (pequeñas hemorragias por debajo de la piel) sugiere infección meningocócica.

Plan de atención de enfermería 8-1 *(Continuación)*
El niño con fibrosis quística

Diagnóstico de enfermería: Alteraciones de la nutrición: menor de las necesidades del organismo, relacionada con malabsorción secundaria a la ausencia de enzimas pancreáticas

Metas/criterios de evolución	Intervenciones de enfermería	Razonamiento
El niño tendrá nutrición adecuada, lo cual se evidenciará por: • Capacidad para comer de una y media a dos veces la cantidad requerida para su edad • Aumento de peso o conservación del mismo • Aumento de la masa muscular • Maduración en crecimiento y desarrollo	Valorar la nutrición basal	Indica qué información necesitan el paciente y su familia.
	Administrar enzimas pancreáticas de reemplazo	El cuerpo carece de la capacidad para excretar las enzimas pancreáticas necesarias para digerir grasas y proteínas.
	Administrar vitaminas liposolubles hidromiscibles	Las vitaminas liposolubles se administran en forma hidrosoluble para ayudar a la absorción de las mismas.
	Vigilar electrólitos séricos	Se pierden grandes cantidades de electrólitos, particularmente de sodio, en periodos de transpiración abundante (fiebre, clima cálido, ejercicio).
	Proporcionar dieta rica en calorías y proteínas con contenido normal de grasa	Debido a la incapacidad del organismo para absorber nutrientes, es necesario que se ingieran en abundancia. El sistema respiratorio también utiliza energía adicional.
	Satisfacer antojos entre comidas	Añade calorías y nutrientes adicionales.
	Vigilar la ingesta de calorías	La cuenta calórica es necesaria para asegurar que el niño está obteniendo las calorías y nutrientes necesarios.
	Instruir al niño y a quien lo cuida acerca de la importancia de evaluar diariamente la dieta	Permite que la familia funcione de manera independiente; los ajustes pueden realizarse con mayor facilidad.
	Pesar todos los días al menor y registrar su peso mientras esté hospitalizado	La dieta y la actividad se adaptan a las necesidades.
	Vigilar y registrar las características de las heces	Como es difícil que el organismo digiera las grasas, las heces permiten identificar las adaptaciones necesarias a la dieta y al régimen medicamentoso.
	Consultar al dietista	El dietista forma parte integral del equipo que trata y maneja al paciente; ofrece información y ayuda a elegir los alimentos.

(continúa)

Tratamiento

Al primer indicio de meningitis, el médico hará una punción lumbar (cap. 17). En las primeras etapas de la enfermedad, el líquido puede ser claro, pero rápidamente se torna purulento. La presión aumenta y los estudios posteriores de laboratorio revelan muchos leucocitos, a menudo demasiado numerosos como para ser contados. Se incrementa el contenido de proteínas y disminuye el de glucosa.

El paciente se aísla hasta que haya recibido cuando menos 24 h de antibioticoterapia. Se establece una línea intravenosa. Los líquidos sirven de vehículo para la administración de los antibióticos, que deben ser asimilados con rapidez, además de que ayudan a la restauración de líquidos y electrólitos. Los antibióticos se combinan y dosifican en función de los resultados del cultivo y las pruebas de sensibilidad. La elección inicial depende de la edad del paciente y de los resultados de un frotis con tinción de Gram de líquido cefalorraquídeo. Los antibióticos se administran de acuerdo con la evolución del paciente, pero siempre durante un mínimo de 10 días. Dado el incremento del número de bacterias resistentes a estos fármacos, el tratamiento médico se inclina actualmente por las cefalosporinas de tercera generación (cefotaxima o ceftriazona) combinadas con vancomicina. El tratamiento para neonatos suele incluir ampicilina, gentamicina y cefalosporinas de tercera generación. Si el niño tiene convulsiones, también se requiere un anticonvulsivo, como Dilantin.

La mayoría de los niños con meningitis bacteriana desarrollan el ***síndrome de secreción inadecuada de hormona antidiurética (syndrome of inappropriate secretion of antidiuretic hormone, SIADH)***, cuya presencia se establece al determinar peso corporal, electrólitos séricos y osmolaridades séricas y urinarias al hospitalizar al enfermo. De detectarse, la mejor forma de tratarlo consiste en restringir los líquidos.

Al principio, el paciente no recibe nada por vía oral. Es necesario llevar un registro preciso de la ingesta y el gasto de líquidos, en tanto que los signos vitales y las pupilas se revisarán cada hora. El aislamiento estricto se mantendrá

Plan de atención de enfermería 8-1 *(Continuación)*
El niño con fibrosis quística

Diagnóstico de enfermería: Falta de conocimientos de los padres acerca del diagnóstico y la condición del niño

Metas/criterios de evolución	Intervenciones de enfermería	Razonamiento
Los padres comprenderán lo que sucede, lo cual se evidenciará por: • Repetición correcta de la información proporcionada • Preguntas • Descripción del régimen de atención en el hogar • Análisis de la necesidad del seguimiento médico • Capacidad para expresar los temores • Aceptación de referencias para recibir asistencia externa	Valorar qué tanto comprenden los padres del proceso patológico y del resultado futuro	Permite que la enfermera sepa dónde empezar.
	Brindar apoyo emocional a los padres y al niño	Puede ser difícil para los padres enfrentar lo que está pasando. Asegurarse de que se satisfagan las necesidades de los padres y del menor.
	Permitir que los padres pregunten	Los padres pueden sentirse agobiados por la situación. Asegurarse de que no les sea difícil preguntar; de lo contrario, utilizar afirmaciones abiertas para dirigirse a ellos.
	Responder las preguntas o allegar los recursos para que ellos las respondan	Es posible que la enfermera no tenga todas las respuestas, pero es importante utilizar los recursos; hay que buscarlos para los padres o bien, informarles dónde acudir; p. ej., "buena pregunta; la voy a anotar para que pueda hacérsela al médico cuando venga".
	Ayudar a los padres a comprender y apoyar al niño por medio de varias actividades	Si los padres pueden brindar apoyo al niño en el hospital, es muy probable que tengan éxito en el hogar.
	Estimular la participación de los padres en la atención del pequeño	Los padres que participan en la atención pueden mostrar su preocupación por el niño y sentir que forman parte del equipo de atención de su hijo.
	Valorar el ambiente hogareño para la atención de largo plazo	Permite realizar los planes de atención en casa.
	Iniciar la referencia para ayudar a los padres	En general, los padres necesitan recursos adicionales para satisfacer las necesidades de su hijo.
	Indicar a los padres y al niño los signos y síntomas de dificultad respiratoria	Cuando se tiene conocimientos de esto, la familia puede hacer cambios para corregir el deterioro futuro. Saber lo que debe hacerse es también útil y ayuda a que sean independientes.
	Consulta o referencia a los servicios sociales, o ambas	La familia puede necesitar servicios complementarios, como asesoría económica y de equipo. También requerirá la ayuda de una trabajadora social.

24 h después de iniciados los medicamentos. (Si bien los demás miembros de la familia rara vez contraen la enfermedad, el médico ordenará medidas preventivas si son necesarias.) La fiebre de inicio reciente o persistente requiere una segunda valoración. La tomografía por computadora (CT) pemite detectar los sitios secundarios de infección.

Prevención
El número de casos de meningitis relacionados con *H. influenzae* tipo b ha disminuido con la vacuna contra esta enfermedad.

Atención de enfermería
La atención de enfermería del niño con meningitis es extensa (fig. 8-7). La habitación de aislamiento se prepara de acuerdo con los procedimientos del hospital. Siempre que sea posible se utilizará equipo desechable. La habitación debe mantenerse tibia y tan limpia y ordenada como la urgencia lo permita.

Debido a que el paciente es demasiado sensible a los estímulos, debe usarse iluminación indirecta. Las persianas se cerrarán en días soleados. La enfermera debe elevar y bajar cuidadosamente los barandales de la cuna a fin de no sacudirla. Se acojinan los rieles laterales para asegurarse de que el paciente no sufra daños en caso de convulsión. La enfermera evitará sobresaltarlo; lo tocará con suma delicadeza para despertarlo y le hablará en voz baja; los padres deben proceder de la misma manera.

El menor debe acostarse de costado para impedir la aspiración de los vómitos. Como la manipulación debe reducir-

Plan de atención de enfermería 8-1 *(Continuación)*
El niño con fibrosis quística

Diagnóstico de enfermería: Alto riesgo de infecciones relacionado con la invasión del sistema respiratorio por microorganismos bacterianos

Metas/criterios de evolución	Intervenciones de enfermería	Razonamiento
El niño se encontrará libre de infecciones, lo cual se manifestará por: • No tendrá fiebre • Frecuencia respiratoria apropiada para su edad • Ausencia de moco después de los tratamientos respiratorios periódicos y de rutina • Acatamiento del procedimiento adecuado de los tratamientos	Valorar signos vitales	El reconocimiento oportuno de cambios de los signos vitales alertará a la enfermera respecto de la posibilidad de infección.
	Aplicar y conocer la importancia de lavarse las manos	Cuando se realiza de manera adecuada, el lavado de manos puede reducir la diseminación de bacterias.
	Estimular la higiene pulmonar adecuada	La eliminación de moco y secreciones reduce la posibilidad de que los microorganismos patógenos se multipliquen y diseminen.
	Instruir sobre manejo y desecho correctos de secreciones y esputo	Ayuda a disminuir la posibilidad de más infecciones.
	Enseñar o revisar con el niño y sus padres por qué el sistema pulmonar corre el riesgo de infectarse	La información ayudará al niño y su familia a percatarse de la necesidad de ser cuidadosos y de seguir las recomendaciones; ayudará a que se acate el tratamiento.
	Brindar confianza y elogios cuando el niño o los padres llevan a cabo los procedimientos correctamente	Muestra que la enfermera reconoce los conocimientos que ha adquirido el niño o la familia y los motiva a aprender más. Entre más motivados estén, mejor será el acatamiento de los siguientes procedimientos.
	Proporcionar pautas para ser independientes	La independencia incrementa la autoestima. Al saber más, el niño podrá ser más independiente y su autoestima será mayor.

se al mínimo durante la etapa aguda, es importante que la enfermera se organice para perturbar al paciente lo menos posible, sin dejar de proporcionar el tratamiento necesario para su sobrevivencia y recuperación. Se requiere de cambios frecuentes de posición a fin de prevenir la neumonía e impedir que la piel se lacere. Sin embargo, la planeación cuidadosa y la consolidación de los procedimientos de enfermería reducen al mínimo la actividad en torno al paciente. Al mejorar la condición del lactante, la atención de enfermería deberá incluir ejercicios con poco arco de movimiento (que pueden realizarse fácilmente durante el baño) para evitar el desarrollo de contracturas dolorosas; en caso de hospitalización prolongada, también será necesario entablillar las extremidades para prevenir esta complicación.

Es necesario revisar con frecuencia los signos vitales del paciente. La fiebre se controla con antipiréticos, baño de esponja y el uso de una frazada de hipotermia. La enfermera observará al niño para detectar signos de aumento de la presión intracraneal y, en especial, cambios en el estado de alerta o temblor muscular. Las articulaciones también se vigilan para detectar signos de inflamación, dolor e inmovilidad. Se administra oxígeno en caso necesario.

La ingesta y gasto del paciente se observan y registran con exactitud. **La línea intravenosa debe recibir atención cuidadosa**. En caso de SIADH, se restringen los líquidos. Durante la etapa en que el pequeño no recibe nada por vía oral es esencial mantener una buena higiene bucal. A medida que mejora su estado, la dieta pasará de líquidos claros a

Cuadro 8-3. Microorganismos que causan meningitis bacteriana en varios grupos de edad

Edad	*Microorganismos*
Nacimiento a dos meses	Bacilos entéricos Estreptococos grupo B
2 meses a 12 años	*Haemophilus influenzae* b *Streptococcus pneumoniae* *Neisseria meningitidis* (meningococos)
Después de los 12 años	*Neisseria meningitidis* *Streptococcus pneumoniae*

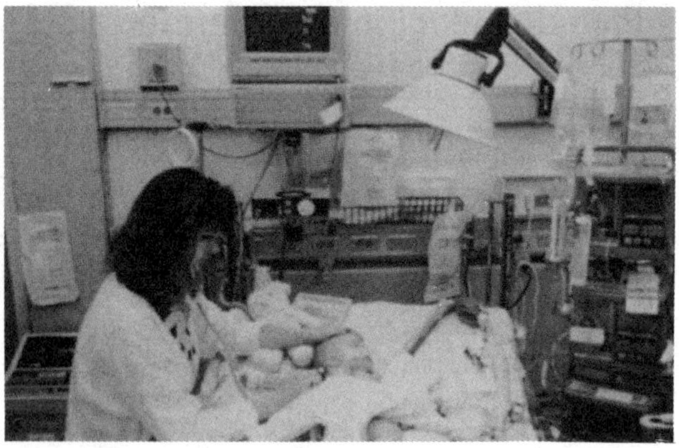

Fig. 8-7. La identificación y el tratamiento oportunos de la meningitis son cruciales para la recuperación del lactante. La mayoría de los niños puede recibir atención en la unidad de pediatría, pero si la enfermedad es grave, será necesario trasladar al paciente a la unidad de cuidados intensivos pediátricos. (Cortesía de Cook Children's Medical Center, Fort Worth, Texas.)

la alimentación habitual. En ocasiones se administra una fórmula especial para alimentación nasogástrica. La enfermera notifica de inmediato cualquier disminución de la producción de orina, lo cual podría ser signo de **retención urinaria**. Las evacuaciones intestinales se registran todos los días con el fin de detectar signos de estreñimiento e impedir la impacción fecal (acumulación de heces en el recto). Es necesario vigilar también los signos de defectos residuales originados por la enfermedad, como debilidad de las extremidades, dificultades en el habla, confusión mental, problemas de comportamiento y problemas auditivos.

El diagnóstico de meningitis es muy alarmante para los padres, al igual que la posibilidad de que el pequeño sea sometido a una punción lumbar. También preocupa la salud de los otros miembros de la familia. La enfermera debe dirigir su atención hacia los padres, indicarles un rincón tranquilo y la ubicación de los baños y los teléfonos; se les instará a permanecer en el hospital.

Sistema genitourinario

HIDROCELE

El hidrocele (*hydro*, agua + *cele*, tumor), que es la acumulación excesiva de líquido en el saco que rodea al testículo, da lugar a inflamación del escroto. No es raro observarlo en el neonato, y en muchos casos se corrige por sí mismo a medida que el niño crece.

En caso de hacerse crónico, en el niño mayor se corrige mediante cirugía. La atención de enfermería durante el posoperatorio es la de rutina. En general, el paciente sale del hospital el mismo día de la operación, si no es que ésta se lleva a cabo como paciente externo.

TESTÍCULOS NO DESCENDIDOS (CRIPTORQUIDIA)

Descripción

Los **testículos** son las glándulas sexuales masculinas. Estos dos cuerpos ovales empiezan a desarrollarse en la cavidad abdominal, por debajo de los riñones del embrión. Su función consiste en producir espermatozoides (células sexuales masculinas) y hormonas masculinas, particularmente testosterona. Hacia el final del periodo fetal, empiezan a descender a lo largo de un conducto hacia el escroto, pero, si por razones desconocidas, este descenso no se lleva a cabo de manera normal, los testículos permanecen en el abdomen o conducto inguinal. Esta alteración es común en cerca de 30% de los lactantes con peso bajo al nacer. El fenómeno de que los testículos no descienden hacia el escroto se conoce como **criptorquidia** (*kryptos*, oculto + *orchi*, testículo); la variante unilateral es más frecuente. Como en el interior del abdomen la temperatura es más cálida que en el escroto, las células espermáticas empiezan a deteriorarse. Por otra parte, si ambos testículos están afectados, el resultado es la esterilidad. Otras complicaciones son mayor exposición a lesiones, incremento de las posibilidades de formación tumoral y problemas emocionales, particularmente en el varón de edad escolar que puede ser ridiculizado por sus compañeros. Este trastorno suele acompañarse de una **hernia inguinal**. El desarrollo de los caracteres sexuales secundarios, como el cambio de voz y el crecimiento de vello facial, entre otros, no se ve afectado porque los testículos siguen secretando hormonas directamente en el torrente sanguíneo.

Tratamiento y atención de enfermería

En ocasiones, los testículos afectados descienden de manera espontánea durante los primeros seis meses de vida, de lo contrario, se recomienda tratar la afección entre los nueve y los 15 meses de edad mediante una intervención conocida como **orquipexia** (*orchio*, testículo; *pexy*, fijación). Si bien la intervención mejora la condición de los pacientes, la tasa de fertilidad podría reducirse, aunque sólo uno de los testículos no hubiera descendido. En caso de ausencia congénita de testículos, desde el punto de vista psicológico es importante poner una prótesis. Por otra parte, si bien los tumores testiculares son raros, en estos casos, la incidencia se incrementa en la edad adulta. Se indica a los padres cómo instruir al varón en crecimiento sobre la importancia de la autorrevisión de los testículos.

El enfoque psicológico de la enfermera respecto del paciente y su familia es importante por la vergüenza que se percibe en muchos casos de esta índole, pues suele preguntársele al menor por qué ha sido operado cuando no hay evidencias visibles de traumatismo. El problema se complica porque al crecer al niño se le indica que no hable de su defecto. Por otra parte, es posible que su concepto del problema y de lo que sucederá en la cirugía sea en realidad vago, de modo que es importante que la enfermera que atiende al pequeño sepa con precisión qué le han dicho y qué siente respecto de la operación para brindarle apoyo emocional. Es conveniente aclarar la terminología y garantizar al niño que su pene no será dañado durante el procedimiento quirúrgico.

Es probable que también los padres sientan una angustia que no pueden expresar; para muchos es difícil comunicarse con sus niños en casos como éste, además de que llegan a temer que su hijo podría hacerse homosexual o menos viril. La enfermera considerada y sensible que intenta anticipar éstas y otras sensaciones será sumamente valiosa para el paciente.

Piel

ECCEMA INFANTIL (DERMATITIS ATOPICA)

Descripción

El eccema infantil, o dermatitis atópica, es la inflamación de la piel genéticamente hipersensible. La fisiopatología se caracteriza por vasodilatación local de la áreas afectadas que avanza a **espongiosis** o al deterioro de las células dérmicas y la formación de vesículas intradérmicas. El rascado crónico produce exudación, la cual provoca **liquenificación** o engrosamiento de los pliegues cutáneos. Aunque es difícil precisar la causa exacta de este proceso inflamatorio, se cree que obedece principalmente a alergias. El eccema infantil es raro en niños amamantados y sólo surge cuando empiezan a recibir otros alimentos. Al parecer, hay una tendencia familiar definida, aunada a factores emocionales. El eccema es realmente un síntoma, más que una enfermedad, que indica que el lactante es hipersensible a ciertas sustancias llamadas **alergenos**, las cuales se introducen al cuerpo a través del conducto digestivo (alimentos), por inhalación (polvo, polen), contacto directo (lana, jabones, luz solar intensa) e inyección (picaduras de insectos, vacunas). En la mayor parte de los casos, la piel cicatriza hacia los cinco años de edad y el eccema no aparece de nuevo. Algunos niños desarrollan la tríada de dermatitis atópica, asma y fiebre del heno.

Signos y síntomas

Pese a que este tipo de eccema puede surgir a cualquier edad, es más frecuente en los primeros dos años de vida. Las lesiones forman vesículas que exudan y desarrollan una costra seca. Son más graves en la cara (fig. 8-8), pero pueden aparecer en todo el cuerpo, sobre todo en los pliegues cutáneos. El eccema es peor en invierno que en verano y tiene periodos de remisión temporal. Entre los alimentos a los cuales estos lactantes son sensibles se cuentan clara del huevo, cereal de trigo, leche de vaca y frutas cítricas.

El lactante se rasca porque el prurito es constante; se torna irritable y no puede dormir. Las lesiones se infectan fácilmente con agentes bacterianos o virales, como el herpes simple, agente viral de particular importancia. Los lactantes y niños afectados no deben tener contacto con adultos que tengan herpes labial. El eccema puede avivarse después de la vacunación. En ocasiones, los estudios de laboratorio muestran aumento de los niveles de IgE y eosinófilos.

Tratamiento

El objetivo del tratamiento es mejorar al paciente aliviando los síntomas. No hay consenso entre los dermatólogos respecto de los diferentes tipos de ungüentos y soluciones que consideran más eficaces; la mejor guía es la reacción del paciente. Con frecuencia, el médico pide a los padres que lo apliquen en una región pequeña de la piel a modo de prueba para determinar la sensibilidad al fármaco. Si al poco tiempo se observa enrojecimiento y prurito, se notifica al médico y se suspende el uso del medicamento. Es posible utilizar diferentes tipos de medicamentos en varias partes del cuerpo al mismo tiempo. Por ejemplo, las lesiones de la cara

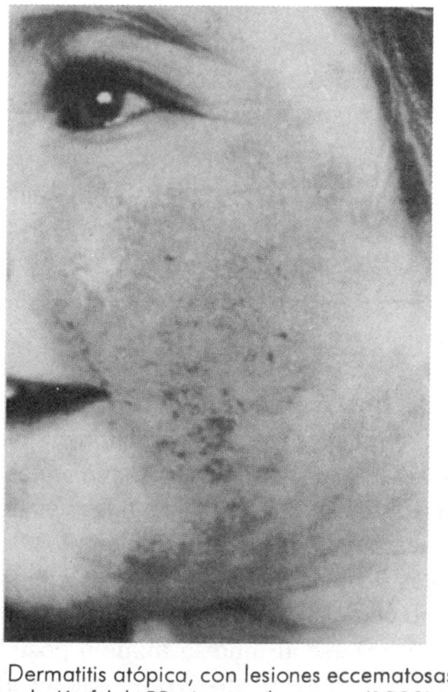

Fig. 8-8. Dermatitis atópica, con lesiones eccematosas en las mejillas. (Tomado de Krafchik BR: Atopic dermatitis (1983), *Pediatr Clin North Am*, 30[4]:673, 1983.)

Plan de atención de enfermería 8-2
El niño con eccema

Diagnóstico de enfermería: Integridad de la piel, deterioro, riesgo de, relacionado con rascarse y la consiguiente irritación de la piel

Metas/criterios de evolución	Intervenciones de enfermería	Razonamiento
El niño se encontrará libre de infecciones cutáneas, lo cual se manifestará por: • Piel intacta • Piel tibia, seca y rosada • Piel sin secreciones	Valorar la piel	Revela si hay grietas, secreciones o lesiones en la piel.
	Describir cualquier tipo de lesiones	Permite vigilar las lesiones para observar si han mejorado o empeorado.
	Proporcionar sujetadores para los codos	Impiden que el niño se rasque. Es importante que el sujetador sea adecuado y *nunca* deberá utilizarse en lugar de la supervisión.
	Sostener en brazos al pequeño y confortarlo si es necesario	El niño puede estar irritable e inquieto debido al estado de su piel. Tomarlo en brazos y consolarlo puede ayudar a que descanse.
	Mantener las uñas del niño cortas y cubrir las manos con calcetines o guantes	Disminuye la capacidad del niño para rascarse.
	Administrar baños medicados según prescripciones	Proporciona alivio a la piel.
	Aplicar vendajes y enseñar a los padres cómo aplicarlos adecuadamente	Ofrece alivio y permite la cicatrización de la piel.
	Administrar antibióticos según se ordene	Se usan para impedir o resolver una infección cutánea.
	Instruir a los padres acerca de la importancia del lavado correcto de manos	El lavado de manos disminuye la transferencia de organismos.

Diagnóstico de enfermería: Alteración nutricional: menor a las necesidades del organismo y relacionada con irritabilidad, sensibilidad a ciertos alimentos y aumento de las necesidades metabólicas

Metas/criterios de evolución	Intervenciones de enfermería	Razonamiento
El niño tendrá una dieta adecuada, lo cual se manifestará por: • Conservación del peso o aumento • Consumo de por lo menos 60% de la dieta adecuada para su edad	Valorar la dieta de acuerdo con la edad	Con el crecimiento cambian las necesidades nutricionales del niño.
	Determinar mediante la anamnesis si el niño es sensible a algún alimento en particular	La sensibilidad a los alimentos puede precipitar una respuesta más intensa a la alteración.
	Administrar una dieta hipoalergénica	Se ha observado que los alimentos hipoalergénicos son menos agresivos para muchas personas.
	Observar al niño para detectar sensibilidad a los alimentos	Potencialmente, el organismo puede ser sensible a cualquier alimento.
	Administrar vitaminas y minerales según se prescriban	Pueden administrarse a modo de complemento para ayudar al cuerpo a cicatrizar y crecer.
	Proporcionar una cantidad adecuada de líquidos	Los líquidos son importantes para el niño porque su cuerpo contiene un porcentaje más alto de líquidos que el adulto. La pérdida de líquido a través de la piel puede provocar fácilmente deshidratación.

(continúa)

pueden ser del tipo que requieran un ungüento, mientras que las de las extremidades quizá precisen inmersiones líquidas.

Algunas veces se prescriben baños emolientes por su efecto calmante sobre la piel. La avena o una mezcla de almidón de maíz y bicarbonato de sodio son ejemplos de las sustancias prescritas. El pelo del lactante se lava con un sustituto de jabón y no con champú. Algunos dermatólogos consideran que debe bañarse al niño lo mínimo posible. Siempre que sea factible, el tratamiento se proporciona en casa, debido al riesgo de infecciones en el hospital.

Los corticosteroides pueden administrarse sistémica o localmente, además de que se requieren antibióticos en caso de infección. Se prescriben también medicamentos que ayuden a aliviar el prurito. El niño que se siente incómodo y no puede dormir deberá recibir un sedante.

Atención de enfermería

La enfermera desempeña un papel vital en el tratamiento de los pacientes con problemas cutáneos, pues el régimen terapéutico que prescribe el médico carecerá de valor si no se

Plan de atención de enfermería 8-2 (*Continuación*)
El niño con eccema

Diagnóstico de enfermería: Falta de conocimientos de los padres sobre el trastorno

Metas/criterios de evolución	Intervenciones de enfermería	Razonamiento
Los padres comprenderán la naturaleza del trastorno, lo cual se evidenciará por: • Capacidad de expresar verbalmente la información que han recibido • Formulación de preguntas • Descripción de los cuidados de la piel	Valorar el conocimiento de los padres.	Permite a la enfermera instruir a los padres.
	Instruirlos acerca de la atención de la piel del niño:	Aspectos que disminuirán la irritación de la piel o ayudarán a que cicatrice.
	• Quitar las prendas de vestir que puedan irritar la piel (p. ej., lana)	La lana irrita la piel.
	• Proporcionar ropa holgada y de algodón	El algodón es absorbente, y si la ropa es holgada no constriñe la piel.
	• Usar un detergente suave para lavar la ropa	Disminuye la irritación que provoca el jabón en la ropa.
	• Enjuagar la ropa completamente	Garantiza que la mayor parte del jabón ha sido eliminado de la ropa.
	• Bañar al niño con agua templada	El agua templada disminuye la vasodilatación, reduce la estimulación de la piel y aminora el prurito.
	Exponer al lactante a la luz del sol, pero vigilarlo muy de cerca	Aunque la luz solar puede ser cicatrizante, por el estado de la piel es posible que el exceso de luz solar incremente la irritación.
	Ayudar a los padres a identificar los productos que contengan trigo, leche y huevo, difíciles de detectar	Se ha observado que estos alimentos provocan reacciones alérgicas en los niños.
	Advertir a los padres que habrá exacerbaciones y remisiones	El eccema puede recurrir. Si los padres lo saben, solicitarán tratamiento con anticipación, lo cual puede aminorar la intensidad del trastorno.

aplican los ungüentos y los preparados líquidos. Este proceso constituye para la enfermera una experiencia gratificante porque puede ver los resultados de su esfuerzo más clara y directamente que en otro tipo de atención.

En ocasiones es necesario aislar al lactante hospitalizado con eccema para protegerlo, y debe recibir la mayor atención posible, ya que se encuentra irritable y descontento. La frustración que provocan los sujetadores es más fácil de tolerar si la enfermera lo sienta con frecuencia en su regazo, lo abraza y desvía su atención de su malestar. Ello indica a los padres que la enfermera no rechaza al pequeño por su apariencia y aumenta su confianza en cuanto al tipo de atención que su hijo recibe.

Es posible que el niño tenga que ser inmovilizado para que no se rasque la región afectada. El tipo de inmovilización depende del tamaño y estado del lactante; en ocasiones se necesita una combinación de brazalete para codo, chaqueta abdominal y sujetadores de tobillos, si bien se recurre al menor grado de inmovilización posible. Las uñas deben mantenerse cortas. Algunas veces se cubren manos y pies con guantes y calcetines de algodón para impedir que el paciente se rasque. Los sujetadores se revisan con frecuencia para asegurarse de que no interfieran con la circulación y se retiran periódicamente, uno a la vez, para permitir que el lactante se mueva. También es necesario cambiarlo de posición a intervalos cortos, a fin de prevenir la aparición de neumonía.

En el tratamiento suele incluirse baños medicados. Se debe contar de antemano con toallas y prendas apropiadas. Se llena la bañera y se deja correr agua fría por las llaves antes de cerrarlas, para que se enfríen, por si el menor se sujeta de ellas. La temperatura del agua debe ser de 35°C. Se pone al lactante en la bañera durante 15 a 20 min, con juguetes flotantes para que se entretenga. **Mientras el niño se encuentra en la bañera, la enfermera permanecerá con él en todo momento**. Para secarlo, se le dan ligeros golpecitos, no se frota. El niño con eccema no debe arroparse, ya que el calor indebido lo incomoda aún más. Las prendas de vestir de una pieza no limitan ni irritan al menor. Deben evitarse las prendas de lana.

La aplicación de vendajes húmedos reduce la temperatura del cuerpo y en algunos casos permite eliminar las costras, de modo que se sumerge el vendaje de gasa en la solución prescrita (p. ej., de Burrow), se exprime suavemente para eliminar el exceso de medicamento y se aplica en el área afectada, que se cubrirá por completo. En general se ordena que el procedimiento se realice de manera continua; su eficacia consiste en que el vendaje esté siempre *mojado*; si se deja demasiado tiempo, se seca sobre la lesión y el prurito aumenta. Este tipo de vendaje **no** se cubre con toallas ni paños de hule para proteger la ropa de cama, pues el prurito se alivia por el enfriamiento que produce el fármaco, además de que cubrir el vendaje podría impedir la evaporación.

También pueden aplicarse compresas húmedas a la cara mediante una mascarilla, que consiste en una pieza cuadrada de gasa en que se recortan aberturas para ojos, nariz y boca y se mantiene en su sitio por medio de hilos atados a sus cuatro bordes. Para cambiar los vendajes húmedos es necesario retirarlos por completo, humedecerlos en la solución y aplicarlos de nuevo. Al hacerlo, la enfermera deberá observar, para su registro posterior, hora de aplicación, nombre de la solución, concentración, región en que se aplicó, duración de la aplicación, estado general del área afectada (cambios de aspecto o de zona de erupción) y comodidad y tolerancia del paciente durante el procedimiento y después de éste.

Para hidratar la piel pueden utilizarse ungüentos, cremas o lociones, los cuales se aplican a la piel húmeda después del baño. En caso de que éste parezca empeorar el estado de la piel, se prefiere el baño seco con un limpiador no jabonoso.

Es posible que el médico prescriba una dieta de eliminación. En un inicio, el niño recibirá una dieta básica únicamente de alimentos hipoalergénicos a la cual se agregará un nuevo alimento a la vez para determinar la reacción. Cuando el lactante es alérgico a la leche de vaca, ésta se sustituye por lecha de soya. Los complementos vitamínicos son necesarios, sobre todo si el niño no consume suficiente cantidad de las frutas y los vegetales prescritos. La enfermera registra el tipo y cantidad de alimento ingerido en cada comida y las reacciones alérgicas que se presenten. También planeará las horas de las comidas para que los tratamientos no interfieran. Los sujetadores de codos se retiran a los niños en edad de caminar que comen solos; la enfermera les ayuda y evita que se rasquen la piel irritada. Los lactantes se sostienen en brazos y se les brinda cariño durante la comida, ya que el ambiente emocional que disminuya la tensión es de suma importancia para su recuperación.

La enfermera intentará establecer una relación funcional adecuada con los padres, que necesitan ser animados, pues el curso del eccema es inestable y serán los encargados de gran parte de la atención en casa; los escuchará para asegurarse de que han comprendido las instrucciones del médico y aclarará los puntos que sea necesario.

IMPETIGO

Descripción

El impétigo es una enfermedad infecciosa de la piel causada por estafilococos o estreptococos hemolíticos beta del grupo A. La forma bulosa que se observa principalmente en lactantes suele ser estafilocócica, mientras que las formas no bulosas son más comunes en niños y adultos jóvenes, en quienes es posible el cultivo de ambos microorganismos. El lactante es susceptible de contraer esta infección porque su resistencia a las bacterias de la piel es baja. El impétigo tiende a diseminarse de una región cutánea a otra y es bastante contagioso.

Signos y síntomas

Las pápulas rojas, que constituyen los primeros síntomas de lesión bulosa, se transforman con el tiempo en pequeñas vesículas o pústulas circundadas por un área enrojecida. Cuando la ampolla se rompe, la superficie subyacente es gruesa y exudativa. Las lesiones pueden surgir en cualquier parte, pero son más frecuentes en cara, cuello y extremidades. En los niños de mayor edad suele formarse una costra, que si se rasca, provoca aún más infección.

Tratamiento y atención de enfermería

Las lesiones se limpian tres o cuatro veces al día con jabón y agua para eliminar las costras. A continuación se aplica un ungüento antibiótico tópico. En casos graves también se administran antibióticos parenterales. El pronóstico con tratamiento adecuado es bueno. La atención de enfermería consiste sobre todo en prevenir la enfermedad con medidas asépticas apropiadas. Una vez que se establece el diagnóstico, es importante evitar que se disemine a otros niños. Como complicación de las infecciones por estreptococo hemolítico beta puede ocurrir nefritis.

INFECCION POR *STAPHYLOCOCCUS AUREUS*

Descripción

El género bacteriano *Staphylococcus* comprende bacterias muy comunes que se encuentran en el polvo y la piel y que en condiciones normales no representan un problema para las defensas del cuerpo sano. Sin embargo, si el número de microorganismos aumenta en los lactantes cuyas resistencias generales son bajas, es posible que sobrevengan infecciones cutáneas, se forme un absceso y en algunos casos la infección puede penetrar al torrente sanguíneo, condición que se conoce como **septicemia**, y que da por resultado neumonía, osteomielitis o meningitis.

Tratamiento y atención de enfermería

Se administran antibióticos eficaces contra una cepa determinada y algunas veces se aplican ungüentos de manera local. Para el tratamiento de las infecciones estafilocócicas se administran penicilinas semisintéticas resistentes a las penicilinasas (como la meticilina). Algunas de las cadenas de estafilococos que invaden el organismo han desarrollado resistencias a estos medicamentos y pueden clasificarse como infecciones por *Staphylococcus aureus* resistentes a la meticilina, en cuyo caso, la vancomicina será el fármaco de elección.

En ocasiones es difícil controlar la diseminación de esta infección, porque los especialistas en atención de la salud pueden actuar como portadores; en ellos, la nariz es el depósito principal en que se aloja el microorganismo.

Para prevenir las infecciones estafilocócicas es necesario aplicar normas estrictas en todas las instalaciones. El número y la calidad del personal, así como su estado de salud, también son factores importantes. Es **esencial** lavarse las manos antes y después de tener contacto con cada paciente, así como antes y después de manejar el equipo. Para estos pacientes, la vigilancia médica continua es importante.

Temas especiales

SINDROME DE MUERTE SUBITA DEL LACTANTE

El **síndrome de muerte súbita del lactante** (*sudden infant death syndrome*, SIDS), conocido también como **muerte de cuna**, se define clínicamente como la muerte repentina e inesperada de un lactante en apariencia sano, en quien no es posible identificar la causa del deceso en la autopsia de rutina. Si bien no hay datos precisos, se estima que este síndrome causa la muerte a cerca de 3 000 lactantes por año en Estados Unidos; en los países industrializados es una de las principales causas de muerte en la primera infancia, siendo la incidencia máxima entre los dos y cuatro meses de edad. Es más común en los lactantes varones de bajo peso al nacer, en familias que viven en condiciones de hacinamiento y durante los meses de invierno. La autopsia puede revelar una ligera infección respiratoria u otitis media, petequias en la pleura y edema pulmonar. Dos aspectos clínicos de la enfermedad son constantes: 1) la muerte ocurre mientras el pequeño duerme y 2) no llora ni emite sonido alguno que indique sufrimiento. En algunos casos el niño es encontrado en una esquina de la cuna con espuma teñida de sangre en la nariz.

Las teorías en torno a la causa de la muerte de cuna son numerosas. Pese a que aparentemente es mayor la incidencia entre hermanos, aún no se determina un patrón genético, pero el riesgo de SIDS se incrementa en gemelos.

Si bien se han refutado muchas teorías sobre la causa del síndrome, como asfixia, alergia por aspiración y deficiencia hormonal, se desconoce la etiología precisa. Algunos investigadores han propuesto que la muerte de cuna es resultado de la interrupción de alguna función básica del sistema nervioso autónomo o central que da lugar a apnea. Se ha observado que los cuerpos carotídeos del cuello relacionados con el control de la respiración son anormales en las víctimas. Hoy en día se afirma que este síndrome obedece a más de una causa.

La tendencia actual consiste en reducir los factores de riesgo que contribuyen a SIDS. Se recomienda que para dormir, se acueste al niño de espaldas, pues la posición prona o de costado se consideran riesgosas. La tasa anual de SIDS se ha reducido de 1.33 muertes por cada 1 000 nacimientos vivos en 1989-1991 a .74 en 1996 (Behrman, 1999). Un factor de reciente inclusión es la exposición prenatal y posnatal al tabaco; es posible que si no hay exposición prenatal, el riesgo se reduzca un 30% (Behrman, 1999).

Los lactantes con **apnea infantil** (también conocidos como casi al borde del síndrome) y los hermanos subsecuentes de bebés afectados se vigilan en casa hasta que pasa la edad de riesgo, para lo cual se alquilan los monitores necesarios. Se ofrece a los padres instrucción y apoyo continuo durante este periodo. También se les enseñan técnicas de reanimación cardiopulmonar antes de que empiecen a vigilar a su hijo.

Al tratar con los padres que se conduelen de la muerte del lactante, la enfermera debe comunicarles información importante. Primero, que el lactante falleció por una entidad patológica que recibe el nombre de *síndrome de muerte súbita del lactante*, que hoy en día esta enfermedad no puede pronosticarse ni prevenirse y, que ellos **no** son responsables de la muerte del menor. Los padres afectados necesitarán tiempo para despedirse de su pequeño. Se les alentará a abrazarlo y mecerlo, a derramar lágrimas y a participar en los preparativos para el entierro. Este proceso, que antes no era habitual, favorece la resolución del duelo (véase también cap. 18). Una madre a la que se negó esta experiencia afirmaba que *cinco años después*, mientras se encontraba en una florería, advirtió la presencia de una corona floral en forma de corazón diseñada para un bebé y que inesperadamente irrumpió en lágrimas.

Los padres experimentan enorme culpa y son arrojados a un proceso de duelo totalmente inesperado que requiere numerosas explicaciones a familiares y amigos. Con frecuencia, uno de los padres es culpado innecesariamente por el otro o por los familiares; la niñera de la familia y los médicos también pueden ser blanco de los ataques. El personal de urgencias debe ser especialmente sensible y capaz de brindar apoyo durante este tipo de crisis. Se han suscitado casos de muerte de cuna en que se culpó a los padres de abuso del menor e incluso fueron encarcelados por falta de conocimientos del público acerca de la enfermedad.

El SIDS puede ocurrir en el hospital y muchas enfermeras y médicos tienen experiencia personal del sufrimiento que causa la pérdida de un lactante a raíz de este síndrome. Se recomienda una terapia de grupo con otros padres de víctimas del síndrome. En Estados Unidos hay dos organizaciones que ofrecen apoyo, Compassionate Friends, Inc. y la National Suddent Infant Death Syndrome Foundation.

FALTA DE CRECIMIENTO

La falta de crecimiento es un término que se utiliza en los lactantes que, sin causa evidente superficial, no aumentan de peso y, de hecho, bajan. Aunque esta alteración puede ser resultado de anormalidades orgánicas, en este texto se abordarán sólo las causas ambientales. Los niños con falta de crecimiento por lo general ingresan al hospital con síntomas como pérdida de peso o imposibilidad para subir de peso, irritabilidad y trastornos relacionados con la ingesta de alimentos, como anorexia, pica o consumo anormal de alimentos, estado que algunas veces se acompaña de vómitos, diarrea y espasticidad neuromuscular general. El paciente se encuentra por debajo del 5° porcentil de crecimiento. Su desarrollo, con base en la prueba de desarrollo de Denver y otros instrumentos, muestra retraso. Los menores afectados parecen apáticos; la flaccidez de algunos semeja la de una muñeca de trapo (hipotonía) y con frecuencia parecen cautelosos frente a quienes cuidan de ellos. Otros presentan rigidez y no responden a los mimos. La personalidad del lactante puede ser del tipo que no favorece la creación de vínculos con la madre.

Aunque la causa no suele ser clara, al parecer hay alguna alteración en las relaciones entre madre e hijo o entre el lactante y quien cuida de él. La situación es compleja y a menudo se relaciona con matrimonios disfuncionales, presiones económicas, inmadurez de los padres y poca tolerancia a la tensión emocional, así como con padres solteros. Son comunes los casos de abuso en el consumo de alcohol y sustancias. Muchas madres se sienten faltas de cariño y pueden tener necesidades incompatibles. El menor sufre por la incapacidad de crear un sentido de confianza en quienes lo cuidan. La falta de amor y atención afectan la capacidad de afrontamiento. No son raros el abandono y el abuso físico.

Para prevenir la falta de crecimiento por causas ambientales se recurre sobre todo a medidas sociales, como cursos sobre paternidad y maternidad, planeación familiar e identificación y apoyo oportuno para las familias que se encuentren en riesgo. El tratamiento consiste en un enfoque multidisciplinario en función de las circunstancias, en el cual participan conjuntamente médicos, enfermeras, trabajadores sociales, centros familiares y orientadores. Si no se logra ningún avance, quizá sea necesario alojar temporal o permanentemente al niño en un hogar sustituto.

El tratamiento del menor con falta de crecimiento requiere madurez por parte de la enfermera; más que rechazar a la madre, es vital apoyarla. El vínculo maternal se facilita escuchándola y ayudándola a ponerse en contacto con sus sentimientos y frustraciones y a explorar sus opciones. Se le estimula a participar en la atención diaria de su hijo, poniendo énfasis en que su bebé es único y en cómo responde a su madre. Se indicarán los patrones de desarrollo, además de las pautas previas al respecto. No se debe sermonear, sino intentar comprender la situación y las necesidades de la madre. La enfermera debe tomar la iniciativa, ya que a menudo "la falta de interés de la madre durante las horas de visita" se deriva de sus propias inseguridades y la sensación de rechazo por parte del equipo del hospital, que en su opinión parecen criticarla. Es importante dar a los padres un número telefónico que funcione durante las 24 h y alentarlos a llamar cuando se acumule la tensión emocional. También hay centros de ayuda familiar con este fin.

Las comidas del niño no deben ser apresuradas y sí placenteras. Se ofrecerán refrigerios frecuentes y ligeros; el ambiente debe ser tranquilo para que no se distraiga. Es necesario registrar ingesta y gasto y pesar al niño todos los días.

Debe asignarse al pequeño una cuidadora capacitada a fin de que desarrolle confianza en ella y sirva de modelo de comportamiento materno y paterno, además de que se halagará a los padres por conductas positivas.

La interacción entre padres e hijo debe observarse y documentarse. La enfermera debe ser cuidadosa en cuanto a anotar sólo observaciones objetivas, como las conductas de los padres y las declaraciones de éstos, y no sus sentimientos o instintos acerca de la relación entre padres e hijo.

Cuando el niño es hospitalizado, las medidas de enfermería son similares a las correspondientes al abuso y abandono de menor (que se describen más adelante). La hospitalización a menudo da lugar a una mejoría radical en cuanto a aumento de peso y respuesta social. La enfermera debe sentirse libre de expresar sus sentimientos ambivalentes hacia los padres durante las reuniones del equipo; es natural que se sienta enojada, pero manifestar ira ante los padres es dañino y limitará su colaboración. Si una enfermera tiene dificultades específicas, es necesario pensar en asignarle otras tareas, ya que el lenguaje corporal puede perjudicar el progreso de los padres.

El pronóstico de esta condición es incierto. El abuso emocional, en particular durante los primeros años, puede causar un trauma psicológico. Se ha informado de casos de inteligencia, lenguaje y comportamiento social insuficientes en niños con falta de crecimiento.

ABUSO Y ABANDONO DEL MENOR

Dado el alcance del problema, ninguna definición parece ser enteramente satisfactoria, pero no faltan esfuerzos por reducir la ambigüedad. En su memorable trabajo publicado en 1962 en la Journal of the American Medical Association, C. Kempe acuñó el término *síndrome del niño maltratado*, el cual hace referencia a "un estado clínico de niños pequeños que han sido objeto de abuso físico serio, en general de uno de los progenitores o un padre adoptivo". Las repercusiones de la investigación de Kempe fueron considerables y atrajo la atención de los médicos a fracturas inexplicables e indicios de maltrato físico (fig. 8-9). En la actualidad, casi todos los especialistas consideran esta definición hasta cierto punto limitada y la han ampliado para incluir abandono y maltrato. La opinión en torno a lo que constituye el abuso infantil varía de un estado a otro, así como respecto de los criterios de varias organizaciones preocupadas por el problema. Las enfermeras deben estar familiarizadas con la legislación estatal y las políticas de la institución en la cual ejercen su profesión.

En Estados Unidos ocurren alrededor de tres millones de casos de abuso de menores cada año. Sin embargo, se desconoce la cifra exacta, ya que muchos no se denuncian. No obstante, ha habido un incremento tanto del número de casos como del número de denuncias (Jurgrau, 1990).

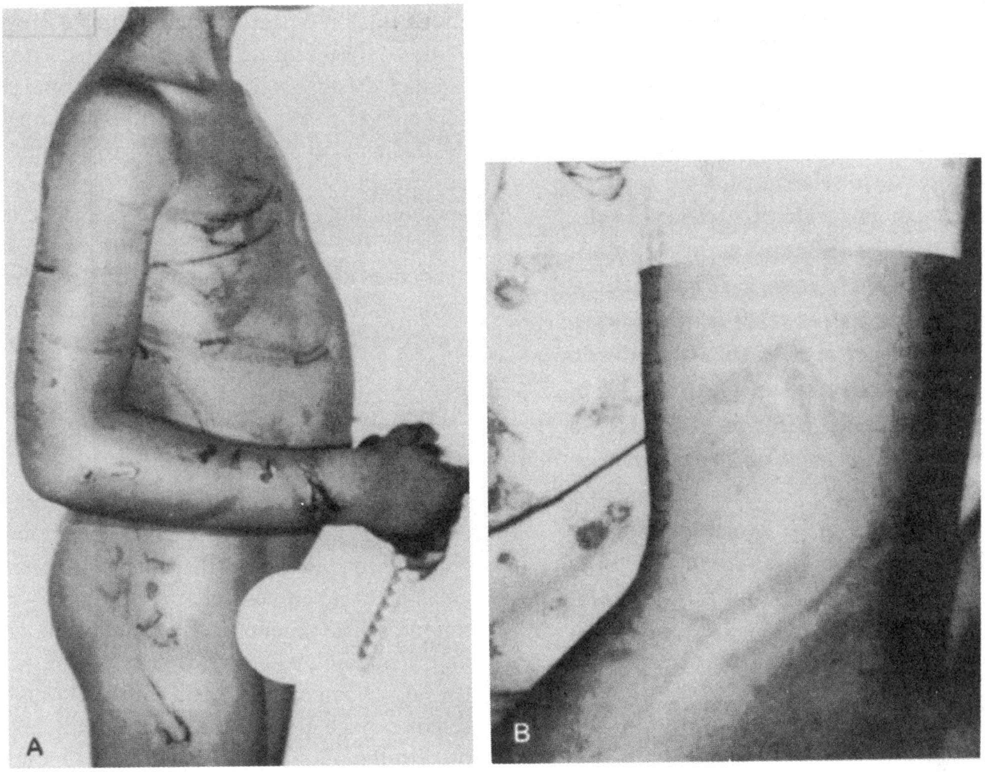

Fig. 8-9. A, Marcas de azotes características de cordón eléctrico. Las laceraciones profundas en forma de asa, si el cordón estaba enroscado, producen lesiones profundas en los tejidos y pueden formar queloides durante la cicatrización. B, Marca producida por la hebilla de un cinturón. Los artículos de forma geométrica, de fabricación manual, dejan huellas características al impactar la piel. El personal del hospital debe familiarizarse con los instrumentos comúnmente utilizados en maltrato de menores. (Tomado de Johnson C: Inflicted injury versus accidental injury, *Pediatr Clin North Am*, 37(4):801, 1990.)

En general, las víctimas tienen de tres meses a tres años, y cuanto menor sea el niño, mayor el riesgo de muerte. Los lactantes pretérmino corren un riesgo mayor de sufrir abuso, aunque también el maltrato y abandono de adolescentes es frecuente.

Las tendencias actuales reconocen que el temperamento del niño, así como el de los padres, pueden influir en la situación. Los menores que en cierta forma son diferentes, corren un riesgo particular, por ejemplo, los lactantes pretérmino, los niños enfermos, retrasados o discapacitados, o sencillamente los que son "poco atractivos". Los pequeños no deseados o ilegítimos, y los hijastros, son especialmente vulnerables. Sucede que uno de los niños de la familia sea escogido como blanco del abuso; también la posición en la familia (el niño mayor o menor) puede influir.

Hay muchos mitos respecto de las familias que maltratan a los niños. Las investigaciones indican que sólo un porcentaje reducido de abusadores de menores sufre psicosis. No es un fenómeno característico de la pobreza porque trasciende las barreras económicas y sociales y puede encontrarse en cualquier comunidad. Se ha advertido que los integrantes de familias de ingresos medios y superiores son renuentes a denunciar episodios de abuso, o cuando en el incidente participan amigos o familiares. Muchos niños sufren por las expectativas irreales de sus cuidadores y por la falta de conocimientos de éstos en cuanto al proceso de desarrollo infantil. Los estudios indican que es más probable que los abusadores sean del sexo femenino.

Leyes federales y organizaciones

En 1963, el Children's Bureau de Estados Unidos elaboró un proyecto de ley obligatoria modelo estatal para denuncia de los casos, la cual ha sido adoptada con variantes en los 50 estados de dicho país. Esta ley permite elaborar estadísticas y se basa en la necesidad de brindar ayuda terapéutica al niño y a su familia. Las personas que denuncian casos sospechosos reciben inmunidad por contingencia. La mayor parte de los estados impone sanciones si no se denuncia el abuso infantil. Aunque en un principio sólo los médicos tenían la responsabilidad de denunciar los casos sospechosos, hoy, en muchos estados, también es obligación de los profesionales que están en contacto con niños, como enfermeras, trabajadoras sociales, profesores y ministros religiosos. En otras leyes estatales se especifica que cualquiera puede denunciar este tipo de delitos. Las notificaciones por lo general se dirigen al Child Protective Service, que asigna un investigador al caso.

Información de enfermería

Denuncia: En Estados Unidos, un ciudadano puede denunciar sospechas de abuso o abandono de menores al Child Protective Service, cuyo número de teléfono se encuentra en la sección amarilla del directorio telefónico, bajo el rubro de organizaciones de servicios sociales. La denuncia puede hacerse en forma anónima, o no. Después de obtener los detalles, dicha organización informará a los padres sobre la notificación y la necesidad de revisar al niño. Aun cuando la visita debe realizarse en un plazo de 72 h, en la mayor parte de los casos se hace a las 48 h o antes, si la situación es de peligro de muerte. A todas las personas que informen de sospechas de abuso o abandono se les otorga inmunidad de proceso penal y responsabilidad civil si la denuncia se efectúa de buena fe. Muchos profesionales, como médicos, enfermeras, trabajadoras sociales y similares, tienen la obligación de denunciar el abuso de menores.

Identificación y tipos

En el cuadro 8-4 se enumeran los tipos de abuso de menores y los medios de identificación. Antes se administraba gran parte del tratamiento después del abuso, pero en la literatura actual se subraya la necesidad de prevenirlo y de la intervención oportuna.

El abuso de menores puede ser físico, sexual o emocional, además de implicar abandono. Con frecuencia, es difícil determinar si una lesión o situación refleja abuso. Jurgrau (1990) sugiere que las lesiones pueden ser accidentales, si bien es raro que lo sean más de una vez. La enfermera debe sospechar de abuso cuando la lesión es grave y no hay evidencias de un evento traumático, cuando se advierte un patrón de "accidentes" o la lesión no es compatible con la explicación proporcionada.

El abuso de menores no se limita al maltrato de los padres; puede ser infligido por niñeras, novios, familiares o conocidos casuales. El abuso en el consumo de sustancias o alcohol aumenta el riesgo de abuso del menor, que se observa en todos los niveles socioeconómicos y muchas veces es precipitado por una situación de tensión emocional en el interior de la familia (desempleo, problemas maritales, enfermedades crónicas, pobreza).

Atención de enfermería

La prevención del abuso de menores reviste suma importancia. Un método utilizado en la actualidad es la identificación de los lactantes de alto riesgo y a sus padres en los periodos prenatal y perinatal. En algunas clínicas se usan cuestionarios pronósticos a modo de herramientas de valoración. Muchos hospitales también vigilan de cerca a las madres y los recién nacidos. En fechas recientes se ha examinado el proceso de **vinculación materno infantil** y su importancia en la relación posterior entre padres e hijos.

Las enfermeras de las clínicas obstétricas tienen la oportunidad de observar de manera informal a los padres y su capacidad de salir adelante. Es posible que los antecedentes del paciente, el deseo del embarazo, el número de niños que ya forman parte de la familia, la estabilidad económica y personal de la familia, los tipos de sistemas de apoyo con que cuenten y otros factores influyan en la manera en que los padres aceptan a su nuevo hijo. Las observaciones pertinentes incluyen describir la interacción entre la madre y el recién nacido. Es importante la comunicación verbal y no verbal, así como el nivel de contacto corporal y visual. La falta de interés, la indiferencia o los comentarios negativos acerca del sexo, el aspecto o el temperamento del lactante pueden ser reveladores.

En otros ámbitos se requiere un enfoque de equipo, que comprende una amplia variedad de servicios, como planeación familiar, servicios de protección, guarderías infantiles, amas de casa, cursos sobre maternidad y paternidad, líneas telefónicas de urgencia con servicio 24 h, grupos de autoayuda, orientación psicológica para la familia, albergues infantiles de urgencia, abogados para los niños y un esfuerzo intensivo para reducir la incidencia de los nacimientos pretérmino. Otras áreas relacionadas incluyen ayuda económica, servicios de empleo, transporte, apoyo y motivación emocional y vigilancia a largo plazo. Sin embargo, se requieren más investigaciones y servicios de información, así como evaluación y disminución de la violencia que por lo general existe en nuestra sociedad.

Cada enfermera puede ayudar a detectar el abuso de menores mostrándose muy suspicaz en su ámbito laboral. Los registros deben ser verdaderos y objetivos. Las enfermeras pediátricas tienen que revisar siempre los expedientes previos de sus pacientes, que quizá revelen hospitalizaciones frecuentes, radiografías de fracturas múltiples, problemas persistentes de alimentación, antecedentes de falta de crecimiento y ausentismo escolar constante. Algunas veces es elocuente la demora o negligencia para solicitar atención médica para el niño, o para vacunarlo y brindarle la atención que corresponde al niño sano. Es necesario notificar al médico acerca de los menores que parecen alterarse exageradamente al ser dados de alta.

Información de enfermería

Las equimosis se resuelven en varias etapas, según su color: cero a dos días, inflamadas y dolorosas; cero a cinco días, rojas; cinco a siete días, verdes; siete a 10 días, amarillas; 10 a 14 días, pardas; 14 a 28 días, claras. La enfermera debe preguntarse si la equimosis es compatible con la explicación que proporciona la persona que tiene a su cuidado al menor.

Cuadro 8-4. Cómo reconocer el maltrato y el abandono en los niños

Tipo	*Aspecto del niño*	*Comportamiento del niño*	*Comportamiento del padre o de quien atiende*
Maltrato físico (lesiones infligidas por quien atiende al menor por alguna razón)	Contusiones, verdugones, quemaduras, marcas de mordeduras, lesiones intraabdominales o fracturas Los antecedentes de la lesión no la explican o no coinciden Antecedentes de lesiones sospechosas	Negativo, desde la perspectiva de quien lo atiende Posibles antecedentes de hospitalización prolongada del recién nacido Demora en el desarrollo Muestra comportamiento "desencadenante" como llanto, incontinencia	Posiblemente maltratado en la infancia Aplica disciplina estricta Consumo inadecuado de alcohol u otras sustancias Mal preparado para la crianza Expectativas poco realistas respecto del niño Autoestima baja; carencia de recursos
Síndrome del lactante sacudido	Irritable, vómito, fontanela protuberante, convulsiones, hemorragias de la retina	Letárgico; come mal	Igual que en el caso del maltrato físico
Negligencia (física, emocional)	Falta de crecimiento; demora en el desarrollo Sucio, cansado y letárgico Va a la escuela sin desayunar; con frecuencia no lleva refrigerio ni dinero para adquirirlo Necesidades básicas no satisfechas Con frecuencia se le deja solo durante periodos prolongados Sin atención médica	Ausentismo escolar frecuente Muestra comportamiento negativo o inaceptable Posible consumo de alcohol o drogas Participa en actos de vandalismo, tiene una conducta sexual inadecuada, o ambas cosas	Consumo inadecuado de alcohol u otras sustancias Posible desorganización y alteraciones en el hogar Incumplimiento de los tratamientos médicos No solicita atención médica Posibles antecedentes de negligencia en su propia infancia Aislado, con pocos recursos
Maltrato emocional (con frecuencia verbal)	Los signos son menos obvios que en otras formas de maltrato	De pasivo y retraído a agresivo y desinhibido Comportamiento regresivo o excesivamente adulto	No expresa su amor y afecto por el niño verbalmente ni con su forma de actuar Está decidido a destruir al niño; autoimagen paterna deficiente Incapaz de tolerar las presiones derivadas de la paternidad
Abuso sexual	Experimenta dolor o irritación en el área genital Dolor al orinar, contusiones Alguna enfermedad de transmisión sexual Embarazo	Depende de la edad del niño Comportamiento demasiado maduro o regresivo Trastornos del sueño, o de la alimentación, o ambos Desempeño escolar deficiente Huye de casa	Perpetrador; puede haber sido sujeto de abuso sexual en la infancia Normalmente el niño lo conoce Posible consumo de fármacos y alcohol Amenaza al niño si lo denuncia
Síndrome de Munchausen por poder	Antecedentes de enfermedades inexplicables; experiencias de casi muerte	Síntomas no documentados advertidos sólo por quien lo atiende	En general es la madre quien lo causa Persona serena con conocimientos de medicina Proporciona información falsa respecto de la enfermedad del niño

La enfermera debe aproximarse al niño que ha sido víctima de abuso con delicadeza, y explicarle cuidadosamente y con anticipación los preparativos para el tratamiento. Se mantendrá el número de cuidadores al mínimo. Es posible que al jugar, el pequeño exprese cierto grado de hostilidad y temor. No es raro que estos pacientes se muestren indiferentes, abiertamente hostiles o demuestren afecto de manera indistinta. Las preguntas directas deben reducirse al mínimo; se elogiará cuando sea pertinente. La enfermera debe estimular las actividades que fomenten el desarrollo físico y sensorial. No se le hablará al niño acerca de sus padres de manera negativa.

Para establecer límites por conductas no permitidas se consultará a otros profesionales.

La enfermera debe reconocer que en los casos de abuso de menores siempre hay dos víctimas, el niño y quien perpetró el abuso. Debido a sus problemas personales, este último suele llevar una vida aislada. Algunos quizá fueron también niños golpeados o abandonados. Muchos tienen expectativas irreales respecto de la inteligencia y capacidad del menor. Pueden invertirse los papeles y ser el niño quien brinda consuelo al adulto. Aunque apartar al pequeño de su hogar es una de las alternativas, muchas autoridades consideran que podría ser perjudicial a largo plazo. Mantener una actitud abierta ante los padres en este tipo de crisis es difícil, pero esencial, si la enfermera desea formar parte de la solución y no del problema. Cuando es necesario buscar un hogar sustituto, los padres experimentan sentimientos de pesar, pérdida y remordimiento; el niño también experimentará duelo por la pérdida de su familia, aun cuando se haya abusado de él. La enfermera debe percatarse de las necesidades del menor y facilitar la expresión de sus sentimientos de pérdida. La enfermera que reconoce el potencial de violencia que reside en todas las personas está mucho mejor capacitada para tratar este complejo problema.

Conceptos clave

- Las diferencias anatómicas del sistema respiratorio predisponen a lactantes y niños a la dificultad respiratoria.
- Para evitar la insuficiencia respiratoria, es necesario detectar oportunamente la dificultad respiratoria.
- En caso de anemia ferropriva, debe reducirse la ingestión de leche de vaca y fomentarse el consumo de alimentos enriquecidos con hierro.
- En caso de que el menor sea atendido en casa, los padres deben conocer los factores que precipitan la crisis de células falciformes (infección, deshidratación, estrés o exposición al frío).
- El riesgo de deshidratación es mayor en lactantes y niños que en adultos.
- La vigilancia de la hidratación incluye ingesta y producción, signos vitales y nivel de conciencia.
- La terapia pulmonar agresiva, que incluye antibióticos y aerosol intermitente, ha incrementado las expectativas de vida de los niños afectados por fibrosis quística.
- La instrucción de las familias respecto de las medidas de prevención de la meningitis bacteriana debe incluir la vacuna contra *H. influenzae* (Hib).
- La atención de enfermería del niño con dermatitis atópica incluye humedecer con frecuencia la piel.
- Al entrevistar a los padres de un lactante fallecido supuestamente a causa del SIDS, hay que evitar sentimientos de culpa.
- La incompatibilidad entre los antecedentes y la lesión es probablemente el principal indicador de maltrato infantil.
- Los profesionales que tratan con niños están obligados a informar de sus sospechas de abuso infantil.

Bibliografía

Adderson E: Preventing otitis media: medical approaches, *Pediatr Ann* 27(2):101-107, 1998.

American Academy of Pediatrics, Committee on Infectious Diseases: Prevention of respiratory syncytial virus infections, *Pediatrics* 102(5):1211-1217, 1998.

Behrman R, Kliegman V, Arvin A: *Nelson's textbook of pediatrics,* ed 16, Philadelphia, 1999, WB Saunders.

Jurgrau A: How to spot child abuse, *RN* 53(10):26-32, 1990.

Kemp C: The battered-child syndrome, *JAMA* 181:17-24, 1962.

Styles L, Vichinsky E: New therapies and approaches to transfusion in sickle cell disease in children, *Curr Opin Pediatr* 9:41-45, 1997.

Lecturas sugeridas

Bowden V, Dickey S, Greenberg C: *Children and their families: the continuum of care,* Philadelphia, 1998, WB Saunders.

Hudson V, Guill M: New developments in cystic fibrosis, *Pediatr Ann* 27(8):515-520, 1998.

McKie V: Sickle cell anemia: practical issues for the pediatrician, *Pediatr Ann* 27(8):521-524, 1998.

Nester C: Prevention of child abuse and neglect in the primary care setting, *Nurse Pract* 23(9):61-73, 1998.

Rubin B: Emerging therapies for cystic fibrosis lung disease, *Chest* 115:1120-1126, 1999.

Widner-Kolberg M: Child abuse, *Crit Care Nurs Clin North Am* 9(2):175-182, 1997.

Wong D, et al: *Whaley and Wong's nursing care of infants and children,* ed 6, St Louis, 1999, Mosby.

Capítulo 9

El niño en edad de caminar

Características generales

- Tareas del desarrollo
- Crecimiento físico

Normas y disciplina

Comunicación

- Desarrollo del lenguaje
- Comunicación con el niño en edad de caminar

Cuidados cotidianos

Salud dental

Orientación sobre nutrición

Control de esfínteres

Juegos

Guarderías

Prevención de accidentes

- Educación de los padres
- Prevención de lesiones
- Marco epidemiológico

Objetivos

Al concluir el presente capítulo, la estudiante será capaz de:

- Definir el vocabulario señalado.
- Describir el desarrollo físico y psicosocial de los niños de uno a tres años; enumerar eventos relacionados con una edad específica y brindar asesoría cuando sea necesario.
- Analizar cómo el adulto puede ayudar al niño a combatir sus temores.
- Identificar cinco estrategias que ayudan a satisfacer las necesidades de alimentación de los niños en edad de caminar.
- Establecer los principios de control de esfínteres que orientarán a los padres a este respecto.
- Analizar lo que se preguntará al seleccionar una guardería infantil.
- Identificar cuatro riesgos potenciales característicos de los niños de esta edad, así como las normas de prevención correspondientes para evitarlos.

Terminología

Anorexia fisiológica
Autonomía
Cariogénico
Defecar
Denver II
Egocéntrico
Fagocitosis
Juegos paralelos
Marco epidemiológico
Negativismo
Rabietas
Ritualismo

Cuadro 9-1. Resumen del crecimiento y el desarrollo del niño que empieza a caminar

Edad	Físico	Motor grueso
15 meses	Aumento constante de peso y talla Circunferencia cefálica 48 cm Peso 11 kg Talla 78.7 cm	Camina sin ayuda No puede lanzar una pelota sin caerse
18 meses	Anorexia fisiológica porque se reducen las necesidades de crecimiento Se cierra la fontanela anterior Capacidad fisiológica para controlar esfínteres	Torpe al correr, cae con frecuencia Sube escaleras sostenido de una mano Lanza una pelota hacia arriba sin caerse Jala y empuja juguetes
24 meses	Circunferencia cefálica de 49.5 a 50 cm La circunferencia torácica rebasa la cefálica Aumento de peso habitual de 1.8 a 2.7 kg Aumento de talla habitual de 10 a 12.5 cm La talla del adulto es más o menos el doble de la talla a los dos años Quizá esté listo para iniciar el control de vejiga e intestino Dentición primaria de 16 dientes	Sube y baja escaleras solo poniendo los dos pies en cada escalón Corre bastante bien, con pasos largos Recoge objetos sin caerse Patea una pelota hacia delante sin perder el equilibrio
30 meses	Se cuadruplica el peso al nacer Primera dentición completa (20 dientes) Posible control diurno de vejiga e intestino	Brinca con los dos pies Salta de una silla o escalón Se sostiene sobre un pie por unos momentos Da algunos pasos de puntillas

Modificado de Wong DL, Hockenberry-Eaton M, Winkelstein M, Wilson D, Ahmann E, DeVito-Thomas PA: *Whaley and Wong's nursing care of infants and children,* ed 6, St Louis, 1999, Mosby.

CARACTERISTICAS GENERALES

Los niños de entre uno y tres años ya están en edad de caminar; tienen la capacidad de desplazarse por sí mismos y ya no dependen totalmente de otras personas. Hacia el primer año de vida por lo general se ha triplicado el peso que tuvieron al nacer, además de que controlan los movimientos de cabeza, manos y pies. El crecimiento y el desarrollo notablemente rápidos de la lactancia empiezan a ser más lentos. Esta etapa plantea desafíos diferentes para los niños y sus padres. En este capítulo se describe cómo son los niños de esta edad como personas y algunos de los obstáculos a que se enfrentan (cuadro 9-1).

Los niños en edad de caminar son exploradores curiosos a los que todo interesa. Con el transcurso de los meses adquieren mayor control de su cuerpo; pronto caminan, corren, brincan, escalan, y disfrutan repitiendo estas nuevas habilidades, de manera que cada vez son menos torpes y desmañados. Su curiosidad por tocar, probar, oler y embadurnar puede ocasionarles dificultades (fig. 9-1) y pronto descubren que gran parte de su comportamiento alarma a sus padres, quienes ya no lo aceptan de buen grado y sin cuestionamientos, como cuando eran lactantes. Por otra parte, como el menor no comprende la necesidad de límites, se rebela; las ***rabietas*** son comunes y el comportamiento no es coherente. El ***negativismo*** se refleja en las conductas irracionales y en decir "no" con frecuencia. El ***ritualismo*** es una característica de los niños en edad de caminar porque al convertir una tarea sencilla en ritual, aumenta su sensación de seguridad y dominio de sí; el movimiento del niño de un lado a otro sin actividad precisa refuerza dicho objetivo. Predomina el pensamiento ***egocéntrico***.

Tareas del desarrollo

Las tareas del desarrollo correspondientes a este periodo se basan en un continuo de confianza establecido durante la lactancia. En las consultas del niño sano, los médicos y las enfermeras practicantes fácilmente se concentran en tareas relacionadas con la edad. Según Stein (1998), deben concentrarse en la tarea de ***autonomía***. Los niños en edad de caminar ya están listos para no ser totalmente dependientes, adquieren autonomía y buscan la independencia (véase Erikson, cuadro 2-1). Empiezan a diferenciarse a sí mismos de los demás, especialmente de su madre. Aprenden a aplazar las gratificaciones y a incorporar rudimentos del comportamiento socialmente aceptable determinado por el marco de los límites culturales de su familia. Entre las funciones autorreguladoras importantes se incluyen controlar esfínteres, comer, dormir y perfeccionar las habilidades físicas recién adquiridas (fig. 9-2).

La separación sigue siendo un aspecto importante en este grupo de edad; se separan de sus padres hasta cierto punto, pero sólo pueden tolerar periodos cortos de distanciamiento, ya que siguen interesados en saber dónde se encuentran y lo que más temen es estar lejos de ellos. Han desarrollado el

Motor fino	*Vocalización*	*Socialización*
Construye torres de dos cubos Suelta un guijarro en una botella de cuello estrecho Sabe utilizar la taza	Dice de 4 a 6 palabras, incluidos nombres Entiende órdenes sencillas Dice "no" aunque está de acuerdo	Pocas probabilidades de que tema a extraños Empieza a imitar a los padres, p. ej., al limpiar la casa Hace rabietas Besa y abraza a sus padres
Construye torres de 3 a 4 cubos Pasa las hojas de un libro de dos en dos o de tres en tres	Dice 10 o más palabras Señala objetos comunes, incluidas 2 o 3 partes del cuerpo	Se quita zapatos y calcetines; baja el zíper Empieza a estar consciente de "mi" juguete, etc. Posible dependencia de objeto de transición, p. ej., frazada
Construye torres de 6 a 7 cubos Alinea 2 o más cubos a manera de tren Pasa las hojas de un libro de una en una Al dibujar, imita pinceladas verticales y circulares Gira perillas, desenrosca tapas	Vocabulario de cerca de 300 palabras Construye frases de 2 a 3 palabras Dice "yo", "mío", "tú" Entiende instrucciones de dirección Dice su nombre; se refiere a sí mismo por su nombre Verbaliza la necesidad de ir al baño, de comer o de beber Habla sin parar	Etapa de juego paralelo Se alargan los lapsos de atención Se reducen las rabietas Jala a las personas para mostrarles algo Se incrementa la independencia de la madre Se pone prendas de vestir sencillas
Construye torres de 8 cubos Buena coordinación mano-dedo Dibuja cruces	Dice su nombre y apellido Se refiere a sí mismo con el pronombre adecuado Utiliza plurales Nombra un color	Se separa más fácilmente de la madre Ayuda a guardar cosas Empieza a notar la diferencia de sexo; sabe su propio sexo Puede ir al baño sin ayuda, excepto para limpiarse

concepto de que, aun cuando sus padres pueden irse, regresarán. Los niños más pequeños algunas veces despiertan por la noche como reacción al miedo a la separación y es posible que tengan un objeto transicional (frazada, juguete) para consolarse cuando se les separa de sus padres. Hacia los dos años, el niño seguirá alterándose cuando lo separan de ellos, pero no tanto como antes. Sin embargo, la enfermera no debe olvidar que el temor a la separación se incrementa cuando el niño siente tensión emocional, y si los padres no están presentes, es necesario apoyarlo durante la hospitalización. Dominar la separación constituye un proceso normal del desarrollo y los padres nunca deben "escabullirse". El control gradual de estas actividades confiere a los niños en edad de caminar una sensación de poder y contribuye a que el concepto de sí mismo sea positivo.

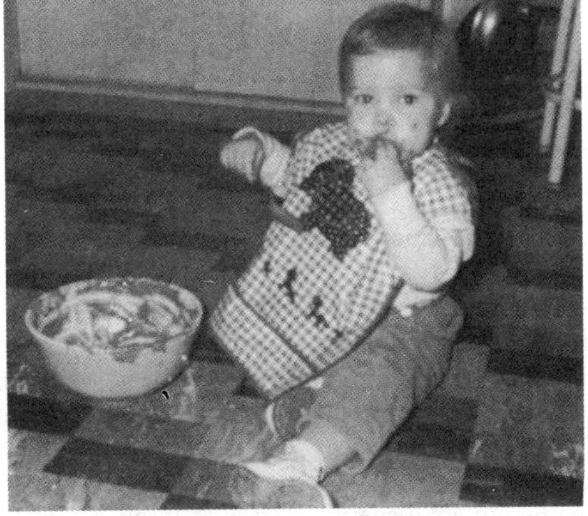

Fig. 9-1. El niño en edad de caminar disfruta la independencia. Sin embargo, los nuevos sabores y su creciente interés por los sentidos puede meterlo en líos.

Erik Erikson (desarrollo psicosocial) define las tareas del desarrollo de estos niños como aprendizaje de la autonomía frente a vergüenza o duda. Es necesario fomentar su independencia y quien se ocupa de ellos no debe hacerles todo.

Lawrence Kohlberg (desarrollo moral) considera que los niños de esta edad empiezan a formular el sentido de lo bueno y lo malo, pero sólo obedecen porque los padres les dicen que lo hagan.

Para Sigmund Freud (desarrollo de la personalidad), estos niños se encuentran en la "etapa anal" porque la eliminación adquiere un nuevo significado. En esta fase, el niño aprende a controlar micción y ***defecación***.

Crecimiento físico

Algunos cambios físicos favorecen el proceso de crecimiento (fig. 9-3). El aumento de peso se reduce a cerca de 1.81 a 2.72 kg al año y la talla se incrementa unos 12 cm durante el periodo en cuestión. Por otra parte, cambian las proporciones del cuerpo; las piernas y los brazos se alargan por la osificación y el crecimiento de las áreas epifiseales de los huesos largos, en tanto que el tronco y la cabeza crecen con mayor lentitud. El crecimiento del cerebro se desacelera.

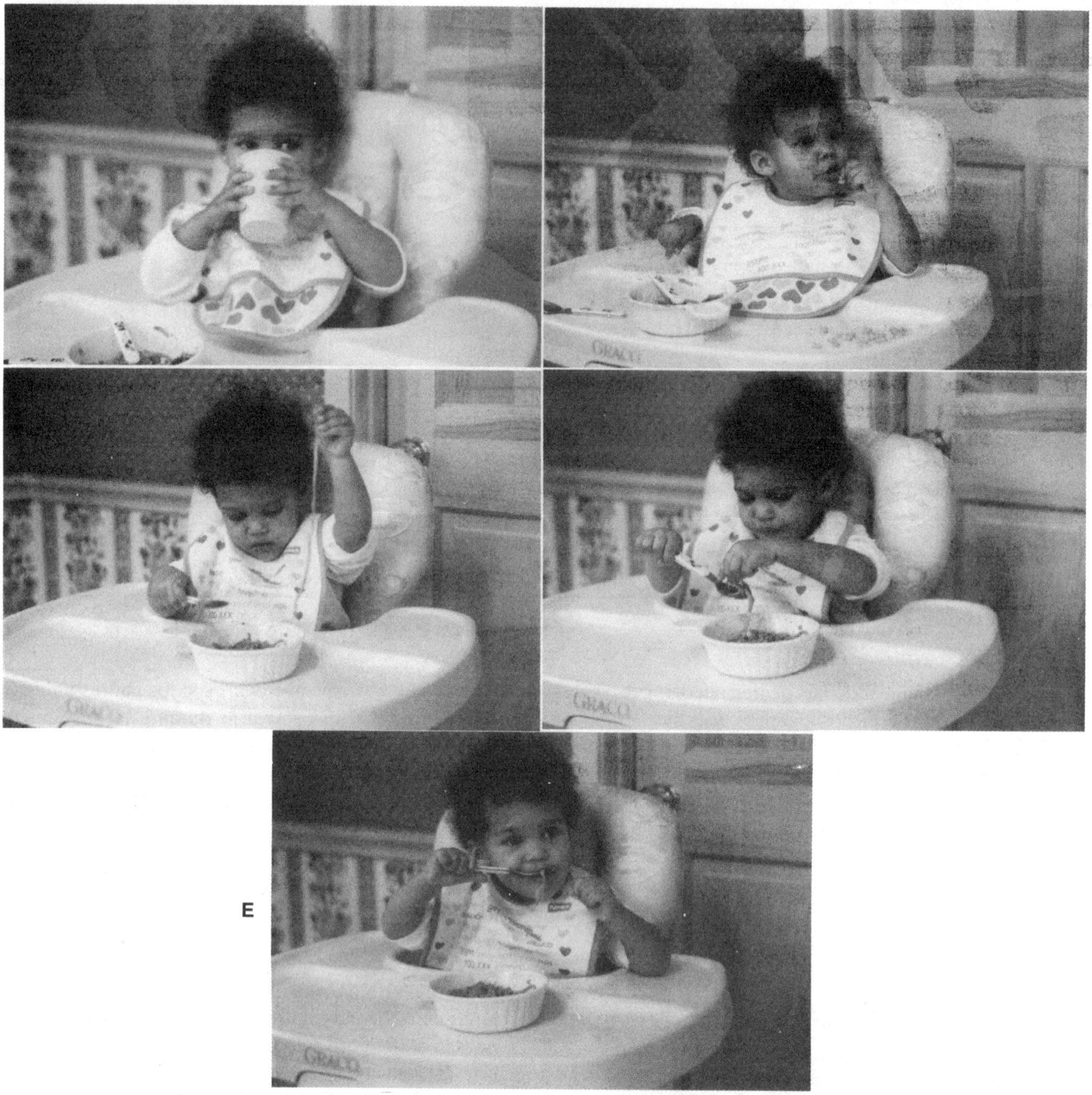

Fig. 9-2. A los dos años, el niño puede beber de una taza (A), manipular sin problema los alimentos con las manos (B), explorar los alimentos (C), poner comida en una cuchara (D) y utilizar con éxito una cuchara (E). (Cortesía de Jean Ashwill.)

Durante la lactancia, el incremento de la circunferencia cefálica es de 10 cm, mientras que durante el segundo año de vida es de tan sólo 2.5 cm. La circunferencia del tórax sigue aumentando, y ésta y la cefálica son iguales entre los seis meses y el primer año de edad. El tamaño y la fortaleza de las fibras musculares aumentan. Por otra parte, la mielinización de la médula espinal prácticamente ha concluido hacia los dos años, lo cual permite controlar el esfínter anal y el uretral. La respiración sigue siendo básicamente abdominal, pero cambia a torácica conforme el niño se aproxima a la edad escolar. La capacidad del estómago se incrementa al punto en que el niño puede ingerir tres comidas al día. Si bien el apetito se reduce, todavía es importante que la ingesta de nutrientes sea adecuada. (La nutrición se analiza más adelante en este capítulo.)

El niño en edad de caminar tiene más capacidad que el lactante para mantener estable la temperatura corporal porque ha madurado el proceso que produce escalofríos, mediante el cual los capilares se contraen o dilatan en respuesta a la temperatura del cuerpo. La piel se torna más resistente, por la estrecha unión entre epidermis y dermis, que protege al niño de pérdidas de líquido, infecciones e irritaciones. Los

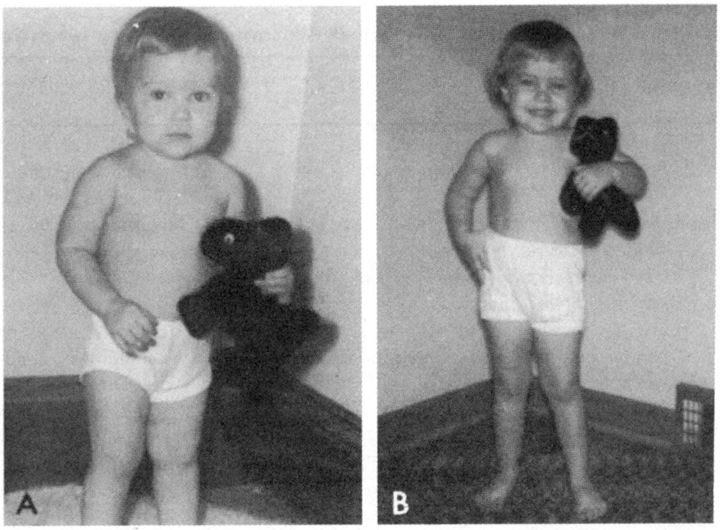

Fig. 9-3. Compárese el crecimiento y desarrollo de un niño de año y medio (A) con el de uno de dos años y medio (B).

mecanismos de defensa de la piel y la sangre, particularmente la **fagocitosis**, son más eficaces que durante la lactancia. Los tejidos linfáticos de adenoides y amígdalas aumentan de tamaño en esta etapa. Siguen brotando los dientes deciduos; hacia los tres años suelen estar completos los 20 dientes (véase fig. 7-4).

Los sentidos de los niños en edad de caminar no funcionan independientes uno de otro o de sus habilidades motoras. A los dos años alcanzan, cogen, inspeccionan, huelen, prueban y analizan los objetos con los ojos. Su atención se concentra en las características de su entorno que captan su interés. Pueden correlacionar la vista con el sonido, como cuando suena una campana. La visión binocular está bien establecida hacia los 15 meses, y a los dos años, la agudeza visual es aproximadamente de 20/40. La memoria se fortalece, ya pueden comparar eventos presentes con los conocimientos almacenados. Asimilan información mediante repeticiones de prueba y error, e intentan diferentes métodos para alcanzar un objetivo. Los procesos de pensamiento evolucionan y preparan el camino para operaciones mentales más complejas. El desarrollo del lenguaje es paralelo al crecimiento cognitivo. El incremento del nivel de comprensión es particularmente sorprendente y excede su verbalización. El desarrollo del lenguaje se analiza más adelante en este capítulo.

NORMAS Y DISCIPLINA

Las emociones de los niños en edad de caminar son muy fluctuantes y ambivalentes, aman en un momento y odian al siguiente. Lloran, patean y dan palmetazos si habían decidido jugar afuera más tiempo del que los padres desean, pero después se vuelven y los besan porque les dieron un vaso de agua. Puede ser difícil para los padres comprender estos cambios de humor, pero, por lo general, los niños de esta edad intentan afirmar su independencia, de modo que es preferible ignorar este comportamiento siempre y cuando no se lastimen a sí mismos o a otros. Después de la rabieta, los padres deben distraerlo con una actividad agradable. En el cuadro 9-2 se resumen los problemas de comportamiento que pueden suscitarse en la primera infancia, así como sus causas, y algunas sugerencias para que los padres corrijan estas conductas.

Uno de los objetivos del manejo de los pequeños en edad de caminar es ayudarles a establecer controles para sí mismos y a encontrar alternativas socialmente aceptables para su comportamiento. Los padres que dirigen todas las actividades de su hijo no pueden esperar que éste desarrolle confianza en sí mismo ni autonomía.

Los rituales desempeñan una función importante en la habilidad de estos niños para lograr independencia, por cuanto les proporcionan rutinas conocidas y personas y lugares a los cuales acudir en busca de seguridad. Por consiguiente, es necesario incorporarlos (como a la hora de irse a la cama) en la rutina del hospital.

Consejo para la comunicación

Siempre que sea posible, se presentan alternativas a los niños: "¿Quieres tomar tu medicina en el vasito de la botella o en la jeringa?" "¿Quieres que mamá te ponga la medicina en la boca?" Nunca se le preguntará "¿Quieres tomar tu medicina?", porque si responde "no", la enfermera habrá bloqueado la comunicación.

Los niños en edad de caminar requieren cierta disciplina pues incurren en situaciones que los rebasan. Cuando un adulto toma una decisión firme por ellos, el problema se resuelve, al menos por el momento, ya que el niño se siente seguro de que sus padres le ayudaron a escapar de su propia naturaleza primitiva. Las nalgadas son motivo de controver-

Cuadro 9-2. Problemas de conducta durante la primera infancia

Conducta	*Causas*	*Sugerencias para que los padres corrijan este comportamiento*
Morder	Dientes establecidos. El niño necesita atención. El niño está enojado.	Decir "no" con firmeza, mientras se mira al menor a los ojos. Sugerir alternativas de comportamiento seguro. Utilizar la técnica de interrumpir la actividad.
Compartir la cama (dormir con los padres)	El niño no desea irse a la cama. Se despierta varias veces por la noche. Ya hay antecedentes de que se le permite dormir con los padres.	Definir las nuevas reglas de dormir en la propia cama. Acompañar al niño de regreso a su cama.
Lastimar a otros niños	Los niños pelean cuando están enojados o se ponen celosos. Ven este comportamiento en compañeros de juegos o en la televisión.	Establecer la regla de "no golpear" porque se puede lastimar a otros. Utilizar la interrupción de actividades. Dar expresión verbal a los sentimientos del niño ofendido si éste no lo hace. Prestar atención especial a la víctima. *Nunca* golpear al niño porque golpeó a alguien. Elogiar el comportamiento amistoso.
Pesadillas	Relacionadas con retos del desarrollo (los niños en edad de caminar temen separarse de sus padres).	Tranquilizar y acariciar al niño. Hablar acerca del sueño. Evitar las películas o los programas de televisión que puedan provocar temores (también en los de mayor edad).
Rabietas	El niño está enojado (las rabietas pueden precipitarse porque el menor desea algo y no lo consigue).	Ignorar al niño, pero vigilar que no corra riesgos. Llevarlo a su habitación de 2 a 5 min. Evitar las nalgadas (indican que se está fuera de control).
Discusiones con los hermanos	Son naturales por el hecho de ser hermanos. Pelean por sus propiedades, etc. Buscan la atención de los padres.	Si los niños acuden a usted, mantener una actitud abierta cuando se resuelva el problema y no quedar en medio. Intervenir si la disputa sube de tono. No permitir los golpes. No mostrar favoritismo. Elogiar el comportamiento cooperativo.

Modificado de Schmitt B: *Instructions for pediatric patients*, 2a. ed., Philadelphia, 1999, WB. Saunders.

sia. Resulta eficaz interrumpir unos minutos el juego o actividad que está realizando el menor, es decir, suspenderlo temporalmente (fig. 9-4). La regla general es mantenerlo en un mismo lugar durante 1 min por cada año de vida del niño y no rebasar un total de 5 min. Estas interrupciones suelen cambiar casi cualquier comportamiento negativo y son muy efectivas entre los dos y los cuatro años (Schmitt, 1999).

Los niños, al igual que los adultos, buscan la aprobación de los demás, la cual es efectiva y aumenta su confianza en ellos mismos. Es necesario adoptar una actitud positiva tanto como sea posible; debe suponerse que el niño será más bueno que malo. "Te agradezco que me des los fósforos, Juanito" hará que se aproxime más rápidamente que si se le dice "Dame los fósforos en este momento", en tono amenazador.

La crianza positiva también implica dedicar tiempo al niño, a solas, y elogiar su buen comportamiento, "qué buen niño, ayudaste a guardar tus juguetes", y haciendo que sienta seguridad y estabilidad mediante disciplina y amor.

Información de enfermería

Las personas que cuidan del menor deben proporcionar áreas seguras para que los niños exploren. Es importante vigilarlos de cerca antes de decir "no".

COMUNICACION

Desarrollo del lenguaje

Hacia el final del primer año, el niño comienza a emitir sonidos como "ayós", "ma-ma" y "pa-pa", y cuando observa la respuesta alegre que provocan estos sonidos, los repite; esto lo hace durante toda esta etapa. Los niños pequeños que desean aprender a hablar necesitan un auditorio que los aprecie. En un principio, se refieren a los animales por los sonidos que hacen. Por ejemplo, antes de decir "perro", repiten "gua-gua". Poco tiempo después formarán frases cortas como, "papi se fue". El niño de dos años puede construir oraciones sencillas de sustantivo y verbo; los de tres años suelen utilizar tres palabras, etc. Los niños en edad de caminar también reaccionan ante el tono de voz y las expresiones faciales. Si un adulto les parece amenazador, es posible que respondan "no" y lo repitan cada vez en voz más alta. También utilizan el "no" para expresar su creciente autonomía. Vale la pena recordar que aunque hablan considerablemente bien y entienden más de lo que pueden expresar, todavía no captan la mayor parte de la conversación de los adultos. En ocasiones, cuando estos últimos lo olvidan, reprenden a los niños simplemente por ser demasiado pequeños y no entender lo que se le pide, lo cual es equiparable a ser castigado en un país extranjero porque no se habla o entiende suficientemente el idioma como para defenderse. Los adultos

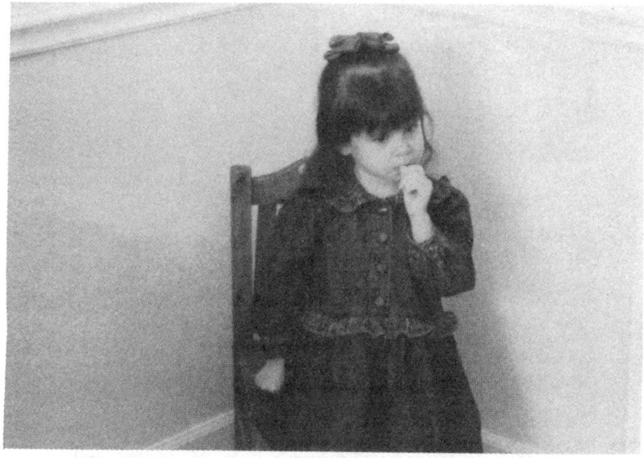

Fig. 9-4. Tori sabe que hizo algo malo cuando se le castiga interrumpiendo su actividad.

que muestran empatía a los niños pequeños pueden ayudarles a minimizar sus frustraciones. En el cuadro 9-1 se incluyen pautas de vocalización.

Los niños que acaban de aprender a caminar, prácticamente dejan de repetir palabras por el gusto que les produce desplazarse de manera independiente, pero tan pronto cesa su fascinación inicial, vuelven a hablar. La demora en el habla no significa necesariamente que el niño tenga deficiencia mental, pues el temperamento y la personalidad del niño y la familia desempeñan un papel importante.

Aun cuando no hay dos menores que tengan el mismo vocabulario a la misma edad, es posible encontrar generalizaciones en el desarrollo del lenguaje. Si a la madre le preocupa que su hijo no hable, puede comentarlo con el pediatra en una de las consultas de rutina a la luz del desarrollo total del menor. Los que empiezan a hablar tarde suelen ser niños perfectamente normales que prefieren escuchar, a participar activamente.

Se han establecido normas de desarrollo en el uso del lenguaje. Un instrumento muy utilizado es el ***Denver II*** (Apéndice G), que es la versión revisada de la Prueba de Denver para la observación del desarrollo (*Denver Developmental Screening Test,* DDST), con la cual se valora el estado de desarrollo de los niños durante los primeros seis años en cuatro categorías: personal-social, adaptación motora fina, lenguaje y capacidad motora gruesa. No constituye una prueba neurológica ni de inteligencia; el no aprobarla tan sólo indica que se necesita una evaluación más profunda. La prueba fue diseñada para ser aplicada por profesionales y paraprofesionales. Como es una prueba estandarizada, la administración e interpretación apropiadas son de suma importancia.

Se ha publicado un manual que incluye instrucciones específicas para la aplicación de la prueba y la evaluación de los resultados, así como una descripción más extensa de la prueba.

Comunicación con el niño en edad de caminar

La conversación cotidiana entre los adultos y el niño pequeño debe ser sencilla; demasiadas opciones lo confunden. Al hablar con el menor, los adultos deben colocarse a la altura de los ojos de éste, para no abrumarlo, en particular cuando el pequeño se encuentra en un ambiente que lo atemoriza, como el hospital.

Por otra parte, al comunicarse con el niño, los adultos deben también transmitir su mensaje en primera persona. Decir "me enoja que le pegues a tu hermana" no culpa ni critica de la misma manera que "cuando le pegas a tu hermana, eres malo". "Malo" también desmoraliza al niño, lo hace sentir culpable y puede dejar una impresión duradera.

CUIDADOS COTIDIANOS

Cuando el niño empieza a caminar, la madre por lo general se ha percatado de que es más fácil bañarlo por la tarde y no a media mañana, aunque lo mejor es establecer un horario que se adapte a las necesidades de la familia. A esta edad es necesaria una rutina constante, que puede diferir durante el verano, cuando los juegos con agua al aire libre hacen que el baño de tina sea opcional. Es necesario recordar a los padres que *nunca* deben dejar solo al menor en la bañera, pues todavía preocupa que pueda ahogarse o quemarse con agua caliente.

La ropa debe ser sencilla y fácil de quitar y poner. Los pantalones con resorte en la cintura permiten bajarlos fácilmente cuando van al baño. Todas las prendas deben ser más bien holgadas para permitirle saltar y desempeñar otras actividades vigorosas (fig. 9-5). Durante el verano, los niños de piel clara se queman con facilidad, por lo que la ropa debe protegerlos, y debe aplicarse protector solar a todos para evitar daños futuros a la piel. En el invierno, necesitan prendas que le permitan estar al aire libre pero que los protejan del clima frío. Las prendas exteriores deben cambiarse cuando se mojan con la nieve (fig. 9-6).

Los zapatos de los niños en edad de caminar deben ser de suela dura, adaptarse a la forma del pie y ser un centímetro y medio más largos y medio centímetro más anchos que el pie. Los tacones deben ser firmes. En sus consultas periódicas, el menor debe llevar los zapatos que usa con regularidad para mostrar el desgaste normal, lo cual indica al médico cómo utiliza su cuerpo. Siempre que sea posible, el niño debe caminar descalzo para fortalecer los músculos de los pies.

Las necesidades de sueño se reducen de manera gradual con el crecimiento; quizá comience esta etapa durmiendo 12 h por la noche y dos siestas durante el día y llegue a la edad preescolar durmiendo 8 h por la noche y una siesta. Es conveniente establecer una rutina para la hora de irse a la cama y la siesta. Quizá también sea necesario aconsejar a los pa-

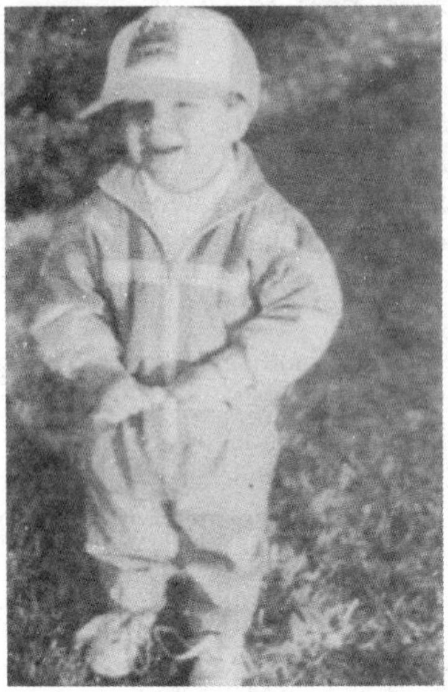

Fig. 9-5. Las prendas de vestir de los niños en edad de caminar deben ser sencillas y permitirle libertad de movimientos.

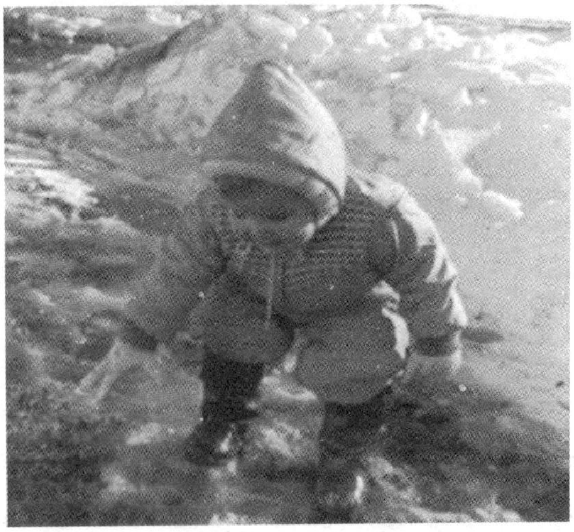

Fig. 9-6. Cristina necesita seguridad, pero también la oportunidad de explorar su mundo. Debe estar adecuadamente vestida para cualquier clima.

dres que cuando el niño deja la cuna y empieza a usar una cama grande, ésta tenga barandales o se coloque una silla al lado durante el periodo de adaptación.

La buena postura es resultado de una alimentación adecuada, abundante aire fresco y ejercicio, así como suficiente descanso. El colchón del pequeño en edad de caminar debe ser firme, en tanto que la silla y la mesa donde juega serán adecuadas a su tamaño. En ciertos casos esto se soluciona colocando unas revistas en el asiento. Un taburete pequeño y firme le proporcionará altura para cepillarse los dientes. Al igual que en todos los ámbitos de aprendizaje, la postura de otros miembros de la familia influye en gran medida en la que adopte el niño. Cuando es feliz y se le permite incrementar gradualmente su independencia, desarrollará una sensación de seguridad que se reflejará en su postura. La postura desgarbada es típica de niños inseguros y que carecen de confianza en sí mismos.

SALUD DENTAL

La atención dental de los niños en edad de caminar se inicia en la lactancia, cuando brotan los dientes. Conviene aconsejar a los padres que fomenten el consumo de frutas y alimentos ricos en proteínas y calcio. También es importante que los refrigerios tengan poco contenido de ***cariógenos***. Se deben desalentar las paletas y la goma de mascar con azúcar porque ésta permanece más tiempo en la boca. Debe instruirse a los padres a que lean las etiquetas de los cereales y otros productos para conocer el contenido de azúcar. Es importante prestar atención particular a las palabras que terminen en -osa, que en general se refieren a azúcares (sacarosa, glucosa, fructosa, lactosa). Por otra parte, se evitará el biberón a modo de chupete durante el día o la noche. El acceso constante a un biberón con leche o jugo expone a los dientes a horas de ácidos sacarinos que pueden causar daños graves. A esta edad, los niños ya pueden beber de una taza entrenadora y debe interrumpirse el uso del biberón (fig. 9-7).

La salud dental es esencial para el niño en crecimiento porque una dentadura atractiva y saludable favorece la autoestima y contribuye al bienestar físico. En la actualidad se cuenta con técnicas para prevenir problemas dentales en la mayoría de los niños. Por desgracia, las poblaciones con menos recursos rara vez acuden al dentista, y hoy en día son más los niños sin seguro médico que en años anteriores.

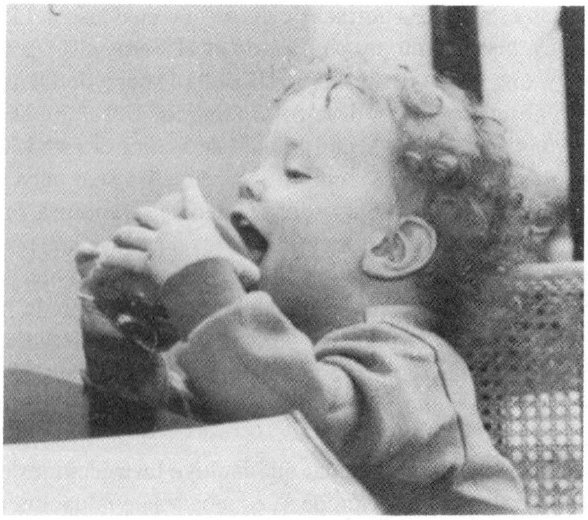

Fig. 9-7. El niño de 18 meses puede beber sin problema de una taza entrenadora. (Fotografía de Vickie Ashwill.)

Cuando los ingresos de los padres son limitados, la salud dental pierde importancia. Estos factores inciden en la aplicación de medidas preventivas, así como en una mejor atención de la salud. Las enfermeras deben estar conscientes de que si bien la mayoría de los niños de clase media consulta regularmente al dentista, las caries imperan entre los de escasos recursos, de modo que su papel es importante para la detección, la información sobre nutrición y la instrucción sobre higiene bucal. También pueden remitir a los padres a clínicas dentales que atienden a pacientes de bajos ingresos.

La prevención de los problemas dentales implica buena alimentación (dieta rica en calcio, fósforo y vitaminas adecuadas), cepillado correcto, uso de hilo dental, fluorización del agua potable o administración de complementos de flúor (no ambos) y atención dental periódica. El niño de dos años gusta de poner pasta de dientes en el cepillo, aunque debe evitarse el exceso; basta con una pequeña cantidad (el equivalente a un guisante), pues los niños pueden ingerir el fluoruro del dentífrico y rebasar la cantidad recomendada. Por otra parte, al cepillarse, es importante dar tiempo al menor para que experimente y enfrente la frustración; la técnica mejora con la práctica. Para garantizar que el cepillado sea efectivo, los padres deben ayudar al niño al menos hasta la edad escolar. Los dientes deben cepillarse cuando menos dos veces al día.

Antes se recomendaba iniciar el cuidado de los dientes a los dos años. Sin embargo, avances recientes en el ámbito de la salud bucal sugieren cuidarlos tan pronto empiecen a desarrollarse. Cuando el niño acude al dentista, se le examinan dientes, encías y estructura ósea, además de que se instruye a los padres en torno a nutrición adecuada, patrones de alimentación, procedimientos de limpieza y tratamientos con fluoruro.

ORIENTACION SOBRE NUTRICION

Las necesidades de alimentación de los niños en edad de caminar no son tan grandes como las del lactante porque no crecen con tanta rapidez, si bien su actividad se incrementa. Los patrones de crecimiento suelen describirse a modo de etapas porque se observan "estirones" periódicos. Los requerimientos calóricos por unidad de peso corporal se reducen de 120 kcal/kg durante la lactancia a 100 kcal/kg. Los niños necesitan una ingesta adecuada de proteínas para satisfacer sus necesidades y que el crecimiento sea óptimo. A esta edad, los pequeños necesitan un total de aproximadamente 16 g de proteína por día porque los músculos y otros tejidos crecen con rapidez (Williams, 1999); las proteínas provienen sobre todo de productos lácteos, carne y huevo. La leche debe limitarse a menos de 16 onzas diarias (Schmitt, 1999); se recomienda que hasta los dos años sea entera porque el contenido de grasa es necesario para el crecimiento del cerebro, pero después de esa edad, puede darse leche baja en grasa o descremada. Pocos alimentos sólidos pueden dar lugar a una deficiencia de hierro. Los niños de uno y tres años corren un riesgo importante de padecer anemia. Si bien beber mucha leche satisface su apetito, disminuye su consumo de alimentos sólidos ricos en hierro. Para que el desarrollo de los huesos sea adecuado, se necesitan minerales, entre otros, calcio y fósforo (Williams, 1999). El niño de esta edad bien alimentado exhibe aumentos proporcionales de peso y talla, además de que el desarrollo de sus huesos y dientes es adecuado. Los valores de laboratorio, como nitrógeno de la urea sanguínea (*blood urea nitrogen*, BUN), albúmina, hemoglobina, hematócritos, cuenta de linfocitos, cifras eritrocitarias y leucocitarias, así como niveles de colesterol, sodio, potasio y glucosa, se mantienen en niveles normales. Debe evitarse el exceso de calorías y vitaminas.

Una de las características de este grupo de edad es su apetito fluctuante y sus preferencias muy marcadas por ciertos alimentos. El fenómeno de la ***anorexia fisiológica*** en estos niños se debe a una reducción del apetito y de los requerimientos nutricionales. El apetito es variable y se observa preferencia por un alimento determinado durante cierto tiempo. Debe recordarse a los padres que es posible consumir cualquier alimento nutritivo en cualquiera de las comidas; por ejemplo, sopa en el desayuno, huevos en la cena. El tamaño de las porciones es importante; no se recomienda que sean demasiado grandes, ya que pueden abrumar al niño y ocasionar problemas posteriores de sobrealimentación. Una sugerencia para determinar el tamaño de la porción es 1 cucharada de alimento sólido por año de edad. En general, el niño que ya camina comerá de una cuarta a una tercera parte de la porción para adulto. Un momento de tranquilidad antes de las comidas permite que el niño se relaje. Su negativa a comer puede ser producto de la fatiga o de que en realidad no tiene hambre. Quizá coma un alimento con gusto una semana y lo rechace a la siguiente. Cada familia debe establecer un horario flexible que satisfaga las necesidades del niño en edad de caminar y de los demás. Obligar al niño a comer sólo origina más dificultades, pues el pequeño no tarda en percatarse de la frustración de los padres y usará la hora de la comida para atraer la atención de éstos con su mal comportamiento y su negativa a comer. Las medidas disciplinarias y las discusiones durante las comidas sólo alteran la digestión de los demás integrantes.

Los niños que empiezan a caminar son afectos a los rituales, sobre todo a la hora de la comida. Quieren un plato, un vaso y un babero en particular. Es preferible satisfacer estos deseos, siempre que no sean exagerados, porque les brindan seguridad y, a fin de cuentas, ahorran tiempo y energía al adulto.

El lapso de atención de estos menores es breve. Es posible que intenten pararse en la silla o alejarse de la mesa. Si comieron lo suficiente, se les puede permitir hacerlo, de lo contrario, necesitarán algún tipo de distracción. Algunos restaurantes para familias proporcionan manteles especiales de papel y crayones para mantener ocupados a los niños pequeños hasta que los adultos terminen de comer. Cuando se ali-

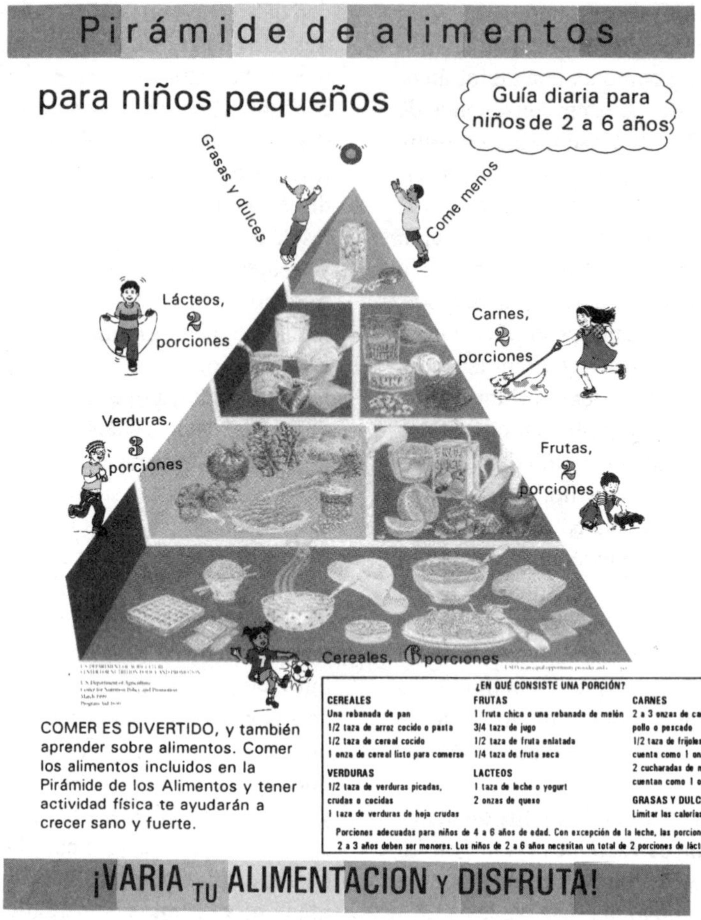

Fig. 9-8. Pirámide de alimentos adaptada para niños de dos a seis años. El sitio de internet del Department of Agriculture de Estados Unidos es www.usda.gov/cnpp. La línea telefónica gratuita es (800) 687-2258. (De US Department of Agriculture, Center for Nutrition Policy and Promotion, marzo, 1999.)

menta en silla alta al niño hospitalizado de esta edad, se abrocharán los tirantes o cinturón de seguridad y la enfermera deberá permanecer con él.

Los alimentos deben picarse finamente; las porciones deben ser reducidas y separarse. Se ofrecen alimentos variados intentando que los colores y las texturas contrasten. A los niños de dos años les gusta lo que pueden comer con los dedos, como galletas saladas o cereales. Es necesario evitar golosinas, pasteles y bebidas gaseosas entre comidas. En la figura 9-8 se ilustra la pirámide de alimentos para dos a seis años; se basa en la pirámide para adultos. "En la base se encuentra el grupo de los granos (se sugieren seis porciones al día de alimentos como pan, arroz cocido o pasta, así como cereal cocido o listo para comer), con verduras y frutas en el siguiente nivel (tres porciones diarias); después, leche y productos de carne (dos porciones de cada uno). En la parte superior de la pirámide aparecen las grasas y los dulces, con la recomendación de 'comer menos cantidad'" (*Child Health Alert, 1999*).

Los niños prefieren los platos de colores, que deben ser irrompibles; los manteles y los baberos de plástico lavables son muy prácticos. El suelo en torno a la silla alta se cubre con periódicos. Los cubiertos deben ser pequeños para que puedan manejarlos. Debe ajustarse el asiento infantil para que el niño se encuentre cómodo y su postura sea la adecuada.

Schmitt (1999) sugiere las siguientes estrategias para ayudar a que los niños en edad de caminar ingieran la cantidad y el tipo de alimentos que requieren para crecer:

- Hacer responsable al niño de la cantidad que come.
- Nunca debe darse de comer al niño que puede hacerlo solo.
- Ofrecer alimentos que puedan ingerirse con la mano (empezar a los ocho a 10 meses de edad).
- Limitar la leche a 16 onzas líquidas diarias.
- Servir porciones pequeñas, menores de las que se calcula que el niño puede comer.
- Considerar la necesidad de dar vitaminas diariamente.
- Hacer agradable la hora de la comida (incluir al niño en la conversación).
- Evitar comentarios sobre la forma de comer (no hablar de la forma de comer del niño en presencia de éste).

- No prolongar la hora de la comida (no dejar al niño sentado a la mesa cuando el resto de la familia terminó).
- Prevención (fomentar la independencia empezando con alimentos que pueden comerse con la mano entre los ocho y los 10 meses de edad, y con la cuchara a los 12; a los 15 meses comerá sólo).

CONTROL DE ESFINTERES

El entrenamiento para ir al baño puede abordarse de diversas maneras; mucho depende del temperamento del niño y de la persona que lo guía. Es importante que el menor esté preparado; el control voluntario del esfínter anal y del uretral surge entre los 18 y los 24 meses. El hecho de que el pequeño despierte seco por la mañana o después de una siesta es indicio de madurez. Por otra parte, debe ser capaz de comunicar de alguna manera que está mojado o que necesita orinar o defecar, y estar dispuesto a sentarse en la bacinica o inodoro hecho a su tamaño durante 5 a 10 min. Uno de los padres puede sentarlo a intervalos regulares, por ejemplo, cuando despierta por la mañana, después de la siesta, antes de las comidas y a la hora de acostarse. Los niños en edad de caminar buscan la aprobación de sus padres y les gusta imitarlos; se asoman al baño y les interesa saber qué pasa en ese lugar. Si los padres consideran que su hijo responderá al entrenamiento, pueden ponerles pantalones especiales, que se quitan rápida y fácilmente, y que permiten al menor percatarse de que está mojado. Utilizar sillas y dispositivos que se adapten al inodoro normal es cuestión de preferencias personales. Por su tamaño, los inodoros hechos a la medida de los niños brindan seguridad (fig. 9-9); deben soportar la espalda y los brazos del niño y los pies deben tocar el piso. Para evitar accidentes, el dispositivo para inodoro normal debe tener un cinturón como medida de seguridad. Se necesita tiempo para que el niño se acostumbre a este nuevo dispositivo; quizá quiera meterse y salir de él y arrastrarlo antes de intentar usarlo. Si no se cuenta con este tipo de aditamento, el niño puede sentarse en el inodoro normal, de frente al tanque para que se sienta más seguro.

Si bien el control intestinal suele intentarse primero, algunos niños aprenden a controlar la micción durante el día porque gustan de escuchar el "tintineo" en su inodoro pequeño. Los que tienen movimientos intestinales a la misma hora todos los días por lo general progresan con relativa rapidez. No se les debe dejar en su inodoro por más de 5 a 10 min a la vez.

Si los movimientos intestinales de un niño no son regulares, quizá sea necesario demorar un poco el entrenamiento, pues le molestará que se interrumpan constantemente sus juegos para llevarlo al baño. A los niños suele gustarles que uno de los padres permanezca con ellos durante el procedimiento. A la mayoría de los padres les parece desalentadora la fase del entrenamiento de esfínteres, quizá porque se esfuerzan demasiado y la consideran un obstáculo por superar, más que un proceso normal que su hijo dominará sin

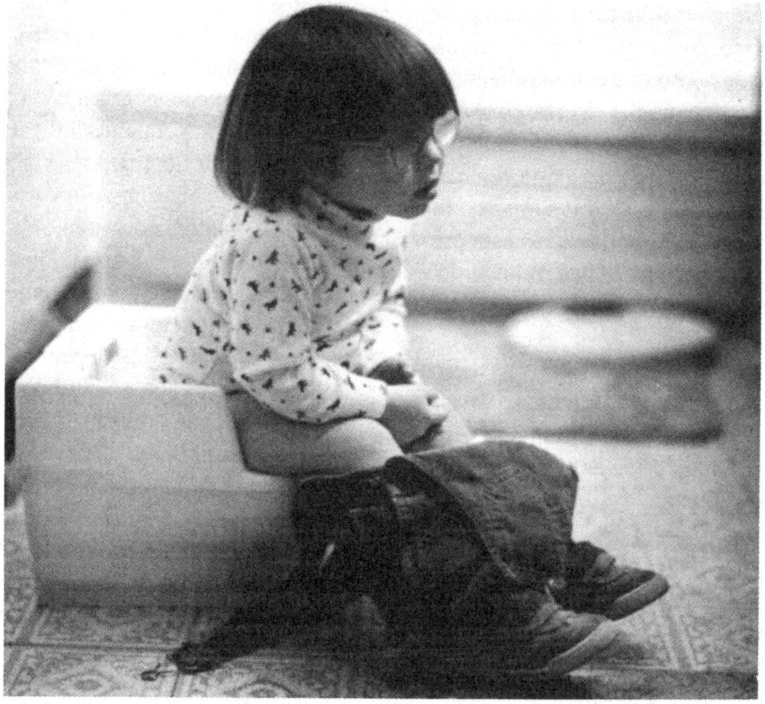

Fig. 9-9. El entrenamiento para ir al baño no debe producir tensiones al niño. La enfermera valora las expectativas de los padres, las presiones familiares y culturales y el nivel de desarrollo del niño antes de iniciarlo.

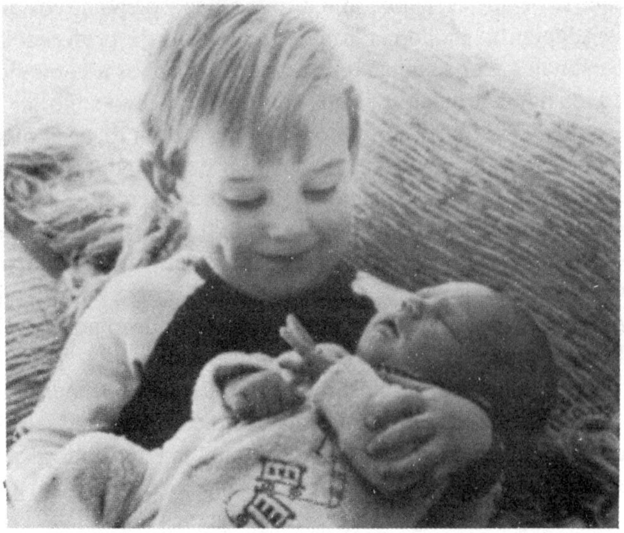

Fig. 9-10. Un nuevo bebé en la familia es causa de orgullo para todos, pero no el momento adecuado para iniciar el control de esfínteres del niño en edad de caminar.

problema llegado el momento. Las nalgadas y amenazas aportan más daño que beneficio. Todo será más fácil si los padres tienen paciencia y mantienen placentera esta nueva aventura. No debe iniciarse el entrenamiento si la familia o el niño se encuentran bajo tensión emocional, como sucede durante una enfermedad, cambio de ciudad o el nacimiento de un hermano (fig. 9-10).

El control de la vejiga se inicia cuando el niño en edad de caminar se mantiene seco unas 2 h seguidas. Una mañana la madre descubrirá que el menor durmió toda la noche sin mojarse, de modo que lo lógico será sentarlo en el inodoro hecho a su medida y elogiar el éxito. El entrenamiento es muy variable, sobre todo durante la noche. Quizá convenga restringir la ingesta de líquidos a la hora de acostarse. No es prudente levantar al niño medio dormido para que orine.

Si al parecer no aprende al cabo de unas dos semanas, los padres deberán aceptar que el pequeño todavía no está preparado, sin hacerle sentir mal. Continuar el uso del pañal es perfectamente aceptable, y el entrenamiento podrá intentarse de nuevo un mes después.

La mayoría de los niños se mojan en ocasiones hasta los cuatro a cinco años de edad. De ocurrir un accidente de esta naturaleza, los padres deben aceptarlo sin inmutarse y tan sólo cambiar la prenda sucia. Cuando los adultos muestran afecto continuo por sus hijos y aceptan los días malos y buenos, todos salen beneficiados.

Información de enfermería

La enfermera puede ayudar a los padres a identificar si el niño está preparado para el control de esfínteres.

Además de la familia inmediata, otras personas deben reconocer la manera en que el niño indica que necesita defecar u orinar. Los padres algunas veces olvidan informar a la niñera o a la profesora del jardín de niños la palabra que se utiliza en casa, hecho que frustra al menor porque no le entienden.

Los niños que aprenden el control de esfínteres en casa deben seguir utilizando el inodoro a su medida cuando se les hospitaliza, ya que puede avergonzarles mojar la cuna. La enfermera deberá consultar con regularidad los hábitos y los registros de cuidados del pequeño para que éste se sienta más en casa, así como estar atenta para responder de inmediato a los llamados del menor y preguntarse si no necesita orinar. Si bien es común que ocurra una regresión en el control de vejiga e intestinos durante la hospitalización, el personal con frecuencia contribuye a ello porque no se toma el tiempo necesario para investigar las necesidades del niño.

JUEGOS

Los niños en edad de caminar pasan gran parte del día jugando, lo cual, al permitir el desarrollo de su coordinación, contribuye a su vez al bienestar físico. El juego también favorece la salud mental porque alivia la tensión emocional. Al principio, estos niños gustan del ***juego paralelo***, es decir, jugar cerca de otros niños pero no con ellos, y de esta forma empieza la socialización. Conforme aprenden a comunicarse con mayor facilidad y son más hábiles para manipular los juguetes, se desarrolla gradualmente el juego cooperativo (fig. 9-11), mediante el cual aprenden a dar y recibir y empiezan a adquirir los valores morales de lo que está bien y lo que está mal. El juego también tiene valor educativo, ya que el aprendizaje es continuo cuando exploran y disfrutan muchas experiencias nuevas.

A los niños pequeños les lleva tiempo aprender a compartir; abrazan sus juguetes y gritan "¡mío!", aunque de vez en cuando los ofrecen voluntariamente a sus compañeros de juego. Los padres no deben obligarlos a compartir sus posesiones, pues esto ocurrirá en una etapa posterior de desarrollo. Si se les corrige constantemente por acaparadores, quizá presten sus juguetes cuando se les observe, pero rara vez lo harán cuando de ellos dependa.

Es necesario que un adulto supervise a los niños en edad de caminar cuando juegan, sobre todo cuando participan otros niños. Es importante distraer al de mayor edad del grupo para evitar que empuje o abrace a los demás, o que intente dirigir el juego. El más pequeño necesita protección para que no lo agredan. Los niños de esta edad se sienten seguros cuando saben que se les rescatará de experiencias alarmantes; es injusto esperar que resuelvan situaciones más allá de sus posibilidades.

En esta etapa, el tipo de juguete que prefiere el niño depende de la edad; los más pequeños están contentos con las ollas y recipientes de la cocina de su madre y disfrutan con

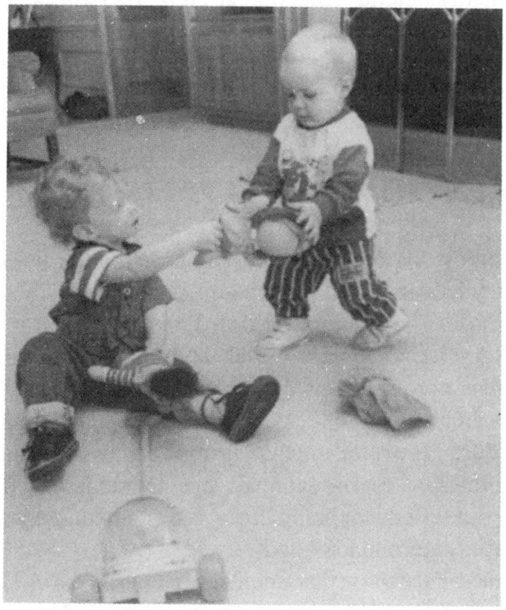

Fig. 9-11. Ocasionalmente el niño en edad de caminar ofrece un juguete a otro niño. Lleva tiempo aprender a compartir. (Fotografía de Vickie Ashwill.)

actos repetitivos, como sacar las pinzas de ropa de una cubeta y volverlas a meter; le gustan ciertos libros y observan las mismas imágenes una y otra vez (fig. 9-12). Algunos niños se encariñan con determinado muñeco o frazada. A los dos años gustan de desatar las agujetas de sus zapatos y de quitárselos con frecuencia. Les encanta jugar con agua y se molestan porque los sacan de la bañera. Gozan jugando en el arenero, garabateando con crayón en un papel y moviéndose al ritmo de la música. No transcurrirá mucho tiempo antes de que descubran las escaleras, las cuales suelen subir a gatas (fig. 9-13). Cuando dominan mejor la verticalidad al caminar, cambian de método y suben primero un pie y después el otro, sosteniéndose del barandal. Con el tiempo, alternan los pies, al igual que lo hacen al caminar.

A todos los niños que empiezan a caminar les gustan las marionetas, los rompecabezas, los animales de peluche y la pasta para modelar. Disfrutan con juguetes que imitan herramientas (podadoras de pasto, equipos de carpintería, instrumentos para el hogar) o cualquier cosa que se asemeje a lo que sus padres usan. Por otra parte, los juguetes no necesitan ser costosos; los niños de esta edad necesitan utilizar su imaginación cuando juegan.

Los juguetes de pedales, como los triciclos, deben corresponder al tamaño del niño. Por lo general no se inclinan por los de cuerda porque no pueden hacerlos funcionar por sí mismos. Les encantan los objetos que se empujan o jalan. Los juguetes con partes pequeñas que pueden quitarse son peligrosos por el riesgo de aspiración. Como regla, los juguetes deben ser más grandes que el puño del niño. En el cuadro 11-3 se incluyen otros juguetes adecuados para los niños de esta edad.

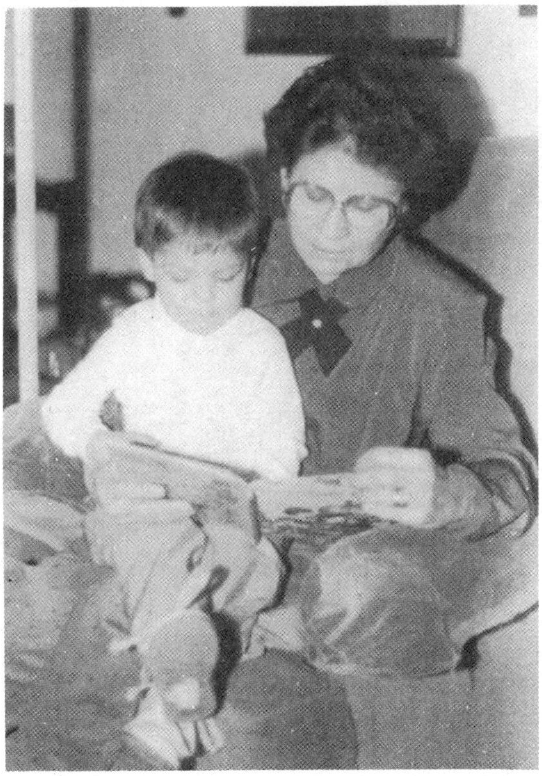

Fig. 9-12. Al niño pequeño le encanta escuchar el mismo cuento una y otra vez. La participación de los abuelos beneficia tanto al niño como a los padres.

GUARDERIAS

Para muchos niños menores de seis años, así como para los de edad escolar, la guardería ha llegado a ser una forma de vida, tanto antes como después del horario de clases. No sólo se ha incrementado el número de madres que trabaja, sino que en la actualidad se reincorporan a la fuerza laboral poco tiempo después del parto. Hoy en día, casi todas las mujeres en edad de procrear labora fuera del hogar, cuando menos medio tiempo. Es indudable que se requieren alternativas para el cuidado de los niños que satisfagan las preferencias personales, las perspectivas culturales y las necesidades financieras y especiales de la familia. Los padres deben participar activamente para garantizar que la atención sea de alta calidad; es necesario que puedan recurrir a la enfermera, pues encontrar la guardería adecuada puede ser difícil.

Son dos los tipos básicos de atención de los niños, en el hogar o en una institución. Cuando la atención es en el hogar, la persona que se ocupa del niño lo hace en su propia casa o acude a casa de éste. Puede tratarse de un familiar, un vecino, un amigo o alguien que se anunció ofreciendo sus servicios. No obstante, poco se ha investigado sobre este tipo de arreglos privados y son muy pocas las normas de control de calidad. En Estados Unidos se han publicado normas estatales y federales básicas para los hogares familiares regis-

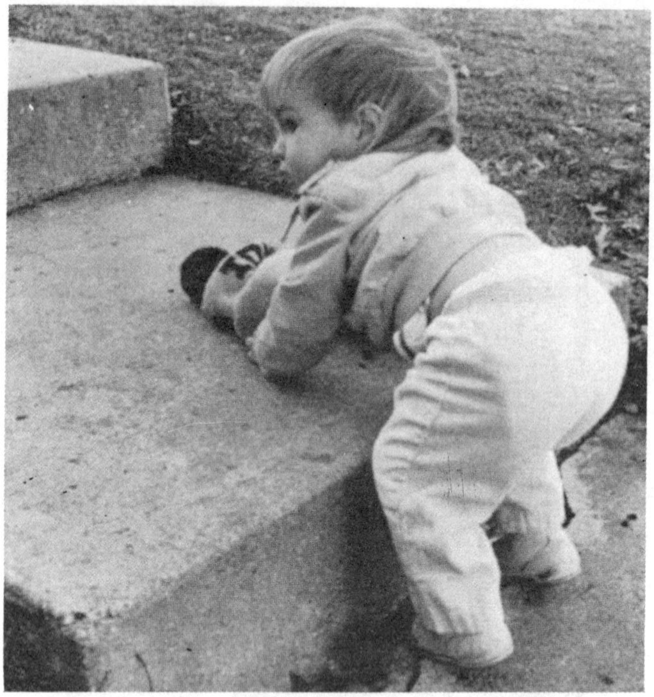

Fig. 9-13. Los niños en edad de caminar suben las escaleras a gatas.

trados para el cuidado infantil. La Maternal and Child Health Bureau ha publicado los National Health and Safety Performance Standards como guía para diversos programas de atención de los niños fuera del hogar.

Por otra parte, en las guarderías infantiles se presta atención a seis niños o más, y suelen ser privadas con fines lucrativos. También están sujetas a reglamentos estatales relacionados con la disposición del local, el número de niños por persona encargada, formación educativa del personal, entre otros. Cada vez son más comunes las empresas que ofrecen servicio de guardería para sus empleados. En ciertas zonas también existen centros de atención para niños con enfermedades menores que les impedirían asistir a guarderías convencionales, los cuales a menudo forman parte de hospitales que ofrecen servicios de pediatría. Los padres deben definir las necesidades de su hijo al seleccionar la guardería. Se debe valorar la filosofía del establecimiento, así como la actitud del personal. También deberán tomarse en cuenta las medidas que se adoptan para prevenir la transmisión de enfermedades. La tasa de enfermedades infecciosas se reduce cuando la atención se proporciona en hogares privados (Schmitt, 1999). Es muy importante inspeccionar y vigilar las instalaciones en cuanto a normas de salud (física y mental) y de seguridad. Los padres deben investigar si el centro está autorizado y qué tipo de capacitación tiene el personal. Los demás criterios de valoración son similares a los analizados en relación con los jardines de niños (cap. 11).

En circunstancias ideales, los programas de las guarderías deben incluir servicios integrales y programas de educación para la salud. Debe haber recursos para la atención de la salud al alcance de los niños, además de que el concepto incrementaría en gran medida el acceso de niños pequeños a la atención de la salud.

PREVENCION DE ACCIDENTES

En los niños, los accidentes ocasionan el mayor número de muertes y discapacidad que cualquier enfermedad humana, además de ser la principal causa de muerte en la infancia. Por desgracia, no se dispone en la actualidad de un arma preventiva, pero sí de una defensiva, el conocimiento. Si los padres saben cuáles son las actividades de sus hijos a cierta edad, podrán prevenir muchas lesiones graves tomando las precauciones necesarias, al igual que cuando las estadísticas indican que el envenenamiento o las quemaduras son muy comunes a determinada edad.

La mayor parte de los accidentes ocurre en el hogar o cerca de él (fig. 9-14). Los niños en edad de caminar son particularmente vulnerables por la curiosidad natural que sienten por su entorno. Los padres deben permitirles ciertas experiencias naturales que les enseñarán a ser precavidos; además, deberán esforzarse por enseñarles lo que es seguro y lo que no.

La mejor forma en que la enfermera puede demostrar las medidas de seguridad a los pacientes y sus familiares es el ejemplo. Las medidas pertinentes para la unidad de cuidados pediátricos se analizan en el capítulo 3. Las enfermeras comunitarias suelen contribuir de manera indirecta al bienestar de otros con el ejemplo y conociendo las instalaciones médicas de urgencia disponibles en su comunidad.

Claves para la comunidad

En las clínicas y las escuelas, las enfermeras deben fomentar la seguridad mediante guías de previsión.

Educación de los padres

El gobierno federal y las organizaciones privadas correspondientes han intentado regular algunas de las variables en torno a ciertos accidentes, como el uso de materiales no inflamables en la ropa infantil de dormir, tapones a prueba de niños para frascos de medicinas o de productos para el hogar y temperaturas máximas para los calentadores de agua domésticos (de 48 a 54°C [AAP: Comité para la Prevención de Lesiones y Envenenamiento, 1994]). La Consumer Product Safety Commission de Estados Unidos ha reglamentado la distancia entre los barrotes de las cunas, los candados y cerraduras de éstas y el tamaño y el grosor de los colchones. Las advertencias al respecto incluidas en las etiquetas de las cunas aconsejan que se utilicen únicamente colchones de las dimensiones adecuadas.

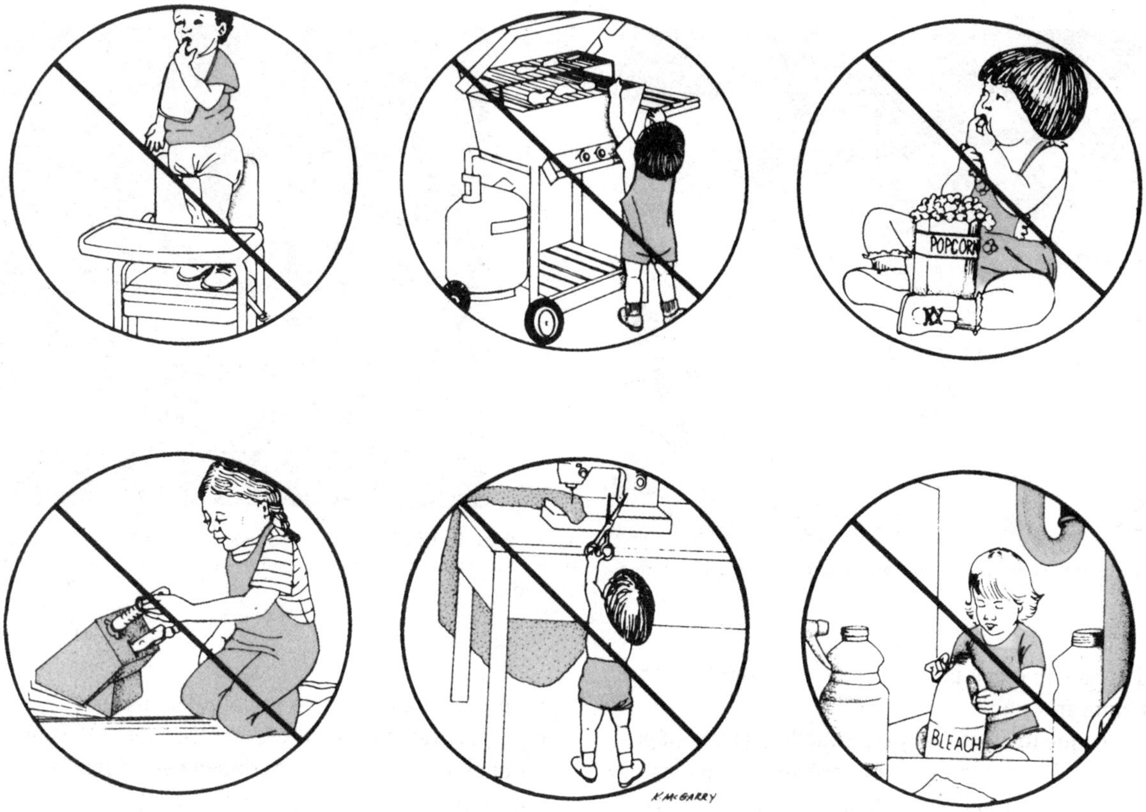

Fig. 9-14. Deben tomarse medidas de seguridad para proteger a los niños en edad de caminar de los peligros del hogar.

En todos los estados se han aprobado leyes que exigen que los lactantes y niños pequeños viajen sujetos en los automóviles (fig. 9-15), además de que los cinturones y tirantes de seguridad deben acatar las normas establecidas por el Federal Motor Vehicle Safety Department. También las arrendadoras de automóviles cuentan con asientos especiales para niños, aunque muchos padres no han asimilado todavía la importancia de este tipo de asientos y no los utilizan. Esto es esencial en la instrucción para el paciente, empezando por el primer viaje del hospital a casa.

Es imperioso que las casas nuevas tengan detectores de humo; también se recomienda a los consumidores que viven en casas viejas y edificios de departamentos que los instalen. Hay otras leyes relacionadas con la seguridad que también son obligatorias para los edificios públicos, además de ciertas medidas adicionales específicas para discapacitados; no obstante, los problemas de vigilancia y mantenimiento son considerables. Muchos niños viven en casas que no cumplen con las normas ni tienen suficiente supervisión. La educación de los padres es de suma importancia para reducir el número de muertes y de discapacitados.

Prevención de lesiones

La recién descubierta independencia derivada del poder desplazarse por cuenta propia implica también riesgos, pues la capacidad de caminar y el deseo de explorar incrementan el peligro de una lesión (Stein, 1998). Los niños en edad de caminar corren un riesgo mayor de sufrir accidentes, como ahogamiento, lesiones en vehículos automotores y quemaduras, de los cuales, muchos pueden prevenirse; los padres y quienes cuidan al niño deben estar conscientes de estos peligros directamente relacionados con la capacidad del pequeño de desplazarse, su necesidad de independencia, su desconocimiento de los riesgos y su curiosidad (cuadro 9-3).

Las personas que cuidan al niño deben estar muy conscientes del riesgo que implica el agua, ya sean bañeras, inodoros, albercas, tinas de hidromasaje, incluso recipientes pequeños que tengan agua (fig. 9-16).

Debe enseñarse a los padres a *nunca* dar la espalda al menor que se encuentre en la bañera o cerca de una extensión de agua porque podría producirse una tragedia; por otra parte, todos deben estar capacitados para proporcionar CPR (fig. 9-17).

La escaldadura es la lesión por quemadura más común en los niños, y es resultado de que el pequeño se echa el agua encima al tirar de manteles, cuerdas y manijas, los cuales deben colocarse fuera de su alcance. Los padres deben estar pendientes de los pequeños, en especial cuando trabajan en la cocina. Perillas, manijas y cuerdas deben estar fuera del alcance de los menores. Es necesario vigilar la temperatura de la llave del agua caliente porque pueden abrirla al estar

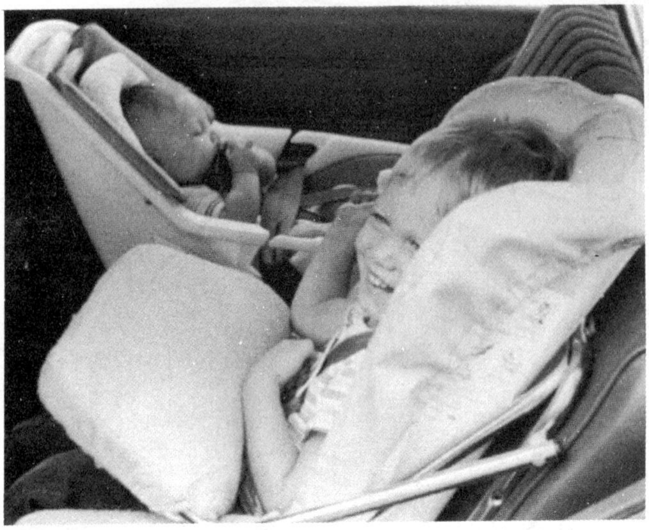

Fig. 9-15. Los asientos de seguridad para automóvil son obligatorios.

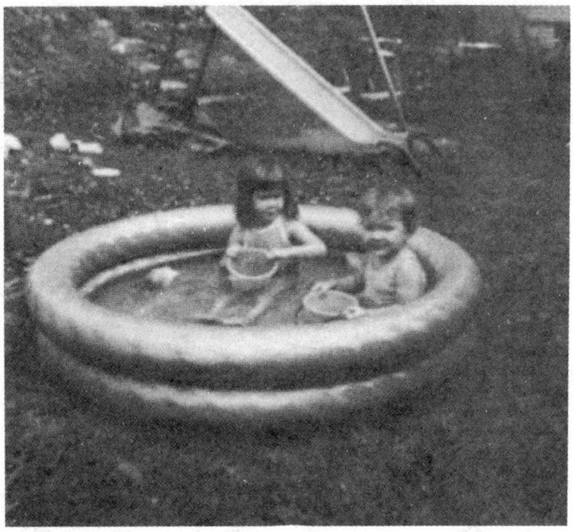

Fig. 9-16. Pamela y Cristina disfrutan jugando en el agua. Los niños de dos años requieren supervisión continua en este tipo de actividades.

jugando en la bañera o con las llaves; deben aprender a abrir primero el agua fría.

En virtud de que los fósforos y encendedores pueden provocar accidentes devastadores, es imperioso que siempre se encuentren fuera de su alcance, además de que se instruirá al pequeño acerca del riesgo que implica jugar con ellos. También es necesario cubrir los tomacorrientes eléctricos para evitar daños.

Si bien gracias a las leyes que obligan al uso de asientos de seguridad para automóvil ha disminuido el riesgo de lesiones, el riesgo de atropellamiento cuando los niños juegan en la entrada de su propia casa no ha desaparecido. Antes de encender el automóvil, el conductor debe estar alerta respecto de la presencia de un niño.

Por su curiosidad natural y recién adquirida movilidad, el niño en edad de caminar encuentra plantas, materiales de limpieza, medicamentos y cualquier cosa que le llama la atención y se lo lleva a la boca, de modo que todas las sustancias potencialmente peligrosas deben estar fuera de su alcance y bajo llave. Si bien en la actualidad casi todas las medicinas se expenden con tapón de seguridad, muchos niños han logrado quitarlos.

Los padres deben tener dos dosis de jarabe de ipecacuana en casa y el número telefónico del centro de control de intoxicaciones a la mano. En el capítulo 10 se analizan los tratamientos específicos y la atención de las víctimas de envenenamiento.

La broncoaspiración es una de las principales causas de muerte de niños pequeños. Entre los artículos que con mayor frecuencia ocasionan este accidente se cuentan alimentos duros, objetos pequeños (monedas, alfileres, partes de

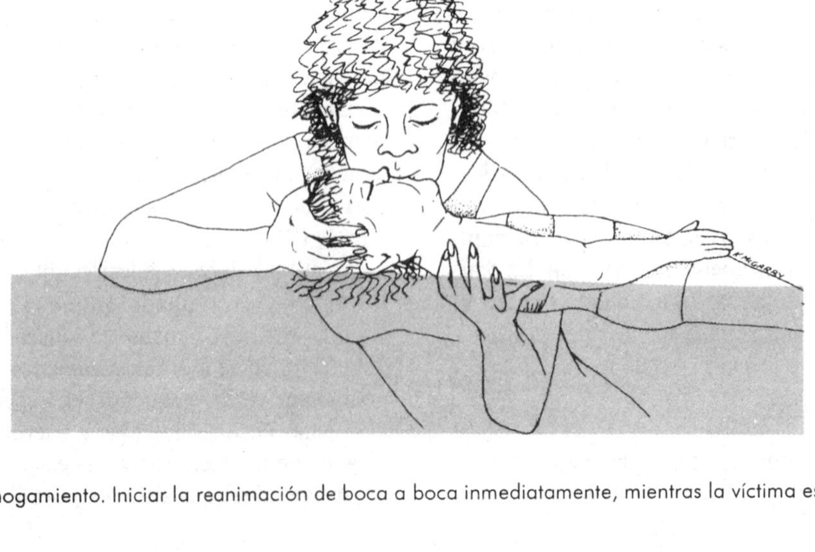

Fig. 9-17. Ahogamiento. Iniciar la reanimación de boca a boca inmediatamente, mientras la víctima está aún en el agua.

Cuadro 9-3. Prevención de lesiones en el niño en edad de caminar

Características del comportamiento	*Riesgos*
	Accidentes relacionados con vehículos automotores
Impulsivo, no puede esperar la gratificación, se incrementa su movilidad, egocéntrico	Utilizar asientos de seguridad para vehículo Advertir a los niños que no deben salir corriendo por detrás de un automóvil estacionado o un banco de nieve Tomar de la mano al niño al cruzar la calle *Nunca* permitirle subirse a un tractor o una podadora de césped ni llevarlos en ellos Vigilar el uso de triciclos; sólo se les llevará como pasajeros en bicicletas para adultos con asientos especiales y casco No se les debe permitir jugar en el automóvil ni se les dejará solos en él No se les debe permitir viajar en la parte posterior de camionetas abiertas Antes de acelerar, los conductores deben mirar con cuidado hacia el frente y la parte posterior del vehículo Mostrar al niño las zonas en que puede jugar sin riesgo Vigilar en todo momento a los niños de menos de tres años de edad Instruir a los niños a *nunca* correr tras un balón en la calle; *tampoco* se les debe permitir andar en triciclos, patinetas y similares en la calle
	Quemaduras
A los niños les fascina el fuego El niño en edad de caminar alcanza objetos inaccesibles para el lactante	Enseñar al niño el significado de "caliente" Instalar detectores de humo Mantener fósforos y cigarrillos fuera del alcance y la vista de los niños Girar los mangos de los utensilios de cocina hacia la parte posterior de la estufa Evitar las escaldaduras; no salir del baño y dejar abierta la llave del agua caliente o la bañera llena Tratar las quemaduras con agua fría; llamar al médico o al servicio de urgencias Enseñar al niño a abrir primero la llave de "frío" Evitar los manteles que cuelgan Mantener los aparatos electrodomésticos (como cafeteras, sartenes eléctricas y procesadores de alimentos) fuera del alcance de los niños Probar los alimentos y líquidos calentados en hornos de microondas para asegurarse de que no estén demasiado calientes Mantener los alimentos y líquidos calientes fuera del alcance; *nunca* sostener en brazos a un niño cerca de ellos Tener cuidado con los asadores *Nunca* fumar cerca de un niño Usar pantallas de protección para chimenea Enseñar al niño a detenerse, tirarse al suelo y rodar hasta que se extinga el fuego Diseñar un plan de escape para incendios y practicarlo, en caso de incendio en la casa Marcar las habitaciones de los niños para poner sobre aviso a los bomberos en una urgencia
	Caídas
Los niños en edad de caminar disfrutan explorar diferentes partes de la casa Pueden abrir puertas y asomarse por ventanas abiertas. Su percepción de la profundidad no ha madurado. Sus habilidades cambian de un día a otro. Si bien en ocasiones parece que han crecido, se les debe aún supervisar constantemente, tanto en casa como en el parque	*Nunca* subestimar la capacidad de escalar del niño *Nunca* se le dejará solo en el mueble cambiador, o similares. Utilizar cinturón de seguridad Cuando demuestre que está preparado, enseñar al niño a subir y bajar escaleras Sujetar los barandales de la cuna y mantenerlos elevados mientras el niño se encuentre en ella Echar llave a la puerta del sótano o colocar rejas al principio y al final de la escalera Secar de inmediato los pisos mojados No encerar demasiado los pisos Evitar el uso de andaderas Mantener las tijeras y otros objetos filosos fuera del alcance de los niños en edad de caminar Utilizar alambrado o protectores para ventanas que no puedan empujarse al exterior Poner arena o algún otro material suave bajo los juegos de jardín

Continúa

juguetes que pueden quitarse) y globos. La maniobra de Heimlich es el tratamiento de elección para el menor de un año que se asfixia (fig. 9-18), mientras que en lactantes menores se utiliza una combinación de palmadas en la espalda y presión torácica (fig. 9-19). Otro motivo de preocupación son las lesiones provocadas en parques porque a los pequeños les encanta correr y escalar, con frecuencia sin tomar en consideración el riesgo. Es por ello necesario enseñarles normas de seguridad relacionadas con los juegos de los parques, patinetas, triciclos y similares.

Para evitar caídas, las puertas, ventanas y rejas deben mantenerse cerradas o protegidas con alambrado. Cuando el

Cuadro 9-3. Prevención de lesiones en el niño en edad de caminar *(Continuación)*

Características del comportamiento	*Riesgos*
	Sofocación y ahogamiento
Explora con los sentidos; le gusta morder y probar las cosas Come apresurado	No permitir que los niños pequeños jueguen con globos desinflados porque pueden ser succionados hacia las vías respiratorias Mantener el talco fuera de su alcance; no usarlo en el cambio de pañal Revisar que los juguetes no tengan partes sueltas Alejar de ellos objetos pequeños como monedas, botones, alfileres Guardar los juguetes en un juguetero sin puerta o tapa que los pueda machucar Evitar palomitas de maíz, nueces, dulces duros pequeños, goma de mascar, vegetales duros Cortar los alimentos en trozos pequeños Deshuesar el pescado y el pollo Aprender la maniobra de Heimlich Verificar el espacio entre los barrotes de la cuna (no debe ser mayor de 7 cm) Mantener las bolsas de plástico fuera del alcance de los niños pequeños; no utilizarlas como cubiertas para el colchón Usar colchones firmes, bien ajustados; no permitir que los niños pequeños duerman en camas de agua No levantar al niño de la cama si ha vomitado; volverlo sobre un costado Evitar que la ropa de dormir o jugar tenga cordones ajustables en el cuello; no permitir que haya cuerdas cerca de la cuna Desechar los refrigeradores viejos, quitarles la puerta Asegurarse de que los costados de los corrales sean fuertes
	Envenenamiento
Se incrementa su inventiva; es capaz de abrir la mayor parte de los frascos Su creciente movilidad le permite tener acceso a alacenas, botiquines, mesas de noche, interior de roperos Observa y toca todo Aprende por ensayo y error	Almacenar los detergentes y artículos de limpieza para el hogar fuera del alcance de los niños; instalar cerraduras de seguridad Cerrar con llave los gabinetes si al niño en edad de caminar le fascinan los artículos que guarda en ellos No guardar sustancias químicas u otras potencialmente dañinas en envases de alimentos o bebidas; almacenarlos en gabinetes diferentes Guardar las medicinas bajo llave; devolverlas a su lugar inmediatamente después de usarlas Utilizar envases y tapas a prueba de niños Eliminar las medicinas caducas en el inodoro Al administrar medicamentos, seguir las instrucciones del médico No permitir que un niño dé la medicina a otro No referirse a las pastillas como dulces Conservar el enjuague bucal fuera del alcance de los niños pequeños para evitar posible envenenamiento por alcohol Tener a la mano el teléfono del centro de control de intoxicaciones Enseñar a los padres cuándo y cómo administrar la ipecacuana (deben llamar antes al centro de control de intoxicaciones) Explicar los símbolos de los venenos a los niños y a los padres analfabetas

niño empieza a bajarse de la cuna, los padres deberán analizar la posibilidad de pasarlo a una cama.

Marco epidemiológico

El ***marco epidemiológico*** para la prevención de accidentes constituye un método sistemático de evaluación que consta de tres partes: características del huésped (el niño), agente (la causa directa; p. ej., una planta venenosa) y entorno.

Huésped y agente

La enfermera debe valorar las características individuales del niño y prestar mucha atención a la forma en que los padres lo describen, ya que algunos son más activos, independientes e inquisitivos que otros. Es importante valorar con cuidado a los niños agresivos y obstinados y que muestran poca tolerancia a la frustración. Los que parecen propensos a accidentes quizá intentan llamar la atención para reconciliar a sus padres (que por lo general se comunican cuando un niño sufre un accidente) o por muchas otras razones. Cuando el pequeño está cansado y hambriento es menos receptivo a las advertencias de los padres. Como la edad del niño y su etapa de desarrollo influyen en el tipo de accidente, es importante proporcionar información anticipada. La enfermera debe valorar muy de cerca a los niños con necesidades de seguridad especiales por discapacidad visual, motora o intelectual, trastornos convulsivos o diabetes y que requieren instrucción intensiva respecto de sus necesidades

Cuadro 9-3. Prevención de lesiones en el niño en edad de caminar *(Continuación)*

Características del comportamiento	*Riesgos*
	Envenenamiento
	Al pintar, utilizar pinturas marcadas "para interiores" o alguna que cumpla con las normas para superficies que podrían mordisquear los niños
	Lavar frutas y verduras antes de consumirlas
	Conocer el nombre de cualquier planta nueva y registrarlo
	Advertir a la familia de la ubicación de plantas venenosas en alguna propiedad o cerca de ella
	Lesiones con armas de fuego
	Descargar las armas y guardarlas bajo llave, separadas de las municiones
	Cortaduras
	Cubrir las esquinas filosas de los muebles (y chimeneas)
	Poner cerraduras de seguridad en los cajones
	Nunca permitir juegos cerca de podadoras de pasto o herramientas de motor encendidas
	Ahogamiento
Carece de percepción de la profundidad	Vigilar continuamente al niño en la playa o cerca de una alberca o estanque (incluidos los lagos o estanques congelados en invierno)
No se percata del peligro	Vaciar los chapoteaderos cuando el niño acabe de jugar
Le encanta jugar con agua	Cubrir los pozos adecuadamente
	Nunca permitir que el niño nade sin supervisión
	Utilizar los salvavidas recomendados para navegación
	Enseñar las normas de seguridad para el agua lo antes posible
	Cerrar con llave las cercas que rodean a las albercas
	Supervisar al niño cuando se encuentra en la bañera; tener en cuenta que un niño pequeño puede ahogarse en menos de 5 cm de agua (AAP, 1994)
	Choque eléctrico
Explora con los dedos y los introduce donde puede	Cubrir las tomas eléctricas
	Cubrir los tomacorrientes que no estén en uso con tapones de seguridad
	El agua conduce electricidad; enseñar al niño a no tocar aparatos eléctricos cuando esté mojado; mantenerlos fuera de su alcance
	Mordeduras de animales
Su juicio es inmaduro	Enseñar al niño a evitar a los animales extraños
	No permitir que los niños en edad de caminar maltraten a las mascotas
	Vigilarlos estrechamente; no permitir que jueguen cerca de las mascotas cuando están comiendo o tengan un hueso

Tener a la mano las instrucciones para primeros auxilios y números de urgencia
Saber la ubicación de los centros de atención de urgencias y cómo llegar a ellos
Aprender las técnicas de reanimación cardiopulmonar para niños

específicas. Los niños inmovilizados deben ser protegidos de las quemaduras del sol y de las inclemencias del tiempo, así como de mosquitos y otros vectores. El control del agente denota algunos de los métodos mencionados en la sección de educación de los padres, como tapas a prueba de niños en los frascos de medicamentos, reglamentos sobre los muebles para niños, entre otros.

Entorno

El entorno físico, económico y social también es importante para la prevención de accidentes. Quizá la familia sea indigente, numerosa, disfuncional, o se encuentre fatigada. Los niños criados en hogares agobiados por presiones intensas son al parecer más propensos a accidentes. La nueva madre (o niñera) tal vez subestime la capacidad de desarrollo del menor, en tanto que lo contrario sucede con la llegada de un nuevo hermano cuando se asignan tareas al niño que rebasan su capacidad. Algunos autores sugieren que la hora del día influye en los accidentes: la hora de afluencia de tráfico en la mañana, después de la escuela (en especial para niños que regresan solos a casa) y las últimas horas de la tarde. También debe tomarse en consideración la nacionalidad y el estilo de vida de la familia.

Las vacaciones y las mudanzas, en las que el niño pequeño se encuentra en ambientes extraños, son también potencialmente peligrosas. La enfermera es en ocasiones la persona más cercana a la familia y puede ayudar a identificar riesgos ambientales específicos. Puede ser beneficioso que

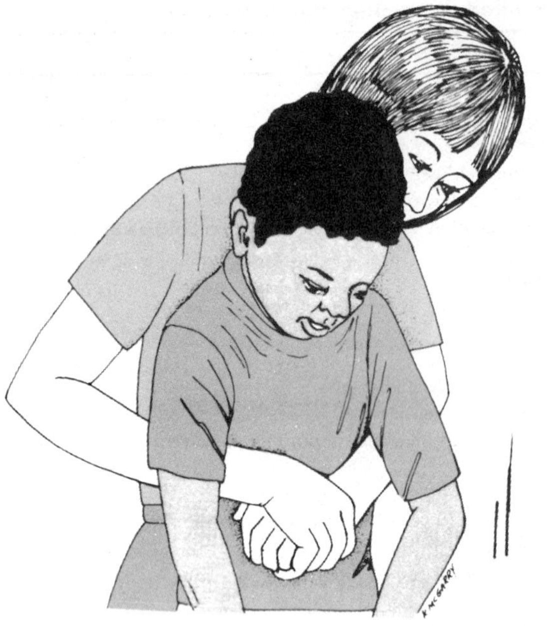

Fig. 9-18. Asfixia. En los niños mayores se practica la maniobra de Heimlich.

los padres analicen con ella los riesgos potenciales y la ubicación de éstos en el hogar. Se hará también hincapié en el hecho de que, en cuanto a accidentes, el baño y la cocina son las habitaciones más peligrosas de la casa. Así mismo, es importante analizar el ambiente de la comunidad, como los parques, el patio de la escuela y el alumbrado público. Debe explicarse la necesidad de servir de modelo para las medidas de seguridad, pues los niños absorben las actitudes y comportamientos de los padres. Es conveniente hacer uso de los recursos comunitarios, como biblioteca, bomberos, policía y similares. Se concederá prioridad a la resolución de problemas. La enfermera repetirá la información proporcionada y evaluará su efectividad.

Conceptos clave

- Los niños que ya caminan están listos para dejar de lado la dependencia total y buscar la autonomía y la independencia.
- El aumento de peso se hace más lento conforme cambian las proporciones.
- Los procesos de pensamiento y el desarrollo del lenguaje son más avanzados.
- Los cuidados cotidianos se facilitan porque el niño que camina es más independiente.
- La salud dental adecuada es esencial; se inician las revisiones dentales sistemáticas.
- Se observa anorexia fisiológica; la mejor manera de manejar las fluctuaciones del apetito es con comidas y refrigerios nutritivos.
- El control de esfínteres tiene lugar cuando el niño está listo desde el punto de vista físico, puede comunicar que lo necesita y tiene la paciencia para sentarse en la bacinica.

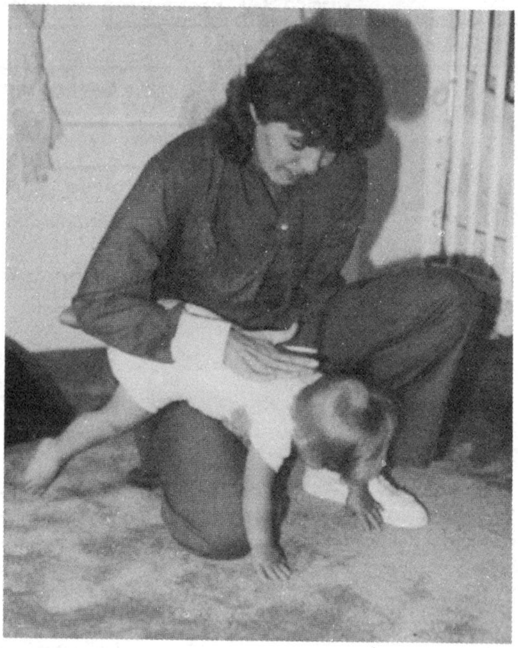

Fig. 9-19. Los lactantes hasta de un año que se están asfixiando se colocan con la cabeza más abajo que el tronco. Se palmea la espalda (de acuerdo con el tamaño del niño).

- El trabajo de los niños es el juego; los niños que empiezan a caminar disfrutan el juego paralelo.
- La guardería forma parte de la vida de muchos niños de esta edad; es necesario que los padres visiten las instalaciones y valoren la filosofía de las guarderías, así como la actitud de quienes proporcionan la atención.
- Los accidentes constituyen la principal causa de muerte en la infancia; quienes se ocupan de los niños deben respetar siempre las medidas de seguridad.

Bibliografía

A guide to the food pyramid for children and a free poster, *Child Health Alert,* vol 17, p 4, June, 1999.

American Academy of Pediatrics, Committee on Injury and Poison Prevention: Office-based counseling for injury prevention (RE9427), *Pediatrics* 94(4):566-567, 1994.

Schmitt B: *Instructions for pediatric patients,* Philadelphia, 1999, WB Saunders.

Stein MT: Preparing families for the toddler and preschool years, *Contemp Pediatr* 15(1):88-110, 1998.

Wong DL, Hockenberry-Eaton M, Winkelstein M, Wilson D, Ahmann E, DeVito-Thomas PA: *Whaley and Wong's nursing care of infants and children,* ed 6, St Louis, 1999, Mosby.

Williams SR: *Essentials of nutrition and diet therapy,* ed 7, St Louis, 1999, Mosby.

Lecturas sugeridas

Ashwill J, Droske S: *Nursing care of children,* Philadelphia, 1997, WB Saunders.

Capítulo 10

Trastornos del niño en edad de caminar

OIDO

Sordera

SISTEMA RESPIRATORIO

Crup

Epiglotitis

Neumonía

SISTEMA NERVIOSO

Parálisis cerebral

Lesiones en la cabeza

SISTEMA MUSCULOESQUELETICO

Fracturas

Dislocaciones

SISTEMA GASTROINTESTINAL

Oxyuris vermicularis

SISTEMA GENITOURINARIO

Síndrome nefrótico (nefrosis)

Tumor de Wilms

TEMAS ESPECIALES

Envenenamiento

Envenenamiento con acetaminofén

Envenenamiento con salicilato

Envenenamiento con plomo (saturnismo)

Objetivos

Al concluir este capítulo, la estudiante será capaz de:

- Definir el vocabulario señalado.
- Enumerar y definir los trastornos más comunes de esta etapa.
- Identificar dos diferencias entre los huesos del niño en edad de caminar y los del adulto.
- Describir los signos de aumento de la presión intracraneal del niño con lesiones en la cabeza, incluidas las observaciones de enfermería necesarias para establecer una base de referencia para la información.
- Analizar la atención de enfermería para el niño con nefrosis.
- Esbozar las observaciones de enfermería y los cuidados necesarios para un niño de dos años que necesita una tienda de vapor.
- Mencionar dos medidas necesarias para reducir el envenenamiento por acetaminofén en niños.
- Enumerar las medidas de detección para prevenir el envenenamiento con plomo.

Terminología

Amnesia retrógrada
Ataxia
Estrías
Fractura en tallo verde
Nefroblastoma
Nefrosis idiopática
Pica
Postura
Síndrome postraumático

El mundo del niño que empieza a caminar se amplía a partir del núcleo familiar. Sus habilidades motoras mejoran, lo cual incrementa el riesgo de fracturas, lesiones cefálicas e ingestiones, además de que este grupo de edad está más expuesto a enfermedades respiratorias. Al mejorar la función motora, las deficiencias neurológicas suelen hacerse visibles. Si bien las enfermedades y problemas analizados en este capítulo son frecuentes en los niños que empiezan a caminar, no son privativos de esta edad.

Oído

SORDERA

Descripción

Los niños sordos representan un reto especial para el equipo de enfermería; pueden ser hospitalizados para evaluación directa y tratamiento de la pérdida de audición o por otros problemas quirúrgicos relacionados o no con la sordera. La enfermera debe tener conocimientos básicos sobre los problemas que enfrenta el niño sordo y proporcionarle la atención de enfermería integral que requiere.

En los primeros meses de vida prenatal el oído interno se forma completamente, pero si la futura madre contrae rubéola o alguna otra infección viral en dicho periodo, el niño puede nacer con la deficiencia auditiva que se conoce como **sordera congénita**, si bien la sordera también puede ser **adquirida**. Las enfermedades infecciosas como sarampión, paperas, varicela o meningitis suelen dar lugar a diversos grados de hipoacusia, al igual que el resfriado común, algunas medicinas, ciertas alergias e infecciones óticas. La sordera también puede ser temporal por la acumulación de cerilla que bloquea los canales auditivos.

La pérdida de la audición se clasifica en dos categorías; la **sensorioneural** es resultado del desarrollo anómalo de las estructuras del oído interno, mientras que la **conductiva** denota la interrupción de la transmisión de ondas sonoras del oído externo o del medio. En algunos niños, la pérdida de audición es mixta, es decir, se combinan causas conductivas y sensorioneurales.

Signos y síntomas

La sordera fluctúa entre pérdida bilateral total de la audición e hipoacusias tan benignas que pasan inadvertidas. La sordera **bilateral** afecta a ambos oídos, y cuando es total, el niño pierde todo el placer que el sonido confiere a la vida y tiene problemas de comunicación, pues los niños aprenden a hablar imitando lo que oyen. Como el niño no comprende las instrucciones, surgen problemas de comportamiento. En su intento por comunicarse, quizá se tornen agresivos hacia otros niños; si los compañeros de juego lo ridiculizan, el desarrollo de la personalidad se verá afectado. A menos que reciba ayuda, este menor se aislará socialmente y no podrá asistir a la escuela.

La sordera bilateral parcial suele provocar problemas de comportamiento y desempeño deficiente en la escuela. El trastorno es ocasionado por infecciones crónicas, como la otitis media, o bloqueos de la trompa de Eustaquio, además de servir de advertencia de defectos posteriores más graves. Los niños con sordera de un oído tienen menos deficiencias auditivas si el otro es normal.

Tratamiento y atención de enfermería

La enfermera debe subrayar la importancia de la inmunización adecuada durante la infancia para prevenir muchas de las enfermedades contagiosas que favorecen la sordera adquirida. En la actualidad se dispone de vacunas contra el sarampión, las paperas y la rubéola, así como contra *Haemophilus influenzae* tipo b (causa más común de meningitis en la infancia). El niño debe asistir periódicamente a consulta médica. El diagnóstico y tratamiento oportuno del niño sordo son importantes para prevenir complicaciones físicas y mentales. El equipo médico que se encarga del niño con sordera incluye médico general, otólogo, audiólogo, terapista del lenguaje, profesor con capacitación especial, trabajadora social, psicólogo y enfermera, así como la familia.

El diagnóstico oportuno y el tratamiento inmediato son requisitos fundamentales, no obstante la edad del paciente. El Joint Committee on Infant Hearing (1995) propugna por la detección de los lactantes con deficiencias auditivas hacia los tres meses de edad y porque sean tratados hacia los 6 meses de nacidos. Mediante la aplicación de dos medidas, la respuesta auditiva del tallo cerebral (*auditory brainstem response,* ABR) y las emisiones otoacústicas (*otoacoustic emissions,* OAE), se identifica a los lactantes afectados. En términos generales, la sordera bilateral total se descubre durante la lactancia, en tanto que la parcial suele reconocerse cuando el niño ingresa a la escuela, época en que se detectan muchos problemas auditivos con pruebas de audición estándar. Para éstas se requiere de un aparato conocido como **audiómetro**, el cual tiene un audífono que se coloca en el oído del niño. Una vez que se enciende el aparato, se producen diversos ruidos y sonidos de diferentes tonos y se pide al menor que levante la mano al escucharlos. Los resultados de estas pruebas son interpretados por especialistas. Cuando se detecta pérdida de audición, se remite a consulta con un otólogo (especialista en oído), si bien para evitar consultas innecesarias, la prueba se lleva a cabo dos veces. La **timpanografía** es otra de las pruebas que se utilizan para valorar problemas auditivos en niños. El timpanograma mide el movimiento del tímpano en respuesta a las ondas sonoras. La reducción de estos movimientos produce pérdida auditiva temporal, sobre todo cuando el niño tiene líquido en el oído medio por una infección.

Los niños que padecen pérdidas auditivas graves requieren más ayuda del personal de los centros de audición y lenguaje. La decisión de si el menor debe asistir a clases especiales en una escuela normal o a una escuela para sordos depende de cada caso. Algunos niños cursan unos años en una escuela para sordos y después son transferidos a una escuela normal. En estos casos, tienen que empezar su educación pronto, para recuperar lo que se ha perdido desde la lactancia.

Para aproximar al menor al mundo de los sonidos, se utilizan varios métodos: lectura de labios, lenguaje de signos, escritura, computadoras, auxiliares visuales, música y amplificación del sonido, entre otros. En la actualidad, el niño sordo aprende a hablar para que otras personas puedan comprenderle.

Si lo indicado es una prótesis auditiva, se adapta una y se le enseña a usarla. Para asegurarse de que funciona adecuadamente debe revisarse con regularidad, pues de lo contrario, el niño podría perder el interés en utilizarla. Es necesario enseñar a los padres los medios de comunicación que utilizarán los profesores. Por otra parte, han comenzado a aplicarse con éxito nuevos procedimientos quirúrgicos con implantes.

La enfermera debe conocer los síntomas de la sordera infantil; observará a los recién nacidos para detectar sus reacciones a estímulos auditivos. Mediante la Escala de Brazelton para la valoración del comportamiento del recién nacido (cap. 4) se valora la respuesta de orientación del sonido de una voz. Los lactantes menores de cuatro meses deben sobresaltarse ante sonidos fuertes. Durante el primer año de vida, empiezan a localizar activamente los sonidos y a prestar atención a la voz de la madre; las vocalizaciones que emiten para responderle surgen entre los dos y cuatro meses de edad. El lactante que no intenta una respuesta verbal hacia los 18 meses debe ser sometido a un examen físico completo. La indiferencia ante los sonidos, los problemas de comportamiento y, más adelante, el desempeño escolar deficiente, suelen ser indicios de sordera.

En virtud de la importancia de prevenir la sordera, la enfermera debe aprovechar cualquier oportunidad para demostrar y enseñar la higiene adecuada de los oídos al niño y la familia. No debe introducirse ningún objeto al limpiar el canal auditivo. Si un objeto extraño se aloja en el oído, es imperioso que un médico examine al niño. La enfermera *no* intentará extraerlo por sí misma.

Es necesario insistir con los padres acerca de la importancia de las vacunas para los recién nacidos. Se deben tomar las medidas de seguridad adecuadas para evitar lesiones en los oídos por traumatismos en la cabeza, en especial cuando el niño está en edad de caminar. Se instruye a las madres para que eviten el uso de fármacos **ototóxicos** durante el embarazo. Las enfermeras deben mostrarse muy suspicaces en caso de enfermedades crónicas para las cuales quizá se prescriban medicamentos como estreptomicina, kanamicina, neomicina y otros. La pérdida sensorioneural de la audición también puede ser resultado de la contaminación por ruido, como la música rock a volúmenes muy altos o el tiro al blanco. Entre los síntomas se incluyen zumbidos en los oídos y sonidos sordos amortiguados inmediatamente después de la exposición.

Al igual que los niños con audición normal hospitalizados, el que padece sordera necesita las mismas oportunidades para desarrollar una personalidad saludable. La enfermera que se aproxime a él debe sonreírle, ya que su forma de actuar expresa mucho al paciente, sobre todo si su problema de comunicación es grave. Al hablar con el menor, se le verá de frente, de forma que la enfermera quede al nivel de los ojos.

Deben utilizarse frases breves, más que palabras sueltas, y se le hablará con claridad, en un tono natural. Las palabras deben acompañarse de ademanes adecuados, no es necesario exagerar la forma de hablar. Se intentará charlar con el paciente en una zona sin ruido de fondo (radio, televisión, conversaciones en voz alta). La enfermera que adopta una actitud relajada, crea un ambiente que otros imitarán.

El niño de mayor edad que sabe escribir puede utilizar este medio para comunicarse. Se le solicitará que lea en voz alta lo que ha escrito para que la enfermera se acostumbre a la forma de hablar del pequeño. Durante la hospitalización suelen presentarse regresiones en el habla, de modo que no deberá suponerse que porque el niño no habla mucho, no entiende lo que se le dice. Es necesario repetir las frases, o formularlas con otras palabras, de la misma manera que se haría con cualquier niño.

Conviene determinar si los pacientes sordos comprenden por completo lo que se les pide, pues tienden a responder "sí" o "no" antes de entender cabalmente la pregunta. Una vez que se ha explicado un procedimiento al enfermo, se hacen preguntas para tener la certeza de que ha comprendido lo que se espera de él. Este aspecto debe tenerse presente con todos los niños pequeños hospitalizados. Los menores reaccionan ante las enfermeras que muestran interés y paciencia por escuchar lo que dicen.

A menudo, la enfermera debe colaborar con el médico durante el examen de los oídos, para lo cual sostendrá en su regazo al niño en edad de caminar, apoyando en el tórax la cabeza del menor, colocará una mano en la frente del niño y la otra con firmeza en torno al cuerpo de éste. La cabeza se mantiene inmóvil para no dañar el delicado canal auditivo con el **otoscopio**. En ocasiones, el médico necesita hisopos de algodón para eliminar el exceso de secreciones del oído externo. El **espéculo** para oído (dispositivo en forma de embudo que se adhiere al otoscopio y que tiene contacto directo con el oído) debe lavarse y desinfectarse cada vez que se utilice.

Debido a que las prótesis auditivas son costosas, pero de valor incalculable para el paciente, se mantendrán en un lugar seguro si no están en uso. Cuando el paciente va a cirugía deben guardarse en la caja de seguridad del hospital. En virtud de que por comodidad los pacientes suelen poner sus prótesis en un bolsillo del camisón del hospital, la enfermera revisará la prenda antes de depositarla en el tobogán de ropa sucia. También es necesario estar al tanto de que algunos niños que empiezan a caminar se quitan las prótesis auditivas para afirmar su autonomía. Los padres proporcionan información valiosa acerca del uso del dispositivo por parte del pequeño.

Sistema respiratorio

CRUP

Descripción

Crup es un término no específico que denota varios padecimientos cuyo síntoma principal es una tos estridente y diversos grados de estridor inspiratorio. Cuando hay afección de la laringe, el cuadro es más grave por posibles alteraciones del estado respiratorio (como obstrucción de vías respiratorias, insuficiencia respiratoria aguda o hipoxia). La laringitis espasmódica aguda es la forma más benigna del síndrome, siendo la laringotraqueobronquitis la más común, que también se conoce como **crup subglótico**, debido al edema que se observa bajo las cuerdas vocales.

Las infecciones respiratorias son comunes en los pacientes pediátricos, sobre todo en niños menores de cinco años, porque las vías respiratorias son más pequeñas que en los adultos y propensas a mayor estrechamiento con las inflamaciones. Las infecciones agudas de la laringe son comunes en los niños en edad de caminar, por lo general con afecciones en otras partes del sistema respiratorio. El crup es causado por gran variedad de microorganismos, pero el patógeno infeccioso más frecuente es viral. Los antecedentes del paciente son indispensables para el diagnóstico, pues al parecer hay tendencia familiar. Si bien puede presentarse a cualquier edad, es más frecuente en los niños de entre tres meses y seis años de edad.

Signos y síntomas

Por lo general, el crup se inicia con una infección de las vías respiratorias superiores, con o sin fiebre. El niño desarrolla ronquera y una tos áspera, semejante a un ladrido. Conforme se obstruye la región subglótica por edema y exudados, con la respiración se observa **estridor**, es decir, un sonido áspero de tono agudo. La tos y el estridor empeoran por la noche. Si bien el crup alarma tanto al niño como a los padres, porque se ve que el niño sufre, la mayor parte de los casos son benignos, además de que el trastorno no es contagioso. Los signos como palidez, aumento del esfuerzo respiratorio e inquietud indican que el niño debe ser examinado por el médico porque se incrementa el sufrimiento respiratorio.

Tratamiento y atención de enfermería

La mayoría de los enfermos puede recibir tratamiento en casa. El vapor de la ducha o baño caliente suele interrumpir la crisis respiratoria aguda y el espasmo laríngeo. Se indica a los padres que instalen un humidificador de vapor moderadamente frío en la habitación del niño, que deberá desinfectarse con cierta periodicidad. En general se evitan los vaporizadores calientes por el riesgo de escaldaduras. La exposición al aire frío también alivia el estridor. Más de una madre ha salido con su hijo en la noche fría, sólo para llegar a la sala de urgencia con un niño que al parecer no sufre ninguna molestia, quizá porque la baja temperatura del aire atmosférico enfría la mucosa de la porción superior de las vías respiratorias y reduce el edema local (Behrman, et al, 2000). También debe incrementarse la ingestión de líquidos claros.

Los niños con crup y temperaturas superiores a los 39°C serán hospitalizados si el estridor y el sufrimiento respiratorio aumentan, o en caso de sospecha de epiglotitis (Behrman, et al, 2000) (fig. 10-1).

Cuando el niño en edad de caminar ingresa al hospital con sufrimiento respiratorio, se muestra angustiado y fatigado. La actitud calmada y tranquilizadora de la enfermera aliviará la ansiedad del paciente y su familia, ya que la aprensión del niño disminuye cuando los padres se relajan.

En los niños hipóxicos se utiliza una tienda de vapor con dosis bajas de oxígeno. Se recomienda que alguien permanezca con el paciente mientras está en ella para evitar una crisis respiratoria si se angustia. La enfermera deberá asegurarse de que el menor tenga consigo su juguete u objeto transicional favorito.

Entre los medicamentos que se administran para el tratamiento del crup, se cuentan los corticosteroides y la epinefrina racémica inhalada; se ha demostrado la eficacia de los primeros para evitar la intubación de niños gravemente enfermos porque reducen el edema subglótico. La epinefrina racémica inhalada mediante una mascarilla facial amino-

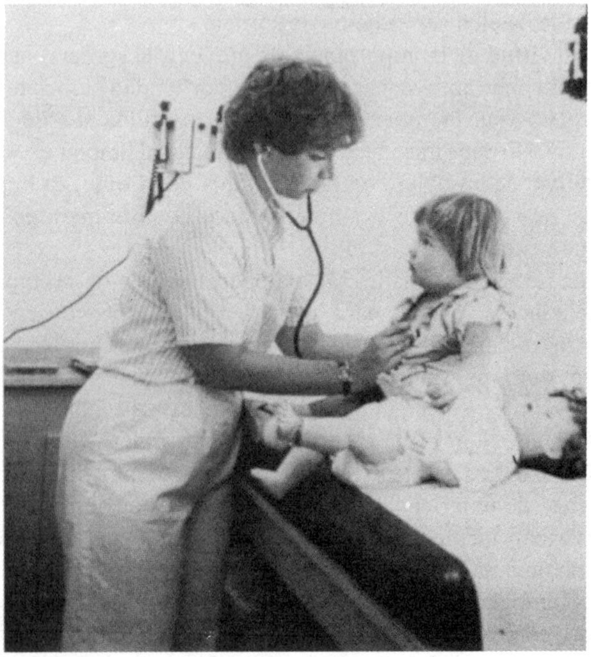

Fig. 10-1. La enfermera valora los sonidos pulmonares del niño para detectar signos de sufrimiento respiratorio. (Cortesía de Cook Children's Hospital, Fort Worth, Texas.)

ra el edema por vasoconstricción y proporciona alivio inmediato, si bien de manera temporal. De ser necesario, se repite la administración al cabo de varias horas. Una sola dosis inhalada alcanza su punto máximo en 10 a 30 min, con duración total de 2 h.

Es necesario observar de cerca al paciente porque algunos suelen experimentar recaídas, con recurrencia de los síntomas, cuando cesa el efecto del medicamento, de modo que se hospitaliza para observación a muchos niños a quienes se administra epinefrina racémica.

Si el médico lo solicita, la enfermera observa y registra temperatura, pulso, respiraciones y presión arterial, además de que presta atención particular al tipo y frecuencia de las respiraciones. También se observan el color del niño, así como su estado de inquietud y angustia. Es importante notificar de inmediato cuando se incrementa el sufrimiento respiratorio, lo cual puede dar lugar a complicaciones que requieren intubación endotraqueal o traqueostomía (véase Guía Informativa), en cuyo caso se necesita atención de enfermería especial (cap. 17).

Si el sufrimiento respiratorio no es grave, por vía oral se administran los líquidos claros, moderadamente fríos, que el niño prefiere. Es posible iniciar líquidos intravenosos para que haya ingestión y se conserve la energía. Los cuidados deben planearse de forma tal que no se interrumpa el reposo.

EPIGLOTITIS

Descripción

La epiglotitis es una inflamación de los tejidos localizados por **encima** de las cuerdas vocales, es decir, supraglótica, en la cual se estrechan las vías de entrada de aire con posibilidad de obstrucción total. La causa más frecuente es infección por *H. influenzae* tipo b, sobre todo en niños de dos a seis años de edad; puede presentarse en cualquier estación. A diferencia del crup, que evoluciona en cuestión de días, su curso es rápido y progresivo (la obstrucción de las vías respiratorias puede ocurrir en cuestión de horas). La epiglotitis es una urgencia médica que pone en peligro la vida.

Guía informativa

Para el niño con sufrimiento respiratorio creciente

- Incremento de la frecuencia respiratoria
- Incremento del pulso
- Palidez
- Inquietud
- Aleteo de fosas nasales
- Retracción o estiramiento de la piel bajo o sobre el esternón, entre las costillas o ambos

Signos y síntomas

El aspecto del niño con epiglotitis es el de un enfermo grave con dolor de garganta repentino, fiebre alta, salivación, voz amortiguada y respiraciones rápidas que dificultan la inhalación y la exhalación. El menor prefiere sentarse erguido, con el cuello extendido hacia atrás. Los gases sanguíneos fluctúan y se observa leucocitosis, a menudo acompañada de bacteriemia.

Tratamiento y atención de enfermería

Si se sospecha de epiglotitis, no debe examinarse la faringe (parte posterior de la garganta), pues podría presentarse laringospasmo seguido de paro respiratorio. El tratamiento de elección consiste en colocar una vía respiratoria artificial, para lo cual es necesario consultar con un endoscopista experimentado, normalmente se prefiere la intubación nasotraqueal. En la mayor parte de los casos se administran corticosteroides, tratamiento intravenoso y antibióticos.

Es importante que la enfermera se muestre calmada y tranquilice al niño, además de que estará atenta a cualquier complicación respiratoria. Debe contarse con un equipo para intubación y oxígeno a la cabecera. Los niños intubados reciben atención en la unidad de cuidados intensivos. La frecuencia de la epiglotitis se ha reducido desde que se administra sistemáticamente la vacuna contra *H. influenzae* tipo b a partir de los dos meses de edad.

NEUMONIA

Descripción

La neumonía o neumonitis es una inflamación de los pulmones en que los *alveolos* (sacos de aire) se llenan de exudado. Debido a que la porción afectada del pulmón no recibe aire suficiente y la respiración es superficial, el torrente sanguíneo no dispone de suficiente oxígeno.

Cerca de 80% de los casos de neumonía se debe a virus; el 20% restante, a bacterias. La aspiración de sustancias extrañas como talco, maní o palomitas de maíz puede provocar neumonía. Los hidrocarbonos (querosén, barniz de muebles, diluyente) lesionan las células de los pulmones porque alteran la tensión superficial. El reflujo gastroesofágico puede dar como resultado la aspiración del contenido gástrico y provocar neumonía.

La neumonía viral suele ser provocada por el virus sincitial respiratorio (*respiratory syncytial virus*, RSV), la influenza y el adenovirus, que son muy frecuentes en los meses de invierno. Por lo general, la neumonía bacteriana da lugar a una infección más grave. Los microorganismos más comunes son *S. pneumoniae*, estreptococos del grupo A, *Staphylococcus aureus* y *H. influenzae*.

La neumonía puede ser una enfermedad inicial, o **primaria**, o complicar otro padecimiento, en cuyo caso se denomina neumonía **secundaria**, que suele acompañar a diversos trastornos contagiosos o ser consecutiva a cirugía. Esta variante es más grave que la primaria porque el niño se encuentra debilitado.

Signos y síntomas

Los síntomas de neumonía, que varían en función de la edad y el microorganismo causante, pueden presentarse repentinamente o ser precedidos por una infección de las vías respiratorias superiores. Al principio, la tos es seca, pero con el tiempo se torna productiva. La fiebre llega a alcanzar los 39.5° a 40°C y fluctuar mucho en un periodo de 24 h. El ritmo respiratorio suele incrementarse de 40 a 80 veces por minuto en lactantes y de 30 a 50 en niños mayores. Con los ruidos respiratorios suelen oírse roncus y crepitaciones débiles. Las respiraciones son superficiales porque el paciente intenta reducir el dolor torácico. Por otra parte, pueden observarse retracciones esternales a medida en que entran en funcionamiento los músculos auxiliares de la respiración. Algunas veces se observa aleteo nasal. El color de las narinas va de pálido a cianótico. El niño se muestra indiferente e inapetente y tiende a recostarse sobre el lado afectado.

Tratamiento y atención de enfermería

Se lleva a cabo un examen físico completo y se administra una prueba cutánea de tuberculosis si no se ha practicado recientemente o si el niño se encuentra en riesgo de esta infección. El médico presta atención especial al examen del tórax; las radiografías confirmarán el diagnóstico y determinarán la presencia de complicaciones. Se hace un recuento leucocitario diferencial de rutina. En la muestra de sangre se observa un incremento pronunciado en el número de leucocitos (16 000 a 40 000/mm^3). Los eritrocitos y la cantidad de hemoglobina suelen reducirse ligeramente. Obtener muestras de sangre puede ser traumático para el niño en edad de caminar, además de que el llanto puede provocar ataques de tos. La enfermera o los padres deben abrazarlo y tranquilizarlo después del procedimiento.

El tratamiento depende de la gravedad del padecimiento y del microorganismo causante. La neumonía bacteriana se trata con antibióticos, pero si la causa es viral, el tratamiento es de apoyo, excepto en casos de infección respiratoria sincitial grave, en cuyo caso se administra ribavirina (véase cap. 8). Para reducir la fiebre se recurre a los antipiréticos; en caso de disnea o cianosis se administra oxígeno y se vigila mediante oximetría de pulso. Cuando el tratamiento se inicia en etapas tempranas, el niño se muestra menos inquieto, por lo que requiere menos sedantes y medicamentos para aliviar el dolor. Debido a que la farmacoterapia es cada vez más eficaz, es posible tratar en el hogar muchos casos sin complicaciones. Es importante incrementar la ingestión de líquidos, sobre todo los claros y las bebidas refrescantes sin gas.

La atención de enfermería para cualquier tipo de neumonía es básicamente la misma. La edad del paciente determina el enfoque y el equipo que la enfermera utilizará. (El recién nacido recibe oxígeno en la incubadora, mientras que los niños mayores requieren de una tienda más grande.) Es necesario cambiar la ropa del niño y la de cama si se humedecen en la tienda.

El reposo y la conservación de la energía son parte importante del tratamiento de esta enfermedad, así que la enfermera organizará su trabajo de manera que no moleste al niño innecesariamente.

Por otra parte, debe verificar los signos vitales a intervalos regulares. Si el niño está sonrojado por la fiebre, se le quitarán las prendas de vestir y frazadas gruesas. Quizá se solicite a la enfermera que le dé baños tibios de esponja para ayudar a reducir las fiebres altas (cap. 17). Los niños más pequeños se bañan en una tina. Antes de iniciar el procedimiento se debe ofrecer el cómodo a los pacientes de más edad.

Durante la etapa aguda se administran líquidos intravenosos para reemplazar la pérdida insensible de líquido (por la taquipnea y la fiebre); cuando se inicia la ingestión oral, se ofrecen lentamente porciones pequeñas. Además de agua, se ofrece al niño Gatorade, jugos o paletas heladas, lo que prefiera. Su apetito aumentará conforme mejore su condición.

Aunque pueda ser doloroso, es necesario cambiar la posición del niño con frecuencia porque es muy importante para su recuperación total. Es probable que el paciente prefiera estar sobre el lado afectado (si la neumonía es unilateral) porque se inmoviliza el tórax de ese lado y se reducen las molestias; el médico suele recetar analgésicos con ese mismo fin. La enfermera ayuda al paciente y lo anima a caminar por la habitación y los pasillos cuando se prescribe este tipo de actividad. Los niños pequeños pueden ejercitar sus pulmones haciendo pompas de jabón con un popote. El terapista respiratorio palmea el tórax del pequeño e indica ejercicios de drenaje postural.

Si bien hoy en día la recuperación de la neumonía sin complicaciones es sorprendente, lleva tiempo. Cuando el niño es dado de alta, los padres deben recibir instrucciones escritas respecto de alimentación, actividades, medicamentos, citas para consultas posteriores y demás indicaciones. Es útil que repitan estas instrucciones a la enfermera para determinar si las han interpretado correctamente.

Sistema nervioso

PARALISIS CEREBRAL

Descripción

La expresión **parálisis cerebral** denota una serie de trastornos no progresivos que afectan los centros motores del cerebro y causan problemas de movimiento y coordinación. El niño con parálisis cerebral suele mostrar deficiencias de lenguaje, percepción e intelecto relacionadas con dicho trastorno, que es uno de los padecimientos discapacitantes más

Guía informativa
Para el niño con parálisis cerebral

Puntuación Apgar inferior a 5
Convulsiones (por lo general a las 48 h de nacido)
Demora en lograr los hitos de desarrollo (sentarse, gatear, arrastrarse, ponerse de pie, alcanzar objetos, sostener cubiertos)
Problemas para alimentarse (succión y deglución deficientes, babeo, lengua siempre de fuera)
Incremento del tono muscular (el lactante suele estar rígido cuando se intenta sentarlo; los reflejos neonatales no desaparecen a su debido tiempo)

comunes en los niños. En Estados Unidos se diagnostican alrededor de 5 000 casos anuales en lactantes (United Cerebral Palsy Research Foundation, 1995).

Esta afección puede ser resultado de uno o más factores que en casi todos los casos incluyen:

- Problemas congénitos relacionados con el sistema nervioso central (p. ej., hidrocefalia, hemorragia).
- Situaciones del embarazo o el parto que interfieren con el paso del oxígeno al cerebro del feto (p. ej., separación prematura de la placenta, parto prolongado).
- Exposición a infecciones o toxinas durante el embarazo.

La frecuencia de la parálisis cerebral es alta en lactantes que pesan menos de 2 500 g al nacer, así como en los nacimientos múltiples. En niños mayores suele ser causada por lesiones en la cabeza, meningitis y encefalitis, si bien en ciertos casos no llega a identificarse una causa única.

Signos y síntomas

Los síntomas de la parálisis cerebral varían según el caso y pueden ser de ligeros a graves. En ocasiones, el trastorno se presenta acompañado de retraso mental, aunque la inteligencia de muchos niños afectados es normal (véase Guía Informativa).

La parálisis cerebral suele clasificarse en función de la fisiología y los afectados muestran síntomas de más de un tipo. La **espástica** se caracteriza por tensión en ciertos grupos de músculos, los cuales experimentan el reflejo de tensión. Cuando el niño intenta mover los músculos voluntarios, se producen movimientos espasmódicos que dificultan movimientos coordinados como comer, caminar y otros. En la mayor parte de los casos se afectan las extremidades inferiores; las piernas se cruzan y los dedos de los pies apuntan hacia adentro (fig. 10-2). También las extremidades superiores pueden estar afectadas, o bien la extremidad superior y la inferior de un solo lado. Con la parálisis cerebral **atetoide**, el niño tiene movimientos involuntarios sin objetivo que interfieren con los normales, por ejemplo, de los músculos faciales y la lengua. El padecimiento suele complicarse con

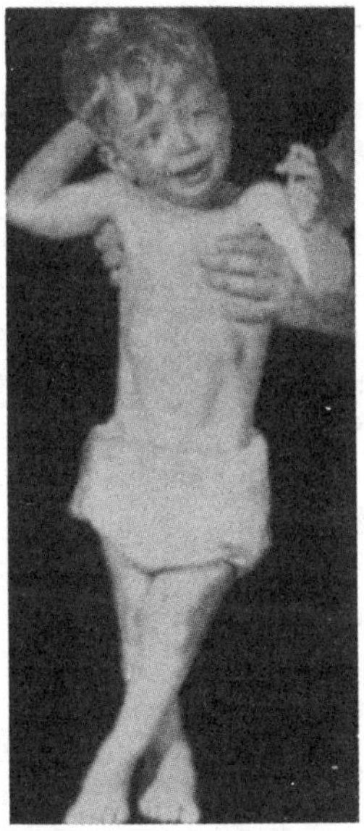

Fig. 10-2. Espasticidad de la parálisis cerebral.

defectos del habla, la vista y la audición. La **ataxia**, o falta de coordinación muscular, suele demostrarse por trastornos del equilibrio y de la percepción de la profundidad. En ocasiones, los problemas emocionales causan más dificultades que los físicos.

La parálisis cerebral se sospecha durante la lactancia. Las pruebas diagnósticas incluyen electroencefalografía, tomografía computadorizada y detección de trastornos del metabolismo. Es necesario descartar también tumores cerebrales. Es importante detectar oportunamente este trastorno.

Tratamiento y atención de enfermería

El objetivo del tratamiento es ayudar al niño a aprovechar al máximo sus posibilidades y guiarlo para que llegue a ser un adulto feliz, adaptado, que desarrolle plenamente su capacidad. Los objetivos a largo y corto plazo deben ser realistas y factibles.

Los niños con parálisis cerebral por lo general se tratan en casa, a menos que requieran de cirugía. Los padres necesitan ayuda para aceptar a su hijo y no deben esperar resultados milagrosos del tratamiento. Mientras más pronto se realice el diagnóstico, menos problemas físicos y emocionales habrá. Es necesario informar a los padres acerca de los recursos existentes en su localidad. No deben pasarse por alto las creencias religiosas de la familia, ya que pueden ser fuente de apoyo en momentos de tensión emocional. Dado que esta discapacidad es prolongada, representa una carga económica, aunque hay organismos de servicio social que pueden ayudar al respecto. Las personas que se ocupan de atender al niño necesitan un descanso de vez en cuando para renovar sus perspectivas de la vida. No es raro que los padres de un niño con parálisis cerebral se tornen expertos en la atención de su hijo, de modo que es conveniente que el personal de enfermería los escuche e incorpore sus sugerencias a los planes de atención.

El tratamiento específico es individualizado porque depende de la gravedad del caso; suele incluir terapia física y ocupacional para ayudar con las actividades cotidianas, educación especial y dispositivos de comunicación, así como actividades recreativas diseñadas para el nivel de desarrollo del niño y adaptadas para sus limitaciones funcionales. En ocasiones se requiere cirugía para corregir deformidades o mejorar el funcionamiento.

En virtud de que muchos de los niños afectados deben usar ortosis y férulas, la valoración de la piel es esencial; la enfermera debe detectar zonas de enrojecimiento o palidez. Quizá convenga que el niño use una playera ligera bajo el aparato ortopédico. La ropa de cama debe mantenerse limpia, seca y sin arrugas.

Deben tomarse todas las precauciones necesarias para evitar la formación de **contracturas** (degeneración o acortamiento de los músculos por falta de uso). El daño suele ser permanente y provocar pérdida de la función de la parte afectada, ya sea una pierna, un brazo o un dedo. Una expresión popular al respecto es "lo que no usas, lo pierdes". Consciente de ello, la enfermera debe reprimir su deseo natural de ayudar al paciente, además de que lo animará a que haga lo más que pueda por sí solo. Cuando el enfermo se baña solo por la mañana, pone en movimiento sus músculos y articulaciones en su arco normal, en tanto que si la enfermera lo baña, ella pondrá *sus* propios músculos en movimiento y no los del paciente. La enfermera debe desde luego basarse en su criterio para evaluar la capacidad de cada niño.

Entre otras medidas necesarias para evitar deformidades se cuentan cambios frecuentes de posición, férulas y ejercicios pasivos de arco de movimiento y de flexibilidad. Por otra parte, la enfermera debe asegurarse de que el paciente adopte una buena postura mientras está acostado utilizando plataformas para los pies y la posición adecuada de almohadas y otros dispositivos que proporcionan comodidad. Los principios relacionados con la prevención de contracturas se aplican a la atención de todos los pacientes de largo plazo. El terapista físico pasa muchas horas con el enfermo y el personal debe acatar sus instrucciones para garantizar la continuidad del tratamiento.

Debido a las dificultades para deglutir y succionar, es posible que surjan problemas para alimentar al paciente. Durante la lactancia, el niño debe recibir su alimento con lentitud para evitar que aspire; podría necesitar un soporte de mandíbula que facilite la masticación y la deglución. Conforme crece, se le debe adaptar una silla con buen soporte para los pies. Apenas sea posible, se le enseñará a utilizar dispositivos especiales para comer. La dieta rica en calorías es esencial para reemplazar las que gastan a causa de la constante tensión muscular.

El niño discapacitado necesita tiempo para jugar solo y con otros niños. Los juegos adecuados para su capacidad, como pintar con los dedos, son divertidos y le permiten expresarse. Las actividades que entrañan movimientos musculares finos de la mano son frustrantes cuando brazos y manos están afectados por la parálisis. La enfermera puede aprender mucho de los padres en cuanto al tipo de juego que el niño disfruta.

Los enfermos de parálisis cerebral se fatigan con facilidad, pero les es difícil relajarse porque están sometidos a presión constante para llevar a cabo hasta la más sencilla de las tareas. Corresponde a la enfermera asegurarse de que estos pacientes duerman siestas frecuentes en una habitación tranquila y evitar que se alteren demasiado antes de la hora de dormir.

En Estados Unidos, la Ley Pública 94-142 obliga a las escuelas públicas a proporcionar educación a niños discapacitados, de modo que siempre que sea posible, el niño deberá asistir a una escuela normal. Los menores con parálisis cerebral suelen necesitar terapia física y del lenguaje, que con frecuencia puede ofrecerse en la escuela. Los dispositivos de comunicación, como tableros o computadoras con sintetizadores de voz, ayudan al niño con problemas para hablar o escribir. Es difícil valorar la capacidad mental porque el tipo de lesión cerebral relacionada con este padecimiento interfiere tanto con la expresión verbal como con la motora. Es importante remitir a la familia a alguna asociación de su localidad que se especialice en este trastorno.

Requisitos para la salud mental del niño discapacitado. Los requisitos para que los niños discapacitados gocen de buena salud mental no difieren en gran medida de los de otras personas. Deben satisfacerse sus impulsos humanos básicos y contar con personas que realmente se interesen por ellos. Conforme crecen, estos pequeños necesitan interactuar socialmente con ambos sexos para ayudarlos a adaptarse a la adolescencia. Es importante que el niño discapacitado participe al máximo en actividades familiares, escolares y comunitarias (fig. 10-3). Se debe fomentar la amistad con personas tanto discapacitadas como normales. La familia completa y la comunidad pueden ser recursos importantes o causa de tensión emocional. Las familias tienden a aislarse o estigmatizarse por temor y por la falta de conocimientos de la comunidad. Hoy en día, los programas educativos pretenden integrar más a los discapacitados. Los edificios sin obstáculos y las modificaciones que mejoran el acceso han contribuido de manera positiva a esta causa.

Actitud de la enfermera. Es común que las enfermeras sin experiencia no puedan relacionarse fácilmente con los niños discapacitados, quizá porque se sienten incómodas y no saben cómo acercarse a ellos o qué hacer para ayudarles. El temor ante lo desconocido es natural. El primer problema suele ser qué decirle al niño. El mejor consejo es también el más sencillo: la enfermera debe comportarse con naturalidad y tratarlo como a cualquier niño con ese nivel de desarrollo. Debe escuchar lo que el pequeño dice, sin mostrarse excesivamente amable y solícita para no incrementar la dependencia; el paciente necesita tanta independencia como sea posible. La enfermera se mantiene cerca, pero sin entre-

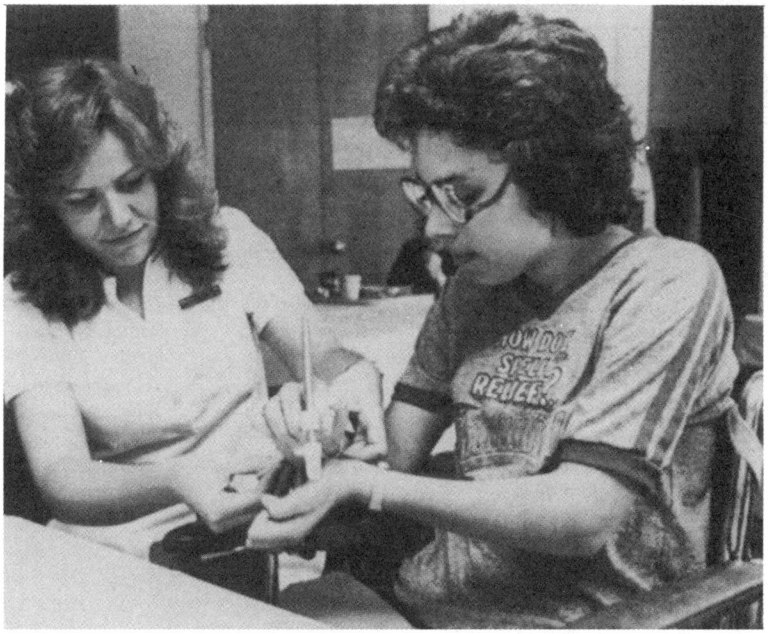

Fig. 10-3. Cuando llegan a la adolescencia, los niños discapacitados enfrentan nuevos retos. Alentarlos positivamente desde sus primeros años y brindarles apoyo les ayuda a desarrollar un concepto saludable de sí mismos. (Cortesía de Blank Memorial Hospital for Children, Des Moines, Iowa.)

garse al menor en cuerpo y alma. El niño es más feliz cuando no es objeto de lástima, además de que los límites son esenciales porque dan seguridad. Aun los pacientes con defectos extremadamente graves pueden llegar a ser felices y tener confianza en sí mismos cuando son aceptados por lo que son y se les motiva a desempeñar las tareas de que son capaces. Dentro de lo razonable, se exigirá que sean corteses y considerados. La firmeza de la enfermera les brindará seguridad. Los niños discapacitados desean que se les trate como a cualquier otra persona de su edad y que se les ame y acepte como individuos.

LESIONES EN LA CABEZA

Los niños en edad de caminar son célebres por la cantidad de golpes que reciben en la cabeza; si bien por fortuna la mayor parte no es grave, los padres suelen alarmarse. Durante la lactancia, las fontanelas abiertas permiten que el cráneo absorba gran parte de la fuerza de los golpes, pero hacia los dos años, ambas se han cerrado por completo y el cráneo no "cede" más en respuesta a una fuerza. Los accidentes son la causa principal de lesiones en la cabeza en niños.

Descripción

Los tipos de lesiones en la cabeza se describen en el cuadro 10-1.

Complicaciones

Las principales complicaciones de las lesiones en la cabeza son hemorragia, infección, edema cerebral (inflamación del cerebro) y compresión del tallo encefálico. El cerebro y sus compartimientos interrelacionados se encuentran estrechamente confinados dentro del cráneo, de modo que el crecimiento de cualquiera de los componentes intracraneales (espacio cerebral o subaracnoideo, venoso o arterial) **aumenta la presión intracraneal** (*intracranial pressure*, ICP), lo cual puede dañar de manera permanente el encéfalo o provocar la muerte. Durante más o menos un año después de la concusión, el niño puede experimentar un **síndrome postraumático**, que incluye falta de concentración, mareos, cambios de comportamiento y convulsiones ocasionales.

Tratamiento y atención de enfermería

El menor que ha sufrido un golpe en la cabeza es a menudo trasladado al hospital para observación con objeto de descartar o confirmar el diagnóstico. El tratamiento inicial de los menores con lesiones en la cabeza implica valoración ABC (vías respiratorias, respiración, circulación) y de lesiones de la médula espinal, así como documentación de los signos vitales de referencia. El paciente suele experimentar alguno de los siguientes síntomas: cefalea (que en los niños en edad de caminar se manifiesta como irritabilidad), somnolencia, visión borrosa, vómito y disnea (véase Guía Informativa). En casos graves, el enfermo está totalmente inconsciente o sufre convulsiones. Quizá sea evidente la **postura de descerebración** (indicio de lesión en el cerebro medio) o de **decorticación** (indicio de lesión en la corteza cerebral). Se establecen cuidadosamente los antecedentes para determinar si hay algún trastorno previo y determinar las circunstancias exactas del accidente. El estado de conciencia del

Cuadro 10-1. Tipos de lesiones en la cabeza

	Lesiones de cráneo y cuero cabelludo	*Fracturas*	*Concusión*	*Contusión*	*Hematoma*
Etiología	Caídas, traumatismo contuso, penetrante	Caídas, traumatismo contuso	Traumatismo contuso	Traumatismo contuso	Caídas, MVA
Manifestaciones	Laceraciones, hematoma por hemorragia subgaleal	Lineal: línea delgada y clara generalmente asintomática, sospecha de abuso infantil Deprimida: indentación del cráneo; posibilidad de fragmentos en tejido encefálico Basilar: fractura de la base del cráneo, los síntomas incluyen hemorragia nasal, nasofaríngea, de oído medio, por encima del hueso mastoideo (signo de Battle) y en torno a los ojos (ojos de mapache)	Alteraciones del estado mental con pérdida de conciencia, o sin ella, cefalea, náuseas, vómitos, mareo, irritabilidad, convulsiones, amnesia retrógrada (eventos hasta el momento de la lesión, incluida ésta) Contusión cerebral, normalmente en el sitio temporal o el frontal, síntomas focales que dependen del lugar de la lesión, alteración del nivel de conciencia, de confusión y desorientación a embotamiento; convulsiones focales	Contusión cerebral, normalmente en el sitio temporal o el frontal, síntomas focales que dependen del lugar de la lesión, alteración del nivel de conciencia, de confusión y desorientación a embotamiento; convulsiones focales	Laceración de arterias o venas del encéfalo, inconsciencia momentánea Epidural: en general es venosa, pero la arterial suele ser letal, somnolencia, cefalea, fontanela protuberante, paretesia, papiledema, pupilas fijas, incremento de la presión intracraneana Subdural: en general es venosa; cambios del nivel de conciencia
Tratamiento	En general, observación en casa	Observación, intervención de apoyo, quirúrgica, o ambas	Observación, apoyo, generalmente en casa, a menos que la inconsciencia dure más de 5 min o si hay amnesia del evento	Observación y apoyo	Observación, intervención quirúrgica o ambas con evacuación del hematoma

paciente inmediatamente después de la lesión es de suma importancia. Para diagnosticar el tipo específico de lesión pueden utilizarse rayos X, tomografía computadorizada (*computed tomography*, CT) e imágenes por resonancia magnética (*magnetic resonance imaging,* MRI).

Si el niño está alerta, no se observan síntomas importantes y los padres son confiables, el paciente puede ser enviado a casa con instrucciones de que se le observe (recuadro 10-1).

La valoración más profunda comprende nivel de conciencia; cualquier cambio es significativo y requiere atención médica inmediata. La reacción debe correlacionarse con la etapa de desarrollo. Los padres pueden ayudar proporcionando información sobre la capacidad normal del niño. En términos generales, los pacientes deben mostrar orientación respecto de personas, hora y lugar (lo cual no siempre es posible con los niños en edad de caminar). Se pregunta "¿cómo te llamas?" y "¿dónde estás?" Los niños de mayor edad en ocasiones saben los días de la semana. El paciente debe reconocer a sus padres. La enfermera señala a la madre y pregunta "¿quién es?". Cuando el enfermo no obedece a estímulos verbales, se le pellizca con suavidad la porción superior del brazo y se observa la reacción. Es necesario registrar la presencia o ausencia de llanto o habla. No es raro que el niño se duerma, pero debe despertar con facilidad. Se

Guía informativa

Para el niño con presión intracraneal creciente

Inquietud, nerviosismo; los niños mayores suelen quejarse de cefalea
Mareos, ataxia
Incremento de la presión arterial; disminución del pulso
Varios episodios de vómito
Palidez
Apatía seguida de cada vez mayor dificultad para despertar
Cambios en el tamaño de las pupilas y en la reacción a la luz
Convulsiones

Recuadro 10-1. Cuidados en el hogar del niño con lesiones cefálicas menores
Limpiar las abrasiones con agua y jabón y aplicar un vendaje estéril o limpio. Para reducir la inflamación, aplicar hielo cubierto con un paño durante 20 minutos. Administrar únicamente líquidos claros hasta que no haya vómitos durante 2 horas. No administrar analgésicos ni sedantes. Despertar al niño dos veces durante la noche; despertarlo por completo. Seguir observándolo durante la segunda noche. Dormir en la habitación del niño durante el periodo de observación. Los padres deben llamar al médico si su hijo: • Vomita más de tres veces • Se muestra confundido y actúa de manera extraña • Tiene visión borrosa o ve doble • Tiene problemas para hablar o no es posible despertarlo • Muestra cambios en la forma de caminar • Tiene cefalea que se incrementa y no lo deja dormir

registra cualquier cambio en cuanto a sueño, postura, movimientos de las extremidades y signos de temblores o inquietud.

La Escala del estado de coma en niños (cuadro 10-2), basada en la Escala del coma de Glasgow, es de incalculable valor para determinar los diferentes niveles del estado de conciencia; consta de tres factores, apertura de los ojos, respuesta motora y respuesta verbal, a los cuales se asigna un valor numérico. Mientras más baja sea la calificación, más profundo será el coma. En el cuadro 10-3 se presenta una escala verbal modificada para lactantes.

La valoración de la pupila y los movimientos oculares comprende registrar tamaño, forma e igualdad de las pupilas y su reacción a la luz, así como movimientos extraoculares. (El paciente debe seguir con la mirada el dedo de la enfermera de lado a lado y de arriba abajo para percibir el movimiento.) Estrabismo, nistagmo, ojos "en puesta de sol" e incapacidad para mover los ojos en los cuatro cuadrantes son signos de anormalidad. Cuando la presión intracraneal se incrementa, la respuesta de las pupilas al estímulo de la luz se vuelve lenta; se dilatan y finalmente se mantienen fijas.

La presión intracraneal avanzada incrementa la presión sanguínea, reduce el pulso y altera el patrón respiratorio, signos que se conocen como **tríada de Cushing**. La temperatura se mide por vía rectal o timpánica porque con el movimiento suele presentarse vómito. Cuando la temperatura es alta, la causa puede ser inflamación, infección sistémica o lesiones del hipotálamo, que regula la temperatura del cuerpo. Esta última se reduce con antipiréticos o una frazada hipotérmica. Es común que la temperatura se eleve ligeramente en los dos primeros días posteriores al traumatismo.

Se debe observar la calidad y la fuerza del tono muscular en las cuatro extremidades. El paciente debe ser capaz de oprimir la mano de la enfermera y la presión debe ser igual en ambas manos, también debe ser capaz de mover ambas piernas y presionar las manos del examinador con ambos pies. El rostro debe ser simétrico y el paciente debe tener la capacidad de sonreír y fruncir el ceño. Ojos caídos, ptosis, incapacidad para cerrar con fuerza los ojos y caída de la comisura de los labios se consideran signos adversos. El niño debe levantar los brazos y voltear las palmas hacia arriba y abajo. La enfermera describirá y registrará las posturas incorrectas.

Se registra el tipo y la cantidad de drenaje por la nariz o los oídos. En caso de fractura, el derrame de líquido cefalorraquídeo se presenta como un drenaje claro por los oídos o la nariz. En los lactantes se vigila la circunferencia de la cabeza (*head circumference,* FOC) así como la tensión de las fontanelas y la presencia de llanto agudo.

Los líquidos se vigilan estrechamente para controlar el edema cerebral; la sobrehidratación aumenta la cantidad de líquido en el cerebro. Al incrementarse la dieta, se advertirán problemas con la alimentación. Es necesario observar a los pacientes para detectar indicios de choque, que también podría presentarse.

Los niños que se mantienen estables son dados de alta y se instruye a los padres acerca de cualquier observación adicional y la atención de seguimiento. Las convulsiones postraumáticas se tratan con anticonvulsivos.

Es importante enseñar a los padres a prevenir las lesiones cefálicas. Se les insta a *nunca* dejar solo al lactante en el mueble cambiador o en la cama y a acondicionar la casa

Cuadro 10-2. Escala del coma infantil

	Calificación	*Respuesta*
Apertura de ojos		**Mayor de 1 año**
	4	Espontáneamente
	3	Al recibir una orden verbal
	2	Ante el dolor
	1	Sin respuesta
Mejor respuesta motora		**Mayor de 1 año**
	6	Obedece
	5	Localiza el dolor
	4	Repliegue de la flexión
	3	Flexión anormal (rigidez de decorticación)
	2	Extensión anormal (rigidez de descerebración)
	1	Sin respuesta
Mejor respuesta verbal		**Mayor de 5 años**
	5	Orientada, conversa
	4	Desorientada, conversa
	3	Palabras inadecuadas
	2	Sonidos incomprensibles
	1	Sin respuesta
Total	3-15	

Cuadro 10-3. Escala del coma: respuesta verbal del lactante

	Calificación	*Respuesta*
Un mes	5	Sonidos guturales
	4	Parpadea cuando se le tocan las pestañas
	3	Llora espontáneamente
	2	Llora ante los estímulos
	1	Ninguna
Dos meses	5	Balbucea (sonidos vocales independientes)
	4	Sonríe cuando se le acaricia
	3	Cierra los ojos a la luz
	2	Llora ante los estímulos
	1	Ninguna
Tres meses	5	Arrullos, risitas, *vocales* prolongadas
	4	Sonríe ante los estímulos sonoros
	3	Fija la mirada para responder y observa el entorno
	2	Llora ante los estímulos (gemidos)
	1	Ninguna
Cuatro meses	5	Modulación de la voz y vocalización perfecta de las vocales
	4	Sonríe espontáneamente o cuando se le estimula; ríe cuando se le estimula socialmente
	3	Voltea la cabeza hacia el sonido
	2	Llora ante los estímulos (gemidos)
	1	Ninguna
Cinco y seis meses	5	Balbucea a personas y juguetes
	4	Distingue entre los miembros de la familia
	3	Localiza la dirección general del sonido
	2	Llora ante los estímulos (gemidos)
	1	Ninguna
Siete y ocho meses	5	"Ba", "Ma", "Da"
	4	Balbucea
	3	Reconoce las voces familiares y a la familia
	2	Llora ante los estímulos (gemidos)
	1	Ninguna
Nueve y 10 meses	5	"MaMa", "DaDa"
	4	Balbucea
	3	Reconoce (sonrisas o risas)
	2	Llora ante los estímulos (gemidos)
	1	Ninguna
Once y 12 meses	5	Palabras (específicamente "Mamá" y "Papá")
	4	Balbucea
	3	Reconoce, sonríe
	2	Llora ante los estímulos (gemidos)
	1	Ninguna

Cortesía del Dr. Kenneth Shapiro, Department of Neurosurgery, Albert Einstein College of Medicine, New York, New York. Tomado de Zimmermann SS, Gildea JH: *Critical care pediatrics*, Philadelphia, 1985, WB Saunders.

para hacerla a prueba de niños mediante rejas en las escaleras para reducir el número de caídas. Como medida de seguridad importante, se instruye al niño en edad de caminar y al preescolar a no correr en la calle. Conforme el menor crece e incrementa su actividad, debe usar casco para actividades que entrañan riesgo, como andar en bicicleta y patinar, y para deportes de contacto físico.

Sistema musculoesquelético

FRACTURAS

La **fractura** es la rotura de un hueso que en la mayor parte de los casos es causada por algún accidente. Se caracteriza por dolor, sensibilidad con el movimiento e inflamación. También suele observarse manchas, limitación de movimientos y adormecimiento. En la **fractura simple**, el hueso se rompe, pero no así la piel que cubre el área, mientras que en la **compuesta**, la herida de la piel conduce al hueso roto, además del consiguiente riesgo de infección. La **fractura en tallo verde** es rotura incompleta, es decir que un lado del hueso se rompe y el otro se dobla. Este tipo de lesión es común en los niños pequeños porque sus huesos son suaves, flexibles y más susceptibles a astillarse. En caso de **fractura completa**, el hueso se rompe por completo.

En los niños, las fracturas cicatrizan con mayor rapidez que en el adulto porque el periosteo infantil es más fuerte y grueso, además de que hay menos rigidez en la movilización. Las lesiones de la **placa epifisaria** cartilaginosa del extremo de los huesos largos son graves en la infancia porque interfieren con el crecimiento longitudinal.

Si se sospecha que ha ocurrido una fractura, no se permitirá que el niño utilice la extremidad o parte de ella, tampoco debe moverla la enfermera. Si el afectado se encuentra en lugar seguro, no se moverá, se le mantendrá caliente y se preparará el traslado en ambulancia a la sala de urgencias del hospital. La inflamación puede reducirse aplicando hielo cubierto con un lienzo para evitar quemaduras. Cuando la fractura es compuesta, la lesión se cubre ligeramente con un apósito estéril.

Si es necesario mover al niño, se entablilla la fractura. Las articulaciones por arriba y debajo de la rotura se inmovilizan con un periódico o toalla de baño enrollado y atado a la lesión, si bien hay férulas comerciales; por ejemplo, tablas forradas que se vendan a la extremidad o férulas de aire que se inflan. Si es el brazo el lesionado, se mantiene elevado mediante un cabestrillo para aminorar la inflamación y hemorragia. En caso de lesiones evidentes en la espalda o el cuello, no se moverá al niño a menos que la fractura ponga en peligro su vida; se llama a los servicios médicos de urgencia (*emergency medical services*, EMS) más cercanos.

DISLOCACIONES

Los niños en edad de caminar y los preescolares sufren dislocaciones por accidentes relacionados con su etapa de desarrollo; las de cadera pueden ser resultado de caídas o ser producidas por juegos rudos con los padres. Las dislocaciones de la muñeca o el codo ("codo de niñera") se observan con frecuencia en niños pequeños que forcejean para que su madre o padre le suelte la mano; el tirar y torcer suele dislocar la cabeza del radio.

Los síntomas de dislocación del codo son inmediatos y evidentes. El niño sujeta el brazo afectado con la mano sana y se niega a moverlo. Es común que llore y se muestra ansioso o adolorido. Aun cuando se le distraiga con un juguete, el pequeño no mueve el brazo afectado.

El tratamiento del codo dislocado es sencillo y en la mayor parte de los casos proporciona alivio inmediato. El médico gira hacia arriba la mano y el antebrazo y aplica presión en el codo, hasta que se oye o percibe un chasquido. El niño podrá mover el brazo poco después del tratamiento. Como es común que las dislocaciones de codo se repitan, la enfermera aconseja a los padres que eviten tirar del brazo de su hijo.

Sistema gastrointestinal

OXYURIS VERMICULARIS

Descripción

De las diferentes variedades de gusanos que afectan al ser humano, el más común es el oxiuro *Enterobius vermicularis* (*enteron*, intestino + *bios*, vida; *vermis*, forma de gusano), que puede encontrarse en individuos de cualquier edad, pero es más frecuente en los niños pequeños. Los factores de mayor riesgo son hacinamientos humanos, instituciones (escuelas y guarderías infantiles) e infestaciones en la familia.

El oxiuro se asemeja a un hilo blanco de menos de 80 mm de largo; vive en la porción inferior del intestino, pero sale por el ano para poner sus huevecillos, generalmente durante la noche. El niño se infecta a sí mismo por la exposición a juguetes contaminados o ropa de cama sucia. La vía de ingreso es la boca; la actividad mano-boca favorece la reinfección.

Signos y síntomas

Los signos y síntomas incluyen al niño que se rasca el trasero, se queja de prurito y se encuentra inquieto e irritable. Puede presentarse pérdida de peso e inapetencia, así como inquietud durante la noche. El área rectal se irrita a causa del rascado. En la superficie de las heces o en torno al ano se observan gusanos. Para intentar obtener los huevecillos, se utiliza una cinta o espátula especial para diagnosticar oxiuros o un abatelenguas con cinta adhesiva con el lado pegajoso hacia afuera que se pasa por la región anal. El procedimiento se realiza en las primeras horas de la mañana o después de un periodo de inactividad. La cinta se coloca en un portaobjetos de vidrio y se examina al microscopio en el consultorio del médico.

Tratamiento y atención de enfermería

En el mercado se consiguen varios antihelmínticos, el Vermox es una tableta masticable de dosis única. El Antepar, un jarabe con color de frutas y sabor agradable, es muy popular hoy en día. El Povan en suspensión, tratamiento de dosis única, es también efectivo; sin embargo, las enfermeras deben advertir a los padres que mancha y enrojece las heces.

Si se determina que un niño hospitalizado tiene oxiuros, es imperioso adoptar medidas de precaución con las heces y la ropa de cama. Debe enseñarse al niño a lavarse bien las manos después de ir al baño; las uñas deben mantenerse cortas. En el área rectal se aplica un ungüento suavizante. El paciente debe usar ropa interior cómoda que es necesario cambiar todos los días.

Los otros miembros de la familia deben recibir tratamiento para evitar la reinfección. En casa se lava el asiento del inodoro todos los días. La ropa interior y de cama debe lavarse con agua caliente. Para evitar que se difunda la infección, las sábanas se lavan aparte. Es necesario instruir a los padres sobre el riesgo que representa la sobredosis de antihelmínticos.

Sistema genitourinario

SINDROME NEFROTICO (NEFROSIS)

Descripción

El **síndrome nefrótico** se refiere a diferentes tipos de afecciones renales que se caracterizan por la presencia de cantidades notables de proteínas en la orina. En este capítulo se analiza la ***nefrosis idiopática***, síndrome nefrótico con cambios mínimos cuya causa rara vez se determina; es el tipo más común observado en la primera infancia.

Los **glomérulos**, unidades funcionales del riñón que filtran la sangre, se dañan y permiten que la albúmina y otras proteínas pasen a la orina. El nivel de proteínas en la sangre, conocido como **hipoproteinemia**, desciende, al mismo tiempo que incrementa el contenido de colesterol, denominado **hiperlipidemia**.

La nefrosis es más común en los varones que en las niñas, sobre todo entre los dos y los siete años. El pronóstico suele ser muy positivo. La mayoría de estos menores sufre recaídas hasta que la enfermedad se resuelve por sí sola. En caso de afección por síndrome nefrótico diferente al de cambios mínimos, el pronóstico no es tan favorable, ya que suele presentarse insuficiencia renal que requiere diálisis o trasplante.

Signos y síntomas

El síntoma característico de la nefrosis es el **edema**, que surge poco a poco, de tal suerte que el niño no parece enfermo. La inflamación se observa primero en ojos y tobillos, pero después se generaliza y cambia con la posición del niño durante el sueño. El paciente aumenta de peso por la acumulación de líquido. El abdomen se distiende a tal grado que suelen aparecer ***estrías***, o bandas de estiramiento, similares a las que se observan en la piel de las embarazadas. El niño está pálido, irritable y apático, así como inapetente, y suele ser más susceptible a las infecciones.

La orina es oscura y espumosa, con menor producción. Al examinarla, se observa albúmina. En ocasiones hay también vómito y diarrea. La biopsia renal y el examen de tejidos al microscopio óptico y electrónico proporcionan información valiosa.

Tratamiento y atención de enfermería

Control del edema. El tratamiento se inicia con esteroides para inducir la diuresis. El fármaco de elección es la prednisona, que para niños se administra en forma líquida. Si no se encuentran proteínas en la orina en más de cinco días, se administrará cada tercer día, durante tres a seis meses, y después, periódicamente durante un año en caso de enfermedad grave o cirugía (Behrman, et al, 2000).

En general, los diuréticos no reducen el edema nefrótico, pero el tratamiento con inmunosupresores (citoxan, clorambucil) es promisorio para algunos niños que no responden a los esteroides.

Es necesario pesar al niño todos los días para determinar cambios en la magnitud del edema, siempre en la misma báscula y más o menos a la misma hora. También se debe medir la circunferencia abdominal todos los días.

Dieta. Se recomienda una dieta bien equilibrada, rica en proteínas, porque éstas se pierden constantemente en la orina. El contenido de carbohidratos y grasas debe ser lo suficientemente elevado como para evitar que las proteínas se utilicen para generar energía, en cuyo caso, la urea, producto de desecho, se excreta a través de los riñones, de manera que se incrementa su carga de trabajo. Después de que remite la enfermedad, se recomienda no agregar sal a los alimentos para ayudar a reducir el gusto por dicho condimento. Se administran cantidades normales de agua, a menos que se ordene lo contrario.

Debido a que el paciente suele tener poco apetito, se le servirán pequeñas cantidades de sus alimentos preferidos dispuestos de manera llamativa en platos de colores brillantes, si son nutritivos; también se pueden utilizar popotes de colores. Siempre que sea posible, la enfermera debe sentarse con el niño durante la comida, relajarse y tomarse el tiempo necesario; instará al paciente a que coma solo. Si los padres están cerca, el niño puede disfrutar de su compañía a la hora de las comidas.

Equilibrio de líquidos. La cantidad de orina debe medirse cuidadosamente, lo cual es difícil cuando los pacientes no tienen control de esfínteres o muestran regresión en los hábitos urinarios. Los pañales se pesan en una báscula graduada en gramos antes de ponerlos y después de quitarlos (1 g de peso = 1 ml). Además, es importante registrar las características, el olor y el color de la orina.

También se mide la gravedad específica de ésta, que se examina para detectar albúmina, es decir, proteína. En condiciones normales, la orina del niño saludable contiene poca albúmina o ninguna. Hay tiras reactivas especiales para este fin. La enfermera humedece el extremo de la tira en la orina y lo compara con una gráfica especial de colores. Los materiales de prueba se acompañan de instrucciones específicas.

Cuidado de la piel. El cuidado de la piel es particularmente importante en los periodos de edema intenso. Se debe prestar mucha atención a cuello, axilas, ingle y otras áreas húmedas del cuerpo. Los genitales masculinos tienden a tornarse edematosos, de manera que se lavan y se aplica un talco antiséptico. De ser necesario, se sujeta el escroto con un paño suave y se mantiene en su sitio mediante una faja en T. Se utiliza algodón para separar las áreas de piel y evitar que se irriten.

Posición. Para evitar las infecciones respiratorias, debe cambiarse al niño de posición frecuentemente. Un colchón que equilibre la presión reducirá el riesgo de ulceraciones. Cuando el paciente se acuesta de lado, se coloca una almohada entre sus rodillas para evitar la presión en los órganos edematosos. Durante el día se eleva de vez en cuando su cabeza para reducir el edema de los párpados y proporcionar mayor comodidad. Los niños con edemas leves pueden participar en actividades normales con periodos frecuentes de reposo.

Prevención de infecciones. Como los esteroides disimulan los signos de infección, es necesario observar muy de cerca al niño para detectar los signos más sutiles de enfermedad. Se examina la piel en sitios de punción, heridas, perforaciones de las orejas, catéteres, entre otros, además de detectar variaciones de temperatura, aumento de presión sanguínea y cambios de comportamiento. Debe notificarse de inmediato las sospechas porque la septicemia pone en peligro la vida. Una vez que se reconoce la presencia de una infección aguda, se inicia de inmediato el tratamiento antibacteriano.

La enfermera debe hacer todo lo posible para proteger a los pacientes de infecciones en las vías respiratorias superiores. Es esencial lavarse las manos. Los niños deben ser aislados de otros pacientes infecciosos. **No se deben administrar vacunas ni inmunizaciones mientras la enfermedad está activa ni durante el tratamiento con inmunosupresores.**

Apoyo emocional. La atención de enfermería del paciente con nefrosis es muy importante porque este síndrome exige un tratamiento de largo plazo. El niño suele ser hospitalizado periódicamente y se torna en una presencia familiar para el personal del nosocomio. El equipo de enfermeras debe orientar a los padres y brindarles apoyo, además de instruirlos acerca del peso de su hijo, la medición de la circunferencia abdominal y la determinación de la gravedad específica de la orina y el contenido de albúmina de ésta. Se recomienda que compartan la habitación con el menor siempre que puedan y se les debe permitir que lo visiten con frecuencia.

Cuando sea posible, el niño se tratará en casa y sólo acudirá al hospital para tratamientos especiales. Se enseña a los padres a llevar un registro diario del peso, las proteínas urinarias y los medicamentos. Cualquier indicio de infección, como aumento anormal de peso o de proteínas en la orina, se notifica de inmediato. Una vez que cede la fase aguda de la enfermedad, se permite al enfermo levantarse y participar en actividades infantiles normales.

El niño con nefrosis se mantiene bajo supervisión médica estricta durante largo tiempo. El pronóstico se considera favorable, pero depende de la respuesta del paciente a la farmacoterapia.

TUMOR DE WILMS

Descripción

El tumor de Wilms o ***nefroblastoma***, una de las neoplasias malignas más comunes en la primera infancia, es un tumor renal que brota del tejido embrionario. En la actualidad se sabe que está relacionado con ciertas anomalías congénitas, en especial de las vías genitourinarias. El hecho de que por lo general ocurra en hermanos y gemelos indica un componente genético.

Signos y síntomas

Como en otras neoplasias malignas, los síntomas son escasos o se encuentran ausentes durante la primera etapa de crecimiento. Cerca de 66% de estos tumores aparece antes de que el niño cumpla los tres años. La madre o el médico suelen descubrir una masa en el abdomen durante el examen de rutina. Mediante tomografía computadorizada suele confirmarse el origen y la extensión del tumor y detectarse si el otro riñón también está afectado; las radiografías torácicas permiten identificar posibles metástasis (el pulmón es el sitio más común de metástasis en esta enfermedad); también están indicadas ultrasonografía, exploraciones óseas y hepáticas, así como análisis de orina. El tumor de Wilms rara vez afecta ambos riñones.

Tratamiento y atención de enfermería

El tratamiento consiste en una combinación de cirugía y quimioterapia, y cuando la enfermedad ha avanzado, radioterapia. El riñón y el tumor se extraen a la mayor brevedad después de que se confirma el diagnóstico. Es importante preparar a los padres y al niño respecto del tamaño de la incisión, que es considerable. El National Wilms' Tumor Study, incluye varias categorías de tratamiento efectivo. Se citan cinco etapas de actividad del tumor y se sugieren adecuaciones para la quimioterapia y la radiación. Los niños con tumores localizados (etapa I y etapa II) tienen el 90% de posibilidades de curación (Behrman, et al, 2000). El pronóstico depende también de las características histológicas del tumor y de las evidencias de recurrencia.

Antes de la operación, la atención de enfermería es de apoyo. Una vez que se sospecha o diagnostica el tumor de Wilms, no debe palparse el abdomen porque la masa traumatizada podría liberar células cancerosas al sistema. Esto se explica a los padres y se anota en un cartel ("No palpar el abdomen") que se coloca en la cuna o en el niño. La enfermera debe considerar esto como algo muy importante.

Además de la información preoperatoria, la enfermera habla a los padres de los efectos secundarios de la quimioterapia y las radiaciones, que suelen producir náuseas, vómito, anorexia y malestar general. También es común observar ulceración de la boca, pérdida del cabello y descamación de la piel. La enfermera debe prever estos problemas e informar de inmediato de su aparición al jefe del equipo o a la enfermera encargada de la sección.

Plan de atención de enfermería 10-1
El niño con síndrome nefrótico

Diagnóstico de enfermería: Exceso volumétrico relacionado con intercambio de líquido de los espacios intravasculares a los intersticiales, secundario a lesiones glomerulares

Metas/criterios de enfermería	Intervenciones de enfermería	Razonamiento
El niño empezará a perder el líquido intersticial acumulado, lo cual se evidenciará por: • Incremento del gasto urinario • Reducción del edema • Pérdida ponderal El volumen de líquido intravascular se mantendrá dentro de niveles normales, lo cual se evidenciará por: • Membranas mucosas húmedas • Turgencia adecuada de la piel • Signos vitales estables	Administrar los medicamentos según se prescriban; las presentaciones en líquidos son más apropiados para los niños en edad de caminar	Los esteroides afectan los glomérulos y suprimen la respuesta inmunológica; en ocasiones se indican diuréticos
	Verificar diariamente la gravedad específica y las proteínas de la orina	Las cantidades mínimas o la ausencia de proteína en la orina indican que la enfermedad se encuentra en remisión
	Pesar diariamente al menor en la misma báscula y a la misma hora del día	Permite vigilar la acumulación o pérdida de líquidos
	Medir la circunferencia abdominal	Control de la acumulación de líquido en la zona abdominal
	Medir con exactitud ingesta y gasto:	Proporciona información sobre el equilibrio de líquidos
	• Poner una tabla de ingesta y gasto en la cabecera de la cama • Instruir a todos los visitantes para que lleven el registro • Pesar los pañales del niño en edad de caminar antes y después (1 g de peso = 1 ml de líquido) • Utilizar "capuchón" en el inodoro para medir el gasto urinario • Si se utiliza "taza con popote", medir la cantidad • Proporcionar cantidades suficientes de los líquidos favoritos del niño; no se debe ofrecer ni restringir los líquidos	Quien se ocupa de los cuidados debe asimilar la importancia de llevar un registro exacto
	Vigilar los signos vitales	La reducción de la presión arterial y el incremento del pulso pueden indicar choque hipovolémico
	Permitir que el niño participe en las actividades normales que tolere, pero con suficiente descanso	El exceso volumétrico suele agotar la energía

Diagnóstico de enfermería: Nutrición alterada: menor a la necesaria, relacionada con disminución del apetito

Metas/criterios de enfermería	Intervenciones de enfermería	Razonamiento
El niño ingerirá cantidades suficientes para que su crecimiento sea normal	Proporcionar una dieta bien balanceada; se recomiendan proteínas adecuadas y no agregar sal durante la fase aguda	Una dieta bien balanceada es esencial para el crecimiento y la energía
	Servir pequeñas cantidades de los alimentos nutritivos preferidos en platos de colores brillantes; utilizar popotes de colores	Las cantidades pequeñas no abruman al niño en edad de caminar; los platos interesantes seducen a los niños de esta edad que se rehusan a comer
	Fomentar que el niño coma acompañado	Comer es un proceso social
	Permitir que el niño elija sus alimentos con ayuda de los padres	Estimula la autonomía del niño en edad de caminar

Plan de atención de enfermería 10-1 *(Continuación)*
El niño con síndrome nefrótico

Diagnóstico de enfermería: Riesgo importante de infección relacionado con alteración inmunológica

Metas/criterios de enfermería	Intervenciones de enfermería	Razonamiento
El niño no presentará infecciones, lo cual se evidenciará por: • Temperatura corporal normal • Piel intacta sin enrojecimiento ni exudado • Función respiratoria normal	Lavarse meticulosamente las manos	Evita la diseminación de microorganismos infecciosos
	Reducir el contacto con otros enfermos	Reduce las oportunidades de contraer una infección
	Vigilar los signos vitales	En ausencia de otros signos, la fiebre suele ser indicio de proceso infeccioso subyacente
	Examinar la piel en los sitios de punción: heridas, IV, catéteres	El enrojecimiento local y la inflamación suelen sugerir procesos infecciosos
	Instruir a los padres para que reconozcan y notifiquen los signos de infección	Muchos niños con nefrosis reciben tratamiento en casa; los padres deben estar informados
	Administrar antibióticos según se prescriban y durante todo el periodo recomendado	Se utilizan para tratar infecciones

Diagnóstico de enfermería: Riesgo importante de pérdida de integridad cutánea relacionado con la presión que produce el edema

Metas/criterios de enfermería	Intervenciones de enfermería	Razonamiento
La piel del niño se mantendrá intacta, sin áreas de enrojecimiento ni evidencias de presión anormal	Baño diario y limpiar el área del pañal cuando sea necesario	Reduce los microorganismos superficiales; disminuye la acción de la orina o heces ácidas en la piel
	Secar meticulosamente, sobre todo los pliegues de la piel; separar las superficies cutánea con algodón	Las regiones húmedas son el medio ideal para la reproducción de microorganismos
	Sostener el área del escroto edematoso con paño y faja en T	Ayuda a aminorar la presión en la zona
	Si el niño está acostado, hacerlo girar y cambiarlo de posición con frecuencia; utilizar colchón que equilibra la presión	Evita presiones innecesarias en las mismas zonas
	Recomendar a los padres que no vistan al niño con prendas ajustadas	Evita rozaduras e irritación de la piel

Diagnóstico de enfermería: Ni el individuo ni la familia logran afrontar la tensión emocional derivada de remisiones de largo plazo y recaídas

Metas/criterios de enfermería	Intervenciones de enfermería	Razonamiento
El niño y la familia describirán su adaptación a su estilo de vida normal El niño y la familia demostrarán estrategias para reducir la tensión emocional La familia notificará de inmediato cualquier cambio en el estado del niño y acatará el régimen prescrito	Informar a los padres de lo que deben esperar respecto de la evolución de la enfermedad	Sabiendo qué esperar se incrementa el control y disminuye la tensión emocional
	Enseñar estrategias de tratamiento, como pruebas de orina, detección de infecciones, cuidado de la piel, peso diario, administración de medicamentos	Participar en el tratamiento favorece el afrontamiento
	De ser necesario, referir a los servicios sociales o centro adecuado para obtener ayuda financiera	Es más fácil enfrentar la enfermedad cuando se reducen los problemas económicos
	Permitir que los familiares expresen su preocupación	Escuchar y proporcionar apoyo emocional reduce la tensión

La atención posoperatoria incluye observaciones sistemáticas y control específico de indicios de obstrucción intestinal por la quimioterapia, los cuales incluyen vómito, reducción o ausencia de ruidos intestinales y distensión abdominal. La quimioterapia deprime el sistema inmunológico, de manera que se debe vigilar de manera rigurosa al enfermo para detectar signos de infección. Otros síntomas que deben notificarse de inmediato son orina sanguinolenta y aumento de la presión arterial.

La enfermera debe proporcionar a la familia información sobre cómo proteger el riñón restante mientras el niño crece; es esencial evitar actividades que podrían provocar un traumatismo. Por lo demás, el niño puede participar en las actividades normales para su edad y etapa de desarrollo. Según el pronóstico, una de las principales funciones de la enfermera es ayudar a la familia y al paciente a enfrentar la posibilidad de un padecimiento letal (cap. 18).

Temas especiales

ENVENENAMIENTO

Como los niños en edad de caminar son curiosos por naturaleza y están en constante movimiento, son propensos a aproximarse a lugares y artículos peligrosos, de modo que los episodios por envenenamiento constituyen un gran riesgo.

Prevención

Las enfermeras desempeñan un papel importante en la prevención de los envenenamientos. En virtud de que utilizan sus conocimientos sobre el crecimiento y desarrollo para orientar con anticipación a los padres, deben concentrar la atención en los riesgos correspondientes a cada edad. Los niños son curiosos por naturaleza, y a medida que adquieren movilidad, escalan, alcanzan todos los escondrijos y abren casi cualquier frasco. El uso de tapas de seguridad ha logrado reducir el número de envenenamientos, pero se recomienda a los padres que tengan a la mano el número telefónico del centro de desintoxicación más cercano y que llamen antes de atender al niño. Toda familia debe tener el equivalente de dos dosis de jarabe de ipecacuana en casa por *cada* niño menor de seis años. En los capítulos dedicados a las diferentes etapas de desarrollo se describe en detalle la prevención de envenenamientos.

Atención de urgencia

La mayor parte de los envenenamientos puede tratarse en casa con la asesoría del centro de desintoxicación. Cuando un niño envenenado llega a la sala de urgencias, se toman ciertas medidas; la enfermera empieza por valorar los signos de insuficiencia respiratoria o cardiaca en curso o inminente y, de ser necesario, inicia apoyo cardiorrespiratorio.

Por tradición, las toxinas se eliminan mediante emesis con jarabe de ipecacuana, lavado gástrico y carbón activado. El jarabe se administra cuando lo indicado es la emesis y si el tiempo de exposición al tratamiento es de menos de 1 h. El lavado gástrico se utiliza para sustancias tóxicas que deben retirarse del estómago, pero está contraindicado para agentes corrosivos. Este método se instituye en un lapso de 1 h después de la ingestión. Los resultados de retirar el contenido del estómago con jarabe de ipecacuana o lavado gástrico son limitados, de modo que su aplicación se ha reducido, a diferencia del carbón activado, que ha demostrado su efectividad. Este es el método utilizado en la mayor parte de los envenenamientos (Krenzelok, 1999).

Dependiendo del veneno, la enfermera puede anticipar la necesidad de pruebas o tratamientos de seguimiento (como estudios de electrólitos, líneas IV, medidas para controlar la temperatura, monitoreo cardiaco, tratamientos respiratorios, diálisis). Cuando el paciente ha ingerido una sustancia corrosiva, las lesiones de los tejidos suelen interferir con la respiración o deglución. Algunos niños necesitan traqueostomía para mantener la vía respiratoria, mientras que en caso de estenosis esofágica, se recurre a gastrostomía permanente.

La familia

La enfermera necesita prestar atención especial a la familia, pues los padres suelen sentirse culpables del estado del niño; no debe reforzar dicha impresión con una forma de comunicación verbal y no verbal. Los mantendrá informados del estado del niño, les permitirá permanecer con él y, de ser posible, les brindará la oportunidad de desahogarse. En tan difícil momento necesitan apoyo y ser escuchados. No se darán instrucciones preventivas hasta que no transcurra la etapa aguda.

ENVENENAMIENTO CON ACETAMINOFEN

Descripción

El acetaminofén (Tylenol) se ha convertido en la causa más común de envenenamiento por fármacos en niños porque cada vez se utiliza menos la aspirina para tratar a la población infantil, y como ha sustituido a la aspirina en el botiquín, los menores lo ingieren accidentalmente. El envenenamiento se deriva de ingestión aguda y no de sobredosis a largo plazo, como en el caso de la toxicidad por ácido acetilsalicílico. Como el acetaminofén se metaboliza en el hígado, el daño hepático es la principal preocupación. Es mucho menos probable que los menores de seis años experimenten efectos tóxicos importantes derivados de la ingestión de acetaminofén que los de más edad o los adultos (Behrman, et al, 2000).

Signos y síntomas

El curso clínico del envenenamiento por acetaminofén consta de cuatro etapas (cuadro 10-4). Los signos y síntomas suelen ser vagos, de manera que el diagnóstico puede demorar-

Cuadro 10-4. Etapas de la evolución clínica en caso de toxicidad con acetaminofén

Etapa	*Periodo posterior a la ingestión*	*Características*
I	0.5-24 h	Anorexia, náuseas, vómitos, malestar, palidez, diaforesis
II	24-48 h	Resolución de lo anterior; dolor y sensibilidad en el cuadrante abdominal superior; elevación de la bilirrubina, tiempo de protrombina, enzimas hepáticas; oliguria
III	72-96 h	Anormalidades de la función hepática en su punto máximo; pueden reaparecer anorexia, náuseas, vómitos, malestar
IV	4 días a 2 semanas	Resolución de la disfunción hepática

Tomado con autorización de Behrman R, Kliegman R, Jenson H: *Nelson's textbook of pediatrics*, 16a. ed., Philadelphia, 2000, WB Saunders.

se. La mayoría de los niños se recupera si recibe tratamiento oportuno y correctamente, pero si la sobredosis es grave, puede sobrevenir la muerte si se demora el tratamiento.

Tratamiento y atención de enfermería

El estómago se vacía mediante lavado o se induce emesis con jarabe de ipecacuana. La N-acetilcisteína (Mucomyst) es el antídoto que se administra en función del nivel de acetaminofén en suero. El carbón activado lo absorbe y puede combinarse con el Mucomyst (Burg, et al, 1999).

Si se administra el antídoto, la enfermera ayuda al niño a que tome el Mucomyst, que tiene muy mal olor (a huevo podrido) y suele administrarse por vía nasogástrica o mezclado con una bebida carbonatada, y le brinda apoyo. Se vigilan los signos vitales, se observan y registran la ingesta y el gasto, y se analizan los resultados de laboratorio (sobre todo las funciones hepáticas) para informar de cualquier anormalidad.

ENVENENAMIENTO CON SALICILATO

Descripción

Si bien el envenenamiento con salicilato ha disminuido desde que la fiebre infantil se trata más a menudo con acetaminofén, sigue siendo un problema. En la mayor parte de los hogares, los adultos utilizan aspirina y la almacenan descuidadamente en el buró o en el bolso de mano. Este fármaco actúa con rapidez pero se excreta lentamente. La toxicidad puede ser resultado de una sola ingestión de nivel tóxico o de varias dosis terapéuticas pequeñas. Los salicilatos son también uno de los ingredientes de algunos antihistamínicos y descongestionantes que se expenden sin receta. Los padres deben aprender a leer las etiquetas y ser cautos al administrar dichos fármacos en combinación con la aspirina.

Signos y síntomas

Los síntomas del envenenamiento con salicilato dependen de que la toxicidad sea resultado de ingestión crónica o aguda; la reacción se manifiesta en su totalidad de 1 a 2 h después de una sola ingestión de dosis tóxica. Los envenenamientos se manifiestan con zumbido de oídos, mareos, anorexia, sudación, náuseas, vómitos y diarrea. La **hiperpnea**, o respiraciones rápidas y profundas, es uno de los primeros síntomas de problemas graves porque el centro respiratorio es estimulado por el fármaco. Cuando se elimina dióxido de carbono, inmediatamente surge alcalosis respiratoria y, a continuación, es posible que se observe deshidratación, acidosis metabólica, fiebre alta, convulsiones y coma. En ocasiones sobreviene hemorragia, ya que los niveles excesivos de aspirina inhiben la formación de protrombina, necesaria para la coagulación normal de la sangre. En general, esta alteración se acompaña de hipocaliemia, ya que los salicilatos afectan directamente el mecanismo tubular renal.

Tratamiento y atención de enfermería

Como no hay un antídoto específico para el envenenamiento por salicilato, el objetivo del tratamiento es el vaciado gástrico, evitar que continúe la absorción y aliviar los síntomas del paciente; el carbón activado es parte importante de éste. Se obtiene una muestra de sangre para detectar el nivel de envenenamiento y determinar el estado de electrólitos y gases sanguíneos. La producción y el pH urinarios se vigilan con frecuencia. El médico puede solicitar la hospitalización del niño para observarlo. La fiebre se reduce con baños de esponja. Los signos vitales del paciente se observan estrechamente y se registran. Cuando se necesitan líquidos intravenosos para corregir el desequilibrio de líquidos y desechar las toxinas del cuerpo, se registra ingestión y producción cada hora.

Se administra vitamina K para corregir la tendencia a la hemorragia. Las infusiones intravenosas de líquidos con bicarbonato de sodio y potasio ayudan a corregir los desequilibrios.

Al igual que en el caso del envenenamiento con acetaminofén, las necesidades psicológicas de la familia son prioritarias.

ENVENENAMIENTO CON PLOMO (SATURNISMO)

Descripción

El envenenamiento con plomo es resultado de la ingestión o absorción continua de sustancias que lo contienen. La Agency for Toxic Substances and Disease Registry (ATSDR) informó en 1990 que entre las principales fuentes ambientales de envenenamiento con plomo se encuentran pinturas, escapes de automóviles, alimentos y agua, lo cual incluye también la ingestión de cascajo o inhalación de polvo de superficies pintadas con plomo, inhalación de emisiones de automotores, ingestión de alimentos empacados en latas soldadas con plomo, ingestión de líquidos de tuberías soldadas con plomo y administración de remedios caseros. Los suelos contaminados (en general con pintura de una construcción deteriorada) son una fuente ambiental importante de plomo. Ningún subgrupo de niños, ni económico ni racial, está exento del riesgo de tener niveles de plomo en sangre tan elevados que podrían producir efectos adversos en su salud (Harvey, 1994). Sin embargo, la incidencia más alta se observa en menores de zonas urbanas de bajos recursos que habitan en viviendas deterioradas, construidas antes del decenio de 1970, cuyas superficies están recubiertas de pintura con plomo.

El envenenamiento con plomo es más frecuente en el verano. Los niños ponen la boca en el antepecho de las ventanas y los barandales de las escaleras, ingieren desperdicios de pintura, mastique o yeso desmoronado y juegan al aire libre en tierra contaminada. Los alimentos, en especial los jugos de frutas que se consumen en cerámica vidriada inadecuadamente, también son causa de envenenamiento, el cual, entre los mexicano-americanos, quizá se deba al azarco, un polvo naranja brillante que contiene alrededor de 93.5% de plomo.

Debido a descubrimientos recientes de que tan sólo 10 mg/dl de plomo en sangre perjudican a los niños, los Centers for Disease Control (CDC) and Prevention recomendaron en 1991 procedimientos para la detección universal de plomo en niños pequeños (CDC, 1991), los cuales se practican en muchas instituciones de salud.

Signos y síntomas

Los signos y síntomas se presentan gradualmente y varían de un niño a otro. Conforme se incrementa la exposición, es de esperar que la sangre y la orina muestren grados de envenenamiento más elevados. En el recuadro 10-2 se incluyen los signos y síntomas relacionados con los diferentes grados de toxicidad del plomo. Este metal es especialmente tóxico para la síntesis de **heme** en la sangre, la cual es necesaria para la formación de hemoglobina. En los casos de envenenamiento de moderado a grave, el niño suele estar anémico. Las radiografías de huesos largos muestran depósitos adicionales de plomo.

Los antecedentes del paciente suelen revelar ***pica***, padecimiento en que se altera el apetito, de manera que ingiere muchas cosas que para la mayoría de las personas no son comestibles, como arena, pasto, lana, vidrio, yeso, carbón, desechos animales y barniz. Esta tendencia en ocasiones se observa en niños neuróticos y es común en retrasados mentales. La causa quizá también radica en un trastorno subyacente de la alimentación o en una familia disfuncional.

Recuadro 10-2. Continuum de signos y síntomas relacionados con la toxicidad con plomo

Toxicidad leve
Mialgia o parestesia
Fatiga ligera
Irritabilidad
Letargo
Malestar abdominal ocasional

Toxicidad moderada
Artralgia
Fatiga general
Dificultad para concentrarse
Agotamiento muscular
Temblores
Cefalea
Dolor abdominal difuso
Vómito
Pérdida ponderal
Estreñimiento

Toxicidad grave
Paresia o parálisis
Encefalopatía (suele ocasionar abruptamente convulsiones, cambios en el estado de conciencia, coma y muerte)
Línea de plomo (azul-negra) en el tejido gingival
Cólico (calambres abdominales intensos, intermitentes)

Tomado de Agency for Toxic Substances and Disease Registry: *Case studies in environmental medicine: lead toxicity*, Atlanta 1990, US Department of Health and Human Services.

Tratamiento y atención de enfermería

Es imperativo prevenir el envenenamiento por plomo; dicho metal no debe utilizarse en juguetes ni muebles infantiles; las pinturas deben estar etiquetadas para su interiores. La observación estrecha de los niños de este grupo de edad sirve también de freno. La enfermera y los padres deben proporcionar al niño en edad de caminar objetos seguros, como una mordedera para dentición o una frazada para que los succione y muerda durante la etapa oral del desarrollo, con lo cual satisfará sus necesidades normales al respecto.

El examen para detección del plomo se realiza por primera vez en la revisión de rutina de los seis meses de edad. La enfermera o el médico hace a los padres las siguientes preguntas:

- ¿Vive su hijo en una casa construida antes de 1960 o visita regularmente alguna en la cual la pintura se esté descascarando?
- ¿Vive su hijo en una casa construida antes de 1960 o visita regularmente alguna que esté en proceso de renovación o a punto de serlo?
- ¿Vive su hijo con alguien que suele trabajar con plomo?
- ¿Vive su hijo en un área próxima a escapes de automóviles o a una industria que pudiera liberar plomo a la atmósfera?

- ¿Tiene su hijo un hermano a quien se haya dado seguimiento por envenenamiento con plomo? (Fisher y Vessey, 1998)

En algunas zonas de Estados Unidos, se utiliza el año de 1978 como referencia, y no 1960, porque la soldadura de plomo se utilizó en plomería doméstica en algunas regiones hasta dicha fecha y el plomo se filtraba al agua que se bebía.

Si los padres responden positivamente a una o más de estas preguntas, se considera que el niño tiene riesgo de envenenamiento con plomo y que precisa seguimiento constante. El nivel de exposición se valora en los vasos sanguíneos por detección capilar. Si el plomo capilar resulta superior a 10 mg/dl, en condiciones normales se solicita un examen de plomo venoso a modo de confirmación. En el caso de los lactantes que no se consideran en riesgo a los seis meses de edad, es necesario repetir las preguntas en las siguientes consultas. A La mayoría de los niños de un año se les hace un examen capilar de rutina. Antes de obtener la muestra, es necesario lavarles cabalmente las manos para asegurarse de que la sangre no esté contaminada con el plomo residual de los dedos.

El tratamiento que se elige para el niño y sus padres depende del resultado de la prueba de plomo en sangre. Además de exámenes de detección más frecuentes, los materiales educativos en que se describe cómo reducir la exposición al plomo en el hogar y el ambiente suelen ser la única intervención necesaria; otras veces se justifica una valoración especializada del entorno. El niño nunca debe estar en un lugar en que se estén llevando a cabo renovaciones que impliquen el uso de pintura con plomo.

El tratamiento para los niños con intoxicación por plomo de moderada a grave (niveles de plomo en sangre superiores a los 45 mg/dl) tiene por objeto reducir la concentración del metal en tejidos y sangre (Committee on Environmental Health, 1993). En primer término, se aleja al paciente de la fuente de plomo y se le supervisa muy de cerca. También es necesario hacer pruebas a los demás miembros de la familia. Se administran agentes quelantes que eliminan la toxicidad del plomo y permiten la excreción de éste a través de la orina. Sin embargo, estos agentes, de los cuales los más utilizados son el edetato cálcico disódico (*calcium disodium edetate*, CaEDTA) y la anti-lewisita británica (*British anti-lewisite*, BAL), pueden tener efectos secundarios graves. El CaEDTA se administra mediante inyección intramuscular profunda o por goteo intravenoso y el segundo por inyección intramuscular profunda. El Succimer, agente quelante oral, se utiliza en pacientes con niveles de plomo en sangre de 45 a 69 mg/dl. Los tratamientos con quelantes en ocasiones deben repetirse hasta restablecer los niveles normales de hierro.

El pronóstico depende del grado y de la duración de la ingestión de plomo. Algunos niños no presentarán efectos residuales, mientras que otros suelen desarrollar encefalopatía grave.

La enfermera debe subrayar la importancia de no interrumpir el tratamiento para evitar la recurrencia de los síntomas; las enfermedades infecciosas deben ser tratadas oportunamente para evitar la reactivación del proceso. Se enseña a los padres a mostrarse suspicaces cuando hay cambios en el carácter de su hijo. También es necesario examinar a los hermanos y compañeros de juego. Todos los residentes deben salir de sus hogares mientras éstos son descontaminados para evitar la exposición al plomo. Los padres que viven en departamentos cuyos propietarios no desean cooperar, deben recurrir a las autoridades de vivienda. En el "momento terapéutico" y después, se proporcionan explicaciones adecuadas, así como bibliografía al respecto.

La atención de enfermería depende de los síntomas. No se debe establecer contacto físico innecesario con el paciente para evitar la estimulación del sistema nervioso central. Los sitios de inyecciones se alternan, además de que es necesario valorar el grosor de las masas fibrosas. Se recomiendan juegos terapéuticos que incluyan jeringas. En el capítulo 12 se analiza la observación y registro de convulsiones. Los indicios de sufrimiento respiratorio deben notificarse de inmediato. Los servicios de la enfermera especializada en salud pública son muy valiosos en la investigación del ambiente físico y emocional del niño, así como en la educación continua de los padres.

Conceptos clave

- Los niños con deterioro de la audición requieren preparación y orientación especial para el ambiente de atención de la salud.
- Los lactantes y los niños menores de tres años corren un riesgo mayor de contraer infecciones respiratorias por la inmadurez del sistema inmunológico y la estrechez de las vías respiratorias.
- Síntomas como babeo, fiebre alta, voz sorda y respiraciones rápidas exigen atención médica inmediata.
- Los niños con parálisis cerebral deben participar en programas de estimulación que les ayudarán a lograr su máximo nivel de funcionamiento.
- La valoración del nivel de conciencia (*level of consciousness,* LOC) es la evaluación más importante del estado neurológico de los niños.
- Las instrucciones de atención de la salud en casa para niños enyesados deben incluir valoración de la piel.
- El comportamiento típico de los niños pequeños de llevarse las manos a la boca los hace propensos a infestarse continuamente de oxiuros.
- El tratamiento del síndrome nefrótico incluye reducir la pérdida de proteínas en la orina, reducir el edema y prevenir infecciones.
- La palpación del tumor de Wilms puede provocar un traumatismo en éste que propiciaría la liberación de células cancerosas, de modo que en los pacientes afectados no se palpará el abdomen.
- La intervención de enfermería para la ingestión de venenos debe empezar por ABC.

- Una de las principales funciones de la enfermera en pediatría es prevenir las lesiones. Mediante pautas anticipadas e información preventiva, las enfermeras ayudan a quienes atienden a los niños a identificar los posibles riesgos. La mayor parte de las lesiones por accidentes en vehículo automotor, las lesiones en la cabeza, la ingestión de venenos y las caídas, pueden prevenirse.

Bibliografía

Agency for Toxic Substances and Disease Registry: *Case studies in environmental medicine: lead toxicity,* Atlanta, 1990, Division of Health Education.

American Academy of Pediatrics Committee on Environmental Health: Lead poisoning: from screening to primary prevention, *Pediatrics* 92:176-182, 1993.

Behrman R, Kliegman R, Jensen H: *Nelson's textbook of pediatrics,* ed 16, Philadelphia, 2000, WB Saunders.

Centers for Disease Control and Prevention: *Preventing lead poisoning in children,* Atlanta, 1991, United States, Department of Health and Human Services.

Fisher A, Vessey J: Preventing lead poisoning and its consequences, *Pediatr Nurs* 24(4):348-350, 1998.

Joint Committee on Infant Hearing: 1994 Position Statement, *Pediatrics* 95:152-156, 1995.

Knestrick J, Milstead J: Public policy and child lead poisoning: implementation of Title X, *Pediatr Nurs* 24(1):37-41, 1998.

Krenzelok, E: Acute poisonings. In Burg F, Ingelfinger J, Wald E, Polin R: *Gellis and Kegan's current pediatric therapy,* ed 16, Philadelphia, 1999, WB Saunders.

Schmidt B: *Instructions for pediatric patients,* Philadelphia, 1999, WB Saunders.

United Cerebral Palsy Research Foundation: *Facts and figures on cerebral palsy,* Washington, DC, 1995, United Cerebral Palsy Association.

Woestman R, Perkins R, Serna T, Stralen D, Knierim D: Mild head injury in children: identification, clinical evaluation, neuroimaging, and disposition, *J Pediatr Health Care* 12(6):288-297, 1998.

Lecturas sugeridas

Ashwill J, Droske S: *Nursing care of children: principles and practice,* Philadelphia, 1997, WB Saunders.

Belkengren R, Sapala S: Pediatric management problems, *Pediatr Nurs* 25(3):304-305, 1999.

Bowden V, Dickey S, Greenberg C: *Children and their families: the continuum of care,* Philadelphia, 1998, WB Saunders.

Huffman G: New AAP recommendations for blood lead screening in children, *Am Fam Phys* 58(8):1862-1864, 1998.

Jackson R: The exposure of children to lead, by J. Julian Chisholm and Harold E. Harrison (commentary), *Pediatrics* 102(1):227-230, 1998.

Key S, Marble M: Wilms' tumor research updates treatment, *Cancer Weekly Plus,* 12/14/98, 14-19, 1998.

Myers S, Shapiro B: Origins and causes of cerebral palsy symptoms and diagnosis, *Exceptional Parent,* April, 28-33, 1999.

Needleman H: Childhood lead poisoning: the promise and abandonment of primary prevention, *Am J Public Health* 88(12):1871-1878, 1998.

Pritchard-Jones K, Hawkins M: Biology of Wilms' tumour, *Lancet* 349(9053):664-666, 1997.

Pye S: Diagnosis and referral of Wilms' tumor, *Nurse Pract* 24(5):121-127, 1999.

Taft L: Accentuating the positive for children with cerebral palsy, *Exceptional Parent* March, 64-69, 1999.

Wong D, et al: *Whaley and Wong's nursing care of infants and children,* ed 6, St Louis, 1999, Mosby.

Capítulo 11

El niño en edad preescolar

Objetivos

Al concluir el presente capítulo, la estudiante será capaz de:

- Definir el vocabulario señalado.
- Describir el desarrollo físico y psicosocial de los niños de tres a cinco años, mencionar los eventos específicos de la edad y proporcionar orientación cuando sea necesario.
- Describir las características de un buen jardín de niños.
- Analizar el valor del juego en la vida del niño.
- Mencionar dos juguetes adecuados para el niño en edad preescolar y fundamentar esta opinión.
- Identificar las características del desarrollo que predisponen al niño de esta edad a ciertos accidentes y sugerir métodos de prevención para cada tipo de accidente.

Terminología

Animismo
Artificialismo
Centrado
Egocentrismo
Enuresis
Identificación
Imitar las tareas del hogar
Modelamiento
Terapia de juego

CARACTERISTICAS GENERALES

Al niño de tres a cinco años con frecuencia se le denomina en edad preescolar, periodo que se caracteriza por una desaceleración del proceso de crecimiento. El lactante que al año de edad triplicó el peso que tenía al nacer, apenas duplica dicho peso hacia los seis años. Por ejemplo, si pesaba 10 kg el día de su primer cumpleaños, probablemente pese cerca de 20 kg a los cinco años; la ganancia ponderal en los años preescolares es de unos 2.5 kg por año. El niño de entre tres y cinco años se "estira" y deja de ser regordete, su talla se incrementa unos 6 a 7 cm por año, y el apetito es muy variable. El pulso normal es de 90 a 110, la frecuencia respiratoria en reposo es de unas 20 rpm, su presión sanguínea sistólica es de aproximadamente 92 a 95 y la diastólica de 56. Cuando menos el 90% del crecimiento del cerebro ya ha tenido lugar en esta etapa y empieza a observarse la lateralidad derecha o izquierda. En el cuadro 11-1 se resumen crecimiento y desarrollo del preescolar, así como las pautas para la conservación de la salud.

El niño de esta edad controla bien sus músculos y participa en juegos vigorosos. Conforme transcurre el tiempo, se incrementa su dominio de las habilidades hasta entonces adquiridas.

Puede columpiarse y brincar alto, su forma de caminar se asemeja a la de un adulto, es más rápido que en la etapa anterior y tiene más confianza en sí mismo. Si bien esta fase suele parecer más o menos tranquila y estable en lo que al desarrollo físico respecta, algunos problemas se derivan de la adquisición de mayor independencia, de la vida en un mundo social y mayores habilidades cognoscitivas.

Cuadro 11-1. Resumen del desarrollo y el crecimiento del preescolar

Edad	*Físico*	*Motor grueso*
3 años	Aumento habitual de peso de entre 1.8 y 2.7 kg Peso promedio de 14.6 kg Aumento habitual de talla de 7.5 cm Talla promedio de 95 cm Suelen controlar vejiga e intestinos durante la noche	Monta triciclo Salta del último escalón Se sostiene sobre un pie varios segundos Sube las escaleras alternando los pies; puede bajar poniendo ambos pies en el escalón Saltos anchos Intenta bailar; tal vez el equilibrio no sea el adecuado
4 años	Ritmo de crecimiento similar al del año anterior Peso promedio de 16.7 kg Talla promedio de 103 cm Se duplica el largo que tenía al nacer Potencial máximo de desarrollo de la ambliopía	Salta y brinca en un pie Cacha la pelota, la avienta por arriba de la cabeza Alterna los pies al bajar la escalera
5 años	Peso promedio de 18.7 kg Talla promedio de 110 cm Suele empezar la erupción de los dientes permanentes Se establece la mano dominante (aproximadamente el 90% son diestros)	Salta y brinca en un pie y otro Lanza y cacha bien la pelota Salta la cuerda Patina con buen equilibrio Camina hacia atrás Salta de una altura de 30 cm Se para en un pie y luego lo alterna con los ojos cerrados

Modificado de Wong DL, Hockenberry-Eaton M, Winkelstein M, Wilson D, Ahmann E, DeVito-Thomas PA: *Whaley and Wong's nursing care of infants and childrem*, ed 6, St Louis, 1999, Mosby.

Teorías del desarrollo

El pensamiento del niño en edad preescolar es único. Piaget denominó a esta etapa fase preoperacional, que comprende de los dos a los siete años y se divide en dos etapas, preconceptual, de los dos a los cuatro, y pensamiento intuitivo, de los cuatro a los siete. La importancia de la etapa preconceptual radica en el creciente desarrollo del lenguaje y el funcionamiento simbólico, que se observa en los juegos de los niños que imaginan que una caja vacía es una fuerte a través de la creación de una imagen mental que representa algo que no está ahí.

El pensamiento preoperacional también implica que los niños no piensan en función de operaciones o de la capacidad para manipular lógicamente la relación entre un objeto y otro porque basan su razonamiento en lo que ven y oyen. También piensan que tienen poderes "mágicos" para lograr que algo ocurra.

Por ejemplo, quizá desean la muerte de alguien o algo, y de suceder, se sentirán culpables porque su pensamiento "malo" hizo que ocurriera.

Otra característica de este periodo es el ***egocentrismo***, tipo de pensamiento en que a los niños les es difícil tomar en consideración algún punto de vista que no sea el propio. Como su conocimiento y comprensión se basan en sus propias experiencias limitadas, surgen malas interpretaciones. Una de ellas es el ***animismo***, que constituye una tendencia a atribuir vida a objetos inanimados. Otra es el ***artificialismo*** o idea de que el mundo y todo lo que en él se encuentra fue creado por seres humanos. En el cuadro 11-2 se enumeran ejemplos de las tres características de pensamiento a esta edad.

Motor fino	*Vocalización*	*Socialización*
Construye torres de 9 a 10 cubos Destreza para meter piedritas en una botella de cuello estrecho Copia un círculo o una cruz, nombra lo que dibuja; no puede dibujar una figura de líneas pero sí un círculo con características faciales	Tiene un vocabulario de alrededor de 900 palabras Utiliza frases completas de tres o cuatro palabras Repite oraciones de seis sílabas Hace muchas preguntas Empieza a cantar	Se viste solo casi totalmente Sus lapsos de atención son más largos Come solo, puede preparar alimentos sencillos, por ejemplo cereal frío con leche Puede ayudar a poner la mesa Puede mostrarse temoroso (de la oscuridad o de irse a la cama) Conoce su sexo y el de otros Juegos paralelos y asociativos; empieza a aprender juegos sencillos, pero con frecuencia aplica sus propias reglas; empieza a compartir
Utiliza adecuadamente las tijeras Puede atarse los zapatos Copia un cuadrado, traza cruces y diamantes, agrega tres partes a una figura de líneas	Su vocabulario es de 1 500 palabras o más Utiliza oraciones de cuatro o cinco palabras Es muy preguntón Cuenta relatos exagerados Se sabe canciones sencillas Podría ser irreverente si se junta con otros niños Nombra uno o más colores	Muy independiente Tiende a ser egoísta e impaciente Agresivo física y verbalmente Se siente orgulloso de sus logros Su humor varía Alardea, disfruta divirtiendo a otros Sigue con muchos temores Juegos asociativos; suele tener compañeros de juego imaginarios Demuestra su curiosidad por la exploración sexual a través del juego, por ejemplo el "doctor" o la "enfermera"
Se ata las agujetas No tiene problema con tijeras y herramientas sencillas, tampoco con el lápiz Copia diamantes y triángulos; añade de siete a nueve partes a una figura de líneas; puede escribir algunas letras de molde, números o palabras, como su nombre	Tiene un vocabulario de aproximadamente 2 100 palabras Utiliza oraciones de seis a ocho palabras Conoce las monedas Reconoce cuatro o más colores Sabe los días de la semana, los meses y otras palabras relacionadas con el tiempo	Menos rebelde y pleitista Más asentado y dispuesto a poner manos a la obra Independiente pero confiable; no se arriesga; más responsable Tiene pocos temores; confía en la autoridad de otros para controlar el mundo Dispuesto a hacer las cosas bien y a complacer; trata de seguir las reglas; tiene mejores modales Atiende a sus cuidados personales con ayuda ocasional Juegos asociativos; trata de cumplir las reglas pero hace trampa para no perder

Cuadro 11-2. Características del pensamiento en la primera infancia

Ejemplos de preguntas	*Respuestas típicas*
Egocentrismo	
¿Por qué brilla el sol?	Para darme calor
¿Por qué hay nieve?	Para jugar
¿Por qué es verde el pasto?	Porque es mi color favorito
¿Para qué son los televisores?	Para ver mis programas favoritos
Animismo	
¿Por qué los árboles tienen hojas?	Para darles calor
¿Por qué brillan las estrellas?	Porque están contentas y animadas
¿Por qué se mueve el sol en el cielo?	Para seguir a los niños y escuchar lo que dicen
¿A dónde van los barcos por la noche?	Se duermen, como nosotros
Artificialismo	
¿Qué causa la lluvia?	Alguien vacía una regadera
¿Por qué es azul el cielo?	Lo pintaron
¿Qué es el viento?	Un hombre que sopla
¿Qué causa los truenos?	Un hombre que gruñe

Tomado con autorización de Helms D, Turner J: *Exploring child behavior: basic principles*, Philadelphia, 1978, WB Saunders.

La evolución del pensamiento preconceptual al intuitivo implica un cambio del pensamiento egocéntrico a la conciencia social y la capacidad de tomar en consideración el punto de vista de otros. Se piensa que este fenómeno se relaciona estrechamente con el superyo o desarrollo de la conciencia.

Otra característica distintiva del pensamiento intuitivo es el **centrado**, o tendencia a concentrarse en una sola característica sobresaliente de un objeto, excluyendo las demás. Con tiempo y experiencia se establece una conciencia conceptual más madura, cuyo proceso es muy complejo y son muchas las implicaciones de su aplicación práctica. Por otra parte, a través del pensamiento intuitivo, el juego se hace más social y las palabras se utilizan para expresar ideas y pensamientos.

De acuerdo con las teorías de Erik Erikson, el preescolar adquiere un sentido de iniciativa; piensa que aprender es divertido y probará nuevas actividades y experiencias. Los conflictos surgen cuando su iniciativa es criticada o castigada y se desarrolla una sensación de culpa que puede perdurar y afectar su capacidad para tomar decisiones o resolver problemas.

Es importante permitir que los preescolares se expongan a gran variedad de experiencias y a todo tipo de materiales para favorecer su aprendizaje: necesitan pintar con los dedos, construir castillos de arena, jugar con masa y participar en actividades que estimulen su imaginación.

Además, les encanta imitar a las personas que los rodean y con frecuencia copian lo que hacen sus padres. Disfrutan jugando a "la tienda" o "la oficina" o a los quehaceres del hogar, como "podar el césped" o "lavar los platos". Hay muchos juguetes que los alientan a ***imitar las tareas del hogar***.

Lawrence Kohlberg hace hincapié en el desarrollo moral y el juicio moral; los preescolares se encuentran en una etapa preconceptual del desarrollo moral. Los niños pequeños aprenden que una acción es buena o mala según la recompensa o castigo que conlleve; llega el momento en que son capaces de hacer algo que satisface sus propias necesidades, pero no las de la sociedad en general. Harán algo por otra persona si ésta hace algo por ellos.

Los niños de esta edad apenas empiezan a diferenciar lo correcto de lo incorrecto. El desarrollo espiritual está muy ligado con el desarrollo de la conciencia (Wong, et al, 1999). El preescolar empieza a comprender las cuestiones espirituales; sus padres u otras personas allegadas les proporcionan conocimientos rudimentarios. Por otra parte, imitarán ademanes y comportamientos religiosos, pero no entienden a fondo de qué se trata la religión (Bowden, Dickey y Greenberg, 1998).

Sigmund Freud subraya que la primera infancia es crucial para la socialización del individuo; considera que el niño en edad preescolar se concentra en la zona de los genitales y por tanto pasa por lo que él denominó etapa fálica. Según su teoría, el niño fantasea sobre la satisfacción de sus deseos fálicos al ***identificarse*** con el progenitor del sexo opuesto y, por lo tanto, tiene conflictos con el del mismo sexo, fenómeno que se conoce como complejo de Edipo (varones) o de Electra (niñas). También subrayó que una vez resuelto el conflicto, el niño se identificará con el padre del mismo sexo.

DESARROLLO FISICO, PSICOSOCIAL Y COGNITIVO

El niño de tres años

Los niños de tres años son un deleite para sus padres, les gusta ayudar y suelen participar en tareas sencillas del hogar. Encuentran lo que se les pide y devuelven los objetos a su lugar. Los pequeños de esta edad se aproximan mucho a la imagen ideal que los padres tienen de su hijo; son prueba viviente de que la orientación de los padres durante los "terribles dos años" fue un éxito. Las rabietas son menos frecuentes y, en términos generales, son buenos niños. Desde luego, continúan siendo individualistas, pero parecen ser capaces de dirigir sus instintos primitivos mejor que antes. Pueden ayudar a vestirse y desvestirse, van al baño y se lavan las manos; comen solos y sus modales en la mesa han mejorado.

Los niños de tres años construyen frases más largas y pueden expresar sus pensamientos: "¿Qué haces?" "¿Dónde está papá?". Por otra parte, son más compañía para sus padres porque pueden compartir verbalmente sus experiencias

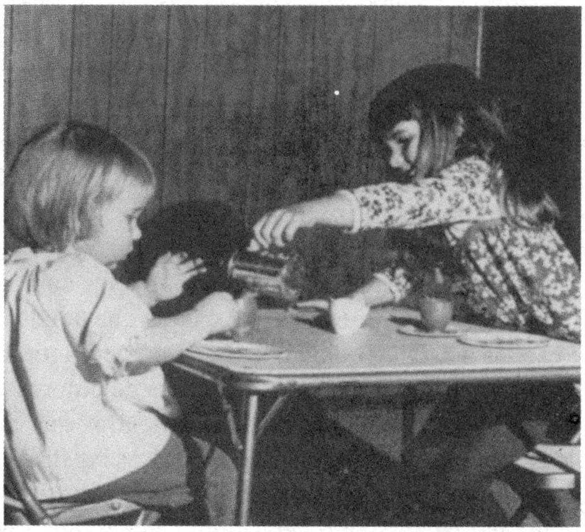

Fig. 11-1. Los compañeros de juegos fomentan el desarrollo social.

con ellos. Son imaginativos, hablan con sus juguetes e imitan lo que se hace a su alrededor. Al poco tiempo comienzan a hacer amigos fuera de la familia inmediata. Como pueden conversar con sus compañeros de juegos, les satisface compartir sus actividades; si bien no participan en juegos cooperativos durante periodos largos, cuando menos han empezado a hacerlo. A través de los juegos asociativos empiezan a compartir con otros niños de su edad y de esa manera aprenden las habilidades de socialización. Gran parte de sus juegos consiste aún en observar a los demás, pero ahora pueden ofrecer consejos verbalmente, si lo consideran necesario. Pueden pedir a otros que "salgan a jugar", aunque si se encuentran en una situación extraña o con niños que no conocen, normalmente vuelven al juego paralelo porque se sienten más seguros.

En esta etapa tiene lugar un cambio en la relación entre el niño y la familia porque empiezan a disfrutar lejos de sus padres (fig. 11-1), si bien les interesa que estén cerca cuando los necesiten; empiezan a perder interés por su madre, quien hasta este momento había constituido todo su mundo, y se incrementa el prestigio del padre. Por otra parte, se observa el interés romántico por el progenitor del sexo opuesto. Juanito desea "casarse con mamá" cuando sea grande. También empiezan a identificarse con el progenitor del mismo sexo. Este comportamiento refleja las teorías de Freud. Es importante que los padres recuerden que deben ayudar al niño a desarrollar todo su potencial. "El padre suele ofrecer juguetes adecuados para uno u otro sexo desde que sus hijos tienen un año y reacciona negativamente a los juegos inadecuados para cada sexo desde que el menor tiene tres años" (Jacklin y Martin, 1999). En cuanto a las diferencias de sexo, "muchos aspectos del funcionamiento humano no son particularmente dimórficos con respecto al sexo". Jacklin y Martin también llegaron a la conclusión de que era "imposible predecir la personalidad de un individuo o su capacidad con base en su sexo". Por consiguiente, los padres "suelen desempeñar un papel importante al alentar a sus hijos por su capacidad y no por su sexo".

Los niños en edad preescolar tienen más temores que los lactantes o los de mayor edad, entre otras cosas porque su inteligencia es mayor y les permite reconocer los peligros potenciales; el desarrollo de la memoria, y la independencia graduada, que los ponen en contacto con muchas situaciones novedosas. Los niños de esta edad no temen caminar por la calle porque no saben lo que esto entraña, en tanto que los preescolares se percatan de que los camiones pueden hacerles daño, y por tanto, les preocupa cruzar la calle. Este tipo de temores está bien fundamentado, pero muchos otros no, como el miedo a los daños corporales que es peculiar de esta etapa. El niño pequeño que descubre que su hermana menor es diferente se preocupa porque piensa que quizá se haya lastimado y se pregunta si podría sucederle a él lo mismo. La masturbación es común a esta edad porque los niños intentan asegurarse de que están bien. Otros temores son miedo a los animales, a la oscuridad y a los extraños. Es característico que a esta edad ronden por la casa durante la noche.

A los preescolares les enoja que otros intenten apoderarse de sus posesiones, las arrebatan, golpean y protegen como si su vida dependiera de ellas, y se alteran si los juguetes no funcionan como deberían. Resienten que se les moleste mientras juegan. Son sensibles, y es fácil herir sus sentimientos. Conviene tener en mente que gran parte del comportamiento social inquietante que se observa en esta etapa es normal y necesario para el patrón total de desarrollo del niño.

Consejo para la comunicación

Los niños en edad preescolar algunas veces piensan que se les castiga por algo que pensaron o hicieron. Cuando es necesario someterlos a un procedimiento doloroso, la enfermera deberá decir: "Disculpa que te lastime el brazo con la aguja; lo hago para darte tu medicina y que te cures, no para hacerte daño ni castigarte".

El niño de cuatro años

Esta es una edad tormentosa. Los niños ya no son tan gentiles ni están tan bien dispuestos como a los tres años; son más agresivos y además les gusta alardear. Se muestran deseosos de hacer saber a los demás que son superiores, tienden a molestar a sus compañeros de juegos, toman partido y le hacen la vida difícil al niño que no es igual a ellos. Los pequeños de cuatro años son ruidosos, cuentan chismes sobre los demás y quizá empiecen a proferir malas palabras si hay otros niños o adultos que lo hacen. Repiten con sorprendente exactitud las actividades del resto de la familia, pero olvidan dónde quedó su bicicleta. Empiezan a interesarse por la edad que tienen y desean saber la edad exacta de sus compañeros de juegos. Su ego se refuerza cuando advierten que son mayores que algún otro miembro del grupo, o porque

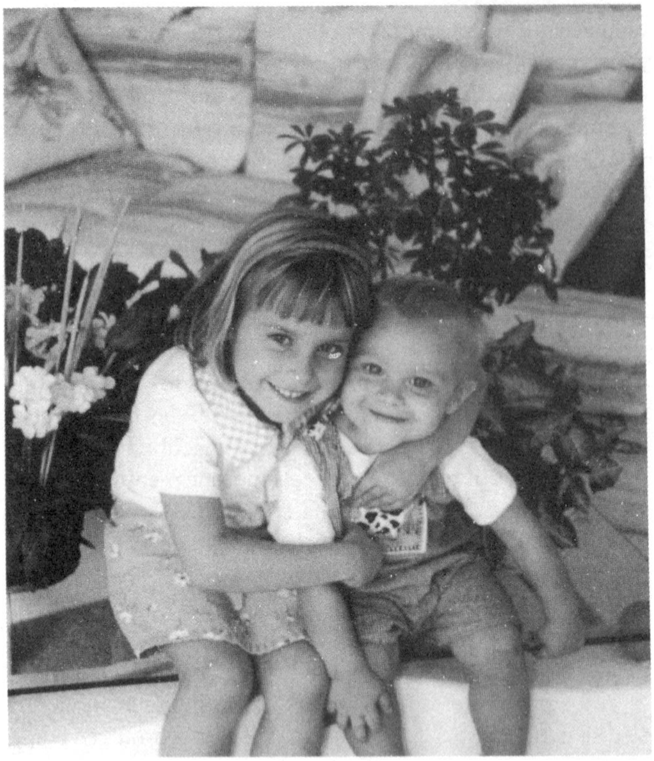

Fig. 11-2. Susi se siente importante cuando ayuda a cuidar de Carlitos. (Cortesía de Molly Ruther.)

son el "hermano mayor" del bebé, a quien pueden ayudar a atender y proteger (fig. 11-2). También se interesan por la relación que existe entre las personas (Tomás es su hermano, pero también es hijo de papá).

Los niños de cuatro años saben usar las tijeras de manera correcta, pueden amarrarse las agujetas de los zapatos y abrochar botones de ojal grande. Su vocabulario consta de unas 1 500 palabras. Hacen mandados sencillos y pueden jugar con otros durante más tiempo. Las hazañas tienen un propósito, por ejemplo, ya no corren sólo por correr, lo hacen para llegar a algún lugar o ver algo. Son imaginativos y les gusta fingir que son bomberos o vaqueros. Mucho del tiempo de juego lo pasan simulando ser alguien más, e incluso pueden tener un amigo imaginario, que tal vez exista hasta que ingresan a la escuela. También comienzan a disfrutar los juegos con amigos del mismo sexo, más que con el sexo opuesto.

El niño en edad preescolar gusta de juguetes sencillos. Le atraen más las materias primas que los juguetes completos. Una caja de cartón que puede mover o en la que puede introducirse es más atractiva que una casa de muñecas totalmente amueblada. Una caja de arena o piedras de colores quizá se convierta en carreteras y montañas, mientras que un pedazo de espejo se transforma en un lago. Los "disfraces" se vuelven emocionantes. Los padres no deben colmar al niño de juguetes ya hechos, sino seleccionar materiales que los absorban y estimulen su imaginación.

Las historias que interesan a los niños pequeños ilustran sus experiencias cotidianas (fig. 11-3). Si la trama es sencilla, debe relacionarse con lo que comprendan para mantener su interés. También disfrutan la música; les gustan los discos cuyo ritmo puedan acompañar, así como instrumentos sencillos que pueden agitar o golpear. Escriba una canción sobre la vida diaria del menor y observe su reacción.

La curiosidad de los niños respecto del sexo va en aumento. Si los padres han respondido a sus preguntas con sencillez, no deben inquietarse porque sus hijos los pongan a prueba. Es común que se bajen los pantalones frente a sus amigos del sexo opuesto para analizar sus diferencias con ellos. Es importante que los padres expliquen con palabras sencillas las preguntas sobre sexo. Debe decirse a los niños de mayor edad, que son más sensibles acerca de su cuerpo, que esta curiosidad en los niños pequeños es normal porque los libra de sentimientos de culpa, sobre todo si participaron en actividades similares durante el periodo preescolar. Los pequeños son tan naturales en cuanto a estas investigaciones como frente a otras experiencias de aprendizaje y se dis-

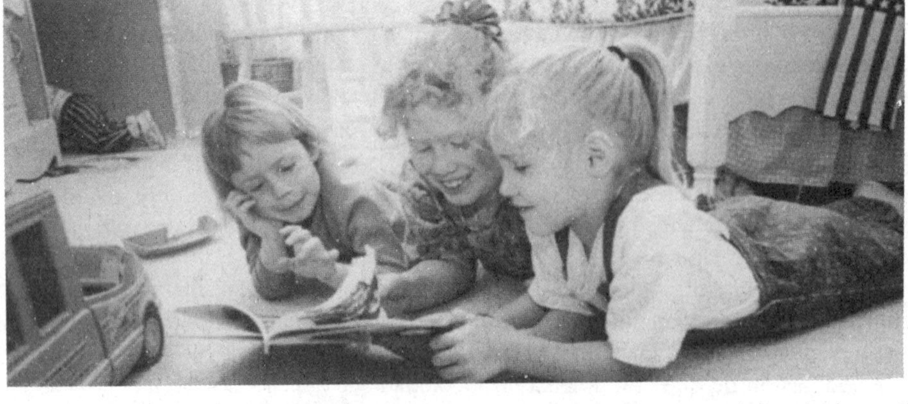

Fig. 11-3. Los niños en edad preescolar disfrutan de los relatos que narran experiencias de la vida diaria. (Foto de Vickie Ashwill.)

traen con facilidad hacia formas de comportamiento más aceptables socialmente.

Entre los tres y los cuatro años empiezan a preguntarse sobre la muerte y el morir. Quizá imaginen ser el héroe que mata al intruso o tal vez sean testigos de una situación en que un animal muere. Sus preguntas son muy directas: "¿Qué es la muerte? ¿Voy a morir?" No hay respuestas establecidas para estas preguntas. Para el preescolar, la muerte puede ser una especie de sueño y quizá no crean que la persona muerta ya no respira ni come, pues no comprenden el verdadero concepto. La religión de la familia desempeña un papel importante en la interpretación de este complejo fenómeno.

Quizá los niños se familiaricen con la muerte a través de objetos que no les son particularmente importantes. Por ejemplo, las flores mueren al final del verano y no vuelven a florecer; no necesitan agua ni sol porque ya no están vivas. Los niños pequeños normalmente se percatan de que otros mueren, pero no lo relacionan con ellos mismos. Si siguen preguntando si morirán o no, los padres deben responder de manera informal y asegurarles que las personas por lo general no mueren sino hasta haber vivido una vida larga y feliz. Obviamente, conforme crezcan, se percatarán de que en ocasiones los niños mueren. No obstante, la idea subyacente es fomentar las preguntas conforme surjan y ayudarles a aceptar gradualmente la verdad sin temores innecesarios. En el capítulo 18 se analizan otros aspectos del final de la vida.

El niño de cinco años

Es cómodo tener cinco años. Los niños son más responsables, disfrutan hacer lo que se espera de ellos, tienen más paciencia y les gusta terminar lo que empiezan. A esta edad les preocupa lo que pueden o no hacer. Hablan de manera constante y les interesa su entorno; el vocabulario consta de cerca de 2 100 palabras. Desean hacer las cosas bien y buscan la respuesta a sus preguntas en quienes consideran que conocen la respuesta. Empiezan a participar en juegos con reglas, además tienen menos temores porque sienten que su medio es controlado por autoridades. Sus preocupaciones no son tan profundas como antes. Tal vez tengan un mejor amigo con el que juegan y hablan.

El crecimiento físico del niño de cinco años no es particularmente pronunciado. Su talla suele incrementarse 5 a 8 cm y aumentan de 1.5 a 3 kg de peso. Las diferencias de talla y peso en un grupo de niños de esta edad es notable. Es posible que empiecen a mudar dientes; pueden correr y jugar simultáneamente, brincar tres o cuatro escalones a la vez y diferenciar la moneda de mayor valor y tamaño de una de menor valor y más pequeña. Gustan de los juegos con números o letras. Conocen los días de la semana y saben qué es una semana de vacaciones. Por lo general pueden escribir su nombre en letra de molde.

Los niños de cinco años pueden manejar un triciclo con habilidad y velocidad, así como usar un martillo y clavar con él. Empiezan a montar vehículos de dos ruedas con rueditas de entrenamiento. Los adultos deben instarlos a desarrollar sus habilidades motoras y no recordarles continuamente que "tengan cuidado". La práctica que adquieran les permitirá competir con otros durante la edad escolar e incrementará la confianza en su propia capacidad. Al igual que a cualquier edad, no se les debe despreciar por no comportarse como adultos; el exceso de direcciones de adultos solícitos es perjudicial; además, deben aprender por sí mismos a realizar ciertas tareas para que la experiencia sea satisfactoria.

La cantidad y el tipo de programas de televisión que los padres deben permitir ver a los niños en edad preescolar es aún tema de controversia. Si bien a los tres o cuatro años ya disfrutaban de la televisión, era durante periodos cortos, y no comprendían gran parte de lo que ocurría. Los niños de cinco años ya entienden más y pasan mucho tiempo ante ella. La forma de abordar la situación depende de cada familia; no obstante, la decisión se analizará con el niño. Ver televisión no debe interferir con los hábitos saludables, como dormir y comer a la hora adecuada y realizar actividad física. La mayoría de los padres sabe que los niños no insistirán en ver televisión si hay algo mejor que hacer (véase cap. 13).

COMO ORIENTAR AL NIÑO EN EDAD PREESCOLAR

Disciplina, imposición de límites

Mucho se ha escrito acerca de la disciplina, que ha cambiado de manera considerable con el transcurso del tiempo. Hoy en día, las autoridades conceden gran importancia al desarrollo de una relación continua y cálida entre el niño y sus padres porque de esta forma pueden evitarse muchos problemas. A continuación se analiza brevemente lo que la enfermera puede hacer para orientar a los padres.

Para sentirse seguros, los niños requieren límites en su comportamiento porque los protegen de riesgos y evitan que tengan que tomar decisiones para las cuales aún son demasiado jóvenes. Las expectativas deben ir de acuerdo con la edad y el nivel de comprensión del niño. Los padres deben instar a sus hijos a que tomen decisiones adecuadas. Cuando aprenden una conducta aceptable, tienen más amigos y se sienten mejor consigo mismos, además de que disfrutan más de su vida social. La manera de imponer disciplina o establecer límites depende de la cultura; también difiere según el grupo socioeconómico. Por otra parte, hay diferencias individuales de una a otra familia, así como entre los padres y de acuerdo con las características de cada niño. El objetivo de la disciplina es enseñar, además de pasar gradualmente el control al niño, es decir, fomentar la autodisciplina.

Momento oportuno, interrupción de actividades

La mayoría de los investigadores coincide en que para que las medidas disciplinarias sean efectivas deben aplicarse en el momento cuando ocurre el incidente, y en que deben adaptarse a la gravedad de la infracción. Por otra parte, debe considerarse la autoestima del niño. Para el preescolar que al parecer se está metiendo en líos, una advertencia puede ser suficiente, aunque muchas que no se cumplen pierden efectividad. Las nalgadas casi nunca son productivas porque el niño relaciona la ira de sus padres con el dolor, y no con la mala conducta, pues el enojo es el factor predominante en la situación, además de que los padres sirven de modelo de agresividad. El hecho de que éstos sean afectuosos, cálidos o indiferentes también influye en la eficacia con que se educa al menor. La interrupción de una actividad (que se describe en el cap. 9) pidiendo al niño que se siente durante 5 min o se vaya al rincón, es una alternativa para los castigos inapropiados. Los padres deben aprender a desistir del uso del poder y la autoridad per se. A medida en que el niño madura, es posible retirar privilegios y explicarle cuidadosamente la razón de las medidas aplicadas.

Recompensas para el comportamiento positivo

Las recompensas, que se manifiestan como caricias, sonrisas, tono de voz y elogios, constituyen un método de disciplina positivo y efectivo que siempre es posible relacionar con el acto: "Gracias, Susana, por recoger tus juguetes". El estímulo por el comportamiento positivo elimina muchos de los efectos indeseables de los castigos. La American Academy of Pediatrics fomenta estrategias que ayudan a los niños a aprender comportamientos positivos. La declaración de sus políticas sobre la imposición de disciplina fomenta:

- Dedicar atención positiva de manera regular, en ocasiones llamada "tiempo especial".
- Escuchar con atención a los niños y ayudarles a utilizar el lenguaje para expresar sus sentimientos.
- Dar a los niños la oportunidad de tomar decisiones (correctas).
- Reforzar los nuevos comportamientos deseables con elogios frecuentes e ignorando infracciones sin importancia.
- Servir de modelo de comportamientos ordenados y predecibles, comunicación respetuosa y estrategias para resolver los conflictos en forma conjunta (Rose, 1998).

Coherencia y modelamiento

Es difícil que los padres sean coherentes; en la realidad se requiere esfuerzo y no hay quien lo sea todo el tiempo. Debe haber coherencia entre los padres, así como individualmente. Se sugiere que establezcan un estilo general de qué, cuándo, cómo y hasta qué punto son apropiados los castigos para el mal comportamiento. Los padres poco firmes o erráticos en sus medidas disciplinarias y que alternan dichos procedimientos con castigos tienen hijos con problemas de comportamiento cada vez más graves. La influencia del ***modelamiento*** o del buen ejemplo también ha sido ampliamente analizada. Se ha observado que los modelos adultos influyen de manera importante en la educación de los niños, ya que identifican e imitan el comportamiento verbal y no verbal del adulto. Los padres agresivos y que pierden con frecuencia el control demuestran el poder de la acción sobre las palabras, a diferencia de los que son comunicativos y muestran respeto y alicientes, que sirven de modelo positivo y establecen límites apropiados. Por último, los padres necesitan analizar su propia infancia para identificar la disciplina en la que crecieron y reconocer los patrones destructivos que podrían estar mostrando.

Malas palabras

Los padres se asombran ante las palabras que brotan de los labios de sus dulces hijos en edad preescolar, pero las malas palabras son inevitables. Quienes cuidan al niño deben reprimir su deseo de mostrar enfáticamente su desacuerdo. Al niño pequeño le encanta que le presten atención y, por desgracia, no importa si dicha atención es buena o mala. A esta edad, las maldiciones carecen de un significado especial, pues el menor tan sólo repite lo que oye, aunque no tenga sentido para él. El uso de blasfemias es una forma de identificarse con los niños mayores de la comunidad o de escandalizar a los adultos. Una madre abordaba el problema diciendo, "Juanito, a mamá no le importa si oyes esas palabras o si sabes lo que quieren decir, pero en esta casa no las usamos; es como si tú salieras desnudo al jardín". En este caso, el pequeño pudo expresarse libremente con su madre y poco después perdió interés en el asunto.

Celos

Los celos son una respuesta normal ante la pérdida real o supuesta de afecto, o una amenaza al respecto. Tanto niños como adultos suelen sentirse inseguros en su relación con una persona a quien aman. Cuanto más próximo a su madre se sienta el niño, mayor será su temor de perderla. Sólo los niños sienten envidia ante el nuevo bebé, pues quieren a su hermano, pero al mismo tiempo resienten su presencia y no comprenden la confusión de sentimientos que les provoca (fig. 11-4). Los celos hacia el recién nacido son más intensos en los niños de menos de cinco años y los manifiestan de diversas maneras. Pueden ser agresivos y morder o pellizcar al nuevo miembro de la familia, o ser en cierto grado discretos y acariciarlo y besarlo con mirada resuelta. Cuando los niños tratan de identificarse con el nuevo hermano, se presenta otra situación común: retroceden a una conducta ya superada, como la digitosucción o mojar la cama. Algunos niños de cuatro años incluso piden de nuevo el biberón, el cual por lo general suele decepcionarles.

Los niños en edad preescolar suelen sentir celos de la atención que su madre dedica al padre; incluso envidian a los niños con quienes juegan si éstos tienen juguetes más grandes o mejores, y con frecuencia sienten celos de los más populares o atléticos. Los hijos únicos son menos celosos porque constituyen el centro de atención y sus rivales son mínimos. Los miembros de una familia de diferentes edades

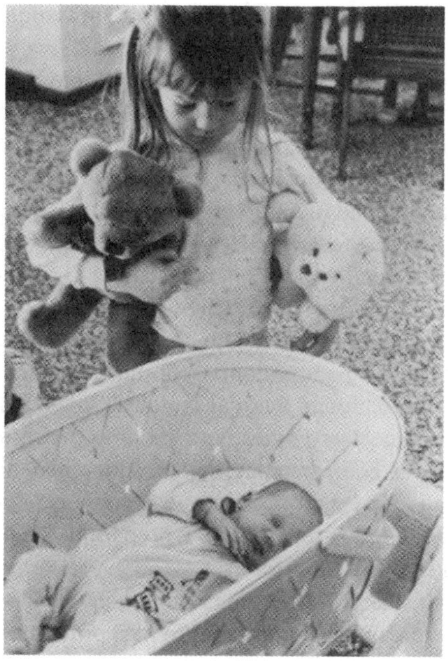

Fig. 11-4. Un miembro adicional en la familia propicia muchos sentimientos nuevos en el niño en edad preescolar.

suelen sentir que los menores son los favoritos o que a los mayores se les conceden más privilegios especiales. Estos sentimientos de rivalidad entre hermanos representan nuevos retos para los padres.

Para ayudar a reducir los celos, los padres deben abordar cada caso de manera individual durante la fase inicial. Preparar a los niños pequeños para la llegada de un nuevo hermano mitiga el impacto; no debe hacérseles pensar que están siendo invadidos. Si el nuevo bebé ha de dormir en la cuna del hermano de más edad, es preferible que éste se encuentre ya felizmente instalado en su nueva cama antes de la llegada del recién nacido. Así mismo, debe sentir que ayuda a cuidar al lactante. Los padres pueden fomentar de cuando en cuando el ego de los hijos mayores recordándoles muchas de las cosas que pueden hacer y que el bebé no. Resulta conveniente bañar o alimentar al recién nacido mientras el hijo mayor duerme para evitarle estar presente cuando la madre demuestre su afecto al bebé por un periodo prolongado. También se le dedicará tiempo especial al mayor mientras el lactante duerme. Algunas personas consideran que es beneficioso para el niño mayor cuidar de una mascota durante estos momentos. Muchos hospitales ofrecen cursos sobre el trato entre hermanos con el fin de orientar a los padres sobre cómo ayudar al niño a superar los celos.

Si el niño muestra la intención de golpear al recién nacido o a otro niño, se les deberá separar; el que lastima o está a punto de hacerlo necesita tanta atención como la víctima, incluso más. Cuando un niño tiene que compartir sus juguetes muestra una agresividad semejante, y es aún más difícil que aprenda a compartir a la madre, de manera que necesita tiempo para adaptarse a la nueva situación. Los niños deben tener la seguridad de que se les ama, pero también es importante que sepan que no deben lastimar a otros. Debe utilizarse el mensaje en primera persona para corregir este tipo de comportamiento. "Me enoja que hayas golpeado a tu hermano; no está permitido pegar porque se lastima a los demás."

Digitosucción

El folleto titulado *Infant Care*, que el Children's Bureau de Estados Unidos publicó desde 1914 hasta 1921, advertía a las madres que chuparse el pulgar deformaba la boca de los niños y producía babeo. En la actualidad se acepta que la succión del pulgar es un patrón de comportamiento instintivo normal que no perjudica los dientes, siempre que se deje de hacer antes de que broten los permanentes. Con frecuencia es una acción que consuela y no necesariamente indica que el niño es inseguro. Aunque la mayoría de los niños ha abandonado el hábito al llegar a la edad escolar, puede haber regresiones en épocas de tensión emocional o fatiga. El tratamiento incluye educación y apoyo de los padres para aliviar la ansiedad y evitar problemas emocionales secundarios. Se debe elogiar y estimular al niño que se esfuerza por dejar de chuparse el dedo.

Masturbación

A la edad que nos ocupa, la masturbación es común en ambos sexos, ya que el niño experimenta sensaciones placenteras que favorecen la repetición del comportamiento si bien conviene descartar otras causas, como erupciones o irritación del pene o de la vagina. El niño que se siente emocionalmente solo o angustiado también suele masturbarse. La masturbación ha sido interpretada de diferentes maneras, pero todavía hay muchas preguntas sin respuesta en cuanto al significado de este comportamiento en los niños. Una causa de angustia muy común en los varones que sí debe investigarse es el temor a la castración. A esta edad, la masturbación se considera inofensiva si el pequeño es comunicativo y sociable y no le preocupa esta actividad. No obstante, si es "compulsiva" o "interfiere con las actividades normales del niño", o implica "la simulación del coito con muñecas u otros niños" debe explorarse la posibilidad de abuso sexual (Behrman, Kliegman y Jenson, 2000).

La instrucción de los padres consiste en asegurarles que este comportamiento es normal e inofensivo y que su hijo sencillamente siente curiosidad por el sexo. Los antecedentes culturales y morales de la familia deben analizarse para valorar el grado de incomodidad que les provoca; conviene tener los antecedentes de la hora y el lugar en que el niño se masturba y de la reacción de los padres. Las reacciones punitivas no son aconsejables porque son potencialmente dañinas para el niño. Se aconsejará a los padres que intenten ignorar el comportamiento y distraerlo con alguna actividad, pues si prestan demasiada atención, sólo lograrán que se incrementen la angustia y la actividad, además de que es necesario enseñar al niño que la masturbación no es aceptable en público, pero la forma de comunicarlo no debe ser agresiva. Los niños que se masturban excesivamente y que han experimentado muchas desaveniencias suelen requerir orientación psicológica.

Enuresis

Descripción

El término ***enuresis*** se deriva del griego *enourein*, excretar orina. El hecho de que el niño moje la cama ha sucedido por generaciones y en muchas culturas. Hay dos tipos de **enuresis**, la primaria y la secundaria. La **primaria** implica mojar la cama cuando el niño nunca ha estado seco, mientras que la **secundaria** denota una recurrencia que se presenta cuando el niño ha estado seco durante un año o más; los episodios diurnos son menos frecuentes que los nocturnos. Es más común en varones que en niñas, y aparentemente hay una influencia genética; sin embargo en muchos casos nunca se llega a determinar la causa. Muchos niños que mojan la cama superan el problema entre los seis y los 10 años. Entre las causas orgánicas de la enuresis nocturna se cuentan las infecciones de las vías urinarias, la diabetes mellitus, la diabetes insípida, las convulsiones, la uropatía obstructiva (poco común), las anormalidades de las vías urinarias y los trastornos del sueño. El inicio repentino suele deberse a tensión psicológica, como la muerte de un familiar o el divorcio. La reducción de la producción de hormona antidiurética durante la noche y factores genéticos son otras causas probables de la enuresis nocturna, así como una vejiga pequeña, la incapacidad para demorar la micción y para despertar ante la sensación de que la vejiga está llena y las demoras en la maduración del sistema nervioso.

Tratamiento y cuidados de enfermería

Se obtiene la anamnesis detallada y se registran factores como patrón de la enuresis, número de veces por noche o por semana, número de micciones durante el día, tipo de chorro, disuria, cantidad de líquido ingerido entre la cena y la hora de acostarse, anamnesis familiar, tensión emocional y reacciones de los padres y el niño. También es importante determinar los medicamentos que el paciente toma y hasta qué punto el problema afecta su vida social, por ejemplo, si no puede pasar la noche fuera de casa. Se revisan los hitos del desarrollo, como control de esfínteres. Si la causa es aparentemente orgánica, se realizan análisis pertinentes de sangre y orina, aunque los resultados físicos son negativos en la mayor parte de los casos.

La educación de la familia es de suma importancia para evitar problemas emocionales secundarios. Es importante asegurar a los padres que muchos niños padecen enuresis y que la enfermedad por lo general se resuelve de manera espontánea. Las luchas de poder, la vergüenza y la culpa son infructuosas y destructivas, en tanto que la tranquilidad y el apoyo de la enfermera son de gran utilidad.

El tratamiento de la enuresis es aún objeto de controversia. Algunas modalidades incluyen asesoría psicológica, hipnosis, modificación del comportamiento y farmacoterapia. También existen dispositivos de condicionamiento activados por la humedad (cuando el niño se moja, suena una alarma), aunque su efectividad es limitada. Los ejercicios de entrenamiento de la vejiga, en que se pide al niño que retenga la orina lo más posible, suelen flexibilizarla y aumentar su tamaño. La habitación del menor debe encontrarse lo más cerca posible del baño y contar con una lámpara de noche. No se ha tenido mucho éxito al limitar la ingesta de líquidos a la hora de acostarse o despertar al niño durante la noche. Algunas veces ocurre una curación espontánea, sin ninguna o muy poca intervención, o después de que otros tratamientos fracasaran. La enfermera debe preparar a los padres para las recaídas, que no son raras.

La respuesta a los diferentes tratamientos es individual y no se debe presionar demasiado; lo más prudente es adoptar una actitud no punitiva y natural. Es necesario que el niño participe en las rutinas propuestas y concederle tanta responsabilidad como sea posible. En estudios controlados se ha observado que la imipramina (Tofranil) reduce la enuresis. El medicamento se administra antes de irse a la cama y sólo durante periodos cortos, puesto que presenta efectos secundarios diversos como trastornos del sueño y del estado de ánimo, así como malestares gastrointestinales. Debido a que la sobredosis puede ocasionar arritmias cardiacas, que suelen poner en peligro la vida, es imperioso vigilar rigurosamente su dosificación y administración. No debe administrarse a niños menores de seis años. También se ha utilizado con cierto éxito el acetato de desmopresina (DDAVP), hormona antidiurética que inhibe la producción de orina. Estos fármacos son especialmente beneficiosos cuando se requiere un control a corto plazo, como para pasar la noche fuera de casa, campamentos o vacaciones.

Deterioro del lenguaje y el habla

El niño utiliza sus habilidades de habla y lenguaje para comunicarse. El habla se define como la emisión de sonidos vocales para transmitir ideas; el lenguaje es un conjunto definido de caracteres que solos o combinados forman series de palabras con sentido y símbolos que se utilizan para la comunicación.

Los padres deben estar conscientes de las demoras en el desarrollo del lenguaje conforme el niño madura. Hacia los 18 meses, los menores emiten 10 palabras; hacia los 24 meses, 50 palabras y frases de dos vocablos, y así progresivamente. La demora es por lo general síntoma de un trastorno importante del desarrollo, entre cuyas causas se cuentan pérdida de la audición, retraso mental, trastornos del aprendizaje, trastornos emocionales graves y ciertos problemas genéticos u orgánicos. Es importante reconocer los eventos

Recuadro 11-1. Indicios de problemas en el desarrollo del lenguaje y el habla en niños de edad preescolar

1. A los seis meses no voltea los ojos ni la cabeza para buscar si los sonidos proceden de atrás o de un lado
2. A los 10 meses no reacciona cuando se pronuncia su nombre
3. A los 15 meses no comprende ni responde a "no", "ayós" (adiós), "bibi" (biberón)
4. A los 18 meses no dice hasta 10 palabras sueltas
5. A los 21 meses no sigue instrucciones (p. ej., "siéntate", "ven", "párate")
6. Después de los 24 meses su jerga o repeticiones son inadecuados
7. A los 24 meses no señala las partes del cuerpo cuando se le pide (p. ej., boca, nariz, ojos, orejas)
8. A los 24 meses no construye frases de dos palabras
9. A los 30 meses su habla no es inteligible para los miembros de la familia
10. A los 36 meses no usa frases sencillas
11. A los 36 no ha empezado a hacer preguntas sencillas
12. A los 36 meses su habla no es inteligible para desconocidos
13. A los tres años y medio no pronuncia sistemáticamente las consonantes finales (p. ej., "subi" por subir)
14. Después de los cuatro años carece de fluidez (tartamudea)
15. Después de los siete años confunde los sonidos del habla
16. A cualquier edad son notables hipernasalidad, hiponasalidad, monotonía de la voz, tono inadecuado; tono alto, inaudible o persistentemente ronca

Tomado con autorización de Behrman RE, Vaughan VC III: *Nelson's textbook of pediatrics*, Philadelphia, 1987, WB Saunders.

trascendentes, así como valorar cualquier indicio de problemas relacionados con el desarrollo del habla (recuadro 11-1).

El deterioro del habla suele incluir problemas de articulación (distorsión u omisión de las consonantes), trastornos de la voz (desviaciones de tono, volumen, calidad, o las tres cosas) y alteraciones del ritmo (tartamudeo y balbuceo). El tartamudeo es la repetición involuntaria de palabras o sonidos del habla, mientras que el balbuceo implica una pausa involuntaria en la formación de palabras. Para corregir estos problemas quizá se requiera terapia del lenguaje, en cuyo caso, la enfermera no debe olvidar también apoyar a la familia.

CUIDADOS COTIDIANOS

A los cinco años, los preescolares ya pueden hacer casi todo por ellos mismos, y además lo disfrutan; las prendas de vestir sencillas les facilitan el vestirse. Conviene tener un gancho en la puerta que esté a su alcance. Deben vestirse y desvestirse siempre que sea posible. Si su peinado es sencillo, pueden ocuparse también de él. La madre o el padre pueden ayudar con los cuidados diarios, pero no deben ocuparse totalmente de ello, aunque a esta edad, los niños todavía deben ser supervisados en cuanto a su higiene personal y de cuando en cuando se les debe recordar que vayan al baño. Algunos niños de tres años todavía necesitan ayuda para alcanzar el inodoro. Por otra parte, un taburete les permitirá alcanzar el lavabo para lavarse las manos; se les recordará que deben hacerlo después de ir al baño.

Necesitan supervisión para cepillarse los dientes y es necesario recordárselo regularmente; los padres deben verificar que las superficies estén limpias y ayudarle a utilizar hilo dental. El niño debe acudir con regularidad al dentista, cuando menos cada seis meses. A los tres años tiene por lo general todos los dientes deciduos y su primera consulta debió haber sido a los dos años. Los dientes deciduos influyen en la formación de los permanentes, de manera que no deben descuidarse. En la dieta son importantes la leche, las verduras y las frutas; deberán restringirse los dulces porque favorecen la formación de caries. Todavía deberá beber agua fluorada o recibir un complemento oral de flúor.

A los niños en edad preescolar les convienen las comidas sencillas y nutritivas que se prepararán en función de los grupos de alimentos básicos (consultar la Pirámide de los alimentos de la fig. 9-8). A esta edad, los menores necesitan alrededor de 1 800 kcal/día y 24 g diarios de proteínas (Williams, 1999). También es importante que ingieran calcio, hierro y una buena cantidad de vitamina A y C. Su apetito fluctúa, por lo que no se les debe sobornar, reprimir ni rogar; por el contrario, la hora de la comida debe ser agradable. Los padres que tienen buenos modales en la mesa sientan un buen ejemplo. El vaso debe ser irrompible y no llenarse hasta el borde. Se recomiendan manteles impermeables. Debe incluirse a los niños en la conversación, sin que asuman el control. El postre nutritivo, como una natilla de leche, reduce la preocupación por lo que dejaron en el plato.

El niño en edad preescolar necesita periodos de juego activo bajo techo y al aire libre. Al observar que se divierten, los padres deben preguntarse si vale la pena interrumpirlos en ese momento. Cuando los niños discuten con otros, es preferible que los padres no intervengan en defensa de su hijo, pues aunque el crecimiento suele ser doloroso, cada uno debe crecer a su propio ritmo.

Los hábitos de sueño varían en este periodo, y hacia el final del mismo, los niños suelen protestar a la hora de la siesta. En vez de insistirles en que duerman, los padres deben estimularlos a realizar alguna actividad interesante, pero reposada, como leer juntos un cuento o hacer un rompecabezas sencillo, ya que el menor necesita la oportunidad de relajarse. Los rituales de la hora de acostarse aún son importantes y los niños suelen aprovecharlos para demorar la hora de irse a la cama. Por otra parte, ocasionalmente despiertan por la noche atemorizados, ya que su imaginación hace que los artículos de uso cotidiano que se encuentran en su habitación se tornen amenazadores por la noche. En estos casos, se recomienda a los padres acudir al llamado del menor y hacerle sentir que están seguros porque ellos están cerca; asimismo, se sugiere mantener una luz encendida. Si siguen despertando y por lo general están atemorizados, es recomendable comentarlo con el médico en una de las consultas periódicas. A esta edad se recomienda un examen médico completo cada año y administrar los refuerzos de las vacunas a su debido tiempo.

JARDIN DE NIÑOS

El cambio del hogar al jardín de niños es un gran paso hacia la independencia, pues a esta edad el niño debe adaptarse tanto al mundo exterior como al grupo familiar, y en ciertos casos, un nuevo hermano complica la situación. Por otra parte, el niño se percata de que sus padres esperan más de él en cuanto a limpieza y juegos cooperativos, por lo que este periodo de transición es problemático. Un buen jardín de niños representa la oportunidad de que el niño desahogue emociones reprimidas porque tendrá espacio suficiente para correr y gritar; los juguetes son resistentes y los niños pueden manipularlos porque están adaptados a su tamaño, y como no son de su propiedad, es más fácil que los compartan. Los pequeños no se involucran emocionalmente con los maestros de la misma manera que con sus padres; se sienten más capaces de expresar sus sentimientos positivos y negativos y la maestra es más objetiva al respecto y espera que el niño decida con qué materiales jugar y con quién. El niño se hace responsable de sus pertenencias.

La edad de ingreso al jardín de niños es entre los dos y los cinco años; las sesiones suelen ser de 3 h y pueden ser la primera exposición del niño a culturas diferentes. Un buen jardín de niños debe ser un reto para la imaginación y la creatividad del niño, además de un intento por familiarizarlo con el mundo social para incrementar su seguridad e independencia (fig. 11-5).

Los padres que evalúan una institución preescolar para sus hijos deben tomar en consideración los siguientes factores: ¿Cuánto tiempo tiene de funcionar? ¿Con cuántos profesores cuenta? ¿Cuántos niños por maestro? ¿Cuáles son las bases de la educación que imparten? ¿Son adecuadas las instalaciones? ¿Cuál es el costo? ¿Está preparado su hijo para asistir al jardín de niños? También deben visitar la escuela y hablar con los directivos, y quizá con los padres de otros niños que asisten a ella.

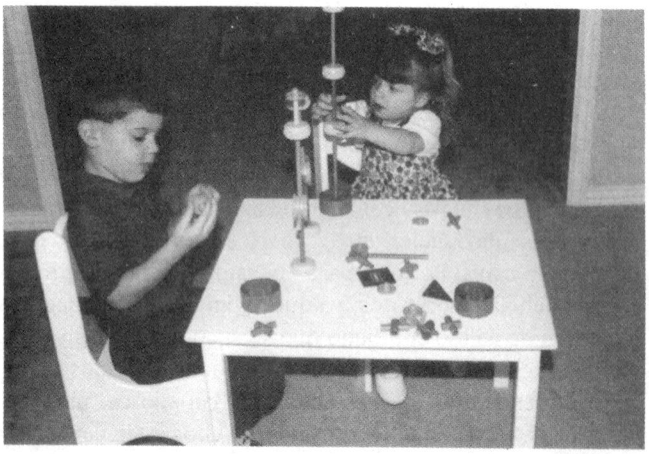

Fig. 11-5. La socialización forma parte importante del periodo preescolar. Los niños empiezan a comprender el significado de la amistad.

Las estudiantes de enfermería suelen tener la oportunidad de visitar un jardín de niños cuando estudian al niño sano, lo cual será una experiencia enriquecedora si aprovechan su poder de observación y comparan a determinado niño con otros de su misma edad y no sólo con uno en especial. En el recuadro 11-2 se resumen los tipos de comportamiento que deben observarse.

JUEGOS PREESCOLARES EN LA SALUD Y LA ENFERMEDAD

Valor del juego

Suele decirse que el trabajo de los niños es jugar. Los investigadores resaltan la importancia del juego en el desarrollo físico, mental, emocional y social del niño, tanto sano como enfermo. Escalar y columpiarse en armazones de fierro favorece la coordinación muscular y ejercita todas las partes de su cuerpo; permite consumir energía y desarrollar confianza en sí mismo. La imaginación del niño suele llevarlo a una selva en que se columpia de rama en rama; mentalmente enfrenta temores y resuelve problemas que en la realidad serían mucho más difíciles, si no imposibles. Se comunica con otros niños y da un paso más en el desarrollo de los valores morales, como esperar su turno y ser considerado con los demás. Mediante otro tipo de juegos aprende los colores, las formas y las texturas, además de incrementar su creatividad. El personal institucional debe aprovechar este desahogo natural y fácilmente disponible. Si bien los preescolares no están familiarizados con el ambiente de un hospital, saben jugar, y la enfermera debe aprovechar el juego para establecer una relación con ellos (fig. 11-6).

El papel de la enfermera

Algunos hospitales tienen programas establecidos bajo la supervisión de terapistas especializados en juegos. La formación de la enfermera debe incluir experiencia en este ámbito; si bien no es necesario que sea experta en destreza manual, arte o música, basta con que comprenda las necesidades del niño. El juego no es responsabilidad sólo de los encargados de ello ni tampoco se limita a ciertos momentos o turnos.

Son muchos los factores implicados en los juegos para niños hospitalizados de diferentes edades (fig. 11-7); se tomará en cuenta su estado de salud para determinar las actividades en que pueden participar. La enfermera puede idear algunas que alivien la tensión emocional y diviertan al pa-

Recuadro 11-2. Observación del menor en el jardín de niños

Objetivo: Observar las características del comportamiento del niño en edad preescolar
Detectar y valorar los siguientes factores en función de su seguridad e independencia:

Desarrollo físico	**Desarrollo emocional**	**Desarrollo social**
Habilidad para caminar, correr, saltar, utilizar juegos Salud general: se fatiga fácilmente, etc.	Se excita fácilmente Se queja, llora con frecuencia Indicios de rabietas Persistente en una tarea Agresividad Vergüenza Reacción al fracaso	Habla mucho Tranquilo Juega con los demás Juega cerca de los demás Amigos especiales Tendencia al liderazgo Tendencia a seguir Amistoso con niños y adultos Capacidad para compartir Capacidad para esperar su turno Comportamiento cuando desea un objeto o la atención de la profesora
Grado de independencia	**Relajación**	**Rutinas específicas**
Se quita el abrigo, sombrero, botas; pone las prendas en su lugar Ir al baño Servirse una bebida Tiempo que le lleva pasar de una actividad a otra Dependencia de las sugerencias y ayuda de los adultos	Se relaja durante los periodos de descanso Se sienta y oye los cuentos Es inquieto, está en constante movimiento	*Música*: Canta, juega *Refrigerios*: Come el almuerzo, toma los alimentos de los otros niños, camina por el salón, molesta a los demás, juega con la comida *Juegos libres*: Juguetes preferidos, habilidad manual, lapso de interés, muestras de juego destructivo, juega con otros o solo, amigo imaginario

ciente que debe mantenerse en cama. No obstante, un exceso de estímulos podría ser peligroso para el niño gravemente enfermo, por ejemplo con un trastorno cardiaco, que debe mantenerse fuerte. Las enfermeras deben estar atentas a cualquier indicio de fatiga o dolor y aplicar su criterio según las circunstancias. Los juguetes deben ser en esencia seguros, durables y adecuados para el nivel de desarrollo del niño (cuadro 11-3). A los pequeños les encanta ir al salón de juegos del hospital, pero si no pueden hacerlo (p. ej., porque estén aislados), deben llevarse juguetes a su habitación, los cuales deberán lavarse adecuadamente antes de devolverlos a su lugar o de que otros niños los usen.

Los juguetes no deben ser filosos ni tener partes que se desprendan con facilidad y puedan deglutirse. Por otra parte, proporcionar demasiados juguetes a un mismo tiempo

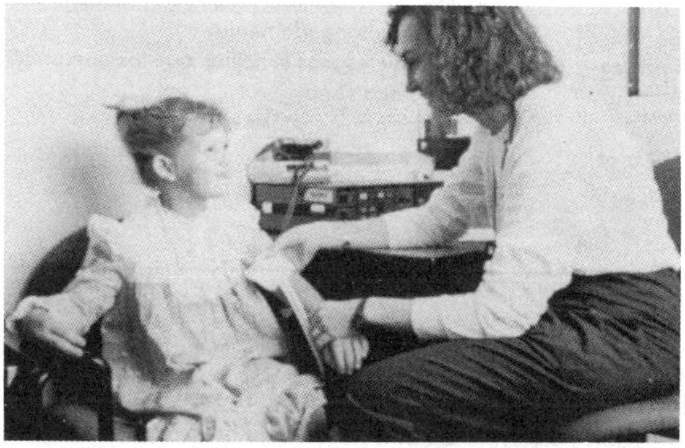

Fig 11-6. El niño en edad preescolar desea agradar y por lo general coopera con los procedimientos no dolorosos. (Cortesía de Cook Children's Medical Center, Fort Worth, Texas.)

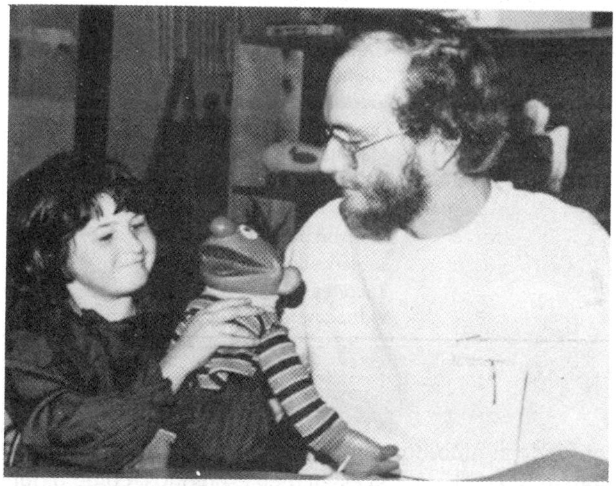

Fig. 11-7. Los títeres son un medio de comunicación universal con los niños. (Cortesía de New Hampshire Vocational-Technical College, Claremont, New Hampshire.)

Cuadro 11-3. Selección de los juguetes

Edad	*Juguetes*	*Consideraciones generales*
Lactante	Animales y muñecas de felpa suave Juguetes colgantes para la cuna Balones suaves Juguetes para el baño Sonajas Ollas y cazos	El lactante gusta dar palmadas y abrazar. Los juguetes deben ser de colores brillantes y texturas diferentes, así como lavables. Suficientemente grandes como para que no los traguen. Cantos redondeados. El lapso de atención es breve. El lactante observa, alcanza, coge, mordisquea
En edad de caminar	Cubos Juguetes de empujar y jalar Muñecas Teléfono de juguete Caballo o silla mecedora Martillo y clavijas de madera Libros de tela Ollas y cazos Balón	Quizá tenga un juguete favorito. Disfruta explorar cajones y armarios. Gusta poner objetos en recipientes y sacarlos. Juego paralelo. Puede lastimar a otros
Preescolar	Crayones Rompecabezas sencillos Pinturas y pinceles grandes Pinturas digitales Muñecas Platos, utensilios del hogar Cajón de arena, utensilios para jugar al aire libre Barcos que floten para jugar en el agua Camiones de carga Cornetas, tambores, instrumentos musicales sencillos Libros sobre hechos cotidianos Discos, audiocasetes	Pasa del juego solitario al paralelo y después al cooperativo. Intercambia ideas. Juegos activos: escalar, correr y martillar. Juegos de imitación: bombero, maestro. Juegos de imaginación: imaginemos que... Juegos creativos y dramáticos. Juguetes que no requieren coordinación manual fina. Juegos que instruyen acerca de la seguridad en la vida cotidiana
Edad escolar	Muñecas y casa de muñecas Herramientas de juguete Trabajos manuales Cuerda para saltar Patines Equipos de construcción Trenes Materiales para disfraces Juegos de mesa Libros para leer por sí mismo Bicicletas Títeres Música Videojuegos/juegos de computadora	Aumenta el lapso de atención. Juegos más organizados y competitivos. Interés en pasatiempos o por coleccionar objetos
Convaleciente	(También muchos de los juguetes antes mencionados) Teléfono Rompecabezas sencillos Cuentas grandes para ensartar Tocacintas Pecera con peces dorados Automóviles, trenes, muñecas, granja con animales miniatura Muñecas de papel, calcomanías Títeres Pizarrón pequeño Tableros alfabéticos Recortes Videocasetera; películas	El juego no debe exigir un gasto excesivo de energía Ofrecer una variedad amplia porque el lapso de interés del niño se reduce Tomar en consideración las limitaciones de la cama Los juguetes no deben exigir que se enfoque la vista continua y prolongadamente Pensar en juguetes más sencillos que los que prefería cuando estaba sano Prestar atención a los intereses de cada niño

confunde al niño, los muy complicados lo frustran y desilusionan. Sin embargo, si están bien escogidos, como balones, muñecas y cubos, serán útiles durante mucho tiempo. Los niños de tres años participan en juegos sencillos, mientras que los de cuatro tienen lapsos de atención más prolongados y pueden participar en actividades de grupo. A todos los preescolares les gustan los libros para colorear y "leer". Todos los niños necesitan tiempo suficiente para concluir una actividad. En general, antes de las comidas y de irse a la cama, los juegos deberán ser tranquilos, tanto en el caso de niños sanos como enfermos. Se ha demostrado en investigaciones que los juguetes que disfrutan niños y niñas por igual son más parecidos que diferentes.

Durante los procesos de rutina, la enfermera puede distraer al niño con versos infantiles, cuentos, juegos disparatados, canciones o juegos con los dedos. Con frecuencia es posible incluir a los demás niños de la unidad para "pensar en algo azul, rojo y verde", por ejemplo. Los trabajos manuales sencillos son entretenidos, las instrucciones pueden encontrarse en revistas para niños o en la biblioteca pública; también los libros de recortes son divertidos. A los niños más grandes suele interesarles escribir relatos y llevar un diario de su experiencia en el hospital. En la unidad debe haber cajas con listones de colores, cordeles, abatelenguas, limpiapipas, bolsas de papel, periódicos y pedazos de algodón. Para fomentar la deambulación, puede organizarse una búsqueda del tesoro. Como la rotación de pacientes suele ser alta, sencillamente se repetirán muchos proyectos con otros niños.

Para poner música se puede recurrir a radio, tocacintas o reproductor de discos compactos. Los niños mayores disfrutan enviando mensajes grabados a sus amigos. En muchos hospitales también hay videocaseteras y las unidades de pediatría tiene videos adecuados, así como juegos de video y computadora. Los materiales para dibujar o pintar con los dedos y la masa para modelado fomentan la expresión y la creatividad, además de que no se requiere más que una superficie plana, como una mesa alta para la cama y el material correspondiente. Los niños que deben permanecer en cama también pueden participar en proyectos que ensucian, basta con proteger la ropa de cama con plástico u otras sábanas; los niños que están en cuna necesitarán un soporte adecuado para la espalda, ya sea levantando el colchón o mediante almohadas.

Compañeros de juegos

Los niños necesitan compañeros de juegos para fomentar el desarrollo social. Los de un año juegan cerca de otros niños; los de dos años arrebatan, empujan y no saben compartir, pero reconocen individualmente la presencia de otros. Los preescolares mayores se muestran dispuestos al juego cooperativo, si bien la capacidad de jugar con los demás se incrementa con la edad escolar; en los últimos años de la primaria, las niñas prefieren jugar con otras niñas y los varones con compañeros de su mismo sexo. Estas preferencias cambian en la adolescencia. En el cuarto de juegos del hospital o en la unidad de pediatría suelen encontrarse compañeros de juegos.

Los niños que caminan pueden visitar a los que están confinados en cama y entretenerse con juegos de mesa. Obviamente, para protección de todos, debe tomarse en consideración la enfermedad de cada uno. Si hay dudas de si un juego es aconsejable o no, los padres solicitarán a la enfermera que lo consulte con el médico.

Los aspectos aplicables al niño sano que se encuentra en casa deben tomarse en cuenta durante la hospitalización. Los juegos ocasionales con niños menores evitan la competencia que surge entre niños de la misma edad, aunque la relación continua con los de menos edad hace que el niño tenga intereses y comportamiento inmaduros que, con el tiempo, pueden retrasar sus habilidades físicas y lenguaje en comparación con los de su edad. Por otra parte, es posible que el que se encuentra constantemente con niños mayores se sienta inferior, lo cual establece un patrón de sumisión hacia otros, porque el hecho de que los mayores tienden a dominar e interferir con las amistades de los más pequeños, ocasiona disputas e interrupciones del juego. Si esta situación es exagerada, los más jóvenes pierden a sus amigos y son incapaces de desarrollar relaciones efectivas con los niños de su edad.

Por otra parte, los adultos crean riesgos potenciales si son dominantes, indiferentes o sobreprotectores. La enfermera o los padres que dirigen todas las actividades del niño, seleccionan a sus amigos, hacen planes y piensan por él, cometen una grave injusticia. Sin embargo, si se es indiferente a las necesidades sociales de los preescolares, en el hospital el niño se siente solo, evita a sus compañeros y no hace amistades. Los adultos excesivamente preocupados no toleran que un niño sea maltratado en el "da y quita" normal de los juegos infantiles. Reprenden al supuesto ofensor y separan a los niños, lo cual con el tiempo aísla al niño y le imposibilita establecer las relaciones sociales necesarias para una personalidad saludable.

Otros aspectos del juego

Juegos terapéuticos

El juego y los juguetes tienen valor terapéutico en la rehabilitación muscular, para mejorar la coordinación entre mano y ojo y para ayudar al niño a gatear y caminar (juguetes para jalar y empujar). Los instrumentos musicales, como el clarinete, favorecen la flexión y extensión de los dedos, además de que soplar es excelente para la terapia del lenguaje. Los terapistas supervisan estas actividades y deben dar instrucciones específicas si desean que se refuerce su labor en la unidad.

La enfermera puede pedir al niño que haga un dibujo o escriba un cuento para valorar sus temores, podrá valorar el nivel cognoscitivo del menor mediante la prueba Dibuja una Persona: Sistema de Valoración Cuantitativa (*Draw a Person: Quantitative Scoring System*, [DAP]) (Naglieri, 1988), que es una estandarización más reciente de la Prueba de Goodenough Dibuja un Hombre (Draw-A-Man). Dotado de lápiz y papel, se pide al paciente que dibuje una persona. Una vez terminada, se dan puntos por detalles específicos. El nivel cognoscitivo se determina a partir de la puntuación. El clínico puede obtener información complementaria me-

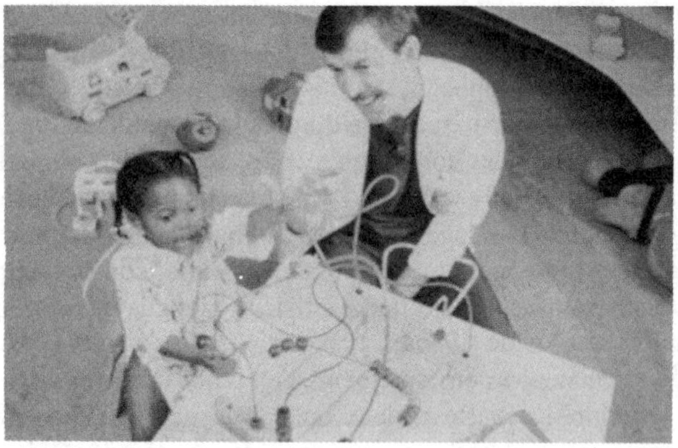

Fig. 11-8. El salón de juegos debe proporcionar al niño la oportunidad de expresar sus sentimientos mediante el juego. (Cortesía de Cook Children's Hospital, Fort Worth, Texas.)

diante preguntas sobre lo que la persona siente, piensa o hace. Esta prueba se puede solicitar a Psychological Corporation, 555 Academic Court, San Antonio, Texas 78204, en Estados Unidos.

Terapia con juegos

La enfermera debe familiarizarse con la expresión **terapia con juegos**, que es una técnica utilizada para niños con tensión emocional (fig. 11-8). Se aplica en un salón de juegos bien equipado y el niño elige con qué jugar. En la habitación suele estar un psicólogo que lo observa y habla con él, o bien el niño es observado a través de un cristal de una sola vista. Mediante éste y otros métodos, el terapista conoce más a fondo las luchas, los temores, los resentimientos y los sentimientos del paciente respecto de sí mismo y de otros. Cuando el niño representa sus sentimientos mediante el "juego dramático", los exterioriza y se alivia la tensión. El comportamiento de un niño es complejo, de modo que se requiere tiempo, análisis y sensibilidad para comprenderlo cabalmente.

Terapia artística

Elinor Ulman definió al arte como "el punto de unión del mundo exterior y el mundo interior". La terapia artística, cada vez más utilizada, es un proceso valioso para comunicarse con niños y adultos. El terapista está especialmente capacitado para ayudar al niño a expresar sus sentimientos mediante dibujos, masa y otros medios. Algunas instituciones con unidades de hospitalización para enfermos mentales cuentan con departamentos de terapia artística.

Función de la enfermera

La enfermera que trata todos los días con niños puede describir el comportamiento de éstos; es importante que describa las conductas buenas y las malas, así como las conversaciones que considera pertinentes y la relación con los demás niños hospitalizados. ¿Cómo enfoca el niño el juego? ¿Participa libremente o se mantiene fuera del grupo? ¿Prefiere la actividad o los juegos tranquilos? ¿Parece capaz de tolerar las frustraciones? ¿Puede conversar con sus compañeros de juego y logra transmitir sus ideas? ¿Cuánto duran sus lapsos de atención? Estos datos son importantes y deben aprovecharse para describir las actividades del paciente pediátrico y comprenderlo mejor.

PREVENCION DE ACCIDENTES

Los accidentes siguen siendo un riesgo importante entre los tres y los cinco años. En este grupo de edad deben seguirse las mismas pautas para la prevención de accidentes que se usan para los niños en edad de caminar (véase cuadro 9-3). Los preescolares también pueden sufrir lesiones por caídas, pues suben y bajan corriendo las escaleras, escalan árboles y se ponen de pie en los columpios. Son rudos con sus juguetes, en especial los que pueden desplazarse; las escaleras deben estar libres de obstáculos. Los padres deben asegurarse de que los juguetes que adquieren sean resistentes y toleren golpes. *Nunca* se debe pedir a un preescolar que haga algo potencialmente peligroso, como llevar un recipiente de vidrio o un cuchillo filoso a la cocina.

Los automóviles son aún un riesgo. Es imperioso utilizar asientos y cinturones de seguridad (según la edad y el peso del niño). Los menores deben aprender dónde pueden andar sin riesgos en sus triciclos; cuando empiecen a usar bicicleta, deberán portar casco protector para evitar lesiones cerebrales e incluso la muerte. También es necesario que sepan dónde jugar sin riesgo; por ejemplo, no deben deslizarse por las calles no bloqueadas para este fin. Tampoco deben jugar dentro o cerca de un automóvil, o quedarse solos en él, ni dormidos ni despiertos, pues en un intento por "conducir como mamá" pueden ponerlo fácilmente en movimiento o provocar accidentes con fósforos o con el encendedor del vehículo. Deben ir de la mano de un adulto al cruzar la calle o un estacionamiento y no deben operar puertas automáticas.

Existe el riesgo de ahogamiento, por lo que no se debe dejar solo al niño en la bañera o la alberca, ni cerca de un depósito de agua. A esta edad puede empezar a nadar con supervisión.

En este grupo de edad, las quemaduras por lo general obedecen a experimentos con fósforos, aunque también les intrigan los encendedores. Estos artículos representan un riesgo común a esta edad, de modo que nunca deben estar a su alcance y es esencial explicar al niño el peligro que implican.

El envenenamiento también sigue siendo un riesgo. Los niños intentan imitar a los adultos y tienden a probar píldoras, especialmente si huelen bien o parecen golosinas. Su creciente independencia los pone en contacto con muchos recipientes interesantes del garaje o sótano. Nunca deberán vaciarse los venenos o tóxicos en cartones de leche u otros envases de productos para el hogar que pueden confundir a los pequeños, además de que es muy importante marcar los envases para que sepan que se trata de una sustancia venenosa.

Es necesario que los niños en edad preescolar aprendan a no hablar con extraños y a no aceptar que un desconocido los lleve en su automóvil. Se les indicará que un extraño es alguien a quien no conocen, no sólo una persona con aspecto raro. Si un conductor los detiene, deben correr hacia una casa de personas que conozcan. Los padres deben dejar muy en claro que *nunca* enviarán a recogerlos a alguien que no conozcan. Los niños deben estar al tanto del peligro que implica jugar en lugares solitarios y aceptar regalos de desconocidos; y deben siempre saber a dónde ir si no encuentran a sus padres.

Los niños de esta edad todavía necesitan considerable supervisión a modo de protección de los riesgos derivados de su inmadurez o del entorno social.

Conceptos clave

- El periodo preescolar se caracteriza porque el proceso de crecimiento se hace más lento en tanto que el control muscular se desarrolla más.
- Predomina el pensamiento preoperacional y los preescolares basan su razonamiento en lo que ven y oyen. También piensan que tienen poderes "mágicos" y sólo toman en consideración su propio punto de vista.
- La sensación de iniciativa adquiere fuerza y los impulsa a nuevas actividades y experiencias, pero todavía deben ser supervisados para evitar lesiones.
- Fomentar el comportamiento positivo elimina los efectos indeseables de los castigos. En caso de ser necesaria, la interrupción de la actividad es un método efectivo de disciplina.
- Algunos problemas comunes de los niños preescolares (malas palabras, celos, digitosucción, masturbación, enuresis) se manejan fácilmente con explicaciones sencillas, corrección del comportamiento y tranquilización.
- Es necesario valorar los hitos del habla y el lenguaje.
- Los preescolares mayores son casi por completo independientes respecto de los cuidados diarios.
- Los jardines de niños se evalúan visitando las instalaciones.
- Los juegos de los preescolares suelen representar el principio del juego cooperativo, así como el imaginativo y el imitativo.

Bibliografía

Behrman RE, Vaughan VC III: *Nelson's textbook of pediatrics,* Philadelphia, 1987, WB Saunders.

Behrman RE, Kliegman RM, Jenson HB: *Nelson's textbook of pediatrics,* ed 16, Philadelphia, 2000, WB Saunders.

Bowden VR, Dickey SB, Greenberg CS: *Children and their families: the continuum of care,* Philadelphia, 1998, WB Saunders.

Helms O, Turner J: *Exploring child behavior: basic principles,* Philadelphia, 1978, WB Saunders.

Jacklin CN, Martin LJ: Effects of gender on behavior and development. In Levine M, Carey W, Crocker A: *Developmental-behavioral pediatrics,* ed 3, Philadelphia, 1999, WB Saunders.

Naglieri JA: *DAP: Draw a person, a quantitative scoring system,* San Antonio, 1988, Psychological Corporation.

Rose VL: AAP Issues Policy Statement on Parental Discipline of Children, *Am Fam Phys* 58(4):1001, 1998.

Schmitt B: *Instructions for pediatric patients,* ed 2, Philadelphia, 1999, WB Saunders.

Williams SR: *Essentials of nutrition and diet therapy,* ed 7, St Louis, 1999, Mosby.

Wong DL, Hockenberry-Eaton M, Winkelstein M, Wilson D, Ahmann E, DeVito-Thomas PA: *Whaley and Wong's nursing care of infants and children,* ed 6, 1999, St Louis, Mosby.

Lecturas sugeridas

Finding the Right Day Care Program For Your Child, *Brown University Child & Adolescent Behavior Letter* 13(12), 1997.

Stein M: Preparing families for the toddler and preschool years, *Contemp Pediatr* 15(1):88-110, 1998.

Capítulo 12

Trastornos del niño en edad preescolar

LOS OJOS

Ambliopía

Estrabismo

SISTEMA RESPIRATORIO

Amigdalitis y adenoiditis

SISTEMA NERVIOSO

Encefalitis

Trastornos convulsivos recurrentes (epilepsia)

SISTEMA MUSCULOESQUELETICO

Fracturas femorales

Distrofia muscular de Duchenne (seudohipertrófica)

SANGRE

Leucemia

Hemofilia

SISTEMA GENITOURINARIO

Glomerulonefritis posestreptocócica aguda

Infección de las vías urinarias

PIEL

Quemaduras

TEMAS ESPECIALES

Enfermedades transmisibles

Discapacidades del desarrollo

Objetivos

Al concluir este capítulo, la estudiante será capaz de:

- Definir el vocabulario señalado.
- Mencionar y describir causas, síntomas y tratamiento de los trastornos que con mayor frecuencia ocurren en el niño en edad preescolar.
- Describir la atención de enfermería para el preescolar sometido a cirugía para extirpación de amígdalas y adenoides.
- Diferenciar las convulsiones generalizadas de las parciales y describir las medidas de enfermería necesarias durante un ataque tónico clónico y después de éste.
- Describir la atención de enfermería para un niño sometido a tracción.
- Enunciar las medidas necesarias para que el niño sometido a quimioterapia no sufra molestias.
- Demostrar una actitud positiva al atender a niños con discapacidades del desarrollo y a sus familias.

Terminología

Aura
Blasto
Criptogénico
Dieta cetógena
Hemartrosis
Postictal
Reacción a la transfusión
Síntomas prodrómicos

Los niños de edad preescolar muestran iniciativa e independencia. Muchos son enviados a la guardería, lo cual los predispone a enfermedades contagiosas. Como tienen mayor relación con el mundo, aumenta la incidencia de los accidentes. Muchos de los aspectos de su salud tienen que ver con su recién adquirida habilidad para extender su entorno.

Los ojos

La prevención y detección de los problemas de la vista de lactantes y niños pequeños puede mejorar a largo plazo la salud visual, la cual es necesaria para que el crecimiento y el desarrollo sean normales. Es importante que durante las revisiones del niño sano se registren cuidadosamente los antecedentes y se observe el rastreo visual y el reconocimiento del rostro de los padres; por otra parte, entre los tres y los cuatro años de edad se hará un examen oftalmológico completo, pues esta edad es crucial para detectar y tratar problemas de los ojos que podrían conducir a la pérdida permanente de la visión.

La enfermera debe hacer hincapié en la importancia de continuar con la atención pertinente de los ojos. Los niños pequeños que empiezan a leer necesitan libros de letra grande y espaciada; la iluminación debe ser adecuada y no producir reflejos. Las sillas y las mesas deben tener una altura conveniente.

Los síntomas que suelen indicar fatiga de la vista son entre otros, inflamación, dolor o ardor, entrecerrar los ojos, lapso de atención corto, cefaleas frecuentes, problemas con el trabajo escolar o incapacidad para leer el pizarrón; suelen surgir de manera repentina. El niño de entre seis y 10 años de edad con frecuencia se vuelve miope y para leer tiene que acercar mucho el libro a los ojos. Lo indicado es un examen de la vista y, en algunos casos, un examen físico completo.

La determinación de la agudeza visual de los niños menores de tres años sólo puede ser indirecta, pero una vez cumplidos, la mayoría puede colaborar para una valoración completa. Para determinar el reflejo corneal a la luz, el examinador dirige una luz que el niño debe mirar directamente; el reflejo debe estar en el mismo punto en ambas pupilas. Cubriendo un ojo se observan movimientos compensatorios o de ajuste; al descubrirlo de improviso, el ojo no debe moverse, pero si cambia de posición para enfocar la luz, está mal alineado. Hay una prueba Snellen E modificada para los que no saben leer, así como un sistema de detección alfabética o Blackbird Vision (en el cual un pájaro vuela en diferentes direcciones). Para lograr el resultado deseado, las instrucciones de la prueba han sido estandarizadas y deben seguirse al pie de la letra.

AMBLIOPIA

Descripción

La ambliopía ("ojo perezoso") es una reducción o pérdida de la visión generalmente de un ojo, que no es producto de daños estructurales, sino resultado de que el cerebro "apaga" las imágenes visuales confusas. Este trastorno ocurre cuando la imagen visual no es enfocada en posiciones similares en ambas retinas. El pronóstico depende de cuánto tiempo haya estado afectado el ojo y de la edad del niño al empezar el tratamiento. En vista de que desde el nacimiento y hasta los siete años el desarrollo de la visión es crucial, debe empezarse lo antes posible para evitar pérdidas permanentes de visión.

Signos y síntomas

Este padecimiento suele ser detectado hasta que se examina por primera vez la vista del niño, hacia los tres a cuatro años. Los padres observadores advertirán que su hijo se sienta cerca del televisor o parece tener problemas para ver. La catarata congénita o el estrabismo puede alertar al oftalmólogo sobre la posibilidad de ambliopía.

Tratamiento y atención de enfermería

El objetivo es lograr que la visión sea normal e igual en ambos ojos. El tratamiento implica el uso de anteojos para defectos de refracción importantes (hiperopía, miopía) y de un parche (oclusión) en el ojo con agudeza adecuada para obligar al ojo débil a funcionar mejor; casi siempre se utiliza un parche adhesivo durante las horas de vigilia. Algunos niños mayores reaccionan con un lente de contacto opaco en el ojo bueno (Behrman, Kliegman y Jensen, 2000).

A menudo es difícil acatar la terapia de oclusión. La enfermera puede ayudar explicando la importancia del procedimiento y ofreciendo apoyo. Debido a que el niño puede ser objeto de burla, es importante escuchar lo que siente al respecto para fomentar la autoestima saludable.

ESTRABISMO

Descripción

Por un desequilibrio muscular en uno o ambos ojos, el estrabismo ("ojos bizcos") impide que el niño dirija ambos ojos hacia un mismo objeto. Hay varios tipos de estrabismo. La mayoría de los niños afectados padece **esotropía**, o desviación hacia el eje visual interno de uno o ambos ojos. Cuando la desviación es hacia afuera, se denomina **exotropía**. El estrabismo puede ser congénito o adquirirse posteriormente como una enfermedad. La ambliopía es una consecuencia grave del estrabismo.

Signos y síntomas

Para detectar el estrabismo se pueden realizan dos pruebas sencillas. Si al aplicar la prueba del reflejo corneal a la luz, ésta no se refleja en el mismo punto en ambos ojos, es indicio de estrabismo. Al probar tapando un ojo, hay estrabismo si los ojos parecen moverse; además, el movimiento no será continuo y uniforme. Los ***pliegues epicánticos***, es decir los pliegues cutáneos verticales situados a ambos lados de la nariz que se observan en niños de ascendencia oriental, pueden producir una impresión falsa de estrabismo. En lactantes muy jóvenes (menores de cuatro meses) es normal observar estrabismo temporal, el cual, de no desaparecer después de esta edad, deberá ser examinado por un oftalmólogo.

Tratamiento y atención de enfermería

Cuando el estrabismo se detecta en la primera infancia, el médico recomienda que el ojo no afectado se cubra con un parche hasta que el lactante tenga edad suficiente para usar anteojos. El ojo afectado suele mejorar con el uso y con frecuencia se normaliza. Los ejercicios oculares y los anteojos son medidas eficaces para el tratamiento médico del trastorno; de lo contrario, deberá analizarse la posibilidad de una cirugía, de preferencia antes de los dos años. Para evitar la ambliopía es necesario corregir con oportunidad el defecto (véase la explicación anterior); si el estrabismo no se trata, podría producirse ceguera porque el cerebro tiende a eliminar las imágenes dobles que lo confunden.

El niño que se somete a cirugía para estrabismo no permanece hospitalizado mucho tiempo; algunos médicos prefieren no inmovilizarlo después de la operación, porque si se atemoriza luchará por liberarse. Como la cirugía afecta estructuras ajenas al globo ocular, el paciente puede levantarse y caminar después de la intervención. Los apósitos oculares se utilizan al mínimo y lo único que suele ser necesario es restringir el movimiento del codo para que el menor no pueda tocarlos.

Cuando el médico considera que es necesario cubrir los ojos y restringir los movimientos del paciente después de la cirugía, se le informará al niño antes de la operación y se le asegurará que los vendajes y las restricciones se retirarán en cuanto sea posible. Como esto atemoriza a los más pequeños, es preferible que los padres permanezcan con ellos, y como no pueden moverse ni ver, será necesario entretenerlos con música o cuentos.

Sistema respiratorio

AMIGADILITIS Y ADENOIDITIS

Descripción

Las amígdalas y las adenoides, ubicadas en la faringe o garganta, están constituidas de tejido linfático y forman parte de los mecanismos de defensa del cuerpo contra las infecciones. Antes solían considerarse como la causa de diversas enfermedades, y durante un tiempo se pensó que extraerlas era parte del crecimiento. En la actualidad, los médicos subrayan que *no siempre* es necesario extirparlas. Para descartar otras enfermedades se lleva a cabo un examen físico exhaustivo y se evalúa la anamnesis del paciente, ya que no basta con que las amígdalas estén crecidas para extraerlas; de hecho, en condiciones normales, estas estructuras son más grandes en la infancia. La tendencia actual es tratar las afecciones como problemas independientes, con base en criterios específicos. Las indicaciones para extirpar las amígdalas de un niño suelen incluir inflamaciones de garganta recurrentes, amigdalitis crónica, infección crónica del oído medio y obstrucción de moderada a grave (Paradise, 1999).

Tratamiento y atención de enfermería

En términos generales no se recomienda la extirpación de las amígdalas y adenoides, conocida como A y A, en niños de tres o cuatro años o menores. Se considera que el padecimiento puede corregirse por sí solo si se pospone la cirugía, pues los tejidos disminuyen de tamaño a medida que el niño crece. Por otra parte, es más fácil para los niños de mayor edad enfrentar la hospitalización, además de que los temores, especialmente el de ser abandonados, no son tan intensos.

La decisión de recurrir o no a la cirugía es quizá el factor más importante desde el punto de vista médico. La mayoría de los niños se canaliza al especialista en oídos, nariz y garganta (otorrinolaringólogo) cuando las afecciones concomitantes se agravan. La operación por lo general se realiza en unidades de cirugía donde el paciente es dado de alta al cabo de 4 a 6 h, si bien el uso de antibióticos para infecciones agudas ha reducido la necesidad de la intervención quirúrgica. Antes de intentarla, no debe haber síntomas durante dos a tres semanas.

Atención preoperatoria. El niño debe ser preparado de antemano para la intervención. Necesita saber que las amígdalas son dos pequeñas protuberancias situadas en la parte posterior de la boca y que como irritan la garganta (o cualquier síntoma que el niño presente) y no funcionan adecuadamente, es necesario extirparlas. La enfermera debe asegurar al niño que el médico no tocará ninguna otra parte del cuerpo y que realmente es necesario extraer las amígdalas. También se le debe informar de que recibirá una medicina especial que lo dormirá hasta que termine la intervención. Es necesario poner énfasis en que *despertará* después de la operación. Una vez despierto, se sentirá con dolor durante algunos días, pero muy pronto estará totalmente bien. El personal médico y los padres deben estar alerta ante las fantasías y temores de los niños pequeños y responder sus preguntas con honestidad y a un nivel adecuado para su edad.

Información de enfermería

Al diferenciar el sueño de la muerte, la enfermera puede hacer notar al niño que durante el sueño el interior del cuerpo reduce su actividad, mientras que en la muerte cesa por completo.

Una de las preocupaciones que descubrió Mister Rogers, personaje de la televisión infantil estadounidense, es que muchos niños pequeños temen que una operación los convierta en otra persona (Rogers y Head, 1983). Es importante

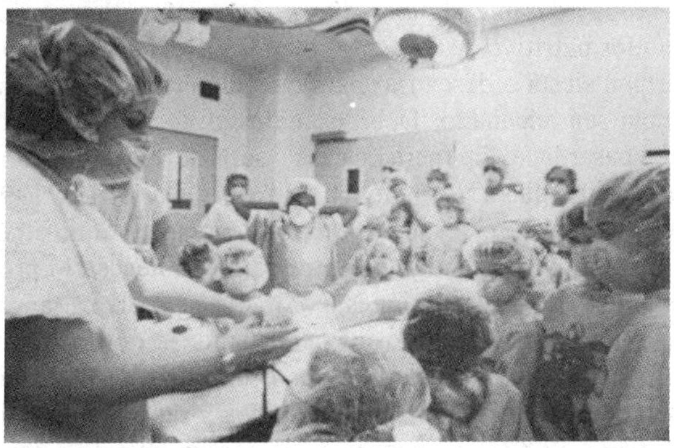

Fig. 12-1. Visita de los niños a la sala de operaciones antes de la cirugía. Conocer el equipo y el entorno reduce los temores. (Cortesía de Cook Children's Medical Center, Fort Worth, Texas.)

que sepan que el personal médico comprende sus sentimientos y que tengan cerca alguna persona conocida y en quien confíen. La enfermera incluirá a los padres en las explicaciones y les instará a permanecer con su hijo. Muchos hospitales cuentan con programas especiales que preparan a los niños para la cirugía y que incluyen videos, visitas previas al hospital y la oportunidad de manipular los instrumentos médicos (fig. 12-1).

Antes de la cirugía se realiza un examen médico completo y un análisis de orina. Los análisis de sangre incluyen hemoglobina, hematócritos, tiempo de protrombina (*prothrombin time,* PT) y tiempo parcial de tromboplastina (*partial thromboplastin time,* PTT), pruebas que se llevan a cabo en previsión de hemorragias. Estos análisis suelen realizarse antes de la hospitalización (fig. 12-2). Se examina al niño para detectar dientes flojos e indicios de infección en la parte superior de las vías respiratorias. También es importante determinar tendencias familiares a la hemorragia, antecedentes de enfermedades crónicas (como fiebre reumática), elevación de la temperatura y exposición reciente a enfermedades transmisibles.

Se estimula al niño a que coma lo normal la noche anterior a la cirugía y a no ingerir alimentos sólidos entre las 8 y las 12 de la noche, aunque esto varía según el protocolo del hospital; sin embargo, puede beber líquidos claros hasta 2 h antes de dirigirse al hospital; los lactantes suelen ser alimentados hasta 3 h antes (Schreiner, 1994). La enfermera debe verificar si la identificación del niño está adecuadamente sujeta a la muñeca. El paciente debe orinar antes de dirigirse a la sala de operaciones.

En muchas instituciones se administra midazolam por vía rectal o algún otro sedante preoperatorio leve para relajar al niño antes de la inducción de la anestesia. En otras se considera que el paciente no lo necesita si se encuentra bien preparado para el procedimiento (Zuckerberg, 1994). Normalmente, la anestesia se induce por inhalación, y el pequeño puede elegir el "sabor".

La mayor parte de los hospitales prefiere que los padres permanezcan en la sala de recuperación para reducir la angustia del niño, quien de esta forma despertará ante un rostro conocido y brazos acogedores. La enfermera revisará con los padres los procedimientos posoperatorios, incluido lo que

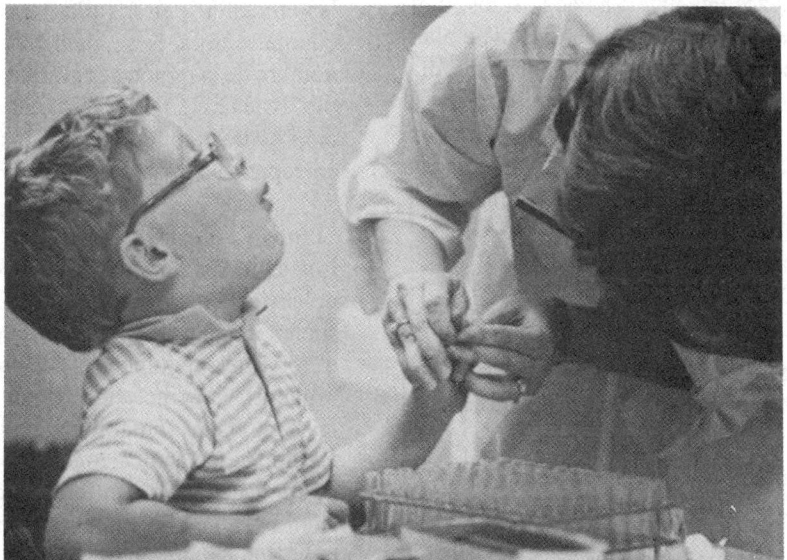

Fig. 12-2. Los análisis de laboratorio para cirugía del mismo día se realizan en consulta externa. (Cortesía de Raymond Blank Memorial Hospital for Children, Des Moines, Iowa.)

se espera cuando el niño regrese a su habitación (como color, hemorragia, posible uso de catéter intravenoso, vómito, irritabilidad).

Atención posoperatoria. La atención de enfermería se concentra en aliviar las molestias y reducir al mínimo las posibles hemorragias. Para facilitar el drenaje, inmediatamente después de la cirugía, el niño se acomoda parcialmente sobre un costado y parcialmente sobre el abdomen, con la rodilla de la pierna superior flexionada para mantener la posición. Es importante observar al paciente muy de cerca para detectar indicios de hemorragia, que es la complicación posoperatoria más común; si bien es rara, puede presentarse tanto inmediatamente después de la operación, como unos 10 días después de ésta (Wong, 1999). La enfermera no debe suponer que por ser una cirugía menor, no implica ciertos riesgos. Como después de este tipo de operaciones la hemorragia es oculta, debe estar muy atenta a cualquier indicio de riesgo (véase la Guía Informativa). Cuando se sospecha de hemorragia, lo indicado es taponamiento y, en ocasiones, ligadura. Los abscesos pulmonares y la neumonía son complicaciones poco frecuentes.

Para reducir el malestar del paciente, se aplica un collarín de hielo, aunque algunos niños prefieren no usarlo. La mayoría experimenta dolor y requiere medicamentos. El acetaminofén, con codeína o sin ella, alivia las molestias y suele reducir el llanto, que irrita el sitio de la operación; se pueden administrar analgésicos rectales o IV.

Con el fin de reemplazar los líquidos perdidos durante la cirugía, es probable que se administren líquidos intravenosos. Cuando cesa el vómito, se ofrecen pequeñas cantidades de líquidos claros, de los cuales el paciente por lo general tolera de 1 a 2 onzas líquidas por hora. Se utilizan jugos de frutas sintéticos porque no son tan irritantes como los naturales. El niño quizá apetezca una paleta helada. Si los líquidos claros son bien tolerados, se puede iniciar una dieta blanda. Es necesario mantener al niño en reposo el resto del día. Los más pequeños suelen acurrucarse en el regazo de su madre.

Alta. Cuando se da de alta al paciente, se entregan instrucciones por escrito a los padres. El niño debe mantenerse en reposo durante algunos días y se le debe alimentar con líquidos nutritivos y alimentos blandos. Después podrá dormir una siesta o descansar para que su periodo de convalecencia sea adecuado. Debido al riesgo de hemorragia, no debe pasar la noche fuera de casa o salir de vacaciones antes de 10 a 15 días (Norinkavich, Howie y Cariofiles, 1995). Para reducir el malestar de la garganta suele administrarse acetaminofén (Tylenol); por otra parte, es necesario proteger al niño de las infecciones, por lo que si vuelve a sangrar, tiene dolor en el pecho o tos persistente, se notificarán los síntomas al médico. Durante dos o tres días después de la operación puede haber dolor de oídos y un poco de fiebre (de 37.2 a 37.8°C). Se hace una cita de seguimiento para que el cirujano revise el sitio quirúrgico después de la cicatrización. Por lo general el menor puede reanudar sus actividades normales al cabo de dos semanas.

Guía informativa

El niño con posible hemorragia como consecuencia de una amigdalectomía

Deglución frecuente (signo cardinal de la hemorragia)
Palidez
Inquietud
Incremento del pulso
Vómito de sangre rojo brillante
Reducción de la presión arterial
Sangre visible al examinar cuidadosamente la garganta con una lámpara

Sistema nervioso

ENCEFALITIS

Descripción

La encefalitis (*encephalo,* cerebro + *itis*, inflamación) es una inflamación del cerebro que puede ser causada por el arbovirus, el enterovirus (virus de RNA) y el virus del herpes tipos 1 y 2, y consecutiva a trastornos como infecciones de las vías respiratorias superiores; rubéola o sarampión o, rara vez, a una reacción desfavorable de la vacuna DTP (difteria, tétanos y tos ferina), o resultado de una intoxicación por plomo. Otros agentes etiológicos menos comunes son bacterias, espiroquetas y hongos.

Esta enfermedad también afecta a los caballos, y durante las epidemias, en los diarios se especifica de qué variedad equina se trata. Si se identifica el virus específico, recibe el nombre de la región geográfica en que se encontró; por ejemplo, Este (EU), Oeste (EU), St. Louis o California. La infección es transmitida a humanos y caballos por mosquitos y garrapatas.

Signos y síntomas

Los síntomas de la encefalitis son resultado de la respuesta del sistema nervioso central (SNC) a la irritación. Los virus suelen invadir el sistema linfático y multiplicarse, afectando el torrente sanguíneo y, por consiguiente, también algunos órganos. Es característico que el antecedente sea una cefalea seguida de somnolencia, que pueden anteceder al coma. Debido a que en ocasiones éste es prolongado, la encefalitis se conoce como "la enfermedad del sueño". Surgen convulsiones, especialmente en lactantes, así como fiebre, calambres, dolor abdominal, vómitos, rigidez cervical, delirio, temblores musculares y movimientos oculares anormales. La anamnesis del enfermo es particularmente importante y se deben registrar enfermedades, inyecciones, viajes y ubicación geográfica recientes.

Tratamiento y atención de enfermería

Con excepción del arabinósido de adenina o aciclovir, no se conocen aún medicamentos específicos para el tratamiento de la encefalitis por el virus del herpes. Se administran antibióticos parenterales hasta descartar una causa bacteriana. La imagenología del cerebro, la electroencefalografía (*electroencephalography,* EEG), la tomografía computadorizada y el análisis del líquido cefalorraquídeo suelen ser útiles para el diagnóstico; también es común recurrir a la vigilancia intracraneal.

El tratamiento es de apoyo y tiene por objeto aliviar los síntomas específicos; por lo general incluye el uso de sedantes, líquidos intravenosos, control de las convulsiones y vigilancia del incremento de la presión intracraneal. En ocasiones se requiere cateterización para la retención urinaria. Se administran los antipiréticos prescritos y se toman medidas preventivas contra convulsiones. Puede mantenerse una línea respiratoria a la cabecera. La enfermera debe crear un ambiente tranquilo y oscuro, así como proporcionar higiene bucal adecuada, atención de la piel y cambios de posición frecuentes. Se administra oxígeno, según se requiera, y la boca y nariz se mantienen libres de moco mediante succión. Se registran diariamente los movimientos intestinales, pues el paciente podría estreñirse por la falta de actividad. Es muy importante prevenir éstos y otros efectos secundarios de la inmovilidad. El terapista físico mantiene el arco de movimiento, en tanto que la enfermera observa muy de cerca al paciente para detectar cambios neurológicos.

La tasa de mortalidad y los efectos residuales son más altos en los lactantes que en los niños mayores. El habla, los procesos mentales y las habilidades motoras quizá sean más lentos, además de que puede suscitarse daño cerebral y retraso mental permanente. Se insta a los padres a participar en la atención de su hijo en cuanto se encuentre estable; aprenderán los procedimientos de enfermería necesarios para cuidarlo en el hogar. Para los casos de largo plazo, los servicios de rehabilitación, el servicio de enfermeras particulares y las organizaciones correspondientes son de incalculable valor.

TRASTORNOS CONVULSIVOS RECURRENTES (EPILEPSIA)

Descripción

El término **epilepsia** se deriva del mismo término griego y se refiere a una enfermedad muy antigua e incomprendida, que afecta aproximadamente a 2% de la población de Estados Unidos, caracterizada por convulsiones crónicas recurrentes (Behrman, et al, 2000). Muchos niños llegan a sufrir convulsiones, la mayor parte de las veces relacionadas con fiebre. Sin embargo, las convulsiones febriles no son indicio de epilepsia ni provocan daño cerebral permanente (cap. 3). Según el tipo de epilepsia, se requiere tratamiento durante un periodo limitado, o de por vida.

La epilepsia se caracteriza por ataques recurrentes paroxísticos de inconsciencia o deterioro de la conciencia seguidos de contracción y relajación alternadas de los músculos o por alteración de los sentimientos o el comportamiento. En este trastorno del SNC las neuronas o células nerviosas emiten descargas de manera anormal, las cuales pueden ser focales o difusas. En ocasiones es posible conocer con certeza el sitio de la descarga general observando los síntomas del paciente durante el ataque. La clasificación internacional de los ataques epilépticos, que constituye un marco de referencia para el tratamiento médico, se resume en el cuadro 12-1. Cuando se desconoce la causa o el paciente sufre algún problema subyacente del SNC, se utiliza el término **idiopática** o ***criptogénica*** (oculta). Si se encuentra una anormalidad cerebral, se dice que el paciente padece de epilepsia **orgánica** o **sintomática**.

La epilepsia idiopática es la causa más común de convulsiones recurrentes en niños mayores de tres años; es posible que en muchos casos la causa obedezca a algún defecto genético específico del metabolismo cerebral. Se ha señalado que hay más probabilidades de encontrar anormalidades electroencefalográficas (disritmias cerebrales) en los padres y hermanos de los niños afectados que en la población general.

La epilepsia orgánica suele ser causada por diversas afecciones o lesiones que deterioran el cerebro. Muchos padecimientos determinados genéticamente, como la fenilcetonuria (*phenylketonuria,* PKU), la hidrocefalia y la esclerosis tuberosa, se relacionan con convulsiones, las cuales pueden también ser resultado de una lesión cerebral en la etapa prenatal, perinatal o posnatal. Las infecciones agudas llegan a ocasionar epilepsia en lactantes y niños en edad de caminar. Hay afecciones concomitantes que suelen alterar el umbral de la convulsión, por ejemplo, si el paciente se agota o excita en exceso, o se enfrenta a una situación de tensión emocional, puede sufrir una convulsión. Asimismo, las ráfagas de luz o las luces brillantes y las imágenes parpadeantes de los juegos de computadora pueden precipitar convulsiones en personas susceptibles, al igual que alteraciones en la concentración de sodio, potasio y agua, tanto en suero como en el cerebro debido a la retención de líquidos. También se han señalado como causas los cambios hormonales de la pubertad, la ingestión excesiva de líquidos y los estímulos fotogénicos.

Signos y síntomas

Los epilépticos pueden presentar convulsiones de diferentes tipos y los síntomas dependen del tipo de convulsión (véase el cuadro 12-1). Las crisis pueden ser convulsivas o no convulsivas. Las primeras por lo general se inician con una fase **tónica** en la cual el cuerpo se pone rígido, el paciente llega a perder la conciencia y cae al suelo si está sentado o de pie. El rostro se torna pálido y después cianótico porque los movimientos respiratorios se detienen; los ojos se vuelven hacia arriba o hacia un lado; el niño suele emitir un grito breve cuando el aire es expulsado de los pulmones entre las

Cuadro 12-1. Resumen de la clasificación internacional de las convulsiones

Tipo de convulsión	*Características*
Convulsiones generalizadas	
Tónico-clónica generalizada (también conocida como gran mal)	Pérdida repentina de la conciencia con un grito; caída; rigidez muscular seguida de espasmos musculares; volteo de los ojos; palidez o piel azulada porque la respiración se hace más lenta o se interrumpe; posible pérdida de control de vejiga e intestinos. La convulsión dura unos minutos y la respiración se restablece. El niño estará somnoliento y confundido y con frecuencia dormirá de 30 min a varias horas después de la crisis, la cual puede ser precedida por un *aura*.
Ausencia (también conocida como pequeño mal)	Mirada en blanco repentina con duración de unos cuantos segundos (por lo general menos de 30); rara en niños menores de cinco años; quizá movimientos de párpados y de masticación durante la crisis, a cuyo final el niño reanuda su actividad normal, si bien no recuerda lo que ocurrió durante la convulsión. Ausencia de aura y de estado postictal. Si no se detecta, suele producir problemas de aprendizaje.
Atónica (convulsiones con caída)	Pérdida repentina y breve del tono muscular con o sin pérdida de conciencia; en ocasiones sólo se ve afectada la cabeza, la cual "cae". Si el niño cae sobre la cara o la cabeza pueden producirse lesiones. La edad de inicio es de los dos a los cinco años.
Mioclónica	Contracción muscular repentina, breve y fuerte de todo el cuerpo o parte de éste. El niño cae, con frecuencia sobre la cara, produciéndose lesiones. Suele relacionarse con las convulsiones tónico-clónicas generalizadas. Se inicia entre los seis meses y los cuatro años.
Espasmos infantiles	Contracciones musculares rápidas y repentinas, ya sean de flexión (brazos y piernas se contraen hacia el pecho) o de extensión (brazos y piernas se extienden). Surgen entre los cuatro y ocho meses. Pueden relacionarse, o no, con trastornos neurológicos subyacentes o traumatismos.
Convulsiones parciales	
Motora parcial simple	Los movimientos musculares afectan rostro, cuello o extremidades; pueden empezar en un sitio y extenderse a otro. Por lo general duran de 10 a 20 s. El niño no pierde el conocimiento. Con frecuencia va precedida de un aura ("sensación chistosa").
Sensorial parcial simple	Sensación repentina de adormecimiento, hormigueo, visión distorsionada, sentimientos inexplicables (enojo, alegría, tristeza, miedo), alucinaciones auditivas, olores inusuales. El niño está alerta.
Parcial compleja (psicomotora)	Comienza con una convulsión parcial simple con o sin aura; se reduce el estado de conciencia (el niño parece aturdido); a continuación se suscitan movimientos repetitivos (chasqueo de labios, masticación, deglución, tironeo de su vestimenta); el niño suele caminar o correr sin razón y se muestra temeroso. Duración de 1 a 2 min. Estado postictal sin conciencia de la convulsión.

Información obtenida con autorización de Behrman R, Kliegman R, Jenson H; *Nelson's textbook of pediatrics,* 15a. ed. Philadelphia 2000, WB Saunders.

cuerdas vocales estrechamente cerradas y cabeza, espalda y piernas se ponen rígidas. El inicio es abrupto y puede ir precedido de un ***aura***, que es una sensación particular, como mareo, imágenes visuales, náusea, cefalea o una sensación ascendente de malestar abdominal. Es raro que los niños puedan describirla. La fase tónica dura de 20 a 40 seg y suele ser seguida de una fase **clónica**, cuya duración es variable, en la que el tronco y las extremidades se sacuden. El enfermo expulsa espuma por la boca, se muerde la lengua y tiene incontinencia urinaria o fecal. La contracción y relajación musculares ceden gradualmente y el menor entra en un estado **postictal**, momento en que parece aturdido y confundido, seguido por cierto tiempo de sueño. Al despertar suele tener cefalea y su forma de proceder es hasta cierto punto automática, quizá por el mal funcionamiento de las neuronas que aún no se recuperan del todo; el enfermo no recuerda la crisis. El **estado epiléptico** consiste en una serie de convulsiones en rápida secuencia cuya causa más común es la interrupción abrupta del medicamento anticonvulsivo; constituye una situación de urgencia porque la insuficiencia respiratoria y el agotamiento pueden producir la muerte.

Las crisis no convulsivas adoptan diversas formas, incluidos lapsos de inconsciencia, pérdida del tono muscular, distorsión de las sensaciones y **automatismo** o movimientos repetitivos. La mayor parte de estas crisis no van precedidas de aura.

Tratamiento y atención de enfermería

Los primeros auxilios para el niño que sufre una crisis convulsiva implican protegerlo para que no se haga daño, aflojarle la ropa en torno al cuello, colocarlo de costado para conservar la permeabilidad de una vía respiratoria y tranquilizarlo cuando recobre la conciencia. Durante la convulsión, la enfermera observa y registra movimientos corporales, cambios de color, respiración o tono muscular, incontinencia y partes del cuerpo afectadas, así como la actividad que ocupaba al paciente antes de la convulsión y, de ser posible, la duración. También se registran el aspecto del niño, su comportamiento y el nivel de conciencia después de ésta. Durante una crisis no debe introducirse ningún objeto duro en la boca del paciente ni se intentará sujetarlo.

Tampoco se requiere respiración artificial, a menos que el menor no respire al finalizar la convulsión. En el hospital, las precauciones respectivas incluyen forrar los barandales laterales y tener a mano succión orofaríngea, oxígeno y una vía respiratoria bucal. La cama del niño debe mantenerse todo el tiempo en la posición más baja y los barandales en posición.

Si el menor sufre una convulsión parcial compleja, la enfermera debe hablarle con serenidad e inspirarle confianza. Es necesario alejarlo de cualquier riesgo patente y permanecer con él hasta que recupere la conciencia.

El tratamiento inicial del niño que padece un trastorno convulsivo tiene por objeto determinar tipo, sitio y causa del mismo. Las medidas diagnósticas incluyen anamnesis completa, así como examen físico y neurológico. Para identificar la presencia de tumores, anormalidades del cráneo, hematomas y calcificación intracraneal se utilizan radiografías de cráneo y tomografía computadorizada (*computed tomography,* CT). En ciertas áreas también se utilizan imágenes por resonancia magnética (*magnetic resonance imaging,* MRI), que para este fin, son técnicamente superiores a la CT. La electroencefalografía (EEG) también es una herramienta útil en la valoración de las convulsiones, sobre todo para establecer la diferencia entre ausencia de convulsión y convulsión parcial compleja. Mediante los registros en video de la EEG se revelan manifestaciones más sutiles, además de que constituyen un registro permanente que puede verse de nuevo. Otra técnica de vanguardia es la vigilancia prolongada mediante EEG ambulatoria (24 h). Los estudios de laboratorio, como biometría hemática completa (*complete blood cell count,* CBC), determinación de calcemia y nitrógeno ureico en la sangre (*blood urea nitrogen,* BUN) y detección de fármacos pueden indicar infecciones agudas, envenenamiento por plomo, ingestión de sustancias o trastornos metabólicos. Ante la sospecha de encefalitis o meningitis, se ordena una punción medular. Si la convulsión se relaciona con alguna de dichas causas subyacentes, se inicia el tratamiento adecuado; sólo se recurre a terapia con anticonvulsivos cuando dichas causas han sido excluidas.

En el cuadro 12-2 se mencionan algunos de los anticonvulsivos más comunes y sus efectos colaterales. La duración del tratamiento es individual. En un principio, el médico prescribe la dosis más baja para controlar las convulsiones, aunque en ocasiones se requiere de una combinación de medicamentos. La somnolencia, uno de los efectos secundarios frecuentes de muchos anticonvulsivos, puede interferir con las actividades del niño, por lo que requiere de observación. Para determinar un programa adecuado, es muy importante registrar con exactitud la actividad convulsiva y acatar el tratamiento. Las tabletas son preferibles a las suspensiones, que son más costosas y tienden a separarse si no se agitan bien. La mayoría de los niños pequeños puede ingerir la tableta si se administra con una cucharadita de puré de manzana. El medicamento se toma todos los días a la misma hora, por lo general con las comidas o al irse a la cama. Los padres deben colaborar con el médico para encontrar el medicamento más adecuado. El hecho de no cumplir con el tratamiento puede ser un problema por los efectos colaterales (hiperactividad, somnolencia). Se debe indicar a los padres que los niños comúnmente se adaptan al fármaco, de modo que la gravedad de los efectos colaterales disminuye. Cuando el tratamiento se administra en un ambiente multidimensional que satisface las necesidades médicas,

Cuadro 12-2. Algunos anticonvulsivos de uso común

Fármaco	*Efectos colaterales*	*Comentarios*
Luminal (fenobarbital)	Somnolencia, irritabilidad, hiperactividad	Es el medicamento general más seguro; amargo, con frecuencia se combina con otros. Puede producir el síndrome de Stevens-Johnson
Dilantín (fenitoína)	Ataxia, insomnio, contracción motora espasmódica, encías hipertrofiadas, hirsutismo (pilosidad), prurito, náusea, deficiencia de vitamina D y de ácido fólico	Por lo general, efectivo y seguro; la hiperplasia se reduce con masaje periódico de las encías; se utiliza combinado con fenobarbital o primidona. Puede producir el síndrome de Stevens-Johnson
Depakene (ácido valproico)	Trastornos gastrointestinales, alteración en el tiempo de hemorragia, toxicidad hepática	Vigilar cifras hemáticas; tomar con alimentos o utilizar preparaciones con capa entérica; incrementa la acción del fenobarbital y de otros fármacos
Mysoline (primidona)	Ataxia, vértigo, anorexia, fatiga, hiperirritabilidad, dermatitis	Puede usarse solo o combinado; los efectos colaterales se reducen al empezar con cantidades pequeñas
Valium (diazepam)	Cefalea, temblores, fatiga, depresión	Se utiliza combinado o solo
Clonopin (clonazepam)	Cambios en el comportamiento, ataxia, anorexia, nistagmo	Eficaz para la mayor parte de las convulsiones motoras menores
Tegretol (carbamazepina)	Visión borrosa, diplopía, somnolencia, vértigo	Pocos efectos colaterales; pocas propiedades sedantes

El médico determina el medicamento indicado para el niño según el tipo de convulsión y otros factores. El objetivo consiste en lograr el control óptimo con la dosis mínima y el menor número posible de efectos colaterales. Uno de los aspectos importantes de la intervención de enfermería incluye reforzar la necesidad de supervisar el fármaco y de cumplir con el tratamiento.

emocionales, educativas, sociales y familiares del menor, es más fácil que se cumpla y disminuya el número de convulsiones (Williams, et al, 1995).

Si es necesario que el enfermo tome medicamentos en el horario escolar, los padres deben firmar su consentimiento para que la enfermera de la escuela vigile la administración de los mismos, lo cual permite que ésta y el niño se conozcan y compartan información sobre el padecimiento. La reacción de la enfermera y el profesor, especialmente durante y después de una convulsión, influirá considerablemente en la actitud de los compañeros de clase frente a la enfermedad.

Es importante que los medicamentos se reduzcan gradualmente bajo supervisión médica, porque si se suspenden de manera abrupta, podría provocarse un estado epiléptico. En el hospital, la enfermera consulta con el médico si debe interrumpirse el anticonvulsivo cuando el paciente no puede ingerir nada por vía oral (*nothing by mouth,* NPO). Al igual que en cualquier tratamiento basado en medicamentos de largo plazo, se deben llevar a cabo análisis periódicos de sangre y orina para detectar efectos colaterales sutiles. Cuando los niños tienen edad suficiente, pueden asumir la responsabilidad de su propio tratamiento y deben usar un brazalete Médico-Alerta. En la pubertad y la adolescencia, la dosificación suele adaptarse a las necesidades del crecimiento. La retención de líquido premenstrual en las niñas algunas veces precipita convulsiones.

Para los niños que no responden adecuadamente al tratamiento anticonvulsivo, suele prescribirse una ***dieta cetogénica***, rica en grasas y baja en carbohidratos, al producir cetoacidosis en el cuerpo, da lugar a un efecto calmante. El uso de triglicéridos de cadena media es más flexible y apetitoso para niños de mayor edad. Es difícil mantener la dieta porque los alimentos tienen que ser cuidadosamente medidos y controlados, además de que no es muy apetecible para los niños.

No es difícil que los adolescentes se rebelen contra la rutina médica. En algunas entidades de Estados Unidos no se permite que los epilépticos controlados tengan licencia de conducir, lo cual descorazona al paciente. En otros se estipula el tiempo que debe transcurrir sin convulsiones antes de otorgarla. La ingesta excesiva de líquidos, especialmente bebidas alcohólicas, puede causar problemas. La Epilepsy Foundation of America proporciona información valiosa y apoyo a los padres.

El paciente bien controlado puede llevar una vida normal con algunas restricciones de seguridad (p. ej., al nadar) y participar en determinadas actividades atléticas y recreativas. Por otra parte, se le insta a hacer ejercicio moderado y a evitar la cafeína, el alcohol y los factores desencadenantes. Es raro que las convulsiones provoquen retraso mental, lesiones graves o muerte.

La prevención de la epilepsia orgánica comprende fomentar la atención médica prenatal y posnatal, así como una vida saludable para los menores. Los padres deben estar al tanto de lo importante que es ofrecer un ambiente seguro y supervisado a los niños pequeños para evitar lesiones; las zonas de juego deben estar muy bien vigiladas y las sustancias venenosas fuera de su alcance; deben utilizarse cinturones de seguridad adecuados en los automóviles para evitar lesiones en la cabeza. La prevención, el diagnóstico oportuno y el tratamiento de afecciones como fenilcetonuria, meningitis, síndrome de Reye y encefalitis son factores clave para reducir al mínimo las lesiones cerebrales irreversibles. El abuso de sustancias en la adolescencia, incluido el alcohol, puede producir anoxia cerebral y convulsiones, por lo que es imperioso hacer hincapié al respecto en la información sobre la salud para este grupo de edad. No es posible ni deseable proteger a los niños de todas las situaciones que provoquen tensión emocional, pero los adultos pueden ayudarles durante el proceso de crecimiento a tomar decisiones prudentes y adecuadas para su nivel de competencia y, además, brindarles apoyo. La reacción de los padres y las enfermeras en situaciones de tensión también es importante para crear modelos. La instrucción del paciente y su familia es básica en el desarrollo de planes de atención de enfermería. El hecho de que un niño declare que sufre convulsiones indica que está consciente de su padecimiento e incita a los demás a establecer una relación madura con él.

Sistema musculoesquelético

FRACTURAS FEMORALES

El fémur, hueso del muslo, es el más largo y fuerte del cuerpo. La fractura femoral en los niños puede obedecer a una caída o accidente automovilístico y constituye una de las lesiones más graves de la primera infancia. El paciente sufre dolor y sensibilidad al mover la pierna y no puede apoyarla. La ropa se retira con suavidad, empezando por el lado sano, aunque en ocasiones es necesario cortarla. El diagnóstico se confirma con radiografías. Para reducir la fractura, mantener los huesos en su sitio e inmovilizar la pierna se aplica tracción cutánea o esquelética, dependiendo de la edad del niño y el grado de la lesión.

En niños mayores de dos años se aplica tracción esquelética noventa-noventa con bota de yeso en la pantorrilla y un clavillo de Steinmann o alambre de Kirschner a través de la parte distal del fémur (fig. 12-3). La tracción de Russell y la tracción de suspensión balanceada con clavillo de Thomas e inserción de Pearson se utilizan frecuentemente en niños con fractura de las extremidades inferiores.

Los pequeños de menos de dos años requieren tracción de **Bryant**, que es una tracción cutánea en la que se colocan las piernas en un ángulo de 90 grados respecto del cuerpo del paciente. Se debe tener cuidado por los problemas circulatorios derivados de la elevación constante de las extremidades inferiores; no obstante, algunos ortopedistas continúan prescribiéndola.

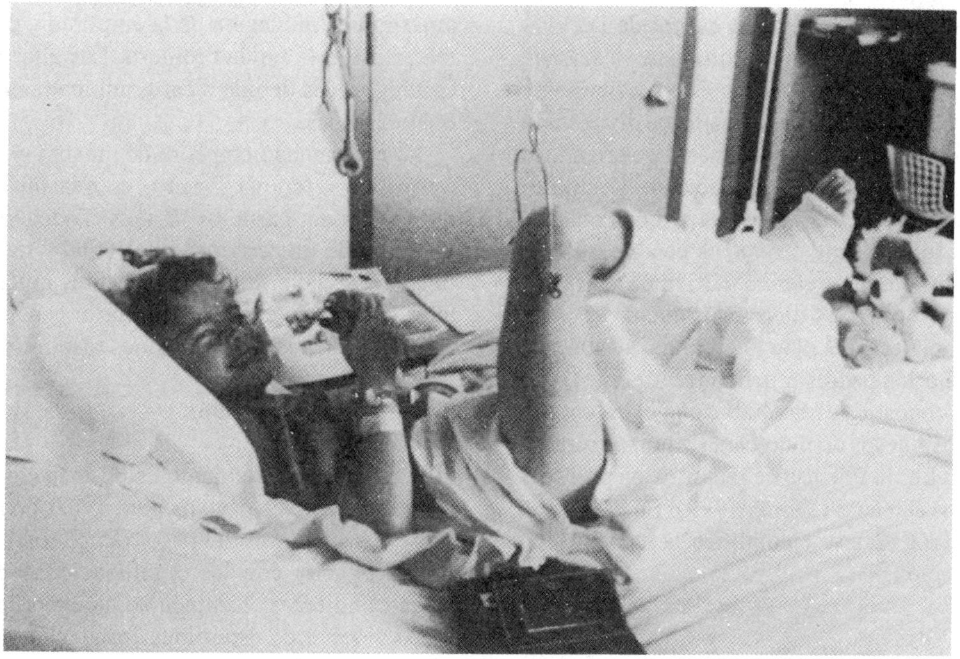

Fig. 12-3. Niño con fémur fracturado en tracción 90-90. (Cortesía de Stephanie Wright. De Foster R, Hunsberger M, Anderson JJ: *Family-centered nursing care of children*, Philadelphia 1989, WB Saunders).

La enfermera debe estar atenta a que las cuerdas de tracción se encuentren intactas y dentro de las ranuras de la rueda de las poleas y que la posición del niño sea adecuada. Las bandas elásticas que estabilizan la tracción cutánea no deben estar demasiado tensas ni demasiado holgadas. Para que el niño no gire de lado a lado, se utiliza una camisa con sujetadores. Las pesas, que no deben retirarse una vez aplicadas porque la tracción debe ser constante, deben colgar libremente y el mobiliario de la habitación, por ejemplo, una silla, no debe obstruir la polea. **No** se deben sostener las pesas al mover la cama.

La enfermera revisa con frecuencia los dedos de los pies del paciente para asegurarse de que no están fríos y de que tienen buen color (véase la Guía informativa). En caso de cianosis, adormecimiento o irritación a causa de inserciones, vendajes ajustados, dolor intenso o ausencia de pulso en las extremidades, se notificará de inmediato a la jefe de enfermeras.

Al principio, es posible que el niño experimente dolor, tanto por la fractura misma como por los espasmos musculares relacionados con la tracción. El dolor es espasmódico y suele ser intenso, de modo que es esencial valorarlo y tratarlo.

Se debe bañar al niño diariamente y frotarle la espalda con frecuencia para evitar ulceraciones. La enfermera introduce la mano por debajo del cuerpo del paciente para frotar la espalda y los glúteos; también puede utilizarse una esponja o piel de borrego. Las sábanas deben estar bien ajustadas y mantenerse libres de migajas. La camisa con sujetadores se cambia cada vez que se ensucia. Para el cambio de las vendas elásticas se necesitan dos enfermeras, una para sostener las cintas de tracción adhesivas en su sitio y otra para colocar de nuevo el vendaje.

Según el protocolo del hospital, la enfermera podrá hacerse cargo del clavillo en caso de tracción esquelética para evitar al mínimo la formación de costras en torno a éste, reducir lo más posible la tirantez de la piel en el sitio del clavillo y prevenir infecciones.

Para evitar el estreñimiento derivado de la falta de ejercicio, se insta al niño a ingerir muchos líquidos y alimentos ricos en fibra. Por lo general necesitará un ablandador de

Guía informativa

El niño con tracción esquelética de la extremidad inferior

Circulación	Reducción del pulso pedal, palidez, dedos de los pies fríos al tacto, llenado capilar lento (cuando se presiona y suelta uno de los dedos del pie, el color rosado tarda en reaparecer)
Sensación	El niño señala adormecimiento o sensación de "piquetes", dolor
Movimiento	Inflamación de los dedos de los pies, sin movimiento adecuado

heces. Para los movimientos intestinales se utiliza un cómodo para fracturas; se llevará un registro exacto de las evacuaciones. Se practican respiraciones profundas, ya sea con ejercicios de respiración, haciendo burbujas o moviendo un rehilete, por ejemplo. Es importante la terapia de distracción porque la hospitalización dura un mes o más; se cuelgan los juguetes en la cabecera, al alcance del paciente. Los niños mayores pueden utilizar un trapecio para ayudar con los movimientos en la cama, la cual, cuando es posible, se traslada al salón de juegos para que el niño participe en las actividades que ahí se realizan. Los discos, los cuentos y otras diversiones son esenciales en el plan integral de atención de enfermería. Se insta a los padres a permanecer con el niño cuando puedan. El pronóstico es favorable con el tratamiento adecuado, pues los huesos de niño cicatrizan más rápidamente que los de adulto; la fractura de fémur de un preescolar suele sanar en dos semanas (Wong, 1999). En el Plan de atención de enfermería 12-1 se ejemplifica la atención del niño sometido a tracción.

DISTROFIA MUSCULAR DE DUCHENNE (SEUDOHIPERTROFICA)

Descripción

Las distrofias musculares constituyen un conjunto de trastornos con degeneración muscular progresiva. La variedad infantil, conocida como distrofia muscular de Duchenne, es la más común, con una incidencia de cerca del 0.3 por cada 1 000 niños (Behrman, et al, 2000). Este trastorno heredado está relacionado con el género y se manifiesta en los varones. Las madres son las probables portadoras de la enfermedad, aunque también ocurren mutaciones espontáneas. El locus del gen de la enfermedad ya ha sido identificado y las mujeres en riesgo pueden elegir ser valoradas y recibir asesoría con respecto al estado de portador.

Signos y síntomas

La enfermedad se presenta entre los dos y los seis años; sin embargo, puede haber antecedentes de desarrollo motor demorado en la primera infancia. El andar de pato, la lentitud al correr o escalar y la presencia de músculos alargados y elásticos son indicios del trastorno. Los músculos de la pantorrilla son los que principalmente muestran hipertrofia. Otros signos son caídas frecuentes, torpeza, contracturas de tobillos y caderas y la maniobra de Gower, que es una forma características de levantarse del suelo (fig. 12-4).

Los resultados de laboratorio muestran un marcado incremento de los niveles de creatinfosfocinasa *(creatine phosphokinase,* CPK) en la sangre. Las biopsias de músculo revelan degeneración de las fibras musculares y reemplazo de dichas fibras por grasa y tejido conjuntivo. El **electromiograma** (*electromyogram*, EMG) que es el registro gráfico de las contracciones musculares por estimulación eléctrica, muestra una reducción de la amplitud y duración de los potenciales de la unidad motora. Las anormalidades electrocardiográficas debido a cardiomiopatía progresiva son también comunes.

La enfermedad empeora de manera gradual. Con férulas ortopédicas, terapia física y en ocasiones cirugía, el niño puede caminar hasta los 12 años. Todos los pacientes sufren cierto grado de deterioro intelectual y trastornos del aprendizaje. La mayoría de los pacientes muere antes de los 20 años (Behrman, et al, 2000), por lo general a causa de insuficiencia cardiaca o infecciones respiratorias.

Tratamiento y atención de enfermería

Hoy en día, el tratamiento es básicamente de apoyo y consiste en ejercicios pasivos para evitar contracturas articulares, órtesis, control del peso, cirugía para dichas contracturas y consulta con las organizaciones de servicio social correspondientes. También se ha experimentado con corticosteroides. Los esteroides fortalecen los músculos, pero como favorecen el incremento de peso, podrían provocar un problema mayor. Los aspectos psicológicos se relacionan con la cronicidad y el avance del padecimiento, y su desenlace fatal. Es común que la familia se niegue a aceptar el diagnóstico en las primeras etapas de la enfermedad, cuando los síntomas son relativamente benignos.

Si el paciente es hospitalizado para el diagnóstico, los padres y el niño deben estar preparados para la biopsia muscular y el EMG. La biopsia implica tomar un fragmento pequeño de músculo para analizarlo; después del procedimiento se vigilan los signos vitales y el drenaje de la incisión. Para el EMG, que no requiere preparación, se insertan pequeñas agujas en los músculos para registrar las contracciones. Si bien después del estudio puede haber dolor muscular moderado, es temporal. Siempre que sea posible, la enfermera permanecerá con el niño durante la prueba.

A diferencia de otros niños discapacitados, el que padece distrofia muscular suele parecer pasivo y retraído, además de que se deprime considerablemente desde etapas tempranas porque no es capaz de competir con los niños de su edad. Las presiones emocionales y sociales para el enfermo y su familia son intensas, en tanto que las económicas se incrementan conforme aumentan los costos médicos y quirúrgicos. Por otra parte, en ocasiones se necesitan adaptaciones costosas en el estilo de vida de la familia, la casa y los vehículos.

Al atender al niño con distrofia muscular, las enfermeras forman parte de un equipo interdisciplinario cuyas funciones, entre otras, son animar al niño a que sea lo más activo posible para demorar la atrofia muscular y apoyar a la familia mediante el contacto con otros padres, campamentos, relevos para la atención del enfermo, enfermeras de salud pública, organizaciones médicas a domicilio, terapistas familiares y, eventualmente, instituciones especializadas, así como

Plan de atención de enfermería 12-1
El niño con tracción de pierna

Diagnóstico de enfermería: Alto riesgo de disfunción neurovascular periférica relacionado con edema y aparato de tracción

Metas/criterios de evolución	Intervenciones de enfermería	Razonamiento
El niño mantendrá perfusión periférica adecuada, la cual se evidenciará por: • pulso pedal fuerte • movimiento adecuado de los dedos de los pies • ausencia de adormecimiento u hormigueo • dedos de los pies cálidos, rosados, llenado capilar adecuado	Verificar circulación periférica, sensaciones y movimiento cada 4 h cuando el paciente está estable	La vigilancia constante permite detectar los problemas e intervenir con oportunidad.
	Detectar edema en los dedos de los pies o en los pies	El edema favorece la reducción de la circulación periférica.
	Instar al niño a que mueva frecuentemente los dedos del pie afectado	El movimiento incrementa la circulación local.
	Quitar y volver a aplicar las bandas elásticas de la tracción de piel según prescripciones (pedir a otra persona que estabilice las bandas adhesivas de tracción)	Quitar periódicamente las vendas ajustadas favorece la circulación hacia la extremidad.

Diagnóstico de enfermería: Dolor relacionado con lesiones de los tejidos y espasmo muscular

Metas/criterios de evolución	Intervenciones de enfermería	Razonamiento
Se aliviará el dolor del niño, lo cual se evidenciará por: • calificación de 2 o menos en la escala de valoración del dolor • sueño confortable • posibilidad de jugar con otros niños • ausencia de llanto o indicios de dolor	Administrar fármacos contra el dolor según prescripciones, durante las primeras 24 a 48 horas	Administrar los medicamentos continuamente es más efectivo para controlar el dolor que esperar a que el niño lo sienta.
	Vigilar el efecto de los medicamentos. Observar y notificar efectos adversos	El alivio eficaz del dolor significa obtenerlo con el mínimo de sedación.
	Utilizar la escala de valoración FACES para verificar los niveles de dolor	La escala de valoración FACES es muy efectiva para niños preescolares.
	Utilizar métodos no farmacológicos para aliviar el dolor, como distracciones, contar cuentos, música, juegos, caricias suaves	El uso eficaz de métodos no farmacológicos reduce la necesidad de administrar agentes farmacológicos.
	Fomentar la relajación y la respiración profunda durante los espasmos musculares	La relajación muscular consciente reduce los espasmos musculares.

Diagnóstico de enfermería: Alto riesgo de lesión relacionado con el aparato de tracción y el confinamiento en cama

Metas/criterios de evolución	Intervenciones de enfermería	Razonamiento
El niño no sufrirá lesiones: • permanece tranquilo en la cama • coopera con el plan de atención	Revisar con frecuencia el aparato de tracción: • las pesas deben colgar libremente • las cuerdas se encontrarán en las poleas • la alineación del niño es la correcta • el cabestrillo, si se utiliza, soportará adecuadamente la pierna afectada	La revisión y alineación frecuentes del aparato de tracción garantiza que ésta sea la adecuada para la lesión.
	Cubrir los puntos filosos del clavillo con cinta o hule espuma	Si el clavillo tiene puntas filosas se puede desgarrar la extremidad sana.
	Mantener los barandales elevados	Evita caídas.
	Mantener refrigerios, juguetes, control remoto de televisión o timbre para llamada al alcance del niño	Reduce la posibilidad de que el niño se incline demasiado y caiga.

(continúa)

Plan de atención de enfermería 12-1 *(continuación)*
El niño con tracción de pierna

Diagnóstico de enfermería: Movilidad y deterioro físico relacionados con las restricciones del aparato de tracción y la lesión del niño

Metas/criterios de evolución	Intervenciones de enfermería	Razonamiento
El niño no tendrá riesgos relacionados con la inmovilidad, lo cual se manifestará por: • piel intacta • patrones de eliminación normales para su edad • función respiratoria normal • conservación del tono muscular	Colocar al niño en piel de borrego o en colchón que equilibre la presión	Si la presión es igual en toda la espalda, se reducen las áreas de presión y la ulceración de la piel.
	Cambiar la posición del niño en la cama cada 2 h. Observar para detectar áreas enrojecidas y dar masajes suaves	Favorece la circulación en el área y previene la ulceración de la piel.
	Mantener las sábanas libres de migajas y juguetes pequeños	Pueden quedar bajo el cuerpo del niño e irritar la piel.
	Mantener la espalda limpia y seca. Utilizar orinal plano para fracturas	La transpiración suele irritar la piel.
	Fomentar la ingesta de líquidos y alimentos ricos en fibras. Utilizar ablandadores de heces según se prescriba	Favorecen la eliminación adecuada.
	Fomentar las respiraciones profundas y el movimiento muscular mediante juegos: cantar, hacer burbujas de jabón, girar una rueda, jugar con costales pequeños de frijoles, balón de baloncesto de hule espuma, juegos de video	Las respiraciones profundas inflan los pulmones y reducen el sufrimiento respiratorio.
	Permitir que el niño utilice el trapecio, si es conveniente, y fomentar los cambios de posición	El movimiento de los músculos incrementa el tono muscular de las extremidades sanas. Mejora el tono de las extremidades superiores, mantiene al niño alineado.
	Animar al niño a que coma, se bañe y se vista con las limitaciones de la tracción; proporcionar alimentos ricos en calcio	Fomenta los autocuidados y el movimiento de los músculos; el calcio fomenta la cicatrización adecuada del hueso.

Diagnóstico de enfermería: Temores relacionados con la lesión, el aparato de tracción, la hospitalización

Metas/criterios de evolución	Intervenciones de enfermería	Razonamiento
El niño se adaptará a la tracción, lo cual se evidenciará por: • cooperar con el plan de atención • dormir bien, sin pesadillas • jugar con otros niños, según sus posibilidades • mostrar comportamiento acorde con su temperamento normal	Jugar con la imaginación siempre que sea posible, mientras se administran los cuidados	Ayuda al preescolar a enfrentar el temor y la pérdida de control.
	Llevar al niño al salón de juegos con la mayor frecuencia posible; trasladarlo en cama	Ver a otros niños reduce el temor.
	Continuar su rutina normal	Seguir con rutinas y rituales favorece la adaptación.
	Revisar con los padres y el niño el propósito de la tracción, el mantenimiento de la alineación y lo que pueden hacer para ayudar	El conocimiento estimula la cooperación en los cuidados.

Diagnóstico de enfermería: Alto riesgo de infección relacionado con irritación de la piel en los sitios de inserción del clavillo

Metas/criterios de evolución	Intervenciones de enfermería	Razonamiento
El niño permanecerá libre de infecciones, lo cual se evidenciará por: • piel intacta • ausencia de enrojecimiento, herida abierta, inflamación o drenaje purulento en el sitio	Vigilar los sitios del clavillo cuando menos una vez por turno; registrar el estado de la piel en torno a los sitios de inserción	La vigilancia constante permite detectar oportunamente la infección.
	Vigilar los signos vitales	La temperatura elevada denota infección; el pulso y la respiración elevados pueden indicar dolor ligero.
	Proporcionar la atención relacionada con el clavillo según el protocolo del hospital	Mantener el sitio limpio evita infecciones.

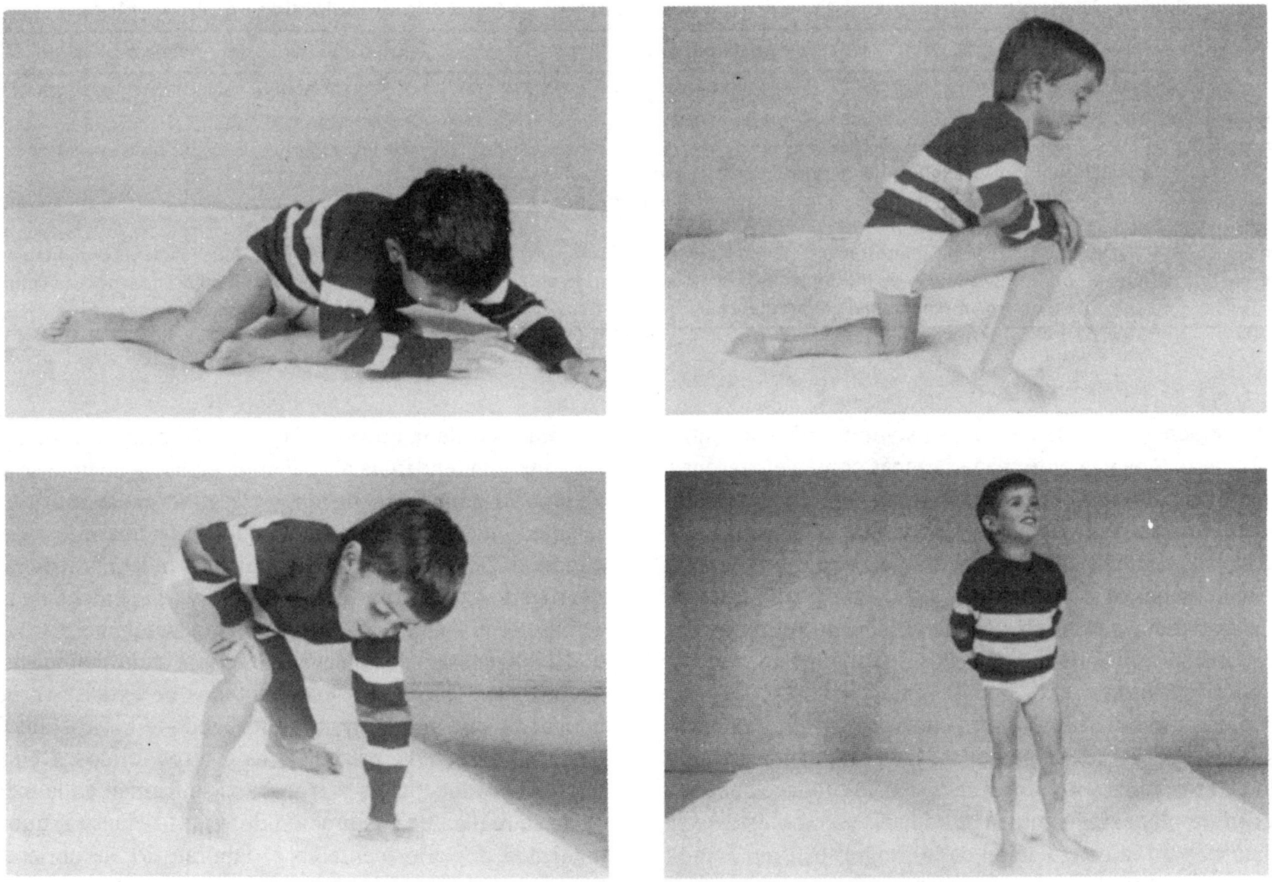

Fig. 12-4. Niño con distrofia muscular seudohipertrófica que demuestra el signo característico de Gower. (Tomado con autorización de Behrman R, Kliegman R, Arvin A: *Nelson's textbook of pediatrics,* 15a. ed., Philadelphia, 1996, WB Saunders.)

la Muscular Dystrophy Association. Si bien no hay aún cura para la enfermedad, las técnicas de ingeniería genética son promisorias y las investigaciones continúan.

Sangre

LEUCEMIA

Descripción

La leucemia (*leuko*, blanco + *emia,* sangre), cáncer infantil más común, es una enfermedad maligna de los órganos productores de sangre que resulta en el crecimiento incontrolable de leucocitos (*white blood cells*, WBC) inmaduros. Hay varios tipos; algunos se producen en la médula roja de los huesos, en tanto que otros en el bazo y los nódulos linfáticos. Las células inmaduras se denominan **blastos** o células madre (el sufijo blasto proviene del griego *blastos,* célula formativa o germen). En cerca de 80% de los casos infantiles se trata de **leucemia linfoblástica aguda** (*acute lymphoblastic leukemia*, ALL), y en 15 a 20%, de **leucemia mielógena aguda** (*acute myelogenous leukemia,* AML); el resto son variantes de **leucemia no linfoblástica aguda** *(acute nonlymphoblastic leukemia,* ANLL*).*

La cuenta inicial de leucocitos suele variar de 5 000 a 100 000 células/mm^3. En ciertos casos, el recuento global es normal, pero la diferencial suele mostrar predominio de blastos. La patología de la enfermedad se deriva de su capacidad para infiltrarse y competir por elementos metabólicos. El sistema reticuloendotelial (hígado, bazo, glándulas linfáticas) es el más afectado.

El pronóstico suele relacionarse muy claramente con la edad en que se lleva a cabo el diagnóstico y el recuento inicial leucocitario. Entre otros factores importantes se incluyen la estructura de las células leucémicas (**morfología**), su reacción ante diferentes agentes químicos (**citoquímica**), su constitución genética (**citogenética**) y el tipo de antígenos de la superficie de la célula (**marcadores inmunológicos**). El sistema de clasificación que identifica los tres subtipos principales de leucemia linfoblástica aguda, con base en la morfología y la citoquímica (L_1 a L_3), se conoce como sistema franco-americano-británico (*French-American-British*, FAB). La clasificación de la leucemia infantil ha permitido la identificación de los factores de pronóstico y las formas de tratamiento (cuadro 12-3).

Cuadro 12-3. Algunas características para el pronóstico de la leucemia linfoblástica aguda en niños

Factor de pronóstico	*Pronóstico positivo*	*Pronóstico menos positivo*
Edad al realizar el diagnóstico	1-10 años	< 2 o > 10 años
Recuento leucocitario inicial	< 100 000/mm³	> 100 000/mm³
Morfología	L_1	L_2 o L_3
Marcadores de superficie inmunológica	Célula pre-B con antígeno de leucemia linfocítica aguda (*common acute lymphocytic leukemia antigen*, CALLA+)	Célula T o B
Citogenética	> 50 cromosomas	Presencia de translocaciones cromosómicas
Otros	Ausencia de masa mediastina o SNC afectado al momento del diagnóstico	Presencia de masa mediastina o SNC afectado al momento del diagnóstico

La incidencia de la leucemia es mayor en niños de entre tres y cuatro años y la enfermedad es más común en varones que en niñas. Se desconocen las causas, pero en la actualidad se investiga la relación entre los virus y la leucemia. Al parecer hay también una correlación genética, pues es más frecuente en niños con síndrome de Down y en gemelos. Los investigadores han relacionado la leucemia con trastornos de los mecanismos inmunitarios del organismo.

Todos los tejidos del cuerpo se ven afectados, ya sea por infiltración directa de las células cancerosas o por los cambios de la sangre que llega a ellas. La disminución del número de eritrocitos (*red blood cells*, RBC) produce anemia. La cifra de plaquetas también se reduce, y como éstas son esenciales para la coagulación de la sangre, ocurren hemorragias, que si son intracraneales, provocan muerte inmediata. La hemorragia también puede surgir en otros órganos vitales. En virtud de que las células cancerosas invaden la médula ósea, hay dolor de huesos y articulaciones y pueden ocurrir fracturas fisiológicas.

La leucemia que se desarrolla fuera de la médula ósea se conoce como **extramedular** y afecta principalmente al SNC y los testículos. Cada vez se observan más casos de leucemia extramedular porque los niños que padecen este trastorno sobreviven más tiempo.

Signos y síntomas

Durante la fase inicial, los síntomas más comunes de la enfermedad son fiebre de bajo grado, palidez, tendencia a las contusiones, dolor en las piernas y articulaciones, apatía y crecimiento de los nódulos linfáticos. Un síntoma común de la leucemia es el dolor abdominal, que suele atribuirse a otros padecimientos o a estreñimiento. Estos síntomas pueden desarrollarse gradualmente o surgir de repente, y conforme avanza la enfermedad, el hígado y el bazo aumentan de tamaño. Las **petequias** (puntos hemorrágicos localizados bajo la piel) y el **púrpura** (hemorragia dentro de la piel) son los primeros síntomas objetivos. También son comunes anorexia, vómito, pérdida de peso y disnea, en tanto que los riñones y los testículos crecen y el paciente puede desarrollar hematuria.

Como los leucocitos no funcionan con normalidad, las bacterias invaden fácilmente el organismo. En las membranas mucosas de la boca y la región anal se desarrollan ulceraciones con tendencia a las hemorragias; la anemia se agrava a pesar de las transfusiones y el niño puede morir como resultado directo de la enfermedad o por una infección secundaria. Los síntomas son los mismos independientemente del tipo de leucocitos afectados, pero varían mucho de uno a otro enfermo, según las partes afectadas del cuerpo.

El diagnóstico de la leucemia se basa en la anamnesis, los síntomas del paciente y los resultados de extensas pruebas hemáticas que demuestran la presencia de blastos leucémicos en la sangre, la médula ósea u otros tejidos. Debido a que muchos leucocitos y eritrocitos se forman en la médula ósea, se realiza una aspiración de ésta; la muestra, que será analizada posteriormente en el laboratorio, se obtiene del esternón o de la cresta iliaca mediante una aguja especial. Las radiografías de tórax muestran una masa mediastina. Una vez confirmado el diagnóstico, se determina con punción medular si está afectado el sistema nervioso central. También se hacen estudios de riñones e hígado, pues es absolutamente necesario que funcionen con normalidad para iniciar la quimioterapia.

Información de enfermería

La pruebas frecuentes de sangre, especialmente en lactantes y niños pequeños con anemia, suelen agotar el volumen de sangre, lo cual puede ocasionar hipoxia y choque, a menos que se reemplace la sangre extraída.

Tratamiento y atención de enfermería

El desarrollo de agentes quimioterapéuticos específicos para la leucemia linfoblástica aguda ha modificado considerablemente el lapso de supervivencia. En la mayor parte de los casos ya es posible inducir remisiones (ausencia de células leucémicas) durante periodos prolongados, incluso después de interrumpido el tratamiento; la respuesta al tratamiento de otras variedades de leucemia es más difícil de pronosticar. Si no se trata, ocurre la muerte por infección o hemorragia en aproximadamente seis meses. El tratamiento consta de: 1) periodo de inducción; 2) profilaxis del SNC; 3) conservación; 4) tratamiento de reinducción (en caso de recaída) y 5) tratamiento de la enfermedad extramedular.

Quimioterapia. Cada vez es más larga la lista de medicamentos adecuados para el tratamiento de esta enfermedad. La combinación de fármacos utilizada para inducir remisiones incluye prednisona, vincristina y L-asparaginasa, cuyos efectos se observan al cabo de cuatro a seis semanas en cerca del 95% de los casos de ALL, pero los efectos terapéuticos de estos fármacos son de corta duración, de manera que es necesario utilizar otros que ayuden a mantener las remisiones. Entre éstos se incluyen 6-mercaptopurina oral en administración diaria y metotrexato de forma semanal, con "pulsos" periódicos de dosis más altas de metotrexato u otros agentes.

La prednisona presenta efectos colaterales como ocultamiento de síntomas de infección, incremento de la retención de líquidos, inducción de cambios de personalidad y cara de luna. El metotrexato y la 6-mercaptopurina permiten mantener la remisión porque atacan sustancias químicas vitales para la vida del leucocito. Estos poderosos medicamentos producen efectos colaterales de diversos grados, como náuseas, diarrea, prurito, pérdida del cabello (alopecia), fiebre, anuria, anemia y depresión de la médula ósea. El estreñimiento intenso suele ser indicio de neuropatía periférica por reducción del suministro nervioso al intestino. En ocasiones se observa pie caído y problemas de coordinación, complicaciones que se revierten una vez que se interrumpe la administración del fármaco causante. La enfermera debe consultar un texto de farmacología para obtener información sobre los medicamentos administrados a su paciente y anticipar problemas potenciales.

La quimioterapia intratecal se administra a modo de profilaxis para el SNC. Como los medicamentos no cruzan la barrera entre la sangre y el cerebro y no afectan al sistema nervioso central, los agentes quimioterapéuticos deben inyectarse directamente en el líquido cefalorraquídeo mediante punción lumbar.

Los diversos fármacos utilizados para el tratamiento de la leucemia pueden administrarse en ciclos. Los antibióticos previenen o controlan las infecciones y las transfusiones de sangre entera o células empacadas permiten corregir la anemia. También se administran los sedantes necesarios para que el paciente sufra menos molestias. Si el padecimiento empeora, suelen recetarse medicamentos que alivien el dolor, como acetaminofén, codeína o morfina, los cuales deben administrarse antes de que el dolor sea demasiado intenso.

Trasplantes de médula ósea e inmunoterapia. No se recomienda el trasplante de médula ósea para niños con ALL durante la primera remisión por el excelente pronóstico de la quimioterapia, pero sí para los casos de ANLL y las recaídas de ALL que se encuentran en la segunda remisión. El número de sobrevivientes de largo plazo después de este procedimiento se ha incrementado por los avances en los trasplantes y la atención de apoyo, que implica atención de enfermería especializada.

La inmunoterapia, que aún se encuentra en etapa de investigación, constituye otro ámbito de la terapéutica; puede ser pasiva o activa, específica o no específica. Los objetivos principales del tratamiento radican en fortalecer la respuesta inmunológica del paciente ante las células cancerosas; se espera prevenir el cáncer mediante inmunización.

Los niños que padecen leucemia aguda tienen muchas necesidades físicas y psicológicas cuya intensidad varía según la gravedad y el avance de la enfermedad. El diagnóstico produce tal efecto en la familia del paciente que no puede concentrarse más que en la enfermedad y el niño. La supresión de sus propias necesidades se incrementa si el padecimiento es prolongado y pueden surgir enfermedades y ruptura del vínculo matrimonial. Los grupos de apoyo, como los de los hospitales y, en Estados Unidos las casas de Ronald McDonald, así como otros programas, ayudan a los padres a expresar y examinar sus preocupaciones y ofrecen al niño y a la familia la libertad de sufrir el duelo, pero manteniéndose unidos.

La angustia de los niños suele centrarse en sus síntomas, pues temen que los tratamientos para corregir sus problemas sean dolorosos, y de hecho algunos lo son, como la venopunción, la aspiración de médula ósea y las transfusiones de sangre. Su confianza en los demás se encuentra en precario equilibrio. Es muy importante que las enfermeras informen a los preescolares de lo que se hará y de porqué es necesario, y que las explicaciones sean comprensibles para el niño (fig. 12-5).

Es posible que sea la enfermera a quien el niño haga la pregunta inevitable, "¿moriré?" Una sugerencia es responder con otra pregunta, "¿por qué me lo preguntas, te sientes mal hoy?", que podría estimular al niño a expresar sus sentimientos. La enfermera pediátrica que permite a su paciente analizar esas preocupaciones tendrá la oportunidad de aclarar interpretaciones erróneas y reducir la sensación de aislamiento del pequeño. Se le debe infundir esperanza porque

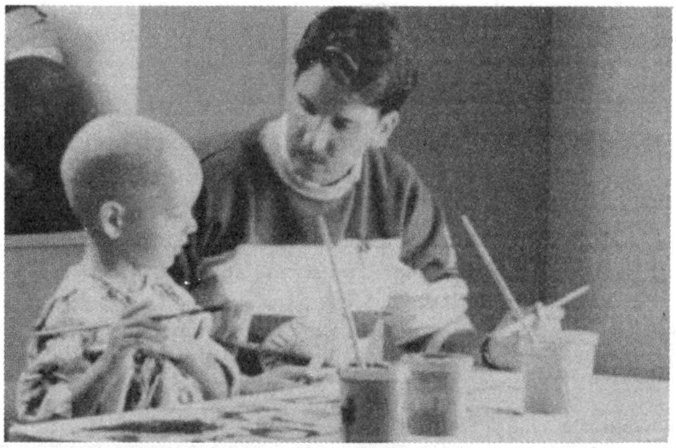

Fig. 12-5. El especialista en vida infantil desempeña un papel importante para ayudar a satisfacer las necesidades psicológicas de los niños con cáncer. (Cortesía de Cook Children's Medical Center, Fort Worth, Texas.)

es indispensable seguir adelante, pero ésta oscila entre curarse y vivir un poco más. En el capítulo 18 se ofrece más información sobre la atención holística del niño moribundo. En los siguientes párrafos se describen los cuidados físicos, intensos y necesarios, que requiere el niño con leucemia.

Prevención de infecciones. Una vez establecido el diagnóstico, se inicia el tratamiento de inducción, cuyo objetivo es reducir el número de células leucémicas y, de preferencia, erradicarlas. Antes de iniciar cualquier procedimiento, se le explicará cuidadosamente al niño y a la familia. La enfermedad y muchos de los medicamentos necesarios producen mielosupresión, la cual, además de destruir las células cancerosas, disminuye el funcionamiento normal de la médula ósea. El paciente se torna anémico, tiene hemorragias y es muy susceptible a infecciones, incluso derivadas de la flora ambiental inofensiva. En el cuadro 12-4 se enumeran algunos de los microorganismos que podrían ser peligrosos para el niño leucémico. La elección del medicamento para combatir estas infecciones depende del protocolo médico y del microorganismo causante. En caso de fiebre, se inician antibióticos de espectro amplio hasta que se identifica al agente causante. Para prevenir el desarrollo de neumonía por *Pneumocystis carinii*, que amenaza la vida, se administran Septra o Bactrim; también suelen administrarse transfusiones de leucocitos. En algunas instituciones hay habitaciones para aislamiento de flujo laminar (*laminar flow patient isolation,* LFPI) que proporcionan un ambiente protegido para el paciente altamente susceptible.

En la mayor parte de los hospitales se interna a los pacientes en habitaciones privadas por su propia protección. La enfermera impone límites a los visitantes y al personal médico o auxiliar que parezca poco saludable. Todos deben acatar estrictamente las técnicas de lavado de manos. Las instrucciones que paralelamente se dan a los padres les ayudarán a prepararse para la atención en el hogar, es decir, proteger al paciente de niños con enfermedades transmisibles, lavarse las manos y demás. La enfermera explica al niño el objetivo de los diversos procedimientos utilizados.

Es necesario observar al paciente con frecuencia para detectar signos de infección. Se debe prestar particular atención a sitios potencialmente infectados, como membranas mucosas y ulceraciones de la piel derivadas de procedimientos de laboratorio o terapéuticos. Los lóbulos perforados también deben revisarse para detectar inflamación. Los signos vitales se vigilan para advertir variaciones sutiles, pues el tratamiento con esteroides suele disimular dichos indicadores. Se cambia frecuentemente al enfermo de posición y se observa la piel en busca de ulceraciones, sobre todo en el área perianal. Deben ofrecerse al pacientes alimentos nutritivos y complementos alimenticios ricos en proteínas y calorías. Es necesario enseñar a los padres y al niño qué buscar y notificar. La varicela y otras enfermedades transmisibles son particularmente peligrosas para el niño que se aproxima a la edad escolar. La **inmunoglobulina para varicela zoster** (*varicella zoster immune globulin,* VZIG) suele reducir la gravedad de la enfermedad ante la exposición. Es crucial la comunicación abierta entre la enfermera de la escuela, la familia, la enfermera de la clínica y el médico.

Cuadro 12-4. Algunos agentes infecciosos peligrosos para el niño con leucemia

Tipo	Microorganismo
Bacteria	*Seudomonas, Escherichia coli, Staphylococcus aureus, Klebsiella, Proteus*
Virus	Citomegalovirus, varicela-zoster (varicela)
Protozoario	*Pneumocystis carinii* (fármacos profilácticos —Septra, Bactrim)
Hongo	*Candida albicans, Histoplasma*

Nota: Las infecciones incontenibles suelen ocasionar la muerte de niños con leucemia. La posibilidad de infección se incrementa durante el tratamiento de inducción, inmediatamente después de la radioterapia y durante el mantenimiento.

Tratamiento de la hemorragia. La hemorragia trombocitopénica es una complicación común de la leucemia. La enfermera observa la piel del paciente para detectar petequias y equimosis. El sangrado por la nariz es frecuente y se trata con aplicaciones de frío y presión.

La boca se inspecciona diariamente para detectar ulceraciones y hemorragia en las encías y puede enjuagarse con una solución prescrita de una parte de peróxido de hidrógeno en cuatro partes de solución salina. Los enjuagues bucales comerciales se utilizan con cautela porque suelen alterar la flora normal y causar crecimiento micótico excesivo. El Water-Pik que utilizan los odontólogos es conveniente para dar masaje a las encías y endurecerlas, al igual que el uso de un cepillo de esponja. La enfermera además suele eliminar cuidadosamente de los dientes del enfermo las partículas de alimento con una gasa envuelta en el dedo. Se aplica vaselina en los labios secos y agrietados.

La cistitis hemorrágica es bastante común, pues algunos fármacos irritan la mucosa de la vejiga. La enfermera debe estar alerta si el paciente se queja de ardor o sensación de presión al orinar, síntomas que suelen indicar infección. Es importante ofrecer muchos líquidos y fomentar la micción frecuente. Si se suscitan complicaciones, se notificará al médico de inmediato para que haga los ajustes necesarios en los medicamentos.

La enfermera observa al paciente para detectar hemorragia gastrointestinal, la cual se manifiesta por **hematemesis** (vómito sanguinolento) y heces sanguinolentas o alquitranadas. Por otra parte, puede ocurrir hemartrosis, o derrame de sangre en una cavidad contigua, la cual provoca dolor con el movimiento, por lo que se requiere la intervención de la enfermera cuando el paciente se levanta o acuesta. Otra de las funciones de ésta es manipular con cuidado los catéteres y los drenajes de succión para no irritar las mucosas sensibles. También es importante explorar la unidad del paciente para detectar riesgos ambientales y revisar los procedimientos de urgencia para control de hemorragias.

Transfusiones. Es común administrar al paciente anémico y con trombocitopenia (reducción del número de plaquetas en la sangre) plaquetas y eritrocitos empacados. Las reacciones hemolíticas producidas por sangre desigual son raras; sin embargo, la enfermera titulada debe identificar positivamente el tipo y el grupo de sangre del donador y del receptor en las etiquetas y en el expediente del enfermo junto con otro profesional. La sangre se administra **lentamente**. Se observa al paciente para detectar ***indicios de reacción a la transfusión***, como escalofríos, irritación, prurito, fiebre, cefalea, dolor de espalda o cualquier otra parte. Si se presentan dichas reacciones, la estudiante de enfermería pinza la sonda de inmediato y lo notifica a la enfermera encargada. **No** debe retirarse la aguja a menos que se haya indicado de manera específica. La orina de la micción subsiguiente se guarda para determinar la hemoglobina.

Se prefieren las transfusiones en tándem. La sangre y la solución salina normal, o cualquiera otra solución intravenosa adecuada, se conecta mediante una llave de paso. Cuando es necesario interrumpir el paso de sangre, se mantiene el flujo libre de la sonda abriendo la línea de solución salina; de esta forma es posible administrar medicamentos de urgencia y se preserva la vena para futuras infusiones. En algunas instituciones se utiliza una autojeringa para cantidades pequeñas de productos sanguíneos, en cuyo caso, la línea se enjuaga con solución salina normal antes y después de la infusión.

La sobrecarga circulatoria es siempre un riesgo en los niños de modo que la bomba de infusión para regular el flujo es un procedimiento de rutina. Entre los indicios de esta complicación se cuentan disnea, dolor precordial, estertores, cianosis, tos seca y distensión de las venas del cuello. La aprensión también puede ser signo de émbolos aéreos o electrólitos alterados y la enfermera debe estar muy alerta a la aparición de dichos signos, sobre todo en los niños cuyo estado amerite transfusiones frecuentes. En caso de reacción, se guardará la bolsa de sangre y la sonda para devolverlos al banco de sangre. La mayor parte de las reacciones se suscitan al cabo de 10 min de la transfusión, no obstante, es imperioso vigilar al paciente durante todo el procedimiento.

Antes de la transfusión se establecen los datos de referencia (temperatura, pulso, respiración y presión arterial) y se vigilan los cambios. Es conveniente que los padres permanezcan con el niño, en tanto que las distracciones adecuadas evitan el aburrimiento.

Eliminación. El estreñimiento es uno de los efectos colaterales más comunes de la vincristina. Es esencial favorecer un patrón de movimientos intestinales normales mientras el niño recibe el fármaco.

Atención de la piel y el cabello. La piel se lava todos los días y siempre que sea necesario. Se observa para detectar petequias y contusiones. Es necesario prestar atención particular a fisuras y ulceraciones en la mucosa del recto y se debe limpiar bien el ano después de cada movimiento intestinal. Se evita el uso del termómetro rectal. Para aliviar el estreñimiento, que con frecuencia acompaña a la quimioterapia, se necesitan ablandadores de heces. Los baños de asiento relajan y en ocasiones reducen las molestias; el uso de calor seco favorece la cicatrización.

El cabello del niño se cepilla diariamente y siempre que sea necesario, y no es raro que se caiga (***alopecia***) a causa de la farmacoterapia; para reducir el impacto de este efecto es importante preparar al paciente y su familia. El cabello vuelve a crecer a su tiempo y el niño puede usar mientras tanto una peluca o gorra, según prefiera. La limpieza del cuero cabelludo impide la formación de sebosidad.

Posición. Es necesario cambiar de posición al paciente para activar la circulación y evitar las úlceras por decúbito. El dolor óseo suele ser intenso, por ello, siempre que sea posible se combina la administración de sustancias para combatirlo con cambios de posición. El trato hacia el paciente debe ser suave. Para que esté cómodo, puede utilizarse un sillón relleno de bolas de poliestireno, una cama de agua o un colchón de flotación. El pie caído derivado de la neuropatía periférica se evita con el uso de una plataforma para los pies.

Control del vómito. El vómito es uno de los efectos colaterales más indeseables de la quimioterapia. Además de vigilar al niño para detectar signos de deshidratación, la enfermera administra los antieméticos prescritos. Los métodos no farmacológicos para el tratamiento de la náusea y el vómito son, entre otros, preparación adecuada, distracciones, música, imaginación dirigida, videojuegos, ejercicios de relajación y terapias alternativas (Keller, 1995).

Nutrición. Se sirven al paciente platos bien balanceados con sus alimentos favoritos. Como el niño leucémico suele estar inapetente, la enfermera debe recurrir a su ingenio para interesarlo. La hora de la comida debe ser agradable, y se recomienda que el menor esté acompañado por una enfermera o ayudante, que deben anotar las preferencias del enfermo e informar al dietista. Suelen disfrutarse los alimentos que vienen de casa. Si el niño está demasiado cansado o irritable para comer, se le alimentará entre comidas. Cuando los padres comprenden esto, sienten menos angustia en relación con lo que su hijo ingiere en una determinada comida. El tratamiento con esteroides suele abrir el apetito, lo cual es alentador pero pasajero. Los alimentos comerciales ricos en calorías son sabrosos y pueden utilizarse como complemento. Durante los ciclos de quimioterapia que incluyen prednisona se prescribe una dieta baja en sal para disminuir los efectos colaterales del esteroide.

Se ofrece cantidades pequeñas de líquido con frecuencia. Si la enfermera tapa con su dedo el extremo del popote que se encuentra en el vaso de agua, se creará succión que mantendrá el agua en el popote hasta colocarla en la boca del niño y al quitar el dedo, el agua fluirá; de esta forma se administran líquidos al niño desganado. En estos casos se proporciona una combinación de líquidos por vía oral e intravenosa y se instala una sonda de Hickman o Mediport para facilitar su acceso. Es necesario observar con extremo cuidado la administración de líquidos parenterales (cap. 17), así como llevar un registro de la ingesta y el gasto de líquidos.

HEMOFILIA

Descripción

La hemofilia es una de las enfermedades hereditarias más antiguas que se conocen. Se le ha llamado "enfermedad de reyes" porque la han padecido los hijos de varias familias reales de Rusia y Europa Occidental. En este trastorno la sangre no coagula de manera normal e incluso la lesión más ligera puede producir hemorragias graves. La hemofilia se debe a una deficiencia de los factores de coagulación específicos de la sangre. La mayor parte de los casos es producida por un patrón genético ligado al sexo. Los varones afectados heredan el trastorno hemorrágico de sus madres, que son portadoras.

Son dos los tipos más frecuentes. La deficiencia del factor VIII, o hemofilia A, es aproximadamente cuatro veces más común que la deficiencia del factor IX, o hemofilia B. En este texto se describirá sólo la hemofilia clásica, o A, que constituye cerca del 80% de los casos.

La gravedad de la hemofilia A depende del nivel del factor VIII en el plasma de la sangre del enfermo. Este trastorno se clasifica como grave, moderado o ligero. En la hemofilia ligera, la hemorragia sólo representa un problema después de una cirugía o traumatismo grave; en el caso moderado, es de esperar que el niño afectado sufra de hemorragias a consecuencia de algún traumatismo; los menores con hemofilia grave suelen sangrar sin causa aparente. El grado de gravedad tiende a permanecer constante en una familia afectada.

Signos y síntomas

La hemofilia no suele ser evidente en el recién nacido, a menos que surja hemorragia anormal en el cordón umbilical, el sitio de las primeras inyecciones o después de la circuncisión. Conforme el niño crece y aumenta su propensión a las lesiones, la menor contusión o herida puede inducir hemorragias intensas. La sangre normal coagula en un lapso de 3 a 6 min, en tanto que en los pacientes con hemofilia grave puede demorar 1 h o más. El niño con hemorragia, que quizá manifieste indicios de choque, ocasionalmente presenta anemia, leucocitosis e incremento plaquetario moderado; también llega a mostrar hematuria. El sangrado excesivo en cualquier parte del cuerpo puede producir la muerte, especialmente cuando la hemorragia ocurre en el cerebro o el cuello.

La circunstancia que conduce al diagnóstico puede ser que uno de los padres no logre detener el sangrado de una herida cercana a la boca o en las encías (Behrman, et al, 2000). La extracción de piezas dentales suele precipitar el problema en un hemorrágico no diagnosticado. Las lesiones de rodilla, codo o tobillo presentan problemas particulares derivados de la hemorragia que entra en la cavidad articular (***hemartrosis***), indicio clave en los niños hemofílicos. La articulación afectada se encuentra rígida, caliente, enrojecida e inflamada, además de limitada. Las hemorragias que se repiten ocasionan deformaciones permanentes que pueden incapacitar al niño.

Tratamiento y atención de enfermería

El mecanismo de formación de la sangre es muy complejo. Ciertos defectos en la síntesis de las proteínas pueden producir deficiencias en alguno de los factores del plasma sanguíneo necesarios para la coagulación. El tratamiento de los diferentes tipos de hemofilia consiste en reemplazar el factor deficiente para garantizar la coagulación. La atención de enfermería es similar en todos los casos.

Mediante una prueba denominada **tiempo parcial de protrombina** es posible determinar el nivel de factor VIII en la sangre, lo cual ayuda al diagnóstico y valoración del estado del niño. Por otra parte, en la actualidad puede identificarse a las mujeres portadoras y los fetos afectados.

Consejo para la comunicación

Se puede incluir al niño en edad preescolar en la entrevista de ingreso de la siguiente manera: "Juanito, dime qué sucedió cuando te caíste del columpio". Una vez que el niño relata el incidente, la enfermera dirige la entrevista mediante preguntas específicas si el niño no las ha contestado ya.

La anamnesis familiar del niño es especialmente importante para el diagnóstico de la hemofilia. Cuando ya se ha detectado el padecimiento en la familia y el paciente ha tenido periodos de sangrado anormal desde la primera infancia, la determinación es relativamente fácil. No obstante, en muchos casos dicha anamnesis suele ser vaga o imposible de obtener, incluso ni siquiera un análisis meticuloso muestra evidencias de la enfermedad en la familia. Los investigadores suponen que dichos casos son resultado de nuevas **mutaciones** genéticas cuya causa se desconoce, si bien una posibilidad podría ser la exposición a radiaciones excesivas. El diagnóstico prenatal se obtiene mediante pruebas de las vellosidades coriónicas o amniocentesis.

El tratamiento actual de la hemofilia consiste en la administración de concentrados de factor VIII altamente purificados o recombinantes para tratar los episodios hemorrágicos y los que se anticipan (cirugía, extracción dental). Dichos concentrados son polvos que suelen mantenerse a temperatura ambiente o refrigerados y se reconstituyen con agua estéril antes de la administración intravenosa. Anteriormente era alto el riesgo de hepatitis y SIDA en esta población porque los concentrados, que se hacían de un grupo de hasta 20 000 donadores de sangre, no recibían tratamiento adecuado para eliminar los virus. La selección cuidadosa de los donadores y las nuevas técnicas de fabricación de los concentrados han reducido el riesgo para los niños recién diagnosticados.

Se ha observado que la desmopresina (DDAVP) aumenta los niveles de factor VIII en niños hemofílicos. Aunque este incremento no es suficiente para tratar la hemartrosis o los episodios de hemorragia intensa, puede utilizarse en casos de hemofilia ligera. Por otra parte, este fármaco es menos costoso y doloroso que la administración de concentrado de factor VIII.

La atención y el tratamiento de los episodios hemorrágicos en casa ha mejorado el pronóstico y la calidad de vida de los niños hemofílicos al reducir el costo y el riesgo de traumas psicológicos. El médico y la enfermera imparten la instrucción necesaria en una clínica de especialidades, que incluye explicaciones precisas sobre la enfermedad con énfasis en los signos y control de las hemorragias. Los procedimientos específicos que se enseñan incluyen almacenamiento y preparación de los factores de reemplazo, venipunción, manejo de la transfusión, posibles reacciones y cómo llevar un registro. Se analizan los indicios de complicaciones y se proporcionan los números telefónicos de urgencia y otros protocolos. Se instruye a los pacientes o a sus padres sobre cómo administrar el concentrado prescrito. Una de las ventajas del tratamiento en casa es la disponibilidad inmediata, pues mientras más pronto se trate la hemartrosis, menos graves serán las consecuencias. El objetivo es que el enfermo sea independiente y que el centro de atención de la salud esté disponible para apoyarlo cuando sea necesario.

Una parte importante del cuidado integral es prevenir los episodios hemorrágicos. En el caso del lactante hemofílico, es necesario recubrir los costados de la cuna y revisar que los juguetes no tengan bordes afilados. Los niños en edad de caminar y los preescolares activos requieren de un ambiente seguro y de supervisión estrecha para que puedan practicar las habilidades motoras gruesas recién adquiridas. El uso de equipo de protección, como casco, coderas y rodilleras, es esencial para los niños activos, en tanto que los de mayor edad deben evitar los deportes de contacto y otras actividades que impliquen riesgos de lesiones. La natación es un deporte de competencia excelente que también fortalece los músculos y favorece la movilidad de las articulaciones.

La enfermera enseña a los padres a observar con atención la piel a la hora del baño para detectar contusiones o hematomas. Las uñas del paciente deben ser cortas; además, es esencial una higiene bucal adecuada con un cepillo de cerdas suaves. Es necesario consultar al dentista en los años preescolares para establecer un programa de prevención.

El paciente necesita alimentos bien balanceados. Se debe evitar el peso excesivo porque ejerce demasiada presión en las articulaciones. Un programa periódico de ejercicios fortalece los músculos que rodean a las articulaciones y de esta forma se reduce el potencial de lesiones en los tejidos. Si se administran inyecciones o si se ordenan análisis de sangre, se aplica presión en el sitio inmediatamente después del procedimiento, mientras los padres o la enfermera lo observa con atención para asegurarse de que no hay problema. También se observan la orina y las heces del niño para detectar sangre y se valoran periódicamente los signos vitales para detectar hemorragias ocultas. Se indica a los pacientes que porten un brazalete Médico-Alerta. Todos los niños deben recibir las inmunizaciones de rutina, incluida la de hepatitis B.

Las heridas abiertas se tratan de inmediato mediante compresas frías y presión. De ser posible, se eleva la zona de hemorragia por arriba del nivel del corazón para reducir el flujo de sangre. En ocasiones, el niño o sus padres perciben cuando está ocurriendo una hemorragia, de manera que siempre deben tener bolsas de hielo a la mano. Las hemorragias nasales se controlan inclinando la cabeza hacia adelante y aplicando presión firme en la nariz durante 15 a 30 min. Las hemorragias bucales suelen ser menos frecuentes, pero si no pueden controlarse, se aplica Amicar, agente antifibrinolítico que favorece la formación de coágulos.

En caso de hemartrosis, que es muy común en rodillas, codos y tobillos, debe administrarse el factor deficiente e inmovilizar la articulación. Para reducir el dolor se aplica hielo y se administran analgésicos según prescripción, como acetaminofén. Debe evitarse el uso de aspirina porque produce un efecto depresivo en la función plaquetaria. La articulación suele inmovilizarse mediante una férula. Cuando cesa la hemorragia, el niño inicia ejercicios activos supervisado por el terapista físico.

Información de enfermería

La enfermera indicará a los padres del niño hemofílico que deben evitar medicamentos que inhiban la función plaquetaria, como la aspirina. También explicará la importancia de consultar al médico o al farmacéutico antes de administrar medicamentos que se expenden sin receta.

El niño hemofílico es un reto para la familia, la cual debe crear un ambiente positivo que permita a su hijo ser independiente. Es natural que los padres lo sobreprotejan, pero deben comprender que crear un ambiente seguro no es impedirle que desarrolle su potencial al máximo. En Estados Unidos se puede recurrir a la National Hemophilia Foundation para recibir apoyo económico, psicológico y médico.

Sistema genitourinario

GLOMERULONEFRITIS POSESTREPTOCOCICA AGUDA

Descripción

La glomerulonefritis posestreptocócica aguda es al parecer una reacción inmunológica (antígeno-anticuerpo) a una infección del organismo que suele ser provocada por una cepa nefritogénica de estreptococos hemolíticos beta del grupo A que infectan las anginas o la piel. En general aparece después de que el enfermo ha padecido fiebre escarlatina o infecciones cutáneas (impétigo). Se cree que los mecanismos inmunológicos del cuerpo son importantes para su desarrollo. Los anticuerpos que se producen para combatir los microorganismos invasores también reaccionan contra el tejido glomerular. La glomerulonefritis es la forma más común de nefritis en los niños y se presenta sobre todo en varones de tres a siete años, con incidencia según las estaciones, siendo más frecuente en invierno y primavera; ambos riñones se ven afectados.

Los nefrones constituyen la unidad activa del riñón y se cuentan por millones. En el bulbo se encuentra un racimo de capilares que recibe el nombre de glomérulos, que son las estructuras afectadas, como indica el nombre del padecimiento. Los glomérulos se inflaman y en ocasiones se bloquean, lo cual permite que los eritrocitos y las proteínas, que normalmente se retienen, pasen a la orina. Los riñones palidecen y aumentan ligeramente de tamaño.

El pronóstico es excelente, ya que los pacientes con afección moderada suelen recuperarse en un plazo de 10 a 14 días. Los casos que se prolongan pueden mostrar cambios urinarios hasta durante un año, pero la recuperación es total. La nefritis crónica se observa en un reducido número de niños, cuya muerte por lo general se debe a insuficiencia renal o cardiaca. Estas complicaciones graves, aunadas a los cambios hipertensivos del suministro de sangre al cerebro, exigen vigilancia estrecha y atención escrupulosa.

Signos y síntomas

Los síntomas varían de ligeros a graves. La madre suele notar una a dos semanas después de una infección estreptocócica que la orina del niño es de color café ahumado o sanguinolenta, lo cual alarma tanto a ella como a su hijo, de manera que la mayoría de los padres recurre al médico. También suele observarse **edema periorbitario** (inflamación ligera en torno a los ojos) por las mañanas que se extiende al abdomen y las extremidades conforme transcurre el día. No es raro que el niño se sienta cansado y tenga cefalea, malestar abdominal y vómito. Después de la fase inicial aguda, el niño orina espontáneamente en abundancia y los síntomas empiezan a ceder. Es posible encontrar sangre y proteínas en la orina durante varias semanas.

El gasto de orina se reduce. La gravedad específica de ésta es alta, además de que al analizarla se encuentran proteínas, eritrocitos, leucocitos y cilindros. El nivel de BUN puede ser elevado, así como las cifras de creatinina en suero y de sedimentación eritrocitaria. El nivel de complemento del suero suele disminuir.

Para establecer el diagnóstico definitivo se requiere de la confirmación positiva de infección estreptocócica, ya sea por cultivo o por título de anticuerpos. Normalmente se observa hipertensión de ligera a moderada. Pueden surgir complicaciones como insuficiencia renal o cardiaca, así como encefalopatía.

Tratamiento y atención de enfermería

Pese a que el niño puede sentirse bien, se limitan sus actividades hasta que la hematuria intensa cede. La orina se analiza periódicamente y se hace todo lo posible por evitar que el niño se agote, enfríe o exponga a infecciones. Debido a que la función renal se encuentra alterada, existe el riesgo de acumulación de desechos nitrogenados y sodio en el cuerpo, el cual se restringe en los casos moderados o graves hasta que los síntomas desaparecen y el paciente pueda reiniciar su dieta normal. Por lo general no es necesario restringir las proteínas, pero sí los líquidos, en ciertos casos. Si la infección estreptocócica persiste, se administra penicilina, aunque no suele alterar el curso de la enfermedad. Es raro que se suscite un segundo ataque de glomerulonefritis.

La enfermera debe intentar que el periodo de reposo en cama sea lo más placentero posible mediante distracciones tranquilas. Para evitar enfriamientos se proporcionan suficientes frazadas. Cuando se permite al niño levantarse, la enfermera lo observa para detectar indicios de fatiga. Debe evitarse el contacto con personas que tengan infecciones.

Los signos vitales del paciente se valoran de manera sistemática, de preferencia con el mismo aparato. El aumento de la presión arterial debe informarse de inmediato. Entre lecturas, la enfermera debe estar alerta en cuanto a la presencia de cefalea, somnolencia, vómito y visión borrosa. Si advierte alguno de estos signos, el niño debe volver a la cama y se elevarán los barandales. En virtud de que pueden ocurrir convulsiones, el paciente no debe permanecer solo sino hasta recibir los medicamentos indicados. El médico quizá prescriba hipotensivos que reducen la presión arterial rápidamente para que los síntomas cerebrales cedan. Si el electrocardiograma o la radiografía de tórax muestran insuficiencia cardiaca, se recurre a sedación, oxígeno y digitalis.

La enfermera registra diariamente con exactitud peso, ingesta de líquido y gasto de orina del paciente. Los líquidos suelen restringirse, sobre todo si la producción es escasa, en cuyo caso el médico indicará la cantidad permitida, por ejemplo, 650 ml diarios, que deben distribuirse en 24 h. Cada turno debe conocer la cantidad específica de líquidos que recibirá el paciente, para evitar que se administren en exceso. La mayor cantidad se asigna al turno de día y al de la tarde, que es cuando el niño se encuentra en vigilia y la sed es más pronunciada.

Deben observarse las necesidades individuales e incorporarse a la rutina diaria. La anuria persistente por lo general precisa diálisis.

No obstante que la glomerulonefritis suele ser benigna, produce angustia en los padres y el niño. Si el paciente recibe tratamiento en casa, los padres deben planear sus actividades para mantenerlo ocupado mientras permanece en cama. Por otra parte, deben estar conscientes de la importancia de la supervisión médica continua, pues se necesitan análisis de seguimiento de orina y sangre para asegurarse de que la enfermedad ha sido erradicada.

INFECCION DE LAS VIAS URINARIAS

Descripción

Las infecciones de las vías urinarias (*urinary tract infections,* UTI) son producidas por invasión bacteriana de la parte superior de las mismas (riñón y uréteres), de la parte inferior (vejiga y uretra), o ambas, y son la segunda infección más común en la infancia (Montgomery, 1998). Se encuentran sobre todo en niñas, porque la distancia que tienen que recorrer los microorganismos infecciosos para llegar a la vejiga es considerablemente más corta que en los varones, cuya uretra es mucho más larga.

Son varios los factores que contribuyen a la frecuencia de las UTI en los niños, como malformaciones congénitas de las vías urinarias y trastornos que provocan estasis urinaria (ignorar la necesidad de orinar, vejiga neurogénica). En los lactantes varones afectados, la frecuencia es mayor entre los no circuncidados. Los factores mecánicos que favorecen las UTI incluyen pañales o ropa interior estrecha, baños de burbujas y condiciones inflamatorias de la zona perineal externa. Aunque estas infecciones no son raras en las niñas pequeñas, los casos frecuentes sugieren posible abuso sexual.

Signos y síntomas

Es fácil pasar por alto los signos de las UTI en lactantes y niños pequeños. El niño no come bien y se muestra irritable, además de que se observa demora en su crecimiento, orina fétida e incontinencia (en niños con control de esfínteres). La fiebre inexplicable en lactantes suele ser resultado de una UTI, lo cual debe considerarse cuando no se encuentra alguna otra causa. Muchas adolescentes muestran los signos clásicos de dichas infecciones (frecuencia, urgencia, o dolor al orinar; sangre en la orina) después de su primera relación sexual. La fiebre alta, escalofríos, dolor en el costado y abdomen pueden indicar infección en las vías urinarias superiores (pielonefritis).

Estas infecciones se diagnostican mediante cultivo de orina, la cual se obtiene por recolección en chorro de orina limpia en niños entrenados o por cateterización o aspiración suprapúbica en lactantes y niños no entrenados. El cultivo que muestra microorganismos cuyo crecimiento es superior a 100 000 colonias de uno solo suele ser diagnóstico cuando proviene de una muestra de chorro de orina. La sensibilidad a los antibióticos determina el tratamiento. Es también posible encontrar sangre, proteínas y cilindros de leucocitos. El estudio renal completo para la detección de anormalidades de las vías urinarias incluye ultrasonografía, cistouretrografía de vaciamiento (*voiding cystourethrography,* VCUG) y pielografía intravenosa (*intravenous pyelography*, IVP). Después de su primera infección, los niños deben ser remitidos al especialista.

Tratamiento y atención de enfermería

El tratamiento de las infecciones de vías urinarias consiste en la administración del antibiótico adecuado durante siete a 10 días seguida de un cultivo de orina dos a tres días después de finalizado el régimen. El sulfametoxazol/trimetoprim (Bactrim, Septra) es el medicamento que con mayor frecuencia se utiliza. Las enfermeras deben enseñar la higiene adecuada (ningún baño de burbujas ni enjuagues irritantes para pañales, limpiar de adelante hacia atrás).

Es importante explicar los procedimientos con términos conocidos para el niño. Si se requiere de una muestra de orina cateterizada, la enfermera asegurará al niño que el catéter no le producirá daño alguno, sino que ayudará a encontrar lo que no está bien. Es necesario practicar con el paciente ejercicios respiratorios de relajación antes de insertar el catéter y animarlo a cantar o respirar lentamente durante la inserción. La relajación del esfínter reduce el malestar que quizá experimente el menor.

Entre otras medidas preventivas se encuentran el uso de ropa interior de algodón, la ingesta adecuada de líquidos e insistir en que el niño no se demore en ir al baño cuando lo requiera (Montgomery, 1998). Si las muestras de orina se obtienen en casa, debe indicarse a los padres que las lleven de inmediato al laboratorio, pero si no pueden hacerlo al cabo de 30 min, deberán refrigerarlas.

Piel

QUEMADURAS

Descripción

Las quemaduras son la principal causa de muerte accidental en niños. Si bien la mayor parte de los casos son poco importantes y pueden tratarse en consulta externa, algunas son muy graves y requieren hospitalización, ya sea en la localidad o en un centro especializado. Los niños en edad de caminar pueden derramarse encima líquidos calientes, en tanto que los mayores hacen mal uso de fósforos y materiales inflamables. La quemadura por tenazas para rizar el cabello es una de las más comunes y fácil de prevenir. Las quemaduras se clasifican como térmicas, por radiación, eléctricas o químicas. Las más graves provocan desequilibrio hidroelectrolítico y afectan todos los sistemas del organismo; entre las principales complicaciones se encuentran infecciones, cicatrices y discapacidad funcional.

Signos y síntomas

Las lesiones por quemadura suelen clasificarse con base en profundidad, porcentaje de superficie corporal afectada, ubicación y relación con otras lesiones. Por otra parte, la edad del niño y la presencia de afecciones respiratorias son factores importantes.

Las quemaduras menores de **espesor parcial** afectan menos de 10% de la superficie del cuerpo del niño, en tanto

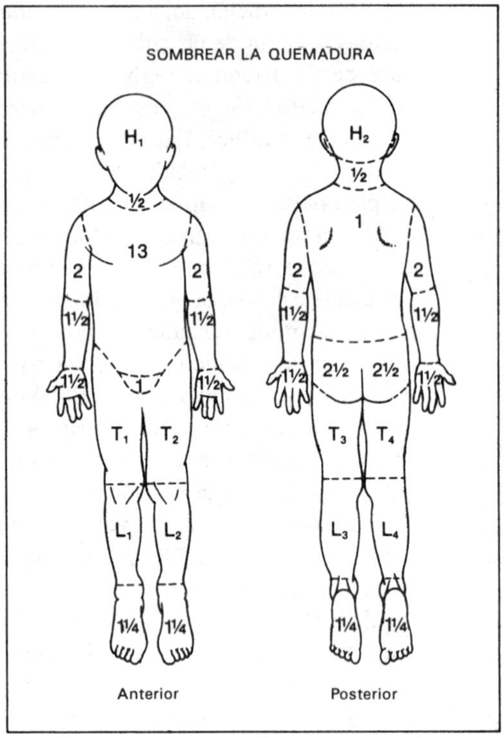

CALCULAR LA EXTENSION DE LA QUEMADURA

	Anterior	Posterior
Cabeza	H_1	H_1
Cuello		
Brazo der.		
Antebrazo der.		
Mano derecha		
Brazo izq.		
Antebrazo izq.		
Mano izq.		
Tronco		
Glúteos	(R)	(L)
Perineo		
Muslo der.	T_1	T_4
Pierna der.	L_1	L_4
Pie der.		
Muslo izq.	T_2	T_3
Pierna izq.	L_2	L_3
Pie izq.		
Subtotal		
% total de área quemada		%

ENCERRAR EN UN CIRCULO DEL FACTOR DE EDAD

Porcentaje de áreas afectadas por crecimiento

	Edad					
	0	1	5	10	15	Adulto
H (1 o 2) = ½ de la cabeza	9½	8½	6½	5½	4½	3½
T (1, 2, 3 o 4) = ½ del muslo	2¾	3¼	4	4¼	4½	4¾
L (1, 2, 3 o 4) = ½ de la pierna	2½	2½	2¾	3	3¼	3½

Fig. 12-6. Estimación en porcentaje de las dimensiones de una quemadura. 1. Sombrear el diagrama para representar la extensión de la quemadura, vista posterior y anterior. 2. Encerrar en un círculo la edad más cercana a la del paciente y utilizar los porcentajes correspondientes a cabeza, muslo y pierna para calcular la extensión de la quemadura. 3. El porcentaje de superficie corporal total de las áreas que no varían con la edad está impreso en el diagrama. Las áreas que varían con la edad se encuentran marcadas con H (*head*, cabeza), T (*thigh*, muslo) y L (*leg*, pierna). La extensión de la quemadura se calcula sumando los porcentajes de cada área afectada. Si una porción de alguna parte del cuerpo se ha quemado, debe utilizarse una fracción aproximada del porcentaje. (Tomado con autorización de Feller I, Jones C: *Emergency care of the burn victim*, Ann Arbor, 1977, National Institute for Burn Medicine.)

que las quemaduras profundas del mismo tipo afectan la epidermis y la porción más externa de la dermis y forman ampollas rojas y dolorosas; cuando cubren de 10 a 20% de la superficie corporal se consideran moderadas y por lo general se tratan en hospitales locales con experiencia en quemaduras, salvo en el caso del niño de menos de cuatro años, o cuando afectan el rostro, las manos, los pies o el área genital. Las **quemaduras de espesor total** destruyen por completo la epidermis y dermis y, en ocasiones, los tejidos subyacentes. La lesión es correosa, tostada y de color rojo oscuro o pardo, pero no duele tanto como la de espesor parcial. Aunque el paciente no experimenta dolor en el sitio mismo de la quemadura, duelen los bordes, donde las terminaciones nerviosas están intactas. Las quemaduras de espesor total requieren injertos y deben tratarse en una institución especializada. Las que cubren más de 20% de la superficie corporal (quemadura mayor), la parte superior de las vías respiratorias o son producto de descarga eléctrica también deben tratarse en centros especializados en quemaduras.

En la figura 12-6 se presenta un método para determinar el porcentaje del área superficial de la piel en niños de diferentes edades. La "regla de los nueves", que se utiliza en adolescentes mayores y adultos, no es adecuada para los lactantes ni niños pequeños porque las proporciones corporales son diferentes.

Tratamiento y atención de enfermería

Las quemaduras menores por lo general no implican hospitalización. La lesión se lava con jabón suave y agua tibia y se enjuaga con solución salina normal estéril. Sobre el área se coloca un apósito seco o una gasa de malla abierta ligeramente lubricada con un ungüento del tipo del Silvadene que se cubre con un apósito de gasa voluminoso. Se instruye a los padres para que lo cambien dos veces al día y administren líquidos al afectado. Las ampollas no se tocan y se permite que revienten bajo el apósito. El objetivo del tratamiento es evitar que se infecte la lesión. En caso de que el niño no esté al corriente en las inmunizaciones de tétanos, se administrará profilaxis antitetánica. El acetaminofén (Tylenol) debe ser suficiente para aliviar el dolor.

El objetivo más importante del tratamiento inicial de las quemaduras graves es el mantenimiento de una vía respiratoria y la prevención de choque. Se sospecha obstrucción de las vías respiratorias si el paciente inhaló humo o tiene quemado el rostro. Se administra oxígeno y se vigila muy de cerca la oxigenación. En caso de sufrimiento respiratorio, se instala una sonda endotraqueal y un catéter de Foley y se inicia la infusión intravenosa.

Para evitar el choque es importante reemplazar las pérdidas masivas de líquido derivadas de quemaduras mayores. El tipo de líquidos utilizados es aún objeto de controversia y depende de la filosofía de la institución en que se encuentre el niño. Después de la estabilización inicial, debe transferirse al paciente a una institución especializada.

Control del dolor. El sulfato de morfina es el fármaco de elección para los pacientes con quemaduras graves, el cual se administra por vía intravenosa. Cuando se utiliza morfina es importante prestar atención especial a la frecuencia respiratoria. Si el dolor no es tan intenso suele administrarse acetaminofén con codeína.

Tratamiento nutricional. Si la quemadura es grave y los ruidos intestinales no son audibles, el niño no debe recibir nada por vía oral durante las primeras 24 a 48 h y se le colocará una sonda nasogástrica.

Debido a que el metabolismo se incrementa, el consumo de proteínas y grasa es mayor en respuesta a la gravedad de las quemaduras, por consiguiente, se requiere de un dieta rica en proteínas y calorías. Se prefiere la alimentación por vía oral, si bien suele ser necesario complementarla con alimentación nasogástrica. En muchos casos, el niño no tiene apetito y es difícil lograr la ingesta adecuada. Se deben proporcionar raciones pequeñas y frecuentes de sus alimentos preferidos, a los cuales suelen agregarse complementos alimenticios para satisfacer las necesidades de proteínas y calorías. Los padres pueden llevar de casa los platillos predilectos de su hijo. Se registra diariamente el peso, así como la ingesta y el gasto.

Tratamiento de las lesiones. El tratamiento de las lesiones del niño con quemaduras graves es complicado y requiere enfermería especializada. Entre sus objetivos se cuentan prevención de infecciones, curación óptima, preparación para injertos y minimización de cicatrices. Los tratamientos incluyen excisión, hidroterapia, desbridamiento y aplicación de agentes antimicrobianos locales. En las quemaduras de espesor total en que no hay reepitelialización se necesitan injertos (trasplante de piel), los cuales pueden ser temporales, de recubrimientos de piel sintética o biológica, hasta que sea posible el injerto permanente, que se obtiene de zonas no dañadas del cuerpo del paciente (autoinjertos). La curación de las lesiones es muy dolorosa y provoca consecuencias emocionales en el niño si no se trata el dolor, para lo cual es esencial el uso adecuado de métodos farmacológicos y no farmacológicos. El acatamiento de técnicas estrictamente estériles reduce las probabilidades de infección.

Las cicatrices se minimizan mediante la aplicación de presión continua en ellas durante la fase de rehabilitación. Si son muchas, sobre todo en torno a las articulaciones, pueden ocasionar limitaciones y contracturas articulares, de modo que se requerirá terapia física y cirugía para liberar estas últimas.

Aspectos sociales y emocionales. La enfermera debe estar siempre atenta a las necesidades psicológicas de la familia y el niño en estos momentos, ya que los familiares enfrentan culpa, ira, dolor, negación y temor. Conforme avanza la recuperación, la imagen corporal adquiere gran importancia para los niños de mayor edad. Se instará a los padres a pasar el mayor tiempo posible con su hijo, pues como la hospitalización suele ser de larga duración, no siempre pueden acompañarlo. El niño debe contar con actividades apropiadas para su edad y estado, y si ya asiste a la escuela, deberán tomarse medidas al respecto. Se le anima a ayudar en su baño, a cambiar los apósitos, a comer y a realizar otras actividades de cuidado personal. Es necesario brindarle la oportunidad de hablar con sus familiares sobre lo que siente y de los cambios en la apariencia de su cuerpo, así como de que sus hermanos y amigos le visiten. Se aceptan sus comportamientos negativos y se le ayuda a desahogar sus sentimientos a través del juego terapéutico, con la participación del terapista de juegos, la trabajadora social o el psicólogo.

Temas especiales

ENFERMEDADES TRANSMISIBLES

Los factores esenciales para evitar la propagación de las enfermedades transmisibles son prevención y control. La prevención se logra sobre todo mediante la inmunización, en tanto que el control depende de la identificación oportuna y el aislamiento de los casos.

Cuando se sospecha una enfermedad transmisible, debe obtenerse la anamnesis completa. La enfermera pregunta si el niño ha estado expuesto en fecha reciente a alguna infección, si ha sido vacunado o si ya padeció dicha enfermedad. También investiga si el paciente ha experimentado alguno de los **síntomas prodrómicos** (que indican el inicio del padecimiento).

La mayor parte de estas enfermedades se trata en casa, a menos que el niño tenga problemas de inmunidad o surjan complicaciones. Para aliviar el prurito se proporcionan baños tibios o se aplican lociones (calamina). Las uñas deben estar cortas, pero si los niños más pequeños no dejan de rascarse, se les ponen guantes. Si el prurito persiste, puede administrarse Benadryl. La temperatura alta se trata con acetaminofén; debe evitarse el uso de la aspirina por su relación con el síndrome de Reye. Para aliviar la irritación de garganta, los niños mayores pueden hacer gárgaras de solución salina o usar pastillas para la tos. Si bien la anorexia es común, los niños tienden a incrementar su ingesta si sólo se les ofrecen líquidos y alimentos blandos, se sugieren actividades tranquilas para que reposen y se distraigan.

En el cuadro 12-5 se resume la atención de enfermería requerida para algunas de las enfermedades transmisibles más comunes.

DISCAPACIDADES DEL DESARROLLO

Descripción

La discapacidad del desarrollo es un trastorno mental o físico inhabilitante que se inicia en la infancia y probablemente se prolongue durante toda la vida. El retraso mental es una discapacidad cognoscitiva del desarrollo que aparece en la infancia (antes de los 18 años) y se caracteriza por inteligencia muy por debajo del promedio (coeficiente intelectual menor de 70 en pruebas estandarizadas individuales) y dos o más habilidades funcionales limitadas en las actividades cotidianas normales (p. ej., comunicación, cuidados personales, habilidades sociales, diversiones, planeación y autodirección, trabajo, aprendizaje escolar) (American Association on Mental Retardation, 1992).

La American Association on Mental Retardation (AAMR) hace hincapié en dos criterios: inteligencia y comportamiento. Hay numerosas pruebas para medir la inteligencia; una de las que con mayor frecuencia se aplica a niños y adolescentes es la Escala de Inteligencia de Stanford-Binet. Dichas pruebas difieren un poco en función de la edad del sujeto; por ejemplo, la inteligencia de los niños es difícil de evaluar y es preferible hacerlo de manera individual. También pueden aplicarse pruebas de personalidad como relatos a través de imágenes, manchas de tinta, dibujo y terminación de oraciones, si bien todas tienen alguna limitación y están sujetas a la habilidad de la persona que las interpreta. No obstante, tienen valor cuando se aplican en estudios completos del desarrollo físico, mental, emocional y social del niño.

Las causas del retraso mental son muy variadas. Algunas de las alteraciones que pueden desarrollarse durante el periodo prenatal son fenilcetonuria, síndrome de Down, síndrome de alcoholismo fetal, malformaciones del cerebro (como microcefalia, hidrocefalia, craniosinostosis), infecciones de la madre y anoxia. Las lesiones congénitas o la anoxia durante el parto o poco después de éste también pueden ocasionar retraso mental, en tanto que enfermedades como meningitis, intoxicación por plomo, neoplasmas y encefalitis lo producen en niños o adultos de cualquier edad. La herencia es, asimismo, un factor para el retraso mental. Por otra parte, es posible que los niños que viven en un ambiente de carencias físicas y emocionales se vuelvan retrasados mentales.

Signos y síntomas

El diagnóstico depende de estudios exhaustivos realizados por un equipo de expertos que incluye pediatra, psicólogo, psiquiatra, enfermera y trabajadora social. Es necesario descartar factores como epilepsia, parálisis cerebral, desnutrición grave, trastornos emocionales, ceguera, sordera y trastornos del lenguaje.

El retraso mental profundo suele ser evidente desde el nacimiento (véase la Guía informativa) y la enfermera encargada de la sala de cunas debe estar atenta a dichas señales. En ciertos casos es posible reducir la discapacidad cuando se detecta con oportunidad. Por ejemplo, la valoración sistemática de los recién nacidos para la detección de padecimientos como la fenilcetonuria e hipotiroidismo congénito permite emprender oportunamente el tratamiento y favorecer la inteligencia normal.

Por otra parte, algunos síntomas se relacionan con hitos del proceso de crecimiento. El niño que no sonríe, no se sien-

Guía informativa

Signos que sugieren discapacidad cognoscitiva en recién nacidos y lactantes

- Incapacidad para succionar
- Problemas de alimentación
- Espasticidad
- Convulsiones
- Inquietud, irritabilidad
- Músculos flojos, hipotónicos
- Disminución del estado de alerta
- Ausencia de respuesta al contacto visual
- Torpeza poco usual
- Ictericia
- Heces de aspecto raro
- Orina de olor raro
- Lengua agrandada
- Aspecto oriental en caucásicos
- Dedos regordetes de manos o pies
- Incapacidad de lograr los hitos del desarrollo (sonreír, rodar, sentarse, etc.)

Cuadro 12-5. Enfermedades transmisibles

Enfermedad	*Periodo de contagio y vía*	*Manifestaciones clínicas*	*Tratamiento y atención de enfermería*	*Complicaciones*
Varicela *Periodo de incubación*: 10-21 días *Agente:* Virus de la varicela-zoster	Desde un día antes del inicio a seis días después de la aparición de las primeras vesículas *Vía:* 1. Aire: infección por gotitas 2. Contacto directo o indirecto 3. Las costras secas no son infecciosas	Malestar general, fiebre ligera, anorexia, cefalea. Sucesión de máculas, pápulas, vesículas, costras que suelen estar presentes al mismo tiempo. Ardor en la piel. Linfadenopatía generalizada	Depende de los síntomas. Evitar que el niño se rasque. Mantener las uñas cortas y limpias. Suele necesitarse sedación. Usar lociones calmantes para aliviar el prurito. Si se presentan infecciones secundarias, se administran antibióticos. *No administrar aspirina* por el alto riesgo de síndrome de Reye	Superinfección bacteriana; trombocitopenia, artritis, encefalitis, nefritis, síndrome de Reye (con uso de aspirina)
Difteria *Periodo de incubación*: dos a seis días o más *Agente: Corynebacterium diphtheriae*	Varias horas antes del inicio de la enfermedad, hasta que los microorganismos desaparecen de las vías respiratorias *Vía:* Gotitas de las vías respiratorias de la persona infectada o portadora	Manifestaciones locales y generalizadas. Membrana sobre los tejidos de la nariz o la garganta en el sitio de la invasión bacteriana. Tos áspera, seca, con estridor. La toxina de los microorganismos produce malestar y fiebre. Toxina con afinidad de tejido renal, nervioso y cardiaco	Los objetivos del tratamiento consisten en inactivar las toxinas, eliminar al microorganismo y prevenir la obstrucción respiratoria. Se administran antitoxinas, de preferencia por vía IV. Además de la antitoxina, durante 14 días se administra tratamiento antimicrobiano con eritromicina o penicilina procaínica. A las personas asintomáticas inmunizadas cercanas al paciente, que no han recibido refuerzo en los últimos cinco años, se les administra toxoide. Se obtienen muestras de todos estos individuos. Riguroso reposo en cama. Evitar el agotamiento. Suelen prescribirse gárgaras para despejar la garganta. Dieta líquida o blanda. Podría ser necesaria la administración parenteral de líquidos o mediante sonda en lactantes Observar para detección de obstrucción respiratoria. Tener a la mano equipo para succión. Suele requerirse de oxígeno y traqueostomía de urgencia. Aislar	Dependen de la gravedad del padecimiento: bronconeumonía, insuficiencia circulatoria o cardiaca. Pueden presentarse cambios degenerativos en los riñones
Influenza epidémica *Periodo de incubación*: uno a tres días *Agente:* Virus	Se desconoce, posiblemente durante las etapas febriles *Vía:* Gotitas infecciosas en el aire, contacto directo	Manifestaciones en vías respiratorias. Inicio repentino con escalofríos, fiebre, dolor muscular, tos. Si la infección es grave y se difunde hacia la parte inferior de las vías respiratorias, suele desarrollarse avidez de aire	Depende de los síntomas. Reposo en cama e incrementar ingesta de líquidos. Los antibióticos y sulfonamidas pueden prevenir infección secundaria. En ocasiones se administra acetaminofén (antipirético) y fármacos para controlar la tos y analgésicos para el dolor. *No administrar aspirina* por el alto riesgo de síndrome de Reye	En casos graves, edema pulmonar e insuficiencia cardiaca. Los patógenos invasores secundarios pueden producir infecciones bacterianas en vías respiratorias

Modificado con autorización de Marlow D, Redding B: *Textbook of pediatric nursing*, Philadelphia 1988, WB Saunders.
Datos de la American Academy of Pediatrics; *Red Book 2000*, ed 25, Elk Grove Village, IL, 2000, The Academy.

(continúa)

Cuadro 12-5. Enfermedades transmisibles *(Continuación)*

Enfermedad	*Periodo de contagio y vía*	*Manifestaciones clínicas*	*Tratamiento y atención de enfermería*	*Complicaciones*
Eritema infeccioso (quinta enfermedad) *Periodo de incubación*: cuatro a 14 días o más *Agente*: Parvovirus B19	Incierto *Vía*: Personas infectadas	Erupción en tres etapas: 1. Eritema en rostro, sobre todo en las mejillas (desaparece en uno a cuatro días) 2. Un día después de la erupción en el rostro, aparecen manchas maculopapulares rojas en las extremidades superiores e inferiores, avance proximal a distal (aspecto de retícula) 3. La erupción cede pero reaparece si la piel se irrita (sol, calor, frío); puede durar una a tres semanas 4. Una vez que aparece la erupción, no es contagioso	Insistir con los padres en que el padecimiento es benigno. No requiere de tratamiento Las embarazadas expuestas deben comunicarlo al ginecólogo Evitar la exposición de niños con enfermedad de células falciformes o inmunosuprimidos	Crisis aplásticas en niños con anemia de células falciformes
Exantema súbito (roséola) *Periodo de incubación*: cinco a 15 días *Agente*: Virus de herpes humano tipo 6	Se desconoce *Vía*: Se desconoce; afecta sobre todo a niños menores de dos años	Fiebre alta persistente durante tres a cuatro días en niños que parecen estar bien. Descenso precipitado de fiebre a grado normal con aparición de erupción. Erupción: máculas rosadas discretas que aparecen primero en el tronco y se extienden a cuello, rostro y extremidades. No producen prurito, se desvanecen con la presión, duran uno a dos días	Antipiréticos para controlar la fiebre. Anticonvulsivos para el niño con antecedentes de convulsiones febriles Instruir a los padres sobre las medidas para combatir las altas temperaturas. Insistir en que el padecimiento es benigno	Convulsiones febriles

Modificado con autorización de Marlow D, Redding B: *Textbook of pediatric nursing*, Philadelphia 1988, WB Saunders.
Datos de la American Academy of Pediatrics; *Red Book 2000*, ed 25, Elk Grove Village, IL, 2000, The Academy.

Cuadro 12-5. Enfermedades transmisibles *(Continuación)*

Enfermedad	*Periodo de contagio y vía*	*Manifestaciones clínicas*	*Tratamiento y atención de enfermería*	*Complicaciones*
Hepatitis tipo A *Periodo de incubación:* 15 a 50 días *Agente:* Virus de hepatitis A (HAV)	De pocos días antes a un mes o más después de su inicio *Vía:* 1. Contaminación oral por excreciones intestinales 2. Alimentos, leche o agua contaminados 3. La hepatitis A es uno de los principales problemas potenciales de la salud en las guarderías	Las manifestaciones son rápidas y varían de moderadas a graves, con fiebre leve, anorexia, malestar generalizado, náusea, vómito, sabor desagradable en la boca, malestar estomacal e ictericia inexistente o de ligera a grave, coma y muerte. Se observa leucopenia temprana. Puede detectarse bilis en la orina; las evacuaciones son de color arcilloso. Conviene hacer pruebas de funcionamiento hepático para diagnosticar	Depende de los síntomas. No hay tratamiento específico para infección HAV no complicada. Después del inicio de la ictericia, se requiere de precauciones entéricas durante una semana. Las personas que atienden a niños no entrenados para ir al baño, que tienen diarrea o que son incontinentes deben usar guantes desechables al transportar la materia fecal Prevención: en guarderías, lavarse las manos después de cambiar pañales y antes de preparar y servir alimentos. Debido a que el HAV puede sobrevivir durante semanas en objetos del entorno, como mesas para cambio de pañal, la higiene del entorno es esencial En guarderías, administrar inmunoglobulina a las personas que se encuentran en contacto con niños afectados	Por lo general, benigna en los niños Lesiones hepáticas, recurrencia de los síntomas Quizá se origine en lesiones cromosómicas
Hepatitis tipo B *Periodo de incubación:* 50 a 180 días *Agente:* Virus de hepatitis B (HBV)	De pocos días antes a un mes o más después de su inicio *Vía:* De una a otra persona por introducción percutánea de sangre, contacto directo con secreciones o sangre contaminada con HBV. Suele difundirse por productos sanguíneos contaminados. En la población pediátrica la transmisión más frecuente es de lactantes a través de la madre contaminada. Muy común en niños sometidos a hemodiálisis, que reciben sangre o productos sanguíneos (incluidos los hemofílicos) y consumidores de sustancias intravenosas	Las manifestaciones surgen lentamente; ver manifestaciones clínicas en hepatitis A	Depende de los síntomas. Se debe permitir al niño que regule sus actividades. La dieta debe ser rica en proteínas, calorías y carbohidratos y baja en grasas. Los alimentos deben servirse en porciones pequeñas, frecuentes y atractivas. La principal razón para hospitalizar es el vómito y la toxicidad persistentes. Se administran líquidos por vía parenteral Prevención: Inmunización universal para lactantes y preadolescentes no inmunizados durante la infancia. Manejo cuidadoso de la sangre y las secreciones; precauciones universales	La hepatitis aguda fulminante se caracteriza por aumento rápido de bilirrubina, encefalopatía, edema, ascitis y coma hepático Hepatitis activa crónica con disfunción hepática y cirrosis del hígado Cáncer hepático

(continúa)

Cuadro 12-5. Enfermedades transmisibles *(Continuación)*

Enfermedad	*Periodo de contagio y vía*	*Manifestaciones clínicas*	*Tratamiento y atención de enfermería*	*Complicaciones*
Sarampión (rubéola) *Periodo de incubación:* 10 a 14 días *Agente:* Virus	Desde cuatro días antes a cinco días después de que aparece la erupción *Vía:* 1. Contacto directo 2. Gotitas y polvo contaminado en el aire	Coriza, conjuntivitis y fotofobia antes de la erupción. Manchas de Koplik en la boca, tos áspera, fiebre alta, erupción y aumento de tamaño de los nódulos linfáticos. La erupción consiste en máculas pequeñas pardo rojizo o rosadas que se convierten en pápulas; se desvanecen con la presión. La erupción se inicia detrás de las orejas, en la frente o mejillas, avanza hacia las extremidades y dura unos cinco días	Depende de los síntomas. Mantener al niño en cama hasta que ceden la fiebre y la tos. La luz de la habitación debe ser tenue. Mantener las manos alejadas de los ojos. Para aliviar el ardor, enjuagarlos con solución fisiológica salina. El prurito de la piel se alivia con baños tibios y lociones calmantes. Cuando haya fiebre, fomentar la ingesta de líquidos Humidificar la habitación del niño Tratamiento antibacteriano para evitar complicaciones	Varían según la gravedad: otitis media, neumonía, traqueobronquitis, nefritis. Puede presentarse encefalitis Ocasionalmente, panencefalitis esclerosante subaguda (SSPE), rara enfermedad degenerativa del sistema nervioso central. El plazo promedio de incubación es de siete años después del sarampión
Rubéola (rubella) *Periodo de incubación:* 14 a 21 días *Agente:* Virus	Durante el periodo prodrómico y hasta cinco días después de surgir la erupción *Vía:* 1. Contacto directo con secreciones nasales o de la garganta de personas infectadas 2. Por partículas de polvo contaminado en el aire	Si la madre tiene la enfermedad, el feto la contrae en el útero. Fiebre y coriza ligeras. La erupción consiste en máculas pequeñas de color rosado o rojo pálido agrupadas, de manera que parecen un rubor escarlata que se desvanece con la presión; desaparece en tres días. Inflamación del nódulo linfático cervical posterior y del occipital. A diferencia del sarampión, no presenta manchas de Koplik ni fotofobia	Depende de los síntomas. Reposo en cama hasta que cede la fiebre. El niño no debe asistir a la escuela ni a la guardería durante siete días después de que brota la erupción Los lactantes con rubéola congénita se consideran contagiosos hasta el primer año de edad	El principal riesgo de enfermedad es el daño que sufre el feto si la madre contrae la infección durante el primer trimestre del embarazo. El recién nacido suele presentar *síndrome de rubéola congénita* con defectos permanentes (cataratas, anomalías cardiovasculares, sordera, microcefalia, retraso mental, etc.). El virus puede aislarse en sangre, orina, garganta, líquido cefalorraquídeo, cristalino y otros órganos afectados Los lactantes suelen alojar el virus durante 12 a 18 meses Las complicaciones graves son raras; suele presentarse encefalitis

Modificado con autorización de Marlow D, Redding B: *Textbook of pediatric nursing*, Philadelphia 1988, WB Saunders.
Datos de la American Academy of Pediatrics; *Red Book 2000*, ed 25, Elk Grove Village, IL, 2000, The Academy.

Cuadro 12-5. Enfermedades transmisibles *(Continuación)*

Enfermedad	*Periodo de contagio y vía*	*Manifestaciones clínicas*	*Tratamiento y atención de enfermería*	*Complicaciones*
Paperas (parotiditis infecciosa) *Periodo de incubación:* 16 a 18 días *Agente:* Virus	De uno a seis días antes de la aparición de los síntomas hasta que desaparece la inflamación *Vía:* Contacto directo o indirecto con secreciones salivales de personas infectadas	Afecta sobre todo a las glándulas salivales, por lo general parótida, sublingual y submaxilar. Dichas glándulas presentan inflamación y dolor unilateral o bilateral. Los niños suelen tener problemas para deglutir, cefalea, fiebre y malestar	Aplicación local de calor o frío en las glándulas salivales para reducir el malestar. Líquidos o alimentos blandos. Los alimentos que contienen ácidos suelen incrementar el dolor. Reposo en cama hasta que cede la inflamación	Las complicaciones son menos frecuentes en los niños que en los adultos En ocasiones hay meningoencefalitis, inflamación de los ovarios o testículos o sordera
Tos ferina *Periodo de incubación:* siete a 10 días *Agente: Bordetella pertussis*	Cuatro a seis semanas a partir del inicio *Vía:* 1. Contacto directo 2. Gotitas en el aire de personas infectadas	Se inicia con síntomas de URI. Coriza, tos seca que empeora por la noche. La tos se presenta en paroxismos de varios accesos agudos en una espiración seguidos de una inspiración profunda rápida y después de un silbido. Puede haber disnea y fiebre. Después de la tos tal vez ocurra vómito. Presencia de linfocitosis	Depende de los síntomas. La eritromicina suele limitar el contagio. Proteger al niño de infecciones secundarias. Eritromicina para familiares y contactos de la guardería. Inmunización primaria o refuerzo para niños menores de siete años expuestos. Reposo mental y físico para evitar accesos de tos. Aire cálido y húmedo. Puede necesitarse oxígeno. Evitar enfriamientos. Ofrecer raciones alimenticias pequeñas y frecuentes para conservar el estado nutricional. Alimentar al niño de nuevo si vomita. Para tranquilizar al menor se administran dosis pequeñas de sedantes. La mayoría de los lactantes menores de tres meses requieren hospitalización	Enfermedad muy grave en la primera infancia porque se complica con bronconeumonía Pueden desarrollarse otitis media, marasmo, bronquiestasia y atelectasia; hemorragia durante los accesos de tos. Ocasionalmente, encefalitis

(continúa)

ta, no sube escaleras, no se pone de pie ni camina dentro de los límites de edad usuales podría ser retrasado, si bien estos indicios pueden obedecer a otros problemas. El menor también puede demorarse para hablar, aprender a cuidar de sí mismo o ir al baño. Algunos de los primeros indicios son torpeza poco común e imposibilidad para responder a los estímulos, discapacidad que en ocasiones no se descubre sino hasta que el niño ingresa a la escuela.

Pese a que los niños retrasados mentales son clasificados en función del coeficiente intelectual (*intelligence quotient*, IQ), todos deben recibir valoraciones frecuentes con base en sus avances personales, y muchos de los que se someten a intervención temprana rebasan las expectativas. Para incrementar al máximo el potencial de cada uno es necesario establecer un plan personalizado.

Tratamiento y atención de enfermería

Los lactantes con discapacidad del desarrollo deben ingresar a programas de estimulación temprana cuanto antes. Las enfermeras deben percatarse de que el ritmo de desarrollo es

Cuadro 12-5. Enfermedades transmisibles *(Continuación)*

Enfermedad	*Periodo de contagio y vía*	*Manifestaciones clínicas*	*Tratamiento y atención de enfermería*	*Complicaciones*
Infección por poliovirus (poliomielitis) *Periodo de incubación:* tres a seis días *Agente:* Enterovirus	Durante el periodo de infección, última parte del periodo de incubación y primera semana de enfermedad aguda *Vía:* Contaminación oral por excreciones de la laringe e intestinos	Enfermedad aguda. Síntomas iniciales de infección en vías respiratorias superiores, cefalea, fiebre, vómito *No paralítica:* síntomas previos aunados a dolor o rigidez en músculos de cuello, tronco y extremidades. Rigidez de la nuca *Paralítica:* incluye parálisis muscular. Las manifestaciones clínicas pueden variar de ligeras a graves después del periodo asintomático, y de los síntomas iniciales	Tanto los padres como el niño deben recibir apoyo y confianza porque sienten temor ante la palabra *poliomielitis.* El tratamiento y la atención de enfermería dependen de los síntomas. Evitar la fatiga excesiva. Colocar al niño en un colchón firme con soportes para los pies. Evitar la presión en los dedos de los pies cuando el niño está sobre el abdomen y empujar el colchón hacia arriba para que los pies sobresalgan. Cuando el niño está sobre la espalda, utilizar una plataforma para que descansen los pies. Cambiar de posición al paciente con frecuencia. Mantener la alineación correcta del cuerpo. Fomentar la ingesta oral de alimentos y líquidos apropiada para el grado del padecimiento. Administrar sedantes ligeros para aliviar la angustia y facilitar el reposo. Aplicar fisioterapia (calor húmedo para aliviar el dolor muscular). Puede necesitarse cateterización por vejiga distendida. Como las heces contienen el virus, se consideran infecciosas. En la poliomielitis bulbar, el tratamiento implica succión de la faringe y drenaje postural para evitar aspiración de secreciones; alimentación por sonda, líquidos parenterales, traqueostomía, uso de respirador, oxígeno y prevención de infección interrecurrente. Puede necesitarse rehabilitación prolongada, que incluye órtesis, férulas o cirugía	Trastornos emocionales, dilatación gástrica, melena, hipertensión o parálisis transitoria de la vejiga Entre las complicaciones graves de la polio paralítica se incluyen insuficiencia respiratoria y deficiencias musculares permanentes

Modificado con autorización de Marlow D, Redding B: *Textbook of pediatric nursing*, Philadelphia 1988, WB Saunders.
Datos de la American Academy of Pediatrics; *Red Book 2000*, ed 25, Elk Grove Village, IL, 2000, The Academy.

más lento que en los niños sin discapacidad. Por otra parte, estos pequeños carecen de pensamiento abstracto, de modo que tienen problemas para transferir el aprendizaje de una situación a otra. Aprenden por formación de hábitos, lo cual implica rutina, repetición y relajación. Las enfermeras que trabajan con este tipo de pacientes deben conocer a fondo los procesos de desarrollo y crecimiento. Es importante que el niño demuestre que **está preparado** para una tarea, ya sea el control de esfínteres, comer solo o vestirse; además, el ambiente debe ser de camaradería y las instrucciones muy sencillas.

Al igual que los demás niños, los que presentan discapacidad del desarrollo necesitan límites para su comportamiento. El adulto debe ser firme y constante. La corrección debe hacerse inmediatamente después de cometida la falta. El amor, los elogios, el respeto y la paciencia infinita son esenciales para ayudar a que estos pequeños alcancen el máximo de su capacidad (fig. 12-7).

Los niños con discapacidad del desarrollo deben ser remitidos con el especialista lo más pronto posible después del diagnóstico. La estructura de los centros de intervención temprana difiere, pero la mayor parte ofrece atención cen-

Cuadro 12-5. Enfermedades transmisibles *(Continuación)*

Enfermedad	*Periodo de contagio y vía*	*Manifestaciones clínicas*	*Tratamiento y atención de enfermería*	*Complicaciones*
Fiebre manchada de las Montañas Rocosas *Periodo de incubación:* dos a 14 días *Agente: Rickettsia rickettsii*	No transmisible de una a otra persona *Vía:* Trasmitida por garrapata maderera o garrapatas de perro, de animales a humanos. (Si se encuentra la garrapata, debe quitarse sin aplastarla.)	Inicio repentino de síntomas no específicos: cefalea, fiebre, inquietud, anorexia. Uno a cinco días después del inicio aparecen máculas o maculopápulas pálidas, discretas, rosado rojizas, sobre todo en extremidades distales, incluidas palmas de las manos y plantas de los pies	Diagnóstico oportuno y aplicación inmediata de cloranfenicol o tetraciclinas (no se administre tetraciclina a menores de nueve años). Puede prescribirse tratamiento con corticosteroides. Para niños muy enfermos, se necesitará terapia de apoyo, líquidos parenterales, oxígeno y sedantes	Pueden presentarse síntomas del sistema nervioso central, trastornos de electrólitos, colapso circulatorio periférico y neumonía
Enfermedad de Lyme *Periodo de incubación:* tres a 32 días *Agente: Borrelia burgdorferi*	No se transmite de una a otra persona; los pacientes con enfermedad activa no deben donar sangre *Vía:* La transmiten las garrapatas; los huéspedes más comunes son los ciervos de cola blanca y los ratones de patas blancas	Inicia con una lesión cutánea en el sitio de una picadura reciente de garrapata. La mácula roja se extiende hasta formar una pápula de gran tamaño con bordes levantados y centro claro. Entre las manifestaciones generalizadas se cuentan malestar, letargo, fiebre, cefalea, artralgias, rigidez cervical, mialgias y linfadenopatía. Las manifestaciones tardías afectan las articulaciones, así como el sistema cardiaco y el neurológico. Con frecuencia la primera característica es una articulación enrojecida, inflamada y limitada	Para niños de nueve años y mayores, el primer tratamiento es doxiciclina; para los menores, amoxicilina. Las etapas tardías de la enfermedad se tratan con dosis intravenosas altas de ceftriaxona intravenosa. La prevención se basa en enseñar a los padres a detectar los signos de la enfermedad durante la estación de garrapatas. Se recomienda usar ropa protectora cuando exista el riesgo de exposición a éstas. Las garrapatas deben extraerse	Pueden presentarse complicaciones neurológicas y artritis crónica. La infección a través de la placenta ha ocasionado muerte fetal, premadurez y anomalías congénitas

(continúa)

trada en la familia y la comunidad y de carácter multidisciplinario e integral (Collin, 1995).

El plan individualizado para el niño y la familia implica definición del nivel de desarrollo, valoración de las fortalezas y debilidades de la familia, identificación de resultados realistas y proporcionar o dirigir a los servicios adecuados (Collin, 1995).

En Estados Unidos, la tendencia actual del tratamiento de estos niños consiste en "integrarlos" a escuelas públicas y a la sociedad. En 1975, el Congreso de dicho país promulgó la Education for All Handicapped Children Act (Ley de Educación para Todos los Niños Discapacitados) (PL 94-142) que garantiza el derecho de las personas con retraso mental, así como de otros discapacitados, a recibir educación pública. Los que asisten a escuelas públicas cuentan con planes educativos individualizados que comprenden servicios y adaptaciones específicas para satisfacer sus necesidades.

Muchas comunidades también cuentan con talleres protegidos en que trabajan adultos retrasados. Estos centros les proporcionan la oportunidad de ser más independientes y de incrementar su autoestima. Es beneficioso para cualquier niño interactuar diariamente con aquellos que tienen alguna discapacidad del desarrollo.

Cuadro 12-5. Enfermedades transmisibles *(Continuación)*

Enfermedad	*Periodo de contagio y vía*	*Manifestaciones clínicas*	*Tratamiento y atención de enfermería*	*Complicaciones*
Infección estreptocócica, grupo A hemolítico beta (garganta irritada por estreptococos, fiebre escarlatina, escarlatina) *Periodo de incubación:* dos a cinco días *Agente:* estreptococos hemolíticos beta, cepas de grupo A	Del inicio a la recuperación *Vía:* 1. Infección en gotitas 2. La transmisión puede ser directa o indirecta	Los síntomas iniciales de la garganta irritada por estreptococos se observan en la faringe. Este microorganismo puede originarse en una quemadura o lesión. La toxina del sitio de infección pasa al torrente sanguíneo. Los síntomas característicos de la fiebre escarlatina son cefalea, fiebre, pulso rápido, irritación, sed, vómito, linfadenitis y delirio. La garganta se inyecta y ocurre celulitis faríngea. La cubierta blanca de la lengua se descama y adquiere una tonalidad rojo fresa. Otras manifestaciones son otitis media, mastoiditis y meningitis	La penicilina G es el fármaco de elección. Para individuos sensibles a la penicilina se usa eritromicina. Es importante mantener ingesta adecuada de líquidos, reposo en cama, fármacos para aliviar el dolor e higiene bucal. La dieta debe administrarse de acuerdo con las preferencias del niño: líquida, blanda o normal. Los niños mayores deben hacer gárgaras con solución salina tibia. Humidificación para infecciones graves de vías respiratorias superiores. Aplicación de frío o calor en nódulos linfáticos cervicales hipersensibles	Las complicaciones se deben a toxinas, estreptococos o infecciones secundarias. Puede complicarse con neumonía, glomerulonefritis o fiebre reumática

Modificado con autorización de Marlow D, Redding B: *Textbook of pediatric nursing*, Philadelphia 1988, WB Saunders.
Datos de la American Academy of Pediatrics; *Red Book 2000*, ed 25, Elk Grove Village, IL, 2000, The Academy.

Los padres del niño retrasado mental necesitan apoyo, compasión y comprensión, no lástima. Para que la enfermera trabaje de manera eficaz con el pequeño y su familia, debe afrontar sus propios sentimientos y desarrollar una actitud positiva. Compartir ideas y sentimientos con profesionales experimentados que trabajan con individuos con discapacidades del desarrollo ayuda a las enfermeras a entusiasmarse por lo que estos niños y sus familias pueden lograr.

Por lo general, los problemas que los padres enfrentan se complican a medida que el niño se desarrolla física y cronológicamente, puesto que requiere de supervisión constante; la pubertad suele ser un periodo especialmente difícil. Algunos consideran que ya no son capaces de atender adecuadamente a su hijo en casa y, aunque les resulta difícil, deciden internarlo después de haber considerado ciertos factores, como estado de salud de sí mismos, efecto en los otros hijos, servicios disponibles en la comunidad y situación económica de la familia. Aun cuando se haya tomado la decisión, las listas de espera en las instituciones son largas porque están saturadas y porque la tendencia es recibir primero a los casos más graves.

Es importante que las enfermeras se familiaricen con los recursos de su comunidad para remitir a las familias que lo necesiten. En Estados Unidos, la oficina local de la National

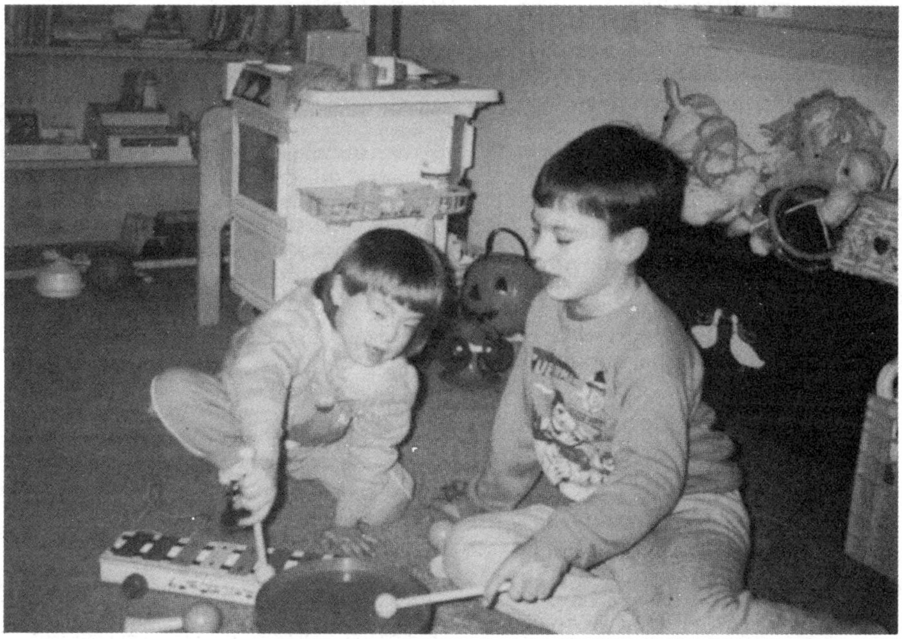

Fig. 12-7. El niño con discapacidad del desarrollo se estimula al jugar con sus hermanos mayores. Este entorno incrementa las habilidades del niño.

Association for Retarded Citizens (NARC) ofrece información y apoyo. Suele también contactarse a una clínica de apoyo o a los servicios de psicología de una universidad u hospital cercanos, además de que las visitas de una enfermera de salud pública resultan de incalculable valor en muchos casos. Algunos pacientes quizá sean candidatos para obtener ayuda de las organizaciones vocacionales y de rehabilitación locales. Los trabajadores que se ocupan de relevar a los padres en la atención del paciente permiten que éstos descansen y se desplacen con mayor libertad. En algunas comunidades, los padres se reúnen para comentar problemas mutuos. Deben hacerse los arreglos necesarios para atender adecuadamente la salud dental.

Los niños con discapacidad del desarrollo pueden participar sin problema en programas recreativos supervisados. El programa de Olimpiadas Especiales, por ejemplo, facilita su participación en deportes individuales y de equipo. El entusiasmo de los niños y los voluntarios de estos programas es irresistible.

Información de enfermería

Tener a la mano una lista con el significado de las palabras, los sonidos y los gestos del niño con discapacidad ayuda al personal a comunicarse con el paciente.

La enfermera que atiende niños retrasados en el hospital necesita saber en qué etapa de madurez y de habilidad se encuentran. Se establece una historia completa, que incluya hábitos y atención y se registran las actividades de autoayuda. En algunos casos es difícil comunicarse con el paciente. Seguir las rutinas de casa en la mayor medida posible resulta importante, puesto que no se debe permitir que durante la hospitalización el niño pierda lo que ha avanzado. Una buena comunicación entre la enfermera y los padres ayudará a que la transición del hogar al hospital sea más fácil para el pequeño. Al solicitar información sobre éste, se recomienda que la enfermera adopte un enfoque positivo: es preferible preguntar "¿cuáles son los hábitos de alimentación de Regina?" que "¿Regina come sola?" pues con la primera pregunta probablemente se obtendrá información más valiosa.

Consejo para la comunicación

Las enfermeras desempeñan un papel muy importante en la prevención del retraso mental al instruir a la comunidad acerca de los riesgos ambientales, informar a las mujeres sobre la alimentación y atención prenatales adecuadas e instruir a los padres y sus hijos sobre la prevención de lesiones.

Conceptos clave

- Los niños con ambliopía o estrabismo deben ser detectados oportunamente, pues la corrección es necesaria para prevenir posibles pérdidas de visión.
- La hemorragia consecuencia de la amigdalectomía se identifica porque el paciente traga con frecuencia, está

inquieto y vomita sangre rojo brillante; el pulso es rápido y filiforme.

- La encefalitis es una inflamación del tejido encefálico. El niño corre el riesgo de sufrir problemas neurológicos residuales, como convulsiones.
- La instrucción de los padres cuyos hijos sufren convulsiones recurrentes implica conocer la intervención adecuada durante las mismas, la administración de los medicamentos apropiados y los mecanismos de afrontamiento de la familia.
- Los niños sometidos a tracción esquelética requieren terapia de diversión y de salidas físicas por su falta de actividad física.
- Para los niños con distrofia muscular de Duchenne, uno de los objetivos de enfermería esenciales es mantener la actividad y la movilidad lo más posible.
- Los grupos de apoyo como la Ronald McDonald House pueden ayudar a la familia del niño con leucemia a enfrentrar importantes factores de estrés para la familia.
- El centro de la atención del niño hemofílico ha sido trasladado a la atención en casa, donde se tratan muchos de los episodios hemorrágicos de los afectados, ya sea por la familia o mediante autoadministración de factores de coagulación.
- Las quemaduras menores suelen tratarse en casa; las mayores deben ser tratadas en instalaciones médicas. Las quemaduras graves deben ser atendidas en la unidad para quemados de un hospital.
- Las intervenciones de enfermería en el tratamiento de enfermedades transmisibles se centra en la identificación, prevención de la transmisión, alivio de las molestias y prevención de las complicaciones.
- La intervención temprana mediante programas de estimulación para lactantes es esencial para el tratamiento de los niños con discapacidades del desarrollo.

Bibliografía

American Academy of Pediatrics: *Red Book 2000,* ed 25, Elk Grove Village, ILL, 2000, The Academy.

American Association on Mental Retardation: *Mental retardation: definition, classification, and system of supports,* ed 9, Washington, DC, 1992, The Association.

Behrman R, Kliegman R, Jenson H: *Nelson's textbook of pediatrics,* ed 16, Philadelphia, 2000, WB Saunders.

Collin R: Nurses in early intervention, *Pediatr Nurs* 21:529-531, 1995.

Keller V: Management of nausea and vomiting in children, *J Pediatr Nurs* 10:280-286, 1995.

Montgomery D, Parks D, Yetman R: Managing urinary tract infections in children, *J Pediatr Health Care* 12(5):268-270, 1998.

Norinkavich K, Howie G, Cariofiles P: Quality improvement study of day surgery for tonsillectomy and adenoidectomy patients, *Pediatr Nurs* 21:341-344, 1995.

Paradise J: Tonsillectomy and adenoidectomy. In Burg F, Ingelfinger J, Wald E, Polin R: *Gellis & Kagan's current pediatric therapy,* ed 16, Philadelphia, 1999, WB Saunders.

Rogers F, Head B: *Mister Rogers talks with parents,* New York, 1983, Berkeley Books.

Schreiner M: Preoperative and postoperative fasting in children, *Pediatr Clin North Am* 41:111-120, 1994.

Williams J, et al: Outcome findings from a multi-disciplinary clinic for children with epilepsy, *Child Health Care* 24:235-244, 1995.

Wong D, et al: *Whaley and Wong's nursing care of infants and children,* ed 6, St Louis, 1999, Mosby.

Zuckerberg A: Perioperative approach to children, *Pediatr Clin North Am* 41:15-27, 1994.

Lecturas sugeridas

American Academy of Pediatrics, Subcommittee on Urinary Tract Infections: Practice parameter: the diagnosis, treatment, and evaluation of initial urinary tract infections in febrile infants and young children, *Pediatrics* 103(4):843-852, 1999.

Bowden V, Dickey S, Greenberg C: *Children and their families: the continuum of care,* Philadelphia, 1998, WB Saunders.

Burg F, Ingelfinger J, Wald E, Polin R: *Gellis & Kagan's current pediatric therapy,* ed 16, Philadelphia, 1999, WB Saunders.

Celano R: Diagnosing pediatric epilepsy: an update for the primary care clinician, *Nurs Pract* 23(3):69-96, 1998.

Luscher JM: Prophylaxis in children with hemophilia, *Thrombo Haemo* 78(1):726, 1997.

Schmitt B: *Instructions for pediatric patients,* ed 2, Philadelphia, 1999, WB Saunders.

Capítulo 13

El niño en edad escolar

Objetivos

Al concluir el presente capítulo, la estudiante será capaz de:

- Definir el vocabulario señalado.
- Describir el desarrollo físico y psicosocial de los niños de seis a 12 años; mencionar sucesos específicos de cada edad y, en su caso, la orientación necesaria.
- Describir cómo ayudar a los padres a preparar al niño para su ingreso a la escuela.
- Explicar dos formas en que la vida escolar influye en el niño en crecimiento.
- Identificar las ventajas y desventajas de la televisión y los videojuegos.
- Describir aspectos de seguridad relacionados con el niño en edad escolar.
- Planear una dieta que nutra adecuadamente al niño en edad escolar.

Terminología

Latencia
Mielinización
Niños con llave
Rivalidad entre hermanos

CARACTERISTICAS GENERALES

Los niños en edad escolar, de seis a 12 años, difieren del preescolar en el sentido de que la realidad los absorbe más que la fantasía; están ávidos de aprender y alcanzar objetivos y admiran a sus maestros y compañeros adultos, a quienes consideran sabios. Utilizan sus habilidades y conocimientos para intentar dominar las actividades que disfrutan, como la música, los deportes, el arte, entre otras. Como en la escuela se incrementa su participación en actividades de grupo, aprenden que deben cooperar con los demás. La aceptación es muy importante, y la que reciban en casa y la escuela influirá en la actitud que desarrollen acerca de ellos mismos y de su función en la vida.

El niño de esta edad se percata de que sus padres son humanos y cometen errores. Suelen surgir conflictos, especialmente si lo que el niño aprende en la escuela es diferente de lo que se practica en casa. Entre los seis y 12 años, los menores prefieren amigos de su mismo sexo y, en general, la compañía de estos a la de sus hermanos y hermanas. Les incomoda que los adultos demuestren afecto hacia ellos. Es común la ***rivalidad entre hermanos***.

Crecimiento físico

El desarrollo es lento hasta el estirón previo a la pubertad. El peso aumenta con mayor rapidez que la talla, con un promedio de 2.5 a 3.2 kg por año. El incremento promedio anual de la talla es de 5.5 cm. La circunferencia cefálica únicamente crece de 2 a 3 cm en toda esta etapa, lo cual refleja que el crecimiento del cerebro es más lento, pues la *mielinización* concluye a los siete años de edad (Behrman, Kliegman y Jenson, 2000).

La coordinación muscular mejora y los tejidos linfáticos están muy desarrollados. Continúa la osificación de los huesos. El cuerpo es flexible y en ocasiones el crecimiento del esqueleto es más rápido que el de músculos y ligamentos. El niño parece desgarbado. Se observan cambios notables en la estructura facial, conforme la mandíbula se alarga. Los senos nasales son un sitio común de infecciones y pueden presentarse cefaleas sinusales; brotan los molares de los seis años (primeros dientes permanentes). El conducto gastrointestinal ha madurado. El corazón crece con lentitud y es ahora más pequeño en proporción al tamaño del cuerpo que en ningún otro momento de la vida.

La forma de los ojos cambia con el crecimiento. La edad exacta en que la visión es 20/20 sigue siendo objeto de controversia. Antes de las investigaciones realizadas en 1970, solía pensarse que la agudeza visual no llegaba al nivel adulto sino hasta los siete años o después. Las mejores pruebas de que se dispone en la actualidad indican que la visión 20/30 se alcanza a los tres años y la 20/20 hacia los 4 (Behrman, Kliegmany y Jenson, 2000). Este cambio, hasta cierto punto radical, es resultado de técnicas de medición novedosas y más perfeccionadas. La capacidad de los órganos de los sentidos, incluido el oído, incide mucho en las habilidades de aprendizaje.

Los signos vitales del niño en edad escolar son semejantes a los del adulto. Su temperatura es de 37°C, el pulso de 85 a 100 por minuto y la frecuencia respiratoria de 18 a 24 por minuto. La presión arterial sistólica fluctúa entre 96 y 107 mm Hg y la diastólica entre 57 y 66 mm Hg. (Para mayor información sobre los signos vitales, consúltese cap. 3.) Hasta que surgen los primeros signos de la pubertad, los varones son ligeramente más altos y un poco más pesados que las niñas. Las diferencias entre ambos sexos son más acentuadas al finalizar la mitad de la infancia que al principio de ésta.

Las habilidades lingüísticas siguen desarrollándose. Los niños en edad escolar se expresan con frases completas y continuamente añaden nuevos términos a su vocabulario. Por otra parte, suelen utilizar palabras soeces para intentar impresionar a otros niños o expresar su enojo. También disfrutan del humor recién descubierto y, en los primeros años escolares, deleitan a sus padres con chascarrillos.

Al valorar el desarrollo del lenguaje, los padres y la enfermera examinan la capacidad del niño para comprender y usar el lenguaje escrito y oral.

Teorías del desarrollo

Según Piaget (desarrollo cognoscitivo), el niño en edad escolar piensa y razona en términos concretos y procede de la lógica inductiva a la deductiva, además de que aprende a comprender las ideas de conservación y reversibilidad. La primera implica la capacidad de reconocer dos cantidades iguales independientemente de la forma que adopten. Por ejemplo, aun cuando cierta cantidad de agua parece menor en un vaso alto que en uno bajo, el niño puede determinar que es la misma. Reversibilidad es la capacidad de pensar en una dirección u otra. El niño en edad escolar puede tomar un resultado e invertirlo para determinar si es correcto o no; esta facultad se utiliza en la suma y la resta.

De acuerdo con las teorías del desarrollo psicosocial de Erik Erikson, el niño en edad escolar se encuentra en la etapa de industriosidad, que se opone a la de inferioridad. El niño es un trabajador y productor que desea llevar a cabo tareas. La competitividad es común (fig. 13-1). Su mundo social se amplía continuamente y adquiere nuevas habilidades, pero si no tiene éxito, se siente inferior. Los padres y maestros deben apoyarlos para que lo logren y desarrollen su autoestima.

Kohlberg (desarrollo moral) considera que el niño en edad escolar se encuentra en el "nivel convencional", es decir, las reglas son la base de los juicios morales y deben cumplirse para complacer a los demás. En este grupo de edad empieza a diferenciarse lo correcto de lo incorrecto y a desarrollarse la conciencia.

Freud propuso que el amor romántico por el progenitor del sexo opuesto disminuye y que los niños se identifican ahora con el progenitor del mismo sexo. Consideraba que

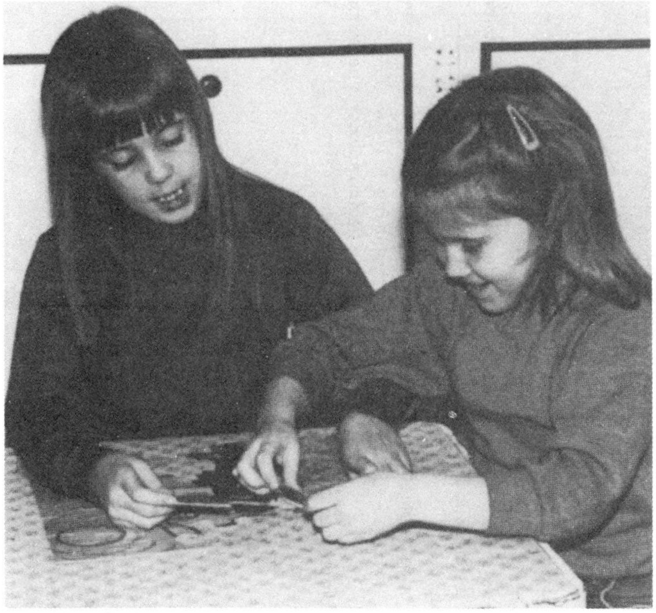

Fig. 13-1. La competencia entre hermanos es común en los años escolares.

hay un periodo de ***latencia*** en que la energía se dirige hacia las habilidades cognitivas y físicas, lo cual no implica ausencia total de actividad sexual a esta edad.

DESARROLLO BIOLOGICO Y PSICOSOCIAL

En el cuadro 13-1 se resumen el crecimiento y el desarrollo, así como la conservación de la salud de los diferentes grupos de edad escolar.

Seis años

Aun cuando los niños de seis años rebozan de energía y están en constante movimiento, pronto se agotan, por lo que es necesario imponer límites a sus actividades. Les gusta iniciar tareas, pero no siempre las terminan, pues su lapso de atención es breve. Tienden a ser dominantes y, en ocasiones groseros, si bien son muy sensibles a las críticas. Las investigaciones sexuales iniciadas en los primeros años continúan. Su conciencia está activa y se les dificulta tomar decisiones.

Uno de los cambios físicos más obvios a esta edad es la muda de los dientes de leche (fig. 13-2), además de que brotan los molares importantes de los seis años. Estos menores saltan la cuerda, avientan y atrapan balones y se atan las agujetas de los zapatos; también desempeñan muchas otras tareas que exigen coordinación muscular. Ya no utilizan el lenguaje como los preescolares, tienen un objetivo, no hablan por el puro placer de hacerlo. Su vocabulario consta de aproximadamente 2 500 palabras. Necesitan de 11 a 13 h de sueño por noche.

Los varones y las niñas juegan juntos, si bien empieza a observarse la preferencia por relacionarse con compañeros del mismo sexo. Algunas actividades, como los juegos de imaginación, son comunes a ambos sexos. La mayoría gusta de coleccionar objetos que atraen su atención, como hojas, piedras y conchas de mar. En esta etapa los juegos reflejan eventos del entorno inmediato.

Los niños de seis años necesitan tiempo y apoyo para adaptarse a la escuela. Si ya tienen experiencia con guarderías o jardines de niños, la transición suele ser más fácil. La mayoría llega a la escuela en espera de la recepción a que están acostumbrados en casa; si los padres son críticos o sobreprotectores, el menor supondrá que los maestros lo serán también y si no es recibido como esperaba, se sentirá inseguro y mostrará hostilidad a sus profesores. Los padres deben observar a su hijo para detectar indicios de fatiga y tensión emocional; no todos los niños están preparados para asistir a la escuela sólo porque ya tienen la edad apropiada, incluso los que lo están necesitan tiempo y apoyo de sus padres y profesores antes de emprender la tarea que tienen por hacer. Como la escuela expone al niño a infecciones con mayor frecuencia que el hogar, lo indicado es vacunarlos y hacer un examen físico antes de que ingresen a la escuela.

Siete años

A los siete años, los niños por lo general son menos problemáticos que a los seis; es una edad tranquila en la que no

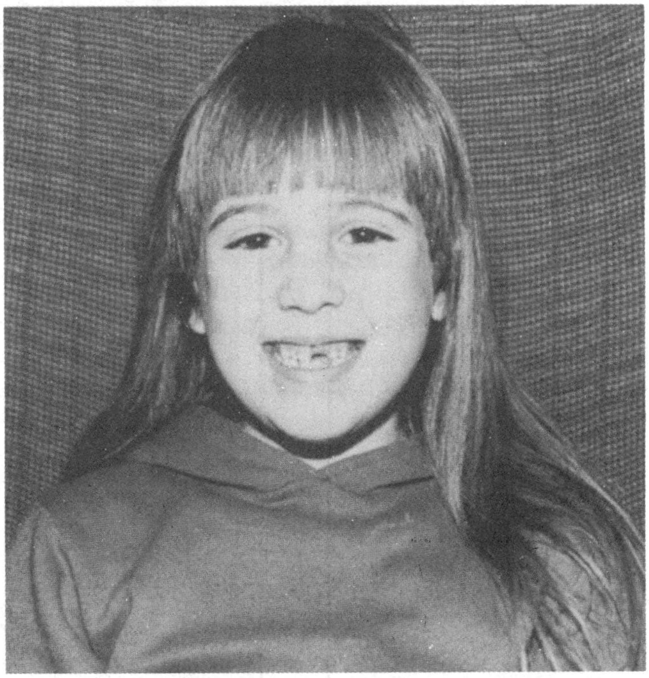

Fig. 13-2. ¡Y aún así, sonríe!

Cuadro 13-1. Crecimiento y desarrollo durante la edad escolar

Edad (años)	*Físico y motor*	*Mental*	*Adaptativo*	*Personal-social*
6	El crecimiento y el aumento de peso siguen siendo lentos Peso: 16-23.6 kg; talla: 106.6-123.5 cm Erupcionan los incisivos centrales mandibulares Se cae el primer diente Aumenta gradualmente la destreza Edad activa, actividad constante A menudo vuelven a comer con los dedos Más conscientes del uso de las manos como herramienta Les gusta dibujar, imprimir y colorear La visión alcanza la madurez	Desarrollan el concepto de número Cuentan 13 centavos Saben si es de mañana o de tarde Definen objetos comunes, como tenedor y silla, en función del uso Obedecen tres órdenes sucesivas Distinguen la mano derecha de la izquierda Dicen cuál es bonito y cuál feo en una serie de dibujos de rostros Describen los objetos de una ilustración, más que sólo enumerarlos Asisten al primer grado de primaria	Utilizan el cuchillo para untar mantequilla o mermelada en el pan Cuando juega, cortan, doblan, pegan juguetes de papel, cosen burdamente si la aguja está ensartada Se bañan sin supervisión; desempeñan las actividades previas a la hora de acostarse sin ayuda Leen de memoria; disfrutan los juegos de deletreo oral Les gustan los juegos de mesa, las damas, de cartas Ríen mucho En ocasiones roban dinero u objetos atractivos Les cuesta trabajo confesar sus errores Ponen a prueba sus habilidades	Comparten y cooperan adecuadamente Necesitan a niños de su misma edad Hacen trampa para ganar Con frecuencia juegan rudo Suelen tener celos del hermano menor Copian lo que hacen los adultos Ocasionalmente hacen berrinches Son jactanciosos Son más independientes, probablemente por influencia de la escuela Tienen su propia forma de hacer las cosas Aumenta la socialización
7	Empieza a crecer cuando menos 5 cm por año Peso: 17.7-30 kg; talla: 111.8-129.7 cm Erupcionan los incisivos centrales maxilares y los incisivos mandibulares laterales Más cautelosos al adoptar nuevas actitudes Repite conductas para dominarlas La mandíbula empieza a crecer para adaptarse a los dientes permanentes	Identifican las partes faltantes de una ilustración Pueden copiar un rombo Repiten tres números al revés Desarrollan el concepto de tiempo; interpretan correctamente un reloj normal al cuarto de hora más cercano; utilizan el reloj para fines prácticos Asisten al segundo grado de primaria Lectura más mecánica; con frecuencia no se detienen al final de la oración; se saltan palabras, como artículos y pronombres	Utilizan el cuchillo de mesa para cortar carne, suelen necesitar ayuda con pedazos duros o difíciles Se cepillan y peinan aceptablemente el cabello sin ayuda En ocasiones roban Les gusta ayudar y tomar decisiones Son menos resistentes y testarudos	Se convierten en un verdadero miembro del grupo familiar Participan en juegos de grupo Los varones prefieren jugar con varones, las niñas, con niñas Pasan mucho tiempo solos; no necesitan mucha compañía
8-9	Sigue creciendo 5 cm por año Peso: 19.6-39.6 kg; talla: 117-141.8 cm Erupcionan incisivos laterales (maxilares) y caninos mandibulares	De memoria enumeran las semejanzas y diferencias de dos cosas Cuentan hacia atrás de 20 a 1; entienden el concepto de reversibilidad	Utilizan herramientas comunes como martillo, serrucho o desarmador Usan utensilios del hogar y de costura Ayudan con las tareas rutinarias del hogar como sacudir y barrer	Es fácil congeniar con ellos en casa Les gustan los sistemas de recompensas Dramatizan Son más sociables

	Movimiento fluido, en ocasiones elegante y con aplomo Siempre en movimiento; salta, persigue, brinca Mayor suavidad y velocidad en control motor fino; utilizan letra manuscrita Se visten solos Les gusta exagerar; difíciles de tranquilizar después del recreo Más ágiles; los huesos crecen con mayor rapidez que los ligamentos	Repite los días y los meses en orden; sabe la fecha Describe en detalle objetos comunes, no sólo su uso Da cambio de una moneda de 25 centavos Asisten al tercero y cuarto grado de primaria Leen más, pueden planear levantarse más temprano sólo para leer Leen obras clásicas, pero también les gustan las tiras cómicas Más conscientes del tiempo; se puede confiar en que llegarán a la escuela a tiempo Captan conceptos de entero y fracción Entienden los conceptos de espacio, causa y efecto Clasifican objetos en función de más de una cualidad; tienen colecciones Hacen dibujos y pinturas sencillas	Asumen su responsabilidad de compartir las tareas del hogar En la mesa, hacen todo por ellos mismos Compran artículos útiles; aplican su criterio al hacer compras Hacen mandados útiles Les gustan las revistas ilustradas Disfrutan la escuela, desean responder a todas las preguntas Temen reprobar; les avergüenza sacar malas calificaciones Son más críticos de ellos mismos Toman clases de música y deportes	Se portan mejor Les interesa la relación varón-niña pero no lo admiten Se mueven en el hogar y la comunidad libremente, solos o con amigos Les gusta competir y jugar Muestran su preferencia por amigos y grupos Juegan principalmente con grupos del mismo sexo, pero empiezan a mezclarse Desarrollan el recato Se comparan con otros Les gustan los grupos de niños exploradores o los deportes en grupo
10-12	Peso: 24.3-58 kg; talla: 127.5-162.3 cm Postura similar a la del adulto; supera la lordosis *Varones:* La talla aumenta lentamente y el peso con rapidez; pueden volverse obesos en esta etapa *Niñas:* Empiezan a aparecer los cambios pubescentes; las líneas del cuerpo se suavizan y redondean Erupcionan los demás dientes y tienden al desarrollo total (excepto la muela del juicio)	Escriben relatos cortos Asisten a quinto y sexto de primaria En ocasiones escriben cartas cortas a amigos y familiares por iniciativa propia Utilizan el teléfono con fines prácticos Responden a anuncios de revistas, radio, etc. Leen para obtener información práctica o por el placer de hacerlo; relatos o libros de aventuras o romance, también historias de animales	Hacen artículos útiles o reparaciones sencillas Cocinan y cosen cosas sencillas Crían mascotas Se lavan y secan el cabello Se responsabilizan de asearse el cabello, pero quizá sea necesario recordárselo En ocasiones, se quedan solos en casa durante 1 o 2 h Logran atender sus propias necesidades o las de otros niños que se quedan a su cuidado	Les encanta tener amigos; hablan de ellos constantemente Son más selectivos con los amigos; suelen tener un "mejor amigo" Disfrutan la conversación Empieza a desarrollarse el interés por el sexo opuesto Son más diplomáticos Disfrutan la familia; realmente tiene significado para ellos Disfrutan a su madre y desean complacerla de muchas formas Demuestran su afecto Disfrutan a su padre, a quien adoran e idolatran Respetan a sus padres

Tomado de Wong DL, Hockenberry-Eaton M, Winkelstein M, Wilson D, Ahmann E, DeVito-Thomas PA: *Whaley and Wong's nursing care of infants and children,* ed 6, St Louis, 2000, Mosby.

buscan problemas. Algunos educadores han observado que la instrucción es más fácil. Sus estándares son más elevados respecto de ellos mismos y su familia; tienen buen sentido del humor; tienden, en cierta forma, a ser burlones (mueven los dientes flojos para molestar a los adultos) y son un poco más recatados que antes. Disfrutan de estar en movimiento, pero también aprecian los periodos de reposo. En este grupo de edad es común "enamorarse" de un amigo del sexo opuesto.

Estos niños conocen los meses y las estaciones del año y empiezan a decir la hora. Se inicia el concepto aritmético, pueden contar de dos en dos y de cinco en cinco y saben que el dinero es valioso. Sus manos tienen mayor firmeza. Se incrementa su interés por Dios y el cielo.

Los juegos activos son aún importantes para ambos sexos (fig. 13-3). A los varones les interesa más molestar a las niñas que saltar la cuerda o jugar "roña". Ambos sexos disfrutan de la bicicleta y los juegos de mesa. Los juguetes realistas, como las muñecas que pueden bañarse y alimentarse y los trenes que avanzan en reversa y silban, son atractivos para los niños de siete años. Los libros de historietas también son populares. Conforme adquieren independencia, se imaginan a ellos mismos logrando proezas más audaces que las de sus padres, de quienes no comprenden por qué eligieron una vida tan monótona.

Robos

Uno de los problemas que suelen presentarse a esta edad son los robos, los cuales suelen ser indicio de que no se ha satisfecho alguna de las necesidades del menor, ya sea real o percibida. En muchos casos, el botín se distribuye entre los amigos del vecindario, lo cual podría ser, en realidad, un intento por comprar su amistad. La independencia del niño lo separa hasta cierto punto de sus padres, de manera que si no puede establecer una buena relación con sus amigos, podría sentirse desplazado. Cuando los niños roban algo, los padres deben hacerles saber que se han dado cuenta, e insistir en alguna forma de restitución. No es necesario humillarlos, sino dejar claro que no permitirán esa forma de actuar. Como siempre, debe aceptarse al niño pero no el acto, e intentar comprender las circunstancias que propiciaron dicha conducta.

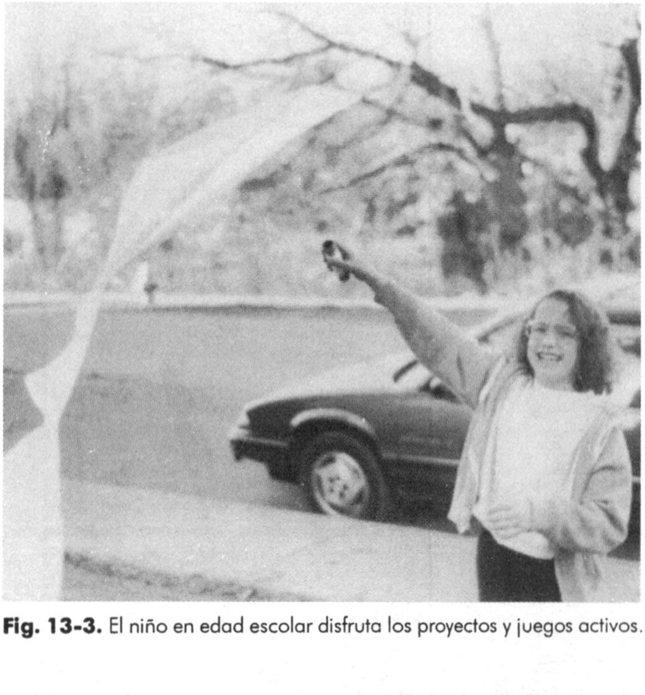

Fig. 13-3. El niño en edad escolar disfruta los proyectos y juegos activos.

Información de enfermería

Antes de los tres años, los niños pequeños toman con frecuencia cosas que no les pertenecen. Esto no constituye un robo, pues el niño no sabe que lo que hace está mal.

Ocho años

Los niños de esta edad quieren hacer todo y pueden jugar solos más tiempo que los de siete años. Su trabajo suele ser creativo. Disfrutan actividades de grupo, como los "niños exploradores" y prefieren compañeros del mismo sexo. Empiezan a observarse las modas por grupos. Les gusta que los consideren importantes, especialmente los adultos. Suelen comportarse mejor con visitas que con la familia. Es evidente su adoración por un héroe.

Los brazos y piernas del menor de ocho años crecen más rápidamente que el resto del cuerpo. Los músculos largos y pequeños están mejor desarrollados y los movimientos son más fluidos y gráciles. El niño utiliza mejor la letra manuscrita que la de imprenta y está consciente del número de días que faltan para acontecimientos especiales como la Navidad, los cumpleaños y el alta del hospital.

Disfrutan los deportes de competencia, pero generalmente no saben perder. Entablan largas y complejas discusiones sobre las decisiones de los árbitros. Las luchas son frecuentes y los dramas populares. A la mayoría le gustaría ser el héroe o heroína de su programa de televisión favorito. Se organizan clubes secretos entre vecinos y todos los miembros deben acatar estrictamente las reglas.

Nueve años

El menor de nueve años es confiable y no tan inquieto como el de 8. Muestra más interés por las actividades familiares, se responsabiliza más por sus pertenencias y sus hermanos menores y es más probable que concluya las actividades que emprende (figs. 13-4 y 13-5). Se resiste a la autoridad de los adultos si no coincide con las opiniones y los ideales del grupo. No obstante, es capaz de aceptar con más facilidad las críticas. Las diferencias individuales son muy pronunciadas.

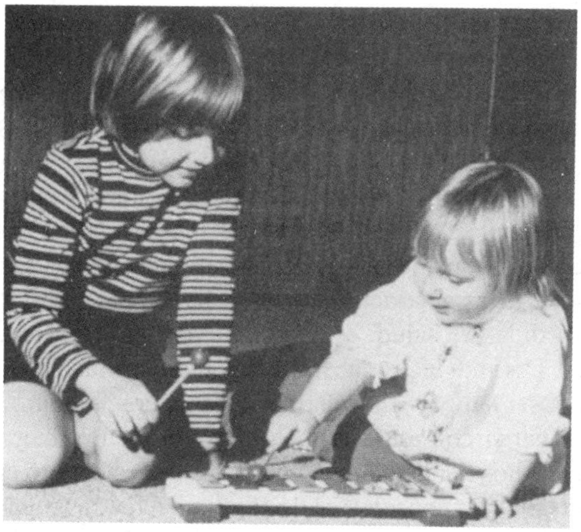

Fig. 13-4. El niño en edad escolar entretiene a los miembros más jóvenes de la familia.

Es común observar preocupaciones y compulsiones ligeras, como no pisar las grietas del pavimento: "el que pisa raya, pisa su medalla". Se percatan de que estas conductas carecen de sentido, pero se sienten obligados a repetirlas. También suelen aparecer hábitos nerviosos de diversos tipos; por ejemplo, morderse las uñas. No se les debe regañar por esas acciones que son resultado principalmente de la tensión y que suelen desaparecer cuando la vida hogareña y social es más relajada.

La coordinación ojo-mano está bien desarrollada y las actividades manuales se realizan con destreza. Trabajan y juegan con ahínco y llegan a agotarse. Necesitan unas 10 h de sueño. Siguen brotando los dientes permanentes.

Los deportes competitivos son aún populares, al igual que la lectura, escuchar la radio y el estéreo, y ver televisión y películas. Los deportes de contacto deben limitarse para reducir al mínimo las lesiones permanentes relacionadas con el desarrollo. Se observa interés por la música y algunos desean tomar clases (fig. 13-6). Por otra parte, saben la fecha, repiten los meses del año en orden y saben multiplicar y hacer divisiones sencillas. Atienden las necesidades de su cuerpo y sus modales en la mesa mejoran notablemente.

Preadolescencia

Diez años

Esta edad marca el inicio de la preadolescencia. Desde el punto de vista físico, las niñas son más maduras que los varones. Los menores de esta edad empiezan a autodirigirse, son corteses con los adultos y reflexionan con claridad sobre problemas sociales y prejuicios. Aunque desean ser independientes y resienten que se les diga qué hacer, aceptan sugerencias. Las ideas del grupo son más importantes que las individuales. Continúa el interés por el sexo y la investigación al respecto.

Las niñas a menudo son más tranquilas que los varones. Ambos sexos son bastante confiables en cuanto a las labores del hogar (fig. 13-7). Utilizan jerga en su vocabulario. Pueden escribir durante periodos relativamente largos a buena velocidad. Saben usar fracciones y conocen los números arri-

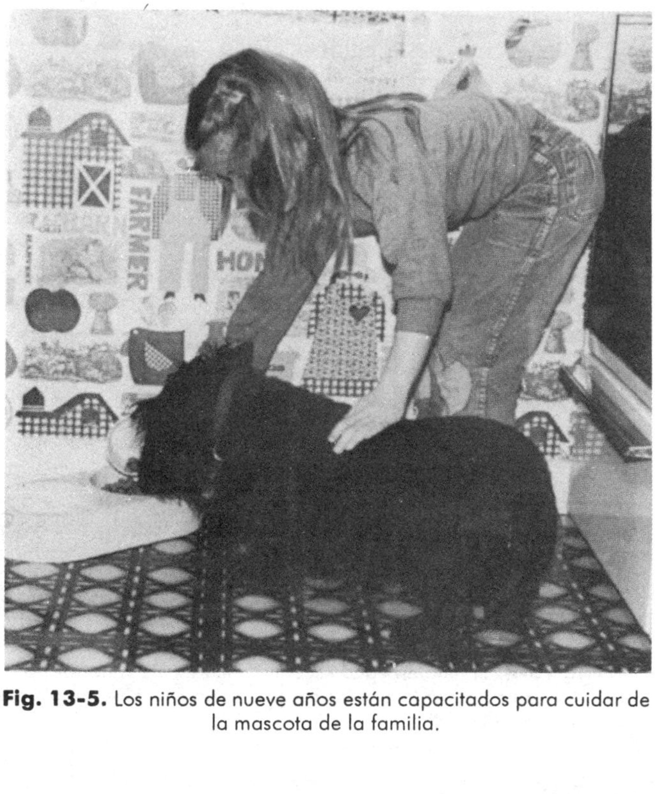

Fig. 13-5. Los niños de nueve años están capacitados para cuidar de la mascota de la familia.

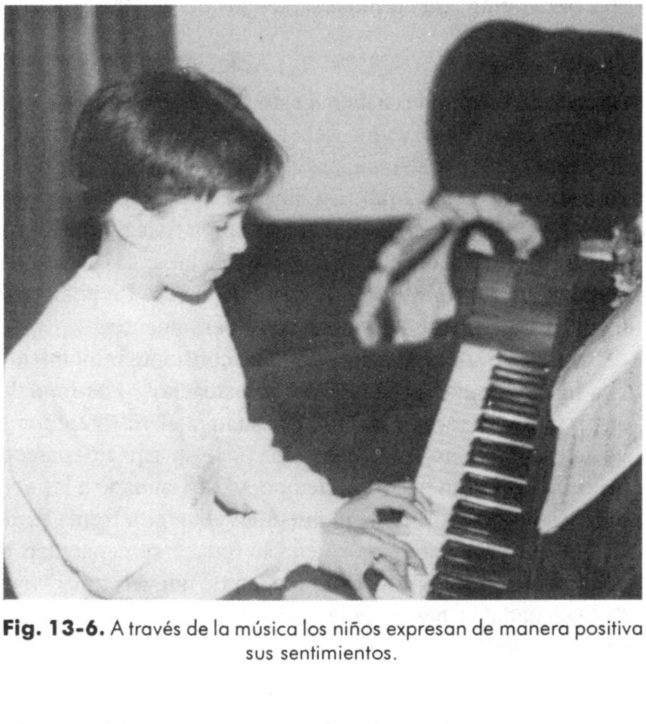

Fig. 13-6. A través de la música los niños expresan de manera positiva sus sentimientos.

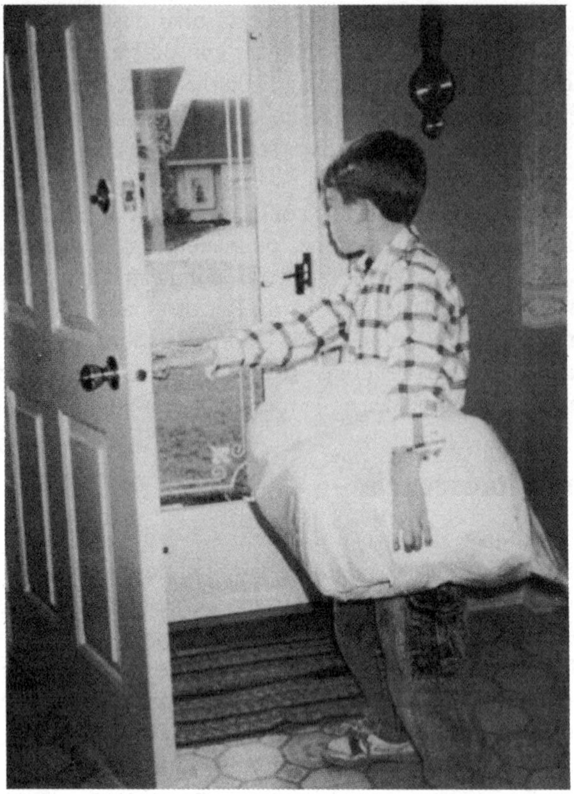

Fig. 13-7. El niño en edad escolar ayuda con algunas tareas para obtener su mesada.

ba de 100. Varones y niñas comienzan a identificarse con habilidades correspondientes a su función sexual específica y se muestran intolerantes con el sexo opuesto. Disfrutan más o menos los mismos juegos que a los nueve años. Por otra parte, empiezan a interesarse más por su apariencia.

11 a 12 años

Los adjetivos que describen a este grupo de edad son, entre otros, intenso, observador, sabelotodo, enérgico, entrometido y polémico. Esta etapa, previa al inicio de la pubertad, es de desorganización total. En algunos niños empieza antes, ya que el inicio y el ritmo de maduración física varían notablemente. Antes de que finalice esta etapa, las hormonas empezarán a influir en el crecimiento físico. La postura es inadecuada. Hay de 24 a 26 dientes permanentes.

Al niño le sobra energía y está en constante movimiento. Las niñas adoptan actitudes de "marimacho". Los modales en la mesa se tornan cosa del pasado y el refrigerador se vacía constantemente. Les interesa poco su aspecto; parecen preocupados gran parte del tiempo, y esto, aunado a las actividades físicas y diversas inquietudes, en cierta forma explica que sus calificaciones bajen. Se reduce su capacidad de concentración y los padres se quejan de que sus hijos "nunca oyen nada". Cuando se les pide que realicen alguna tarea, se quejan y protestan.

Los grupos de amigos siguen siendo importantes. Pese a que todavía no están preparados para estar solos, no soportan la idea de depender de sus padres, por ello deben resolver sus problemas sin la ayuda de éstos (fig. 13-8). Su actitud implica "¿no te das cuenta de que ya no soy un niño?".

Los niños en edad escolar mayores también empiezan a considerar los puntos de vista de los demás. La moral se fortalece, al igual que los ideales religiosos. Empiezan a jugar con ideas abstractas y a interesarse por el "porqué" de las medidas de salud; están al tanto de la reproducción humana. Durante la prepubertad, les interesa mucho su cuerpo y lo observan para detectar indicios de crecimiento. Las niñas esperan con ansia la menstruación y su primer sostén. Ellas y ellos tienden a ignorar al sexo opuesto, pero en realidad están muy conscientes de él y suelen burlarse del opuesto. Las descripciones que hacen de los demás distan de ser halagadoras, "tonto", "loco", "cuadrado". Ambos sexos disfrutan del dinero que ganan haciendo labores informales por temporadas. Los preadolescentes suelen buscar un amigo adulto del mismo sexo a quien idolatrar.

No es fácil orientar a los preadolescentes. "El desarrollo de la competencia social es quizá la principal tarea de los años intermedios de la infancia" (Schor, 1998). Los padres y las figuras de autoridad tienen que ayudar a los menores a

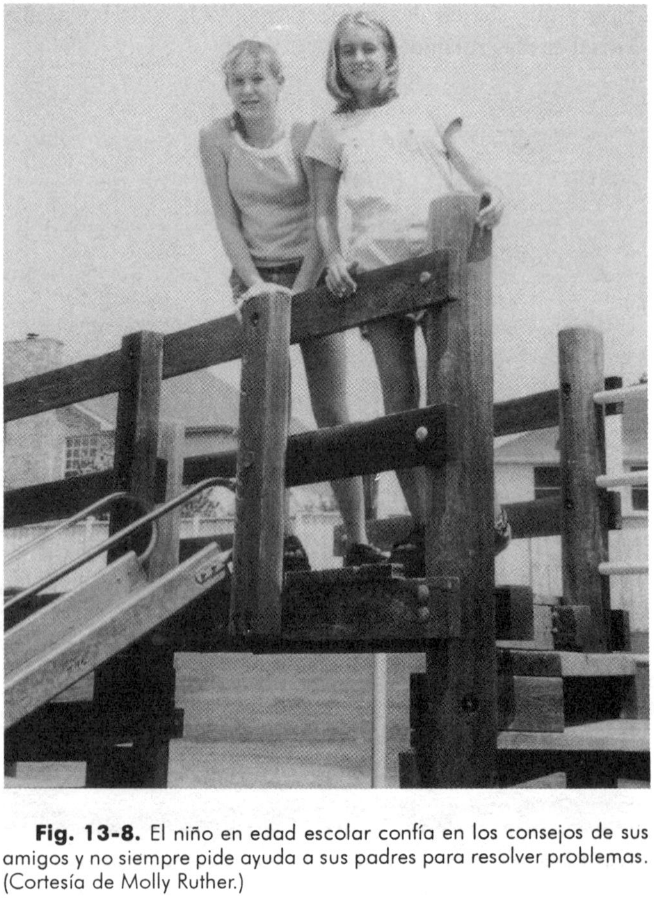

Fig. 13-8. El niño en edad escolar confía en los consejos de sus amigos y no siempre pide ayuda a sus padres para resolver problemas. (Cortesía de Molly Ruther.)

llevarse con sus coetáneos y a seguir las reglas del grupo. Es necesario que impongan límites y establezcan las consecuencias del comportamiento inaceptable, así como vigilar los programas de televisión, los videojuegos y la letra de las canciones. Deben fomentar la autodisciplina y enseñar a los más jóvenes a respetar las figuras de autoridad. Los niños en edad escolar necesitan libertad dentro de ciertos límites y aceptación de que ya no son bebés. Para ellos es importante saber porqué los padres toman una decisión y no debe esperarse que acaten ciegamente las reglas de la casa. Su conciencia les permite comprender y aceptar una disciplina razonable. Ignoran los regaños constantes. Es necesario proporcionarles oportunidades constructivas para desahogar sus emociones y energías acumuladas. Su comportamiento irritante es más fácil de aceptar cuando uno se percata que gran parte no es, efectivamente, "más que una fase".

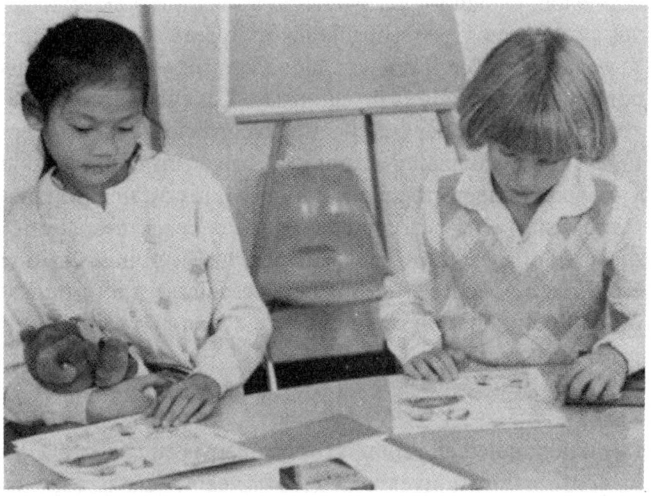

Fig. 13-9. Conocer a otros puede provocar temor y lleva tiempo.

Clave para la comunidad

La guía de previsión durante las consultas del niño sano en edad escolar incluye temas como educación sexual, nutrición, actividad física y prevención de lesiones.

INFLUENCIAS AMBIENTALES

Escuela

La escuela ejerce una profunda influencia en la socialización. Los niños llevan a la escuela lo que aprenden y viven en casa. Si bien algunos provienen de familias saludables, intactas, con estabilidad económica, muchos otros, no. Los propios niños pueden ser discapacitados, retrasados o maltratados, o sufrir una enfermedad crónica. En ocasiones, los padres son alcohólicos o consumidores de sustancias tóxicas, están desempleados o padecen otros problemas físicos o de tensión emocional. Es importante que las enfermeras recuerden estos factores, pues continuamente salen a la luz en esta población. Por otra parte, en virtud de que es posible que los niños no sepan expresar sus necesidades, quienes se ocupan de ellos deben ser particularmente astutos al observarlos. Los niños pueden parecer iguales, pero lo que cada uno absorbe intelectualmente se relaciona directamente con su salud emocional y, las más de las veces, con la salud emocional de su familia. Las escuelas reflejan los valores sociales y el nivel económico de la localidad que las apoya. Si en una de ellas hay diversos grupos étnicos y económicos, es posible que se susciten conflictos. Los escolares están expuestos a muchos adultos y compañeros nuevos cuyos valores y expectativas pueden ser diferentes de lo que han vivido hasta entonces. Por otra parte, el niño ya no está protegido de los prejuicios relacionados con creencias, color u origen étnico. El maestro se convierte en un modelo y una influencia importante, al igual que los compañeros (fig. 13-9). La enfermera sensible puede ayudar a los padres afirmando la individualidad de cada niño e instándolos a compartir con ellos el orgullo que sienten por lo que sus hijos han aprendido y los avances que han tenido en la escuela primaria.

La escuela puede ser causa de tensión emocional para los niños, especialmente cuando ingresan o cambian de plantel, en cuyo caso, los padres y profesores deben brindarles apoyo. También es importante que los padres participen activamente en la educación de sus hijos, conozcan a los profesores, hagan trabajo voluntario en la escuela e informen a los maestros si hay algo fuera de lo común o inesperado que produzca tensión emocional al menor. Cuando el niño empieza a asistir a la escuela, debe ser presentado al guardián o conductor del autobús, si utilizarán este servicio. También es necesario que sepa su número telefónico y su dirección.

Al llegar a la escuela secundaria, el menor debe recibir orientación anticipada sobre educación sexual, maltrato a los compañeros, organización del tiempo y los cada vez más frecuentes riesgos del abuso de sustancias. La enfermera puede valorar los patrones de comunicación entre padres e hijos y ayudar con problemas de comportamiento específicos. Quizá sea difícil para los padres dar independencia al niño, en cuyo caso, la enfermera puede brindar apoyo a los esfuerzos del preadolescente de acuerdo con la madurez de éste. La transición a la escuela secundaria por lo general implica cambiar de salón, tener muchos maestros e incluso ir a otro edificio. El niño empieza a adquirir características de adulto y tiene una nueva concepción respecto de su cuerpo, sus padres, profesores y compañeros. La orientación anticipada incluye un repaso de la fisiología normal y de cómo se modifica con la pubertad. Es necesario hablar de nuevo sobre sexualidad e instar al menor a que pregunte cuando surjan dudas. Si la relación entre padres e hijos es cálida y fluida, se crea un ambiente de seguridad y afecto. Los adultos deben estar cada vez más alerta ante problemas de inasistencia e impuntualidad, así como a indicios de soledad o depresión. Deben seguir alentando a sus hijos a exteriorizar sus problemas y preocupaciones escolares. Es importante fomentar la comunicación con los maestros y los padres, así como con otras figuras de autoridad. Los niños en edad escolar deben aprender a distinguir lo correcto de lo incorrecto, así como a manejar el enojo y resolver los conflictos sin violencia. Es importante que padres e hijos establezcan metas realistas. Una buena pregunta que deben hacerse periódicamente los adultos es: "¿Cuándo fue la última vez que este niño tuvo éxito?". Los deberes escolares son responsabilidad del niño, con un mínimo de ayuda por parte de los padres.

Sexo

Los niños suelen enfrentar otros problemas en la escuela. Se ha confirmado en investigaciones norteamericanas que "los varones reciben más elogios en clase que las niñas" (Jacklin y Martin, 1999). También se ha demostrado la tendencia a que estas últimas reciban retroalimentación negativa por el contenido de su labor académica, mientras que la retroalimentación negativa en los varones obedece en gran parte a aspectos ajenos al contenido de sus labores; por ejemplo, falta de pulcritud o de suficiente esfuerzo (Jacklin, y Martín, 1999). Jacklin explica que "los varones tienden a pensar que el problema radica en la falta de esfuerzo, mientras que las niñas piensan con más frecuencia que su fracaso se debe a falta de capacidad". Por consiguiente, los profesores deben estar muy conscientes de estos sesgos y concentrar su atención en el esfuerzo individual, independientemente del sexo.

Televisión

La televisión es una influencia muy poderosa en los niños (fig. 13-10). Aun cuando la cantidad de tiempo que pasan ante ella se ha reducido en Estados Unidos desde 1980, esta información es engañosa, pues no incluye el tiempo que los menores dedican a los videojuegos. Se ha llamado a la televisión la "niñera estrella" de nuestra época. Algunas de las críticas en contra de que los niños vean televisión incluyen que: 1) no constituye un reto para la imaginación; 2) interfiere con la soledad y el juego y 3) fomenta el materialismo y la pasividad. Los personajes de la televisión suelen estar estereotipados. Schmitt (1999) sugiere que ver televisión con exceso puede tener consecuencias negativas:

- Desplaza las distracciones que implican actividad.
- Interfiere con el tiempo para conversar y exponer puntos de vista.
- Desalienta la lectura.
- Disminuye el rendimiento escolar (si se ve televisión más de 4 h al día).
- Desalienta el ejercicio.
- Afecta los sentimientos del niño hacia la vida y los demás cuando los programas son violentos.

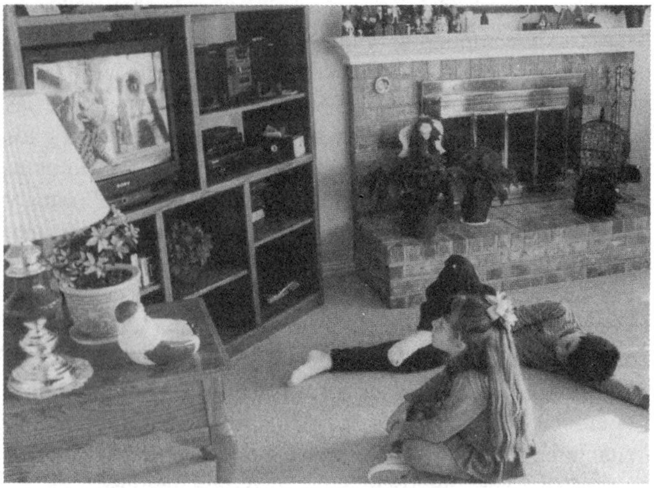

Fig. 13-10. Los padres deben supervisar el tiempo y el tipo de programas de televisión que ven sus hijos. (Cortesía de Jeff Price.)

Los padres deben ver los programas con sus hijos y analizarlos con ellos. Según Schmitt (1999), los padres pueden prevenir la adicción:

- Fomentando las actividades recreativas.
- Leyendo a sus hijos.
- Limitando la televisión a 2 h al día o menos (1/2 si los resultados escolares son mediocres).
- Impidiendo que la televisión se utilice como distracción o niñera para los preescolares.
- Apagando la TV durante las comidas.
- Enseñando a ser crítico con lo que ven.
- Enseñando a los niños a apagar el televisor al terminar un programa.
- Fomentando el gusto por los programas educativos.
- Prohibiendo los programas violentos.
- Poniendo un buen ejemplo.

La American Academy of Pediatrics (AAP) (1999) recomienda que los padres no sólo fomenten la selección cuidadosa de los programas de televisión, sino que los vean y analicen con niños y adolescentes, además de crear un ambiente "sin medios electrónicos" en la habitación de los hijos. La AAP (1999) insta a los padres a evitar que los niños muy pequeños (menores de dos años) vean televisión. Consideran que es crucial la necesidad de interacción directa con los padres y otros encargados de la atención "para el sano crecimiento del cerebro y el desarrollo de habilidades sociales, emocionales y cognitivas adecuadas" (AAP Policy Statement, 1999).

Videojuegos

Los videojuegos han llegado a ser el pasatiempo favorito de los niños (fig. 13-11). Sus ventajas incluyen el desarrollo de la coordinación ojo-mano y el componente interactivo. Los jugadores siempre intentan ganar aplicando diversas estrategias.

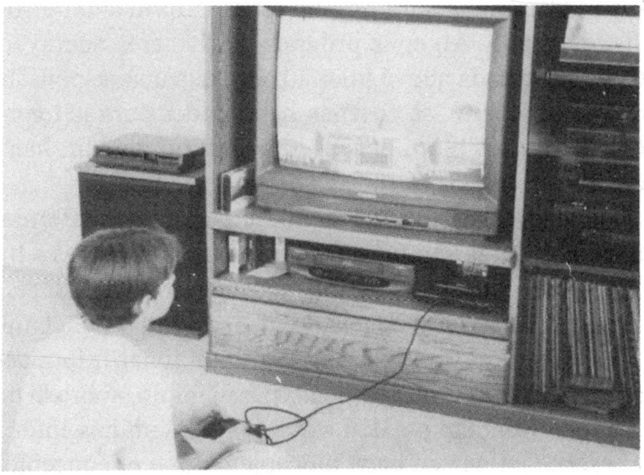

Fig. 13-11. Los padres deben supervisar el tiempo que sus hijos pasan con los videojuegos.

Las desventajas, según Schmitt (1999), son similares a las de la televisión:

- Los videojuegos pueden ocupar por completo el tiempo de recreación y estudio.
- Suelen ser una actividad solitaria que reduce la interacción social con familiares y amigos.
- Enseñan a aceptar el comportamiento violento en la vida real.
- En términos generales, si sus calificaciones bajan, no termina las tareas, no duerme lo suficiente, no juega al aire libre, se vuelve solitario o se preocupa por los golpes de karate o el comportamiento agresivo que forman parte de ellos, el niño les está dedicando demasiado tiempo.

Schmitt (1999) también afirma que limitar el tiempo de videojuegos "a 2 h diarias o menos es un objetivo razonable". Algunos padres consideran que debe restringirse aún más, sobre todo cuando el menor debe asistir a la escuela al día siguiente.

Compañeros

Las relaciones entre compañeros durante los años escolares afectan en gran medida el proceso de socialización de los niños de esta edad, ya que los amigos pueden llegar a ser influencias positivas y negativas, ya sea como miembros de "clubes" espontáneos, con reglas oficiales y contraseñas secretas, o de grupos formalmente organizados como los "niños exploradores" u otros. Los escolares mayores también pueden ser objeto de influencia de pandillas organizadas, sobre todo si la interacción o cohesión familiar es limitada. Ser integrante de una pandilla se vincula estrechamente con consumo de sustancias, actividad sexual, violencia y crimen. Es necesario instruir a los niños para que se alejen de ellas, y la mejor medida es evitarlas. La educación en la escuela y la comunidad es el principal disuasor.

Debe aconsejarse a los niños en edad escolar que sean cautelosos con los compañeros u otras personas que les ofrezcan sustancias ilegales. En la actualidad se imparten programas educativos antidrogas en todas las escuelas de la Unión Americana que enseñan a los niños a decir no, a adquirir habilidades asertivas, a enfrentar la presión que ejercen los amigos y a fomentar la autoestima, tal es el caso de Educación para la resistencia al abuso de drogas (*Drug Abuse Resistance Education*, DARE). La capacitación para la vida que enseña las consecuencias del propio comportamiento permite que los niños lleguen a ser ciudadanos responsables. En Estados Unidos, la policía local imparte este tipo de programas, lo cual implica el beneficio adicional de establecer una interacción positiva entre la policía y la comunidad.

ORIENTACION

Los niños que asisten a la escuela requieren comprensión constante de quienes están a cargo de ellos. El tipo de relaciones establecidas previamente se refleja en su comportamiento. Deben saber que se les necesita y ama, y que sus padres están orgullosos de ellos y de sus logros, tanto en la escuela como fuera de ella. Necesitan aprobación por las tareas bien hechas y un mínimo de críticas, así como ayuda para identificar sus sentimientos y mantenerse en contacto con éstos. Los niños en edad escolar tienen un fuerte sentido de autocrítica y por ello necesitan ayuda para aceptarse. Aunque su discernimiento mejora con la edad, es necesario fomentar su capacidad para tomar decisiones. Por ejemplo, uno de los padres puede decir, "creo que tú puedes tomar esa decisión". Es posible que algunas decisiones reflejen inmadurez, y quizá se requiera la intervención de los padres si ponen en peligro la vida o son potencialmente perjudiciales. No obstante, el niño aprenderá cometiendo errores sin importancia. Los padres y las enfermeras que empatizan con los niños en edad escolar pueden comprender mejor el punto de vista de éstos.

Los preadolescentes desean ser aceptados por su grupo; imitan la manera de hablar, la forma de vestir y las conductas de otros. El interés por las organizaciones alcanza su punto más alto. Disfrutan los programas de exploradores y los grupos de jóvenes afiliados a su organización religiosa. Los padres deben fomentar estas actividades de grupo porque fortalecen el cuerpo y el alma.

Los menores en edad escolar necesitan tiempo y un lugar para estudiar. Deben tener su propio escritorio o al menos un área privada de la casa donde puedan concentrarse. Los muebles deben ser del tamaño adecuado, así como la iluminación. Es importante que aprendan a responsabilizarse de sus tareas y artículos escolares y de mantener su habitación ordenada. Los padres alientan a su hijo al mostrar interés por lo que está aprendiendo, al formar parte de las organizaciones de padres y maestros y al tener contacto frecuente con los profesores. También es necesario que voten en asuntos cívicos que beneficien al sistema escolar de su comunidad.

Por otra parte, la mesada, o al menos un medio para ganar dinero, proporciona a los escolares la oportunidad de aprender el valor de éste, aunque llevará tiempo y esfuerzo que aprendan a gastarlo con sensatez. Las experiencias de este tipo les ayudan a ser más responsables.

Educación sexual

El término "sexualidad" refleja la constitución física, psicológica, social, emocional y espiritual de un individuo. Los más pequeños de este grupo de edad sienten gran curiosidad por su cuerpo, lo cual en ocasiones se hace evidente en sus juegos (médico o enfermera). A medida que crecen y se desarrollan, crece también su deseo de conocer los papeles masculinos y femeninos, y los adultos ya no pueden responder sus preguntas con tres o cuatro palabras.

La educación sexual es un proceso de por vida. Los padres transmiten al niño en crecimiento sus actitudes y sentimientos acerca de todos los aspectos de la vida, incluida la sexualidad. Enseñar no es tanto cuestión de hablar o instruir formalmente, sino del ambiente del hogar, sobre todo el respeto que se muestra a cada uno de los miembros de la familia. La sexualidad es sólo una de las capacidades del niño y no debe mostrarse como una experiencia aterradora, aislada y episódica.

Las preguntas del niño respecto del sexo deben responderse con sencillez y de acuerdo con su nivel de comprensión. Es conveniente tener en casa los libros adecuados que ayuden a resolver las dudas. Para describir los genitales se usan los nombres correctos; cualquiera entiende al niño hospitalizado que señala "me duele el pene". La masturbación en privado es normal y la practican ambos sexos en diferentes etapas de la vida. No produce acné, ceguera, locura ni impotencia. Es necesario que el varón de corta edad esté preparado para las erecciones y emisiones nocturnas (sueños húmedos), que son de esperarse y no siempre se relacionan con la masturbación. La niña pequeña debe estar preparada para la menarquía y contar con todo lo necesario antes de que ocurra, lo cual es particularmente importante para las que maduran prematuramente, pues en las escuelas primarias no suele haber toallas sanitarias en los baños. En la edad escolar, ambos sexos se preocupan por lo desproporcionado de su cuerpo; suelen estar conscientes de ello al desvestirse y se comparan con sus amistades. Es esencial tranquilizarlos acerca de sus sentimientos por el despertar de la sexualidad, que interfiere con sus pensamientos y comportamiento.

Los programas escolares de educación sexual aún están sujetos a presiones de diversos grupos y comunidades. La mayor parte no están completos y sólo proporcionan información básica sobre anatomía y fisiología, así como una descripción general de la higiene. De ser este el caso, y si el niño en edad escolar se percata que sus padres se sienten incómodos con el tema, es probable que acuda a sus amigos, que con frecuencia sólo proporcionan información errónea y distorsionada. Algunos programas escolares subrayan el hecho de que cada nueva libertad conlleva una responsabilidad. Por otra parte, se enseñan habilidades para la toma de decisiones, y los niños aprenden que al no decidir, han tomado una decisión.

Independientemente de donde ejerzan, las enfermeras pueden colaborar con la educación sexual de padres e hijos escuchando con atención y proporcionando información anticipada. Cuando es adecuado, deben analizar el comportamiento del desarrollo normal y proporcionar información específica para el grupo de edad; por ejemplo, sobre la masturbación. También pueden ofrecer a las familias información escrita en que se haga hincapié en que el concepto de sexualidad es saludable y que no está relacionado con enfermedades. Es necesario tomar en consideración las diferencias culturales.

Los adolescentes suelen compartir sus preocupaciones y la enfermera debe estar preparada para valorar el nivel de sus conocimientos y ayudar en la solución de los problemas. El embarazo inesperado de una adolescente suele ser traumático, pero también puede servir de marco para continuar con la educación sexual.

Información de enfermería

Al hablar de la sexualidad con un niño de edad escolar, es necesario identificar los términos de jerga o callejeros. Aunque la mayoría de los niños los han oído, suelen confundir su significado.

Niños con llave

Gran número de niños llegan a casa solos, sin supervisión, y en muchos casos, se les pide asumir responsabilidades para las que no están preparados. Son varios los factores que favorecen esta tendencia, muchos relacionados con el cambio de las características de la familia. Por ejemplo, en Estados Unidos se ha incrementado el número de familias de un solo progenitor, encabezadas generalmente por mujeres cuyos ingresos se encuentran en el nivel de pobreza o cerca de éste. El alto costo de la vida hace necesario que ambos padres trabajen para salir adelante. Por otra parte, la familia nuclear con frecuencia está separada geográficamente de la familia ampliada, de manera que no se cuenta con familiares que ayuden en el cuidado de los niños.

Los ***niños con llave*** corren un riesgo mayor de sufrir accidentes por alguna travesura o su inmadurez; suelen meterse en problemas con más frecuencia que cuando hay supervisión. Por otra parte, hay estudios que muestran que es más probable que consuman alcohol y otras sustancias ilícitas (Schor, 1999); también exhiben sentimientos de temor y soledad más intensos. Además, tienen menos oportunidades de socializar con amigos, pues se les ha indicado que deben permanecer solos en casa. Es importante que estos niños sepan a dónde ir y a quién recurrir en casos de urgencia; por ejemplo, un vecino o familiar.

En el recuadro 13-1 se incluyen pautas para los padres y los niños que tienen llave. Las enfermeras deben conocer los servicios comunitarios que tienden a satisfacer las necesidades de estos niños e informar a los familiares. Hay líneas telefónicas de emergencia que permiten verificar que el niño ha llegado a casa, así como programas de tranquilización.

Divorcio

El divorcio es preocupante para los niños de todas las edades, no sólo para los escolares, aunque en este grupo las repercusiones pueden ser graves si no se abordan cuidadosamente. Según Schmitt (1999), otras formas en que los padres pueden ayudar a sus hijos a afrontar el divorcio son:

- Asegurarles que ambos padres los aman.
- Mantener constantes tantos factores como sea posible del ambiente del pequeño.
- Asegurarle que el padre que no tenga la custodia lo visitará.
- Buscar sustitutos si el padre que no tiene la custodia deja de participar.
- Poner muy en claro que el divorcio es definitivo.
- Intentar proteger los sentimientos positivos del niño respecto de ambos padres.
- Mantener una disciplina normal en ambos hogares.
- No discutir con el excónyuge en presencia del niño.
- Tratar de evitar las discusiones por la custodia.

Por otra parte, los padres deben asegurarse de que el niño sepa que no es culpable del divorcio. Si bien los niños en edad escolar más pequeños suelen demostrar abiertamente su dolor, los mayores muestran deterioro en el desempeño escolar y las relaciones con sus compañeros. Se debe permitir al menor expresar sus emociones; la asesoría psicológica podría ayudar a desahogar sus sentimientos.

Recuadro 13-1. Sugerencias para la seguridad de los niños que tienen llave de su casa

1. Establecer una rutina que incluya una llamada telefónica cuando el niño llega a casa. El niño puede llamar a un "amigo telefonista" si la comunidad ofrece dicho servicio. Incluir actividades especiales en la rutina, por ejemplo, una visita planeada a casa de un amigo. Asegurarse de que la rutina incluya sugerencias de refrigerios, hacer la tarea, atender a la mascota de la familia o tareas sencillas en casa. Mencionar las actividades permitidas y las prohibidas.
2. Que el niño aprenda números telefónicos, especialmente el propio, además del de la oficina de los padres, de los abuelos, los vecinos y los números de emergencia. Asegurarse de que estén a la vista, por ejemplo, en la puerta del refrigerador. Estar seguros de que el niño sabe su dirección y puede deletrear el nombre de sus padres y el propio.
3. Asegurarse de que el niño sabe cómo cerrar con llave las puertas y de que *nunca* abrirá a nadie (a menos que haya llamado a sus abuelos, vecino o a los números de emergencia para pedir ayuda).
4. Tener a la vista, y revisarlas, las reglas de seguridad y primeros auxilios básicos (ver sugerencias de seguridad en el cuadro 13-2).
5. Instruir al niño para que *nunca* entre en la casa si la puerta o una ventana están abiertas o hay un vidrio roto. Indicarle que solicite la ayuda de un vecino.
6. Enseñar al niño a contestar a quien llame por teléfono que sus padres o quien lo atiende están ocupados; que *nunca* diga que no están en casa.
7. Enseñar al niño a salir de la casa en caso de incendio y a *nunca* volver a entrar a un edificio en llamas. Asegurarse de que el niño sabe qué hacer en otras emergencias, incluidos los terremotos.
8. Analizar con el niño la importancia de no decir a otros (ni siquiera a los amigos) que llega solo a casa después de la escuela. No debe mostrar su llave en público.
9. Enseñar al niño qué debe hacer en caso de tormentas, apagones, etc.
10. Ser considerado con el niño; los padres deberán llamarlo si van a llegar tarde. Deben alabarlo por mostrarse responsable.

Seguridad

Conforme el niño adquiere movilidad, se incrementa el rango de posibles lesiones. En este grupo se observa una alta incidencia de cortadas, raspaduras, fracturas, torceduras y luxaciones. Por otra parte, si bien los niños en edad escolar desean mayor independencia, con frecuencia no tienen el juicio necesario para protegerse. Por ejemplo, no miden la velocidad de su bicicleta o la del auto que se acerca, o quizá se dejen convencer de jugar con cerillos o un arma de fuego (Schor, 1999). A esta edad (especialmente los varones) disfrutan las patinetas y diversos vehículos motorizados, además de los patines y la bicicleta, de modo que deben tomarse las precauciones necesarias. Al patinar y utilizar la patineta deben usar equipo de protección, como casco y protectores para rodillas, codos y muñecas; *nunca* deben conducir en calles transitadas. También deben saber que las rampas son peligrosas.

Según las normas de la AAP, al patinar, los niños deben:

- Utilizar equipo de protección.
- Controlarse y tener espacio suficiente para detenerse.
- Utilizar el lado derecho de senderos y aceras; rebasar por la izquierda.
- Evitar pavimentos disparejos y zonas de tráfico intenso.
- Obedecer los reglamentos de tránsito y ceder el paso a los peatones (Schor, 1999).

Los vehículos de motor como tractores, motos acuáticas, minimotos, vehículos todo terreno y trineos motorizados son, a la vez, tentadores y peligrosos a esta edad porque alcanzan velocidades altas y ofrecen poca protección, además de que los niños suelen carecer de los reflejos y el criterio necesarios para evitar choques. La AAP recomienda que no los utilicen (Schor, 1999).

Las normas de seguridad al montar bicicleta comprenden el uso de casco (el mismo utilizado para patinar y andar en patineta) aprobado por la American National Standars Institute (ANSI) o la Snell Memorial Foundation (aprobado por Snell). Los cascos para ciclista absorben la mayor parte del impacto del choque y protegen la cabeza de lesiones graves. Otras precauciones son obedecer las señales de tráfico, no hacer piruetas ni llevar un pasajero en la bicicleta, no circular en sentido contrario, no llevar audífonos, tener cuidado al cruzar y llevar cualquier objeto en una mochila o canastilla. *Nunca* usar ropa que pudiera atorarse en la cadena, *nunca* transitar de noche, asegurarse de que los pies del niño llegan al piso estando sentado y siempre tener el vehículo en buen estado.

Otro aspecto preocupante relacionado con la seguridad de los niños en edad escolar es el uso de armas de fuego, generadoras de un tipo de violencia que ha hecho crisis en Estados Unidos. A esta edad, los menores muestran curiosidad por este tipo de armas y les atrae utilizarlas, quizá las consideren como un símbolo de poder o superioridad. Cada 2 h, algún hijo de familia muere como resultado de un disparo, ya sea por homicidio, suicidio o lesión involuntaria (Schor, 1999); también son numerosos los niños que sufren lesiones graves. La AAP apoya el control de armas y considera que las pistolas, los rifles de aire comprimido y las armas de asalto deben prohibirse; mientras tanto, debe reglamentarse la adquisición de municiones y restringirse la posesión de armas, así como reducirse el número de particulares autorizados para tenerlas (Schor, 1999). **No se debe permitir que los niños tengan acceso a un arma de fuego.** Ni en la casa ni en el auto debe haber armas cargadas, además de que deben estar equipadas con algún seguro; las municiones deben guardarse bajo llave en un lugar diferente. Los niños deben saber que si ven un arma en el hogar de algún amigo no deben tocarla y advertirán de ello a sus padres. Si alguna vez llegan a verla en la escuela, deben informar de inmediato al profesor o al director.

En el cuadro 13-2 se incluye una guía para prevenir otro tipo de lesiones y accidentes en los niños de edad escolar.

ATENCION DE LA SALUD

El examen físico anual previo al ingreso a la escuela se realiza unos meses antes para dar tiempo a la corrección de cualquier problema. Se administran los refuerzos necesarios de las vacunas (véase Apéndice A) y se valora presión arterial, talla y peso. También forma parte del examen asegurarse de que el niño acuda periódicamente al dentista. Asimismo, se evalúa el nivel de colesterol sanguíneo, en particular si el menor tiene este riesgo (p. ej., por herencia).

Aademás es necesario analizar la cantidad de ejercicio que el niño realiza, el cual debe ser diario, desde andar en bicicleta a participar en deportes organizados. De no fomentarse estas actividades, la obesidad puede constituir un problema en la preadolescencia.

La mayor parte de los sistemas escolares cuenta con programas tendientes a la conservación y el fomento de la salud. Las enfermeras y demás profesionales participantes desempeñan un papel importante en la asesoría de los padres y ayudan a satisfacer las necesidades de los niños discapacitados inscritos en sus escuelas. La anamnesis cuidadosa proporciona a la enfermera información muy necesaria (fig. 13-12).

Como parte del programa de salud escolar, se llevan a cabo audiogramas y detección de problemas de visión y escoliosis. Las desviaciones de la norma en estos ámbitos exigen una valoración más profunda por parte del médico del niño.

CUIDADOS DIARIOS

En general, los niños en edad escolar ya se proporcionan sus propios cuidados. Deben cepillarse los dientes cuando menos dos veces al día con una pequeña cantidad (del tamaño de un guisante) de pasta dentrífica fluorada. El agua que beben también debe contener flúor. Consultarán al dentista dos veces al año, quien decidirá sobre la conveniencia de aplicar selladores dentales.

A esta edad, los niños tienen tanta actividad diurna, física y mental, que pronto se agotan. De los seis a los ocho años, duermen en promedio de 11 a 13 h por noche; de los nueve a los 12, cerca de 10. Por su comportamiento, los padres decidirán la cantidad de sueño que necesitan. Si un niño come y juega bien, además de hacer sus tareas escolares, es probable que duerma lo suficiente.

JUEGOS

El juego sigue siendo importante en la vida del niño en edad escolar, sencillamente adquiere una nueva dimensión; se da en grupo, al principio con compañeros del mismo sexo, si bien los menores todavía disfrutan con muñecas, carros y camiones. Montan bicicleta y les gustan los juegos activos, como escondidillas, saltar la cuerda y patinar (ver cuadro 11-3); empiezan a participar en deportes. Los juegos en equipo tienen reglas y objetivos. También disfrutan de actividades tranquilas y les gusta coleccionar, así como los juegos de mesa y la lectura. Les gusta ser creativos y aprender nuevas cosas. Conforme crecen, se hacen más independientes y las relaciones con los amigos adquieren mayor importancia (ver antes en este capítulo).

NUTRICION

Los hábitos alimenticios del niño en edad escolar serán básicamente buenos si se le ofrece una gran variedad de alimentos nutritivos. En la figura 13-13 se recomienda lo que debe ingerir. Es importante un desayuno adecuado; los ali-

Cuadro 13-2. Prevención de lesiones durante la edad escolar

Habilidades del desarrollo relacionadas con el riesgo de lesiones	*Prevención de lesiones*
	Vehículos automotores
Participa cada vez más en actividades fuera del hogar Le emocionan la velocidad y el movimiento Se distrae fácilmente con lo que pasa a su alrededor Se puede razonar con él	Instruir al niño sobre el uso correcto de los cinturones de seguridad cuando van como pasajeros en un vehículo Conservar la disciplina cuando van como pasajeros de un vehículo (p. ej., no sacar los brazos, no recargarse en las puertas o interferir con el conductor) Recordar a los padres y a los niños que nadie puede ir en la parte trasera de los camiones de reparto Hacer hincapié en adoptar una conducta segura como peatones Insistir en usar aditamentos de seguridad (p. ej. casco) cuando sea conveniente, como cuando conducen una bicicleta, motocicleta o vehículos de tracción
	Ahogamiento
Suele exagerar Se esfuerza por dominar una habilidad Es precavido pero no temeroso, actividades motoras gruesas Le gusta nadar	Enseñar a nadar al niño Enseñar las reglas básicas de seguridad en el agua Identificar lugares seguros y con supervisión para nadar Verificar que haya suficiente profundidad para los clavados Nadar acompañado Usar un salvavidas autorizado en agua o en un bote Aprender reanimación cardiopulmonar
	Quemaduras
Cada vez es más independiente Es aventurero Disfruta intentando nuevas cosas	Asegurarse que la casa tenga detectores de humo Fijar la temperatura del agua caliente en 48 a 54° C para evitar escaldaduras Enseñar a los niños a conducirse en áreas donde se puede estar en contacto con peligros potenciales de quemaduras (p. ej., gasolina, cerillos, fogatas o parrillas, líquidos para encendedores, cohetes, encendedores de cigarrillos, utensilios para cocinar, juegos de química); no deben volarse papalotes ni treparse en lugares donde hay cables de alta tensión Instruir a los niños para que se conduzcan correctamente en caso de incendio (p. ej., simulacros en el hogar o la escuela) Enseñar al niño a cocinar con seguridad (usar fuego bajo, no freír, tener cuidado con quemaduras por vapor, escaldaduras, o alimentos que explotan, sobre todo en los hornos de microondas)
	Envenenamiento
Se somete a las reglas del grupo Es fácilmente influenciable por sus coetáneos Es leal a sus amigos	Instruir a los niños sobre los peligros de tomar sustancias químicas o medicamentos que no fueron prescritos por el médico, incluyendo aspirinas y alcohol Enseñar al niño a decir "no" si le ofrecen drogas o alcohol Guardar los productos potencialmente peligrosos en recipientes debidamente etiquetados (de preferencia bajo llave y fuera del alcance de los niños)
	Daños corporales
Se incrementan sus habilidades físicas Necesita actividades físicas extenuantes Le interesa adquirir nuevas habilidades y perfeccionar las ya adquiridas Es osado y aventurero, en especial con sus compañeros Con frecuencia juega en lugares peligrosos Su confianza suele exceder su capacidad física Desea la lealtad del grupo y tiene una gran necesidad de la aprobación de sus amigos Intenta hazañas peligrosas Acompaña a sus amigos a sitios potencialmente peligrosos Disfruta las actividades físicas Es posible que exagere El aumento de talla rebasa el crecimiento y la coordinación muscular	Ayudar a proporcionar instalaciones para actividades supervisadas Alentar el juego en lugares seguros Guardar las armas de fuego bajo llave y en lugares seguros, excepto durante la supervisión de un adulto Enseñar a cuidar y usar correctamente, así como a respetar, artefactos potencialmente peligrosos (herramientas que funcionan con energía eléctrica, cohetes) Enseñar a los niños a no importunar a los perros ni sorprenderlos, invadir su territorio, tomar sus juguetes o interferir cuando están comiendo Hacer hincapié en la protección de ojos, oídos o boca cuando se usan objetos o dispositivos potencialmente peligrosos, o cuando se practica algún deporte de riesgo (p. ej., béisbol) Enseñar a usar de una manera segura los dispositivos correctivos (anteojos); si el niño usa lentes de contacto, hay que vigilar la duración de su uso para prevenir el daño de la córnea Poner énfasis en la selección, el uso y el mantenimiento cuidadosos de equipo deportivo y recreativo, como patines y patinetas Hacer hincapié en el acondicionamiento, la práctica sin riesgos y el uso de equipo de seguridad de deportes y actividades recreativas Cautela ante la participación en deportes de riesgo, como el uso de trampolines Utilizar vidrio de seguridad y calcomanías en áreas de vidrio grandes, por ejemplo puertas corredizas Utilizar protecciones en las ventanas para prevenir caídas Aprenderse nombre, dirección, número de teléfono para pedir ayuda a la persona adecuada (cajero, guardia de seguridad, policía) en caso de perderse; poner una identificación al niño (cosida en la ropa, dentro del zapato)

(Continúa)

Cuadro 13-2. Prevención de lesiones durante la edad escolar *(Continuación)*

Habilidades del desarrollo relacionadas con el riesgo de lesiones	*Prevención de lesiones*
	Daños corporales *(cont.)* Instruir sobre medidas de seguridad ante extraños: Evitar prendas de vestir personalizadas en lugares públicos Advertir al niño que no debe irse con extraños Pedir al niño que diga a sus padres si alguien lo hace sentir incómodo de alguna manera Siempre escuchar la preocupación del niño por el comportamiento de otros Enseñar al niño a decir "no" cuando se enfrente a situaciones incómodas

Tomado de Wong DL, Hockenberry-Eaton M, Winkelstein M, Wilson D, Ahmann E, DeVito-Thomas PA: *Whaley and Wong's nursing care of infants and children*, ed 6, St Louis, 2000, Mosby

I. INFORMACION GENERAL
Nombre ________ Fecha ________
Edad y fecha de nacimiento ________ Lengua materna ________
Año escolar ________ Informante ________
Sexo ________ Núms. telefónicos de la
Religión ________ casa y oficina de los padres ________

II. PERFIL FAMILIAR (antecedentes de salud de los miembros de la familia)
Madre ________
Padre ________
Hermanos ________
Abuelos paternos ________
Abuelos maternos ________
Cambios en la vida: muerte, divorcio, nuevo bebé, mudanzas, enfermedad, separación, etc. ________

III. PERFIL DEL NIÑO
Estado del recién nacido: ¿Salió del hospital con la madre? ________
Defectos de nacimiento ________
Antecedentes del desarrollo: edad a la que gatea ________ se sienta ________
camina ________ habla ________ controla esfínteres ________
Vacunas ________
Hábitos, comportamiento general en la escuela ________ En el hogar ________
Patrones de sueño ________ Temores ________
Ejercicio ________ Amigos ________
Intereses ________ Habilidades especiales ________

Enfermedad o accidentes previos ________
¿Toma algún medicamento? ________
Prótesis auditiva ________ Anteojos ________
Salud dental ________ Alergias ________
Alimentos que suele ingerir
desayuno ________
comida ________
cena ________
refrigerios ________
Problemas de alimentación ________ Evacuaciones ________
Menstruación ________ Maduración sexual ________
Educación sexual ________ Higiene personal ________
Revisión de sistemas ________

IV. OBSERVACION Y COMENTARIOS DE LA ENFERMERA
Descripción física general ________
Resultados de los procedimientos: visión ________ Audiómetro ________
Escoliosis ________ Otros ________
Instrucción y pautas para la salud personal ________
Plan de resolución de problemas ________

Entrevistador ________

Fig. 13-12. Resumen de la valoración de la salud del niño en edad escolar.

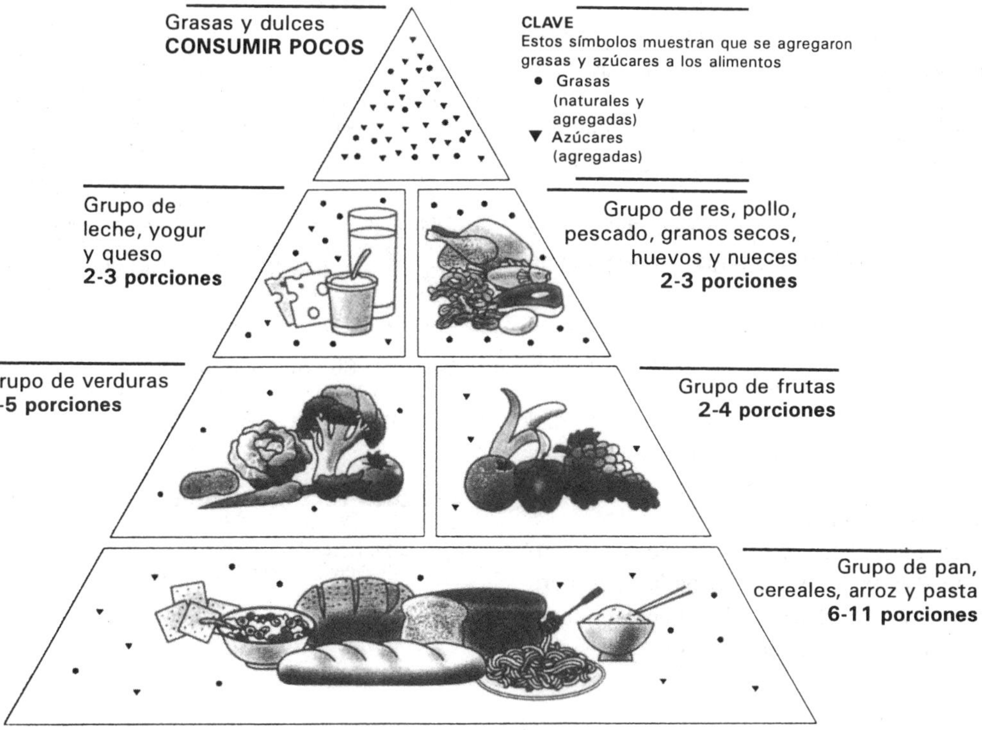

Fig. 13-13. Pirámide de los alimentos. (Del U.S. Department of Agriculture, 1999.)

mentos más importantes son fruta, cereal y leche; los huevos lo hacen más variado. Es necesario subrayar la importancia del desayuno, ya que los niños mayores suelen decidir que ya no lo necesitan o que en la mañana tienen demasiada prisa. En ocasiones también los amigos influyen en este comportamiento. Los menús que giran en torno a alimentos nutritivos son más sustanciosos que los que constan de pan dulce. También es importante que los refrigerios sean nutritivos para poder realizar tareas y actividades extraescolares. La buena alimentación también previene los problemas de obesidad; los niños deben aprender a limitar la ingestión de grasas y de alimentos y bebidas poco nutritivas, como dulces, frituras y bebidas embotelladas. Deben incrementar la ingestión de carbohidratos complejos, frutas y verduras. De los siete a los 10 años requieren alrededor de 2000 calorías diarias, mientras que entre los 11 y los 12 las niñas necesitan 2 200 y los varones 2 500. Los niños en edad escolar deben ingerir cerca de 1 g/kg de proteínas, aproximadamente 28 g/día. Las deficiencias de hierro, otros minerales y vitaminas se eliminan con una dieta bien balanceada.

Clave para la comunidad

La enfermera escolar puede trabajar con los maestros para que informen sobre nutrición en el aula. Los niños pueden participar en actividades de aprendizaje orientadas a la enseñanza de la nutrición para adquirir buenos hábitos.

En algunos países, el gobierno federal ha establecido programas de desayunos escolares. En muchas comunidades también hay programas de almuerzos durante el verano que cumplen con ciertas normas nutricionales cuyo objetivo es proporcionar una tercera parte de la ración alimenticia diaria recomendada.

Conceptos clave

- A los niños en edad escolar los absorbe más la realidad que la fantasía; empiezan a dominar actividades que disfrutan y aprenden a cooperar con los demás.
- El crecimiento es lento hasta antes de la pubertad. La coordinación muscular mejora y los signos vitales son similares a los del adulto. El lenguaje sigue desarrollándose y los niños adquieren un vocabulario considerable.
- El niño en edad escolar piensa en términos concretos y está en la etapa de industriosidad frente a inferioridad; empieza a distinguir lo correcto de lo incorrecto y desarrolla una conciencia.
- Cada edad saca a relucir diferencias individuales y de personalidad; los padres deben entenderlas conforme el niño madura.
- La escuela es una influencia importante en la vida de los niños. Maestros, padres y otras personas que los atienden deben fomentar los valores y ayudarles a desarrollar aptitudes para convivir socialmente.
- La televisión y los videojuegos deben limitarse; ambos pueden tener efectos nocivos en los niños.

- También los coetáneos ejercen una influencia importante en la vida de los niños; padres, maestros y otras personas que los atienden deben educarlos para que disminuyan dichas actividades.
- La educación sexual empieza a esta edad. Se recomiendan respuestas sencillas y directas adecuadas para el nivel de comprensión de los niños.
- Los niños que tienen llave necesitan recordatorios y tranquilización para mantenerlos seguros una vez que salen de la escuela.
- El divorcio constituye un problema para los niños de todas las edades. Los padres deben ser honestos y tranquilizar a sus hijos en caso de que ocurra.
- La seguridad también es prioritaria para el niño en edad escolar. Si bien sus lesiones difieren de las de niños que caminan y preescolares, todavía necesitan supervisión e instrucción para prevenirlas.
- Una buena nutrición se basa en la pirámide de alimentos para esta edad. Los niños crecen con lentitud pero de manera continua, y los hábitos de alimentación saludable que se forman a esta edad son importantes para toda la vida.

Bibliografía

American Academy of Pediatrics: *Policy statement: media education (RE 9911)* 104(2):341-343, 1999.

Behrman R, Kliegman R, Jenson HB: *Nelson's textbook of pediatrics,* ed 16, Philadelphia, 2000, WB Saunders.

Jacklin C, Martin LJ: Effects of gender on behavior and development. In Levine M, Carey W, Crocker A, editors: *Developmental-behavioral pediatrics,* ed 3, 1999, Philadelphia, WB Saunders.

Schmitt B: *Instructions for pediatric patients,* ed 2, Philadelphia, 1999, WB Saunders.

Schor EL: Guiding the family of the school-age child, *Contemp Pediatr* 15(3):75-92, 1998.

Schor EL: *Caring for your school-age children,* New York, 1999, Bantam Books.

Wong DL, Hockenberry-Eaton M, Winkelstein M, Wilson D, Ahmann E, DeVito-Thomas PA: *Whaley and Wong's nursing care of infants and children,* ed 6, St Louis, 1999, Mosby.

Lecturas recomendadas

Levine M, Carey W, Crocker A: *Developmental-behavioral pediatrics,* ed 3, Philadelphia, 1999, WB Saunders.

Capítulo 14

Trastornos del niño en edad escolar

SISTEMA RESPIRATORIO

Asma

SISTEMA CARDIOVASCULAR

Fiebre reumática aguda

SISTEMA NERVIOSO

Síndrome de Reye

Tumores cerebrales

SISTEMA MUSCULOESQUELETICO

Enfermedad de Legg-Calvé-Perthes (Coxa plana)

Artritis reumatoide juvenil

SISTEMA GASTROINTESTINAL

Apendicitis

SISTEMA ENDOCRINO

Diabetes mellitus (Tipo I)

PIEL

Pediculosis

TEMAS ESPECIALES

Panorama de los trastornos emocionales y conductuales

Trastorno de deficiencia de la atención con hiperactividad

Objetivos

Al concluir este capítulo, la estudiante será capaz de:

- Definir el vocabulario señalado.
- Describir la atención de enfermería del niño en edad escolar con asma, incluidos vigilancia del estado respiratorio, tratamientos respiratorios y medicamentos e implicaciones psicosociales de la enfermedad.
- Mencionar tres manifestaciones mayores y dos menores de la fiebre reumática aguda según la clasificación de los criterios de Jones modificados.
- Analizar dos maneras en que la enfermera puede ayudar al niño de ocho años con tumor cerebral a enfrentar su preocupación por los cambios en su imagen corporal.
- Definir un plan de atención de enfermería para una niña de 12 años con artritis reumatoide juvenil, incluida la instrucción sobre el tratamiento que se seguirá en casa.
- Identificar la fisiopatología de la enfermedad de Legg-Calvé-Perthes y el método de tratamiento.
- Enumerar los síntomas de la apendicitis y analizar las modificaciones necesarias para el tratamiento y la atención de enfermería posoperatorios cuando al niño en edad escolar se le revienta el apéndice.
- Diferenciar la diabetes mellitus dependiente de insulina de la no dependiente de insulina.
- Resumir las necesidades de instrucción del niño diabético y de sus padres en cuanto a nutrición y planeación de menús, vigilancia de glucosa, administración de insulina y ejercicio.
- Describir los síntomas del niño con trastorno de deficiencia de atención que manifiesta hiperactividad con problemas sociales, educativos y emocionales y las consiguientes estrategias para ayudar al paciente y a su familia a enfrentar el trastorno.

Terminología

Criterios de Jones
DSM-IV
Iridociclitis
Nistagmo
Papiledema
Periodo de latencia
Velocidad máxima de flujo espiratorio (PERF)

Los niños en edad escolar maduran de manera lenta y sistemática y pueden sufrir problemas de salud de muy diferentes áreas. A esta edad, pasan la mayor parte del tiempo en la escuela y siguen expuestos a enfermedades infecciosas. Incluso pueden presentar problemas de salud con efectos prolongados.

Sistema respiratorio

ASMA

Descripción

El asma es la enfermedad crónica más común en la infancia, así como la causa principal de consultas en la unidad de urgencias, ingresos al hospital y ausentismo escolar. Las tasas de mortalidad por este padecimiento se han incrementado (Behrman, et al, 2000). El 80% de los casos se presenta antes de los cinco años y, hasta la pubertad, es más común en los varones; después de esta edad, la frecuencia es igual en ambos sexos (Behrman, et al, 2000). El trastorno se observa con más frecuencia en niños de escasos recursos, en parte porque viven en casas viejas con altas concentraciones de alergenos que precipitan los ataques. Las enfermeras de las escuelas cada día atienden a más niños con asma y proporcionan inhaloterapia para ayudar al tratamiento de la enfermedad en la vida cotidiana.

El asma es una obstrucción reversible de las vías respiratorias pequeñas y grandes ocasionada por edema de las mucosas, constricción muscular suave y moco viscoso y persistente. Conocida también como enfermedad reactiva de las vías respiratorias, puede ser precipitada por alergenos como polen, alimentos, partículas de polvo y caspa de animales, que irritan las vías respiratorias y desencadenan el proceso inflamatorio y la broncoconstricción. También puede ser resultado de cambios de temperatura, aire frío, infecciones virales y ejercicio. Una de las principales causas es la exposición al humo de cigarrillo.

La tensión emocional puede originar un ataque de asma o agravar el padecimiento. Dado que es una enfermedad crónica de la infancia, es importante considerar la tensión emocional que provoca en el paciente y su familia.

Es frecuente observar antecedentes familiares de alergias, si bien las manifestaciones suelen ser diferentes. El tratamiento cuidadoso del niño asmático mejora el pronóstico y la mayoría de los pacientes tienen resultados satifactorios. Cuando el trastorno es grave, suele perdurar hasta la edad adulta (Behrman, et al, 2000). El **estado asmático** se define como un episodio de asma que no responde a las medidas terapéuticas normales, en cuyo caso, se necesita hospitalización, algunas veces en la unidad de cuidados intensivos.

Signos y síntomas

Los síntomas pueden surgir de manera abrupta (p. ej., después de la exposición repentina al aire frío o al humo de cigarrillo) o en un plazo de varios días (precipitados por infección de las vías respiratorias superiores o exposición moderada a un alergeno). Al principio, el niño tiene tos seca y con el estetoscopio se escucha sibilancia, especialmente espiratoria.

Dependiendo de la gravedad, pueden desarrollarse signos de dificultad respiratoria creciente (taquicardia, disnea, taquipnea, retracciones, palidez), así como problemas para hablar y cansancio.

De acuerdo con la severidad del trastorno, el asma se clasifica en tres niveles (cuadro 14-1) y el tratamiento difiere en función de éstos. La terapia adecuada para el niño asmático incluye la medición de la ***velocidad máxima de flujo espiratorio*** *(peak expiratory flow rate,* PEFR), o fuerza de espiración con insuflación pulmonar máxima, mediante un medidor especial que los niños mayores de cinco años pueden aprender a utilizar correctamente. Para determinar la mejor PEFR del menor se realizan pruebas durante un periodo de dos semanas dos veces al día (Wong, 1999). A continuación se tomará la medición una vez al día (o con mayor frecuencia) y se comparará con la mejor medición de las pruebas realizadas para determinar la eficacia con que se controla el asma.

La vigilancia de la saturación de oxígeno ayuda a determinar la gravedad de un episodio. En la biometría hemática completa, el niño puede tener altos los eosinófilos y los niveles de IgE. Las pruebas cutáneas para alergias pueden revelar alergenos precipitantes. En las radiografías torácicas en ocasiones se observa infección respiratoria subyacente.

Algunos niños en edad escolar y adolescentes experimentan broncospasmo inducido por ejercicio, que con frecuencia no es indicio de asma subyacente; después de realizar ejercicio intenso se manifiesta sibilancia, falta de aire y opresión en el pecho. Existe la broncoconstricción sin inflamación subyacente. El tratamiento para este tipo de broncospasmo consiste en inhalar un agonista beta durante 5 a 60 min antes del ejercicio y seguir un programa regular de acondicionamiento. El paciente debe evitar el ejercicio en un ambiente frío porque el aire frío puede precipitar el padecimiento.

Tratamiento y atención de enfermería

El objetivo del tratamiento estriba en controlar el trastorno de manera que el niño tenga un estilo de vida y desarrollo óptimos, así como en reducir los episodios, minimizar el proceso inflamatorio, disminuir el número de hospitalizaciones, evitar los factores precipitantes y facilitar el crecimiento y desarrollo normales.

El médico debe obtener los antecedentes detallados del niño. En ocasiones se hacen pruebas cutáneas para determinar si una alergia es la causa, en cuyo caso, es necesario eliminar el agente causante, ya sea un factor ambiental o algún alimento. Quizá se requieran medidas especiales para reducir las partículas de polvo, el moho y el humo de tabaco en el hogar.

Cuadro 14-1. Clasificación del asma

Tipo	*Descripción*	*Síntomas respiratorios*	*Velocidad máxima de flujo espiratorio*	*Saturación de oxígeno*
Ligero	Los síntomas no interfieren con las actividades cotidianas, el sueño ni la escuela. Los episodios ocurren menos de una vez al mes y el niño se siente bien entre uno y otro. Los episodios requieren medicación	La frecuencia respiratoria se incrementa ligeramente; ausencia de cianosis; se incrementa el pulso; sibilancia de ligera a moderada	70 a 90% de la información de referencia	>95% de la información de referencia
Moderado	Los episodios se suscitan hasta una vez a la semana. El niño muestra síntomas crónicos, con tos ligera y sibilancia entre uno y otro. Puede tener problemas para dormir y hacer ejercicio. La asistencia a la escuela se dificulta. Quizá requiera de hospitalización, así como de medicamentos y tratamientos	Frecuencia respiratoria elevada; incremento del pulso; algunos problemas para hablar; sibilancia, palidez, retracciones	50 a 80% de la información de referencia	90 a 95% de la información de referencia
Grave	Los episodios ocurren más de una vez a la semana o son lo suficientemente graves como para poner en peligro la vida. Puede haber retraso en el crecimiento y el desarrollo, así como hospitalizaciones frecuentes, algunas en la unidad de cuidados intensivos, e inasistencia a la escuela. El paciente tiene poca tolerancia al ejercicio. La enfermedad requiere de medicación continua	Sufrimiento respiratorio intenso con retracciones y posible cianosis. Quizá haya ruidos respiratorios inaudibles por la obstrucción de las vías respiratorias	<50% de la información de referencia	<90% de la información de referencia

En el cuadro 14-2 se incluyen los broncodilatadores (agonistas beta$_2$) más utilizados para el tratamiento del asma. La vía de administración preferida es la inhalación porque permite que los medicamentos actúen de manera directa en las vías respiratorias; para ello se utiliza un nebulizador, en el cual se mezcla el fármaco con solución salina normal, en forma de aerosol (fig. 14-1). Incluso los lactantes más pequeños se benefician con este tipo de tratamiento. Otra forma de administrar broncodilatadores es mediante inhaladores de dosis medidas (*metered-dose inhaler*, MDI) (cuadro 14-3), recomendados a partir de los cinco años, edad en que los niños pueden seguir instrucciones. Posiblemente algunos niños más pequeños puedan utilizar el inhalador si se le agrega un dispositivo con separaciones para dirigir el medicamento con más precisión.

Cuando los episodios de asma son moderados el tratamiento con broncodilatadores inhalados suele ser suficiente. Si el niño requiere inhalación más de cuatro veces al día, se deberá consultar al médico.

Los niños con asma moderada necesitan medir su PEFR dos veces al día para verificar su estado. Por lo general necesitan broncodilatadores cuatro veces al día, además de que para prevenir los ataques se les administra regularmente cromolín sódico (Intal), un agente antialergénico. Mientras que

Cuadro 14-2. Broncodilatadores adrenérgicos

Nombre	*Nombre comercial*	*Presentación de la dosis*	*Duración*	*Efectos colaterales*
Albuterol	Proventil	MDI/solución	4 a 6 h	Temblores, ansiedad, insomnio, cefalea, resequedad de la nariz, palpitaciones, taquicardia, hipertensión, acidez, vómitos
	Ventolin	Jarabe/polvo	4 a 8 h	
Metaproterenol	Alupent	MDI/solución	4 h	Temblores, ansiedad, insomnio, cefalea, palpitaciones, disritmias, paro cardiaco, náuseas, vómitos
	Metaprel	Jarabe	4 h	
Terbutalina	Brethine	MDI/solución	4 a 6 h	Temblores, ansiedad, náuseas, vómitos, insomnio, cefalea, mareos, palpitaciones, taquicardia, hipertensión, paro cardiaco
	Brethaire		1.5 a 4 h	
	Bricanyl	Subcutánea		
Pirbuterol	Maxair	MDI	5 h	Temblores, ansiedad, cefalea, irritabilidad, resequedad de nariz y boca, palpitaciones, taquicardia, náuseas, vómitos

MDI, Inhalador de dosis medidas (*metered-dose inhaler*).

Plan de atención de enfermería 14-1
El niño con asma

Diagnóstico de enfermería: Deterioro en el intercambio de gases relacionado con creciente obstrucción de las vías respiratorias debido a inflamación y moco

Metas/criterios de evolución	Intervenciones de enfermería	Razonamiento
El niño demostrará intercambio de gases adecuado, lo cual se evidenciará por: • Piel de color rosado • Ritmo y frecuencia respiratorios normales • Posibilidad de caminar y dormir sin problema • Ausencia de sibilancia y tos	Proporcionar broncodilatadores inhalados y otros medicamentos prescritos; vigilar efecto y efectos colaterales	Relajar el tejido bronquial y abrir las vías respiratorias. El cromolín evita las respuestas alérgicas tardías; los esteroides reducen la inflamación.
	Vigilar estrechamente signos vitales y saturación de oxígeno (cuando menos cada 2 a 4 h) para detectar signos de sufrimiento respiratorio creciente	La vigilancia estrecha permite detectar oportunamente el sufrimiento respiratorio.
	Colocar al niño un monitor cardiaco según el protocolo del hospital cuando se le administra aminofilina; vigilar estrechamente los niveles de teofilina	La teofilina puede producir anormalidades en el ritmo cardiaco.
	Proporcionar oxígeno humidificado según prescripciones por la vía menos estresante	Facilita la oxigenación adecuada de los pulmones.
	Colocar al niño en posición erguida	Facilita la expansión de los pulmones.
	Organizar la atención con objeto de proporcionar el mayor número posible de periodos de reposo	La reducción en el gasto de energía disminuye los requerimientos de oxígeno.
	Fomentar las estrategias de relajación, como respiración lenta y profunda; escuchar música tranquila o cuentos. Mecer al lactante y al niño pequeño	La relajación aminora la tensión emocional y el esfuerzo para respirar.

Diagnóstico de enfermería: Alto riesgo de deficiencia de volumen de líquidos, relacionado con la pérdida de líquido derivada de incremento en las espiraciones y diaforesis

Metas/criterios de evolución	Intervenciones de enfermería	Razonamiento
El niño se mantendrá adecuadamente hidratado, lo cual se evidenciará por: • Turgencia de la piel adecuada • Micción adecuada • Ausencia de sed • Membranas mucosas húmedas	Proporcionar líquidos IV según prescripciones	Mantiene el equilibrio de líquidos mientras el niño no puede ingerirlos por vía oral.
	Suministrar líquidos claros por vía oral cuando se reduzca el sufrimiento respiratorio; dar los líquidos que el niño prefiera	Ofrecer los líquidos preferidos incrementa el interés del niño por ingerirlos.
	Evitar los líquidos fríos	Pueden producir broncospasmo.
	Proporcionar sorbos pequeños con frecuencia, más que cantidades grandes; utilizar popotes, tazas especiales o el recipiente que interese al niño	Cuando se suministran grandes cantidades de líquido puede producirse vómito si el niño tose; por otra parte, causan distensión, lo cual limita los movimientos del diafragma.
	Vigilar ingesta y gasto	Proporciona información sobre el estado de hidratación.

(continúa)

el albuterol bloquea las primeras respuestas a la inhalación de antígenos, el cromolín bloquea las respuestas asmáticas tardías. Cuando los niños no responden a los broncodilatadores ni al cromolín suele recomendarse dosis diarias de teofilina de liberación sostenida, la cual puede provocar náusea, vómito, malestar estomacal, cefalea, nerviosismo y cambios conductuales, como deficiencia de atención. Desde luego, estos cambios dificultan que se cumpla con el tratamiento. Se vigilan los niveles en suero para asegurarse de que la dosis terapéutica sea adecuada.

Un nuevo tipo de fármacos son los antileucotrienos orales (como Singulair y Accolate), que previenen los ataques de asma; se administran combinados con corticosteroides y suelen reducir el nivel necesario de estos últimos. El Singulair se toma diariamente y el Accolate dos veces al día.

Plan de atención de enfermería 14-1 *(Continuación)*
El niño con asma

Diagnóstico de enfermería: Afrontamiento individual ineficaz relacionado con tensión emocional por una enfermedad aguda y crónica

Metas/criterios de evolución	Intervenciones de enfermería	Razonamiento
El niño experimentará menos tensión emocional cuando: • Parezca calmado y en control de la situación • Demuestre medidas para disminuir la tensión emocional	Fomentar el ejercicio regular	Con el ejercicio se liberan hormonas que favorecen la sensación de bienestar.
	Aconsejar al niño que participe en ejercicios o deportes que impliquen periodos de energía cortos (carreras cortas, béisbol, gimnasia) o natación	Los brotes breves de energía permiten que el niño se recupere entre tanto; la natación es una fuente externa de humedad para las vías respiratorias.
	Aconsejar al niño que busque actividades que disfrute y que aminoren la tensión emocional (p. ej., andar en bicicleta, charlar con amigos, participar en juegos)	Al reducir la tensión emocional, el niño puede afrontar la vida cotidiana.
	Aconsejar a los padres que animen al niño a participar en actividades del desarrollo normal	La sobreprotección incrementa la tensión emocional porque reduce la autoestima del niño.

Diagnóstico de enfermería: Deficiencia de conocimientos sobre el tratamiento en casa respecto del equipo, los medicamentos y los principios del tratamiento de la enfermedad

Metas/criterios de evolución	Intervenciones de enfermería	Razonamiento
Los padres y el niño mayor tratarán adecuadamente el padecimiento en casa, para ello se deberá: • Demostrar el uso del equipo • Describir los signos de empeoramiento de la enfermedad • Intervenir adecuadamente • Describir los principios para la prevención de infecciones	Repasar el uso del inhalador de dosis medidas, del equipo de nebulización y la medición de la PEFR	El repaso refuerza el aprendizaje.
	Pedir al niño y a los padres que demuestren el uso del equipo	Las demostraciones permiten evaluar el aprendizaje.
	Revisar los medicamentos y el programa de administración. Proporcionar una lista de criterios relacionados con la necesidad de ajustar las dosis o llamar al médico	Refuerza lo aprendido.
	Ayudar a los padres con las medidas de control ambiental (p. ej., hacer que el hogar esté libre de alergenos; instalar sistemas de purificación de aire o deshumidificadores para reducir partículas de polvo y mohos)	Reducir los alergenos del hogar puede disminuir los episodios de asma alérgica.
	Enseñar a prevenir las infecciones respiratorias al evitar la exposición a resfriados, realizar una limpieza meticulosa del equipo de inhalación, y vacunar anualmente contra la influenza	La prevención de infecciones respiratorias reduce el agravamiento del asma.

Diagnóstico de enfermería: Alteración de los procesos familiares relacionada con el padecimiento crónico y las exacerbaciones frecuentes

Metas/criterios de evolución	Intervenciones de enfermería	Razonamiento
La familia se adapta a la enfermedad crónica del niño, lo cual se evidenciará por: • Intervención adecuada durante los episodios agudos • Desarrollo normal del niño • Ausencia de ansiedad inadecuada	Instar a los padres a que participen en la atención del niño durante las exacerbaciones	Alentar a los padres a participar, disminuye su tensión emocional y la del niño.
	Mantener a los padres informados de cualquier cambio en el padecimiento	Los padres conocen mejor que el personal de atención de la salud las reacciones de su hijo ante determinadas situaciones.
	De ser posible, mantener la rutina y el régimen de tratamiento normales del niño	Se reduce la tensión emocional relacionada con la hospitalización y se incrementa el afrontamiento.
	Fomentar la comunicación estrecha entre la familia y la enfermera de la escuela	La comunicación adecuada incrementa la constancia del tratamiento.
	Escuchar las preocupaciones de la familia	Al escuchar se sientan las bases para una planeación adecuada.
	Si es necesario, referir para ayuda económica o psicológica	La tensión emocional afecta adversamente las relaciones y adaptación familiares.

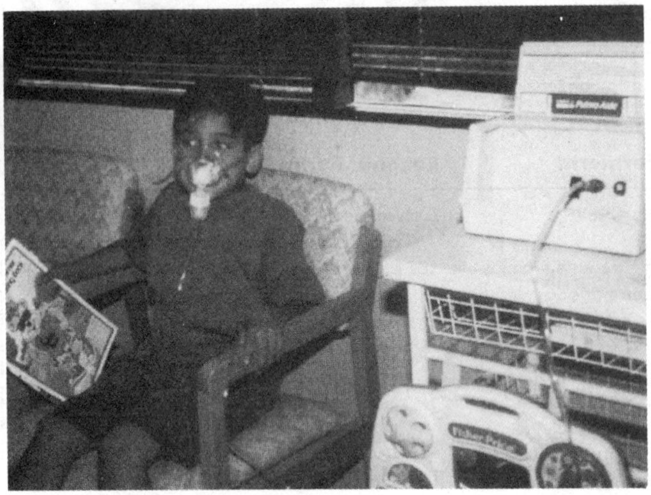

Fig. 14-1. El uso adecuado del nebulizador implica dirigir el rocío lo más cerca posible de las vías respiratorias. Los niños en edad escolar pueden colocar la mascarilla directamente sobre la boca. Se insta al niño a que respire con normalidad. (Cortesía de Cook Children's Medical Center, Fort Worth, Texas.)

Además de los criterios antes descritos para el niño con asma moderada, si el trastorno es grave se añaden esteroides al tratamiento, ya sea por vía oral o inhalados. Los regímenes terapéuticos de largo plazo se administran mediante inhalación (beclometasona) porque provocan menos efectos colaterales.

Los niños que sufren exacerbaciones agudas del asma o que necesitan acudir al médico en el consultorio o la unidad de urgencias, en la mayor parte de los casos reciben tratamiento con albuterol nebulizado cada 20 min durante 1 h. Si los síntomas mejoran, se inicia una rutina diaria de corto plazo con broncodilatadores y esteroides por vía oral (curso de tres a cinco días). Si el estado del niño no mejora y la saturación de oxígeno es inferior a 90%, se hospitaliza al paciente.

Una vez admitido, el tratamiento se inicia con solución intravenosa y oxígeno mediante sonda nasal, capucha o mascarilla y continúa con la administración de albuterol nebulizado, ya sea en forma continua o intermitente. Pueden agregarse fármacos anticolinérgicos, como el bromuro de ipratropio, para ayudar a una broncodilatación mayor. A la fecha, aparentemente la aminofilina no aporta beneficios adicionales, de modo que ya no se utiliza. Para la obstrucción grave de las vías respiratorias que no responde al tratamiento, suele administrarse aminofilina, pero en vista de que puede causar disritmias cardiacas, los niños que la reciben por vía intravenosa deben tener un monitor cardiaco durante el tratamiento. Para controlar la respuesta inflamatoria se administran esteroides intravenosos, como metilprednisolona. Antes del alta, el niño debe recibir medicamentos por vía oral.

Cuadro 14-3. Inhalador de dosis medidas

1. Agitar el MDI
2. Sostener el inhalador de dosis medidas a 5 cm de la boca
3. Espirar todo el aire
4. Activar el inhalador de dosis medidas al empezar a inhalar lentamente
5. Sostener la respiración 10 s
6. Esperar 10 min entre inhalaciones

* Se recomiendan dispositivos con espaciador.

Facilitar el intercambio óptimo de gases. Para permitir el aprovechamiento máximo de los músculos accesorios de la respiración, se coloca al niño en posición de Fowler alta, pero algunos pacientes prefieren poner una almohada en la mesa que se coloca sobre la cama y extender los brazos sobre ella. Se administra oxígeno humidificado mediante mascarilla o cánula. Los lactantes y niños pequeños se adaptan con más facilidad a las sondas nasales porque no sienten que se sofocan, como sucede con la mascarilla, la cual no debe utilizarse si provoca angustia.

La enfermera debe organizar la atención de tal manera que se permitan periodos de reposo ininterrumpido. Es importante sostener en brazos al niño pequeño y mecerlo para disminuir la ansiedad e inducir el sueño. Los mayores pueden distraerse con música o juegos tranquilos.

Se deben verificar los signos vitales y los ruidos de la respiración cuando menos cada 2 a 4 h, así como valorar el estado respiratorio, lo cual incluye medir la saturación de oxígeno. En niños con sufrimiento agudo se verifican con mayor frecuencia.

El menor puede preocuparse por la dificultad respiratoria, en cuyo caso, la enfermera debe mostrarse tranquila y permanecer con él durante estos periodos, estimularlo a respirar lentamente o a hacerlo juntos al ritmo respiratorio de ella (que debe ser lento), lo cual disminuye la angustia y favorece el intercambio máximo de gases.

Mantener la hidratación. Al hospitalizar al niño asmático, deberá iniciarse infusión intravenosa. Si no hay sufrimiento respiratorio agudo, se ofrecerán líquidos claros por vía oral porque la pérdida de líquidos derivada de la disnea y la diaforesis incrementa la necesidad de éstos, los cuales no deberán estar fríos para no producir broncospasmo. Se miden la ingesta y el gasto.

Fomentar el autocuidado y la habilidad para tratar el asma. Antes del alta, se enseñan técnicas de autocuidado al niño de más edad y a sus padres. El paciente debe aprender a reconocer los primeros indicios del problema y los factores personales que suelen advertir que se avecina un ataque. Se subraya la importancia de seguir las instrucciones para la administración de los medicamentos, así como de estar alerta a los efectos colaterales. También se instruye sobre el uso de nebulizadores y aerosoles.

La enfermera repasa el procedimiento para medir la PEFR (fig. 14-2), de modo que pide al niño que se ponga de pie, que haga una respiración lo más profunda posible y que libere el aire con fuerza. El procedimiento se repite dos veces y se registra la medición más alta de las tres. Algunos medi-

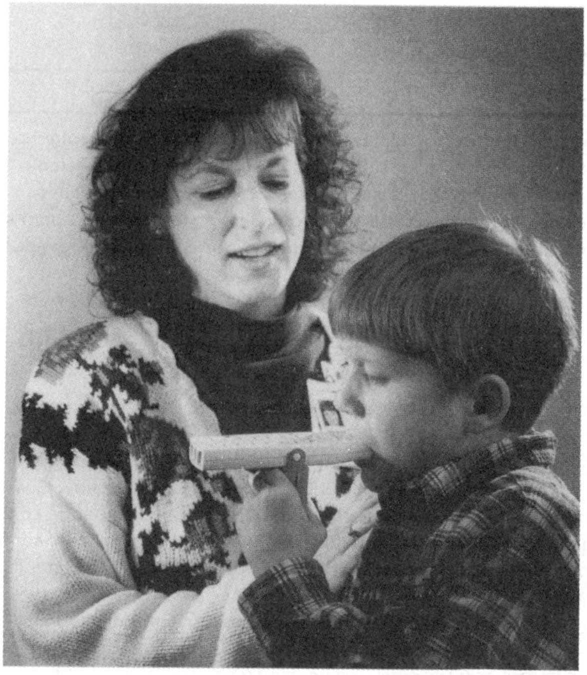

Fig. 14-2. La enfermera clínica instruye a un paciente sobre el uso del medidor de flujo espiratorio máximo, el cual puede ser valioso en el plan de tratamiento del niño. (Cortesía de Cook Children's Medical Center, Fort Worth, Texas.)

dores de flujo máximo tienen los colores de los semáforos; si los resultados se encuentran en el color amarillo o rojo, es necesario llamar al médico. Se recordará al paciente que mida su PEFR todos los días a la misma hora, en la mañana y en la noche, si bien debe esperar 15 min para realizar la medición cuando lo hace después de tomar los medicamentos de rutina.

Por otra parte, se debe hacer hincapié en información específica acerca de la frecuencia y el momento de utilizar determinado inhalador. Es necesario que el médico examine periódicamente al niño para valorar su avance y ajustar los medicamentos según se requiera. La enfermera repite los indicios de infección respiratoria y dónde, cuándo y cómo pedir ayuda. El paciente y su familia deben conocer los primeros signos de un ataque de asma y de los métodos para limitarlo.

Se resalta la importancia del ejercicio periódico. Aunque la natación es un deporte excelente para los asmáticos, el niño también puede participar en muchos otros deportes. Si además padece broncospasmo inducido por el ejercicio, es importante que utilice un inhalador antes de entrar en actividad.

Se escuchará y brindará apoyo al paciente, sus padres y hermanos. La enfermera repite al niño las estrategias para reducir la tensión emocional, las cuales, aplicadas con frecuencia, pueden evitar un ataque. Además, instará a los padres a que permitan que su hijo lleve una vida normal dentro de los límites impuestos por su enfermedad crónica. Para apoyo adicional, se dirige a la familia a los servicios sociales, y en Estados Unidos, también a la Asthma and Allergy Foundation of America o a la American Lung Association. Es necesario asegurarse de que al ser dado de alta, el niño cuente con el equipo de inhalación adecuado para el tratamiento de su enfermedad en casa.

Sistema cardiovascular

FIEBRE REUMATICA AGUDA

Descripción

La fiebre reumática aguda es una enfermedad generalizada que afecta las articulaciones, el corazón, el sistema nervioso central (SNC), la piel y los tejidos subcutáneos. Es subsecuente a una infección por ciertas cepas de estreptococos hemolíticos beta del grupo A. El trastorno es raro en los tres primeros años de vida, pero la incidencia máxima se observa entre los cinco y los 15 años (Behrman, et al, 2000). La incidencia familiar es alta, y en el ámbito mundial es más frecuente en los grupos de bajos ingresos y en quienes viven en condiciones de hacinamiento. Es más frecuente en otoño, invierno y primavera; se considera que los índices del estado de portador en los niños de edad escolar se incrementa en dichas temporadas. También se mencionan factores genéticos. La incidencia de la fiebre reumática se redujo mucho con el uso generalizado de los antibióticos en los decenios de 1960 y 1970, pero empezó a incrementarse de nuevo a mediados del decenio de 1980. Esta enfermedad es aún preocupante porque puede ser causa de problemas cardiacos permanentes.

La fiebre reumática se caracteriza por ser consecutiva a una infección de las vías respiratorias superiores (amigdalitis, faringitis). Los cultivos faríngeos que se practican al momento del diagnóstico no siempre son positivos en cuanto a estreptococos porque hay un ***periodo de latencia*** de una a tres semanas entre la infección estreptocócica y el inicio de la fiebre reumática. Es posible que en dicho periodo el cuerpo se sensibilice al microorganismo y desarrolle una respuesta inmunológica que afecta los tejidos antes mencionados. La enfermedad es autolimitante.

Signos y síntomas

Los síntomas fluctúan de leves a graves y quizá no surjan sino varias semanas después de una infección estreptocócica. En el cuadro 14-4 se mencionan los síntomas clásicos. Debido a que el diagnóstico de la fiebre reumática es difícil, se desarrollaron los ***criterios de Jones***, que se han modificado con el transcurso del tiempo (fig. 14-3). La presencia de dos criterios mayores, o de uno mayor y dos menores, aunada a evidencias de infección estreptocócica reciente, incrementan la probabilidad de que se trate de fiebre reumática. El diagnóstico de corea de Sydenham o de carditis sin ninguna otra causa conocida basta para sugerir fiebre reumática (Behrman, et al, 2000); en ocasiones se presenta dolor

Cuadro 14-4. Síntomas de la fiebre reumática aguda

Síntomas	*Descripción*
Carditis	Afecta miocardio (músculo cardiaco), pericardio y endocardio, pero especialmente la *válvula mitral*, ubicada entre la aurícula y el ventrículo izquierdos. En un principio, la inflamación produce disfunción de la válvula; más adelante, la cicatrización ocasiona estenosis mitral. Las lesiones miocárdicas conocidas como *cuerpos de Aschoff* también son características de la enfermedad. Pueden escucharse soplos y en el ECG se observan alteraciones. La carga para el corazón es grande porque tiene que bombear con más fuerza para que circule la sangre. Por consiguiente, puede aumentar de tamaño y fallar.
Poliartritis	Articulaciones adoloridas, sensibles, tibias, rojas e inflamadas, sobre todo en rodillas, codos, tobillos, muñecas y hombros. Los síntomas pueden desaparecer en una articulación para aparecer en otra (artritis migratoria). Este patrón puede continuar durante varias semanas si no se trata con antiinflamatorios. No deja lesión permanente en las articulaciones.
Eritema marginado	Círculos rojos pequeños y líneas onduladas en el tronco y las extremidades que aparecen y desaparecen rápidamente, al igual que la erupción, esta última durante varios meses.
Corea de Sydenham	Se caracteriza por movimientos musculares involuntarios y sin objetivo. Se inicia con manifestaciones de torpeza, que los profesores suelen advertir. El niño puede tropezarse y tirar las cosas, le es difícil abrocharse la ropa y escribir. Cuando están afectados los músculos faciales, se observan muecas. El niño puede reírse y llorar inadecuadamente. En casos graves, el paciente puede quedar totalmente incapacitado; es notable el deterioro del habla. Los síntomas se reducen cuando el paciente está en reposo. La corea es autolimitante y es de esperar que la recuperación sea completa. Puede durar un mínimo de dos semanas o más de un año.
Nódulos subcutáneos	Inflamaciones duras y no dolorosas que surgen con mayor frecuencia en las prominencias óseas (cuero cabelludo, columna, articulaciones).

abdominal que puede confundirse con apendicitis. La fiebre varía de ligera a muy alta, y puede observarse palidez, fatiga, anorexia y hemorragias nasales inexplicables.

Se realizan con atención la anamnesis y el examen físico, así como algunas pruebas de sangre. La velocidad de sedimentación de los eritrocitos (*erythrocyte sedimentation rate,* ESR) es elevada. También suelen observarse proteínas anormales en el suero, como la proteína C reactiva (*C-reactive protein,* CRP). Puede presentarse leucocitosis, pero no siempre sucede.

Cuando no es posible verificar la infección estreptocócica mediante cultivos, los anticuerpos que combaten a los estreptococos (medidos por el título de antiestreptolisina-O) confirman la infección reciente. Otros estudios útiles son la radiografía de tórax y el electrocardiograma (*electrocardiogram,* ECG), que es un registro gráfico de los cambios eléctricos producidos por los latidos cardiacos. Los cambios de conductividad, especialmente la prolongación del intervalo P-R (bloqueo cardiaco de primer grado) son indicio de carditis. Durante el curso de la enfermedad se repiten las pruebas para que el médico determine el momento en que ha cedido la etapa activa. La fiebre reumática tiende a recurrir y cada episodio conlleva la amenaza de daños ulteriores al corazón. Las recurrencias son más frecuentes durante los primeros cinco años posteriores al ataque inicial, pero declinan rápidamente después de ese periodo.

Tratamiento y atención de enfermería

El objetivo del tratamiento es prevenir daños cardiacos permanentes, aliviar los síntomas molestos y evitar la recurrencia del padecimiento. Al hacer el diagnóstico, los afectados deben recibir tratamiento para la infección estreptocócica (Behrman, et al, 2000). La penicilina administrada mediante una sola inyección intramuscular o un curso de 10 días por vía oral es el fármaco de elección, a menos que el paciente sea alérgico, en cuyo caso se sustituye con eritromicina por vía oral.

Una vez eliminada la infección inicial, se emprende la **quimioprofilaxis** (prevención de la enfermedad mediante fármacos) de largo plazo. Los pacientes con antecedentes de fiebre reumática o evidencias de enfermedad cardiaca reumática reciben tratamiento cada mes con penicilina G benzatínica intramuscular para prevenir la recurrencia. Se considera la administración por vía oral cuando la afección es mínima y puede garantizarse que cumplirán con el tratamiento, cuya duración fluctúa entre cinco años y de por vida, según los factores individuales y ambientales. Para aquellos pacientes que no toleran la sulfadiacina, se recomienda la penicilina en el tratamiento de largo plazo.

El dolor y la inflamación se reducen con antiinflamatorios (salicilatos o antiinflamatorios no esteroideos). La aspirina es el fármaco de elección para enfermedades articulares, pero sólo debe administrarse hasta que se confirma el diagnóstico, pues podría disimular las características de la artritis migratoria (Behrman, et al, 2000). El uso de esteroides es controvertido y se reserva para pacientes con carditis grave e insuficiencia cardiaca congestiva. Durante el tratamiento, no debe pasarse por alto la toxicidad de la aspirina y su efecto en el tiempo de coagulación. Se deben tomar medidas de precaución contra reacciones más graves, como úlcera gástrica, hipertensión, infecciones abrumadoras y trastornos psíquicos.

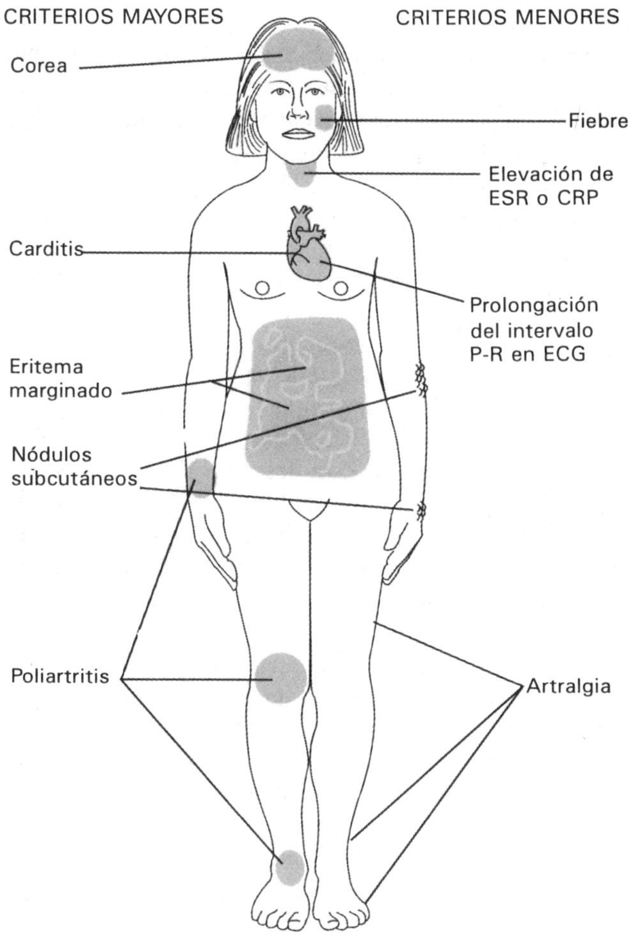

Fig. 14-3. Criterios mayores y menores para el diagnóstico de fiebre reumática aguda. (Datos tomados con autorización de Behrman R, Kliegman R, Arvin A: *Nelson's textbook of pediatrics*, ed. 15, Philadelphia, 1996, WB Saunders.)

La corea puede tratarse con diazepam o haloperidol y tal vez se requieran medidas contra las convulsiones. Debido a que los movimientos coreicos se agravan con la angustia, la enfermera debe sugerir actividades que no exijan coordinación motora fina de las manos, que podrían provocar frustración. Mantener una buena comunicación con el personal de la escuela cuando el niño regrese permitirá un mayor conocimiento de la conducta del mismo.

Restricción de las actividades. Durante el ataque inicial no es necesario el reposo en cama, pero es recomendable en caso de carditis. Las actividades suelen limitarse en cierto grado hasta que el ESR vuelve a la normalidad, se resuelve la insuficiencia cardiaca congestiva, o ambos. Como la mayoría de los niños afectados se tratan en casa, la enfermera debe verificar con los padres y el propio paciente sus conocimientos sobre la limitación de actividades. Los juegos tranquilos y otras labores interesantes durante la fase aguda son benéficos. Se sugieren tareas pasivas como un acuario, cultivar plantas de varios tipos, cuentos y música tranquila. Cuando el estado del niño mejora, puede dedicar parte del tiempo a su cuidado personal. Es interesante y divertido iniciarse en pasatiempos como bordado o filatelia. Se insta a varones y niñas a que vean deportes o series populares en la televisión, lo cual les permitirá estar al tanto de los intereses de sus amigos. La mayoría de los afectados reanuda actividades moderadas poco después de superada la fase febril.

La enfermera debe ser hábil para entretener con actividades tranquilas a los niños enfermos.

Es importante tomar medidas para que el niño haga las tareas escolares que su estado permita. Si lo indicado es un periodo largo de convalecencia, se necesitará un tutor, a menos que se cuente con circuito cerrado de televisión o con el sistema de escuela en el hogar por vía telefónica.

Reducir el dolor. La enfermera muestra a los padres la manera de sostener las articulaciones dolorosas al mover al niño. La atención incluye cuidados especiales para la piel, especialmente en las prominencias óseas.

Fomentar la nutrición. Durante la etapa inicial de la enfermedad, el niño puede experimentar anorexia. Se advertirá a los padres que no presionen a su hijo en esa etapa, pues podrían ocasionar problemas de alimentación en la convalecencia; se ofrecerán, en cambio, raciones pequeñas y frecuentes de alimentos. Al mejorar el apetito del enfermo, se fomentará la ingesta de nutrientes esenciales, con golosinas ocasionalmente. Deben considerarse las preferencias étnicas en cuanto a los alimentos. Si el niño tiene insuficiencia cardiaca congestiva, será necesario vigilar los líquidos.

Brindar apoyo emocional. Cualquier padecimiento con potencial de afectar permanentemente el corazón provoca ansiedad en el niño y en sus padres, quienes al mantenerse informados y aliviar la ansiedad respecto del estado de su hijo, afrontarán más fácilmente la situación. Es importante subrayar que la mayoría de los niños con fiebre reumática tiene resultados satisfactorios, ya que el pronóstico es favorable. Es raro que ocurra la muerte en ausencia de complicaciones, si bien las infecciones recurrentes pueden dañar el corazón; la enfermera debe brindar confianza, pero no está de más que insista en prevenirlas.

Prevención

Es esencial que el niño con fiebre reumática sea vigilado y supervisado muy de cerca por el médico. Deberá prepararse al paciente y a sus familiares para que cumplan con la antibioticoterapia de largo plazo. En Estados Unidos es posible conseguir apoyo económico para la quimioprofilaxis respectiva; entre las posibles fuentes se incluyen las asociaciones cardiacas locales y los servicios para niños discapacitados, así como los departamentos estatales y municipales de salud.

Es particularmente importante conservar sana la dentadura del niño y prevenir la formación de caries. El paciente con fiebre reumática tiene propensión a la **endocarditis bacteriana subaguda**, que puede surgir a modo de complicación por procedimientos dentales o de otro tipo que algunas veces producen hemorragia o infección. Se justifica la administración de dosis altas de antibióticos profilácticos si el niño es sometido a procedimientos dentales o a cirugía, independientemente de la quimioprofilaxis que recibe para evitar la recurrencia de la fiebre reumática (Wong, 1999).

La enfermera participa en la prevención de la fiebre reumática en su comunidad al identificar y vigilar los signos y síntomas de las infecciones estreptocócicas y remitir para tratamiento. Es importante examinar al niño con síntomas que ha estado expuestos a fiebre escarlatina o a una persona con infección estreptocócica, así como a quienes conviven con él. Una vez establecido el diagnóstico, la enfermera debe subrayar la importancia de concluir el tratamiento con antibióticos, pues en ocasiones los padres lo descuidan cuando los síntomas desaparecen. La ausencia de signos y síntomas agudos puede relacionarse equivocadamente con erradicación del microorganismo.

Sistema nervioso

SINDROME DE REYE

Descripción

El síndrome de Reye es una enfermedad pediátrica que se caracteriza por encefalopatía no específica con degeneración adiposa de las vísceras y alteración del metabolismo del amoniaco. Afecta principalmente al hígado y al cerebro. Aunque se desconoce su causa, es posible que sea una enfermedad mitocondrial. Las *mitocondrias* son estructuras localizadas en el interior del citoplasma de las células que, si se dañan, afectan la actividad enzimática, lo cual ocasiona hiperamonemia y acidemia lipídica, que, aunadas a otros factores, posiblemente produzcan la inflamación cerebral observada en el padecimiento. La enfermedad es precipitada por un virus, en especial el de la influenza o el de la varicela. Otras causas controvertidas incluyen factores genéticos y ambientales y el uso de salicilatos y fenotiazinas. **La American Academy of Pediatrics no recomienda dar aspirina a los niños con influenza o varicela porque al parecer se relaciona con el síndrome de Reye.** La incidencia de este trastorno ha disminuido notablemente desde que los pediatras aconsejan a los padres que eviten tratar las infecciones virales de sus hijos con aspirina. El síndrome afecta a menores de 18 años, la mayor parte de los casos ocurre entre los cuatro y los 12 años, con frecuencia máxima hasta los ocho años. Mientras menor sea el niño, más altas serán las tasas de morbidez y mortalidad. Es fundamental que se haga el diagnóstico en fases iniciales porque el curso de la enfermedad es rápido y pone en riesgo la vida.

Signos y síntomas

El cuadro clínico es característico del niño que se encuentra en proceso de recuperación de una infección de las vías respiratorias superiores o de varicela, recuperación que se interrumpe por malestar general, inicio repentino de vómito persistente que puede prolongarse 24 h y letargo (cuadro 14-5). En ocasiones se observa acidosis metabólica y alcalosis respiratoria.

El diagnóstico se basa en los antecedentes del paciente, los síntomas y los datos de laboratorio. Estos últimos incluyen resultados elevados en pruebas de funcionamiento hepático (SGOT, SGPT, LDH) y de nivel de amonia en suero, posible reducción de glucosa en la sangre y tiempos de protrombina elevados. Si el diagnóstico es cuestionable, puede hacerse biopsia hepática. Para descartar tumor cerebral, se ordena una tomografía computadorizada. El pronóstico depende de la gravedad del padecimiento. La mayoría de los sobrevivientes se recupera por completo, aunque algunos casos se complican con secuelas neurológicas.

Tratamiento y atención de enfermería

El paciente ingresa a la unidad de cuidados intensivos (*intensive care unit,* ICU) y recibe tratamiento de apoyo. Es particularmente importante la prevención de lesiones cerebrales, pues el proceso patológico es reversible en gran parte de los demás órganos. Es crucial el manejo de los líquidos aunado al tratamiento del aumento de la presión intracraneal (*intracranial pressure,* ICP). Se recurre a la electroencefalografía (*electroencephalography*, EEG) hasta que el paciente se estabiliza. Los medicamentos incluyen diuréticos osmóticos (como manitol), sedantes y barbitúricos. También se instituye el tratamiento adecuado para infecciones secundarias. Los programas terapéuticos se encuentran en proceso de transición con variantes que son tema de controversia.

La atención de enfermería es similar a la de cualquier niño con aumento en la presión intracraneal. Por otra parte, la enfermera debe valorar con frecuencia el estado respira-

Cuadro 14-5. Etapas clínicas del síndrome de Reye

Grado	*Síntomas al momento de la hospitalización*
I	Por lo general, tranquilo, **letárgico** y somnoliento, vómitos, evidencias de laboratorio de disfunción hepática
II	Letargo profundo, **confusión**, delirio, combativo, hiperventilación, reflejos exagerados
III	Entorpecido, **coma ligero**, ± convulsiones, rigidez tipo descorticación, reacción pupilar a la luz, intacta
IV	Convulsiones, profundización del coma, **rigidez tipo descerebración**, pérdida de reflejos oculocefálicos, pupilas fijas
V	Coma, pérdida de los reflejos de los tendones profundos, paro respiratorio, pupilas dilatadas fijas, **flaccidez/ descerebración** (intermitente); EEG isoeléctrico

Tomado con autorización de Behrman R, Vaughan V: *Nelson's textbook of pediatrics*, Philadelphia, 2000, WB Saunders.

torio del paciente, estar alerta a la incompatibilidad entre medicamentos, evitar la sobrehidratación y observar al paciente para detectar hemorragias. Para evitar que se eleve la temperatura, y por consiguiente se incremente la demanda de oxígeno cerebral, puede utilizarse una frazada para hipotermia.

El curso acelerado de la enfermedad es aterrador. Los padres necesitan información y ser tranquilizados, pues suelen sentirse culpables por no haber detectado la gravedad de la infección. Quizá haya otros hijos enfermos en casa. La enfermera deberá abordar la preocupación de los padres y prepararlos para ver a su hijo con aparatos si se instituyeron nuevos procedimientos después de la última visita. Se les proporcionará un lugar cómodo para que duerman. También se valorarán las habilidades de afrontamiento de la familia y se remitirá a un clérigo, organizaciones de servicio social y fundaciones para pacientes con esta enfermedad, por mencionar algunas. Cuando los pacientes despiertan suelen mostrarse reservados, desorientados, temerosos del entorno; en ocasiones no recuerdan lo sucedido en torno a la hospitalización. Si los padres están informados de esto, se sentirán menos preocupados.

TUMORES CEREBRALES

Descripción

Los tumores cerebrales constituyen el segundo tipo más común de neoplasma en los niños (el primero es la leucemia). Durante la infancia, la mayor parte de los tumores surge en la porción del cerebro localizada bajo el cerebelo. Se desconoce la causa por la que se forman, y se presentan sobre todo en los niños en edad escolar. Son difíciles de diagnosticar porque el inicio es insidioso; por otra parte, son raros los que envían metástasis. En el cuadro 14-6 se resumen las características de esta tumefacción.

Signos y síntomas

Los signos y síntomas tienen relación directa con la localización y el tamaño del tumor. La mayor parte provoca un aumento de la presión intracraneal y tiene como síntomas cardinales cefalea, vómito, somnolencia y convulsiones. La cefalea que se suscita en las primeras horas de la mañana y que se alivia con vómito puede ser indicio de tumor cerebral. También son evidentes ***nistagmo*** (movimientos involuntarios constantes del globo ocular), visión doble, estrabismo y disminución de la vista, así como ***papiledema*** (edema del nervio óptico). Otros síntomas son ataxia, torpeza, inclinación de la cabeza, cambios de comportamiento y crecimiento del cerebro, especialmente en lactantes. Se observan trastornos en los signos vitales cuando el tumor presiona el tallo encefálico. El diagnóstico se determina por manifestaciones clínicas, pruebas de laboratorio, imágenes por resonancia magnética (*magnetic resonance imaging,* MRI), tomografía por computadora y biopsia.

Tratamiento y atención de enfermería

El tratamiento es multidisciplinario e incluye cirugía, radioterapia y, en ciertos casos, quimioterapia. Debe llevarse a cabo en un hospital, con el apoyo adecuado.

La atención de enfermería implica varias fases: diagnóstico, cuidados preoperatorios y posoperatorios, radioterapia y quimioterapia, y convalecencia. Los objetivos de enfermería son específicos de cada área, pero también se traslapan. Un tema que abarca todos es el apoyo emocional para el niño y su familia durante esta terrible experiencia. Los

Cuadro 14-6. Tumores cerebrales infantiles más comunes

Tumor	*Edad pico*	*Características*
Astrocitoma cerebelar (20% de los tumores cerebrales)	6 a 14 años	Crecimiento lento, tumor cístico, índice de curación muy elevado con cirugía (90%)
Meduloblastoma (15% de los tumores cerebrales)	2 a 6 años	Crecimiento rápido, muy maligno, se presenta con mayor frecuencia en varones *Tratamiento:* Cirugía, radiación craneoespinal, quimioterapia *Pronóstico:* Tasa de supervivencia a 5 años, de 80 a 90%
Glioma del tallo encefálico (10 a 20% de los tumores cerebrales)	6 a 10 años	Crecimiento lento, tumores difusos que no pueden extirparse con cirugía; los tumores focales pueden extirparse; afecta vías cerebrales y nervios craneales *Tratamiento:* Radiación del sitio para reducir su tamaño, cirugía para tumor focal *Pronóstico:* Ominoso, pero mejora si se extirpa el tumor focal; tasa de supervivencia a 5 años, 20%
Ependimoma (8 a 10% de los tumores cerebrales)	5 a 6 años	Los tumores crecen a diferente velocidad; por su localización, invaden centros vitales, obstruyen el flujo del líquido cefalorraquídeo *Tratamiento:* Extirpación quirúrgica parcial, radiación de todo el eje cerebroespinal *Pronóstico:* Mejora en función de la edad, ubicación y grado del tumor; tasa de supervivencia a 5 años, 50%

"periodos de espera" de resultados de las pruebas, la cirugía y el pronóstico aumentan los niveles de ansiedad de los familiares.

La atención de enfermería coincide con la fase del tratamiento. Antes de la operación, se pone énfasis en la explicación cuidadosa de los diversos procedimientos y en familiarizar al paciente y a sus padres con la sala de recuperación, la unidad de cuidados intensivos y el personal del hospital. Es importante rasurar la cabeza del paciente en el sitio de incisión. La enfermera debe adelantarse a la ansiedad y mostrar empatía y apoyo. Debe explicar con exactitud el tamaño del apósito posoperatorio; puede ser útil aplicar uno similar a una muñeca.

El cuidado posoperatorio es el mismo que para cualquier niño gravemente enfermo. La atención incluyen uso de frazada para hipotermia o ventilador mecánico. Los padres deben estar preparados para el aspecto del niño después de la cirugía, el cual suele estar inconsciente durante un tiempo o presentar edema facial.

Para apoyar a la familia, se consideran varios aspectos comunes: temor al dolor, franqueza y no ocultar información, sentimientos de impotencia y culpa, además de preocupación por el futuro. Por otra parte, siempre está presente el miedo a la pérdida. Según las circunstancias, quizá se requiera de atención de apoyo para el niño con enfermedad terminal y para su familia. Los grupos de apoyo oncológico son particularmente útiles porque las familias se identifican y comparten preocupaciones similares.

Radioterapia. La radiación implica preparativos. El radiólogo traza las áreas que se tratarán y las marcas no deben borrarse. Durante varias semanas se administran dosis reducidas de radiaciones. La enfermera debe informarse de lo que el radiólogo dijo al paciente y brindar apoyo al pequeño, que quizá piense que se le quemará. Es necesario advertirle que estará solo en la habitación, pero que seguirá en contacto mediante la voz. Deben recorrerse las instalaciones con el paciente y reconocerse los síntomas físicos del miedo, como boca seca, dilatación de las pupilas, temblor y necesidad de contacto físico. No se colocan cintas adhesivas ni lociones en la piel para tratar de protegerla de quemaduras antes ni durante el tratamiento. Los efectos indeseables se inician al finalizar la primera semana e incluyen cefalea, anorexia, náusea y vómito, diarrea y letargo general. Entre los efectos más graves se cuentan leucopenia, reducción de la cuenta plaquetaria, ulceración de la piel y pérdida del cabello. Se asegura a la familia que éste volverá a crecer, pero que su color o textura podría ser diferente. Para aliviar los síntomas pueden prescribirse medicamentos. Deben ofrecerse porciones pequeñas de alimentos nutritivos. El menor necesita un ambiente agradable, sin olores, sonidos ni imágenes que puedan inducir náuseas.

Quimioterapia. Los regímenes de quimioterapia varían hasta cierto punto: es necesario preparar al paciente y a su familia para los posibles efectos colaterales de los medicamentos, lo cual es al principio tarea del médico a cargo del tratamiento. Más adelante será importante la información que proporcione la enfermera, pues los padres consternados difícilmente asimilan tanta información. La enfermera destacará la importancia de las futuras consultas para vigilar la depresión de la médula ósea y otros parámetros. Los niños necesitan saber que el objetivo del tratamiento es que se sientan bien, pero que en un principio se sentirán peor. La enfermera debe observar al niño dormido que ha sufrido náuseas y vómitos recurrentes. Se coloca al paciente de manera que se evite la aspiración. El vómito prolongado puede indicar la necesidad de interrumpir o reducir el medicamento. Cuando el tratamiento se administra en consulta externa, es de suma importancia que los padres o tutores reciban instrucciones precisas.

El periodo de convalecencia se caracteriza por visitas frecuentes a la clínica que causan ansiedad. "¿Saldrán bien las pruebas de sangre?" "Ha bajado mucho de peso". "Espero que no tenga que tomar otra vez medicamentos". Algunos padres deben recorrer grandes distancias para llegar al hospital. Estos problemas incluyen todos los aspectos de la atención del niño con enfermedad crónica. Muchas enfermeras tratan de mantenerse en contacto con los pacientes dados de alta a través del correo, de reuniones en la clínica y participando en campamentos para enfermos de cáncer. Después del alta, la enfermera comunitaria y la enfermera de la escuela adquieren importancia. Es fundamental que el niño reciba nutrición e hidratación adecuadas. Por otra parte, se le ayudará a relacionarse con su nueva imagen corporal, la cual puede mejorar con el uso de gorras, pelucas o turbantes. Los efectos secundarios dependen del tipo y la extensión del tumor.

No es raro que la muerte de un niño con quien se han encariñado llegue a oídos de las personas que participaron directamente en su cuidado, lo cual siempre produce dolor, que debe enfrentar el personal médico que tuvo contacto con el pequeño.

Sistema musculoesquelético

ENFERMEDAD DE LEGG-CALVE-PERTHES (COXA PLANA)

Descripción

Esta enfermedad forma parte de un grupo de trastornos que se conocen como **osteocondrosis**, en los cuales se interrumpe el riego de sangre a la **epífisis**, o extremo del hueso. La muerte de los tejidos resultado del riego insuficiente de sangre se denomina **necrosis avascular**. La enfermedad de Legg-Calvé-Perthes afecta el desarrollo de la cabeza del fémur. Si bien se desconocen sus causas e incidencia, se sabe que este padecimiento se relaciona con la edad y es más común en los varones de entre dos y 12 años de edad, y entre blancos que negros. Es unilateral en el 80% de los casos. La curación es espontánea en un plazo de dos a tres años, si bien una distorsión obvia de la cabeza del fémur puede provocar más adelante imperfecciones en la articulación o artritis degenerativa de la cadera.

Signos y síntomas

Los síntomas incluyen cojera, dolor intermitente en el muslo que podría extenderse a la rodilla y limitación en los movimientos. Muchos casos se diagnostican en clínicas especializadas en el deporte. La enfermedad de Legg-Calvé-Perthes puede o no ser precedida por traumatismo o infección. El diagnóstico se confirma mediante radiografías que muestran la extensión de la lesión en la cabeza del fémur.

Tratamiento y atención de enfermería

En general, mientras más temprano sea el inicio, mejor será el resultado del tratamiento. El confinamiento a largo plazo del niño y los métodos que evitaban soportar el peso han sido reemplazados en años recientes; ahora se permite el soporte del peso y mantener la cabeza femoral en la cavidad de la cadera mientras sana, lo cual se logra con enyesado de ambulación-abducción o el uso de órtesis que evitan la dislocación de la cabeza del fémur y permiten que el acetábulo moldee la cabeza durante la cicatrización, para que no se deforme. El tratamiento suele ser precedido por reposo en cama y tracción para aliviar la irritación muscular. Las reconstrucciones quirúrgicas y los métodos de contención más recientes son promisorios en cuanto a abreviar el tratamiento. El pronóstico depende de la edad de inicio, la etapa de la enfermedad al diagnosticarla y el tipo de tratamiento.

Las consideraciones de enfermería dependen de la edad del paciente y del tipo de tratamiento. Cuando es necesario inmovilizar al niño, se aplican los principios generales de tracción, férula y órtesis. La enseñanza y asesoría se enfocan a la comprensión holística de cada paciente y su familia e intereses.

La movilidad total o parcial es particularmente dura para los niños. Las órtesis y férulas impiden la libertad de movimientos y privan al menor de muchas vías naturales de desahogo para la tensión emocional, además de coartar la tendencia natural a competir físicamente. Es importante subrayar los principios de seguridad cuando el niño en edad escolar debe utilizar órtesis móviles.

La enfermera repite las instrucciones relativas al cuidado de la órtesis con el niño y sus padres. Estos dispositivos deben colocarse adecuadamente y de preferencia sobre ropa ligera. Se observa la piel por debajo de ellos para detectar indicios de ulceración, al tiempo que la piel se mantendrá seca y limpia. Algunos médicos recomiendan aplicar alcohol bajo las zonas de fricción. Es necesario revisar la órtesis con regularidad para asegurarse de que funciona debidamente.

Si el niño requiere hospitalización para cirugía, se le proporciona la instrucción preoperatoria de rutina. La atención posoperatoria incluye vigilancia de circulación, sensación y movimiento y otras observaciones de rutina.

ARTRITIS REUMATOIDE JUVENIL

Descripción

La artritis reumatoide juvenil (*juvenile rheumatoid arthritis,* JRA) es la enfermedad artrítica más común en la infancia que afecta a alrededor de 13.9 de cada 100 000 niños anualmente (Behrman, et al, 2000). Antes se consideraba como una enfermedad con varios subtipos que en la actualidad se clasifican como síndromes diferentes. Estas enfermedades inflamatorias afectan las articulaciones, los tejidos conjuntivos y las vísceras. La JRA es muy frecuente en los niños. Si bien se desconocen las causas exactas, se considera que está relacionada con infecciones y la respuesta autoinmunológica. Los síntomas se asemejan a los de muchos padecimientos no reumáticos, como la enfermedad de Lyme, la artritis séptica y la osteomielitis, trastornos que deben descartarse antes de establecerse el diagnóstico de artritis reumatoide juvenil.

Signos y síntomas

En el cuadro 14-7 se enumeran los tipos de artritis reumatoide juvenil más comunes. Los síntomas varían de uno a otro paciente y cada variante tiene un inicio diferente: **sistémico** (o febril agudo), **poliarticular** (afección de más de cuatro articulaciones) o **pauciarticular** (afección de cuatro articulaciones o menos). El curso es crónico, con remisiones y exacerbaciones. Algunos niños que presentan inicio pauciarticular avanzan a poliarticular. Las deformidades de las articulaciones rara vez son permanentes, pero algunos pacientes desarrollan limitaciones funcionales. Si bien el principio de la artritis reumatoide juvenil sistémica puede ser asintomático, en la mayoría de los pacientes los síntomas aparecen después.

Las articulaciones afectadas se inflaman, están tibias y rígidas. La rigidez articular se observa sobre todo en la mañana o después de un periodo de inactividad (el llamado fenómeno "gel"). Los derrames articulares y el engrosamiento de la membrana sinovial erosionan con el tiempo el cartílago y pueden destruir la articulación.

Los niños con enfermedad pauciarticular corren el riesgo de contraer ***iridociclitis***, que es una inflamación del iris y del cuerpo ciliar del ojo. Los síntomas incluyen enrojecimiento, dolor, fotofobia, reducción de la agudeza visual y falta de reacción en las pupilas. Esta alteración, cuyo curso es impredecible, es más frecuente en niñas pequeñas. Todos los niños con artritis pauciarticular deben someterse a exámenes oculares con lámpara de hendidura varias veces al año, al menos durante los primeros cinco años posteriores al diagnóstico de artritis reumatoide juvenil, porque es común que se distorsione la pupila y que se desarrollen cataratas. El pronóstico a largo plazo de la vista es incierto.

La masa ósea se incrementa principalmente durante la adolescencia, y el proceso se relaciona con el peso, la cantidad de ejercicio y la dieta. Debido a que los niños con JRA tienen menos libertad de movimientos que otros de su edad

Cuadro 14-7. Principales tipos de artritis juvenil

Tipo	*Incidencia*	*Sexo afectado*	*Edad*	*Articulaciones afectadas*	*Otras manifestaciones*	*Pronóstico*
Sistémico	10 a 20%	Masculino y femenino por igual	Cualquiera	De algunas a muchas	Fiebre alta (especialmente por la tarde), escalofrío, irritación en tronco y extremidades, hígado y nódulos linfáticos crecidos, pericarditis/pleuritis, leucocitosis, dolor abdominal, anemia, artralgias antes de que se inicie la artritis	Aproximadamente 50% desarrolla enfermedad articular crónica; el pronóstico depende del número de articulaciones afectadas
Poliarticular, factor reumatoide positivo	5%; puede ser familiar	90% niñas	> 8 años	Cualquiera o varias grandes y pequeñas, extremidades superiores e inferiores, patrón simétrico	Rápida, curso grave; nódulos reumatoides (palpables cerca de los codos); fiebre baja, anemia ligera	Erosión temprana de articulaciones con discapacidad permanente en muchos casos
Poliarticular, factor reumatoide negativo	20 a 30%	70 a 75% niñas	Primera infancia Edad escolar	Muchas grandes y pequeñas	Si persiste, pérdida de masa ósea, porcentaje pequeño con iridociclitis, trastornos del crecimiento, fiebre baja, malestar, anorexia, anemia	Porcentaje pequeño con lesiones articulares
Pauciarticular	40 a 55%; puede ser familiar	*Niñas:* 20 a 35% desarrollarán curso poliarticular después de aproximadamente tres años	Primera infancia	Rodillas, tobillos, codos (menos de cuatro), patrón asimétrico	Iridociclitis crónica con pérdida ocasional de visión, malestar, fiebre baja; anemia ligera, hígado, bazo y nódulos linfáticos ligeramente crecidos durante enfermedad activa	Pronóstico más favorable respecto del funcionamiento de las articulaciones a largo plazo
		Varones: muchos desarrollan espondiloartropatías	Infancia tardía	Grandes de extremidades inferiores, cadera, espina	Porcentaje pequeño con iridociclitis aguda	

sufren de anorexia, se reduce su ingesta nutricional y requieren de medicamentos para su enfermedad y son más propensos a la **osteopenia** (disminución en la masa ósea). Si en esta etapa no se logra la masa ósea adecuada, hay más probabilidades de que en la edad adulta padezcan osteoporosis, por lo que la masa ósea del esqueleto debe vigilarse muy de cerca (Cassidy, et al, 1995).

No hay pruebas específicas para la artritis reumatoide juvenil. La duración de los síntomas es importante, sobre todo cuando llevan más de seis semanas. El diagnóstico se determina mediante manifestaciones clínicas, radiografías, pruebas de laboratorio (CBC, ESR, análisis de factor reumatoide [*rheumatoid factor*, RF], análisis de anticuerpos antinucleares [*antinuclear antibody*, ANA]) y la exclusión de otros trastornos. El líquido articular aspirado es amarillo a verde y opaco, con baja viscosidad. Los objetivos del tratamiento consisten en reducir el dolor y la inflamación, fomentar la movilidad, preservar la función articular, instruir al paciente y su familia y ayudarlos a adaptarse a vivir con una enfermedad crónica.

Tratamiento y atención de enfermería

El tratamiento es de apoyo. La farmacoterapia y el ejercicio constituyen la base del tratamiento. Los medicamentos de primera línea son los antiinflamatorios no esteroideos (*nonsteroidal antiinflammatory drugs,* NSAID), que incluyen salicilatos (aspirina), ibuprofén (Advil, Motrin) y naproxén (Naprosyn) (todos se expenden sin receta médica). En la actualidad el ibuprofén se obtiene en forma líquida, lo cual facilita su administración a niños pequeños. El uso de la aspirina es menos frecuente que antes por su relación con el síndrome de Reye. Estos agentes no modifican el curso de la enfermedad pero reducen el dolor y la rigidez.

Si el tratamiento inicial con NSAID no da buenos resultados después de un periodo adecuado de prueba (cuando menos dos a tres meses con el medicamento elegido), es posible administrar fármacos antirreumáticos de acción lenta (*slow-acting antirheumatic drugs,* SAARD), que incluyen sales de oro, hidroxicoroquina, penicilaminas y sulfasalazina. Cualquiera puede ayudar al tratamiento de JRA poliarticular, si bien las sales de oro (IM o por vía oral) no son muy efectivas y pueden tener efectos adversos tóxicos. Cuando los niños no responden a los tratamientos convencionales, pueden recibir fármacos inmunosupresores, como citoxan, imuran o metotrexato. El primero suele administrarse sin riesgo, pero debe vigilarse estrechamente la médula y el funcionamiento del hígado de los pacientes. Rara vez se recomiendan los corticosteroides sistémicos para casos graves de artritis reumatoide juvenil sistémica, en cuyo caso se interrumpen en cuanto sea posible. Los esteroides inyectados en las articulaciones afectadas pueden reducir localmente la inflamación.

Es muy importante vigilar regularmente los medicamentos. Los NSAID se administran con las comidas para evitar irritación gástrica. Se informa a los padres de los efectos colaterales de éstos, que incluyen zumbidos, letargo, hiperventilación, mareo, cefaleas, náusea y vómito. Si el tiempo de protrombina se prolonga excesivamente, se interrumpe la administración de aspirina. Los compuestos de oro se administran por vía intramuscular; su efecto es lento. Antes de iniciar la administración de éstos, se hacen pruebas de funcionamiento hepático y análisis de orina, además de BUN, nivel de creatinina, biometría hemática completa y cuenta plaquetaria. Se advierte al paciente que no se debe exponer a la luz solar intensa. Se inspeccionan la piel y las membranas mucosas antes de cada inyección para detectar irritación, estomatitis o prurito; además, la enfermera deberá leer cuidadosamente las indicaciones del fabricante, pues es necesario hacer pruebas para determinar la dosis.

La enfermera forma parte de un equipo conformado por el pediatra, el reumatólogo, la trabajadora social, el terapista físico, el terapista ocupacional, el psicólogo, el oftalmólogo y las enfermeras comunitaria y escolar. En ocasiones se hospitaliza al niño durante episodios agudos o por alguna enfermedad no relacionada. El tratamiento consiste en medicamentos, baños de tina tibios, ejercicios para las articulaciones y reposo. El terapista físico supervisa el tipo y la cantidad de ejercicio realizado. Los ejercicios diarios de arco de movimiento y los juegos activos que incorporan ciertas rutinas ayudan a preservar el funcionamiento y la fuerza muscular y a prevenir deformidades. Los baños de tina por la mañana y la aplicación de calor húmedo son auxiliares para aliviar la rigidez. Se ordenan férulas de descanso para evitar contracturas por flexión y preservar el alineamiento funcional, pues el paciente estará más cómodo con el cuerpo debidamente alineado y cambios regulares a la posición prona (a menos que esté contraindicado). Se recomienda no utilizar almohada, o una almohada plana pequeña, si acaso. Se toman medidas para mitigar el aburrimiento.

Atención en casa. Se dan instrucciones al niño para sus cuidados en casa y se revisan con la familia para tener la certeza de que las comprendieron. Para evitar que las articulaciones se debiliten, se necesita un colchón firme o un soporte para la cama. La movilidad y el ejercicio se fomentan con triciclos y vehículos de pedales adecuados para la edad del paciente (Hartley y Fuller, 1997); por otra parte, podría ser necesario hacer modificaciones para la vida cotidiana, como levantar el asiento del inodoro, instalar barandales, usar sujetadores de Velcro y similares. La natación es un ejercicio excelente. La enfermera ayudará a los padres a elaborar menús nutritivos con la cantidad adecuada de calcio y vitamina D. Se debe evitar el aumento ponderal para no forzar aún más las articulaciones. Se destacará la importancia de los exámenes periódicos de la vista. Deben evitarse las restricciones físicas innecesarias porque conducen a rebeldía.

Facilitar la asistencia a la escuela. Debe alentarse la asistencia a la escuela. Cuando el paciente falta mucho, especialmente por afecciones no específicas, suele ser indicio de que está deprimido o excesivamente preocupado por su enfermedad, en cuyo caso será necesario analizar el significado del trastorno para el paciente y su familia y la forma en que influye en su vida cotidiana. La comunicación estrecha con la enfermera de la escuela es esencial para que la experiencia escolar del niño sea favorable y no se interrumpa su aprendizaje. El paciente debe tener tiempo suficiente en la mañana para reducir la rigidez antes de marcharse a la escuela. Deben planearse periodos de reposo durante el día, sobre todo cuando la enfermedad se exacerba. Es importante que estos niños tengan acceso discreto a la enfermería para que no se sientan diferentes de sus compañeros.

Satisfacer las necesidades emocionales. Los padres necesitan ayuda para establecer límites. Adoptar un comportamiento negativo constante en situaciones sociales puede producir más problemas que la propia enfermedad. El consentimiento y las preferencias a menudo ponen en riesgo el potencial del niño para ser feliz e independiente. Los hermanos de niños con enfermedades crónicas suelen resentir la atención especial que recibe el paciente porque se sienten divididos entre la lealtad a su hermano y su propia necesidad de compartir con otros. Los padres quizá requieran de asesoría psicológica constante y los servicios de diversos recursos comunitarios. En Estados Unidos, uno de ellos es la Fundación para la artritis. El niño suele beneficiarse de su relación con otros niños artríticos.

Este padecimiento se caracteriza por periodos de remisión y de agravamiento, y no tiene curación. Los padres necesitan ayuda para comprender la cronicidad del padecimiento y el potencial de recurrencia de los signos y síntomas. Las enfermeras pueden abogar por el menor al reconocer las repercusiones de la enfermedad y comunicarse abiertamente con él, la familia y los demás miembros del equipo de cuidados.

Sistema gastrointestinal

APENDICITIS

Descripción

La apendicitis se suscita cuando se obstruye la abertura del apéndice hacia el ciego, lo cual obedece a diversas causas, como fecalitis (bloqueo por materia fecal), infección y alergia; aunque también se toma en consideración la dieta. Este trastorno es raro antes de los dos años, pero es la causa más común de cirugía abdominal durante la infancia. La incidencia es más alta en varones.

Signos y síntomas

Los síntomas en los niños de mayor edad son similares a los del adulto, como náuseas, vómitos, sensibilidad abdominal, fiebre, estreñimiento o diarrea, o ambos, y recuento leucocitario elevado. El dolor, que se inicia en torno al ombligo, se localiza en el cuadrante inferior derecho, entre el ombligo y la cresta iliaca (punto de McBurney).

Por el contrario, los síntomas de apendicitis en el niño pequeño no son tan claros. Es necesario observar cuidadosamente al paciente durante cierto tiempo para determinar el diagnóstico. El niño llora, se encuentra inquieto y tiene fiebre baja. El dolor es más generalizado, por lo que resulta difícil ubicarlo en un punto específico, y puede haber náuseas y vómitos. Debido a que estos síntomas acompañan a muchos de los malestares de la infancia, es más difícil establecer el diagnóstico que en adolescentes o adultos. Cuando los niños pequeños ya pueden cooperar, se les pide que se pongan primero de pie en puntas y después en los talones para localizar el dolor, el cual, seguido de ausencia repentina puede indicar apéndice reventado. De ser éste el caso, el contenido infectado se derrama en la cavidad abdominal y se desarrolla la infección generalizada que se conoce como **peritonitis**.

La ausencia o disminución de ruidos intestinales, abdomen rígido y sensibilidad con rebote también indican apendicitis. Si bien esta última en el cuadrante inferior derecho es síntoma clásico de apendicitis, no es confiable en los niños; como puede ser falso negativo o positivo, estimular esta sensibilidad en el niño puede ocasionar dolor innecesario. El examen rectal puede causar hipersensibilidad. Los casos de apendicitis retrocecal por lo general se acompañan de diarrea.

Para descartar neumonía del lóbulo inferior, que en ocasiones se asemeja a la apendicitis, se solicita una radiografía de tórax. Es esencial que la anamnesis y el examen físico sean precisos. La presencia de vómito y el grado de modificación del comportamiento del niño revisten importancia particular. Los pacientes casi siempre rechazan los alimentos, sólidos y líquidos, y suelen protegerse el estómago o recostarse voluntariamente de lado, con las rodillas flexionadas hacia el abdomen.

Tratamiento y atención de enfermería

La apendicitis se trata mediante la intervención quirúrgica que recibe el nombre de **apendicectomía**, la cual se lleva a cabo inmediatamente después del diagnóstico, a menos que el paciente se encuentre deshidratado y sea necesario rehidratarlo. En caso de perforación, antes de la cirugía se instituye tratamiento con antibióticos. **Nunca se aplica calor porque podría ocasionar rotura, que suele dar lugar a peritonitis.**

Apendicitis sin complicaciones. Mientras se espera la cirugía, se interrumpe la administración de líquidos y alimentos. Al igual que en otros procedimientos de urgencia, la enfermera y su familia confortan al paciente. Cuando éste tiene dolor abdominal, se retiran los catárticos para evitar rotura de apéndice. El pronóstico es bueno en ausencia de complicaciones.

Se vigilan temperatura, pulso, respiración y presión arterial, al tiempo que se observa el apósito para detectar drenaje. Si se requiere de una línea intravenosa, se observa tipo, cantidad y velocidad, además de estado de conciencia (p.

ej., alerta, vacilante), presencia de náusea o vómito, aspecto del drenaje y cualquier otra observación pertinente.

Se debe cambiar frecuentemente de posición al paciente y enseñarle a efectuar respiraciones profundas; cuando el paciente es un niño pequeño, se usa un espirómetro o burbujas. Es necesario lavar las manos y cara del enfermo y ayudarle a ponerse una bata de hospital limpia. Se debe llevar un registro exacto de ingesta y gasto. Se registra la primera evacuación; si el paciente no ha evacuado al cambio de turno, la enfermera debe reportarlo. En las órdenes del médico se indica si el paciente con náuseas puede o no tomar sorbos de agua o trozos de hielo.

Tan pronto como el paciente puede tomar y retener el agua u otros líquidos por vía oral, se retira la alimentación intravenosa. Los signos vitales y los ruidos intestinales se vigilan según prescripciones o la política de la institución. Se insta al paciente a moverse en la cama, ya que la renuencia a hacerlo y la anorexia suelen ser los primeros indicios de complicaciones. Se informa si hay evidencias de dolor y se administran analgésicos según prescripciones.

Los pacientes pediátricos se recuperan con rapidez de la cirugía sin complicaciones. La ambulación no suele ser problema y pueden volver a la escuela en una o dos semanas, pero las instrucciones específicas respecto de la restricción de actividades deben ser revisadas antes del alta.

Rotura de apéndice. La detección oportuna de la apendicitis reduce los riesgos de perforación, pero como el diagnóstico es difícil en los niños pequeños, la enfermera suele encontrar más pacientes con rotura de apéndice en la unidad de pediatría que en las divisiones para adultos. Por otra parte, los sistemas corporales del niño son menos maduros, lo cual favorece el avance rápido de la afección. Además, los padres suelen confundirse con los síntomas y dudar en recurrir al médico. Cuando el apéndice se perfora, el niño está grave y el periodo de recuperación es prolongado. En este caso, el abdomen se pone rígido rápidamente.

Antes de la operación se inicia tratamiento médico para prevenir choque, deshidratación e infección, y se incluye administración intravenosa de líquidos y electrólitos, antibióticos sistémicos, succión nasogástrica y en posición de Fowler baja o sobre el costado derecho para facilitar el drenaje de la zona pélvica. El paciente no debe ingerir nada por vía oral. Se mantiene succión intermitente a la presión negativa adecuada y se realizan las irrigaciones prescritas para garantizar el libre tránsito del tubo nasogástrico.

Consejo para la comunicación

La enfermera comunica al niño en edad escolar que no debe moverse durante un procedimiento diciéndole: "Si no mueves el brazo, me ayudas; yo te ayudaré poniendo la mano sobre tu brazo". Después del procedimiento, se le agradece su cooperación: "Te portaste muy bien, no hubiéramos podido instalar la sonda intravenosa sin tu ayuda".

Se instalan drenajes de Penrose en la incisión para drenar los exudados o abscesos. Algunos cirujanos prefieren dejar abierta la incisión y taponar con Betadine o gasa salina. La enfermera puede cambiar de un apósito húmedo a uno seco varias veces al día, quitar el contaminado y volver a taponar la herida, para cuyo cuidado se siguen las medidas de precaución del hospital. El área intervenida debe mantenerse limpia y seca, y, de ser necesario, aplicar el medicamento prescrito, así como administrar analgésicos para aliviar el dolor. La ingesta y el gasto se vigilan, también los ruidos intestinales, y se proporcionan alimentos nutritivos cuando se incrementa la dieta. La atención de enfermería se describe en el plan para el niño con apendicitis sencilla, incluidas las modificaciones e intervenciones necesarias. El paciente debe estar en posición semi-Fowler para evitar que se propague la infección; se prolonga su estancia en el hospital y se administran antibióticos por vía intravenosa.

Sistema endocrino

DIABETES MELLITUS (TIPO I)

Descripción

La diabetes mellitus es una enfermedad crónica del metabolismo en la cual el cuerpo no puede metabolizar ni utilizar adecuadamente los carbohidratos, las grasas y las proteínas debido a una deficiencia de insulina, que es una secreción interna del páncreas. Esta deficiencia deteriora el transporte de la glucosa (el azúcar no penetra las células; fig. 14-4) y acelera el metabolismo de las grasas almacenadas para la transformación en energía.

La diabetes mellitus dependiente de insulina (tipo I) es el trastorno endocrino/metabólico más común de la infancia. Se extiende por todo el mundo, afecta muchos órganos del cuerpo y es única en el sentido de que exige que la persona afectada se ocupe personalmente de su tratamiento (fig. 14-5). Las instrucciones para el paciente y su familia, al igual que el seguimiento, son de suma importancia para el éxito del tratamiento y la prevención de trastornos. La morbilidad y la mortalidad se relacionan con complicaciones crónicas que afectan a los vasos sanguíneos delgados y gruesos y dan lugar a retinopatía, nefropatía, neuropatía, enfermedad cardiaca isquémica y obstrucción de los vasos sanguíneos gruesos.

Clasificación. En la actualidad se sabe que la diabetes no es una sola entidad, sino varios trastornos diferentes en cuanto a causas, fisiopatología y predisposición genética, además de que producen alteraciones del metabolismo de la glucosa. Anteriormente, la diabetes mellitus se clasificaba en función del tratamiento: dependiente de insulina (IDDM o tipo I) y no dependiente de insulina (NIDDM o tipo 2). La American Diabetes Association recomienda un nuevo sistema de clasificación, que incluye tipo 1 y tipo 2 (cuadro 14-8). Para los fines de este texto, la exposición se limitará a la diabetes mellitus tipo I.

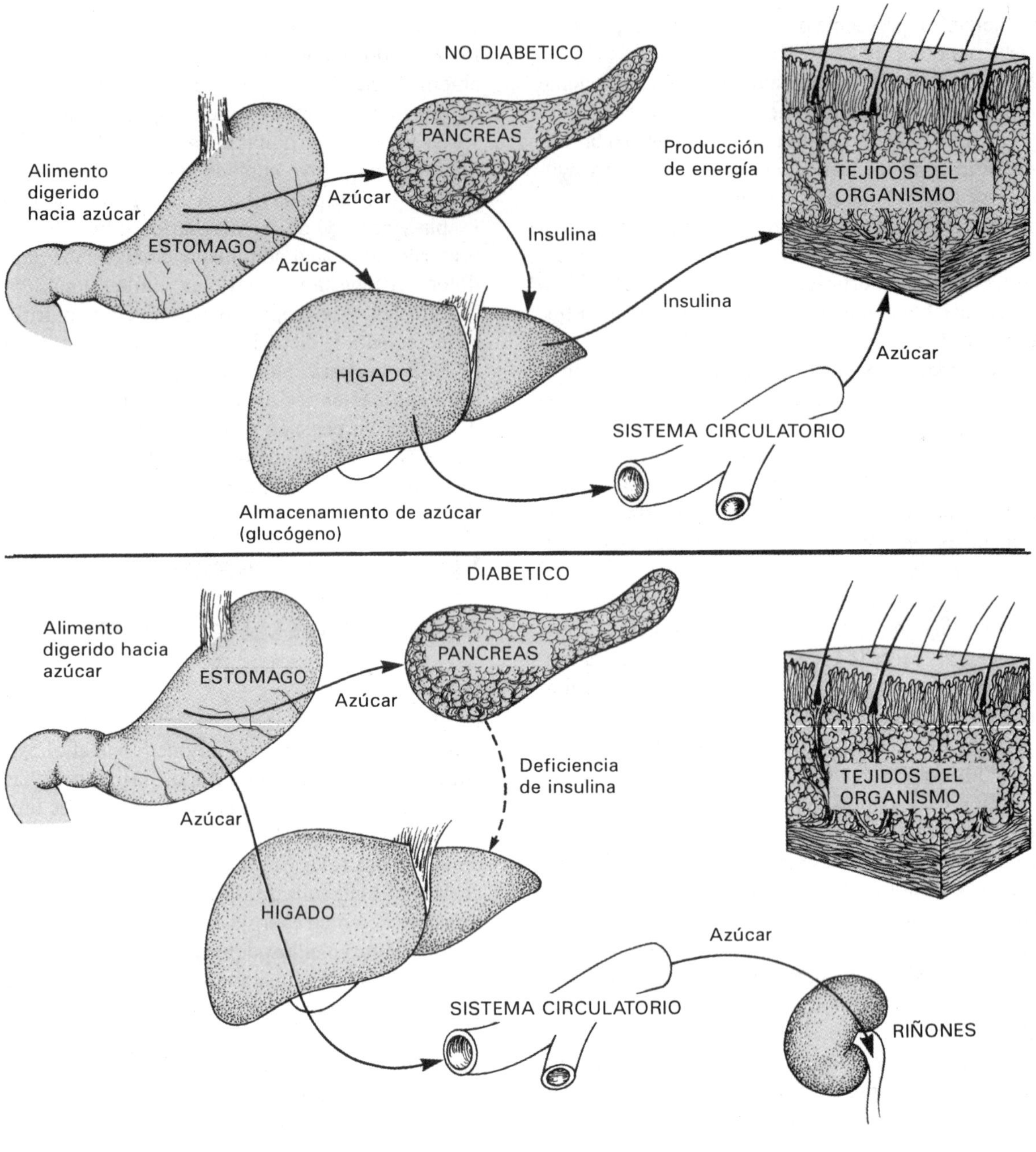

Fig. 14-4. Fisiología de la utilización de azúcar en personas diabéticas y no diabéticas.

Esta última, que antes se conocía como diabetes juvenil o diabetes inestable, se caracteriza por deficiencia parcial o total de insulina, que si bien suele secretarse en ciertas fases de la enfermedad, con el tiempo los pacientes dejan de producirla totalmente. Se considera que la DM tipo 1 es resultado de un proceso autoinmunitario en el cual, el organismo de los pacientes vulnerables desde el punto de vista genético, destruye los islotes pancreáticos que producen la insulina; también está relacionada con factores ambientales, pues se piensa que en ocasiones es precipitada por virus aparentemente inofensivos que hacen que el sistema inmunológico destruya por equivocación sus propios islotes. La presencia de anticuerpos de islotes y las evidencias de que el padecimiento se relaciona con otras alteraciones autoinmunológicas parecen sustentar una causa de índole autoinmunológica.

Incidencia. En Estados Unidos, las encuestas señalan que la incidencia de dicha enfermedad es de 1 de cada 1 430 niños a los cinco años y de 1 de cada 360 a los 16 (Behrman, et al, 2000); la frecuencia aumenta con la edad. En el mundo, el índice más alto se encuentra en los tradicionalmente fríos países escandinavos; la mayor parte de los nuevos casos ocurre en otoño e invierno. Si bien los síntomas de la DM tipo 1 pueden aparecer en cualquier momento de la in-

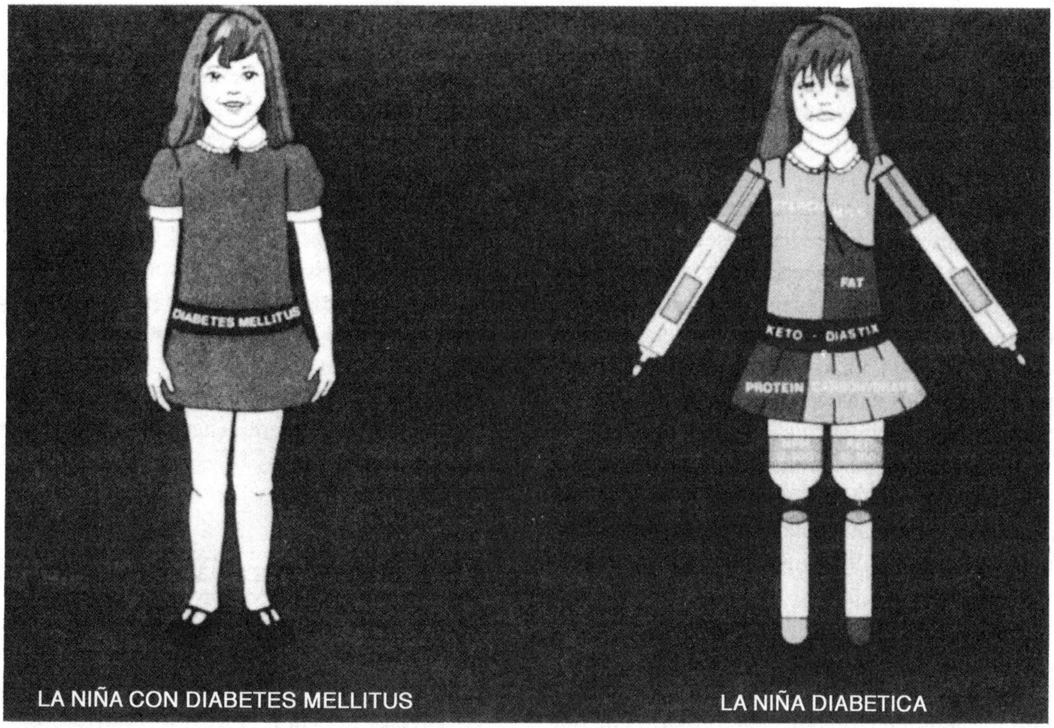

Fig. 14-5. Esta ilustración, originalmente diseñada por el Dr. L.B. Travis en 1968, es aún vigente. La niña con diabetes (*izquierda*) representa la manera en que la enfermera percibe cómo deben verse y cómo deben considerarse a sí mismos los niños con diabetes. Pero cuando los especialistas utilizan el adjetivo "diabético" para describir a estos menores, no es de extrañar que muchos de ellos se perciban como una amalgama de lo que consideran es la enfermedad (*derecha*). (Tomado con autorización de Travis LB, Brouhard B, Schreiner B: *Diabetes in children and adolescents*, Philadelphia, 1987, WB Saunders.)

Cuadro 14-8. Clasificación de los tipos de diabetes mellitus

Tipo	*Inicio*	*Características clínicas*	*Otros comentarios*
Diabetes mellitus, tipo I	Principalmente en la infancia, pero puede presentarse a cualquier edad	Polidipsia, poliuria, polifagia, pérdida ponderal por lo general durante menos de un mes. Hiperglucemia: glucosa aleatoria en plasma por encima de 200 mg/dl con síntomas o azúcar en la sangre en ayunas por encima de 126 mg/dl y 2 h después de las comidas, azúcar en la sangre por encima de 200 mg/dl sin síntomas. Glucosuria, cetonuria. Infecciones vaginales por monilia en las adolescentes. Elevación de los anticuerpos antiislotes y de antiinsulina y presencia de otros indicadores de conexión inmunológica	El niño necesita insulina para conservar la vida. La DM tipo 1 puede ser diagnosticada en los niños antes de que los síntomas aparezcan y en los miembros de la familia en riesgo. Aparentemente tiene componentes genéticos y ambientales
Diabetes mellitus, tipo II	Por lo general después de los 40 años, pero puede ocurrir a cualquier edad	Hiperglucemia: azúcar en la sangre en ayunas por encima de 126 mg/dl y resultado de prueba de tolerancia de glucosa de 2 h por encima de 200 mg/dl en más de una ocasión sin factores desencadenantes. El paciente es, por lo general, obeso. El nivel de insulina en suero puede ser normal o inferior a lo normal	El padecimiento tiene bases genéticas. Algunos de los menores afectados necesitan insulina ocasionalmente (p. ej., durante estrés intenso o por enfermedad)

fancia, la tasa más elevada de casos nuevos se observa entre los niños de cinco a siete años y al principio de la pubertad. En los primeros, es posible que obedezca a la tensión emocional de la escuela y a la creciente exposición a enfermedades contagiosas, sobre todo virales. En la pubertad es posible que el desarrollo continuo, la tensión emocional ascendente, así como los efectos del desarrollo y las hormonas sexuales afecten la acción de la insulina.

La diabetes mellitus tipo 1 es igualmente frecuente en varones y niñas; por otra parte, no se han observado correlaciones socioeconómicas. El riesgo de adquirir esta enfermedad es mayor por familia, particularmente en hermanos e hijos de diabéticos, y se incrementa al máximo en gemelos de padres afectados. "Hoy en día, mediante pruebas es posible identificar a las personas que corren el riesgo de desarrollar el padecimiento. Hay medidas que permiten mantener la secreción de insulina administrando insulina o nicotinamida para demorar el inicio de la diabetes o reducir la destrucción de células de los islotes, pero aún están en proceso de prueba. La orientación para la familia sigue siendo muy importante" (Behrman, et al, 2000).

La enfermedad es más grave en la infancia porque los pacientes se encuentran en desarrollo, consumen gran cantidad de energía, tienen necesidades nutricionales variables y deben enfrentar un tratamiento de por vida. En virtud de que los niños con diabetes mellitus tipo 1 en ocasiones no presentan el cuadro clínico característico del trastorno, la enfermera debe ser muy perspicaz en sus observaciones subjetivas y objetivas.

En fecha reciente, los médicos han observado que está incrementándose la incidencia de diabetes mellitus tipo 2 y representa aproximadamente un tercio o la mitad de los nuevos casos diagnosticados en menores de 18 años. Al parecer, este padecimiento afecta sobre todo a niños obesos o de origen hispánico o negro. Los factores causales parecen ser vida sedentaria y hábitos alimenticios deficientes (Kaplowitz, et al, 1999).

Signos y síntomas

Los niños afectados por diabetes mellitus tipo 1 muestran una tríada clásica de síntomas: **poliuria** (excreción de grandes cantidades de orina), **polidipsia** (sed excesiva) y **polifagia** (hambre constante). Sin embargo, pese al buen apetito e incremento de la ingestión de alimentos, el paciente baja de peso.

Los síntomas pueden ser insidiosos, con fatiga, anorexia, náusea, letargo y debilidad, además de que la piel se reseca. En las adolescentes suelen observarse infecciones vaginales por levaduras. El síntoma preocupante en el niño pequeño que ya tiene control de esfínteres es que suele mojar la cama u orinarse accidentalmente mientras juega.

Los resultados de laboratorio indican **hiperglucemia** (exceso de azúcar en la sangre). Asimismo, puede haber glucosa en la orina **(glucosuria)**, que se manifiesta cuando el nivel de glucosa en la sangre llega a 180 mg/dl. Otras pruebas de laboratorio comprenden niveles de insulina y estudios de anticuerpos. La hemoglobina glucosilada permite valorar los niveles de glucosa en la sangre de largo plazo (periodo de dos a tres meses anteriores) y es útil para determinar tanto el estado inicial como el tratamiento de largo plazo del diabético (Raboudi y Levitsky, 1999). Con frecuencia, la diabetes en los niños se descubre en una consulta de rutina, cuando la tira reactiva de orina revela glucosuria.

La diabetes mellitus tipo 1 también suele presentarse abruptamente, por lo general durante una infección viral o un periodo de tensión emocional. Los niños en quienes el inicio es repentino, suelen encontrarse muy graves, con síntomas de **cetoacidosis** (hiperglucemia grave, cetonas en sangre y orina, y acidosis); a la cetoacidosis diabética (*diabetic ketoacidosis,* DKA) también se le llama coma diabético, si bien el paciente puede tener cetoacidosis y estar en coma, o no estarlo (fig. 14-6).

Consejo para la comunicación

Cuando los padres dominan la conversación y no dan oportunidad a su hijo de responder las preguntas, la enfermera debe dirigirse al niño. Por ejemplo, durante la entrevista previa a la hospitalización de un paciente con cetoacidosis diabética, la enfermera debe decir: "Roberto, ¿me puedes decir qué sucedió ayer, antes de que tu mamá te encontrara en tu habitación?".

La cetoacidosis diabética suele desencadenarse por estados que incrementan la demanda de insulina (fiebre, tensión emocional, infección) y puede afectar también al niño diabético que ha pasado por alto una o más dosis de insulina, en ocasiones deliberadamente. Los síntomas oscilan de ligeros a graves y surgen en cuestión de horas a días. La piel se reseca y el rostro se sonroja. Los pacientes parecen deshidratados, tienen sed pero vomitan si se le ofrecen líquidos, transpiran y se muestran inquietos. Pueden mencionar dolor generalizado en el abdomen y todo el cuerpo. Se percibe un olor a frutas característico en su aliento porque expelen acetona a través del aparato respiratorio. Se incrementan la presión arterial y el pulso. Conforme empeora su estado, el niño se debilita y está somnoliento. Los patrones respiratorios son peculiares en el sentido de que son rápidos y profundos y no se observa el intervalo normal entre inspiración y espiración. Este fenómeno se denomina **respiración de Kussmaul**. El enfermo pierde la conciencia y puede sobrevenir la muerte si no se administran insulina, líquidos y electrólitos.

Tratamiento y atención de enfermería

Cetoacidosis diabética. Es necesario corregir el agotamiento de líquidos, verificar con frecuencia los signos vitales, realizar pruebas de glucosa cada hora, así como mediciones periódicas de la química sanguínea y observar estrechamente el estado de conciencia. Los estudios de referencia incluyen

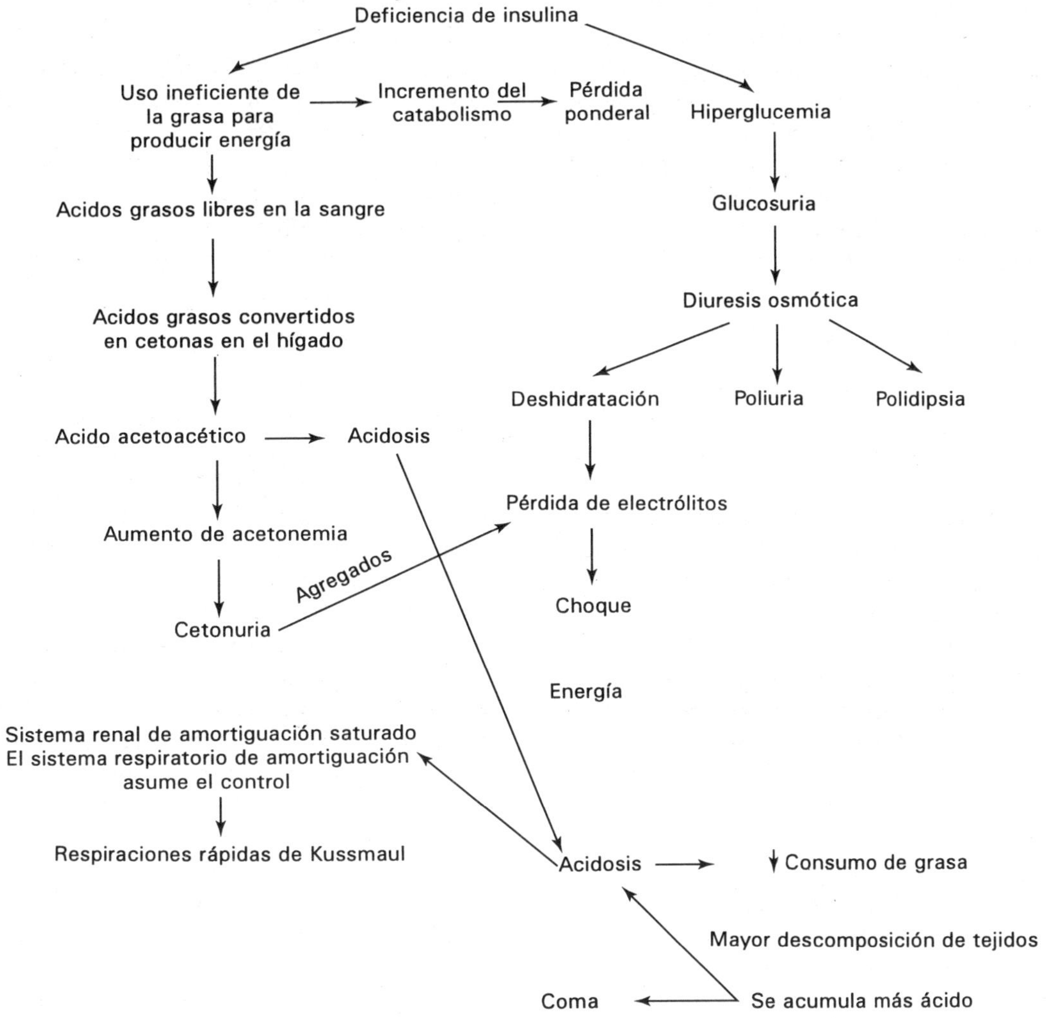

Fig. 14-6. Efectos sistémicos de la deficiencia de insulina. (Reimpreso con autorización de Mott S, James S, Sperhac A: *Nursing care of children and families*, ed. 2, 1990, Addison-Wesley Nursing.)

glucosa en sangre venosa, acetona en suero, pH, dióxido de carbono total (*total carbon dioxide,* TCO_2), nitrógeno ureico en la sangre, electrólitos, calcio, fosfato, recuento leucocitario, análisis de orina y los cultivos adecuados. Se vigilan continuamente los valores de laboratorio del nivel de glucosa en sangre y orina, los electrólitos y cualquier otro valor anormal hasta que el niño se estabiliza. Se administran dosis bajas de insulina regular por vía intravenosa o subcutánea y se observa al paciente. Un monitor cardiaco ayuda a determinar los efectos en el corazón de los niveles fluctuantes de potasio. Si hay infección, debe tratarse. Si bien el edema cerebral no es frecuente, representa peligro de muerte. Es esencial vigilar estrechamente el estado neurológico. Se registra toda la información pertinente en un diagrama de flujo para diabetes, el cual se coloca a la cabecera de la cama. La respuesta al tratamiento es gradual, en un plazo de horas.

Tratamiento de largo plazo: aspectos físicos. Los objetivos del tratamiento de la diabetes juvenil son: 1) fomentar el crecimiento y el desarrollo normales mediante el control metabólico, 2) permitir que el niño tenga una infancia feliz y activa y 3) evitar complicaciones. El momento ideal para iniciar la instrucción es cuando se confirma el diagnóstico. Se necesita un programa que incluya información constante y personalizada. Debe considerarse la edad del enfermo, así como los antecedentes económicos, educativos, culturales y religiosos.

Se instruye al paciente y a la familia sobre la ubicación del páncreas y su funcionamiento normal. La enfermera explica la relación entre éste y la insulina y expone la diferencia entre la diabetes mellitus (DM) tipo 1 y tipo 2. La información se proporciona de manera gradual y en función de la asimilación observada en el paciente y sus familiares; también se incorporan materiales audiovisuales y folletos. Los pacientes diabéticos recién diagnosticados requieren hospitalización en diferentes periodos, que deben aprovecharse para instruirlo de manera intensiva. Muchos hospitales tienen grupos clínicos para este tipo de enfermos y sus familiares, en donde las sesiones son dirigidas por varios profesionales, como médicos, especialistas en dieta y enfermeras. Los pacientes que viven con la enfermedad animan y ayudan al compartir sus preocupaciones. Los profesionales de la salud participan activamente en el progreso de los pacientes y ofrecen retroalimentación y apoyo. Es muy importante el seguimiento continuo.

La tríada para el tratamiento de la diabetes mellitus tipo 1 incluye insulina, dieta bien balanceada y ejercicio periódico. Se ha comprobado la importancia de controlar la glucemia (azúcares en la sangre) para reducir la frecuencia de los síntomas y las complicaciones de la enfermedad. El objetivo es mantener los niveles de azúcar en la sangre en aproximadamente 80 mg/dl antes de las comidas a 140 a 180 mg/dl 1 h después de la comida en niños mayores de cinco años.

Administración de insulina. La insulina que se utiliza principalmente para controlar la diabetes mellitus es un extracto del páncreas de res o cerdo preparado de manera especial, si bien la insulina humana, desarrollada mediante la técnica de recombinación del DNA, es la más utilizada porque se relaciona con una menor incidencia de alergias. Cuando se inyecta al paciente diabético, permite que el cuerpo queme y almacene azúcar. Se administra sistemáticamente mediante inyección subcutánea. Las bombas de insulina sólo se recomiendan para niños cuidadosamente seleccionados. Otras insulinas altamente purificadas se encuentran en proceso de desarrollo, las cuales reducirán las complicaciones.

Las dosis se miden en unidades y se administran mediante jeringas especiales. En Estados Unidos, la forma estándar es U-100 (100 unidades). Cada marca de la jeringa de 1 ml (100 unidades) representa *dos* unidades de insulina. La jeringa desechable de 50 unidades se usa para dosis pequeñas. Los frascos de 100 unidades de insulina se codifican en función del color del tapón y todas las etiquetas son blancas con caracteres negros. La letra negrita indica el tipo: "R", para regular; "N", para NPH; "L", para lenta; "U", para ultralenta y "S", para semilenta.

En el cuadro 14-9 se resumen los diferentes tipos de insulina y su acción. La principal diferencia radica en el tiempo necesario para que surta efecto y la duración de éste. Los valores mencionados son sólo una pauta. La respuesta de cada niño diabético es individual y depende de muchos factores, como sitio de la inyección, destrucción local de insulina por las enzimas de los tejidos y anticuerpos de la insulina.

La insulina regular y la de acción rápida son transparentes. Tanto la insulina NPH, de tipo intermedio, como la insulina Ultra, de larga duración, contienen pequeñas cantidades de sustancias químicas que prolongan su acción y las hacen más estables. Por otra parte, debido a que ofrecen protección durante varias horas, el paciente no necesita administrarse varias veces insulina no modificada. Estos tipos son opacos y deben mezclarse girando suavemente el frasco entre las manos antes de extraer la sustancia del frasco (fig. 14-7). No debe utilizarse si ha cambiado de color. En la actualidad hay preparaciones de insulina mezcladas que la familia puede utilizar si se le dificulta la técnica de mezclado. Sin embargo, como son dosis estándar, no resultan muy útiles para los niños cuya dosis se modifica con frecuencia.

El tratamiento convencional consiste en un programa de una o dos dosis de insulina intermedia e insulina de acción rápida combinadas que se administran antes del desayuno y de la cena; la dosis se regula en función de las mediciones de glucosa en la sangre. Un régimen intenso que implica

Cuadro 14-9. Tipos de insulina y sus efectos

Tipo de insulina	Marcas	Efecto hipoglucémico Inicio (h)	Pico (h)	Duración (h)
Acción rápida				
Insulina regular	Humalog	.25	40-60 min	
	Humulin R	0.5 a 1	—	6 a 8
	Novolin R			
	Velosulin			
Insulina semilenta	Semilente	1 a 1.5	5 a 10	12 a 16
Acción intermedia				
Insulina lenta	Humulin L	1 a 2.5	7 a 15	24
	Novolin L			
Insulina NPH	Humulin N	1 a 1.5	4 a 12	24
	Insulintard			
	Novolin N			
Acción prolongada				
Insulina ultralenta	Humulin U Ultralente	4 a 8	10 a 30	>36

Tomado con autorización de Hodgson B, Kizior RJ: *Saunders nursing drug handbook*, Philadelphia, 1999, WB Saunders.

1. Lavarse las manos
2. Girar suavemente el frasco de insulina intermedia
3. Limpiar la parte superior del frasco de insulina con esponja de alcohol
4. Elevar el émbolo de la jeringa hasta la cantidad de aire que iguale la dosis total

5. Inyectar una cantidad de aire igual a la dosis de NPH en el frasco de NPH. Extraer la jeringa del frasco.

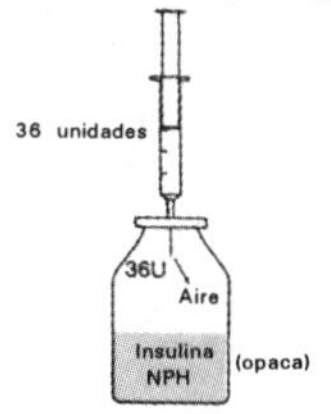

6. Inyectar una cantidad de aire igual a la dosis regular en el frasco normal.

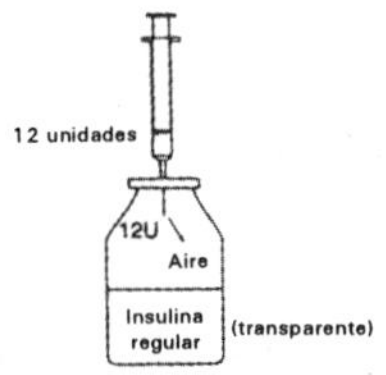

7. Invertir el frasco de insulina regular y extraer la dosis necesaria.

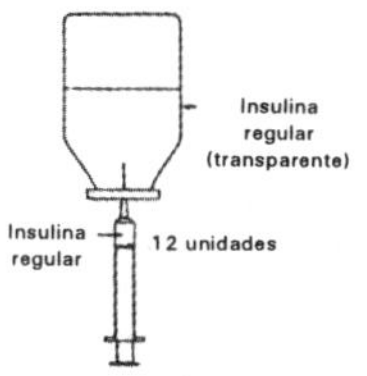

8. Sin agregar más aire al frasco NPH, extraer cuidadosamente la dosis de NPH.

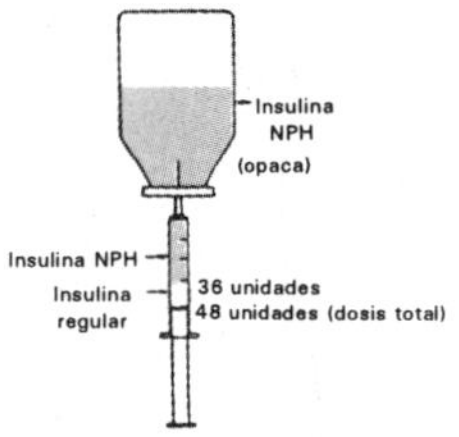

Fig. 14-7. Cómo mezclar insulina. Este proceso por etapas evita el problema de contaminar la insulina regular con la intermedia. En caso de contaminación, la insulina regular pierde su efecto de acción rápida por lo que deja de ser confiable en una situación aguda, como la cetoacidosis diabética. (Tomado con autorización de Price M: *Nurs Clin North Am*, 1983.)

inyecciones más frecuentes, que dependen de los niveles de glucosa en la sangre antes de la comida y en la madrugada (3 A.M.), ofrece mayor control y reduce algunas complicaciones de largo plazo, pero es difícil de instituir en los niños e incrementa el número de episodios de hipoglucemia (Sperling, 2000).

La insulina se administra por vía **subcutánea**. Es indispensable que tanto los padres como los niños asimilen la necesidad de la hormona y la forma de inyectarla. El paciente puede aprender a inyectarse a partir de los siete años, y mientras más temprano, mejor. Uno de los aspectos más importantes del tratamiento de la diabetes es que el pequeño se encuentre bien informado. El médico prescribe el tipo y la cantidad de insulina y especifica la hora en que debe administrarse. Se rota el sitio de la inyección para evitar que la absorción no sea adecuada y que se dañen los tejidos (fig. 14-8). Es conveniente utilizar dibujos en cartulina para indicar los sitios de inyección y los patrones de rotación de tales sitios. Se sugiere utilizar un área durante una semana, pero cambiando el sitio de la inyección dentro de la misma, a unos 3 cm de la anterior. Los niños pequeños pueden practicar en una muñeca.

A los padres por lo general se les dificulta inyectar a sus hijos; una madre decía que durante los primeros meses inyectaba a su hija en la cadera para que la niña no viera la expresión de su rostro. Para administrar la insulina hay dispositivos ya preparados, como inyectores de jeringa cargada o plumas inyectoras.

Las reacciones alérgicas a la insulina suelen dividirse en locales, en el sitio de la inyección, las de sensibilidad sistémica, que son raras (alergia verdadera a la insulina), y las inmunológicas. Los términos lipoatrofia (pérdida de grasa) y lipohipertrofia (incremento en la grasa) denotan cambios subcutáneos en el sitio de la inyección. La rotación adecuada del sitio y la disponibilidad de nuevas insulinas purificadas ayudan a eliminar dichos trastornos. Se enseña al niño a detectar semanalmente cualquier protuberancia y a evitar los sitios sospechosos. La enfermera debe verificar la marca de insulina utilizada por el paciente, ya que no resulta conveniente cambiarla (p. ej., Eli Lilly, Squibb) porque tienen pequeñas diferencias. Las dudas se deben resolver directamente con el farmacéutico del hospital. Ya no es necesario refrigerar la insulina para evitar que se deteriore, pero se deberán evitar las temperaturas extremas y verificar la fecha de caducidad.

El médico por lo general receta una combinación de insulina de corta duración y una intermedia; por ejemplo, 10 unidades de insulina NPH y 5 de insulina regular a las 7:30 A.M., con objeto de proporcionar al paciente cobertura inmediata de insulina de acción más prolongada. También se ha demostrado la eficacia del programa de dos dosis (fig. 14-9), el cual, sin embargo, puede producir hipoglucemia de media noche.

En estos casos suele ayudar una dosis reducida de acción intermedia por la noche o modificar el horario de las dosis según lo recomiende el médico. Rara vez se receta insulina

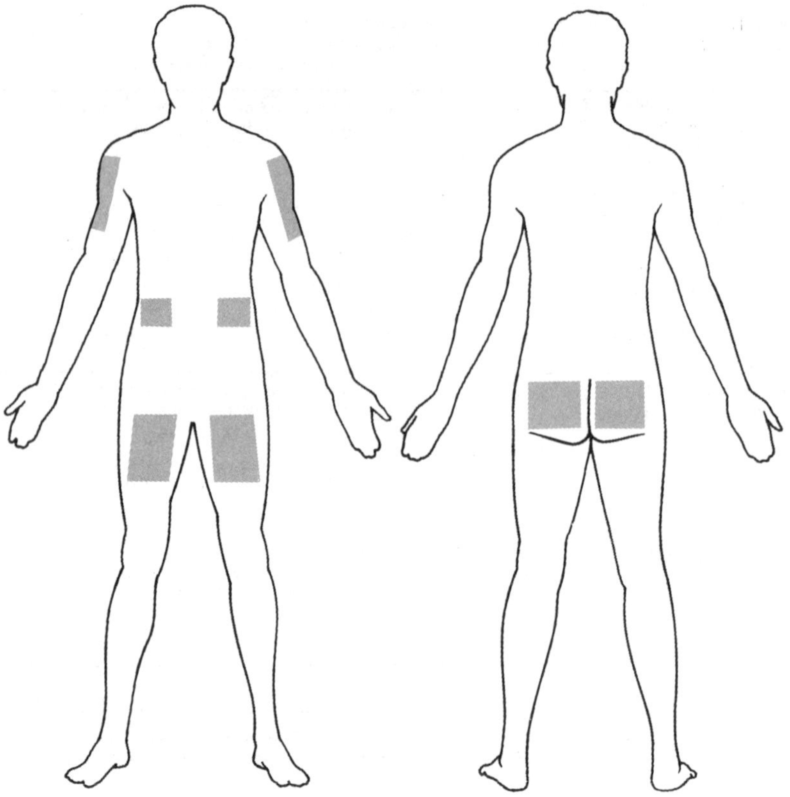

Fig. 14-8. Sitios para inyectar insulina. El sitio de inyección debe cambiarse diariamente para evitar deficiencias de absorción, así como lesiones en los tejidos. La rotación se da en las áreas del cuerpo y entre éstas.

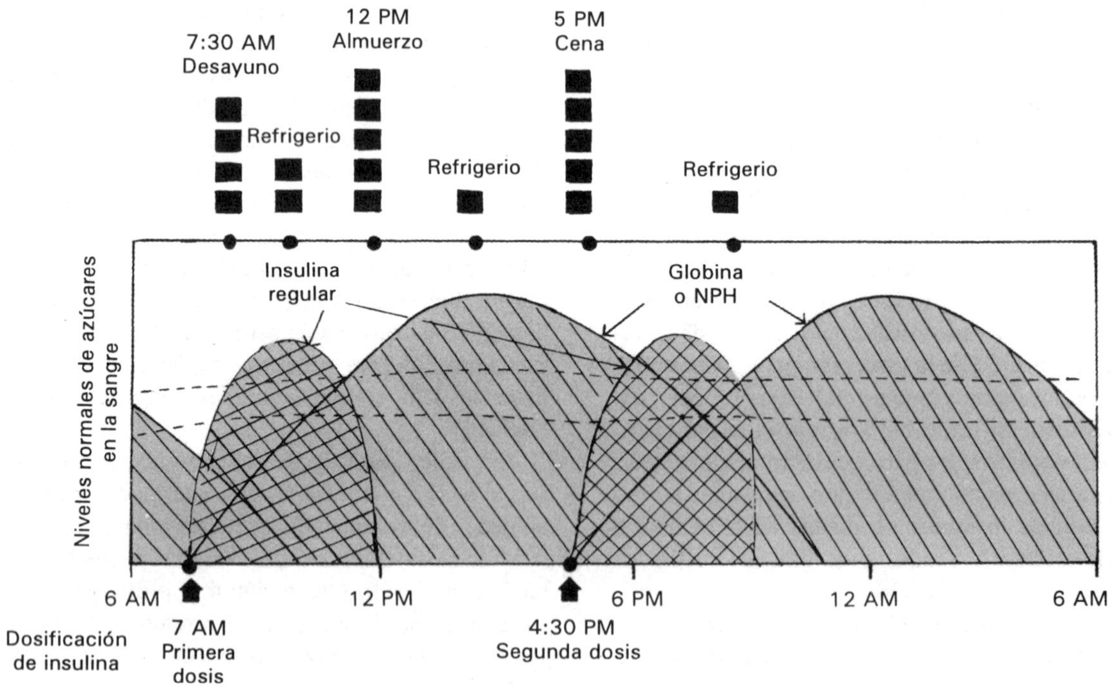

Fig. 14-9. Acción de 24 h de la insulina con un programa de dos dosis de insulina regular y NPH. (Tomado con autorización de Whaley L, Wong D: *Nursing care of infants and children,* St. Louis, 1979, Mosby.)

Guía informativa
Hipoglucemia y cetoacidosis

Hipoglucemia	Cetoacidosis
Producida por exceso de insulina	Producida por deficiencia de insulina
Inicio repentino en el niño saludable	Aparece en horas o días
Azúcar en la sangre <55 mg/dl	Azúcar en la sangre >200 mg/dl, cetonuria
Síntomas iniciales de sudación, temblores, sensación de frío, ansiedad, hambre	Síntomas iniciales de sed, piel reseca, dolor abdominal, sonrojo, inquietud, aliento a fruta
Síntomas tardíos de confusión, debilidad, mareo, náusea y vómito, cefalea, estupor, convulsiones	Síntomas tardíos de acidosis, deshidratación, respiración de Kussmaul, coma, muerte

de larga duración a los niños por el riesgo de que se presente hipoglucemia durante el sueño.

Hipoglucemia. La **hipoglucemia**, o baja de azúcar en la sangre, que también se conoce como choque insulínico, ocurre cuando el nivel de azúcar en la sangre es anormalmente bajo (menos de 60 mg/dl) y obedece a exceso de insulina en el cuerpo. Entre los factores que suelen ocasionar este desequilibrio, se incluyen ejercicio mal planeado o excesivo, alimentación insuficiente, dosis inadecuada de insulina o errores por desconocimiento de la insulina y jeringa utilizadas. Los niños son más propensos a las reacciones insulínicas que los adultos porque: 1) el padecimiento mismo es más inestable en los jóvenes, 2) se encuentran en crecimiento y 3) sus actividades son más irregulares. No es raro que el niño diabético sufra episodios moderados de hipoglucemia.

Los síntomas de una reacción insulínica, que van de ligeros a graves, por lo general se observan y tratan en las primeras etapas. Aparecen *repentinamente* en personas *por lo demás sanas*. Los análisis de sangre revelan que el nivel de azúcar es bajo. El niño se muestra irritable y puede portarse mal; también palidece y quizá se queje de hambre, frío o debilidad. Se observa sudación (véase el recuadro de Guía informativa). Surgen síntomas relacionados con trastornos del sistema nervioso porque la glucosa es vital para el funcionamiento adecuado de los nervios. Hay confusión mental, sensación de mareo y cefalea, con afección de la coordinación muscular. Si no se trata el choque insulínico, pueden suscitarse convulsiones y coma.

El tratamiento inmediato consiste en administrar azúcar, ya sea jugo de naranja, refresco de cola o ginger ale, caramelo o algún producto comercial, como Glutose. Si a los pocos minutos el niño empieza a sentirse mejor y el nivel de azúcar rebasa los 80 mg/dl, puede ingerir una pequeña cantidad de proteínas o almidones (emparedado, leche, queso) para evitar otra reacción.

El **glucagon**, hormona producida por los islotes pancreáticos que también producen insulina, eleva el nivel de glucosa de la sangre porque descompone rápidamente en el hígado el glucógeno en glucosa. Se recomienda para el tratamiento de la hipoglucemia grave ya que actúa con prontitud y restaura el estado de conciencia del niño en una situación de urgencia; esto permite que el paciente pueda ingerir posteriormente alguna forma de azúcar. La reducción del azúcar en la sangre hace que el cuerpo libere esta sustancia, pero debido a que los islotes se destruyen en los niños con DM tipo 1, la liberación de dicha hormona no es la adecuada. El glucagon se expende en los comercios en paquetes de dosis individuales en polvo, muy estables. Cuando se diluye, puede administrarse por vía subcutánea, intramuscular o intravenosa. Los familiares de los pacientes tratados con insulina pueden aprender a administrar el glucagon por cualquiera de los dos primeros métodos. Si el niño no responde con rapidez, debe llamarse al médico, y si está inconsciente, se le mantendrá cubierto con una manta. No debe administrarse nada por la boca y se buscará atención médica.

Autovigilancia de la glucosa en la sangre. Este procedimiento ha cambiado en forma radical la actitud hacia la diabetes. Antes, los análisis de sangre para glucosa se efectuaban únicamente en el consultorio del médico o en el laboratorio y el paciente debía confiar en las pruebas de orina, que con frecuencia presentaban un cuadro confuso, sobre todo cuando ésta había pasado varias horas en la vejiga (podía aparecer glucosa en la orina cuando el nivel de azúcar en la sangre del diabético era en realidad bajo). Sólo un análisis de sangre puede mostrar la cantidad real de azúcar en la sangre al momento de realizarse la prueba. La tecnología ha hecho posible que los pacientes verifiquen el nivel en casa. Si bien debe ser supervisado y vigilado por un médico, el diabético puede hacer cambios razonables en la dosis de insulina, los requerimientos nutricionales y el ejercicio diario, lo cual es de gran valor psicológico para el niño o el adolescente, y sus padres, porque disminuye la sensación de impotencia y dependencia total del cuerpo médico.

Se debe enseñar la forma de vigilar la glucosa en casa a todos los pacientes jóvenes o a quienes se ocupan de ellos (fig. 14-10). Es importante que el enfermo no sólo domine la técnica, sino que comprenda los resultados y la forma de incorporarlos a su régimen cotidiano, lo cual implica la participación de todo el equipo de profesionales de la salud que supervisan, demuestran y apoyan constantemente. Si bien

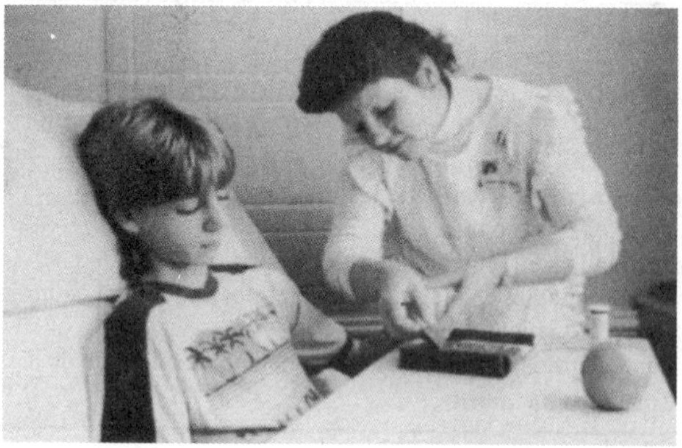

Fig. 14-10. El niño en edad escolar puede aprender a vigilar la glucosa en casa, el significado de los resultados y la manera en que la vigilancia influye en la atención. (Cortesía de Cook Children's Medical Center, Fort Worth, Texas.)

los diversos productos llevan sus instrucciones, se recomienda ampliamente que los pacientes reciban capacitación personal.

La obtención de muestras de sangre se ha simplificado con los dispositivos de extracción de sangre capilar, como el Autolet, el cual controla automáticamente la profundidad de la penetración de la lanceta en la piel; otras marcas son Hemalet, Autoclix y Monojector. Se recomienda utilizarlos en los costados de los dedos porque tienen menos terminaciones nerviosas y más lechos capilares. Los dedos más convenientes son medio, anular o meñique de cualquier mano. Si el niño remoja las manos en agua caliente durante 30 seg, el dedo sangrará con mayor facilidad. Para llevar a cabo la prueba, se pone una gota de sangre en una tira reactiva tratada con sustancias químicas (Chemstrip bG o Dextrostix), la cual se interpreta con un medidor en el cual se introduce la tira reactiva y aparece la determinación de azúcar en la sangre.

Al seleccionar el dispositivo, deben considerarse costo, facilidad de uso e inestabilidad del padecimiento. La mayor parte de estos productos se expende en farmacias comunes y conviene mencionar que constantemente se desarrollan instrumentos más precisos y novedosos. El médico determina la frecuencia con que deben utilizarse.

Tratamiento nutricional. El desarrollo de la autovigilancia de la glucosa en la sangre permite planes nutricionales más flexibles, aunque la **regularidad** (cantidad de alimento y hora en que se ingiere) es aún la base del tratamiento nutricional. A diferencia de las creencias populares, no hay evidencias científicas de que los diabéticos necesiten alimentos especiales. De hecho, si es bueno para el enfermo, es bueno para el resto de la familia. Las necesidades de nutrición de un niño diabético no difieren, en esencia, de las de los no diabéticos, salvo por la eliminación de carbohidratos concentrados (azúcares simples) y azúcares refinadas que elevan el azúcar en la sangre y por lo tanto deben evitarse.

Los objetivos del tratamiento nutricional de los niños consisten en garantizar el crecimiento y el desarrollo normales, distribuir la ingestión de alimentos para ayudar al control metabólico e individualizar la dieta en función de antecedentes étnicos, edad, sexo, peso, actividad, economía de la familia y preferencias. Una vez que el médico prescribe una dieta, el dietista calcula la distribución de carbohidratos, proteínas y grasas. El tamaño de la porción se demuestra mediante el uso de comidas modelo y se mide en tazas y cucharadas. Se subraya la necesidad de espaciar regularmente las comidas y los refrigerios y se instruye a la familia para que entienda la información de las etiquetas y las diferencias entre carbohidratos, proteínas y grasas.

Los dos enfoques principales del tratamiento nutricional incluyen el uso de listas de intercambio y la constancia en la dieta de carbohidratos. En las listas de intercambio, los alimentos se dividen en diversas categorías (fruta, leche, carne, pan, vegetales, grasas). En el plan de alimentación se determina la cantidad o tamaño de la porción de alimentos permitidos de cada categoría. El niño puede elegir entre varios de cada categoría hasta alcanzar la cantidad prescrita, de manera que el plan resulta flexible y se adapta a sus preferencias.

La dieta de carbohidratos constantes es un enfoque relativamente nuevo para planear las comidas. Su objetivo es mantener una cantidad constante de carbohidratos en cada comida y refrigerios, con énfasis en la importancia de la regularidad. La cantidad de carbohidratos puede variar, y suele ser así, de una comida a otra. El patrón inicial se determina en función de la ingestión de alimentos del individuo. Para calcular los gramos de carbohidratos de un alimento, se utilizan las listas de intercambio que los clasifican de acuerdo con su contenido. El plan es atractivo para los jóvenes diabéticos porque es fácil de seguir y flexible.

También se ha demostrado la importancia de las fibras en la dieta, pues se ha observado que los niveles de azúcar en la sangre y de colesterol en suero disminuyen en el paciente diabético. Al parecer, la fibra reduce la velocidad de absorción del azúcar en el aparato digestivo. Las frutas y los vegetales crudos, así como el pan y los cereales integrales, constituyen una buena fuente de fibra.

Debido a que los diabéticos tienen mayor riesgo de cardiopatías, es importante reducir el colesterol en suero. Estas personas (al igual que el público en general) necesitan aminorar la ingesta de grasas animales o sustituir la grasa animal por vegetal. Para cocinar se recomiendan las grasas no polisaturadas.

La forma de la comida también es importante. Una manzana, el jugo de ésta o hecha puré suelen provocar respuestas diferentes en el azúcar en la sangre. Se ha demostrado también que las porciones, el tipo de procesamiento, el cocimiento y las combinaciones de alimentos influyen en dichas respuestas.

El **aspartame** (Nutra-Sweet) fue aprobado por la Food and Drug Administration en el año de 1981. Se utiliza en alimentos que no requieren cocción. Consta de dos aminoácidos con cantidades insignificantes de carbohidratos. Una de las formas granuladas se conoce como Equal. No se recomiendan otros edulcorantes artificiales para los niños.

Ejercicio. Es importante para el niño diabético porque hace que el organismo consuma azúcar y favorece la buena circulación; además, reduce el azúcar en la sangre y, en este sentido, actúa como un aumento de insulina. El paciente diabético que piensa hacer ejercicio vigoroso debe llevar consigo azúcar adicional para evitar reacciones insulínicas, así como dinero para solventar la necesidad de un caramelo, un refresco o una llamada telefónica. El nivel del azúcar es alto inmediatamente después de las comidas, de manera que esa hora es adecuada para los deportes activos, en tanto que deben ser menos activos inmediatamente antes. El niño diabético puede participar en casi todos los deportes de acción, aunque el ejercicio mal planeado puede causar problemas. Al igual que cualquier otro niño, el diabético no debe nadar sin supervisión.

Atención de la piel. Se indica al paciente que debe bañarse diariamente y secarse bien. La limpieza de ingles, axilas, perineo y zona inframamaria es especialmente importante, pues en esos lugares suelen desarrollarse levaduras e infecciones micóticas. Es necesario examinar la piel para detectar cortaduras, raspaduras, abrasiones, magulladuras, quistes o furúnculos, los cuales requieren de tratamiento oportuno. Si la piel está muy reseca, se utilizan aceites del tipo Alpha-Keri en el agua del baño. Se enseña a los adolescentes a usar rasuradoras eléctricas. No debe exponerse la piel a temperaturas extremas. Los sitios de inyección se inspeccionan para detectar protuberancias.

Atención de los pies. Aunque los problemas circulatorios de los pies son menos comunes en los niños, es necesario crear hábitos de higiene adecuados. Debe enseñarse al paciente a lavar y secar bien sus pies todos los días, los cuales se examinarán para detectar grietas entre los dedos y verificar el estado de las uñas, que deben cortarse en línea recta. No se aplicarán remedios para callos, yodo ni alcohol. Los calcetines se cambian diariamente y se evitan los muy estrechos o los grandes, porque abultan. Los zapatos deben reemplazarse tan pronto crezca el niño; se debe evitar el uso de botas para minimizar la sudación; por otra parte, el paciente no debe andar descalzo. Si surge algún problema, es necesario consultar al médico o al podiatra.

Infecciones. El niño debe estar inmunizado contra las enfermedades transmisibles. En los pacientes diabéticos son mucho más frecuentes la cistitis, los nódulos subcutáneos y la vulvitis moniliásica. Al final de la adolescencia las mujeres deben consultar anualmente al ginecólogo.

Análisis de orina. Los análisis sistemáticos de orina para detectar azúcar están siendo remplazados por la vigilancia de glucosa en la sangre, que es más precisa. No obstante, la acetona, que debe determinarse en el diabético, no se comprueba mediante este procedimiento, sobre todo cuando el nivel de azúcar en la sangre es alto y durante alguna enfermedad. Por otra parte, para algunos pacientes se recomiendan análisis diarios. La expresión *revisión de orina*, más que *análisis*, es menos confusa para los niños pequeños. Cuando se hospitaliza al paciente, se solicitan análisis de orina, por lo general con el método de las dos gotas, que implica la muestra de una segunda micción. Sin embargo, debido a que no siempre es posible obtenerla del niño, es prudente analizar la que ya se tiene. De ser así, se registrará como primera o segunda micción. La enfermera lee las instrucciones del fabricante y las repasa con el niño. Independientemente del método utilizado, es importante *la hora exacta.* El método de la tira reactiva se utiliza más que las tabletas porque es más práctico y sencillo; además las tabletas Clinitest son venenosas y no deben estar al alcance de los niños ni de los adultos que sufren confusión. Las dosis altas de aspirina, antibióticos y otros medicamentos pueden alterar los resultados. Es necesario verificar las fechas de caducidad en los envases o empaques e instruir al niño para que se lave las manos antes y después del procedimiento. Se registran los resultados. Debido a que en ocasiones se ordenan muestras cuantitativas de orina, todas las muestras obtenidas en un periodo determinado se reúnen en un recipiente. Los resultados muestran la cantidad de gramos de glucosa eliminados durante cierto lapso (24 h por lo general).

Desequilibrios de glucosa e insulina. Se enseña al paciente a reconocer los signos de choque insulínico y cetoacidosis. Se subraya la importancia de atenderlos oportunamente y de llevar registros diarios. Hay muchas películas y folletos didácticos excelentes. El niño debe usar un brazalete de identificación; también hay tarjetas para la cartera. Es necesario informar a profesores, entrenadores deportivos y personal de apoyo acerca de la enfermedad y proporcionarles los números telefónicos de los padres y el médico del enfermo.

Otros aspectos. Con planeación, el niño puede disfrutar de viajes con la familia y los adolescentes de mayor edad pueden viajar solos. Antes de salir, el paciente debe ser revisado por el médico, quien le dará las recetas para sus medicamentos. Debe llevarse un documento escrito y una tarjeta que identifique al niño como diabético. Cabe considerar que cuando se cruzan usos horarios puede afectarse el horario relativo de las comidas.

Es necesario llevar insulina, azúcar y alimentos adicionales, los cuales *nunca* se pondrán en el equipaje, especialmente si el viaje es en avión. Si el destino es un país extranjero, los padres deben familiarizarse con los alimentos locales para cumplir con los requisitos de la dieta. En una urgencia, las oficinas locales de la American Diabetes Association o de la Juvenile Diabetes Foundation pueden ayudar a las familias que se encuentran vacacionando.

En general, el diabético tolera la cirugía; se administra insulina antes o después de la operación. Si se restringe la ingestión por vía oral, se suministran calorías mediante glucosa intravenosa. Los detalles dependen del procedimiento y el tratamiento para la diabetes. Para formular los planes de atención de enfermería y sentar las bases de la educación, es útil revisar cuidadosamente la anamnesis del niño. El objetivo consiste en prevenir la hipoglucemia durante el periodo NPO en la operación, pues el cuerpo se somete a tensión por la cirugía.

El niño debe consultar periódicamente al médico y hacerse un examen físico cada tres a cuatro meses. También debe ir al dentista con regularidad para limpieza de encías y dentadura. Las citas deben realizarse inmediatamente después de las horas de comida. Un aspecto importante es el cepillado y el uso del hilo dental todos los días. Por otra parte, se deben revisar los ojos con periodicidad y dar importancia a la vista borrosa. Las publicaciones como *Diabetes Forecast* y *Diabetes in the News* ofrecen excelentes sugerencias y consejos.

Función de la enfermera. Sus responsabilidades empiezan con preparar al niño para las comidas. Por lo general, se mide la glucosa en la sangre en esos momentos y al prepararlo para dormir; si hay problemas de hipoglucemia durante el sueño, también suele verificarse en la madrugada. Por la importancia que tiene la ingestión de alimentos para el niño diabético, se retiran los juguetes durante la comida, ya que lo distraen, en tanto que sus alimentos y refrigerios deben servirse **a la hora exacta**. Los que reciben insulina regular antes de la comida suelen presentar reacción insulínica si no ingieren alimentos en un plazo de 20 min. Si la hora para la comida de las enfermeras está programada cuando se sirven las dietas, deben notificarlo al jefe del equipo médico y no suponer que alguien más dará de comer al niño. No se proporcionan alimentos ni bebidas entre comidas, excepto agua, a menos que el médico o el dietista lo autorice. Se asegurará que cada charola se lleve al **paciente correcto**, ya que es posible cometer errores, sobre todo si hay varios niños con dietas especiales. Esto puede suceder en la unidad de pediatría, donde los pacientes se desplazan libremente. Se registran los alimentos que el niño disfruta o los que le disgustan.

Una vez que el niño termina de comer, la enfermera observa el tipo y la cantidad de alimentos que el paciente rechaza y lo registra en las observaciones de enfermería, para que el dietista determine el número de calorías que es necesario compensar y ordene un refrigerio entre comidas, como jugo de naranja. La anorexia o el vómito se notifican oportunamente. Después de la comida, la enfermera lava las manos y la cara del niño y le devuelve los juguetes.

La educación del paciente es un proceso constante. Si se proporciona demasiada información de una sola vez, los padres quizá se sientan abrumados y el niño se descorazone. Las enfermeras bien informadas pueden hacer mucho en cuanto a refuerzo y apoyo, como aclarar términos como *dietético, sin azúcar, preparado con jugo, preparado con agua, sin edulcorantes*. Las charolas de alimentos del hospital constituyen una oportunidad excelente para la enseñanza. Los niños deben llevar almuerzo a la escuela. La enfermera refuerza la interacción entre nutrición, necesidades de insulina y ejercicio, además de responder a las preguntas del niño o sus familiares.

Los adolescentes deben estar informados de que el alcohol baja el azúcar de la sangre porque suprime la gluconeogénesis y tiene alto contenido de calorías. La mayor parte de las bebidas para mezclar contiene azúcar, a diferencia del agua, las bebidas gaseosas sin azúcar, el club-soda y el jugo de tomate. Aunque debe desalentarse el consumo de alcohol, si un joven en edad de hacerlo desea beber, es prudente que lo haga después de haber comido o acompañe la bebida con algún alimento.

Tratamiento de largo plazo: aspectos psicosociales. Los niños recién diagnosticados con diabetes mellitus tipo 1 a menudo pasan por un periodo de transición o "luna de miel". Como el cuerpo todavía libera pequeñas cantidades de insulina hasta que se destruyen todos los islotes, las dosis iniciales suelen reducirse temporalmente, lo cual no significa que la enfermedad se haya resuelto. Los padres deben comprender que las dosis variarán, pero que el niño necesitará administrarse insulina de por vida.

A medida que crecen los niños diabéticos, se hacen evidentes otras dimensiones del trastorno. El crecimiento no es uniforme, sino que se presenta en brotes repentinos y mesetas que influyen en el tratamiento. Los lactantes y niños en edad de caminar pueden tener problemas de hidratación, sobre todo cuando se enferman. Los preescolares presentan patrones irregulares de actividad y alimentación. En la edad escolar se quejan del diagnóstico y preguntan "¿por qué yo?". Es posible que aprovechen la enfermedad para atraer la atención y evadir sus responsabilidades. El inicio de la pubertad suele exigir adaptaciones en la insulina como resultado del crecimiento y el efecto antagónico entre este último y las hormonas sexuales cuando se recibe insulina. Los adolescentes por lo general resienten esta condición, que se desvía de su concepto de "imagen ideal". Les es más difícil resolver el conflicto entre dependencia e independencia, lo cual conduce a rebelión contra los padres y el régimen terapéutico.

También es necesario analizar el efecto de la enfermedad en el resto de la familia. Una madre comentaba: "Sentía mucho temor. Estaba convencida de que la vida de mi hijo dependía de mí. Era abrumador; no podía permitirme cometer errores, situación que era reforzada por lo que se debía hacer y lo que no se debía hacer de acuerdo con las instrucciones". Por otra parte, los padres suelen sentirse culpables por haber transmitido la enfermedad y los hermanos sienten celos del enfermo. Es ideal que ambos padres compartan la responsabilidad, aunque no siempre es así. De hecho, el éxito del tratamiento depende de la participación de los padres y de su habilidad para organizarse (Faulkner, 1996), pues es difícil aceptar el diagnóstico y el estilo de vida reglamentado que impone. Cada miembro de la familia debe afrontar su reacción personal ante la tensión emocional derivada de la enfermedad.

Es importante que el niño asuma gradualmente la responsabilidad de su atención, de acuerdo con su disposición cognoscitiva y de desarrollo, con el mínimo de presiones. La sobreprotección puede ser tan perjudicial como el descuido. Los padres satisfechos con la dependencia de su hijo pueden necesitar ayuda para dejarlo ir; al respecto es conveniente una experiencia en un campamento para diabéticos.

Las alteraciones emocionales son tan perturbadoras para el paciente como una infección y suelen requerir adaptaciones en la alimentación o la insulina. La detección e intervención oportuna en el deterioro de las relaciones personales y la rebeldía frente al tratamiento de la diabetes reducirá la gravedad de sus efectos en el paciente. La enfermera debe estar atenta a los pequeños problemas que con frecuencia son peticiones disimuladas de ayuda. Es posible que se necesite una terapia familiar y asistencia psicoterapéutica de otro tipo. El apoyo del equipo de médicos también tiende a evitar dificultades. En el cuadro 14-10 se resumen algunas de las tensiones emocionales que experimentan los niños diabéticos y las intervenciones posibles de enfermería.

Futuro de la investigación sobre la diabetes. La diabetes se estudia desde diversos frentes. La genética ayudará a determinar cómo se hereda, de manera que algún día se podrá pronosticar quién heredará la enfermedad. Si la causa es un virus, podría prevenirse mediante una vacuna. Se han llevado a cabo trasplantes de páncreas y el número de éxitos ha aumentado. Se han trasplantado células beta a animales que han sanado. Otra posibilidad es un páncreas artificial; sus precursores podrían ser las bombas de insulina que están siendo perfeccionadas. El rayo láser ha servido de auxiliar en el tratamiento de padecimientos oculares complejos. Estos avances son promisorios para la curación o erradicación del dilema de la diabetes.

Piel

PEDICULOSIS

La infestación de los seres humanos por piojos se conoce como pediculosis, de la cual hay tres tipos: capitis o de la cabeza, corporis o del cuerpo y púbica, o por ladilla. Por lo general se circunscriben a la parte del cuerpo que su nombre designa. Los piojos se transmiten de una a otra persona o a través de artículos contaminados, y la supervivencia del parásito depende de la sangre que extraen del huésped. El síntoma principal es prurito intenso en la parte afectada. En todos los casos, el tratamiento tiene por objeto desparasitar al paciente, tratar la piel excoriada y prevenir la infestación de otros. El piojo de la cabeza es el más común en los niños. Tanto el niño como sus padres se avergüenzan del parásito, pero la infestación se difunde rápidamente en las escuelas y no es reflejo de la higiene familiar.

Descripción

El **piojo de la cabeza** afecta el cabello y el cuero cabelludo. El insecto adulto deposita gran cantidad de huevecillos, llamados liendres, en el cabello, a unos 3 milímetros del cráneo, los cuales se incuban en tres o cuatro días. Por el largo del cabello, son más comunes en niñas que en varones. El parásito se transmite a través de sombreros, peines o cepillos y fácilmente pasa de un niño a otro; se observa sobre todo en los niños en edad escolar y en los preescolares que asisten a guarderías.

Signos y síntomas

El niño sufre prurito intenso en el cuero cabelludo y al rascarse intensifica la irritación. El cabello suele perder brillo. En ocasiones se observan pústulas y excoriaciones en la cara. Las enfermeras que reciben a los pacientes en las unidades de pediatría deben estar atentas a la presencia de piojos. Debe inspeccionarse principalmente la línea del cabello en la parte posterior del cuello y por detrás de las orejas. Las costras, liendres y suciedad opacan el cabello y producen mal olor.

Tratamiento y atención de enfermería

El tratamiento tiene como finalidad la exterminación de los piojos adultos, la erradicación de las liendres y el tratamiento de las infecciones en cara y cuero cabelludo. Los familiares y compañeros de juegos del niño deben ser examinados y tratados si es necesario. Por lo general, se utilizan champús de piretrina que se expenden sin receta (A-200, RID). También se ha utilizado lindano (Kwell), aunque conlleva más efectos colaterales (es necesario consultar las instrucciones) y rara vez se usa en niños. El fármaco de elección es permetrin (Nix), enjuague en crema que se aplica después del champú y que es muy efectivo para acabar con los piojos y liendres; deben seguirse cuidadosamente las instrucciones del fabricante. La enfermera debe detectar reacciones alérgicas, sobre todo en niños con antecedentes de problemas en la piel. Si están afectadas las cejas y pestañas, se aplica una capa gruesa de vaselina antes de retirar las liendres restantes. Si éstas se encuentran en la cabeza, se eliminan con un cepillo de dientes fino; suelen aflojarse con una solución de agua y vinagre en partes iguales aplicada durante 30 min bajo una toalla envuelta en forma de turbante (Schmitt, 1999).

Se registran fecha, hora, estado del cuero cabelludo y el cabello antes del tratamiento, olor (si es notable), tipo de champú utilizado, tolerancia del paciente al tratamiento y alivio obtenido. También se documenta cualquier indicio de infección sistémica.

Las prendas de vestir y la ropa de cama se lavan en agua caliente. Los colchones se rocían con un desinfectante. Las prendas de lana se lavan en seco o se ponen en la secadora a temperatura alta durante 20 min. Se instruye a los niños a ser cuidadosos y no prestar sus gorras, bufandas ni cepillos para el cabello. Se indica a los padres que revisen periódicamente la cabeza de sus hijos. Se insta a los padres a notificar la infestación a la enfermera escolar, pues los brotes son periódicos.

No se recomienda cortar el cabello porque puede ser fuente de tensión para el paciente, que ya se distingue por ser "el niño de los piojos". Para el prurito suele administrarse Benadryl por vía oral. Se debe advertir a los padres que po-

Cuadro 14-10. Resumen de tensión emocional pronosticable en niños con diabetes mellitus tipo 1 y sus familias

Edad	*Problema*	*Intervenciones de enfermería*
Lactante	Confianza y desconfianza	Subrayar la constancia en el cumplimiento de las necesidades
	Inicio y diagnóstico particularmente difíciles durante la infancia; es posible transmitir la angustia al lactante	Ambos padres deben participar en la educación Evitar la sobrecarga de información Inspirar esperanza y confianza Concentrarse en el niño más que en la enfermedad Revisar el crecimiento y el desarrollo normales en la infancia Ayudar a resolver problemas (niñeras, problemas para obtener muestras, listas de intercambio de alimentos infantiles, etc.)
Niño en edad de caminar	Autonomía contra vergüenza y duda	Preparar al niño para procedimientos, separaciones, o ambos Fomentar la exploración del entorno Subrayar la imposición de límites como una forma de amor
	¿Es una rabieta o azúcar en la sangre alta o baja?	Admitir que es difícil diferenciar la rabieta de los síntomas Si empeora o se prolonga, o si aparecen síntomas físicos, revisar el azúcar en la sangre Proporcionar un número telefónico de atención las 24 h del día
Preescolar	Iniciativa y culpa	Fomentar la sensación de competencia
	Pueden considerar las inyecciones como un castigo	Educar a los padres para que siempre proporcionen calor, seguridad y amor
	Pueden considerar la negativa de un dulce como falta de amor	Analizar los sentimientos relacionados con la vida personal y la diabetes Evitar connotaciones negativas mediante palabras, como "este análisis de sangre es malo", "es falso"
	Quisquilloso con la comida	Ayudar a los padres a comprender las fantasías del niño Preparar ocasionalmente los platillos festivos favoritos Invitar a comer a un compañero de juegos Sugerir refrigerios alternativos nutritivos
Alumno de escuela primaria	Industriosidad e inferioridad	Ayudar al niño a responder a las burlas de los compañeros
	Puede sentir que la hospitalización lo curará	Explicar la "etapa de luna de miel" de la enfermedad
	Duelo porque no hubo curación	Aceptar la desilusión del niño
	Rebeldía ante el régimen de tratamiento	Conferirle gradualmente el control de la insulina y las muestras para análisis, de manera que se incremente la sensación de dominio y control
	Rebeldía ante el plan de alimentación	Proporcionar listas de intercambios de "comidas rápidas"
	Angustia en torno a revelar el padecimiento a los amigos	Educación en grupo con diabéticos de la misma edad
	Vergüenza ante reacciones en la escuela, ausencias	Diálogo abierto entre el personal de salud y los profesores, la enfermera de la escuela y los compañeros de estudio
	Efectos no pronosticables del ejercicio	Reforzamiento continuo de los principios de tratamiento con atención específica a la hipoglucemia y la hiperglucemia y las urgencias
En la pubertad	El rebote de azúcares en la sangre puede producir falta de control en el niño	Explicar que el desarrollo y las hormonas sexuales influyen en el nivel de azúcar en la sangre Las niñas, en especial, tienen problemas en los días de la menstruación En esta etapa es común que se ajusten la insulina y los alimentos de la mayoría de los diabéticos
	Ira frente a la enfermedad: "¿Por qué tengo que ser diferente?"	Ayudar al diabético a encontrar maneras aceptables de expresar su enojo; analizar la ira con los padres, pues con frecuencia son ellos el objeto de la misma
	Hospitalizaciones más frecuentes	Proporcionar aliento y apoyo; estar alerta ante la tensión emocional marital y la falta de contacto con los hermanos
Adolescente	Amenaza contra la identidad sexual y la imagen corporal	Animar al adolescente a reunirse con otros adolescentes diabéticos (campamentos, grupos de apoyo, si no se ha intentado antes); de esta forma se reduce el aislamiento
	Urgencia por independizarse, por correr riesgos, o necesidad de seguridad superior a la normal	Ser constante en la fijación de límites, evitar el control excesivo: escuchar, escuchar, escuchar
	Preocupación sobre la salud, las perspectivas de matrimonio y de formar una familia	Los adolescentes deben recibir información completa sobre los riesgos de embarazo, potencia masculina, o ambos; proporcionar un ambiente seguro para la charla; remitir a especialistas cuando sea necesario Fomentar en el enfermo el interés por la investigación sobre la diabetes
	Abuso de alcohol y sustancias	Compartir preocupaciones y riesgos con el adolescente

drían aparecer síntomas de infección secundaria por las alteraciones de la piel derivadas del rascado.

Temas especiales

PANORAMA DE LOS TRASTORNOS EMOCIONALES Y CONDUCTUALES

Crecer puede ser doloroso, incluso en las circunstancias más favorables. Es difícil que en los primeros años de la edad escolar el niño se mantenga al día con las normas que le impone su desarrollo y surgen la culpa y la ansiedad. La tensión nerviosa se refleja en que se chupan el dedo, se comen las uñas, sienten temor a muchas cosas, tartamudean y tienen problemas de comportamiento. Entre los trastornos que pueden o no estar relacionados con problemas emocionales se incluyen estreñimiento, diarrea, dolores de estómago, dermatitis, obesidad, frecuencia urinaria, enuresis, fobia a la escuela y resfriado común. La tendencia actual hacia la prevención identificando los factores de riesgo y la intervención, es uno de los principales objetivos de los servicios de salud mental infantil. El término **psicosomático** denota las disfunciones orgánicas que parecen originarse en el cuerpo y las emociones.

El potencial de cada persona para afrontar la vida es diferente, de modo que la haraganería, las mentiras, los robos, el fracaso en la escuela y una crisis como la muerte o el divorcio de los padres no son más que algunos de los problemas que suelen exigir los servicios de una clínica de atención psicológica para menores.

En Estados Unidos, la primera clínica psiquiátrica infantil se fundó en Chicago en 1909 para atender a delincuentes. El personal básico de las clínicas modernas incluye psiquiatras, psicólogos y trabajadoras sociales, además de que es frecuente que también un pediatra forme parte del equipo. Los servicios de atención psicológica para niños suelen proporcionar el diagnóstico y el tratamiento y formar parte de hospitales, escuelas, tribunales, servicios de salud pública o de bienestar social, o bien ser organizaciones independientes.

Las diversas especialidades psiquiátricas pueden resultar confusas para la persona promedio. El **psiquiatra** es el médico especializado en trastornos mentales. El **psicoanalista** por lo general es un psiquiatra, aunque también puede ser un psicólogo (analista lego), que por su formación se especializa en la teoría y la práctica psicoanalítica. El **psicólogo clínico** tiene un doctorado en psicología clínica de alguna universidad reconocida. Muchos trabajan en el sistema escolar con los niños, los profesores y los familiares para intentar evitar problemas o para resolverlos.

También hay niños con trastornos emocionales que necesitan el tipo de cuidados que proporcionan los centros de tratamiento donde deben alojarse. La situación de su hogar puede ser tal, que para responder al tratamiento deben cambiar por completo de ambiente. En ambos campos de diagnóstico y tratamiento es necesario tratar la situación a la que responde el niño como un todo, y no sólo a modo de paciente individual. La unidad para preadolescentes de un hospital general constituye una nueva forma de hospitalización de corto plazo en la cual la estancia va de unas dos semanas a dos meses; estos pacientes en su mayoría no han respondido adecuadamente al tratamiento de paciente externo.

Para que las enfermeras trabajen de manera efectiva con niños que tienen problemas emocionales, primero deben comprender el tipo de comportamiento que se considera normal, puesto que ambos están íntimamente relacionados. La enfermera es un miembro valioso del equipo de atención de la salud porque trabaja muy de cerca con el niño, tanto en el hospital como fuera de éste; lleva un registro exacto de su conducta y observa su relación con los miembros de la familia. Dichas observaciones son importantes para el médico, al cual corresponde evitar que surjan problemas, así como tratar los existentes. ¿Juana, de cuatro años, moja la cama? ¿Qué pasa con Luis, que continuamente se golpea la cabeza contra la cuna a la hora de la siesta? ¿Qué hace Alejandro en el salón de juegos? ¿Se sienta solo en un rincón? ¿Golpea a otros niños? ¿Está en constante movimiento? ¿Parece Ernesto indiferente a los intentos de la enfermera por relacionarse con él? ¿Se explica este comportamiento por alguna causa física? Todas estas actitudes podrían en sí considerarse adecuadas dentro de los límites normales de comportamiento, pero llevadas a los extremos, pueden interferir con la forma en que el niño experimenta la realidad y su reacción ante ésta, de modo que deben analizarse a fondo. Las enfermeras deben tener en mente que quizá el comportamiento que se describe como "de niño malcriado" puede ser interpretado de manera muy diferente por personas especializadas en el análisis de los niveles más profundos de la personalidad. Deben sentirse en libertad de comentar los problemas de los pacientes con otros miembros del personal y no considerarlos como una amenaza a su propia capacidad.

Cabría preguntar dónde más ve la enfermera a esos niños, dondequiera que estén, en la casa, la guardería, internados en alguna institución, en conferencias sobre salud infantil, en clínicas especializadas, en el consultorio del médico. Quizá sean sus propios hijos. Siempre, en todos partes, los niños intentan afrontar la tensión emocional. Muchos lo logran y salen fortalecidos, otros no.

Cuando los padres soliciten orientación a la enfermera, se les alentará acudir a su médico familiar o pediatra o a un centro comunitario de salud mental. Si el niño asiste a la escuela, suelen ser valiosos los servicios del psicólogo escolar. Algunas iglesias contratan especialistas cuyos servicios son gratuitos para los fieles.

La enfermera debe apoyar a las organizaciones relacionadas con la salud mental, votar por asuntos pertinentes para el bienestar de los niños de la comunidad y ofrecer sus servicios cuando se requieran.

TRASTORNO DE DEFICIENCIA DE LA ATENCION CON HIPERACTIVIDAD

Descripción

El término **trastorno de deficiencia de la atención con hiperactividad** (*attention deficit/hyperactivity disorder*, ADHD) hace referencia a patrones específicos de comportamiento que incluyen falta de atención e impulsividad, los cuales pueden o no entrañar hiperactividad. Los varones son afectados con más frecuencia que las niñas. La incidencia se incrementa en familias, lo cual sugiere una etiología genética. Los niños afectados por lo general son de inteligencia normal o superior al promedio. Los varones muestran más problemas de conducta, y las niñas, rendimiento académico inferior a su capacidad. El ADHD puede dar lugar a problemas sociales, emocionales y de aprendizaje y la consiguiente reducción de la autoestima.

No se conocen bien sus causas. Quienes proponen un origen bioquímico, sugieren que en los niños hiperactivos se reduce la dopamina, o que carecen totalmente de ella. Otros atribuyen el problema a una alteración del sistema activador reticular del mesencéfalo, que hace que el niño reaccione a todos los estímulos del medio y no a algunos seleccionados. Se dispone de nuevas evidencias que indican la posible importancia de factores genéticos. Estos trastornos también se han relacionado con el síndrome de alcoholismo fetal y toxicidad por plomo.

Signos y síntomas

En su Manual de diagnóstico y estadística de los trastornos mentales (*Diagnostic and Statistical Manual of Mental Disorders*, DSM-IV), la American Psychiatric Association, ha tratado continuamente de definir y clasificar con precisión los síntomas del ADHD. En su edición más reciente, el *DSM-IV* identifica cuatro patrones importantes del trastorno: 1) ADHD, predominantemente distraído; 2) ADHD, predominantemente hiperactivo, 3) ADHD combinado y 4) ADHD, sin otra especificación (aplicable a niños mayores cuyos síntomas han mejorado) (American Psychiatric Association, 1994). En cada una de estas categorías, los síntomas deben haber estado presentes cuando menos durante seis meses, haberse presentado antes de los siete años e identificado en más de un ambiente (hogar, escuela), así como causar deterioro importante en la adaptación y el funcionamiento escolar o psicosocial (American Psychiatric Association, 1994). Deben además descartarse otras causas de dicho comportamiento antes de hacer el diagnóstico.

Es difícil establecer un diagnóstico porque en ocasiones los síntomas son sutiles y ha llegado a ser un "comodín" para niños con problemas conductuales que quizá obedezcan a otras causas. El diagnóstico se basa principalmente en los antecedentes y las entrevistas con familiares y maestros. Hay varios instrumentos de detección que ayudan a reunir la información.

Las siguientes son algunas de las manifestaciones que sugieren ADHD:

- Falta de atención a los detalles; descuido en las tareas escolares u otras actividades.
- Problemas para organizar tareas.
- Incapacidad para mantener la atención durante periodos normales para la edad.
- Negación para escuchar, seguir instrucciones, terminar las tareas; interrupción frecuente.
- Evasión de actividades y juegos que exigen concentración.
- Distracción con facilidad, inquietud, dificultad para mantenerse sentado.
- Olvido, pérdida de objetos.
- Exceso aparente de energía.

En el manual se mencionan criterios más específicos. La estudiante puede comenzar a percatarse de que el niño con estas características suele tener problemas en la escuela y en situaciones sociales; por otra parte, constituye un reto para los padres, miembros de la familia y profesionales de la educación.

Tratamiento y atención de enfermería

Los niños con ADHD deben recibir tratamiento de un equipo multidisciplinario constituido por la enfermera, el médico, la trabajadora social, el psicólogo y el maestro de educación especial. Los padres necesitan apoyo y deben ser remitidos a los grupos correspondientes. Se justifica la asesoría psicológica para la familia.

En el cuadro 14-11 se presentan los medicamentos específicos para el tratamiento de problemas conductuales. Se piensa que actúan directamente en el sistema reticular activante, estimulan la liberación de norepinefrina por el tallo encefálico o ambas cosas. Si bien el uso de fármacos para modificar el comportamiento de los niños es tema de controversia, se ha mostrado de manera generalizada que son eficaces, sobre todo en niños con trastornos de atención, actividad y organización. No hay pruebas de que sean adictivos, además de que es poco probable que se abuse de ellos porque su efecto en el paciente es opuesto al producido en las personas que no tienen el problema. De entre otros tratamientos controvertidos mencionaremos la modificación de la dieta (particularmente la eliminación de aditivos para alimentos, como conservadores y saborizantes y colorantes artificiales) y el uso de megavitaminas.

Para empezar se obtiene la anamnesis y el examen neurológico detallados. Las pruebas de inteligencia y psicológicas pueden ayudar a determinar las virtudes y deficiencias específicos del niño para establecer un plan de aprendizaje individualizado. Muchas escuelas tienen en la actualidad grupos especiales para trastornos del aprendizaje en los que se ayuda a que los niños se disciplinen por sí mismos mediante controles constantes, eliminación de distracciones y

Cuadro 14-11. Medicamentos estimulantes para niños con trastorno de deficiencia de atención

Fármaco	*Dosis diaria*	*Efectos colaterales*
Dextroanfetamina (Dexedrine) tabletas de 5 mg, 10 mg (también tabletas de larga duración)	5 a 40 mg	Anorexia, pérdida ponderal, insomnio, inestabilidad emocional o hipersensibilidad, tics, retraso en el crecimiento
Metilfenidato* (Ritalin) tabletas de 5, 10 y 20 mg	5 a 60 mg	Similares a los de la dextroanfetamina
Pemoline (Cylert) tabletas masticables de 18.75, 37.5 y 75 mg	37.5 a 112.5 mg	Insomnio, anorexia, dolor abdominal, náuseas, cefalea, mareo, somnolencia, depresión

*Se usa principalmente porque es de inicio rápido y pronosticable y tiene relativamente pocos efectos colaterales.

reconocimiento y apreciación de los logros. Muchos niños con ADHD funcionan adecuadamente en salones de clase normales con ciertas modificaciones educativas y conductuales. La enfermera considerada debe reforzar dichos métodos cuando se hospitaliza a estos menores.

A su ingreso al hospital, son prioridad los antecedentes completos de enfermería, los cuales serán un instrumento muy valioso para el tratamiento de niños con este tipo de problemas.

La enfermera observa el comportamiento del paciente solo y en interacción con su familia y registra lo que ve, pero no lo analiza. Por ejemplo, escribirá "Eduardo arrojó cuatro crayones al piso" y no "Eduardo parecía alterado y se comportó mal esta mañana". Se presta atención particular a la actitud del niño hacia la escuela. Otras responsabilidades suelen ser asesoría sobre la dieta, si se prescribe alguna, instrucción para los padres y ayudar con las pruebas de detección y psicológicas. Las funciones pertinentes de la enfermera en su ambiente de trabajo suelen incluir la remisión a las organizaciones adecuadas y valorar el ambiente del hogar y la escuela.

Es muy importante escuchar al niño y a sus padres y brindarles apoyo. Si el niño hospitalizado es hiperactivo, se limitan las oportunidades de juegos con actividades motoras gruesas y gritos para exteriorizar sentimientos, las cuales deben fomentarse en casa. Este desequilibrio suele compensarse con el uso de marionetas, pintura digital y cantos. Para dar continuidad a la atención, se asigna una enfermera por turno a un niño determinado. Los planes de atención de enfermería deben incluir objetivos a corto y largo plazo.

Cuando se necesita administrar medicamentos, el niño y su familia deben conocer el porqué y sus posibles efectos colaterales. Es esencial que el médico valore periódicamente al paciente, lo mismo que establecer una gráfica de comportamiento que se someterá a consideración del médico antes de que prescriba nuevamente fármacos. El niño con problemas de aprendizaje no debe convertirse en "chivo expiatorio" del proceso educativo y el énfasis en la educación no deberá ser desproporcionado respecto de su capacidad innata. Se debe hacer hincapié en el crecimiento personal y la autoestima. Los padres deben estar conscientes de que hay otras oportunidades que pueden adaptarse a la capacidad de su hijo.

Conceptos clave

- El asma es la enfermedad infantil crónica más común. El objetivo es ayudar al niño a controlar su padecimiento y evitar la hospitalización.
- La fiebre reumática es una enfermedad autoinmunitaria que se presenta después de una infección por estreptococos hemolíticos beta del grupo A. El objetivo principal del tratamiento es evitar las complicaciones cardiacas, por ejemplo, problemas con la válvula mitral.
- El tratamiento de la artritis reumatoide juvenil consiste en la administración de medicamentos como NSAID, metotrexato o aspirina, aunada a ejercicio, aplicación de calor y apoyo para las articulaciones.
- El trastorno pancreático más frecuente es la diabetes mellitus tipo 1, que ocurre cuando se destruyen las células de los islotes que producen insulina. El tratamiento consiste en una combinación de insulina, dieta y ejercicio.
- Los piojos de la cabeza no brincan de un individuo a otro, sino que se transfieren por contacto directo.
- El ADHD es difícil de establecer y muchas veces es el diagnóstico "ordinario" para niños con problemas de conducta. El tratamiento requiere un criterio multidisciplinario.

Bibliografía

American Diabetes Association: Clinical practice recommendation 1999, *Diabetes Care* 22(Suppl 1), 1999.

American Psychiatric Association: *Diagnostic and statistical manual of mental disorders,* ed 4, Washington, DC, 1994, The Association.

Behrman R, Kliegman R, Jenson H: *Nelson's textbook of pediatrics,* ed 16, Philadelphia, 2000, WB Saunders.

Cassidy J, Langman C, Allen S, Hillman L: Bone mineral metabolism in children with juvenile rheumatoid arthritis, *Pediatr Clin North Am* 42:1017-1033, 1995.

Faulkner M: Family responses to children with diabetes and their influence on self-care, *Pediatr Nurs* 11(2):82-92, 1996.

Hartley B, Fuller C: Juvenile arthritis: a nursing perspective, *J Pediatr Nurs* 12(2):100-109, 1997.

Kaplowitz P, Plotnick L, Rogol A: *Endocrinology update for the pediatrician,* American Academy of Pediatrics 1999 Annual Meeting, Washington, DC, October 9-13, 1999.

Raboudi N, Levitsky L: Diabetes and metabolic disorders. In Burg F, Wald F, Ingelfinger J, Polin R, editors: *Gellis and Kagan's current pediatric therapy,* ed 16, Philadelphia, 1999, WB Saunders.

Schmitt B: *Instruction for pediatric patients,* ed 2, Philadelphia, 1999, WB Saunders.

Wagner M, Jacobs J: Improving asthma management with peak flow meters, *Contemp Pediatr* 14(8):111-119, 1997.

Wong D, et al: *Whaley and Wong's nursing care of infants and children,* ed 6, St Louis, 1999, Mosby.

Lecturas sugeridas

Ahern J, Grey M: New developments in treating children with insulin-dependent diabetes mellitus, *J Pediatr Health Care* 10:161-166, 1996.

Alaniz K, Nordstrand J: Superteens: an asthma education program for adolescents, *MCN* 24(3):133-155, 1999.

Bowden V, Dickey S, Greenberg C: *Children and their families: the continuum of care,* Philadelphia, 1998, WB Saunders.

Browne-Heitschmidt M, Cassidy J: Heliox: a new treatment for life-threatening asthma, *Pediatr Nurs* 23(5):479-482, 1997.

Burg F, Wald E, Ingelfinger J, Polin R: *Gellis and Kagan's current pediatric therapy,* ed 16, Philadelphia, 1999, WB Saunders.

Cashin K, Briars R: Neonatal diabetes: a case study, *Pediatr Nurs* 25(3):271-277, 1999.

Castiglia P: Adjusting to childhood asthma, *J Pediatr Health Care* 10:82-84, 1996.

Castiglia P: Attention deficit/hyperactivity disorder, *J Pediatr Health Care* 11:130-133, 1997.

Kemper K: A practical approach to chronic asthma management, *Contemp Pediatr* 14(8):86-106, 1997.

Kurnat E, Moore C: The impact of a chronic condition on the families of children with asthma, *Pediatr Nurs* 25(3):288-292, 1999.

Ladebauche P: Managing asthma: a growth and development approach, *Pediatr Nurs* 23(1):37-43, 1997.

Powell E, Austin A: Development of a pediatric diabetes critical pathway, *Pediatr Nurs* 24(6):558-561, 1998.

Reitz S: Attention-deficit/hyperactivity disorder: focus on pharmacologic management, *J Pediatr Health Care* 11:78-83, 1997.

Schwaab T, Moloney-Harmon P: Pediatric status asthmaticus, *AJN,* May (Supplement):26-30, 1999.

Stollerman G: Rheumatic fever, *Lancet* 349:935-941, 1997.

Wall E: Legg-Calvé-Perthes disease, *Curr Opin Pediatr* 11:76-79, 1999.

Ward M: Reye's syndrome: an update, *Nurs Pract* 22(12):45-53, 1997.

Windekstein M, Tarzian A, Wood R: Motivation, social support, and knowledge of parents who smoke and have children with asthma, *Pediatr Nurs* 23(6):576-581, 1997.

Capítulo 15

El adolescente

Objetivos

Al concluir el presente capítulo, la estudiante será capaz de:

- Definir el vocabulario señalado.
- Identificar dos tareas de desarrollo importantes en la adolescencia.
- Analizar tres formas en que los jóvenes pueden ayudar a prevenir la violencia.
- Analizar la guía de previsión para una adolescente de 15 años que empieza a salir con varones.
- Describir tres maneras de asignar responsabilidades al adolescente.
- Describir cuando menos cinco formas en las que un profesional de la atención de la salud puede ayudar a atender a un menor discapacitado.
- Explicar tres formas para ayudar a los padres a usar sus habilidades con los adolescentes.
- Analizar la forma en que los especialistas de la atención de la salud pueden ayudar a los adolescentes a tomar decisiones informadas sobre la perforación de su cuerpo y los tatuajes.
- Resumir las necesidades de nutrición durante la adolescencia y mencionar dos factores que pueden producir deficiencias en la dieta de este grupo de edad.
- Analizar las tres principales causas de accidentes en la adolescencia y sugerir métodos de prevención al respecto.

Terminología

Adolescencia
Andrógeno
Asincronía
Atención de relevo
Doctrina del menor maduro
Estrógenos
Etapa de intimidad
Identidad
Menarquía
Menor emancipado
Pubertad
Telarquía

CARACTERISTICAS GENERALES

La ***adolescencia*** se define como la etapa de la vida que se inicia con la aparición de las características sexuales secundarias y concluye con la detención del crecimiento y el logro de la madurez emocional. El término se deriva del vocablo *adolescere*, que significa "crecer". Por cuestiones de claridad, esta etapa se divide en adolescencia temprana, media y tardía, ya que los jóvenes de 13 años son muy diferentes de los de 18. La etapa media es aparentemente la que da lugar a más alteraciones en gran parte de las familias. Es posible que la incertidumbre sea una de las características principales de la adolescencia. Por otra parte, la duración de esta etapa de la vida es comparativamente larga en nuestra cultura y entraña numerosas adaptaciones.

La vida nunca es aburrida cuando hay adolescentes en casa. El hecho de que su urgencia por ser independientes sea cada vez más pronunciada, hace prácticamente imposible que se lleven bien con sus padres, que son representantes de la autoridad. Cuando el adolescente se somete a los deseos de estos últimos, se siente humillado e infantil, mientras que si se rebela, surgen conflictos en el seno familiar. Los padres y los adolescentes deben afrontar la turbulencia juntos e intentar encontrar soluciones relativamente satisfactorias para todos.

La inquietud de los jóvenes también obedece a muchos otros aspectos. Su cuerpo cambia con rapidez y experimentan impulsos sexuales intensos; desean ser aceptados por la sociedad, pero no saben cómo. El adolescente cuestiona la vida e intenta hallar lo que los psicólogos denominan el sentido de ***identidad***: "¿Quién soy? ¿Qué quiero?" Llegar a comprender el autoconcepto es un aspecto importante de la adolescencia. Según Orr (1998), al preguntarse "¿quién soy?" durante la etapa temprana, el adolescente enumeraba características físicas y cosas que le gustaban. En la etapa media, incluye algunas categorías abstractas, como "soy amigable" o "soy agradable". El adolescente de la etapa tardía responde con categorías generales, abstractas ("soy una buena persona", "soy ambicioso"). Este sentido de identidad va seguido de la ***etapa de intimidad***, durante la cual deben aprender a evitar el aislamiento emocional y enfrentar el temor al rechazo en actividades compartidas como deportes, amistades cercanas y experiencias sexuales. Los de mayor edad reflexionan sobre su futuro y pueden ser idealistas. Esta edad también conlleva mayor complejidad en el razonamiento moral, así como una forma de pensamiento que ha evolucionado hacia el razonamiento abstracto.

Estos hechos parecen complicados en sí, pero se intensifican en un mundo que se encuentra en constante proceso de cambio; incluso los adultos se confunden con el acelerado ritmo de vida y los numerosos avances tecnológicos. El movimiento feminista ha puesto en duda las funciones sociales que la tradición impone al varón y la mujer, de modo que cada vez es más difícil definir la actitud sexual en algunos hogares, lo cual probablemente suscitará cambios en la forma en que los padres sirven de modelo para sus hijos. Muchos adolescentes viven en hogares de una madre soltera o con familiares que trabajan, por lo cual la supervisión es mínima, si es que la hay. El Carnegie Council of Adolescent Development (1995) ha descrito que "las exigencias y expectativas, así como los riesgos y las oportunidades que enfrentan los adolescentes, son mucho más numerosos y complejos que hace una generación". En el estudio se observó que los adolescentes no reciben la orientación necesaria por parte de sus padres y otros adultos, además de que, a temprana edad, las presiones los encaminan al consumo de sustancias y a prácticas sexuales. Muchos participan en actividades antisociales y violentas, mientras que los barrios y las escuelas no siempre son seguros. En el informe también se señala que "muchos adolescentes no han aprendido a afrontar los conflictos sin recurrir a la violencia". Debido a la turbulencia en este grupo de edad, numerosos adolescentes exhiben signos de alteraciones psiquiátricas.

No hay una forma perfecta de guiar a los adolescentes. La mayoría de los jóvenes salen triunfantes de la adolescencia y con relativamente pocas cicatrices, quizá porque cada generación aprende a vivir con las inseguridades de su época, pues no conocen otra. No obstante, conocer sus necesidades es un primer paso importante. Las reacciones de los adolescentes son personales; hay que percatarse de que, a diferencia de las descripciones estereotipadas que abundan, la adolescencia adopta muchas formas en una sociedad libre; mucho depende de la cultura y las experiencias de crecimiento de cada uno. Todos los expertos en orientación juvenil coinciden en la importancia de mantener abiertas las líneas de comunicación en la familia y en la necesidad de escuchar y observar las claves verbales y no verbales de solicitud de ayuda. Los adolescentes necesitan aprender a desarrollar habilidades para resolver problemas y reducir los conflictos, así como a no molestar, amedrentar e intimidar a sus compañeros (Riner, 1999). Conviene fomentar en ellos la participación en actividades deportivas, escolares y comunitarias porque favorecen el trato con los demás y suelen incrementar la autoestima. Las enfermeras pueden participar activamente en foros y analizar la violencia juvenil, de modo que iniciativas del tipo de *Kids Count,* patrocinada por la American Nurses Association, deben fomentarse en la sociedad actual para ayudar a reducir la violencia entre los jóvenes. Las escuelas, los padres, los especialistas en la atención de la salud y las comunidades no deben cejar en su empeño de crear programas y políticas para que las escuelas sean más seguras (Riner, 1999). Las enfermeras se enfrentan al desafío de ayudar a prevenir lesiones y muertes derivadas de la violencia. Tanto en los centros escolares como en las clínicas y consultorios, pueden y deben fomentar las comunidades y las escuelas sin violencia para nuestros hijos.

Desarrollo biológico

La preadolescencia es un periodo breve que antecede inmediatamente a la adolescencia. En las niñas comprende de los

10 a los 13 años y se caracteriza por cambios rápidos en la estructura y funcionamiento de diversas partes del cuerpo. Se distingue por la ***pubertad***, etapa en que los órganos de la reproducción comienzan a funcionar y se desarrollan las características sexuales secundarias. Durante la infancia, ambos sexos producen hormonas masculinas, ***andrógenos***, y femeninas, ***estrógenos***, en cantidades comparativamente iguales. Sin embargo, en la pubertad, el hipotálamo del cerebro emite una señal a la glándula pituitaria para estimular a otras glándulas endocrinas (las suprarrenales y los ovarios o testículos) para que secreten hormonas directamente hacia el torrente sanguíneo en diferentes proporciones (más andrógenos en varones y más estrógenos en niñas).

La edad de inicio de la pubertad es variable y por lo regular surge dos años antes en las niñas que en los varones. En ambos sexos la anteceden incrementos acelerados de talla y peso. En general, las niñas dejan de crecer antes y el aumento de talla y peso es menor que en los varones. En el "estirón" de la pubertad, el peso se incrementa 50%, lo cual varía en función de la madurez puberal, el grado de adiposidad y el tamaño de la masa muscular. El aumento de talla es de un 15 a 20%. Los adolescentes pueden tener aspecto general desgarbado debido a sus piernas largas y delgaduchas. Esta característica del crecimiento se denomina ***asincronía***, porque diversas partes del cuerpo maduran a velocidad diferente. Las glándulas sudoríparas están muy activas y no es raro que la piel se torne grasosa y aparezca acné. Ambos sexos maduran antes y tienen mayor talla y peso que los de generaciones previas.

En la mayoría de las niñas, las mamas empiezan a cambiar con el desarrollo de un pequeño brote de tejido mamario ***(telarquía)***, que es el primer signo de la pubertad, en promedio a los 11 años. La ***menarquía*** (inicio de los periodos menstruales) surge aproximadamente dos años después. Puede aparecer entre los 10½ y los 15 años, y aún así estar dentro de los límites normales. Según Wong, et al, 1999, la velocidad máxima de crecimiento de las niñas ocurre cerca de los 12 años (de 6 a 12 meses antes de la menarquía); durante la adolescencia, aumentan de 6 a 30 cm de talla y de 7 a 27 kg de peso. Además de que las características sexuales secundarias se hacen más evidentes antes de la menarquía, se deposita grasa en las caderas y los muslos, que aumentan de tamaño. Crece vello en las axilas y el pubis. El cuerpo alcanza su tamaño adulto cerca de tres años después del inicio de la pubertad, época en la cual las epífisis de los huesos largos se adhieren firmemente a sus diáfisis y el crecimiento cesa.

Si bien el cáncer de mama es raro en la adolescencia, en esta etapa las chicas están conscientes de sus cuerpos y es necesario indicarles cómo realizar el autoexamen de mamas. La American Cancer Society considera que este examen debe ser sistemático después de los 20 años y ha publicado diversos folletos informativos en que se describe el procedimiento.

El aumento de tamaño de los testículos, que se inicia entre los 10 y los 13 años, suele ser el primer indicio de pubertad en los varones. La eyaculación y la aparición de vello púbico tiene lugar aproximadamente un año después. La producción de esperma empieza entre los 13 ½ y los 14 años y medio; en esta etapa, la fertilidad no es completa, pero es posible la fertilización. Según Wong, et al, 1999, la velocidad máxima de crecimiento de los varones ocurre cerca de los 14 años, seguida del crecimiento de los testículos y el pene, que se alarga y engruesa; los testículos aumentan de tamaño y la pigmentación del escroto se hace evidente. Se incrementa el vello axilar y facial, así como el olor del cuerpo; también se observan cambios en la voz. Hacia la adolescencia tardía (17 a 21 años), los genitales han llegado a su tamaño adulto. La voz masculina se hace más profunda y casi se ha llegado al crecimiento lineal máximo. En general, los varones aumentarán de 12 a 36 cm de talla y de 7 a 34 kg de peso durante la adolescencia.

La American Cancer Society recomienda que los varones examinen sus testículos durante un baño o ducha caliente o inmediatamente después. Cada testículo debe palparse con los dedos índice y medio de ambas manos en la parte interna y los pulgares en la parte superior y hacerse girar con suavidad entre los dedos. Es normal que un testículo sea más grande que el otro. El autoexamen debe realizarse una vez al mes; en caso de descubrirse alguna protuberancia, deberá notificarse de inmediato. También deben informar de crecimiento anormal de un testículo, sensación de pesadez en el escroto, así como de dolor o molestias en cualquiera de estas estructuras, sobre todo si los síntomas perduran dos semanas.

Información de enfermería

Aunque a las niñas se les suele mostrar cómo hacer el autoexamen de mama, rara vez se instruye a los varones sobre cómo practicar el autoexamen de testículos. Por otra parte, también deben informar si hay crecimiento o sensibilidad en las mamas, dado que también es posible el desarrollo de cáncer mamario.

Sexualidad

La sexualidad define las características que hacen a cada persona mujer o varón y se ve influida por factores psicológicos, biológicos y sociales. Como la adolescencia es una etapa de crecimiento, puede haber conflicto entre diversos factores de la sexualidad; por una parte, el adolescente no está preparado para asumir la responsabilidad de tener un hijo, si bien por otra está biológicamente capacitado para la reproducción. El número de adolescentes estadounidenses que dio a luz se incrementó en 1988 por segundo año consecutivo, después de haberse observado una reducción en el decenio de 1970 y al principio del decenio de 1980. En otras palabras, la actividad sexual continúa en aumento, de modo que los adolescentes son cada vez más activos sexualmente a menor edad. Según la American Academy of Pediatrics Policy Statement (1999), las estadísticas actuales señalan que "56% de las niñas y 73% de los varones tienen relaciones sexuales antes de los 18 años".

Durante esta etapa es cuando el adolescente necesita adquirir más conocimientos acerca de la sexualidad. Deben ponerse en claro los valores y evaluarse la habilidad para tomar decisiones. El adolescente debe saber que no tomar una decisión sobre la actividad sexual es, de hecho, tomarla. Si bien se insta a los padres a participar en la educación sexual de sus hijos, con frecuencia la posponen hasta la adolescencia o la delegan a otros, de manera que los chicos reciben información de sus compañeros, los medios de comunicación y de otras fuentes tal vez equivocadas o tendenciosas.

En virtud de que es posible que el adolescente obtenga información incorrecta acerca de su cuerpo, es necesario identificar las interpretaciones erróneas e impartir información sobre la menstruación, el embarazo, las enfermedades de transmisión sexual y la anticoncepción. Pese a que la mayoría de las adolescentes no desea embarazarse, muchas no usan anticonceptivos. Es necesario instruir a los adolescentes sobre prácticas de sexo seguro y proporcionarles información sobre los anticonceptivos disponibles. Deben también saber que el condón protege contra la transmisión del virus de inmunodeficiencia humana (VIH) y otras enfermedades de transmisión sexual. Tanto varones como mujeres deben saber cómo protegerse. La enfermera de la escuela o clínica por lo general puede ofrecerles esta información.

Los adolescentes tienen temores y preocupaciones que se relacionan específicamente con su sexualidad. La preocupación de la chica más alta del grupo es tanta como la del varón que tiene la menor talla. A las adolescentes también les intriga cuándo necesitarán usar sostén, cuándo tendrán su primer periodo menstrual y cuándo adoptarán características de mujer. Los varones pueden preocuparse porque no tienen la misma talla ni fuerza de sus compañeros. El rango de edad en que se inician los cambios físicos de la pubertad es amplio y es importante asegurar al adolescente que es normal. El momento ideal para hablar del crecimiento y desarrollo normales es durante la valoración física. Al examinar cada parte del cuerpo, la enfermera hará referencia a las inquietudes del adolescente y, debido a que es tan variable la edad en que se inicia el desarrollo, indicará al adolescente que su desarrollo sexual se encuentra exactamente en la etapa correspondiente.

La educación sexual en las escuelas públicas tiende a concentrarse en la fisiología del sexo, los sistemas reproductivos y las enfermedades de transmisión sexual, pero por lo general contiene menos información acerca del aspecto psicológico, el valor de la sexualidad y el control de la natalidad. Los compañeros desempeñan un papel clave en la difusión de información sobre el sexo porque pocos adolescentes pueden hablar libremente con sus padres al respecto (en particular acerca de su propio comportamiento y sus problemas sexuales). No obstante, los valores, actitudes e información sexual se transmiten de manera menos consciente a través de los modelos, de modo que los padres son el modelo sexual para los hijos. En su sexualidad e intimidad, los adolescentes reflejan la nueva apertura de la sociedad respecto de aspectos sexuales y tienden a considerar el comportamiento sexual más como una elección personal que un aspecto moral o legal. Los padres deben ofrecer información objetiva y ser "el patrón de referencia del comportamiento de niños y adolescentes" (Litt y Martin, 1999).

Homosexualidad

No son raras las experiencias homosexuales durante la adolescencia, pero no necesariamente pronostican de manera positiva las preferencias sexuales del adulto y pueden ser sólo un reflejo del deseo de explorar estilos de vida alternativos o mera curiosidad. Si bien la homosexualidad no se clasifica ya como enfermedad, es aún objeto de gran controversia. Sea el adolescente homosexual o no, las sospechas no externadas suelen ser motivo de angustia y conflictos para él y su familia; es necesario que los padres acepten a su hijo y lo apoyen. También es importante que las enfermeras sean sensibles acerca de estos temas al interactuar con el adolescente homosexual y ser conscientes de sus propios prejuicios para determinar su eficacia potencial en dicha población. Cuando el adolescente cuestione su propia orientación y preferencias sexuales se le remitirá a asesoría psicológica.

Teorías del desarrollo

La adolescencia es una etapa de transición entre la niñez y la edad adulta (cuadro 15-1). Erik Erikson identificó como tarea principal de este grupo de edad la identidad, por oposición a la confusión de funciones. Durante este periodo, los niños deben determinar quiénes son, a dónde van y cómo llegarán, lo cual no implica que el adolescente tenga que esperar a alcanzar dicha etapa para desarrollar su individuación. Cuando los niños aprenden a caminar, enfrentan por primera vez el reto de la autonomía que, al superarse, disminuirá el desafío que representa la adolescencia.

El adolescente desea ser persona por derecho propio y ensaya diferentes papeles (fig. 15-1). A esta edad, el concepto de sí (es decir, la forma en que se percibe a sí mismo) fluctúa con el transcurso del tiempo y se moldea por las exigencias de los padres, compañeros, maestros, entre otros. Si bien adquirir el concepto de sí mismo es un proceso continuo, desde la perspectiva que el niño tiene de sí, la adolescencia puede ser una etapa de retos específicos.

Conforme se independizan, los adolescentes empiezan a distanciarse de su familia. La influencia de los compañeros domina las decisiones respecto de la forma de vestir, pero los padres siguen tomando las decisiones morales y fijando límites, si bien pueden mostrarse ambivalentes en cuanto a conceder independencia a sus hijos. Los desacuerdos entre unos y otros suelen girar en torno a salir en pareja, usar el automóvil de la familia, los gastos, las tareas del hogar, las calificaciones, la elección de los amigos, el tabaquismo, las relaciones sexuales y el consumo social de sustancias. Los valores y la moral de los padres se cuestionan, en especial si éstos no practican lo que predican. Los adultos que tienen trato con adolescentes deben crear una atmósfera de interés y comprensión, es esencial crear un entorno cálido, pero con límites. La adolescencia se asemeja hasta cierto punto a la montaña rusa, y es necesario recordar a los padres, las enfermeras y otros adultos que conviven con jóvenes que no deben subirse a tal juego con ellos, sino mostrar objetividad, tranquilidad, comprensión y amor.

De acuerdo con la teoría del desarrollo cognitivo de Piaget, el desarrollo es sistemático, secuencial y ordenado. En los primeros años de la adolescencia, el pensamiento todavía se encuentra en la fase concreta y se comprenden las cosas literalmente. Si la enfermera pregunta "¿te has acostado alguna vez con alguien?", es posible que la adolescente no perciba que la pregunata se relaciona con infecciones vaginales o relaciones sexuales. Hacia la mitad de la adolescencia se incrementa la capacidad de pensar en términos abstractos, la cual Piaget denomina "etapa de operaciones formales". Los adolescentes mayores pueden percibir una situación desde muchos puntos de vista e imaginar u organizar posibilidades no previstas o no experimentadas. Algunos investigadores consideran que la incapacidad de desarrollar pensamientos formales se asocia con la incapacidad de alcanzar un razonamiento moral de alto nivel, de modo que los jóvenes que desarrollan ambas aptitudes tendrán más posibilidades de poseer un alto grado de moralidad y constancia en su comportamiento.

Lawrence Kohlberg postula que la adolescencia constituye una etapa de moralidad posconvencional en la cual la persona "se concentra en derechos individuales y principios de conciencia" (Ashwill y Droske, 1997). Los adolescentes mayores toman en consideración los puntos de vista de los demás y analizan qué derechos y valores son los más adecuados para cada quien; pueden hacerlo porque ya son capaces de desarrollar pensamientos abstractos. Reconocen la responsabilidad social y pueden tomar decisiones morales.

Desde la perspectiva de Sigmund Freud, la adolescencia es la "etapa genital" en la cual se empieza a amar a otros y a los compañeros, al mismo tiempo que los padres ofrecen un amor que permite dar una orientación realista para el adolescente. Los investigadores consideran que a esta edad se ha alcanzado la madurez que sienta las bases para el desarrollo adulto. Mediante apoyo y orientación, las enfermeras pueden ayudar a niños y adolescentes a superar las etapas de desarrollo necesarias para alcanzar la madurez.

NECESIDADES ESPECIALES

Relaciones con los compañeros

Los grupos de adolescentes varían en número, intereses, antecedentes sociales y estructura. Pueden ser grupos pequeños del mismo sexo, o de ambos, y al final de la etapa, grupos pequeños de parejas; el joven puede formar parte de uno o varios. Los amigos son un reflejo de la "normalidad" y ayudan a determinar dónde encaja cada uno. Es vital ayudar al adolescente a definir su yo. La aceptación de los amigos reduce la soledad y la sensación de pérdida que experimentan muchos jóvenes en su transición hacia la edad adulta (fig. 15-2).

Las normas sociales y las presiones que ejerce el grupo pueden ocasionar problemas. La elección de los amigos y la lealtad hacia ellos son causa de confrontaciones con la familia. Los padres necesitan ayuda para comprender que la exagerada conformidad del adolescente y la aprobación de personas ajenas al núcleo familiar son un paso necesario hacia la independencia. La incapacidad para desarrollar competencia social puede producir sentimientos de inadaptación y baja autoestima.

Las enfermeras ayudan a la familia con su apoyo y con información acerca de la dinámica de este grupo de edad. También puede remitirla a grupos de ayuda para adolescentes y a los programas educativos comunitarios que patrocinan diversas organizaciones. La enfermera debe asimismo recordar que los adolescentes que no forman parte del sistema dominante, por sus antecedentes culturales, sociales o económicos, quizá se perciban como muy diferentes de sus amigos. En estos casos puede ser útil acudir a organizaciones familiares.

Planeación profesional

Si bien algunos adolescentes ingresan a la educación media con una idea muy precisa de lo que desearían hacer, muchos no saben lo que quieren. Para elegir la carrera adecuada, el adolescente debe conocerse a sí mismo y saber cuáles son sus opciones (fig. 15-3). ¿Qué le interesa en particular? ¿Para qué tiene habilidades? ¿Qué obstáculos encontrará?

En esta etapa, el adolescente ya ha dado algunos pasos definitivos hacia una meta. Haber concluido la educación media superior, las materias cursadas y las calificaciones determinan su elegibilidad para ingresar a la universidad o prepararse para un oficio determinado. Los padres deben observar los intereses de sus hijos y animarlos a aprovechar sus talentos específicos. Siempre que sea posible, el adolescente debe analizar diversos campos y hablar con las personas que trabajan en ellos. También es posible obtener información valiosa estudiando la guía de carreras que se obtiene en muchas universidades y a través de folletos de organizaciones profesionales, el gobierno y otras fuentes. Por otra parte, los orientadores vocacionales aplican pruebas de aptitudes y pueden trabajar con los adolescentes para exponerlos a la más amplia gama de carreras posible, si bien el adolescente debe tomar la decisión final. Para que una persona disfrute su trabajo, debe elegir por sí mismo y no en función de lo que sus padres desean.

Cuadro 15-1. Crecimiento y desarrollo durante la adolescencia

Adolescencia temprana (11-14 años)	*Adolescencia media (14-17 años)*	*Adolescencia tardía (17-20 años)*
Crecimiento		
Crecimiento acelerado Alcanza la velocidad máxima Aparecen las características sexuales secundarias	El crecimiento se desacelera en las mujeres La talla alcanza 95% de la talla adulta Las características sexuales secundarias son muy evidentes	Madurez física Crecimiento estructural y reproductivo casi total
Cognición		
Explora su recién descubierta habilidad de pensamiento abstracto limitado Avanza torpemente hacia nuevos valores y energías Comparación de lo "normal" con compañeros del mismo sexo	Sigue el desarrollo del pensamiento abstracto Disfrute de las aptitudes intelectuales, con frecuencia en términos idealistas Preocupación por problemas filosóficos, políticos y sociales	Pensamiento abstracto ya establecido Puede percibir y actuar en operaciones de largo plazo Capaz de contemplar problemas desde varias perspectivas Identidad intelectual y funcional establecida
Identidad		
Preocupación por los rápidos cambios corporales Prueba de diferentes papeles Medición del atractivo a través de la aceptación y el rechazo de los coetáneos Acatamiento de las normas del grupo	Modifica el lenguaje corporal Muy centrado en sí mismo; aumenta el narcisismo Tendencia hacia la experiencia interna y el descubrimiento de sí mismo Vida fantástica intensa Idealismo Capaz de percibir las implicaciones futuras del comportamiento y las decisiones; aplicación variable	Imagen corporal y definición de la función de género casi establecidos Identidad sexual madura Fase de consolidación de la identidad Autoestima estable Cómodo con el crecimiento físico Papeles sociales definidos y articulados
Relación con los padres		
Definición de los límites de independencia-dependencia Deseo intenso de seguir dependiendo de los padres al mismo tiempo que se intenta separarse de ellos Sin conflictos importantes respecto del control de los padres	Conflictos importantes respecto de la independencia y el control Puntuación baja en la relación padre-hijo Máxima urgencia de emancipación; separación Desprendimiento definitivo e irreversible de los padres, duelo	Separación definitiva de los padres, emocional y física Independencia de la familia con menos conflictos Emancipación casi conseguida

Wong DL, Hockenberry-Eaton M, Winkelstein M, Wilson D, Ahmann E, DeVito-Thomas PA: *Whaley and Wong's nursing care of infants and children*, ed 6, St Louis, Mosby.

Las jóvenes tienen ante sí amplias posibilidades de trabajo. Muchas seleccionan carreras que les permitirán llevar una vida independiente, si bien otras quizá optarán por casarse. Las mujeres constituyen una proporción importante de la fuerza laboral y cada vez gozan de mayor aceptación en puestos que por tradición no se consideraban para mujeres. No obstante, debido a que los adolescentes enfrentan más posibilidades de desempleo que los adultos, al buscar empleo tendrán que ser creativos, asertivos y tener buena presentación.

Hoy en día, el mercado laboral es extremadamente competitivo y casi inexistente para quien carece de capacitación o estudios. Por muchas razones, el índice de desempleo es alto entre los grupos minoritarios y en ciertas regiones geográficas, lo cual con frecuencia resulta en sentimientos de desesperanza y reducción de la autoestima. El empleo productivo para los jóvenes debe adaptarse al marco general de su vida, además de ofrecer oportunidades para su desarrollo personal. Entre los aspectos constructivos del empleo se incluye desarrollar la autoestima, fomentar la responsabilidad, poner a prueba nuevas habilidades, canalizar la energía de manera positiva, ganar dinero para ser más independientes, permitir a los adolescentes interactuar con adultos y ofrecerles la oportunidad de asumir un papel activo, más que pasivo. Por el contrario, cuando tienen que conseguir empleo por presiones económicas o personales, quizá se vean obligados a abandonar la escuela, además de que su poca capacitación y falta de experiencia puede hacer que acaben encasillados en empleos de bajo nivel, lo cual suele perpetuarse de generación en generación.

Responsabilidad

Los adolescentes gustan de los retos, de modo que los padres deben buscar la manera de dar libertad a sus hijos para que asuman nuevas responsabilidades. Incluso los trabajos rutinarios pueden ser más alentadores si aprenden a relacionarlos con su objetivo general. El trabajo de los astronautas implica ciertas actividades aburridas, al igual que el de médicos, enfermeras y científicos, quienes sin embargo las acep-

Cuadro 15-1. Crecimiento y desarrollo durante la adolescencia *(Continuación)*

Adolescencia temprana (11-14 años)	*Adolescencia media (14-17 años)*	*Adolescencia tardía (17-20 años)*
Relación con los coetáneos		
Busca compañerismo para contrarestar la inestabilidad generada por los rápidos cambios Surgimiento de amistades cercanas e idealizadas con adolescentes del mismo sexo Luchas por encabezar al grupo de compañeros	Intensa necesidad de identidad para afirmar la autoimagen Normas de comportamiento impuestas por los coetáneos Aceptación por el grupo sumamente importante; miedo al rechazo Exploración de la capacidad para atraer al sexo opuesto	El grupo de coetáneos pierde importancia a favor de la amistad individual Prueba de relaciones varón-mujer frente a la posibilidad de una alianza permanente Relaciones caracterizadas por dar y compartir
Sexualidad		
Autoexploración y evaluación Salidas limitadas, generalmente en grupo Intimidad limitada	Relaciones plurales múltiples Giro decisivo hacia la heterosexualidad (si es homosexual, ya lo sabe a esta edad) Exploración de la "autoatracción" Sensación de "estar enamorado" Tentativa de establecer relaciones	Formas estables de relaciones y apego a otro Reciprocidad creciente Salir en pareja varón-mujer La intimidad implica compromiso, más que exploración y romanticismo
Salud psicológica		
Cambios extremos de humor Ensoñación intensa Expresión del enojo con mal humor, explosiones de cólera e insultos verbales	Tendencia hacia las experiencias interiores; mayor introspección Tendencia a ensimismarse cuando está molesto o se hieren sus sentimientos Oscilación de las emociones en tiempo y grado Son frecuentes las sensaciones de ineptitud; dificultad para pedir ayuda	Emociones más constantes Mayor aptitud para disimular el enojo

tan porque contribuyen a la eficacia del proyecto en su totalidad. Los adolescentes de menor edad también deben aprender el valor del dinero y a administrar su mesada. Si se les proporciona sólo porque lo piden, es más difícil que adquieran sentido de responsabilidad en cuanto a las finanzas. Además, la mesada debe incrementarse periódicamente, según la edad y las necesidades del joven.

Los adolescentes mayores que trabajan pueden aprender a usar una chequera y una cuenta de ahorros. A muchos les complace poder comprarse ropa, y cuando adquieren su automóvil, pronto descubren el costo de usarlo y repararlo (fig. 15-4). Las experiencias de este tipo son una valiosa lección de finanzas. En Estados Unidos, una forma en que los adolescentes más jóvenes de ambos sexos ganan dinero, es trabajando como niñeros, muchos desde 12 y 13 años (figs. 15-5 y 15-6), de modo que necesitan orientación para asumir esa importante responsabilidad. Instituciones como la Cruz Roja estadounidense, la Campfire Boys and Girls, los hospitales locales y la Safe Sitter imparten capacitación al respecto, esta última en los 50 estados, así como en Inglaterra y Canadá.

Necesidades emocionales

Los adolescentes se preocupan mucho. Es posible que exterioricen sus temores cuando éstos no son demasiado íntimos, como los exámenes o su apariencia con determinado corte de pelo, entre otros. No obstante, necesitan ayuda para establecer contacto con sus emociones y esclarecer su confusión de sentimientos. Para fomentar la comunicación de calidad, los adultos deben propiciar un ambiente de confianza y aceptación. Uno de los aspectos más difíciles de la comunicación con los adolescentes es su cambio de actitudes, que quizá fluctúen entre la indiferencia respecto de la fecha en que debe entregarse un trabajo escolar y el pánico. Por lo general desean agradar, pero son excesivamente críticos con ellos mismos y su desempeño. Tal vez intenten controlar a otros con su excesiva locuacidad y deseen demostrar competencia. Los síntomas físicos como dolores de estómago, cefaleas e insomnio aparecen y desaparecen periódicamente. También prevalece la ansiedad acerca de acontecimientos futuros, relaciones con amigos y posibilidades de satisfacer las expectativas de otros. A menudo sufren el dolor de sus padres y se sienten tremendamente responsables de las cargas y fracasos de la familia. Muchos toman de la televisión la imagen de lo que debería ser una familia. Los adolescentes con discapacidades permanentes, padres alcohólicos, enfermedades físicas o mentales, u otros problemas graves, como la pobreza, requieren del apoyo de la comunidad médica y de otros recursos de la localidad. El comportamiento extraño puede ser indicio de una solicitud de ayuda largamente esperada.

Ensoñaciones

Los adolescentes pasan mucho tiempo soñando despiertos en la soledad de su habitación o en el salón de clases, lo cual

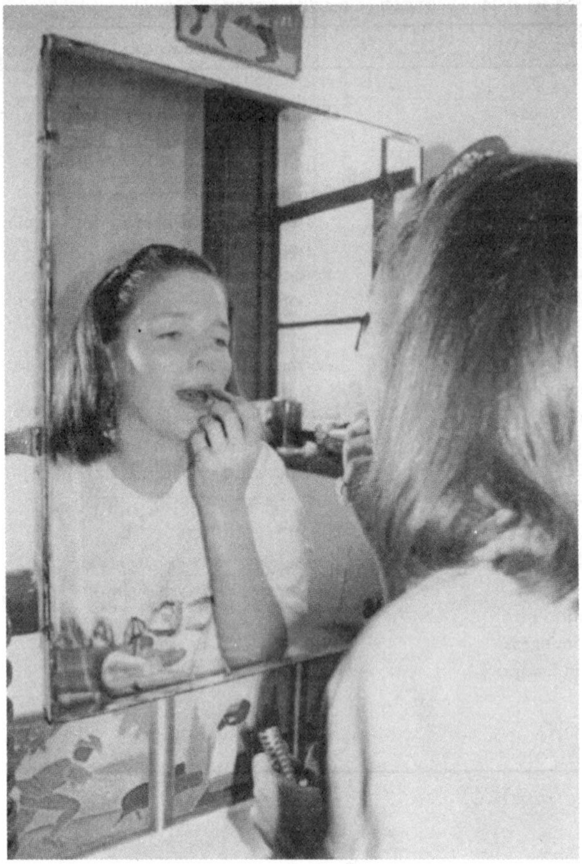

Fig. 15-1. El grado en que la imagen corporal se desvía del "cuerpo ideal" mítico influye en la autoestima de los adolescentes. (Cortesía de Vickie Ashwill.)

es en gran medida natural y normal a esta edad. Suele considerarse que las ensoñaciones son inofensivas si los jóvenes continúan con sus actividades normales. Por otra parte, soñar despierto también sirve para varios propósitos, pues la adolescencia es una edad solitaria, intermedia, y las ensoñaciones ayudan a llenar el vacío. Actuar en la imaginación lo que se hará o dirá en diversas situaciones prepara al adolescente para tratar con los demás, de manera que cuando confronta la situación real está más preparado para salir adelante. Las ensoñaciones también constituyen una válvula de seguridad para la expresión de sentimientos intensos.

Relaciones heterosexuales

Durante la adolescencia surgen las amistades románticas. Los talentos e intereses específicos influyen en la selección de las actividades. Las salidas sociales al centro comercial o la playa son fuertemente influenciadas por el deseo de conocer a personas del sexo opuesto. La participación en actividades de grupo o individuales lo favorecen socialmente. Si bien todos los adolescentes disfrutan de las fiestas, el cine, las competencias atléticas y los deportes, los centros nocturnos para jóvenes y los conciertos de rock se reservan para la adolescencia tardía.

Los adolescentes necesitan conocer a personas del sexo opuesto y relacionarse con ellas, relación que puede empezar por admiración a distancia acompañada de ensoñaciones, conforme el joven intenta atraer la atención del objeto de su concentración. En ocasiones, se acentúan la competencia y la rivalidad. Es posible que salgan con varias perso-

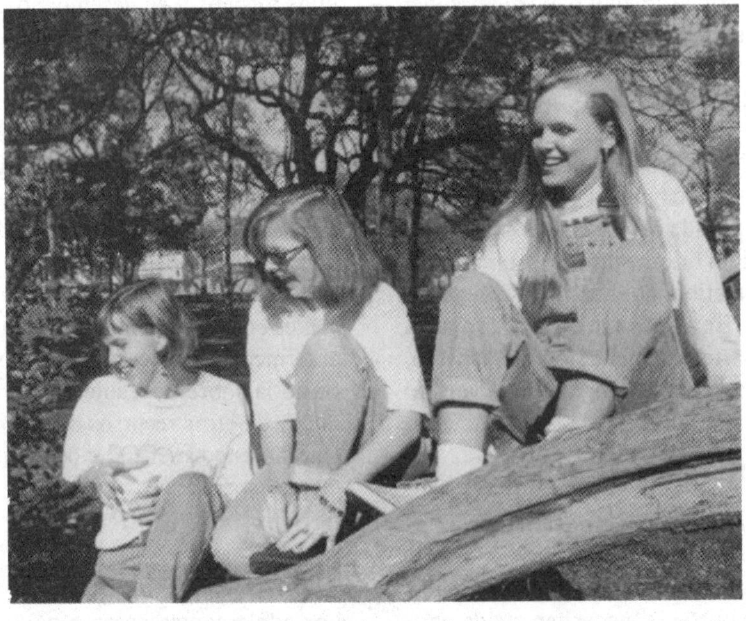

Fig. 15-2. Los grupos de amigos suelen constituir la "red de seguridad" del adolescente en su búsqueda de independencia e identidad. (Cortesía de Vickie Ashwill.)

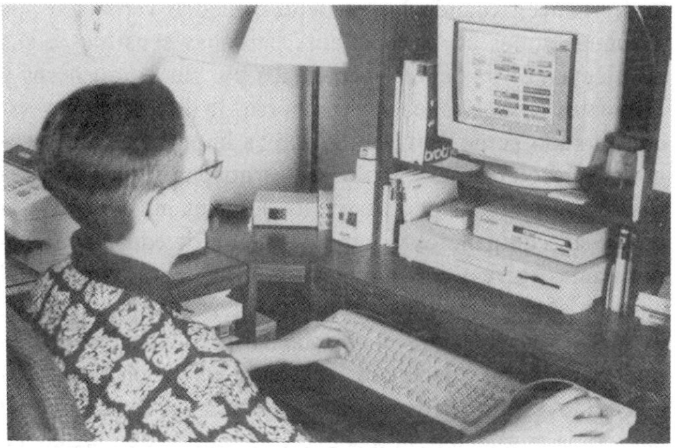

Fig. 15-3. El adolescente vive en un mundo altamente técnico que reta su inteligencia y le ofrece una amplia variedad de carreras.

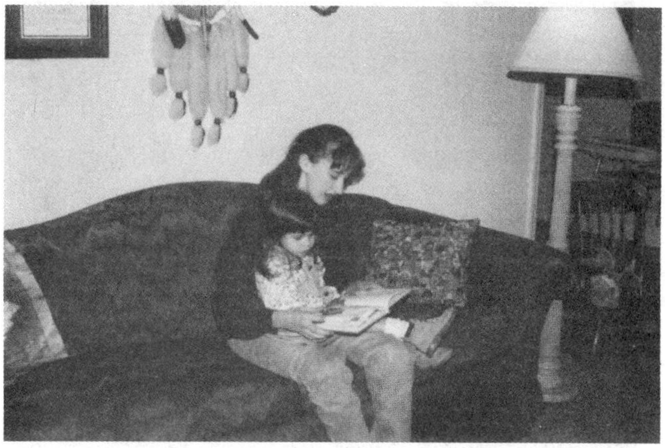

Fig. 15-5. En general, a los adolescentes les gusta cuidar niños. Para muchos, es su primer empleo, así como su primera experiencia en la administración de dinero. "Safe Sitter" es un programa de niñeros muy popular; para información, contactar las oficinas centrales en Indianapolis, Indiana (http://www.safesitter.org).

nas o sólo con una, citas que pueden ser frecuentes o esporádicas (fig. 15-7).

Los antecedentes culturales del adolescente influyen en el patrón de las citas; surgen conflictos cuando el adolescente quiere ser independiente y adopta normas ajenas a los valores tradicionales de sus padres, lo cual por lo general es más común en el caso de las hijas.

Las citas constituyen una de las primeras decisiones sociales durante el crecimiento y, como tales, pueden convertirse en campo de batalla por adquirir independencia. La oposición de los padres con frecuencia obedece a temores no expresados de rechazo, de que se incremente la experiencia sexual de su hijo o hija, o de que pueda ocurrir un emba-

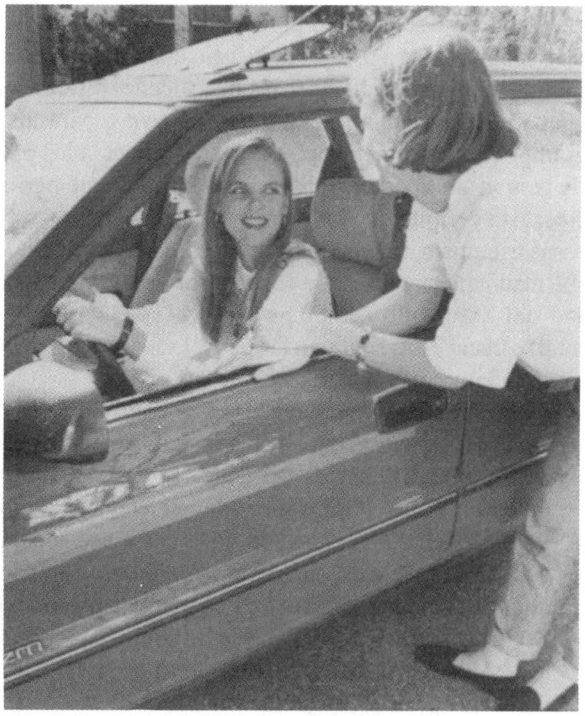

Fig. 15-4. La independencia recién adquirida se acompaña de responsabilidades. (Cortesía de Vickie Ashwill.)

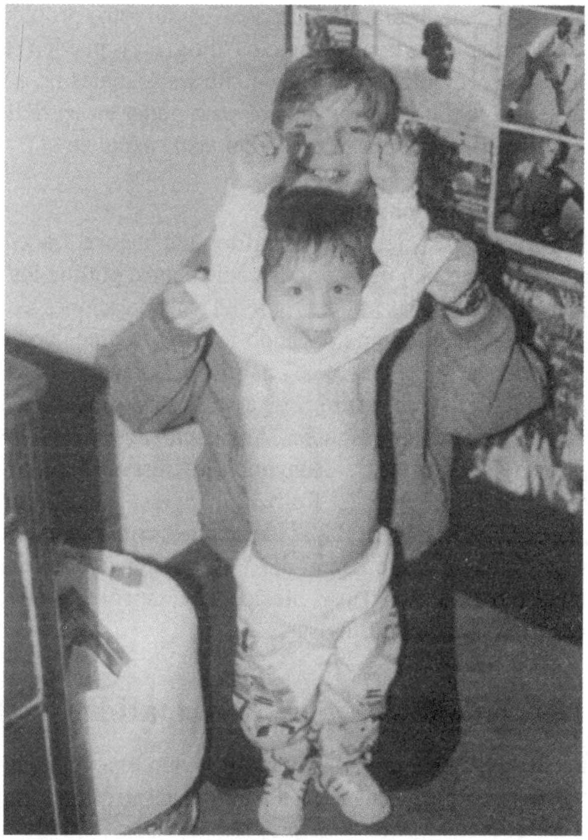

Fig. 15-6. El joven varón puede cuidar de sus hermanos o de otros niños menores igual que las adolescentes.

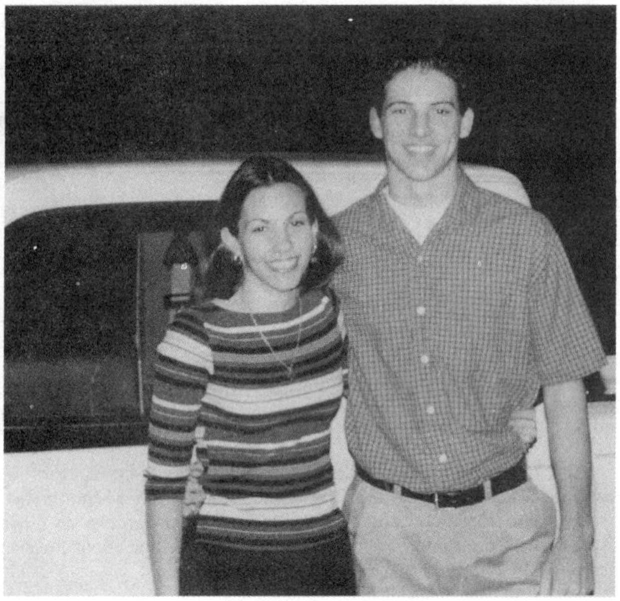

Fig. 15-7. Muchas parejas de jóvenes salen regularmente y prefieren su mutua compañía a salir con otras personas. (Cortesía de Jeff Price.)

razo. Los padres pueden responder imponiendo restricciones en cuanto a la hora de regreso, la compañía de un chaperón, el uso del automóvil, y demás. Cuando estos problemas no se ventilan abiertamente con los hijos, éstos pueden reaccionar con rebeldía, incurrir en actitudes sexuales no aceptadas en la familia u otros medios para poner en entredicho el control, más que por el deseo del acto sexual en sí.

Violación por la pareja

Los adolescentes deben estar informados sobre "la violación por la pareja", que por desgracia ocurre porque los varones piensan que las mujeres quieren tener relaciones sexuales aunque digan que no. Cuando una mujer dice "no", sus deseos deben ser respetados. Las jóvenes deben aprender a gritar, luchar o huir para protegerse si su acompañante no acepta un "no" como respuesta. Asimismo, deben estar conscientes de los efectos del Rohypnol, la "sustancia de la violación por la pareja". El Rohypnol ingresa ilegalmente a Estados Unidos en cantidades alarmantes; como su efecto es 10 veces más potente que el del Valium, los jóvenes deben estar al tanto no sólo de sus efectos, sino de cómo evitar los escenarios en que podría usarse.

Enfermedades crónicas/discapacidad

Las enfermedades crónicas durante la adolescencia van en dirección contraria a las necesidades del desarrollo, de modo que es esencial contar con programas específicos que fomenten la sensación de seguridad e independencia dentro de los límites de la situación. Los problemas de comportamiento se reducen cuando los pacientes pueden verbalizar sus preocupaciones específicas ante personas sensibles a sus problemas. Si se sienten rechazados por sus compañeros y diferentes a ellos, pueden deprimirse. Ir a la escuela y ser considerado como parte del grupo es importante. Los programas escolares para adolescentes hospitalizados por periodos prolongados permiten a los jóvenes mantenerse a la par de sus compañeros y lograr sus metas de educación. Los programas recreativos también son útiles para combatir el aburrimiento y dar salida a la tensión. Las enfermeras deben ayudar a sus pacientes a afrontar su preocupación por su imagen corporal y estar conscientes de los temores específicos del joven ante la dependencia forzada, la invasión de su cuerpo, la mutilación, el rechazo y la pérdida de imagen, en especial en su grupo de amigos. También debe anticipar la renuencia a cumplir con los reglamentos del hospital, la cual refleja la necesidad de autodeterminación del adolescente. Aceptar esto como un activo, más que como una carga permite a la enfermera reaccionar constructivamente.

Los adolescentes con discapacidades del desarrollo que afectan el intelecto o la capacidad de afrontamiento tienen dificultades únicas; con frecuenta están sobreprotegidos, son incapaces de escapar de la supervisión y se ven privados de las necesarias relaciones con sus iguales. El proceso de la pubertad y el surgimiento de la sexualidad preocupa a los padres y suele precipitar crisis familiares. Cada vez es más común que los hospitales cuenten con un equipo interdisciplinario que satisfaga las necesidades de los adolescentes y sus familias.

Muchos adolescentes con enfermedades crónicas o discapacidades del desarrollo son atendidos en casa. Las agencias de atención de la salud a domicilio, los distritos de escuelas públicas y las agencias de trabajo comunitario trabajan conjuntamente para satisfacer las necesidades físicas y psicosociales del paciente. La ***atención de relevo*** para los padres implica que alguien vaya a la casa a relevar a los padres de la responsabilidad de cuidar del menor durante periodos cortos; esto permite que los padres vayan de compras, atiendan sus asuntos o se tomen unas merecidas vacaciones.

La madre de una joven de 13 años con una grave discapacidad del desarrollo (parálisis cerebral, ceguera, retardo mental) ofreció estas sugerencias para el especialista en atención de la salud que le ayudaba en casa:

- Observar cómo interactúa el padre con su hijo.
- No esperar a que el niño grite pidiendo atención porque tal vez no sea capaz de comunicarse de esta manera.
- Observar la expresión del rostro y el lenguaje corporal.
- Poner letreros a la cabecera de la cama con recomendaciones especiales, como nunca colocarlo del lado izquierdo, no dar de comer con cuchara de plástico, etc.
- Escuchar a los padres y observar cómo satisfacen las necesidades físicas del joven.
- Atreverse a hacer preguntas y no tener miedo de analizar temores relacionados con la propia capacidad de atender al niño.

- Estar pendiente de las necesidades de los otros niños de la casa.
- Ser creativo al explorar las posibilidades de socialización porque estos adolescentes rara vez son invitados a fiestas de cumpleaños u otro tipo de actividades sociales al alcance de la mayoría de los jóvenes.
- Explorar las instalaciones de la comunidad y los grupos de apoyo que podrían beneficiar a la familia.

EDUCACION Y GUIA SOBRE LA SALUD

Ser padre de un adolescente

En ocasiones, a los padres se les dificulta tratar con sus hijos adolescentes. Los cambios que se han dado en la forma de ser padre, de la disciplina rígida a la permisividad y la posición intermedia actual dan lugar a confusiones y algunos se sienten inseguros de su opinión y quizá vacilen en ejercer su autoridad, otros se niegan a cambiar sus ideas y a adaptarse a la juventud. El adolescente que es objeto de atención desmesurada por parte de sus padres puede sufrir de exceso de angustia. El problema de las madres es muy particular porque deben sustituir la satisfacción derivada de la pérdida de dependencia de sus hijos, pero a medida que el adolescente madura, adquiere seguridad y desarrolla una relación nueva y más satisfactoria con sus padres.

La adolescencia puede ser uno de los mayores retos para los padres. Schmitt (1999) afirma que "la principal tarea de los adolescentes en nuestra cultura radica en emanciparse psicológicamente de los padres" y señala que éstos deben establecer las reglas del hogar y sus consecuencias, así como permitir que las reglas de la sociedad y sus consecuencias enseñen responsabilidad fuera de casa. Ambas ideas favorecen que el adolescente llegue a ser un adulto responsable, además de permitirle cometer errores y asumir la responsabilidad de sus propios actos (fig. 15-8).

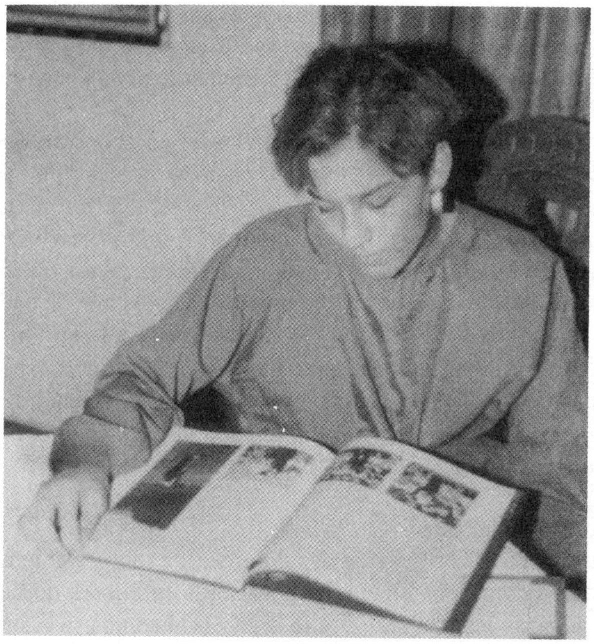

Fig. 15-8. El tiempo que se consagra al estudio puede ser objeto de discusión entre adolescentes y padres. Las expectativas de éstos respecto de sus hijos deben ser realistas y fomentar la responsabilidad por el aprendizaje. Aceptar las consecuencias de no hacerlo puede ser una experiencia de crecimiento del adolescente.

Los padres necesitan saber que todos los padres cometen errores con sus hijos, de modo que esta etapa puede ser ideal para que se constituyan en modelo de sus hijos en cuanto a la capacidad de disculparse o admitir que se ha cometido un error. También se les debe instar a que conozcan a los amigos de sus hijos y a los padres de éstos, así como a participar en la escuela y sus actividades, además de mantener abiertas las líneas de comunicación. Asimismo, los padres deben proporcionar intimidad al adolescente y la oportunidad de analizar problemas cuando estén preparados para ello, si bien con frecuencia acaban haciéndolo con sus amigos. Los padres que experimentan dificultades para serlo, quizá necesiten asesoría profesional.

Exámenes de salud

En este grupo de edad, al igual que en todos los demás, es primordial la prevención de las enfermedades. Se recomiendan exámenes físicos anuales para los adolescentes saludables. Deben revisarse y actualizarse las vacunas (véase Apéndice A). La valoración sistemática de la joven debe incluir antecedentes de menstruación y un examen ginecológico. En el caso de las sexualmente activas, la enfermera escolar y otros profesionales de la salud deben tener una participación continua en la prevención de enfermedades de transmisión sexual, así como remitirlas a tratamiento cuando sea necesario.

Con frecuencia, los adolescentes se muestran renuentes a solicitar atención de la salud. Esta renuencia se debe en ocasiones a factores como disponibilidad de servicios confidenciales, características de los proveedores de atención de la salud, cercanía geográfica y limitaciones económicas (Wong, et al, 1999). Por otra parte, creen que nada puede pasarles y se sienten invencibles. El método más efectivo de la atención de la salud a esta edad es la multiplicidad de recursos, por ejemplo, clínicas en las escuelas, consultorios médicos y clínicas comunitarias que puedan prestar los servicios de salud que los jóvenes necesitan. Es importante que médicos y enfermeras hagan sentir cómodo al adolescente tanto en la sala de espera como en la de exploración. La relación médico-paciente mejora cuando hay empatía, y el joven necesita tener el apoyo de la enfermera o el médico, o de ambos, al enfrentar los problemas propios de la edad.

También los medios pueden influir en la salud del adolescente con sus mensajes sobre la salud y sus campañas contra el tabaquismo, el consumo de sustancias y la violencia. Mediante estos mensajes, los jóvenes de hoy pueden tomar decisiones informadas y fomentar los buenos hábitos de salud.

En *Healthy Youth 2000* se define el componente de la adolescencia de los objetivos de *Healthy People 2000* (dicho documento y *Healthy People 2010* se analizaron en el capítulo 1). En un informe preliminar, *Healthy Youth 2000 – A Mid-Decade Review* (Fleming, 1996) se revisa *Healthy Youth 2000* y se resumen algunos de los datos mencionados en el cuadro 15-2. En este resumen se destaca la importancia de promover la salud entre los jóvenes estadounidenses. Nutrición, tabaco, consumo de alcohol y suicidio siguen siendo aspectos que exigen los esfuerzos de educación de los trabajadores de la salud y de la comunidad.

Confidencialidad

Para inspirar confianza a un adolescente es importante respetar la confidencialidad. En general, la enfermera no debe divulgar la información que se le confía ni compartirla sin el consentimiento del paciente. Se evitan muchos problemas si durante las primeras entrevistas se sientan las bases de la confidencialidad. En esos momentos, la enfermera explicará al joven que hay situaciones que deben comunicarse, como el deseo de hacerse daño o de dañar a otros o cualquier tipo de maltrato. Es necesario vigilar cuidadosamente los expedientes para evitar que se pierdan o sean consultados por personal no autorizado. Por otra parte, la enfermera no comunicará información privada por teléfono ni a los visitantes.

El término ***menor emancipado*** se refiere en general a adolescentes menores de 18 años que ya no se rigen por la autoridad de los padres; cuando un joven se casa o es reclutado por el ejército, automáticamente se considera como emancipado y puede autorizar tratamiento médico para sí mismo y para sus hijos. La ***doctrina del menor maduro*** acepta que los individuos maduran a ritmos diferentes, de modo que en la mayor parte de Estados Unidos los jóvenes pueden recibir atención médica, por ejemplo, para enfermedades de transmisión sexual, anticoncepción, embarazo, aborto y abuso de sustancias sin que sus padres lo sepan. Si bien son objeto de controversia, el objetivo de estas leyes es permitir que los jóvenes reciban atención médica sin temor a represalias. Todos los estados de dicho país permiten que en situaciones que ponen en peligro la vida se administre tratamiento aun cuando el tutor no esté presente. Dado que las leyes varían de estado a estado, las enfermeras deben mantenerse informadas sobre las políticas y la legislación del estado donde ejercen, información que normalmente se puede obtener en las asociaciones médicas o de enfermería de la localidad.

Perforaciones y tatuajes

Los adolescentes y otros jóvenes se hacen perforaciones y tatuajes porque desean "manifestar" algo, o sencillamente por ir con la moda o alguna forma de expresión. Suelen observarse perforaciones en orejas, vientre, lengua, cejas, labios, narinas, pezones y genitales. Lo ideal es que las perforaciones y los tatuajes los hagan personas experimentadas y con licencia. Por desgracia, no hay reglamentos federales al respecto para menores y, en general, son "profesionales" sin licencia quienes llevan a cabo estos procedimientos. Cuando menos, para prevenir el VIH y la hepatitis B, debe utilizarse guantes desechables nuevos y agujas esterilizadas o desechables; también se corre el riesgo de contraer tétanos. Para detectar signos de infección o de reacciones alérgicas, se debe revisar regularmente el sitio de la perforación; *nunca* se debe compartir la joyería. La cicatrización puede tardar de ocho semanas a más de un año (Muldoon, 1997). Las perforaciones o tatuajes hechos por la misma persona o por un amigo deben evitarse porque con frecuencia la técnica es incorrecta.

Es importante que los profesionales de la salud analicen sus propias ideas al respecto y no se guíen por estereotipos ni hagan juicios al atender a jóvenes que los utilicen. También es tarea de estos especialistas informar a la juventud al respecto y ayudarles a tomar decisiones informadas.

Nutrición

Las adolescentes tienen necesidades de nutrición especiales; necesitan menos calorías que los varones. En algunos casos, su preocupación por la imagen corporal puede inducirlas a la anorexia o la bulimia, de modo que la enfermera debe subrayar que "brincarse una de las comidas" reduce la ingesta de nutrientes esenciales. También es necesario fomentar el ejercicio físico para mantener el peso, al igual que el consumo de alimentos nutritivos bajos en calorías, como la leche descremada y la fruta. Las adolescentes deben evitar las llamadas "comidas rápidas" por su alto contenido calórico. Además de las barras de ensaladas, muchas cadenas de comida rápida ahora ofrecen en sus menús alimentos a la plancha y con alto contenido de fibras.

A muchos varones adolescentes les preocupa su imagen corporal y la constitución de su cuerpo, de modo que su dieta debe ser bien equilibrada y rica en calorías, además de hidratación adecuada sin uso de complementos.

El exceso en el comer puede ocasionar obesidad en la edad adulta. Los adolescentes obesos requieren asesoría para bajar de peso; deben aprender a:

- Ingerir una variedad de alimentos nutritivos, bajos en calorías y ricos en nutrientes.
- Ingerir poca grasa y menos alimentos grasosos.
- Comer menos azúcar y golosinas.
- Consumir más frutas, vegetales y granos enteros.
- Incrementar la actividad física.

Los adolescentes crecen con rapidez y requieren de alimentos que favorezcan el aumento de talla, masa corporalcelular y maduración. Las deficiencias en la dieta son más probables a esta edad debido a dicha aceleración y porque los patrones de alimentación se tornan irregulares. Durante

Cuadro 15-2. Resumen de resultados derivados de *Healthy Youth 2000*

Areas	*Resultados*
Actividad y acondicionamiento físico	Se incrementa la participación de los jóvenes en actividades físicas, pero son menos los que toman parte en clases de educación física
Nutrición	Más jóvenes están pasados de peso y no satisfacen sus necesidades de calcio
Tabaco	Más jóvenes informan que fuman; no se han logrado los objetivos de reducir las tasas de tabaco sin humo
Alcohol y otras sustancias	El número de muertes por accidentes en vehículos automotores relacionados con el consumo de alcohol sigue reduciéndose y ha rebasado el objetivo para el año 2000; si bien el alcohol es la sustancia intoxicante favorita y los estudiantes universitarios siguen bebiendo mucho, se ha reducido el consumo de esteroides anabólicos
Planeación familiar	La tasa de embarazos se ha mantenido estable; el porcentaje de jóvenes que informa haber tenido relaciones sexuales se ha reducido ligeramente, pero aún no se ha llegado al objetivo; se ha comunicado un mayor uso del condón
Salud mental y trastornos mentales	La tasa de suicidios de adolescentes se está incrementando, principalmente con arma de fuego; dichas tasas aumentan más rápidamente entre los jóvenes afroamericanos, si bien los varones blancos corren un riesgo importante
Comportamiento abusivo y violento	El número de violaciones está declinando; la tasa de homicidios va en aumento; ha disminuido el número de estudiantes que llevan armas a la escuela, pero no se observan cambios en el número de peleas cuerpo a cuerpo; si bien es difícil cuantificar el maltrato padecido por los adolescentes, los trabajadores sociales informan que el número de casos conocidos se ha incrementado
Lesiones involuntarias	Se rebasó el objetivo: el número de choques en vehículo automor se redujo de 37 a 29 por cada 100 000 (la meta era 33 por cada 100 000); el número de muertes por ahogamiento se redujo, pero no se llegó al objetivo
Enfermedades de transmisión sexual	Los casos de gonorrea en varones se redujeron, pero se incrementaron entre las mujeres; los especialistas en atención de la salud se muestran preocupados porque las infecciones por clamidia y por el virus del papiloma son más frecuentes que la gonorrea, pero como los adolescentes no presentan síntomas, no solicitan atención

Tomado con autorización de O'Sullivan AL, Krisman-Scott MA: Working with adolescents; a time of opportunity, *Adolescent Health,* A1-A6, 1999. ANA Continuing Education; Fleming M: *Health youth 2000–a mid-decade review;* Chicago, 1996, American Medical Association.

la adolescencia se necesita una ingesta adecuada de nutrientes y calorías, no obstante la edad cronológica (ver Pirámide de alimentos, fig. 13-13).

Los cambios más notables en los hábitos alimenticios del adolescente son no hacer una de las comidas, incrementar la cantidad de refrigerios entre comidas y comer más fuera de casa; con frecuencia omiten el desayuno y la comida. Los trabajos de medio tiempo, las actividades escolares y la vida social pueden hacer que los jóvenes coman poco o nada durante el día e intenten compensar esta falta de alimentos por la noche. Los restaurantes de comida rápida son poco costosos y convenientes para el adolescente ocupado, si bien ofrecen alimentos ricos en calorías, grasas, proteínas, azúcar y sodio, y bajos en fibras. Sin embargo, hay que reconocer que la mayor parte de las cadenas han agregado barras de ensaladas y otros alimentos saludables, pues ello los ha hecho atractivos para las adolescentes conscientes de su dieta y los vegetarianos. Otro de los problemas que surge durante la adolescencia es que las bebidas carbonatadas sustituyen a la leche, lo cual resulta en ingesta deficiente de calcio, riboflavina y vitaminas A y D, en tanto que el bajo consumo de frutas y vegetales no proporciona suficiente cantidad de fibra.

La investigación nutricional en torno a este grupo de edad es aún escasa, en parte porque los estudios no sólo deben considerar la edad, sino también la madurez física. El calcio y el hierro son los minerales que suelen ser insuficientes en la dieta del adolescente. Se sabe que el zinc es esencial para el crecimiento y la maduración sexual, de modo que es muy importante; la retención se incrementa cuando se acelera el crecimiento, lo cual resulta en un uso más eficiente de las fuentes de este nutriente en la dieta (Mahan y Escott-Stump, 2000). Entre las fuentes adecuadas de zinc se incluyen carne, hígado, huevos y mariscos, especialmente los ostiones, y para los vegetarianos, nueces, frijoles, germen de trigo y queso. La importancia del calcio radica en su función para la formación ósea. La ración diaria de alimentos recomendada (*recommended dietary allowance*, RDA) para varones y mujeres se incrementa de 800 mg a los 10 años a 1 200 mg durante el crecimiento acelerado. Los productos lácteos constituyen la fuente principal de calcio. En esta etapa se incrementan los requerimientos de hierro para ambos sexos; en los varones, sobre todo a causa del crecimiento de la masa muscular y el volumen de sangre, que es menor en las mujeres. Durante la menstruación, las adolescentes pierden de 15 a 30 mg de hierro por ciclo. La absorción de este mineral varía de persona a persona. De entre las fuentes adecuadas de hierro mencionaremos hígado, aves, pescado, granos secos, vegetales, yema de huevo y panes enriquecidos. También se incrementa la necesidad de proteínas, particularmente durante los cambios de la pubertad en ambos sexos y para el desarrollo de la masa muscular de los varones. Las mujeres necesitan de 44 a 46 g/día y los varones de 45 a 59 (Williams, 1999). Por último, los varones necesitan de 2 500 a 3 000 kcal/día; las mujeres, alrededor de 2200.

Deportes y nutrición

La mejor dieta para el entrenamiento incluye porciones de todos los grupos de alimentos básicos en cantidad suficiente como para satisfacer las necesidades de energía y los requerimientos nutricionales. No hay evidencias de que el consumo de grandes cantidades de ciertos alimentos o nutrientes sea beneficioso para el rendimiento atlético. Los suplementos de proteínas no son necesarios, incluso pueden ser perjudiciales. Las pérdidas derivadas de la sudación deben sustituirse mediante la ingesta de cantidades suficientes de líquido durante el entrenamiento. No deben utilizarse los carbohidratos como única fuente de energía porque se almacenan en el cuerpo durante plazos relativamente cortos. Para el reemplazo de sodio y potasio por lo general basta con una dieta bien balanceada. La cafeína y el alcohol reducen la cantidad de agua del cuerpo y deben evitarse. Los esteroides anabólicos, que utilizan algunos atletas para subir de peso y aumentar su fuerza, son perjudiciales para el crecimiento óseo. El hierro es especialmente necesario para las atletas, que pueden estar en el límite o presentar deficiencias de este mineral. El día de la competencia se aconseja eliminar fibras, grasas y alimentos que produzcan gases.

Cuidado personal

Sueño

Las necesidades de sueño varían de uno a otro individuo. Aunque el adolescente suele dormir las 8 h recomendadas, con frecuencia lo hace a horas irregulares. Los que tienen un empleo trabajan hasta muy tarde, sobre todo durante el verano, de forma que quizá duerman hasta entrada la mañana. También se observa que cuando trabajan muchas horas durante el día, por lo general intentan recuperar el tiempo después del trabajo. Podría pensarse que los adolescentes duermen todo el día o siempre tienen prisa. En casa, más que en cualquier otro lado, se quejan de cansancio. La enfermera debe aconsejar a los padres que vigilen el patrón de sueño de sus hijos, pues si no duermen suficiente pueden mostrarse irritados, frustrados, impacientes, propensos a accidentes, y similares. El adolescente necesita una cama con colchón firme y, de preferencia su propia habitación.

Ejercicio

El ejercicio aporta múltiples beneficios, pero no es necesario participar de manera activa en un deporte propiamente dicho para obtener los beneficios de una caminata ágil, andar en bicicleta o nadar. Muchos adolescentes no deciden ser atletas, pero se benefician de una vida menos sedentaria. Cuando este estilo de vida se mantiene hasta la edad adulta, se fomenta la buena salud (fig. 15-9).

Higiene personal

Es importante ofrecer información sobre higiene personal porque los cambios del organismo derivados de la pubertad tornan necesario los baños frecuentes y el uso de desodorantes. La eliminación del vello, la higiene menstrual y la aplicación de cosméticos suelen ser temas que la enfermera puede abordar para ayudar a las adolescentes a elegir los productos y procedimientos más confiables. Debe subrayarse la importancia de no compartir las navajas de afeitar con los amigos.

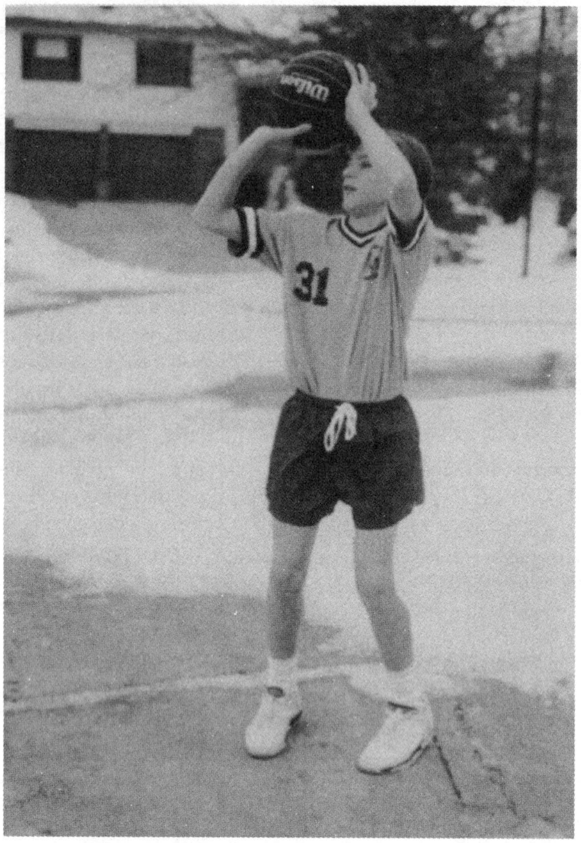

Fig. 15-9. Los adolescentes deben participar en algún tipo de actividad física; muchos optan por los deportes organizados.

Prendas de vestir

Los adolescentes se interesan mucho por la ropa. La influencia de los amigos y los medios de comunicación incide en gran medida en el estilo de vestir, que suele ser indicio del grupo del que forman parte. Las prendas pueden ser de muy actuales a conservadoras, según las preferencias de cada uno. Gran parte de esto es sólo diversión y punto de partida de muchas de sus conversaciones. Se recomienda analizar la influencia de la publicidad televisiva en cuanto a la venta de ropa y otros mensajes comerciales.

Cuidado dental

Las caries dentales se han reducido notablemente en los últimos años, quizá porque se ha incrementado el uso de fluoruros, incluida la aplicación de flúor en las comunidades y el uso de productos dentales que contienen dicho elemento. No obstante, los adolescentes corren el riesgo de caries por deficiencia en la atención dental y el consumo constante de golosinas y bebidas que contienen sacarosa. Cuando se descuida la higiene dental, la mayor incidencia de caries en los dientes permanentes ocurre entre los 12 y los 18 años. La higiene dental deficiente (cepillo, hilo dental y enjuagues inadecuados, sobre todo después de las comidas) favorece la acumulación de placa y de restos de alimentos. Por otra parte, la falta de piezas y el dolor y las caries dentales contribuyen a la mala alimentación. Los jóvenes con dientes poco atractivos pueden tener autoestima baja, ya que la publicidad transmite la idea de que los dientes blancos y saludables son sinónimo de popularidad y atractivo sexual. Consultar al dentista dos veces al año está fuera de las posibilidades de muchos adolescentes con problemas financieros, en tanto que para otros no es una prioridad en el presupuesto familiar. Se requiere de más programas dentales en las escuelas y otras medidas innovadoras para llegar a una población de jóvenes más importante.

Seguridad

El automóvil constituye el riesgo principal durante la adolescencia. Es alarmante la proporción de jóvenes que muere en accidentes automovilísticos o que quedan incapacitados. Muchas escuelas ofrecen cursos para conducir como parte del programa educativo, y si bien los estudiantes aprenden a conducir y las responsabilidades correspondientes, ello no garantiza que obedecerán las normas. Prevenir los accidentes de vehículos automotores es sumamente importante en la comunidad. Siempre que un adolescente se sube a un auto, debe ponerse el cinturón de seguridad. Nadie debe beber y conducir. En Estados Unidos existe la organización *Students Against Drunk Drivers* (SADD), que se opone a la costumbre de beber y conducir entre los jóvenes. Los adolescentes que conducen motocicletas o bicicletas motorizadas deben conocer el reglamento de tránsito y usar equipo de seguridad especial, por ejemplo, casco. También deben saber que es peligroso viajar en la parte posterior de vehículos abiertos y que muchos jóvenes han muerto por esta causa.

El homicidio, segunda causa de muerte entre los 15 y los 24 años, se ha incrementado 54% desde 1979 (Orr, 1998). La mayor parte de los homicidios está relacionada con armas de fuego.

El suicidio es la tercera causa de muerte entre los jóvenes de 15 a 24 años, y se ha incrementado de manera alarmante en los últimos años. Los jóvenes que no adquieren un sentido de identidad pueden experimentar dudas con respecto a sí mismos. La pérdida de amistades y la depresión también los hacen vulnerables a las tendencias suicidas. Es importante que los padres y profesionales de la salud estén alertas a indicios de depresión o aislamiento en el adolescente y fomenten la autoestima y la identidad.

Si bien la mayoría sabe nadar, suelen ocurrir accidentes por tirarse clavados en lugares de riesgo y consumir alcohol o sustancias mientras se juega en el agua.

La morbilidad y la mortalidad, tanto accidental como deliberada por armas de fuego, son todavía una preocupación importante de esta edad. La sensación que tiene el adolescente de que "a mí no puede pasarme" está siempre presente cuando maneja armas. Las lesiones y muertes relacionadas con pandillas frecuentemente implican el uso de armas de fuego. Pese a que el control de éstas es aún motivo de controversia, debería ser al menos obligatorio en este grupo de edad, además de que se debe enseñar al adolescente a respetar las armas y a adoptar medidas de seguridad al respecto.

Información de enfermería

Adolescentes varones y mujeres deben saber cómo prevenir lesiones deportivas. Debe subrayarse la importancia del acondicionamiento físico relacionado con cualquier actividad física intensa (por ejemplo, los deportes de equipo).

Conceptos clave

- La adolescencia comienza con la aparición de las características sexuales secundarias y finaliza cuando se concluye el crecimiento y se alcanza la madurez emocional.
- Los adolescentes cuestionan la vida y buscan su sentido de identidad. Buscan entender quiénes son, a dónde van y cómo llegarán ahí.
- Es importante en la sociedad actual que los adolescentes aprendan a desarrollar habilidades para resolver problemas y a no intensificar los conflictos.
- Los adolescentes tienen que avenirse a su propia sexualidad; esto se ve afectado por factores psicológicos, biológicos y sociales.
- Los adolescentes en la etapa temprana están en la fase concreta de pensamiento; los más grandes desarrollan pensamiento abstracto, formal.
- Las relaciones con los compañeros son importantes porque ayudan a los adolescentes a definirse a sí mismos.
- Con el aumento de la madurez vienen más responsabilidades. Los adolescentes necesitan aprender a controlar sus finanzas.
- Las citas representan una de las primeras decisiones del crecimiento.
- Los padres necesitan poner en claro las reglas de la casa y las consecuencias; las reglas de la sociedad y las consecuencias enseñan la responsabilidad fuera del hogar.
- Los exámenes anuales de salud son igualmente importantes para el adolescente; la guía de previsión incluye nutrición, ejercicio y seguridad.

Bibliografía

American Academy of Pediatrics: *Policy statement: adolescent pregnancy—current trends and issues (RE 9828)* 103(2):51, 1999.

Ashwill J, Droske S: *Nursing care of children,* Philadelphia, 1997, WB Saunders.

Carnegie Council of Adolescent Development: *Great transitions: preparing adolescents for a new century,* New York, 1995, Carnegie Corporation of New York.

Fleming M: *Healthy youth 2000—a mid-decade review,* Chicago, 1996, American Medical Association.

Litt L, Martin J: Development of sexuality and its problems. In Levine M, Carey W, Crocker A, editors: *Developmental-behavioral pediatrics,* ed 3, Philadelphia, 1999, WB Saunders.

Mahan L, Escott-Stump S: *Krause's food, nutrition, and diet therapy,* ed 10, Philadelphia, 2000, WB Saunders.

Muldoon KA: Body piercing in adolescents, *J Pediatr Health Care* 11:298-301, 1997.

Orr DP: Helping adolescents toward adulthood, *Contemp Pediatr* 15(5):55-76, 1998.

O'Sullivan AL, Krisman-Scott MA: Working with adolescents: a time of opportunity, *Adolescent Health,* A1-A6, 1999, ANA Continuing Education.

Riner ME: Stopping school violence in its tracks, *Health Weekly* 4(23):12-13, 1999.

Schmitt B: *Instructions for pediatric patients,* ed 2, Philadelphia, 1999, WB Saunders.

Williams SR: *Essentials of nutrition and diet therapy,* ed 7, St Louis, 1999, Mosby.

Wong DL, Hockenberry-Eaton M, Winkelstein M, Wilson D, Ahmann E, DeVito-Thomas PA: *Whaley and Wong's nursing care of infants and children,* ed 6, St Louis, 1999, Mosby.

Lecturas sugeridas

American Academy of Pediatrics Policy Statement: Impact of music lyrics and music videos on children and youth (RE9648), *Pediatrics* 98(6):1219-1221, 1996.

Armstrong MA: You pierced what? *Pediatr Nurs* 22(3):236-238, 1996.

Armstrong MA: Adolescent tattoos: educating vs. pontificating, *Pediatr Nurs* 21(6):561-563, 1995.

Behrman R, Kliegman R, Jenson HB: *Nelson's textbook of pediatrics,* ed 16, Philadelphia, 2000, WB Saunders.

Solovitch S: Age of lost innocence, *Health Week* 5(12):18, 2000.

Strasburger V: Sex, teens, and the media, *Contemp Pediatr* 13:29-40, 1996.

Capítulo 16

Trastornos del adolescente

Objetivos

Al concluir este capítulo, la estudiante será capaz de:

- Enumerar y describir los trastornos más comunes de la adolescencia.
- Formular un plan de atención de enfermería para el adolescente confinado a órtesis para el tratamiento de la escoliosis.
- Describir las diversas medidas diseñadas para la prevención de lesiones deportivas.
- Comparar la presentación clínica y la atención de enfermería para el adolescente con anorexia nerviosa o con bulimia.
- Detallar las necesidades especiales de los adolescentes con enfermedades por transmisión sexual.
- Mencionar cuatro factores de riesgo que pueden indicar que el adolescente contempla el suicidio.

Terminología

Anorexia nerviosa
Asimetría
Bulimia
Comedón
Dismenorrea
Férula de tobillo
Mittelschmerz
Sebo
Síndrome premenstrual (PMS)

El adolescente se encamina a la edad adulta, y conforme crece físicamente, deja atrás muchas de las enfermedades típicas de la niñez y surgen otras relacionadas con el crecimiento físico, la autoimagen, la experimentación y el acceso. Los problemas de salud del adolescente comprenden decisiones conductuales que pueden tener ramificaciones posteriores.

Sistema musculoesquelético

ESCOLIOSIS

Descripción

El término **escoliosis** se refiere a una curvatura en S de la columna vertebral. Es la anormalidad esquelética más frecuente de las tres que aparecen en la figura 16-1, y uno de los padecimientos no traumáticos más comunes en los niños. No todas las curvas escolióticas son progresivas; algunas sólo requieren valoración periódica. La escoliosis progresiva que no recibe tratamiento puede dar lugar a dolores de espalda, fatiga, discapacidad y complicaciones cardiacas y respiratorias. El deterioro del esqueleto no se detiene con la madurez y puede agravarse con el embarazo.

La escoliosis afecta a ambos sexos a cualquier edad, pero se observa con mayor frecuencia en la adolescencia. Por otra parte, las curvaturas aparentemente empeoran con mayor rapidez y gravedad en mujeres que en varones (Behrman, Kliegman y Jenson, 2000).

Este trastorno obedece a diversos factores; puede ser congénito, resultado del desarrollo vertebral anormal del feto, o

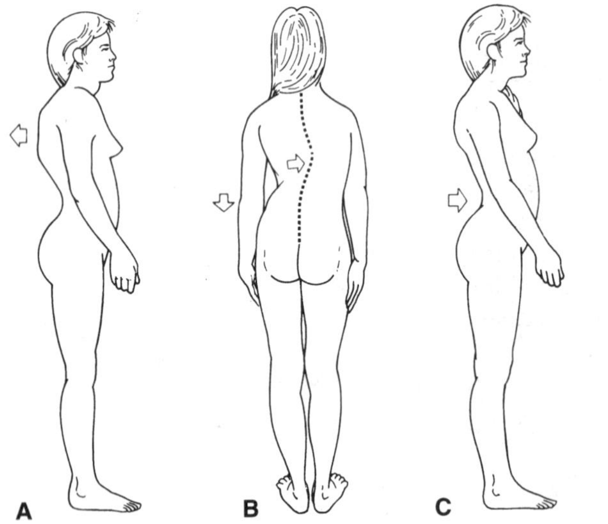

Fig. 16-1. Deformidades de la columna observadas en niños y adolescentes. A, La cifosis es una curvatura exagerada de la columna torácica hacia afuera; en ocasiones se le denomina joroba. B, La escoliosis es una curvatura lateral en S. C, La lordosis es una curvatura exagerada de la parte inferior de la columna hacia adentro, con inclinación de la pelvis hacia adelante.

bien ser provocado por padecimientos neurológicos que afectan la fuerza muscular, por ejemplo, espina bífida, parálisis cerebral y distrofia muscular. Los tumores espinales también provocan este trastorno.

La causa más común de la escoliosis es idiopática; se desconocen las causas, pero puede ocurrir en ambos sexos y a cualquier edad, si bien los más comúnmente afectados son los adolescentes. En muchos casos, afecta a varios miembros de la familia, si bien no se ha determinado con exactitud el patrón hereditario.

Signos y síntomas

El primer signo de escoliosis suelen ser dobladillos desiguales en las prendas de vestir y dificultad para ajustarlas. Cuando se observa al paciente con escoliosis de frente, se advierten hombros desnivelados, espacios desiguales entre el brazo y el cuerpo o una cadera protuberante. Cuando la persona se inclina hacia adelante, uno de los brazos parece más largo que el otro. En ocasiones el paciente se queja de tener la "espalda encorvada". Observado desde la parte posterior, con la cintura doblada, una de las escápulas sobresale y un lado de la espalda parece más alto que el otro. El diagnóstico definitivo se obtiene mediante radiografías de la columna que muestran la gravedad y localización de la curvatura.

Tratamiento y atención de enfermería

El tratamiento tiene por objeto la corrección de la curvatura y evitar que la escoliosis se haga más pronunciada. El curso del tratamiento se determinará en función de la edad del menor, la madurez ósea, el grado y la localización de la curvatura y los procesos patológicos subyacentes. Las curvas hasta de 20 grados no necesitan tratamiento, pero deben valorarse con cuidado, sobre todo si el paciente está llegando a la pubertad. Las revisiones de seguimiento cada cuatro a seis meses permiten detectar el avance de la curvatura.

Las curvas progresivas de 20 a 45 grados casi siempre requieren órtesis hasta que el sistema esquelético del niño madura. Las más comunes son las de Boston, que incluyen armazones de plástico, y TLSO, que son chalecos hechos a la medida. Para curvas más bajas, se recomienda una órtesis de plástico moldeado, la cual favorece el cumplimiento estricto del programa de tratamiento porque se lleva bajo la ropa y es apenas percepetible (véase el Plan de atención de enfermería 16-1). Además de la órtesis, el niño debe también participar en un programa de ejercicios activos.

La órtesis de Milwaukee (fig. 16-2), la más empleada desde hace varios años y que ya casi no se usa para corregir la escoliosis, consta de un armazón de plástico y metal con un anillo para el cuello. El aparato por lo general debe usarse sobre una camiseta de algodón 23 h al día, si bien algunos especialistas consideran que se puede lograr el mismo efecto con menos horas. Como al adolescente le preocupa su apariencia, sólo se utiliza cuando el ápice de la curva se encuentra por encima de la octava vértebra torácica.

Plan de atención de enfermería 16-1
El adolescente con órtesis para escoliosis

Diagnóstico de enfermería: Alto riesgo de deterioro de integridad de la piel relacionado con presión desigual a causa de la órtesis

Metas/criterios de evolución	Intervenciones de enfermería	Razonamiento
La piel se conservará suave, sin áreas de enrojecimiento, irritación, ni signos de ulceración	Aconsejar al paciente que utilice una camiseta de algodón bajo la órtesis; asegurarse de que la prenda no tenga arrugas	Una capa o tela delgada entre la piel y la órtesis reduce la fricción.
	Examinar diariamente las áreas de fricción de la órtesis después de que el adolescente se duche	El examen sistemático permite identificar rápidamente las áreas con problemas.
	Aplicar alcohol a las áreas potenciales de fricción antes de volver a colocar la órtesis	El alcohol ayuda a mantener seca la piel.
	Notificar las áreas en que el enrojecimiento persiste para adaptar la órtesis	La modificación de la órtesis puede reducir las zonas de fricción.

Diagnóstico de enfermería: Alto riesgo de lesión relacionado con alteración del peso y funcionamiento corporales por la órtesis

Metas/criterios de evolución	Intervenciones de enfermería	Razonamiento
• El adolescente no sufrirá lesiones • El adolescente se adaptará adecuadamente a la alteración de los movimientos del cuerpo producida por la órtesis	Mostrar y hacer que el adolescente demuestre movimientos corporales alternativos necesarios para llevar a cabo actividades cotidianas: • Doblar las rodillas para recoger algo • Cómo levantarse de la cama rodando hacia una posición lateral antes de impulsarse hacia arriba • Ponerse la ropa de la parte inferior del cuerpo sentado en la orilla de la cama o una silla	La demostración ayuda a que el adolescente observe los cambios que necesita hacer.
	Instar a los padres a percatase de los riesgos potenciales del entorno y eliminarlos (p. ej., tapetes que se deslizan, juguetes y otros objetos en el piso)	Alertar a los padres respecto de los riesgos del entorno para evitar lesiones.
	Recomendar al adolescente que esté pendiente de posibles riesgos en la escuela; si es necesario, hacer arreglos especiales al caminar en los corredores entre las clases	Debido a que en las escuelas la población es densa, el potencial de lesión es elevado y en ocasiones es necesario hacer arreglos especiales.
	Aconsejar al joven que en un principio intente llevar a cabo sus actividades con lentitud	Ayudar al paciente a adaptarse al peso del cuerpo antes de reanudar sus actividades.

Las curvaturas superiores a 45 grados casi siempre requieren intervención quirúrgica para espondilosindesis (fusión espinal), con estabilización mediante instrumentos (varillas, alambres, o ambos), como las varillas de Harrington, los dispositivos de Dwyer, el procedimiento de Cotrel-Dubousset (varillas y alambres), Zielke y el TSRH. Según el procedimiento elegido, el método quirúrgico puede ser posterior o anterior, para el cual es necesario insertar una sonda torácica. Algunos procedimientos van seguidos del uso de órtesis durante varios meses.

Atención preoperatoria. Para la espondilosindesis se llevan a cabo los preparativos normales. Es importante que la enfermera valore y documente el estado muscular del paciente para aprovechar esta información como base de comparación después del procedimiento. Se observa color, temperatura, presión capilar, edema, sensación y movimiento de las cuatro extremidades. La enfermera explica al paciente que para evitar complicaciones cardiacas y respiratorias se necesitan ejercicios de respiración y cambios frecuentes de posición. Si se anticipan movimientos de rotación en el

Plan de atención de enfermería 16-1 *(Continuación)*
El adolescente con órtesis para escoliosis

Diagnóstico de enfermería: Alto riesgo de alteración de la imagen corporal relacionado con el uso de órtesis

Metas/criterios de evolución	Intervenciones de enfermería	Razonamiento
El adolescente se adaptará adecuadamente a cualquier cambio en su aspecto o funcionamiento a causa de la órtesis, lo cual se evidenciará por: • capacidad para expresar verbalmente sus preocupaciones • participación en actividades de interés • contacto continuo con los amigos	Instar al adolescente a que exprese lo que siente respecto de su aspecto o las limitaciones que impone la órtesis	Facilitar la expresión de los sentimientos ayuda a la enfermera a identificar las preocupaciones y a resolverlas.
	Ayudar al paciente y a su familia a elegir prendas de vestir holgadas, de moda, alegres, que minimicen el aspecto de la órtesis y fomenten la confianza del adolescente	Las prendas de vestir atractivas mejoran la autoimagen del adolescente y reducen la sensación de ser diferente a los demás.
	Describir las restricciones a la actividad (p. ej., deportes de competencia) y ayudar al adolescente a explorar actividades alternativas de interés (como caminar, trotar lento, bailar moderadamente); estimular al adolescente a desempeñar actividades físicas	Ayuda al adolescente a identificar áreas de interés y actividades que permiten mantener la condición física y fomentar la socialización.

Diagnóstico de enfermería: Alto riesgo de incumplimiento de régimen terapéutico (individual) relacionado con la duración del tratamiento

Metas/criterios de evolución	Intervenciones de enfermería	Razonamiento
El adolescente cumplirá fielmente con el tratamiento, lo cual se evidenciará por: • uso de la órtesis durante el tiempo requerido • expresión de los beneficios del tratamiento a largo plazo	Reforzar los resultados positivos a largo plazo de la órtesis	El reforzamiento continuo ayuda a validar los fundamentos del tratamiento y favorece su cumplimiento.
	Asegurarse de que la órtesis esté bien adaptada y que el adolescente se sienta cómodo; si es necesario algún ajuste, remitirlo con el fabricante	La comodidad favorece el cumplimiento.
	De ser necesario, permitir al adolescente que exprese su ira y frustración	Permitir la expresión de los sentimientos ayuda a evitar que se acumulen.

posoperatorio, pueden practicarse antes de la cirugía, o, de ser posible, observar el procedimiento con otro paciente.

Atención posoperatoria. Después de la operación, los adolescentes pueden pasar hasta varios días en la unidad de cuidados intensivos. Cuando vuelven a su habitación, por lo general llevan un apósito bastante grande, líquidos intravenosos, medicamentos para combatir el dolor 24 h (con frecuencia, anestesia controlada por el paciente), sonda nasogástrica, catéter urinario, drenaje para la herida y sonda torácica (si se utilizó el método anterior). La enfermera hace rodar a la mayoría de los pacientes para cambiarlos de posición en la cama, aunque algunos pueden levantarse con o sin órtesis al cabo de pocos días. También debe fomentar los ejercicios de arco de movimiento activos y pasivos durante todo el tiempo que el paciente permanezca en cama. Cuando se permite la ambulación, el terapista físico ayuda en este proceso.

Además del tratamiento posoperatorio de rutina, la enfermera valora cuidadosa y periódicamente los signos vitales del paciente, así como su estado neurológico, cardiovascular y respiratorio. Cualquier cambio en los movimientos o la sensación de las extremidades debe notificarse de inmediato, así como la fiebre y los drenajes anormales, signos que pueden ser indicio de infección; el riesgo de infección ósea es grande.

El adolescente a menudo se muestra renuente a cuidar de su persona después de la cirugía de la columna, pues además de tener dolor, les preocupa su seguridad; no quieren moverse porque temen desplazar o romper la fusión. La enfermera asegura al paciente que los movimientos cuidadosos no perjudican el sitio quirúrgico y que mientras más pronto participe en su autocuidado, más rápido se recuperará. Se debe animar al paciente a ducharse tan pronto como lo autorice el médico; en un principio puede necesitarse una silla.

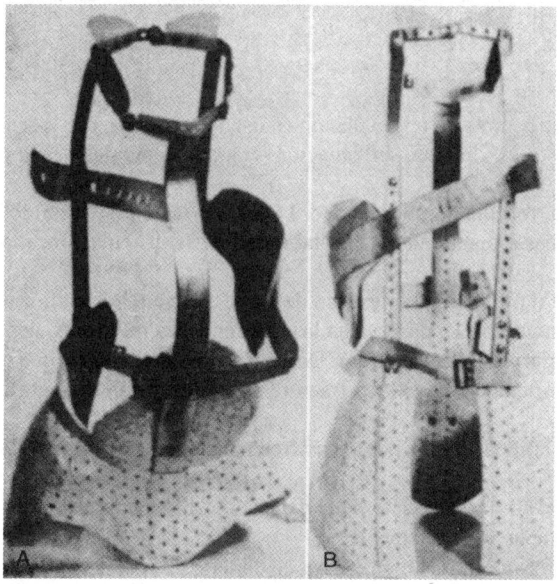

Fig. 16-2. Ortesis de Milwaukee, vista anterior (A) y posterior (B). (Tomado con autorización de Tochdjian, M: *Pediatric orthopedics*, 2a. ed., Philadelphia, 1990, WB Saunders).

Información de enfermería

La inserción de una varilla de Harrington o algún otro dispositivo metálico demora al paciente en los puestos de seguridad de los aeropuertos porque activa la alarma. El médico debe extender un certificado para evitar este obstáculo cuando el adolescente viaje en avión.

Las instrucciones para el cuidado en casa se proporcionan desde las primeras fases del tratamiento. Se demuestra la aplicación de la órtesis a los padres y al adolescente, y la enfermera se asegura que sepan ponerla correctamente antes de que el paciente reciba el alta. Así mismo indica por escrito las restricciones a la actividad o el seguimiento necesario.

Detección. Una de las medidas de enfermería importantes para el tratamiento de la escoliosis es la detección, que se realiza de preferencia cuando los jóvenes ingresan a la escuela secundaria, como parte del examen de salud anual de los preadolescentes; las enfermeras de los campamentos también deben estar familiarizadas con los síntomas. La detección oportuna de los casos moderados que no requieren cirugía es muy importante.

En el sistema educativo, la detección es tarea de la enfermera escolar o de los profesores de educación física capacitados para ello. Se prepara a los estudiantes al explicarles el objetivo del procedimiento y al asegurarles que no implica más que la observación de su espalda en posición vertical y doblando la cintura hacia adelante. Se menciona que el procedimiento es sencillo, no lleva tiempo y es indoloro. Se debe sugerir que lleven ropa fácil de quitar, como camisa para entrenamiento o traje de baño. Los varones se descubren hasta la cintura y las mujeres por lo general hasta el sostén; no deben usar camiseta ni fondo. El procedimiento consiste en examinar la columna de frente, de lado y por atrás en posición vertical y por la espalda al doblarse hacia adelante.

Lo primero que se observa es la alineación general del cuerpo y la ***asimetría*** (aspecto diferente de uno de los lados) (fig. 16-3). En virtud de que la lordosis afecta en especial a los varones de 15 a 16 años, es necesario considerar los patrones de desarrollo a diferentes edades. De ser necesario, se remite al especialista. Debido a la tendencia familiar de este padecimiento, los hermanos de los jóvenes afectados deben ser examinados. El conocimiento de la comunidad acerca de la escoliosis beneficiará a quienes precisan tratamiento.

LESIONES DEPORTIVAS

Descripción

Un porcentaje alto de adolescentes de ambos sexos participa sistemáticamente en actividades atléticas, y en los últimos 10 años, se ha incrementado el número de jóvenes que participan en deportes de equipo o individuales, incluso quienes padecen trastornos crónicos como asma, diabetes mellitus y convulsiones.

La participación en actividades atléticas entraña valiosas lecciones sobre cooperación, logro de objetivos, persistencia y confianza.

No obstante, muchos deportes conllevan el potencial de lesiones menores, como torceduras y lesiones en tejidos blandos, así como lesiones catastróficas que dan lugar a discapa-

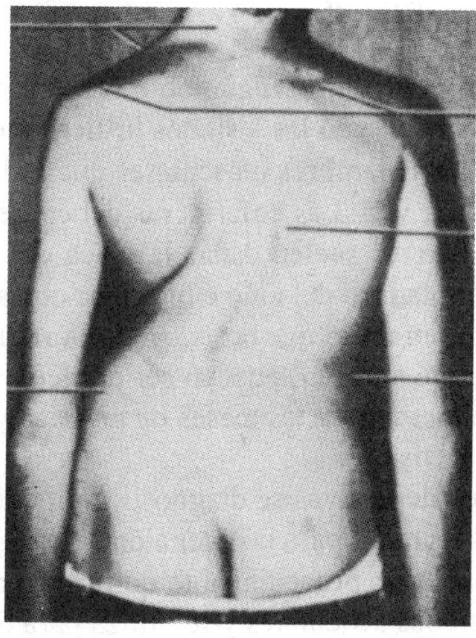

Fig. 16-3. Signos que deben observarse para la detección de la escoliosis.

Guía informativa

Lesiones deportivas frecuentes

Distensión	Producida por lesión por estiramiento de estructuras de tejido blando (músculo, tendón), con frecuencia relacionada con exceso de uso. Dolor al movimiento, inflamación (el grado depende de la gravedad de la lesión).
Esguince	Rotura de ligamentos, sobre todo en tobillo, rodilla, hombro o codo. Dolor, sensación de "tronido" al momento de la lesión, inflamación extensa, magulladura, inestabilidad de la articulación, movimientos limitados.
Fractura por presión	Fractura en una inserción ósea, por lo general producida por exceso de uso o ejercicio físico sin entrenamiento o preparación adecuada. Por lo general se observa en las extremidades inferiores, dependiendo de la actividad (carreras, ballet, gimnasia, entre otros). Dolor intermitente, cojera, que empeoran con la actividad; sensibilidad o inflamación local. La fractura se confirma con radiografía o estudios de imágenes más sensibles.
Calambre de la espinilla	Dolor e incomodidad en la parte anteroinferior de la pierna por correr frecuentemente en una superficie dura, como el concreto.
"Ardor"	Descrita como una "descarga eléctrica" derivada del contacto de la cabeza del atleta con el cuerpo de otro atleta. Por lo general es ligera y desaparece súbitamente.
Concusión	Alteración del estado mental por golpe en la cabeza. Posible pérdida de conciencia, cefalea, vómito.

cidades permanentes. El potencial de lesión de cada deporte depende de varios factores, entre otros, la cantidad y el tipo de equipo de protección necesario, el cumplimiento y la modificación de las reglas para evitar las lesiones, la clasificación correcta de los atletas según el nivel de desarrollo y la madurez, así como la capacitación adecuada del personal de entrenamiento. El síndrome de uso excesivo se ha incrementado en la población pediátrica conforme se incrementa la exigencia de sobresalir en los deportes.

Signos y síntomas

Los síntomas de las lesiones deportivas más comunes se presentan en el recuadro de la Guía informativa. Además de las ya descritas, los deportistas pueden sufrir fracturas y dislocaciones.

La alteración del flujo sanguíneo a los tejidos, las deficiencias de electrólitos o las lesiones hísticas menores pueden provocar los calambres musculares que todo atleta experimenta alguna vez. Las enfermeras deben percatarse de que algunas lesiones suelen dañar la placa de crecimiento del esqueleto inmaduro del niño e interferir con su potencial de crecimiento, en tanto que otras, como la rotura del ligamento cruciforme anterior, pueden ser particularmente graves porque se pierden varios meses de práctica y exigen rehabilitación extensa.

Las lesiones deportivas se diagnostican mediante radiografías u otras técnicas para la obtención de imágenes óseas. La **artroscopia** es un procedimiento quirúrgico que permite valorar las lesiones articulares y se utiliza para diagnosticar lesiones de rodilla y hombro, así como para la reparación de algunos tejidos.

Tratamiento y atención de enfermería

Los primeros auxilios para la mayor parte de las lesiones de las extremidades se incluyen bajo las siglas **RICE** (***rest*** [reposo], ***ice*** [hielo], *compression* [compresión] y *elevation* [elevación]). La inmovilización y elevación del miembro lesionado en el lugar del accidente evita que se agrave la lesión, hasta que no se valore. En ocasiones es necesario el uso de muletas durante varios días para que la parte lesionada repose. La compresión mediante vendas elásticas minimiza la hemorragia y la inflamación de los tejidos.

Para las lesiones de tejidos blandos, como torceduras y esguinces, se aplica hielo durante 10 a 20 min/h durante las primeras 24 h; a continuación, cada 4 h durante varios días hasta que se reduce la inflamación. Si se aplica un paquete de hielo, la piel se protege previamente con un paño delgado.

Los médicos suelen prescribir terapias de rehabilitación física a los atletas con lesiones graves de los tejidos. Antes de reanudar la práctica deportiva suelen ser necesarios el fortalecimiento muscular y pesas para estabilizar la zona lesionada. Algunas lesiones graves pueden requerir enyesado o intervención quirúrgica, en cuyo caso, la atención de enfermería es similar a la de cualquier paciente sometido a dichos tratamientos.

Prevención

Entre los diversos factores que ayudan a prevenir las lesiones deportivas se cuentan calentamiento y enfriamiento adecuados; acondicionamiento durante todo el año; selección cuidadosa de la actividad en función de la madurez, el tamaño y la habilidad física necesarias; supervisión adecuada por adultos; equipo seguro y bien adaptado y no participar en la actividad en caso de dolor. También se precisan dieta y líquidos adecuados. La enfermera desempeña un papel importante en la educación y orientación de los padres hacia fuentes de información confiable para asegurarse de que el nivel físico y el emocional, así como la madurez del joven, sean adecuados para la actividad.

Se insta a los padres a investigar la capacidad del personal y la disponibilidad de servicios de urgencia antes de iniciarse la competencia.

La presión emocional es un factor que con frecuencia se pasa por alto y que favorece las lesiones deportivas. Muchos padres y entrenadores presionan indebidamente al deportista para que a toda costa sea el mejor o consiga la victoria; discuten con jueces y árbitros y critican a sus atletas si cometen errores o si los tiempos no son suficientemente buenos. Muchos jóvenes abandonan la práctica de su deporte por la presión intolerable para tener éxito, lo cual reduce la autoestima en una etapa en que es importante para el desarrollo. Las enfermeras deben subrayar el valor de la participación del adolescente en un equipo y en el riesgo que implica el exceso de presión.

Los especialistas disienten con respecto de lo que constituye un examen físico adecuado para deportistas, si bien coinciden en la necesidad de que se realice periódicamente y antes de una competencia. A la mayoría de los atletas se les exige que lo hagan anualmente para poder competir. Dichos exámenes se actualizan mediante un cuestionario relacionado con las lesiones sufridas durante un año en particular. Para identificar los factores de riesgo es importante contar con los antecedentes familiares y un examen de ortopedia. El problema con este método es que los adolescentes que se someten a exámenes físicos anuales especiales para deportistas no suelen ser examinados periódicamente de manera más completa, y como los primeros son especiales para la participación en deportes, se descuidan otras áreas de fomento de la salud, como valoración de comportamientos de riesgo, dieta, otras enfermedades que inciden en la participación deportiva y salud emocional. Se recomienda que los exámenes para deportistas se amplíen para incluir una evaluación más completa o que formen parte de los exámenes físicos más completos (Hergenroeder, 1999).

Consideraciones para deportistas del sexo femenino

La menstruación irregular y la **amenorrea** (ausencia de menstruación) son relativamente comunes con el ejercicio intenso, quizá debido a la reducción del porcentaje de grasa corporal. La pérdida ponderal, el adelgazamiento y la tensión emocional y física también pueden precipitar estas irregularidades. Se sugiere examinar a las jóvenes que no han menstruado durante dos meses o más y a las que tienen menstruación irregular, pues la adolescente puede confundir con embarazo la amenorrea inducida por el ejercicio. Por otra parte, aun cuando las lesiones en las mamas no son comunes, hay varios tipos de sostén que protegen y a la vez brindan soporte.

Sangre

MONONUCLEOSIS INFECCIOSA

Descripción

La mononucleosis infecciosa es una enfermedad general producida por el virus de herpes tipo Epstein-Barr (*Epstein-Barr virus*, EBV), y es sobre todo frecuente en adolescentes mayores y en adultos, con máxima incidencia entre los 17 y los 25 años, o antes, en grupos de nivel socioeconómico bajo. Se ha sugerido en investigaciones que el microorganismo se transmite por contacto con la saliva, ya sea directamente o a través de utensilios de cocina contaminados, aunque se considera que la transmisibilidad es baja. El periodo de incubación es de uno a dos meses.

Signos y síntomas

Pueden ser de ligeros a moderadamente graves, con duración de varias semanas; incluyen fiebre baja, garganta irritada, cefalea, fatiga, irritación cutánea y malestar general, así como crecimiento de las glándulas linfáticas. Cerca de la mitad de los pacientes desarrolla esplenomegalia. Unas cuantas personas sufren afección hepática con ictericia moderada y necesitan reposo en cama hasta que no se restaure la función hepática.

El diagnóstico se confirma mediante análisis de sangre periférica. Se observan linfocitosis y linfocitos atípicos. La elevación en el título de anticuerpos de EBV también suele ser indicio del padecimiento. La prueba **Monospot**, que es rápida y detecta la infección antes que la prueba de anticuerpos heterófilos, se utiliza de manera generalizada en la actualidad. Pese a que las complicaciones son poco frecuentes, incluyen rotura del bazo, neumonía secundaria, manifestaciones neurológicas y afecciones cardiacas.

Tratamiento y atención de enfermería

El tratamiento es de apoyo porque la enfermedad cede por sí misma. Para reducir la fiebre y el malestar se administra un antipirético. Por lo general se necesita un periodo inicial de reposo o restricción de actividades. Las gárgaras de solución salina tibia y las pastillas para la garganta alivian la faringitis. Se requiere una ingesta adecuada de líquidos, en especial suaves y templados no irritantes. Se debe evitar el tabaquismo. No es necesaria una dieta especial ni aislamiento, pero conviene alertar a los pacientes respecto de signos de infección secundaria. Cuando la fiebre y la fatiga disminuyen, se incrementan las actividades. En caso de crecimiento del bazo, debe advertirse al enfermo que evite levantar objetos pesados, golpes en el abdomen y el ejercicio intenso hasta que no ceda la esplenomegalia. Es raro el dolor abdominal intenso, excepto en presencia de rotura del bazo, lo cual requiere atención inmediata.

El adolescente con mononucleosis suele encontrarse decaído y deprimido; se preocupa por su empleo, la escuela y la posibilidad de continuar con sus actividades extraescolares importantes.

La comunicación abierta con los funcionarios de la escuela y sus compañeros aliviará un poco su angustia. El pronóstico del padecimiento es favorable, dado que ya no se considera como una enfermedad debilitante prolongada y muchos casos pasan inadvertidos. Se encuentra en investigación una vacuna para prevenir este trastorno

Sistema gastrointestinal

OBESIDAD

Descripción

La obesidad, o **nutrición excesiva**, es la acumulación desmesurada de grasa corporal. En la actualidad constituye el trastorno más común de la alimentación en la sociedad occidental y su récord de tratamiento es desconsolador. Es difícil de definir en la adolescencia por las variaciones de talla, edad y estructura corporal observadas en dicho grupo. La relación entre peso y talla llega a ser confusa, y a veces se califica de obeso al niño musculoso (Behrman, et al, 2000). Una de las características de esta edad es la acumulación de masa corporal magra y grasa, de manera que, antes de ser clasificado como obeso, es necesario saber en qué etapa de la pubertad se encuentra el adolescente y si ya ha finalizado la etapa de crecimiento acelerado.

Signos y síntomas

El aumento ponderal puede ocurrir a cualquier edad, pero es más frecuente en el primer año de vida, a los cinco a seis años y durante la adolescencia (Behrman, et al, 2000). La mayoría de los niños son regordetes durante la pubertad y recuperan su tamaño normal cuando concluye su crecimiento.

La obesidad reviste importancia particular durante la adolescencia, cuando se intensifica la sensación de imperfección. A los jóvenes obesos les preocupa su aspecto, pero no pueden adaptarse a los estándares del grupo y suelen ser objeto de cruel ridiculización. Por ejemplo, los varones con exceso de peso a menudo parecen desarrollar mamas y estrías blancas en el abdomen, mientras que el pene se ve desproporcionadamente pequeño. Los adolescentes obesos salen menos y pueden sentirse rechazados, poco atractivos y despreciados. Su ansiedad emocional se acompaña de desventajas físicas obvias. En la escuela, los jóvenes obesos suelen ser incapaces de participar en actividades deportivas o de otro tipo y son más propensos a los accidentes, además de que sus posibilidades profesionales son más limitadas. Si bien algunos experimentan las consecuencias emocionales de la obesidad, otros llegan a ser adultos bien adaptados, aunque las consecuencias físicas pueden influir de manera adversa en su salud.

Causas

Hay muchas teorías relacionadas con las causas de la obesidad, pero la etiología es en realidad muy compleja y los investigadores apenas empiezan a descubrir algunos de los factores genéticos y emocionales que contribuyen a ella. El inicio de la obesidad puede relacionarse con ingesta excesiva de alimentos, reducción de la actividad física, o ambos; a diferencia de las creencias populares, la obesidad derivada del funcionamiento anormal de las glándulas es rara. Mediante estudios genéticos se ha demostrado una mayor incidencia en gemelos, aun cuando hayan sido criados en hogares diferentes. Los hijos de obesos tienen más probabilidades de serlo. No obstante, también intervienen factores ambientales como la dieta étnica, las costumbres familiares de alimentación y los factores psicológicos, lo cual dificulta aislarlos de los factores genéticos.

El riesgo de que la obesidad persista hasta la edad adulta se incrementa en función de la edad en que se inicie (adolescencia frente a infancia) y la gravedad de la misma (Strauss y Dietz, 1999). Mientras más tiempo haya tenido sobrepeso el adolescente, más dificultades tendrá para superar el problema. La única manera de que la solución sea permanente es reducir la ingesta y aumentar la cantidad de energía utilizada a través de la actividad.

La **sobrealimentación compulsiva** es un trastorno de la alimentación en el cual los adolescentes no comen porque tienen hambre, sino porque la comida satisface necesidades emocionales y no físicas. Este padecimiento provoca obesidad porque los comedores compulsivos son incapaces de determinar cuándo están satisfechos. Muchos jóvenes que se encuentran en este caso prueban las dietas de moda, no comen virtualmente nada y recurren a otros sistemas inadecuados para bajar de peso. Sin embargo, dichos métodos casi nunca dan buenos resultados e incrementan la sensación de desesperanza del adolescente (Chitty, 1996).

Tratamiento y atención de enfermería

El tratamiento óptimo para la obesidad por lo general combina modificaciones de la dieta y ejercicio. Durante la pubertad, el objetivo no suele ser bajar de peso, sino evitar que siga aumentando, ya que el peso se mantiene estable conforme se incrementa la talla del adolescente. Enseñar al adolescente las bases de la buena alimentación, a elegir los alimentos adecuados y la importancia del ejercicio moderado constante ayuda a desarrollar patrones saludables para el futuro.

Si es necesario llevar una dieta, conviene planearla cuidadosamente con un nutriólogo o dietista para garantizar la ingestión de calorías y nutrientes indispensables para el crecimiento. Hacer dieta es difícil y con frecuencia infructuoso. Cuando la obesidad se inicia en la primera infancia, la persona enfrenta una vida de lucha contra las calorías, lo cual resulta complicado en Estados Unidos por el hecho de que la comida abunda y los anunciantes bombardean al público con festines tentadores. Para que una dieta tenga éxito, los padres deben mostrar verdadero interés por ayudar a sus hijos a controlar su peso: es preferible cambiar la forma de cocinar y el tipo de alimentos a formas más saludables para toda la familia que preparar una comida especial para el adolescente que está a dieta. Muchos libros de cocina y revistas especializadas ayudan a las familias a preparar comidas apetitosas y al mismo tiempo bajas en grasas y calorías. Los jóvenes deben evitar galletas y pasteles y sustituirlos por frutas frescas. La enfermera debe hacer hincapié en que las dietas deben planearse muy bien y basarse en información veraz sobre nutrición. Los jóvenes tienden a hacer dietas que ellos inventan y que son peligrosas para su salud. Siempre que se niegue una satisfacción importante, como el comer, se le debe sustituir por algo igualmente gratificante, como una nueva actividad social, un pasatiempo, amigos o deportes.

Las técnicas de modificación del comportamiento se muestran promisorias, si bien aún no se establece su validez a largo plazo. Este método ayuda a las personas a identificar y controlar sus patrones de alimentación deficientes; incluye comer sólo al sentarse a la mesa, en platos más pequeños, a horas específicas, registrar los alimentos ingeridos y lo que se sintió mientras se comía, entre otros aspectos. Al aplicar esta técnica, se establece un sistema de puntos o recompensas. Si bien grupos como Weight Watchers, Overeaters Anonymous o talleres sobre dietas son útiles, son frecuentados básicamente por adultos; muy pocos padres acompañan a sus hijos adolescentes y también participan.

Los grupos de apoyo para adolescentes son más aceptables; por lo general se localizan en clínicas para jóvenes, escuelas y campamentos especializados de verano. No se aconsejan las píldoras dietéticas, ya que su efectividad a largo plazo es mínima y las posibilidades de que el adolescente las use mal son altas. La derivación yeyunoileaca tiene muchas complicaciones, por lo que rara vez se recomienda, a menos que la obesidad del menor sea mórbida; además, aún no se determinan las consecuencias de este procedimiento a largo plazo.

La enfermera interesada en ayudar al adolescente a bajar de peso desempeña un papel importante, pues muchas de ellas han intentado hacerlo o lo están intentando y saben lo frustrante que puede ser. Para motivar al adolescente se necesita ingenio y paciencia. Debe infundirse esperanza y hacer que participe en el plan de tratamiento. La participación positiva de los padres parece incrementar las posibilidades de que el paciente tenga éxito, aunque el fracaso es casi seguro si éstos se comprometen, pero el hijo no. Las enfermeras deben aproximarse al adolescente obeso sin adoptar una actitud amenazadora, reconocer sus logros y aumentar su autoestima. La dignidad del individuo debe ser siempre lo más importante. Para aliviar la tensión y fomentar la comprensión, en ocasiones se necesitan terapias familiares, para lo cual las enfermeras pueden actuar como el contacto con un dietista autorizado.

Es importante prevenir la obesidad en los niños; mientras más temprano se empiece, mejor. Conviene identificar al lactante o al niño en riesgo cuando aún depende de los padres y antes de que los patrones de alimentación y actividad estén firmemente establecidos. En el caso de los lactantes, es ideal que se les amamante porque de esta forma obtienen suficiente cantidad de leche, además de tener menor riesgo de sobrealimentación. Los alimentos sólidos deben demorarse hasta los seis meses de edad. La enfermera debe informar a las madres que las necesidades de alimentación del lactante se reducen en gran medida conforme crece, más o menos al primer año de edad. Es muy importante desalentar la sobrealimentación, pues el lactante obeso no es necesariamente un niño saludable. Se debe advertir a los padres que el llanto del pequeño no siempre significa que tenga hambre.

Durante los primeros años de vida, los padres deben fomentar las actividades que favorecen la libertad de movimientos y el ejercicio. Si tienen dudas acerca del aumento de peso, deben expresarlas al pediatra durante las consultas del niño sano.

En la edad escolar debe haber en casa refrigerios saludables y no alimentos chatarra. Se deben restringir los programas de televisión y en cambio fomentar las caminatas y otro tipo de actividades físicas. Los padres necesitan estimular la participación del menor en programas de ejercicio. Es muy importante sentar bases firmes de alimentación durante la pubertad, cuando se incrementan las células adiposas y el adolescente es ya capaz de asumir la responsabilidad de lo que come.

Es esencial ayudar a la autoestima del niño mediante estímulos, elogios y apoyo. Los jóvenes deprimidos ocasionalmente recurren a la comida como escape para sus emociones. Los elogios deben ser generosos y específicos. Se intercalarán en la conversación comentarios como "yo sabía que podías hacerlo"; "has mejorado bastante"; "lo haces parecer fácil"; "yo no lo hubiera hecho mejor", ya que este enfoque positivo ayuda a niños y jóvenes a sentirse mejor y reduce la necesidad de la sobrealimentación.

ANOREXIA NERVIOSA

Descripción

En la cuarta edición del *Diagnostic and Statistical Manual of Mental Disorders (DSM-IV)* publicado por la American Psychiatric Association (1994), se define la ***anorexia nerviosa*** como un trastorno de la alimentación caracterizado por la inanición que se impone a sí mismo el individuo, pérdida ponderal extrema o incapacidad para subir el peso necesario para el crecimiento (menos del 85% del peso esperado) y trastornos de la imagen corporal. Los adolescentes afectados muestran un temor mórbido a estar obesos o a engordar.

Las adolescentes que han rebasado la pubertad sufren amenorrea (definida como la ausencia de tres ciclos menstruales consecutivos).

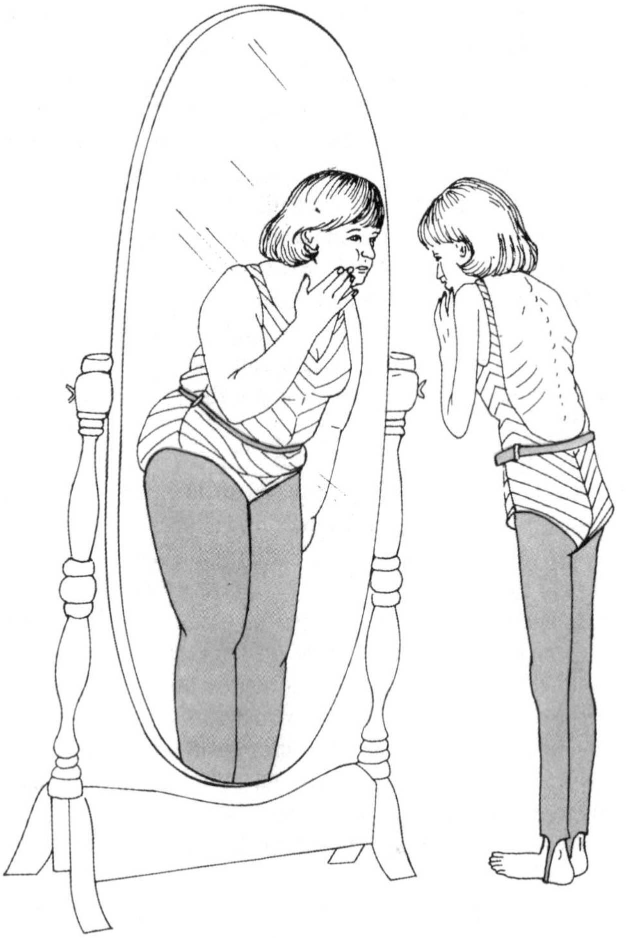

Fig. 16-4. La autoimagen del paciente con trastornos de la alimentación suele estar alterada.

La anorexia es sobre todo frecuente en las jóvenes, y en Estados Unidos afecta al 1% de las adolescentes. Las afectadas se consideran gordas, incluso en etapas avanzadas de emaciación (fig. 16-4). Sin embargo, el término *anorexia* es engañoso, pues muchos pacientes no experimentan falta de apetito, sino hambre intensa, la cual niegan o intentan satisfacer comiendo y provocándose vómito. La enfermedad puede ser provocada por una combinación de factores, entre otros, predisposición genética o fisiológica, influencias socioculturales y deterioro del desarrollo psicológico.

La mayoría de los pacientes con anorexia proviene de familias modelo de clase media a alta, si bien el trastorno ya se observa en niveles socioeconómicos bajos (Behrman, et al, 2000). Los adolescentes afectados son de inteligencia promedio a superior, generalmente rinden más de lo esperado y por consiguiente tienden a ser perfeccionistas.

Algunos teóricos consideran que las familias de estos jóvenes son disfuncionales y que pueden mostrar conductas como sobreprotección, rigidez, falta de intimidad e incapacidad para resolver conflictos. Al parecer, los pacientes tienen conflictos con sus padres respecto de su autonomía. Por otra parte, la enfermedad puede ayudar a mantener el equilibrio familiar, pues los padres se concentran en las necesidades de su hijo y evitan otros conflictos internos.

Signos y síntomas

Los primeros signos y síntomas pueden ser vagos y en retrospectiva parecen haber comenzado con una dieta o algún trauma emocional. El inicio a menudo se remonta a que la adolescente no entra ya en algunas de sus prendas de vestir, o bien a cambios de vida como traslado a otra ciudad, divorcio de los padres o muerte de un familiar o amigo cercano (Guía informativa).

La pérdida ponderal inicial puede ser gradual o repentina, pero conforme se reduce el peso, se incrementa la sensación de sobrepeso. A pesar de que no come, la enferma tiene en un principio mucha energía y hace ejercicio extenuante para adelgazar con mayor rapidez; sin embargo, posteriormente carecerá de energía para participar en actividades de la vida cotidiana. Las jóvenes con anorexia nerviosa suelen mostrar preocupación por la comida o por la preparación de ésta para otros, aunada a comportamientos extraños de alimentación. En el examen físico se observa demacración, piel reseca, amenorrea, lanugo en la espalda y las extremidades, intolerancia al frío, presión sanguínea baja, pulso bajo, dolor abdominal y estreñimiento. El desequilibrio de electrólitos es evidente en los pacientes que se inducen vómito o utilizan laxantes o diuréticos. El aumento de los niveles de calcio es signo de osteoporosis.

Los adolescentes anoréxicos experimentan sentimientos de impotencia, falta de control, poca autoestima y depresión, además de que disminuye la socialización. La hora de la comida se convierte en una batalla familiar que incrementa los conflictos y la lucha de poder. Algunos se sienten culpables y comen compulsivamente, para después inducir el vómito por temor a subir de peso. La percepción de la imagen corporal cada vez se distorsiona más y se pierde la identidad. Los jóvenes siguen siendo egocéntricos e incapaces de realizar las tareas normales de la adolescencia. Después de comer muy poco, se quejan de inflamación y dolor abdominal.

Tratamiento y atención de enfermería

El tratamiento de la anorexia es complejo e implica varias modalidades. En la mayor parte de los casos es necesario un periodo de hospitalización para corregir el desequilibrio de electrólitos, restablecer un mínimo de nutrientes y estabilizar el peso. Además del desequilibrio electrolítico e hídrico, los criterios para la hospitalización incluyen pérdida grave del control o comportamiento suicida, peso 30% menor al esperado, pérdida ponderal acelerada, hipotermia, enfermedad coexistente y fracaso del tratamiento en consulta externa (Chitty, 1996). Los tratamientos incluyen estabilización médica, psicoterapia, terapia de la conducta, farmacoterapia y terapia familiar. Por lo general, la alimentación nasogástrica y la nutrición parenteral total sólo se utilizan cuando

Guía informativa

Anorexia nerviosa y bulimia

Datos	**Anorexia nerviosa**	**Bulimia**
Edad de inicio	10 a 25 años (promedio: 13 años).	De mayor edad, universitarios.
Peso	Notable reducción por abajo del normal.	Normal o ligeramente por arriba del normal.
Imagen corporal	Distorsionada; la persona se ve gorda, aunque sufra de inanición.	Realista, pero la persona siente que sus hábitos de comida están fuera de control.
Problemas psicológicos subyacentes	Perfeccionista, expectativas no realistas respecto de sí y de los demás, necesidades de nutrición no satisfechas. El deseo de autonomía del adolescente lo coloca en situación de conflicto si sus padres son restrictivos. Reducción de la autoestima.	Ansiedad, culpa, sensación de falta de valor e inadaptación, impulsivo, reducción de la autoestima, expectativas de los padres demasiado altas.

fallan otros procedimientos, pues son respuestas temporales a un problema mucho más grave. Tales medidas no reflejan los patrones de alimentación normal. La hospitalización es costosa y en ocasiones no es cubierta por los seguros a causa del tiempo que requiere la estabilización efectiva y el tratamiento del paciente. Las características de cronicidad del tratamiento, tanto con hospitalización como sin ella, pueden producir presiones económicas en la familia.

La enfermera desempeña un papel importante en la creación de una atmósfera relajada y no punitiva, además de que establece límites conductuales claros. Es importante que facilite el afrontamiento positivo, el incremento gradual de la autonomía y la toma de decisiones, así como la mejoría en la imagen corporal. Algunos hospitales cuentan en la actualidad con unidades especializadas en trastornos de la alimentación. El seguimiento continuo después del alta es esencial.

Las enfermeras que trabajan con adolescentes deben estar alerta a los síntomas de esta enfermedad, pues no reconocerlos es uno de los mayores obstáculos para el tratamiento. Por otra parte, una de las principales funciones de la enfermera es hacer que el joven se percate de la gravedad del padecimiento. Debido a que el índice de anorexia nerviosa es alto entre deportistas (especialmente gimnastas, bailarines y corredores), es importante que los entrenadores y los padres reconozcan los signos y síntomas iniciales. La National Association of Anorexia Nervosa and Associated Disorders cuenta con materiales informativos, fuentes de referencia y orientación psicológica. También es valioso el apoyo y estímulo de los grupos de autoayuda.

El pronóstico de los pacientes afectados por la anorexia nerviosa es incierto. La mayoría sube de peso en el hospital independientemente del tipo de tratamiento, lo cual no es signo de éxito futuro; la tasa de éxito se acerca al 70%. Las complicaciones incluyen gastritis, arritmias cardiacas, inflamación intestinal, problemas renales y otros (cuadro 16-1). En ciertos casos sobreviene la muerte, sobre todo en quienes no reciben tratamiento.

BULIMIA

Descripción

El DSM-IV considera en la actualidad que la ***bulimia***, o voracidad, es un trastorno de la alimentación independiente de la anorexia nerviosa que se caracteriza por: 1) numerosos episodios periódicos de voracidad (grandes cantidades de comida en un plazo corto, dos a tres veces a la semana, cuando menos durante tres meses) y sensación de que la necesidad de comer está fuera de control; 2) purgas o la aplicación de métodos para evitar subir de peso por el apetito voraz (p. ej., inducción del vómito o uso de laxantes, ipecacuana, diuréticos, enemas) y 3) insatisfacción con el tamaño del cuerpo o el peso.

Es muy común en adolescentes mayores y mujeres jóvenes, pero también se observa en varones. Las personas bulímicas en ocasiones comen vorazmente alimentos ricos en calorías y de fácil acceso. Tales episodios suelen tener lugar en privado e ir seguidos de vómito autoinducido o uso de catárticos. El vómito persistente erosiona el esmalte de los dientes y produce caries, esofagitis, irritación crónica de la garganta, inflamación y parotitis.

La persona afectada está consciente de la falta de control en su forma de comer. Los periodos de voracidad van precedidos de angustia y seguidos de sentimientos de abatimiento, culpa y menosprecio de sí mismo. (Véase en la Guía informativa el resumen comparativo de la anorexia y la bulimia.)

El tratamiento es similar al de la anorexia, pero también requiere farmacoterapia. Debido a que la depresión y la angustia son factores subyacentes, el médico puede administrar agentes antidepresivos o antiansiolíticos. Además del tratamiento de enfermería para las consecuencias físicas, la atención tiene por objeto reducir la ansiedad mediante la identificación de métodos alternativos para tratarla, incrementar los mecanismos de afrontamiento efectivo y facilitar la interacción familiar adecuada.

Cuadro 16-1. Complicaciones biológicas frecuentes en la anorexia nerviosa y la bulimia nerviosa

Complicaciones	*Causa*	*Tratamiento*
Cambios cardiovasculares		
Bradicardia	Inanición	Restablecer el peso
Hipotensión	Inanición, agotamiento de líquidos	Restablecer el peso
Disritmias	Por lo general producidas por ejercicio en caso de inanición; pueden deberse a hipocaliemia	Restablecer el peso o suplementos de potasio
Cambios en el sistema nervioso central		
Cambios no específicos del EEG	Inanición	Restablecer el peso
Cambios renales/electrolíticos		
Hipopotasemia	Pérdida de potasio por varias vías (vómito, diarrea y diuréticos)	Evitar las purgas; pueden necesitarse suplementos de potasio
	Restricción de sal e intoxicación por agua (para alcanzar el peso deseado)	Dieta bien balanceada con cantidades adecuadas de líquidos
Alcalosis metabólica hipoclorémica	Purga	Evitar las purgas
Edema	No se sabe con certeza el motivo	Elevar los pies durante 1 h, tres veces al día; evitar la sal; no usar diuréticos
Cambios gastrointestinales		
Parotitis	Traumatismo mecánico, inanición	Acabar con la voracidad y el vómito
Saciedad temprana	Vaciado gástrico demorado	Domperidone, 20 mg, tres veces al día
Estreñimiento	Inanición; dependencia de laxantes	Recurrir a la dieta: énfasis en la fibra dietética, las frutas y los vegetales y tratar de no usar laxantes
Caries dental	Características de acidez del vómito	Consultar al dentista
Hiperamilasemia	Salivación ± hipersecreción pancreática	Evitar las purgas
Cambios neuroendocrinos		
Reducción de la triyodotironina en suero y aumento de la triyodotironina reversa	Inanición	Restablecer el peso
Hipercortisolismo	Inanición	Restablecer el peso
Amenorrea primaria o secundaria	Bajo peso; tensión emocional	Restablecer el peso al 90% del promedio
Fuga de cortisol a resultas de supresión de dexametasona	Desconocida	Restablecer el peso
Hormona estimulante de folículos y luteinizante previas a la pubertad	Inanición	Restablecer el peso
Cambios hematológicos		
Anemia	Hipoplasia de la médula ósea por la inanición	Restablecer el peso; puede necesitarse hierro
Hipercolesterolemia	Desconocida	Dieta balanceada
Cambios dermatológicos		
Piel seca agrietada	Deshidratación, pérdida de grasa subcutánea	Restablecer el peso
Desarrollo de lanugo	Desconocida	Restablecer el peso
Callos en el dorso de la mano	Fricción contra los dientes al inducir el vómito	Dejar de vomitar

Tomado con autorización de Garfinkel BD, Carlson GA, Weller EB: *Psychiatric disorders in children and adolescents*, Philadelphia, 1990, WB Saunders.

Sistema genitourinario

DISMENORREA (PRIMARIA)

Descripción

La expresión ***dismenorrea primaria***, o menstruación dolorosa, describe el dolor relacionado con el ciclo menstrual en ausencia de enfermedad pélvica orgánica. La diferencia con la **dismenorrea secundaria** es que en ocasiones la joven presenta algún padecimiento subyacente, como endometriosis, enfermedad pélvica inflamatoria, quistes ováricos, adherencias o anormalidades congénitas. El término ***mittelschmerz (dolor intermenstrual)*** se refiere al dolor que se suscita a mitad del ciclo, al producirse la ovulación. Durante mucho tiempo la dismenorrea se consideró como un trastorno de índole psicológica, pero hoy en día se acepta que la menstruación dolorosa es resultado de la estimulación miométrica de las prostaglandinas E_2 y F_{2a}, producidas por el endometrio (Behrman, et al, 2000). La concentración de estas prostaglandinas es más alta en las mujeres que padecen dismenorrea.

En Estados Unidos, cerca de la tercera parte de las adolescentes que ya pasaron la pubertad padece algún grado de dismenorrea. Alrededor de 10% se incapacita de uno a tres días al mes, además de que dicho trastorno es la principal causa de ausentismo escolar y laboral en las mujeres. Por lo general se inicia antes de los 20 años.

Signos y síntomas

Incluyen cólicos, malestar abdominal y dolor de piernas, que empiezan al iniciarse la menstruación. Por otra parte, pueden presentarse síntomas sistémicos como náusea, vómito, mareo, diarrea, dolor de espalda y cefalea. La dismenorrea oscila de ligera a intensa.

El ***síndrome premenstrual*** *(premenstrual syndrome,* PMS*)* es más común en la mujer adulta que en las adolescentes. Si bien los síntomas coinciden con los de la dismenorrea, también se observa aumento ponderal, sensibilidad en las mamas, irritabilidad e insomnio antes de la menstruación; al empezar ésta, se resuelven los síntomas. El PMS por lo general no ocurre antes de que empiece el ciclo ovulatorio.

Tratamiento y atención de enfermería

Aun cuando ya no se considera que los factores psicológicos son los únicos determinantes de la dismenorrea, es necesario adoptar un enfoque holístico para este trastorno y revisar los principios de la higiene menstrual con la adolescente. Entre los factores que pueden agravar el padecimiento se cuentan falta de ejercicio, mala postura, falta de sueño, estreñimiento y alimentación no balanceada. Mejorar el estado de salud forma parte del tratamiento. La enfermera perspicaz también puede reconocer que los "cólicos" de la adolescente con frecuencia ocultan otras preocupaciones y debe proceder en consecuencia. En condiciones normales basta con una bebida caliente, acetaminofén y la aplicación de un paño caliente en la parte inferior del abdomen. Si estas medidas no surten efecto, el ginecólogo tendrá que obtener la anamnesis completa y realizar una palpación pélvica para descartar la posibilidad de algún trastorno orgánico. Las pacientes con dismenorrea que también necesitan anticonceptivos pueden ser candidatas para una combinación de anticonceptivos orales (estrógeno-progesterona). En caso de molestias intensas, es beneficioso el uso de inhibidores de prostaglandina, como Motrin, Anaprox y Ponstel, medicamentos que reducen las contracciones miométricas. Algunos efectos colaterales que la enfermera debe tomar en cuenta son irritación gástrica (dolor, náusea y vómito), cefalea, prurito y retención de líquidos.

ENFERMEDADES DE TRANSMISION SEXUAL

Descripción

La expresión **enfermedad de transmisión sexual** (*sexually transmitted disease*, STD) es la denominación general de las infecciones transmitidas por contacto sexual directo; sustituye al término *enfermedad venérea,* que se utilizaba antes. Los dos tipos más comunes son infección por clamidia y gonorrea. No obstante, en la actualidad se consideran que son más de 20 enfermedades las más comunes, entre otras, sífilis, verrugas genitales, herpes progenitalis, infección por citomegalovirus, hepatitis B y SIDA (síndrome de inmunodeficiencia adquirida). Hay otras afecciones, como la sarna y la pediculosis pubis, que también pueden transmitirse por vía sexual. Los efectos de algunas STD no tratadas pueden ser debilitantes e irreversibles, además de que es posible contraer más de una a la vez. Muchas de estas enfermedades son transmitidas por la mujer embarazada a su hijo *in utero* y ocasionar problemas al feto, como ceguera, defectos de nacimiento y muerte. Debido a que la incidencia del SIDA sigue aumentando, para prevenirlo es prioritario que el público se percate de que se transmite por vía sexual. En virtud de que los afectados por VIH pueden ser asintomáticos durante muchos años, suelen propagar la enfermedad sin saberlo.

El primer registro escrito de una enfermedad de transmisión sexual aparece en la Biblia, más o menos en el año 1500 a.C. Se pensó que con el descubrimiento de la penicilina se podrían erradicar estas afecciones, las cuales, sin embargo, han resurgido con intensidad por muchas razones, como factores culturales, económicos, sociales y morales entrelazados. Las causas específicas incluyen cambios de los valores y el estilo de vida de la sociedad; mayor número de los contactos sexuales, sobre todo en la clase media y alta; aumento de la movilidad social y de las cifras demográficas; renuencia de muchas personas a solicitar atención médica (especialmente adolescentes); información inadecuada sobre las enfermedades; incremento del uso de sustancias intravenosas; resistencia del organismo a los antibióticos; apatía generalizada entre los profesionales; igualdad social de los sexos y cambios en los métodos comunes para el control de la natalidad. La presencia de una STD antes de la pubertad amerita siempre una investigación por posible abuso sexual.

La frecuencia de las STD en los adolescentes es mayor que en cualquier otro grupo de edad sexualmente activo (Patel, 1998) por razones físicas y psicosociales. Hoy en día, los adolescentes maduran antes que en generaciones previas, contraen matrimonio más tarde, tienen relaciones sexuales a temprana edad y varios compañeros sexuales. A pesar de los intensos esfuerzos por proporcionar una educación sexual cabal, el adolescente sigue incurriendo en comportamientos que conllevan riesgos, además de que el consumo de alcohol y sustancias contribuye en gran medida al aumento de la actividad sexual de la juventud actual. Las imágenes de los medios de comunicación masiva, como videos de música popular, comerciales y revistas para adolescentes constituyen una fuente cada vez más importante de información sexual imprecisa. Aun cuando la información errónea coadyuva al problema, resulta sorprendente que los adolescentes se encuentran bien informados acerca de cómo evitar comportamientos de riesgo. No obstante, al parecer hay una discrepancia entre lo que saben y lo que en realidad hacen. Si bien no se han aclarado satisfactoriamente las causas de esta discrepancia, algunos factores que se suman al problema incluyen la falta de un modelo adulto adecuado, la reacción emotiva más que intelectual en situaciones de presión (el corazón dirige a la cabeza); la falta de práctica concreta con técnicas de prevención (uso de condón, diafragma o espuma, entre otros) y poca autoestima.

Signos y síntomas

En el cuadro 16-2 se describen las manifestaciones clínicas de las enfermedades de transmisión sexual más comunes en Estados Unidos. A continuación se incluye información complementaria.

Infección por clamidia. La infección por *Chlamydia trachomatis* ha sido la enfermedad de transmisión sexual más frecuente en Estados Unidos. El padecimiento puede durar meses o años sin ser diagnosticado porque suele ser asintomático. El periodo de incubación es de unos cinco a 14 días.

Cuando la mujer infectada da a luz por vía vaginal, el recién nacido corre el riesgo de contraer conjuntivitis neonatal y neumonía, en tanto que la operación cesárea reduce el riesgo de infección perinatal.

El cultivo positivo para *Chlamydia trachomatis* de las regiones conjuntivales, nasofaríngeas, vaginales o rectales constituye el diagnóstico. Aun cuando también se dispone de pruebas sin cultivos, como inmunoensayos y pruebas de anticuerpos fluorescentes, no deben utilizarse si se sospecha de abuso sexual debido a sus resultados falsos positivos.

Gonorrea. El agente infeccioso que causa esta enfermedad altamente contagiosa es *Neisseria gonorrhoeae*, bacteria anaeróbica que penetra las superficies de las membranas mucosas que recubren el conducto genital, el recto y la boca. La bacteria prolifera en áreas cálidas y húmedas del cuerpo y puede también sobrevivir en los tejidos que rodean los ojos del recién nacido y los tejidos vulvares inmaduros de las niñas que no han llegado a la pubertad. Muere rápidamente fuera del cuerpo humano.

Los síntomas en varones aparecen tres a cinco días después del contacto sexual con una persona infectada (aunque algunos son asintomáticos). Los gérmenes invaden el conducto uretral y causan prurito doloroso al orinar. El pene secreta una pus que gradualmente se adelgaza y se torna acuosa. La intensificación del ardor, la frecuencia y la urgencia urinarias son signos de infección de la vejiga. La enfermedad puede extenderse a la próstata, las vesículas seminales y los testículos. En caso de inflamación del escroto, se endurece, duele y aumenta de tamaño y se siente pesado.

Debido a que de 80 a 90% de las mujeres con gonorrea son asintomáticas, pueden transmitir la enfermedad sin saberlo. Las que tienen síntomas, experimentan ardor ligero o escozor en la zona genital, con secreción amarillenta clara, o sin ella. Puede observarse inflamación ligera y crecimiento de las glándulas de Bartholin, que hacen doloroso el caminar o sentarse. La paciente también puede tener una sensación de pesadez pélvica y de malestar abdominal. En ocasiones se observa prurito anal y síntomas urinarios. Después de uno o más periodos menstruales, la enfermedad no tratada invade los órganos de la reproducción (trompas de Falopio y ovarios incluidos) o se extiende a la pelvis y produce enfermedad pélvica inflamatoria. El tejido cicatrizal puede provocar esterilidad. La enfermedad también se transmite por prácticas homosexuales tanto femeninas como masculinas; la gonorrea anal, que se ha incrementado, es asintomática. De no tratarse, puede dar lugar a artritis, endocarditis y la muerte en ambos sexos.

El diagnóstico se basa en la anamnesis, los síntomas y los resultados de los análisis de laboratorio. En los varones se hace un frotis de la secreción del pene con un hisopo de algodón, la muestra se transfiere a un plato o frasco especial para cultivo en el que se desarrollan los microorganismos para su identificación. En ocasiones, el médico decide hacer dos cultivos con una o dos semanas de intervalo. En las mujeres, el médico por lo general obtiene una muestra para cultivo del interior de la vagina. En este caso, las pruebas de laboratorio más precisas son los métodos de anticuerpos fluorescentes, los cuales no deben utilizarse en niños por el riesgo de resultados falsos positivos. Los procedimientos son sencillos e indoloros y los resultados son confidenciales. En Estados Unidos, si el paciente es menor de edad, puede recibir tratamiento confidencial sin costo en departamentos de salud local o estatal, o con la mayoría de los médicos. Si los resultados son positivos, se rastrean los contactos sexuales para proporcionarles tratamiento antes de que surjan complicaciones.

Sífilis. También conocida como *lúes*, es causa de destrucción en todo el cuerpo. Antes del uso de la penicilina, era una de las principales causas de muerte fetal, premadurez e infección neonatal. La enfermedad es provocada por la espiroqueta *Treponema pallidum*, microorganismo espiral que se reproduce con rapidez en las zonas cálidas y húmedas del cuerpo y que invade rápidamente otros tejidos y órganos. El microorganismo patógeno ingresa al cuerpo durante el coito o a través de heridas o ulceraciones de la piel y las membranas mucosas. El periodo de incubación suele ser de tres semanas, pero puede prolongarse de siete a 90 días.

Los síntomas de la sífilis se presentan en tres etapas, primaria, secundaria y terciaria. La primaria consiste en la aparición de una llaga indolora, que se conoce como **chancro**, en el sitio en que la espiroqueta entró al cuerpo, la membrana genital, anal u oral. En la mujer, el chancro puede no ser detectado si se encuentra en torno al cuello uterino o en la vagina; desaparece sin tratamiento en unas seis semanas. El análisis serológico sanguíneo es negativo durante este periodo, pero el microorganismo puede identificarse mediante el examen de raspado de la llaga con microscopio de campo oscuro. A pesar de que el chancro desaparece, la actividad destructiva de la espiroqueta continúa, pues invade diversos sistemas del cuerpo.

Cuadro 16-2. Resumen de enfermedades de transmisión sexual

Enfermedad	*Presentación clínica*	*Tratamiento*	*Complicaciones y secuelas*	*Educación*
Infección por Chlamydia	La presentación clínica varía de infección asintomática a síntomas inflamatorios graves. Los varones padecen epididimitis y uretritis; las mujeres también sufren vaginitis y cervicitis. La infección puede pasar de la madre al hijo durante el parto. En los lactantes, las consecuencias incluyen conjuntivitis y neumonía. El tracoma es una afección inflamatoria grave de la córnea resultante de infecciones frecuentes que puede causar cicatrización y ceguera	Doxiciclina, 200 mg/día en 2 dosis durante siete días o Azitromicina, 1 g en una sola dosis por vía oral Para niños menores de nueve años y embarazadas, eritromicina, en cuyo caso puede requerirse un segundo curso	En la mujer, la inflamación puede convertirse en enfermedad pélvica inflamatoria crónica, que suele producir infecundidad o embarazo ectópico. Una de las consecuencias crónicas es el linfogranuloma venéreo (LVG), con lesiones genitales y linfadenitis regional. La neumonía de los lactantes infectados puede ser grave	La identificación y tratamiento durante el embarazo puede prevenir la infección del recién nacido. La detección rutinaria de Chlamydia en los exámenes pélvicos anuales de adolescentes sexualmente activas favorece la identificación y el tratamiento. Valorar a los contactos sexuales y tratar si la última relación tuvo lugar dentro de los 30 días de la primera aparición de los síntomas o dentro de los 60 días del diagnóstico en un paciente asintomático
Gonorrea	Cuando son sintomáticos, los varones por lo general presentan disuria, frecuencia y secreciones uretrales purulentas. Cuando son sintomáticas, las mujeres pueden tener secreciones vaginales anormales, menstruación anormal, disuria o dolor abdominal. En ambos sexos, pero especialmente en el femenino, la infección puede ser asintomática. Las infecciones anorrectales o faríngeas pueden ser sintomáticas o asintomáticas	Ceftriaxona, 125 mg IM una vez **más** Doxiciclina, 100 mg por vía oral 2 veces al día durante siete días Usar eritromicina para niños menores de nueve años y mujeres embarazadas Las dosis de ceftriaxona se incrementan en caso de complicaciones	Las mujeres no tratadas pueden desarrollar enfermedad pélvica inflamatoria y corren el riesgo de secuelas. Los varones se arriesgan a estenosis uretral, epididimitis e infecundidad. Los recién nacidos de madres con infecciones no tratadas corren el riesgo de presentar abscesos en el cuero cabelludo, en el sitio de los monitores fetales, oftalmia neonatal, rinitis, infección generalizada o infecciones anorrectales. Las personas no tratadas corren el riesgo de infección gonocócica generalizada (p. ej., septicemia, artritis, dermatitis, infección gonocócica generalizada (DG), meningitis y endocarditis)	Saber cómo tomar los medicamentos prescritos por vía oral. Si se receta tetraciclina, tomar 1 h antes o 2 h después de las comidas y evitar los productos lácteos, los antiácidos y el hierro o cualquier otro preparado que contenga minerales, así como la luz solar. Volver para valoración si los síntomas persisten o recurren después del tratamiento. Referir a compañeros sexuales para examen y tratamiento. Evitar las relaciones sexuales hasta que el paciente y sus compañeros sanen. Uso de condón para evitar futuras infecciones
Verrugas genitales (papilomavirus humano)	Crecimientos únicos o múltiples suaves, papilares o planos, indoloros en torno al ano, el área vulvovaginal, el pene, la uretra o el perineo.	El fin del tratamiento es eliminar las verrugas y mejorar los signos y síntomas, no la erradicación del papilomavirus humano (HPV). El tratamiento con podofilina o ácido cloracético es útil para los adolescentes, pero preocupa su inocuidad en el caso de los niños.	Tal vez la mayor parte de las verrugas anogenitales sean causadas por HPV tipo 6 u 11. Otros tipos (sobre todo 16, 18 y 31) se relacionan con displasia y carcinoma genital. Las verrugas genitales en niños sugiere abuso sexual y exige seguimiento.	Volver semanalmente o cada dos semanas para tratamiento y seguimiento hasta que las lesiones se resuelvan. Las mujeres deben someterse a frotis de Papanicolaou anual. Los compañeros deben ser examinados para detectar verrugas.

Adaptado de US Department of Health and Human Services: STD Prevention Guidelines. En *Quality Assurance Guidelines for STD Clinics, and Subsequent Updates*, Atlanta, GA, 1989, Public Health Service, Division of STD/HIV Prevention, Centers for Disease Control, con material adicional de *Report of the Committee on Infectious Diseases [Red Book]*, 24a. ed., Elk Grove Village, IL, 1997, American Academy of Pediatrics.

Cuadro 16-2. Resumen de enfermedades de transmisión sexual *(Continuación)*

Enfermedad	*Presentación clínica*	*Tratamiento*	*Complicaciones y secuelas*	*Educación*
Verrugas genitales (papilomavirus humano) *(continuación)*	Pueden presentarse infecciones subclínicas, sobre todo cervicales, que se detectan más fácilmente mediante colposcopia con aplicación de ácido acético (vinagre) al 3 a 5%, que hará que las lesiones se tornen blancas	Otros enfoques incluyen electrocauterización, cirugía láser o extirpación quirúrgica *Nota*: Para las mujeres con verrugas cervicales, debe excluirse la displasia antes de iniciar el tratamiento, el cual debe por tanto administrarse después de consultar a un especialista	Todas las mujeres con verrugas anogenitales deben someterse a un frotis de Papanicolaou anual; las verrugas atípicas, pigmentadas o persistentes requieren de biopsia. Las lesiones pueden crecer y destruir los tejidos. El condiloma gigante puede simular carcinoma, aunque es histológicamente benigno Durante el embarazo, las verrugas crecen y están extremadamente vascularizadas. Es raro que obstruyan el canal del parto y sean motivo de operación cesárea. El HPV puede causar papilomatosis laríngea en los lactantes	Abstenerse del sexo o usar condón durante el tratamiento. El uso del condón previene futuras infecciones
Herpes genital	Una vesícula o, casi siempre, varias en algún punto de los genitales, que se revientan de manera espontánea y forman úlceras de poca profundidad en ocasiones dolorosas. Como la fase vesicular puede pasar inadvertida, sobre todo en mujeres, generalmente la presentación inicial son las úlceras. Las lesiones se resuelven espontáneamente, no dejan cicatriz. La primera ocurrencia se denomina *infección inicial* o *primer episodio clínico* (dura, en promedio, de 14 a 21 días). Las ocurrencias subsecuentes, por lo general más ligeras, se llaman *infecciones recurrentes* (duran, en promedio, de ocho a 12 días). El intervalo entre episodios clínicos se denomina *latencia*. Durante la latencia, el virus puede extenderse.	No se conoce cura. El tratamiento con aciclovir sistémico puede reducir los signos y síntomas de los episodios de herpes y acelerar la curación, pero no erradica la infección ni influye en las recurrencias subsecuentes *Primer episodio clínico (genital)*: Aciclovir, 200 mg por vía oral 5 veces al día durante siete a 10 días o hasta que se presente la resolución clínica *Primer episodio clínico* (herpes proctitis): Aciclovir, 400 ml por vía oral 5 veces al día durante 10 días o hasta que se presente la resolución clínica *Episodios recurrentes*: Aciclovir, 200 mg por vía oral 5 veces al día durante cinco días a partir del segundo día de la aparición, o aciclovir, 800 mg por vía oral 2 veces al día durante cinco días	Durante el primer episodio clínico, puede presentarse meningitis aséptica. La adquisición inicial de la infección por HSV durante el embarazo incrementa la probabilidad de transmisión de la madre al hijo; las mujeres con infección recurrente rara vez transmiten el virus al recién nacido durante el parto vaginal. Desde el punto de vista clínico, la gravedad del herpes neonatal varía de infección no aparente a infecciones locales en ojos, piel o membranas mucosas, a infección grave generalizada que puede afectar el sistema nervioso central	Mantener limpia y seca el área afectada. Ya que las lesiones iniciales y las recurrentes extienden el virus, los pacientes deben abstenerse del sexo mientras presentan síntomas. También existe un riesgo no determinado, pero supuestamente pequeño, de transmisión durante los intervalos asintomáticos. Los condones pueden proporcionar cierta protección. El riesgo de infección fetal debe ser explicado a todos los pacientes. Se debe asegurar a las mujeres no embarazadas que el herpes genital no influye en sus posibilidades de ser madres y que, en la mayor parte de los casos, el parto puede ser vaginal. Las mujeres embarazadas deben notificar a su médico/ginecólogo sus antecedentes de herpes.

Adaptado de US Department of Health and Human Services: STD Prevention Guidelines. En *Quality Assurance Guidelines for STD Clinics, and Subsequent Updates*, Atlanta, GA, 1989, Public Health Service, Division of STD/HIV Prevention, Centers for Disease Control, con material adicional de *Report of the Committee on Infectious Diseases [Red Book]*, 24a. ed., Elk Grove Village, IL, 1997, American Academy of Pediatrics.

Cuadro 16-2. Resumen de enfermedades de transmisión sexual *(Continuación)*

Enfermedad	*Presentación clínica*	*Tratamiento*	*Complicaciones y secuelas*	*Educación*
Herpes genital *(continúa)*		*Supresión de la infección recurrente de herpes genital*: El tratamiento continuo reduce la frecuencia o gravedad de la enfermedad activa en cuando menos el 75% de los pacientes con recurrencias frecuentes (cuando menos 6 al año). La dosis debe ser individualizada: Aciclovir, 200 mg por vía oral 2 a 5 veces al día, o aciclovir, 400 mg por vía oral, 2 veces al día *Nota*: El tratamiento tópico con aciclovir es mucho menos efectivo que el tratamiento con medicamentos por vía oral		El herpes genital (y otros padecimientos que producen úlceras) ha sido relacionado con un riesgo mayor de adquirir infección por VIH
Sífilis	*Primaria*: El chancro clásico es indoloro, indurado y localizado en el sitio de la exposición. Se debe suponer que todas las úlceras genitales son sifilíticas *Secundaria*: Los pacientes pueden presentar irritación cutánea muy variable, manchas mucosas, condilomata lata, linfadenopatía u otros signos *Latente*: Los pacientes no presentan signos clínicos, si bien pueden experimentar signos de la etapa secundaria *Neurosífilis*: Llega a ser asintomática; en caso contrario, son varios los síntomas y signos neurológicos, como dolores punzantes, ataxia, trastornos de la vejiga, confusión y obtundación	Sífilis primaria o secundaria, o la temprana de menos de un año de duración: una dosis IM de penicilina benzatina G de 2.4 millones de unidades. Curso de dos semanas de tetraciclina o doxiciclina por vía oral para pacientes alérgicos a la penicilina. Sífilis de duración no determinada o de más de un año: penicilina benzatina G, 7.2 millones de unidades en total, administradas en dosis IM de 2.4 millones con una semana de intervalo durante tres semanas consecutivas Neurosífilis (se recomienda hospitalizar al paciente): Penicilina cristalina acuosa G, 12-24 millones de unidades diarias, administradas en dosis IV de 2-4 millones de unidades cada 4 h, durante 10 a 14 días. Puede ir seguida de penicilina benzatina G, 2.4 millones de unidades IM cada semana, durante tres semanas	Tanto la sífilis tardía como la congénita son complicaciones que pueden prevenirse con el diagnóstico y tratamiento de la sífilis temprana. Entre las secuelas de la tardía se incluyen neurosífilis (que puede presentarse en cualquier etapa), sífilis cardiovascular (aneurisma aórtico torácico, enfermedad de la válvula aórtica) y formación de goma localizada La sífilis congénita afecta a muchos sistemas de órganos. Además de los nacidos muertos y el retraso en el crecimiento intrauterino, las secuelas de la sífilis congénita pueden incluir afecciones mucocutáneas, esqueléticas, hematológicas, del sistema nervioso central y oculares	Volver para análisis de sangre de seguimiento según prescripciones (por lo general, tres y seis meses después del tratamiento). El seguimiento puede ser largo o a intervalos frecuentes. Comprender la importancia de volver para el tratamiento de seguimiento o tomar correctamente los medicamentos administrados por vía oral, según prescripciones. Referir para valoración y tratamiento a los compañeros sexuales. Evitar la actividad sexual hasta que el paciente y los compañeros estén curados Usar condón para evitar infecciones futuras. Conocer los riesgos de la sífilis durante el embarazo. Las mujeres embarazadas deben ser valoradas al principio del embarazo. La sífilis (y otras enfermedades que producen úlceras genitales) han sido relacionadas con un incremento del riesgo de contraer infecciones por VIH. Los pacientes infectados con VIH y tratados contra la sífilis deben ser valorados clínica

Cuadro 16-2. Resumen de enfermedades de transmisión sexual *(Continuación)*

Enfermedad	*Presentación clínica*	*Tratamiento*	*Complicaciones y secuelas*	*Educación*
Sífilis *continúa*				y serológicamente uno, dos, tres, seis, nueve y 12 meses después del tratamiento
Hepatitis B	Los signos y síntomas clínicos son iguales a los de otras formas de hepatitis y en ocasiones incluyen varias combinaciones de anorexia, malestar, náusea, vómito, dolor abdominal, orina oscura e ictericia. También se presentan irritación de la piel, artralgias y artritis. Sólo de 33 a 50% de las infecciones agudas son sintomáticas; se resuelven y dan lugar a inmunidad permanente. En cerca de 90% de los lactantes que adquieren la infección por vía perinatal y de 5 a 10% de los casos agudos de niños mayores, la infección persiste y resulta en un estado de portador crónico, que puede ser asintomático	No hay tratamiento específico para la hepatitis B aguda o para el estado de portador crónico. Se recomienda administrar la vacuna universal respectiva a todos los lactantes y a los niños inmunizados antes de que lleguen a la adolescencia. También se recomienda para personas en riesgo de contraer infecciones por HBV. La coinfección por VIH reduce la respuesta humoral a la vacuna contra la hepatitis B. Los hijos de madres infectadas (es decir, positivas a HBsAg) deben recibir tanto inmunoglobulina para hepatitis B (HBIG) como la vacuna contra hepatitis B al nacimiento, al mes y a los seis meses. Los compañeros sexuales de personas con hepatitis B aguda deber ser inmunizados y recibir HBIG si acuden a consulta 14 días después de la última exposición. Los compañeros sexuales de portadores crónicos de HBV deben ser inmunizados contra la hepatitis B. Antes del tratamiento, se recomienda verificar la propensión del compañero sexual a la infección por HBV si esto no demora el tratamiento más de 14 días	Entre las secuelas de largo plazo se incluyen hepatitis crónica persistente y hepatitis crónica activa, cirrosis, carcinoma hepatocelular, insuficiencia hepática y muerte. Rara vez una infección aguda es fulminante con insuficiencia hepática, que produce la muerte. Ocasionalmente, los portadores crónicos infecciosos son asintomáticos, pero corren gran riesgo de desarrollar hepatopatías crónicas o cáncer hepático más adelante	Si bien con frecuencia es asintomática, la hepatitis B llega a poner en peligro la vida y dar lugar a complicaciones graves. Esta infección se evita con la vacuna correspondiente, que es tanto segura como muy efectiva. Las personas expuestas deben ser inmunizadas. Aquellas personas cuyos compañeros sexuales tienen la infección aguda por HBV deben recibir profilaxis con dicha vacuna después de la exposición y con HBIG si acuden a consulta después de 14 días de la última exposición. Cuando se sabe que el compañero sexual es portador crónico de HBV, se debe administrar la vacuna contra la hepatitis B. Todas las mujeres embarazadas deben ser sometidas a la prueba de detección de HBsAg para asegurarse de que el recién nacido recibirá el mejor tratamiento. Los homosexuales activos y quienes utilizan sustancias parenterales están en gran riesgo de contraer infecciones por HBV y VIH. La frecuencia de los seguimientos clínicos de las personas con infección por HBV aguda se determina en función de la sintomatología y de los resultados de las pruebas de funcionamiento hepático. El uso del condón previene la transmisión sexual a personas propensas

Adaptado de US Department of Health and Human Services: STD Prevention Guidelines. En *Quality Assurance Guidelines for STD Clinics, and Subsequent Updates*, Atlanta, GA, 1989, Public Health Service, Division of STD/HIV Prevention, Centers for Disease Control, con material adicional de *Report of the Committee on Infectious Diseases [Red Book]*, 24a. ed., Elk Grove Village, IL, 1997, American Academy of Pediatrics.

Cuadro 16-2. Resumen de enfermedades de transmisión sexual *(Continuación)*

Enfermedad	*Presentación clínica*	*Tratamiento*	*Complicaciones y secuelas*	*Educación*
Infección por VIH y SIDA	Las personas infectadas con VIH pueden ser asintomáticas durante muchos años, si bien, a la larga, la mayoría presentará los síntomas respectivos. El avance de éstos va de la etapa inicial aguda de la infección por VIH a infección asintomática, a infección sintomática, para culminar en el síndrome clínico completo del SIDA. Los signos y síntomas relacionados con la infección por VIH sintomática pueden incluir fatiga, falta de apetito, pérdida de peso inexplicable, linfadenopatía generalizada, diarrea persistente, fiebre y sudación nocturna. En niños pequeños, los primeros síntomas son retraso en el crecimiento y episodios frecuentes de monilia bucal. En pacientes con SIDA se observan otros signos y síntomas específicos de enfermedades oportunistas, como lesiones cutáneas de moradas a azuladas relacionadas con el sarcoma de Kaposi (KS, rara vez afecta a niños), falta de aire y tos no productiva derivada de neumonía por *Pneumocystis carinii* (PCP), así como glositis, disfagia y dolor retrosternal relacionado con candidiasis oral y esofágica	Si bien no hay vacuna ni cura para la infección por VIH o el SIDA, el desarrollo de tratamientos, como agentes antivirales, inmunomoduladores y otros, está avanzando rápidamente. Para personas infectadas por VIH, la zidovudina (ZDV, antes llamada AZT) en ocasiones es efectiva para demorar las condiciones clínicas de la infección. La pentamidina en aerosol y el trimetoprim-sulfametoxasol han demostrado su efectividad en la prevención de la neumonía por *Pneumocystis carinii*. Estos fármacos tienen efectos colaterales graves y su uso debe ser vigilado estrechamente por especialistas. Para las personas que ya han sido diagnosticadas como sidosas, la terapia estándar consiste en antirretrovirales, profilaxis para infecciones y tratamiento agresivo de las enfermedades oportunistas cuando se presentan. El tratamiento oportuno con ZDV (durante el embarazo y el parto, así como al recién nacido) de las mujeres embarazadas positivas a VIH ha reducido la transmisión del virus al recién nacido más o menos a un 8%. Después del nacimiento, los hijos de madres infectadas se tratan con ZDV durante varias semanas	Si bien la mayoría de las personas infectadas con VIH a la larga desarrollan algunos de los síntomas relacionados con la infección, otras son asintomáticas durante 10 años o más. Aproximadamente el 30% de los lactantes nacidos de una mujer infectada también tiene la infección. El pronóstico es desfavorable, pero ya se han hecho avances terapéuticos	Las personas que inician una relación sexual deben recibir información sobre las medidas que reducen el riesgo de transmisión del VIH. Los compañeros sexuales deben estar enterados de la seropositividad al virus. Las prácticas sexuales deben limitarse a aquellas que no permiten el intercambio de sangre, semen ni secreciones vaginales. Siempre se debe usar condón. No deben inyectarse sustancias ilícitas. Los consumidores de sustancias deben participar en algún programa de tratamiento, pero si la práctica continúa, nunca deben compartir agujas ni jeringas; en caso contrario, lavar los instrumentos con blanqueador reduce el riesgo de transmisión del VIH. El alcohol y otras sustancias que no se inyectan dan lugar a comportamientos riesgosos en las relaciones sexuales. Las mujeres en edad de procrear que pudieran contraer la infección, deben ser informadas sobre el riesgo de transmisión perinatal y sobre las opciones de control de la natalidad. Las mujeres embarazadas que se sabe están infectadas o de quienes se sospecha la infección, deben notificarlo de inmediato a su médico para asegurar que reciban tratamiento óptimo durante el embarazo. Las STD que causan úlceras genitales han sido relacionadas con un mayor riesgo de contraer o transmitir la infección por VIH. Las personas infectadas deben ser sometidas a prueba cutánea de tuberculosis

La sífilis secundaria puede iniciarse de seis semanas a seis meses después de la infección. Los síntomas ceden y reaparecen de manera intermitente. De no tratarse, la enfermedad entra en un periodo de latencia asintomática que puede perdurar muchos años; es contagiosa durante los dos primeros. Las pruebas serológicas son positivas.

La etapa terciaria ocurre después del cuarto año. Si bien la enfermedad no es infecciosa en esta fase, es sumamente grave, ya que las espiroquetas atacan corazón, vasos sanguíneos, cerebro y médula espinal, cuya infección puede ocasionar la muerte. También puede producir demencia y ceguera. La destrucción de tejido óseo origina invalidez grave o parálisis.

Debido a que la madre sifilítica puede infectar a su hijo *in utero*, el ginecólogo lleva a cabo una prueba serológica que recibe el nombre de VDRL (*Venereal Disease Research Laboratories*) en la primera consulta prenatal, lo cual ha permitido prevenir la **sífilis congénita**. Algunos médicos repiten el análisis en etapas posteriores del embarazo para detectar sífilis contraída después del primer análisis. Cuando el resultado es positivo, la madre recibe tratamiento con penicilina que, no obstante la etapa del embarazo, puede permear la placenta con eficacia y de esta forma proteger al feto. Si la madre sifilítica no es tratada, el resultado puede ser aborto, muerte fetal o sífilis congénita. Las madres solteras jóvenes y sus lactantes corren peligro, sobre todo cuando se descuida la atención prenatal. En Estados Unidos, la detección de casos en adultos también se lleva a cabo en los exámenes médicos que exigen muchas empresas para la contratación de personal y por los reconocimientos que llevan a cabo las fuerzas armadas. Los adolescentes que han sido víctimas de violencia se encuentran en riesgo y deben recibir tratamiento profiláctico.

Herpes genital. El **virus de herpes simple** (*herpes simplex virus*, HSV) **tipo II**, que produce una enfermedad de transmisión sexual en los genitales, es al parecer cada vez más común entre adolescentes. Cerca del 5 al 10% de los casos es producido por el HSV tipo I, que casi siempre se aísla en lesiones ubicadas por arriba del ombligo, mientras que el tipo II por lo general se aísla en lesiones genitales (American Academy of Pediatrics, 1997). El virus se encuentra latente después de la infección inicial, pero recurre posteriormente. El periodo de incubación es de cinco a 10 días y las lesiones pueden persistir de tres a seis semanas. La infección puede ser muy dolorosa, especialmente si afecta la uretra y la vejiga. Los baños de asiento, las lámparas de calor y las compresas locales de solución de Burow suelen ofrecer alivio. Los síntomas sistémicos incluyen fiebre, cefalea, malestar y anorexia. El virus se identifica mediante cultivo de los tejidos. No hay una cura conocida, pero la administración de aciclovir puede acelerar la cicatrización y el curso del episodio.

El HSV tipo II, que puede ser fatal para el recién nacido, se contrae a través de la madre durante el paso por el canal del parto y provoca infección generalizada en muchos de los sistemas corporales. Cuando se sabe que la madre está infectada, se practica una operación cesárea.

Se considera que el herpes es un factor de predisposición para el cáncer cervical. Los frotis de Papanicolaou periódicos permiten detectar el carcinoma en fases tempranas.

Tratamiento y atención de enfermería

En el cuadro 16-3 se describen las modalidades de tratamiento y los criterios de salud pública para las enfermedades de transmisión sexual más frecuentes. No obstante la forma de pensar respecto de los cambios sociales y la tolerancia sexual, los profesionales de la salud deben aceptar que existen y tratarlas de manera adecuada. Para que las enfermeras ayuden a los adolescentes afectados, deben crear un ambiente en que éstos se sientan cómodos. Para apoyar la autoestima de los jóvenes, es necesario escuchar sus preocupaciones con atención, sin juzgarlos.

La enfermera se acerca al paciente con sensibilidad, reconociendo que el adolescente está avergonzado y necesita intimidad, sobre todo durante los exámenes. Las jóvenes suelen temer a la palpación pélvica y mostrarse nerviosas, incluso si su actitud parece indicar lo contrario. Es necesario que la enfermera explique el procedimiento en detalle, indique a la paciente cómo relajarse, la cubra de manera adecuada y permanezca con ella durante el examen para tranquilizarla. Se analizan los resultados con el paciente y se le insta a que pregunte si tiene dudas. La mayoría de los adolescentes necesita ayuda para expresarse y no suele hacer preguntas fácilmente, aunque no comprenda la información.

El hecho de tener que notificar a los contactos sexuales, requisito legal en Estados Unidos, es un tema cargado de emotividad que con frecuencia impide a los pacientes pedir ayuda. La persona a la que se asegura que habrá confidencialidad y que ha sido tratada de manera digna se encontrará más dispuesta a cooperar. Las jóvenes sexualmente activas deben responsabilizarse de su propia salud. Es necesario instarlas a que soliciten cultivos de clamidia y gonorrea como parte de sus exámenes médicos de rutina.

La enfermera debe explicar a los adolescentes de ambos sexos que es de particular importancia solicitar atención médica inmediata si sospechan de que su pareja tiene una enfermedad de transmisión sexual. La menstruación no debe ser impedimento para ello. Se informará a los adolescentes de que el sexo con una sola pareja no elimina el riesgo, ya que dicha persona puede haber tenido contacto con otras, y basta una experiencia sexual del compañero con una persona infectada para transmitir el padecimiento.

La experimentación sexual, la falta de educación y la falta de precaución torna a los adolescentes muy susceptibles a las STD. Los objetivos de la atención incluyen reducir los temores del paciente, obtener antecedentes completos y desarrollar una relación de confianza. Si se establece una relación terapéutica entre el adolescente y la enfermera, será entonces posible proporcionar información para la prevención.

Cuadro 16-3. Intervenciones para el niño o adolescente con enfermedad de transmisión sexual (STD)

Tema	*Objetivos*	*Intervenciones*
Orientación anticipada para niños menores de 12 años	Proporcionar orientación anticipada sobre la sexualidad en función de su proceso de desarrollo	• Fomentar los programas educativos que exploren cuestiones de sexualidad acordes con el nivel de desarrollo • Proporcionar información adecuada para la edad en las consultas para niños sanos • Enseñar al niño estrategias para enfrentar a las personas que lo tocan inadecuadamente • Subrayar la importancia de comunicarlo a un adulto si ocurre algo inconveniente
Orientación anticipada para adolescentes	Evitar infecciones mediante la orientación anticipada	• Analizar los factores de riesgo de la sexualidad en cada consulta de rutina (incluir datos sobre la relación entre la actividad sexual y el abuso de sustancias y alcohol) • Revisar la estructura y función del sistema reproductor y la higiene personal • Analizar los valores y la toma de decisiones, el comportamiento sexual posible y sus consecuencias, así como la prevención del embarazo y las STD • Abogar por un programa de educación integral para la salud en las escuelas
Sospecha de infección	Identificar los primeros síntomas y facilitar el tratamiento oportuno si se presenta la infección	• Crear un ambiente imparcial; escuchar; valorar los conocimientos; observar el comportamiento no verbal; crear confidencialidad • Proporcionar intimidad al colaborar en los exámenes pélvicos o genitales; asegurarse de que el paciente esté adecuadamente cubierto • Interrogar sobre los compañeros sexuales y, en su caso, remitirlos a tratamiento; quienes tienen varias parejas sexuales, son homosexuales, tienen un nuevo compañero o tienen antecedentes de STD corren el riesgo específico de contraer una infección • Percatarse de que con frecuencia la ira disimula la depresión o el dolor; no pensar que se dirige al interlocutor • Sospechar de abuso sexual si el niño tiene menos de 12 años; remitirlo al Departamento de Servicio Social si se confirma la enfermedad o se sospecha de abuso sexual
Cumplir con el tratamiento	Asegurarse de que se cumpla el plan de tratamiento y evitar que se propague la infección	• Recomendar la abstención durante el tratamiento y el uso del condón si la actividad sexual continúa • Aconsejar que se tomen todos los medicamentos prescritos. Si el paciente toma tetraciclina o doxiciclina, aconsejar que lo haga 1 h antes o 2 después de los alimentos (con el estómago vacío) y evitar los productos lácteos, antiácidos, hierro y luz solar • Informar a los pacientes que toman tetraciclina o doxiciclina de que estos medicamentos reducen la eficacia de los anticonceptivos orales, de manera que deben utilizar algún otro método de control natal durante el curso del tratamiento
Prevención de complicaciones	Evitar la reinfección y las secuelas	• Subrayar la importancia del seguimiento y los frotis de Papanicolaou sistemáticos • Analizar las posibles complicaciones de trastornos específicos, como defectos congénitos, infecundidad

El porcentaje de pacientes hospitalizados con STD es pequeño porque los tratamientos para pacientes externos son adecuados y se aíslan los casos diagnosticados. Sin embargo, por las características insidiosas de estos trastornos, las enfermeras deben poner en práctica técnicas escrupulosas de lavado de manos cuando ayudan con los exámenes rectales y vaginales y al manejar equipo, como termómetros rectales y boquillas para duchas. Deben alejar las manos del rostro para evitar la conjuntivitis gonorreica.

Las STD que afectan a los órganos de la reproducción constituyen una amenaza grave para la autoimagen y provocan angustia extrema. La enfermera debe valorar el nivel de conocimientos del paciente y ofrecer información acorde con el mismo. Muchos jóvenes conocen poco su cuerpo y su sexualidad en desarrollo; otros tienen problemas emocionales muy profundos que es necesario abordar. Quizá utilicen el sexo como escape de la realidad, para expresar hostilidad o rebelión o para llamar la atención. Pueden verse involucrados en una relación que ya no desean y necesitan ayuda para formular actitudes positivas respecto de ellos mismos. Por otra parte, es importante que comprendan su comportamiento y el de los demás. En particular, deben aprender que son responsables de sus actos si deciden ser sexualmente activos.

La prevención de las STD es responsabilidad de todos y exige que se tomen medidas e iniciativas individuales. Las enfermeras deben conocer las técnicas de diagnóstico y los tratamiento más actuales. La educación del público, sobre todo de los jóvenes, es crucial. Las enfermeras que trabajan en el entorno frecuentado por los adolescentes pueden distribuir algunos de los excelentes folletos publicados. Los cursos estructurados de educación sexual deben incluir las enfermedades de transmisión sexual (hay excelentes auxiliares audiovisuales) y análisis sobre cómo establecer patrones saludables de comportamiento sexual. La enfermera comunitaria o escolar debe participar en la búsqueda de casos y remitirlos a tratamiento, ya que las demoras derivadas del temor de que se hagan públicos pueden ser fatales. En todo Estados Unidos se han promulgado leyes que permiten a los médicos tratar a los menores infectados sin la autorización previa de los padres.

Sistema linfático

ENFERMEDAD DE HODGKIN

Descripción

La enfermedad de Hodgkin es una neoplasia del sistema linfático que afecta principalmente a los ganglios; puede enviar metástasis a bazo, hígado, médula espinal, pulmones o alguna otra parte del cuerpo. Las células de Reed-Sternberg observadas en el examen al microscopio del tejido de los ganglios linfáticos, tienen dos núcleos y son diagnósticas de la enfermedad. Este trastorno rara vez ocurre antes de los cinco años, pero su incidencia se incrementa durante la adolescencia y al principio de la edad adulta. Es dos veces más común en varones que en mujeres. Hay cuatro subtipos, cada uno de los cuales surge a diferente edad, con resultados clínicos y factores de pronóstico distintos.

Signos y síntomas

El síntoma de presentación es por lo general una protuberancia indolora en la zona cervical o algún otro sitio de ganglio linfático (supraclavicular, axilar, inguinal); es característico que haya muy pocas manifestaciones de otro tipo. El paciente o sus padres suelen ser quienes observan la inflamación primero. En los casos más avanzados suele observarse fiebre baja, anorexia, pérdida ponderal, sudación nocturna, malestar general, erupción y prurito en la piel. Debido a que este padecimiento afecta las células inmunitarias, el enfermo puede ser más propenso a infecciones.

Es necesario descartar las causas infecciosas del crecimiento de las glándulas linfáticas (p. ej., la mononucleosis infecciosa es común entre adolescentes). La biometría hemática en ocasiones muestra cambios en los diferenciales de leucocitos. En la radiografía torácica se observa afección del mediastino. El diagnóstico se confirma mediante biopsia de los ganglios linfáticos, que revela células de Reed-Sternberg.

Es necesario determinar la etapa de la enfermedad para prescribir el tratamiento. Al principio, la tomografía por computadora o las imágenes por resonancia magnética ayudan a determinar la extensión de la enfermedad. Con linfangiografía se valora la afección de los ganglios linfáticos de la parte baja del abdomen. En ciertos casos se lleva a cabo una laparotomía para determinar la etapa de la enfermedad. En ese momento, es posible extirpar el bazo y obtener una biopsia de hígado, de los ganglios accesibles y de la médula ósea. Las etapas de la enfermedad de Hodgkin se definen de la siguiente manera:

- *Etapa I*: La enfermedad se limita a un solo sitio de ganglio no linfático o se localiza en un solo grupo de ganglios linfáticos. Es asintomática.
- *Etapa II*: Afección de dos o más áreas de ganglios linfáticos en el mismo lado del diafragma o un área de ganglio no linfático y una o más regiones de ganglios linfáticos afectados del mismo lado del diafragma.
- *Etapa III*: Afección de regiones de ganglios linfáticos en ambos lados del diafragma; afección de órganos adyacentes o bazo.
- *Etapa IV*: Enfermedad difundida; pronóstico menos favorable.

La determinación precisa de la extensión del padecimiento depende de la presencia o ausencia de síntomas sistémicos, fiebre o pérdida ponderal (Behrman, et al, 2000).

Tratamiento

Hoy en día se dispone de regímenes bien establecidos para combatir la enfermedad de Hodgkin, como radioterapia y quimioterapia, según la etapa clínica del padecimiento. El pronóstico para la remisión es favorable. La curación se relaciona principalmente con el momento del diagnóstico.

La atención de enfermería tiene por objeto aliviar ante todo los síntomas de los efectos colaterales de la radioterapia y la quimioterapia (véase cap. 12 para el tratamiento de los efectos colaterales y el cuadro 16-4 para las intervenciones adaptadas para adolescentes). La instrucción del paciente y su familia es de suma importancia, pues la mayoría son tratados en casa.

Uno de los efectos colaterales frecuentes es el malestar derivado de la radiación. El adolescente se cansa fácilmente y puede estar irritado e inapetente. La piel del área tratada se sensibiliza y debe protegerse de la luz solar y la irritación y no exponerse al sol, particularmente durante el tratamiento, después del cual se aplica un bloqueador solar con PABA para evitar quemaduras. El médico puede prescribir un ungüento para aliviar el prurito; no se debe aplicar nada que el médico no haya recomendado. Después de la radioterapia abdominal, en ocasiones se presenta diarrea. El paciente **no** se vuelve radiactivo durante el tratamiento ni después de éste.

Después de la esplenectomía, el enfermo corre el riesgo a largo plazo de contraer infecciones graves, lo cual debe explicarse a los padres y al adolescente. Es necesario vigilar

Cuadro 16-4. Intervenciones para adolescentes sometidos a quimioterapia contra el cáncer

Problema	*Intervención*
Riesgo de infección	• Explicar la función del sistema inmunológico y cómo influyen en él los medicamentos quimioterapéuticos • Cuando sea conveniente, usar ayudas visuales • Revisar los métodos de prevención de infecciones: lavarse meticulosamente las manos, evitar exponerse a resfríos o enfermedades, importancia de los exámenes físicos de rutina y las inmunizaciones
Hemorragia	• Recomendar cautela en actividades físicas y evitar los deportes de contacto si la cuenta plaquetaria es baja • Revisar el tratamiento de las hemorragias nasales • Ayudar al adolescente a planear actividades sociales de bajo riesgo
Estomatitis, náusea, vómito	• Usar un anestésico local en ulceraciones bucales antes de las comidas • Aconsejar el uso de cepillos de dientes suaves y enjuagues bucales • Administrar los antieméticos prescritos antes de la quimioterapia; practicar técnicas de relajación • Ofrecer porciones pequeñas de alimentos con frecuencia; comentar la alteración del sentido del gusto y los alimentos que se antojan
Fatiga	• Fomentar el reposo frecuente • Coordinar con la enfermera de la escuela los periodos de descanso • Explorar las áreas de interés tranquilas
Cambios en la imagen corporal	• Instar al adolescente a ventilar sus sentimientos relacionados con los cambios observados en la piel y el cabello y en el nivel de actividad • Usar pelucas, mascadas, sombreros, lápiz de cejas, pestañas postizas y otros dispositivos cosméticos para minimizar el aspecto de la caída del cabello. Recordar al adolescente que es temporal • Sugerir prendas de vestir que minimicen los cambios corporales y favorezcan la buena apariencia
Dependencia forzada durante el tratamiento	• Involucrar al enfermo en la toma de decisiones • Aconsejar a los padres que no sean sobreprotectores, sino que concedan autonomía dentro de los límites del tratamiento • Animar a los amigos a visitar al enfermo o llamarlo por teléfono; fomentar las sesiones de conversación con los amigos
Temor	• Remitir al adolescente a un grupo de apoyo para jóvenes de su edad • Permitir la expresión de temores, preocupaciones o dudas • Remitir al paciente y su familia para apoyo espiritual • Aclarar la información sobre la enfermedad, los procedimientos y los tratamientos • Remitir a un campamento para jóvenes cancerosos si el adolescente está interesado

estrechamente los aumentos de temperatura. También puede haber infección con poca o nada de fiebre porque ciertos medicamentos la disimulan, en cuyo caso es necesario realizar exudados de la garganta para cultivo, así como obtener muestras de sangre, orina, esputo o heces. Se indica al joven y a sus familiares que no duden en llamar a la clínica, especialmente si cambia el estado del paciente o si están preocupados o confundidos respecto de los síntomas. No se deben ajustar los medicamentos a menos que el médico lo recomiende específicamente.

Debido a que los adolescentes ya pueden entender las implicaciones de una enfermedad grave, es de suma importancia brindarles apoyo emocional. Las enfermeras deben estar particularmente preparadas para los periodos de ira, que en ocasiones se dirige contra ellas. El ejercicio adecuado y sistemático, como golpear una pera de boxeo, permite canalizar la ira sin correr riesgos y evita que se acumule de manera innecesaria la tensión. El paciente por lo general regula su propia actividad, si bien el médico deberá indicarle si debe tomar precauciones especiales.

Piel

ACNE VULGAR

Descripción

El acné es una inflamación de las glándulas sebáceas y los folículos pilosos de la piel. Por influencia de las hormonas, en la pubertad, los folículos sebáceos crecen y segregan mayor cantidad de una sustancia grasosa llamada sebo, si bien se piensa que también influyen ciertos factores genéticos y la tensión emocional. El curso del acné puede ser breve o prolongado (10 o más años de duración), el premenstrual no es raro en las niñas. Las lesiones principales son comedones, pápulas y crecimientos noduloquísticos.

Signos y síntomas

Los ***comedones*** son tapones de queratina, sebo y bacterias. La queratina, una sustancia proteínica, es el principal componente de la epidermis y el cabello. Hay dos tipos de comedones, abiertos y cerrados. En los abiertos, o puntos negros, la superficie se oscurece por la melanina, en tanto que los cerrados, o puntos blancos, son la causa del proceso inflamatorio del acné. Con la acumulación continua, el folículo se rompe y libera el contenido irritante en la piel que lo rodea, mientras que puede aparecer una pústula cuando se desarrolla cerca del exterior. Este proceso es independiente de la higiene del adolescente porque las bacterias de la superficie no intervienen en la patogénesis. En general, el acné surge en la barbilla, las mejillas y la frente, así como en el tórax, la parte superior de la espalda y los hombros. Suele agravarse en el invierno.

Tratamiento y atención de enfermería

El tratamiento básico del acné ha cambiado considerablemente en los últimos años. Debido a que no se considera ya que ciertos alimentos precipitan el padecimiento, no se restringe el consumo de chocolate, cacahuates ni bebidas de cola, a menos que el paciente esté convencido de que hay una correlación entre un alimento específico y el trastorno. Se debe fomentar una dieta regular y bien balanceada. Los pacientes que no toman tetraciclina ni vitamina A se benefician con la luz solar. Las medidas higiénicas generales en cuanto a limpieza, descanso y evitar las tensiones emocionales ayudan a prevenir las exacerbaciones.

La limpieza con un jabón suave y agua elimina la grasa de la superficie, aunque no debe ser excesiva porque irrita y reseca la piel. Por otra parte, exprimirse los barros incrementa la inflamación local. La aplicación de preparados tópicos del color de la piel en las lesiones activas mejora su aspecto mientras se resuelve la lesión.

En caso de ser necesario el uso de estos preparados, se recomiendan las lociones de peróxido de benzoílo, que se expenden sin receta médica, o los ungüentos prescritos a determinada potencia, que secan la piel, la descaman y suprimen la formación de ácido graso. El derivado tópico de ácido retinoico (Retin-A) ayuda a eliminar los tapones de queratina. Se aplica diariamente, empezando por la potencia más baja, incrementándola hasta que se logra el control, sin irritación ni descamación excesiva de la piel. En virtud de que el ácido de la vitamina A suele aumentar la sensibilidad de la piel al sol, al usarlo se requiere de precauciones adecuadas. Las bacterias de la superficie se minimizan con preparaciones antibióticas tópicas, como solución de eritromicina en algodón, las cuales son muy fáciles de utilizar y pueden combinarse con el peróxido de benzoílo.

Para los adolescentes con acné grave que no responde a tratamientos locales se prescriben medicamentos sistémicos, en tanto que la tetraciclina, doxiciclina o eritromicina combinadas con medicamentos tópicos se administran en casos más agudos. Debe explicarse a la joven que la vaginitis moniliásica es una de las complicaciones secundarias ocasionales del uso de estos medicamentos. La tetraciclina puede interferir con la acción de ciertas píldoras para el control de la natalidad, de manera que la adolescente debe notificar al dermatólogo si utiliza anticonceptivos orales.

En la actualidad se utiliza Accutane (ácido retinoico-13-*cis*) para los pacientes con acné pustuloquístico grave que no reaccionan a otro tipo de tratamiento. Debido a que tiene muchos efectos colaterales, como conjuntivitis, hipertrigliceridemia, aumento del colesterol en suero, discrasia sanguínea, aumento de las enzimas hepáticas, resequedad de las membranas mucosas, sensibilidad a la luz y prurito, la paciente debe ser vigilada rigurosamente. **Por sus efectos altamente teratogénicos, no se debe prescribir durante el embarazo, ni a quienes puedan embarazarse, por el riesgo de deformidades fetales**. Muchos médicos combinan el Accutane con anticonceptivos orales. Aún se desconocen los efectos de largo plazo de este medicamento. La **dermabrasión** (intervención en la piel para minimizar las cicatrices) es muy selectiva, pues no siempre tiene éxito.

El acné angustia al adolescente, en especial cuando el rostro está muy afectado. Hasta el problema más mínimo puede considerarse desastroso si ocurre antes de un acontecimiento importante. El joven consciente de su persona se siente diferente y se avergüenza. La enfermera que comprende esos sentimientos, puede mostrarse comprensiva y brindar apoyo. Si bien se educa al adolescente para que asuma la responsabilidad de su tratamiento, la inclusión de los padres ayuda a evitar conflictos al respecto.

Temas especiales

EMBARAZO EN LA ADOLESCENCIA

Alrededor de 1 millón de jóvenes de entre 15 y 17 años se embarazan cada año y más de 512 000 dan a luz (March of Dimes, 1997). Desde 1990, se ha reducido ligeramente el número de adolescentes embarazadas, así como la tasa de abortos en este grupo de edad. Los datos muestran que el resultado más probable de esos embarazos suele ser una madre soltera (Ventura, 2000). Casi siempre, las madres adolescentes: 1) dejan la escuela, 2) están desempleadas porque no tienen estudios suficientes ni capacitación para el trabajo, 3) dependen de su familia o del sistema de bienestar social y 4) viven en la pobreza.

Estas jóvenes corren el riesgo de tener complicaciones durante el embarazo, como anemia, parto prematuro, aumento de la presión arterial y problemas placentarios. El consumo de tabaco, alcohol y fármacos, así como la exposición a enfermedades de transmisión sexual, suelen hacer aún más problemático el embarazo. Las adolescentes embarazadas suelen ser inconstantes en la atención prenatal, y su dieta es inadecuada por factores relacionados con la imagen corporal.

Los riesgos de salud para el recién nacido cuya madre es adolescente incluyen bajo peso al nacer, premadurez, problemas respiratorios y hemorragias cerebrales. Los bebés de bajo peso al nacer son 40 veces más propensos a morir durante su primer mes de vida que los bebés de peso normal. Los niños cuya madre tenía 17 años o menos al nacer ellos, tienden a tener más problemas en la escuela y deficiencias de salud (March of Dimes, 1997).

Una joven que se embaraza en los primeros años de la adolescencia corre el riesgo de volverse a embarazar antes de llegar a la edad adulta.

Los padres de niños nacidos de madres adolescentes con frecuencia son mayores; muchos de más de 18 años. La actividad sexual durante la adolescencia se correlaciona con comportamientos de alto riesgo, como consumo de alcohol y sustancias.

Las primeras experiencias sexuales de los jóvenes se caracterizan por la ausencia de anticoncepción efectiva. En el caso de la adolescente embarazada, la preocupación por su imagen corporal se desdibuja, además de que interrumpe sus estudios y puede separarse de fuentes de apoyo, como su grupo de amigos. El padre quizá también abandonará sus estudios, se encasillará en empleos mal remunerados y enfrentará responsabilidades para las cuales no está preparado. Las clases que se imparten como preparación para la crianza, que proporcionan guía y apoyo, y la formación continua relacionada con el crecimiento y el desarrollo normal de los niños, son indispensables para estos jóvenes y para el bienestar y la salud de sus hijos.

Cada vez hay más evidencias de que los programas integrales para la adolescente embarazada y su hijo, en especial los que hacen hincapié en que siga estudiando, se relacionan con un menor índice de embarazos posteriores. Cuando se incluye a los padres adolescentes en programas de instrucción prenatal y se les permite participar en el parto y visitar a su hijo más tarde, es mayor la probabilidad de que permanezcan en contacto con ellos durante su crecimiento (Cox y Bithoney, 1995).

Si bien el éxito de los programas escolares de educación para la salud no es constante respecto de la incidencia de embarazos en la adolescencia, son aún una fuente importante de información fidedigna para los jóvenes. Muchos jóvenes prefieren posponer las relaciones sexuales, de modo que es importante que estén conscientes de que pueden elegir y que esperar es aceptable. Los adolescentes que tienen actividad sexual necesitan información sobre el control de la natalidad, si bien no es posible garantizar que harán uso de ella. La conciencia de la responsabilidad que implica ser padres, aunada a la capacidad de tomar decisiones, permite reducir el número de embarazos en este grupo de edad.

Información de enfermería

Un problema importante radica en que los adolescentes reciben mensajes contradictorios sobre la sexualidad. En una sociedad que se concentra en los medios de comunicación, los mensajes inadecuados en que se vincula la sexualidad con el alcohol proporcionan información errónea. Es crucial ayudar al adolescente a entender qué quieren decir los medios y a mejorar su habilidad para filtrar la información engañosa.

DEPRESION Y SUICIDIO

Descripción

El suicidio es una de las principales causas de muerte entre los 15 y los 19 años de edad y la segunda más importante entre adolescentes y estudiantes universitarios. Su incidencia se incrementa durante la primavera. Los suicidios consumados son más comunes entre los varones, pero las jóvenes lo intentan con mayor frecuencia. Muchos suicidios no pretendían ser más que una llamada de auxilio. El riesgo de muerte se incrementa cuando hay un plan de acción definido, se dispone de los instrumentos necesarios (como píldoras o armas) y la persona cuenta con pocos recursos de ayuda y apoyo. El **suicidio en cadena**, es decir, cuando un suicidio precipita varios más, es cada vez más común entre adolescentes.

Signos y síntomas

Los adolescentes que no cuentan con medios socialmente aceptables para expresar su frustración, pueden volcar su ira y hostilidad hacia su interior; tienen poca autoestima y se sienten atrapados, rechazados y abandonados. Si bien cada experiencia es única, se observó que un grupo de adolescentes que intentó suicidarse tenía en común sentimientos de vacío y pérdida, imposibilidad de experimentar placer, falta de concentración, confusión, incapacidad para tomar decisiones y sensación de que la vida no tenía significado ni objeto. Sus trastornos físicos giraban en torno al apetito y el sueño, pues no tenían hambre y experimentaban insomnio o, por el contrario, dormían todo el día. La hiperactividad era otro de sus síntomas. Otros problemas de comportamiento evidentes eran calificaciones bajas, holgazanería, huir de casa, promiscuidad y otras formas de expresión (fig. 16-5), además de factores importantes como alcoholismo y abuso en el consumo de sustancias, así como el rompimiento con los vínculos familiares y la presión percibida para tener éxito. Algunos sentían que sus propias expectativas y las de otras personas importantes eran demasiado elevadas.

Más de la mitad de los intentos de suicidio tienen como antecedente directo conflictos con los padres, desde malas interpretaciones hasta problemas de largo plazo profundamente arraigados. Algunos adolescentes son solitarios; se encuentran aislados de amigos y familiares y no saben cómo expresar su sufrimiento. Debido a que los síntomas son difíciles de diferenciar de las reacciones del adolescente sano a la tensión emocional, es posible que pasen inadvertidos. No

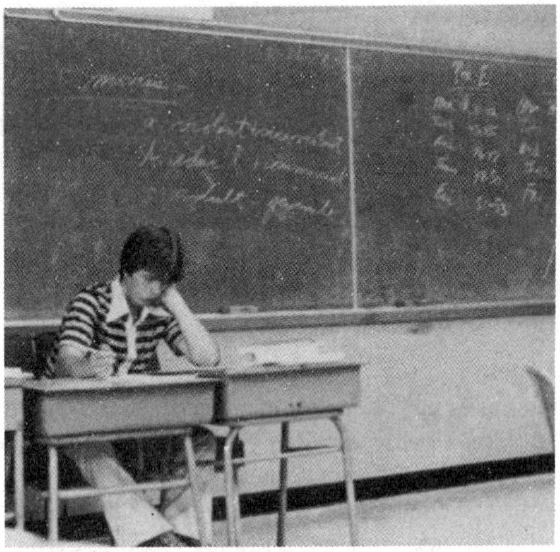

Fig. 16-5. Las calificaciones bajas pueden ser indicio de falta de control interno.

obstante, si las manifestaciones son poco características e interfieren con la capacidad de la persona para funcionar en la vida cotidiana, es imperativo profundizar en la investigación (véase la Guía informativa). Para valorar la situación, las preguntas deben ser directas y específicas: "¿estás pensando en quitarte la vida? ¿cómo? ¿cuándo?" Es importante definir qué habilidades ha utilizado el adolescente con anterioridad para hacer frente a sus problemas y resolverlos. Si la persona ha tenido intentos serios de suicidio, la situación actual debe ser considerada más peligrosa. **Nunca deberá ignorarse al adolescente que amenaza con suicidarse; se le tomará en serio y se procederá como corresponda.**

Tratamiento y atención de enfermería

El tratamiento es de carácter multidimensional. Cuando es posible, se proporciona terapia individual, de grupo y familiar en consulta externa a través de alguna organización comunitaria de salud mental. Las terapias de grupo son al parecer muy útiles para los adolescentes. La unidad de salud mental o de comportamiento de un hospital dirigida a este grupo de edad ofrece un ambiente estructurado que permite relacionarse con otros jóvenes; tiene la ventaja adicional de apartar al paciente del entorno que le provoca tensión y de brindarle apoyo y protección.

La depresión no es siempre una experiencia negativa, ya que con frecuencia es una reacción a una pérdida real o imaginada. Aunque es dolorosa, puede ayudar a crecer. El aislamiento relacionado con la depresión es frustrante para quienes se encuentran cerca del joven, además de que les produce una sensación de impotencia. No obstante, es inútil bombardearlo con comentarios como "anímate" o "las cosas no pueden estar tan mal", antes bien, la enfermera debe aceptar al adolescente en la etapa en que se encuentre y ayudarle a analizar y exteriorizar lo que siente. Se le preguntará qué se puede hacer para ayudarle y se estará disponible para escucharlo. Las actividades que favorecen la actividad física constituyen un escape para la hostilidad y son terapéuticas. Si bien es posible que la enfermera llegue a considerarse ineficaz y requiera retirarse, debe asegurarle al joven que volverá, lo cual ayuda a reducir la sensación de abandono. Es importante mantener contacto con los sentimientos del paciente para evitar reacciones extremas. A medida que el adolescente se sienta más seguro, se expresará y progresará a su propio ritmo.

Los adultos se asombran y alteran emocionalmente cuando un adolescente de 15 años se quita la vida, ya que mu-

Guía informativa

Valoración de los riesgos de suicidio en adolescentes

Piensa suicidarse	El adolescente describe un método concreto e intenta suicidarse; puede tener al alcance el instrumento para lograrlo (píldoras, armas). Llega a proporcionar nota suicida o descripción por escrito de su intento (en ocasiones una poesía o una tarea de la escuela). Entrega sus objetos valiosos a otras personas.
Tiene antecedentes de intentos anteriores	Con anterioridad se ha producido lesiones; pueden haber sido solicitudes de ayuda.
Percibe falta de recursos para resolver los problemas	Acceso limitado a apoyos cuando está en problemas o expresa su convicción de que nadie se preocupa ni puede ayudarle. Ocasionalmente indica que no tiene amigos. Ha sufrido recientemente una pérdida.
Incapacidad para comunicar adecuadamente los problemas a otras personas	Cambios repentinos de comportamiento inexplicables, entre otros, fracaso escolar, depresión, aislamiento social.
Uso o abuso persistente de sustancias	Consume sustancias en un intento por reducir la tensión emocional o la ansiedad.

Adaptado con autorización de Hoff, LA: *People in crisis*, 4a. ed. San Francisco, 1995, Jossey-Bass.

chos consideran esta etapa como una etapa sin preocupaciones y olvidan las circunstancias dolorosas por las que pasaron a esa edad. El suicidio es inaceptable en la sociedad judeocristiana y a la mayoría de las personas se les dificulta reconfortar a la familia afligida, que carga con un gran peso de culpa, ira y dolor. En muchas ciudades hay grupos de autoayuda para los deudos. La enfermera necesita ayuda para identificar los sentimientos de los demás respecto del paciente que expresa su intención de suicidarse.

En general, es preferible que el mayor número posible de personas comparta la responsabilidad de un paciente que desea suicidarse. El esfuerzo combinado indica al joven que los demás se preocupan y están dispuestos a ayudar, también es beneficioso para el grupo en el sentido de que se comparten las preocupaciones y el dolor si el intento de suicidio se consuma. En el hospital, la enfermera suele ser la persona más accesible y menos amenazadora para el paciente; sus visitas breves y frecuentes son una forma de vigilancia y también permiten romper los patrones de pensamientos destructivos, además de que se percata de cuán sensible es el paciente a las reacciones de otros sin incrementar los sentimientos de culpa del adolescente.

En episodios agudos o repetidos se requiere intervención para crisis. Los jóvenes atribulados suelen aceptar la ayuda de otros servicios voluntarios, como líneas telefónicas de urgencia, centros a los que pueden acudir sin aviso, casas donde son recibidos si huyen de su hogar y clínicas gratuitas que se concentran en las necesidades inmediatas del paciente, aunque por desgracia, dichos recursos nunca son suficientes. Los profesionales deben estar alerta ante las señales de comportamiento destructivo para instigar la intervención oportuna, que puede incluir la posibilidad de un hogar sustituto. Los cursos comunitarios para padres son cada vez más populares y en ocasiones constituyen un medio para aliviar el complejo problema del suicidio en adolescentes.

ABUSO DE SUSTANCIAS

Descripción

El problema del abuso de sustancias es serio, complejo y de gran magnitud. La mayor parte de los esfuerzos gubernamentales para controlar el abasto y distribución de sustancias peligrosas ha fracasado. La sociedad adulta, por su amplia aceptación de los fármacos adquiridos sin prescripción médica y del alcohol complican el problema. De hecho, los patrones de consumo de alcohol en adolescentes parecen reflejar directamente los de sus padres y la comunidad.

Se citan diversas razones para explicar por qué los jóvenes recurren a las sustancias. Las posibles causas del incremento del consumo son la percepción de que se han reducido los riesgos, que hay menos programas escolares al respecto y el glamour del consumo de tabaco y alcohol derivado de la propaganda y la indulgencia de los padres (American Academy of Pediatrics, 1998). Otras razones son curiosidad, presión de los amigos, rebelión, necesidad de escapar de la soledad, aburrimiento o problemas familiares y deseo de ser más sociables y relajarse. Los adolescentes difieren de los adultos en su preferencia por la **polifarmacia** (el uso de varias sustancias juntas), una sensación de invulnerabilidad y la demora en la maduración psicosocial con el consumo constante de sustancias. El comportamiento para obtener fármacos ilegales suele implicar robos (particularmente en pequeña escala en los almacenes), narcotráfico, promiscuidad sexual y prostitución. Por otra parte, un número desproporcionadamente alto de suicidios se relaciona con el abuso de sustancias. Las diferencias relacionadas con el sexo se han reducido, sobre todo en cuanto al consumo de alcohol (más niñas experimentan con sustancias y alcohol al principio de la adolescencia).

Información de enfermería

El consumo de tabaco y alcohol a temprana edad es un factor de pronóstico respecto del consumo de otras sustancias, de una variedad mayor de fármacos y de sustancias más potentes.

Signos y síntomas

La American Psychiatric Society define el abuso de sustancias como: 1) patrón de uso de sustancias que interfiere significativamente con las actividades cotidianas, incluidas las tareas del hogar, la escuela o el trabajo; 2) el uso de sustancias al realizar actividades peligrosas; 3) problemas legales frecuentes relacionados con sustancias y 4) el continuo uso, pese a los problemas derivados. Los adolescentes suelen empezar a manera de experimentación. Sin embargo, hay una relación muy estrecha entre el uso, la dependencia y el abuso.

Las sustancias pueden causar **dependencia**, es decir, apoyarse inadecuadamente en ellas, que persiste a pesar de los esfuerzos por reducirla o controlarla. La dependencia puede ser fisiológica, que se caracteriza por la **tolerancia** o necesidad creciente de cantidades cada vez mayores para producir el mismo efecto y por síntomas de abstinencia cuando se reduce o interrumpe el consumo. No todas las sustancias provocan dependencia fisiológica.

En el cuadro 16-5 se resumen las características de las sustancias cuyo abuso es más común entre los adolescentes.

Tratamiento y atención de enfermería

El tratamiento y la atención de enfermería para adolescentes con problemas de abuso de sustancias dependen de la sustancia. La prevención en la comunidad y las escuelas mediante programas de información sobre fármacos y alcohol, así como detección y tratamiento de los estudiantes en riesgo o identificados como consumidores, y el apoyo para que las comunidades se libren de las sustancias, reducen la incidencia entre los adolescentes.

Cuadro 16-5. Efectos de largo plazo, tolerancia, dependencia, adulteración y métodos de administración de las sustancias de que abusan los adolescentes

Sustancia	*Nombre callejero*	*Efectos*	*Aspectos de salud*	*Forma de administración*	*Tratamiento*	*Aspectos especiales*
Alcohol	Booze	Sensación de bienestar, desinhibición, cambios de comportamiento, deterioro del juicio, falta de coordinación	Ulceras pépticas, hepatitis, pancreatitis, hígado grasoso	Ingerido	Tratamiento de la conducta con aspectos psicológicos y farmacológicos. En los primeros días se administran benzodiazepinas (Valium, Librium) para aliviar los síntomas de abstinencia. La naltrexona (Revia) combinada con orientación psicológica reduce las ansias de consumo. El Antabus desalienta el deseo de beber porque provoca náuseas y vómitos cuando se ingiere alcohol	La participación de la familia en el tratamiento es importante, AA para el alcohólico, Al-Anon para el cónyuge o los adultos importantes para el paciente, Alateen para los hijos
Tabaco, nicotina		Estimulan el SNC y provocan la liberación repentina de glucosa seguida de depresión y fatiga	Incremento de bronquitis crónica, enfermedades cardiacas, cáncer, así como del número de mortinatos y premadurez en mujeres embarazadas que fuman	Inhalada, ingerida (masticada)	Interrupción gradual con apoyo psicológico y farmacológico. Los tratamientos de sustitución de la nicotina incluyen goma de mascar, parche transdérmico, aerosol nasal e inhaladores. El fármaco Zyban ya ha sido aprobado (controla el ansia de consumir nicotina). Vacuna en proceso de desarrollo	Muy adictiva; los niveles de nicotina se acumulan en el organismo; se presenta tolerancia que conduce a dependencia creciente. Es causa prevenible de muertes en Estados Unidos; constituye el 7% del total del costo de la atención de la salud; es fácil conseguirla
Metanfetamina	Acelerador, met, gis, hielo, cristal, vidrio	Libera niveles crecientes de dopamina que resultan en alteraciones del estado de ánimo y de los movimientos corporales, alerta, actividad física creciente, reducción del apetito	Insomnio, confusión, temblores, convulsiones, ansiedad y comportamiento agresivo; incremento del ritmo cardiaco y de la presión sanguínea que conduce a infartos; incremento de la hipertermia; anorexia extrema	Inhalada, tragada, inyectada	No hay tratamiento farmacológico; el más efectivo es la intervención conductual cognitiva, que favorece los mecanismos de afrontamiento. Los grupos de apoyo para la recuperación suelen ser efectivos	

PCP	Polvo de ángel, ozono, wack, combustible, PCP con mariguana, cigarros asesinos y superpasto cristal	Sensación de fuerza y poder; efecto de adormecimiento de la mente. Comportamiento violento. Falta de coordinación muscular	Efectos psicológicos que provocan comportamiento violento o suicida, incremento de la presión sanguínea y del pulso con reducción de las respiraciones, las dosis altas resultan en convulsiones, coma y muerte; simula los síntomas de la esquizofrenia	Inhalada, ingerida, esnifada	Adictiva; conduce a dependencia psicológica, ansia por consumirla y actos que permitan conseguirla. El ambiente debe ser tranquilo y no debe dejarse solo al adicto
LSD	Acido, luz del sol amarillo	Alucinaciones, euforia, cambios de humor rápidos, pánico, escenas retrospectivas	Pupilas dilatas, incremento de la temperatura del cuerpo, el ritmo cardiaco y la presión arterial, así como sudación, pérdida del apetito, falta de sueño, boca seca, temblores	Ingerido	Sus efectos son impredecibles y dependen de la cantidad consumida, la personalidad del consumidor, su estado de ánimo y expectativas. No se considera adictivo porque no da lugar a actos que permitan conseguirlo
MDMA	Extasis, Adam, XTC, X, claridad, velocidad de los amantes	Alucinaciones, estado de alerta mental, se utiliza para que los individuos puedan bailar durante periodos prolongados	Confusión, depresión, problemas del sueño, ansia por la droga, ansiedad, paranoia, tensiones musculares, náusea, sudación, incremento del ritmo cardiaco y la presión arterial, hipertermia notable, insuficiencia cardiovascular, infartos y convulsiones	Ingerido	Utilizado por adultos jóvenes asiduos de discotecas, raves (fiestas donde se baila durante toda la noche) y conciertos de rock

Compilado con información del National Institute on Drug Abuse en *http://www.nida.nih.gov/Infofax.*

(Continúa)

Cuadro 16-5. Efectos de largo plazo, tolerancia, dependencia, adulteración y métodos de administración de las sustancias de que abusan los adolescentes *(Continuación)*

Sustancia	*Nombre callejero*	*Efectos*	*Aspectos de salud*	*Forma de administración*	*Tratamiento*	*Aspectos especiales*
Cocaína, crack	Coca, nieve, polvo, copos, C, dulce para la nariz, roca, cocaína o crack con heroína: speedball	Afecta el principal centro del placer del cerebro bloqueando la eliminación de la dopamina en sinapsis, lo cual da lugar a acumulación de dicha sustancia, la cual resulta en euforia placentera; sensación de energía, alerta mental, reducción de la necesidad de dormir o alimentarse; comportamiento extraño, errático o violento	Trastornos del ritmo cardiaco, ataques cardiacos, dolor en el tórax, insuficiencia respiratoria, convulsiones y cefaleas, dolor abdominal y náuseas	Inhalada, inyectada, esnifada	Tratamiento complejo que incluye aspectos psicológicos, sociales y farmacológicos. A la fecha, no hay medicamentos, si bien se está probando un parche transdérmico y una píldora de liberación prolongada. Para reducir el abuso en el consumo de cocaína se ha utilizado con éxito el disulfiram, medicamento para el alcoholismo. Los antidepresivos han resultado efectivos con pacientes internados o externos	Una de las drogas más tradicionales; hay dos formas, clorhidrato en polvo y "base libre". Esta última se fuma, mientras que el polvo se inyecta o inhala por vía nasal
Heroína	Smack, H, chapopote mexicano	Euforia con rubor cálido de la piel, boca seca y extremidades pesadas seguida de estados de alerta y somnolencia alternadas; el funcionamiento mental se obnubila por la depresión del SNC	Funcionamiento cardiaco lento, reducción grave de las respiraciones, venas colapsadas, infecciones bacterianas, infección del recubrimiento del corazón y las válvulas, artritis, problemas reumáticos. VIH	Inyectada, inhalada, esnifada	Muy efectivo como intervención temprana. La metadona (opiáceo sintético que bloquea los efectos de la heroína y elimina los síntomas de abstinencia) ha tenido éxito. La acción del LAAM (opiáceo sintético) es más prolongada, de modo que se necesitan tres dosis por semana. La naloxona y la naltrexona son efectivas como antídotos	Muy adictiva. La heroína callejera "se corta" con otras sustancias como azúcar, almidón, leche en polvo o quinina. Puede incluir estricnina u otros venenos. La potencia de la heroína o su contenido da lugar a riesgos de sobredosis o muerte

					La buprenorfina está en proceso de investigación; como no produce el mismo nivel de dependencia que la metadona, es más fácil retirarla	
Mariguana	Yerba, Mary Jane, gángster, crónica	Euforia, problemas de aprendizaje y memoria, distorsión de las percepciones, dificultad para pensar o resolver problemas, incremento del apetito	Incremento del ritmo cardiaco, ataques de pánico, problemas respiratorios como bronquitis, catarros del pecho, tos, destrucción del tejido pulmonar	Inhalada, ingerida		Puede ser adictiva. Es la sustancia ilícita más consumida en Estados Unidos. Suele fumarse como cigarrillo (conocido como carrujo) o en pipa. Es posible rellenar puros vacíos con mariguana sola o combinada con crack
Rohypnol	Rofis, roche, "date rape", píldora para el olvido	Combinado con alcohol provoca un efecto sedante hipnótico con relajación muscular y amnesia	Reducción de la presión sanguínea, somnolencia, alteraciones de la visión, trastornos gastrointestinales, retención urinaria	Ingerida		Puede provocar dependencia física y convulsiones por abstinencia
GHB	Extasis líquido, somatomax, daño corporal doloroso, G, chavo de Georgia	Euforia y efectos sedantes, de fortalecimiento del cuerpo; los efectos de la abstinencia son insomnio, ansiedad, temblores y sudación	Coma, convulsiones, en especial cuando se combina con metanfetaminas	Ingerida		Combinado con alcohol, puede utilizarse como sustancia para forzar la relación sexual después de una cita

Compilado con información del National Institute on Drug Abuse en *http://www.nida.nih.gov/Infofax.*

(Continúa)

Cuadro 16-5. Efectos de largo plazo, tolerancia, dependencia, adulteración y métodos de administración de las sustancias de que abusan los adolescentes *(Continuación)*

Sustancia	*Nombre callejero*	*Efectos*	*Aspectos de salud*	*Forma de administración*	*Tratamiento*	*Aspectos especiales*
Esteroides (anabólicos)		Se incrementa el rendimiento; su objetivo es simular rasgos de fortalecimiento del cuerpo derivados de la testosterona, pero se reducen al mínimo los efectos masculinos. Sensación de bienestar. Cambios de humor exagerados, de la violencia a la depresión	Varones: reducción de la cuenta espermática, impotencia, calvicie, dificultad para orinar, crecimiento de la próstata, desarrollo de mamas. Mujeres: crecimiento de vello facial, cambios en la menstruación, enronquecimiento de la voz, reducción de las mamas. Adolescentes: interrupción prematura del crecimiento. Paranoia, irritabilidad, ideas delirantes, deterioro del juicio	Ingeridos, inyectados	En proceso de desarrollo, pues ya se sabe más sobre sus efectos a largo plazo	Los consumidores de largo plazo experimentan síntomas de adicción como ansia por ingerirlos, problemas para dejar de usarlos y síntomas de abstinencia. Fáciles de conseguir en el mercado negro
Inhalantes	Nitrato de butilo, tornillo, bala, clímax, vestidor. Globos con óxido nitroso, pintura en aerosol: grasa para zapatos de Texas	Excitación rápida seguida de somnolencia, desinhibición, titubeos, agitación; se agota el oxígeno del organismo, lo cual puede conducir a la muerte; el ritmo cardicaco se acelera y es errático	Ataques de pánico, inestabilidad emocional, arritmia cardiaca, depresión del SNC, daño cerebral, lesiones hepáticas, paro respiratorio	Inhalados, esnifados		Fáciles de conseguir, de bajo costo, se pueden adquirir legalmente. Hay tres categorías, solventes volátiles, nítricos y anestésicos

Compilado con información del National Institute on Drug Abuse en *http://www.nida.nih.gov/Infofax.*

La prevención del abuso en el consumo de alcohol y otro tipo de sustancias empieza ayudando a los futuros padres a desarrollar habilidades para criar a los hijos. Es muy importante que los niños aprendan a sentirse bien con ellos mismos desde temprana edad, para lo cual necesitan adultos en quien confiar y que les sirvan de modelo. Conforme se desarrolla ordenadamente, el niño en crecimiento aprende a interactuar con los demás y desarrolla su sentido de identidad. Una autoimagen positiva y la sensación de valía ayudan al adolescente a afinar sus habilidades de adaptación, para que con el tiempo confíe en su propia capacidad para resolver problemas y, es de esperar, no necesite sustancias químicas para hacer frente a las complejidades de la vida. En los diversos ambientes en que labora, la enfermera puede participar en este proceso, así como informar a sus pacientes de la gravedad que entraña el abuso de sustancias.

Si bien es cierto que los bebedores problema no pueden recibir ayuda a menos que lo deseen, en la actualidad hay otro tipo de intervenciones. La mayoría de los adolescentes implicados en el abuso de sustancias no elige someterse a tratamiento, son obligados por su familia o por la corte juvenil. Si bien este tema es objeto de controversia, la experiencia clínica en el tratamiento del abuso de sustancias demuestra que a muchos jóvenes les interesa someterse a tratamiento y modifican su comportamiento una vez que se les pide que participen en un programa terapéutico.

Conceptos clave

- Los niños que usan órtesis para el cuerpo necesitan aprender a utilizarlas. Es conveniente analizar cuidadosamente las instrucciones para el hogar así como el cumplimiento de las mismas.
- Las lesiones por ejercicio excesivo son muy comunes entre los adolescentes. El tratamiento primario implica reposo, hielo, compresión y elevación.
- Si no se detectan y tratan, los trastornos de la alimentación suelen provocar pérdida de peso y desequilibrio de electrólitos.
- La infancia es un periodo crucial para el inicio de la obesidad que tiene implicaciones en enfermedades coronarias futuras.
- La enfermedad de Hodgkin se trata con radiación y quimioterapia.
- El acné es un problema frecuente que suele tener efectos psicológicos graves en el adolescente; cuando el padecimiento es grave, se trata con éxito con Accutane.
- Es muy importante tratar con el adolescente aspectos como consumo de alcohol, abuso de sustancias y relaciones sexuales.
- El abuso de sustancias es un problema grave del crecimiento entre los adolescentes. Al orientarlos, el especialista en atención de la salud debe apoyarlos, comprenderlos y nunca criticarlos.

Bibliografía

American Academy of Pediatrics: Policy statement on tobacco, alcohol, and other drugs: the role of the pediatrician in prevention and management of substance abuse (RE9801), *Pediatrics* 101(1):125-128, 1998.

American Academy of Pediatrics: *Report of the Committee on Infectious Diseases,* ed 24, Elk Grove Village, IL, 1997, The Academy.

American Psychiatric Association: *Diagnostic and statistics manual of mental disorders,* ed 4, Washington, DC, 1994, The Association.

Behrman R, Kliegman R, Jensen H: *Nelson's textbook of pediatrics,* ed 16, Philadelphia, 2000, WB Saunders.

Chitty K: Clients with eating disorders. In Wilson H, Kneisl C, editors: *Psychiatric nursing,* ed 5, Menlo Park, CA, 1996, Addison-Wesley.

Cox J, Bithoney W: Fathers of children born to adolescent mothers, *Arch Pediatr Adolesc Med* 149:962-966, 1995.

Haffner D: Sexual health for America's adolescents, *J School Health* 66:151-152, 1996.

Hergenroeder A: Assessment of the young athlete: the preseason sports exam. In *Gellis and Kagan's current pediatric therapy,* ed 16, Philadelphia, 1999, WB Saunders.

March of Dimes Defects Foundation: *Teenage pregnancy fact sheet,* 1997, http:/www.modimes.org.

National Institute on Drug Abuse: *NIDA Infofax,* 2000, http://www.nida.nih.gov.

Patel K: Sexually transmitted diseases in adolescents: focus on gonorrhea, chlamydia, and trichomoniasis—issues and treatment guidelines, *J Pediatr Health Care* 12(4):211-215, 1998.

Risser W: The acute management of minor soft tissue injuries, *Pediatr Ann* 21:170-172, 1992.

Strauss R, Dietz W: Obesity. In *Gellis and Kagan's current pediatric therapy,* ed 16, Philadelphia, 1999, WB Saunders.

Ventura SJ, Mosher WD, Curtin SC, Abma JC, Henshaw S: Trends in pregnancies and pregnancy rates by outcomes: estimates for the United States, 1976-1996, National Center for Health Statistics, *Vital and Health Statistics* 21(56):20-21, 2000.

Lecturas sugeridas

American Academy of Pediatrics: Policy statement on counseling the adolescent about pregnancy options (RE9743), *Pediatrics* 101(5):938-940, 1998.

American Academy of Pediatrics: Policy statement on suicide and suicide attempts in adolescents and young adults (RE8108), *Pediatrics* 81(2):322-324, 1988.

Bowden V, Dickey S, Greenberg C: *Children and their families: the continuum of care,* Philadelphia, 1998, WB Saunders.

Brice P: Prognostic factors in advanced Hodgkin's disease—can they guide therapeutic decisions? *New Engl J Med* 339(21):1547-1548, 1998.

Butz A, Joyner M, Friedman D, Hutton N: Primary care of children with human immunodeficiency virus infection, *J Pediatr Health Care* 12(1):10-19, 1998.

Cooley S, Atkinson P, Parks D, Hebert A: Management of acne vulgaris, *J Pediatr Health Care* 12:38-40, 1998.

Kautz S, Skaggs D: Getting an angle on spinal deformities, *Contemp Pediatr* 15(9):111-128, 1998.

Keller C, Stevens K: Childhood obesity: measurement and risk assessment, *Pediatr Nurs* 22(6):494-498, 1996.

Marsh J, Daigneault J: The young athlete, *Curr Opin Pediatr* 11:84-88, 1999.

Nelms B: Suicide—can we help prevent it? *J Pediatr Health Care* 10:97-98, 1996.

Nicoteri J, Muscari M: Rising above 'soar' throats, *Am J Nurs* 99(3):18-20, 1999.

Schwartz R: Hodgkin's disease—time for a change, *N Engl J Med* 337(7):495-496, 1997.

Thompson K: Detecting Hodgkin's disease, *Am J Nurs* 99(5):61-64, 1999.

Wong D, et al: *Whaley and Wong's nursing care of infants and children,* ed 6, St Louis, 1999, Mosby.

Capítulo 17

Procedimientos pediátricos

Objetivos

Al concluir este capítulo, la estudiante será capaz de:

- Analizar las técnicas de preparación para las diferentes etapas de desarrollo.
- Explicar tres medidas de precaución para bañar al lactante.
- Describir la obtención de diferentes muestras de un lactante o niño pequeño.
- Indicar cómo ayudar con la punción lumbar.
- Comparar la administración de medicamentos a niños y adultos.
- Demostrar los sitios preferidos para aplicar inyecciones intramusculares a lactantes y niños pequeños.
- Detallar dos precauciones necesarias para el niño que recibe líquidos parenterales y los fundamentos de dichas precauciones.
- Analizar los cuidados del niño con traqueostomía.
- Describir la oxigenoterapia en niños.

Terminología

Alimentación
Nomograma
Oximetría de pulso
Punción lumbar

PREPARACION PARA LOS PROCEDIMIENTOS

Preparar al niño para un procedimiento es una de las tareas más importantes de los profesionales de la atención de la salud, ya que los niños hospitalizados temen al dolor y a que su cuerpo sufra lesiones, de modo que las enfermeras deben preparar al paciente con explicaciones sinceras y adecuadas para su edad, y llevar a cabo el procedimiento de manera que provoque la menor tensión emocional en el niño. Wong (1999) llama a esto *atención atraumática,* que define como "la atención terapéutica en entornos idóneos, ofrecida por el personal y mediante intervenciones que eliminen o reduzcan al mínimo el sufrimiento psicológico y físico que el niño y su familia experimentan en el sistema de atención de la salud". Una vez que la enfermera conoce los factores que ocasionan tensión en el niño hospitalizado, su efecto puede minimizarse mediante atención atraumática.

En el caso de los lactantes, se explica a los padres el procedimiento y se les brinda la oportunidad de consolarlo después de éste. Los niños en edad de caminar deben recibir explicaciones sencillas justo antes del procedimiento; quizá sea necesario inmovilizarlos durante el mismo. Es importante que la enfermera se asegure de que el paciente no perciba el procedimiento como un castigo. Los padres pueden estar con él

Procedimiento 17-1 Cómo bañar al lactante o niño pequeño

Equipo

- Bandeja o tina.
- Paños para lavar.
- Toallas.
- Champú (si es necesario).
- Jabón suave.
- Algodón.
- Ropa limpia.
- Pañal.
- Crema líquida (si es necesaria).

Medidas de seguridad

- *Nunca* dejar al niño solo cerca del agua.
- Evitar que el niño resbale colocando una toalla o tapete de goma en el fondo de la bañera o bandeja.
- Para evitar enfriamientos, verificar que la temperatura de la habitación sea cálida y que no haya corrientes de aire.
- *Nunca* se debe sumergir al lactante mientras no se haya caído el cordón.
- Para *evitar* quemaduras, se abrirá primero el agua fría.
- Debe sujetarse con firmeza al lactante y sostenerle la cabeza durante el baño.

Método

1. Explicar el procedimiento.
2. Reunir el equipo.
3. Lavarse las manos. Utilizar guantes si las medidas de precaución relacionadas con los líquidos del cuerpo lo justifican.
4. Abrir la llave del agua. La temperatura debe ser de 38 a 40.5°C. Verificarla metiendo la muñeca al agua o poniendo unas gotas en la superficie anterior del antebrazo; debe estar cálida. (Puede utilizarse un termómetro de baño si se tiene a la mano.)
5. Eliminar primero las secreciones de los ojos del niño con un algodón humedecido en agua. Usar una bola de algodón para cada ojo.
6. Lavar el cabello con champú (si es necesario); limpiar el cuero cabelludo de los lactantes menores de un año según sea necesario. Verter agua sobre la cabeza. Aplicar champú y enjuagar. Evitar el área de los ojos. Al terminar, secar la cabeza con una toalla.
7. Lavar el resto del cuerpo. Terminar con el área del perineo. No olvidar lavar de adelante hacia atrás. No permitir que el niño se enfríe. Al terminar, envolverlo en una toalla.
8. Aplicar crema líquida si es necesario.
9. Poner ropa limpia. Si el ombligo no ha cicatrizado, mantener el extremo superior del pañal por debajo de éste.
10. Instruir a los padres y al niño sobre las medidas higiénicas que se requieren: frecuencia del baño, del champú, limpieza de los genitales, evitar los baños de burbujas (irritaciones vaginales frecuentes), etc.

Lista de verificación de habilidades

- Preparar al niño y a la familia.
- Reunir el equipo.
- Lavarse las manos.
- Preparar la bandeja, verificar la temperatura.
- Limpiar los ojos del lactante; lavar cabello y cuero cabelludo.
- Lavar el cuerpo del niño; evitar enfriamientos.
- Secar. Aplicar crema líquida si es necesario.
- Dar las instrucciones necesarias.
- Documentar el procedimiento.

para consolarlo, pero no deben ser quienes lo inmovilicen; siempre se deberá reconfortar al pequeño una vez concluido el procedimiento. Los preescolares se conforman con explicaciones sencillas y, de ser posible, se les permitirá tocar el equipo y jugar con él. Una de las características de los niños de esta edad es el pensamiento "mágico", es decir, consideran que sus pensamientos son todopoderosos, de modo que quizá se sientan responsables de los malos pensamientos que coinciden con algún evento. Por ello, es necesario asegurarles que su pensamiento no influyó para que dicho evento ocurriera. También es importante que sepan que un procedimiento no es un castigo. En ocasiones tal vez se les deba inmovilizar. Siempre se les reconfortará al concluir el procedimiento con una bandita adhesiva o calcomanía, por ejemplo. El niño en edad escolar necesita explicaciones mediante imágenes, dibujos y contacto con el equipo. Sólo se le inmovilizará si es necesario. La enfermera agradecerá su cooperación y explicará el procedimiento a cada paso. A esta edad es posible poner en práctica técnicas para reducir la tensión emocional durante el procedimiento; por ejemplo, mediante la visualización de imágenes agradables. El adolescente por lo general no requiere inmovilización, basta con explicarle claramente y agradecerle su colaboración.

Información de enfermería

Los procedimientos siempre deben llevarse a cabo en la sala de tratamientos.

PROCEDIMIENTOS PEDIATRICOS

Baño

El baño no sólo fomenta la limpieza y estimula la circulación hacia la piel, también es fuente de ejercicio y ayuda al niño a relajarse y sentirse cómodo. La enfermera explicará el procedimiento con los términos adecuados. Debe ofrecerse independencia y flexibilidad respecto de la hora del baño y **nunca dejar al niño solo en el agua**. Es importante verificar si tiene alguna alergia, además de valorar siempre las condiciones que podrían influir en el tipo de baño, como incisión quirúrgica reciente, enyesado, sonda intravenosa (IV) o catéter de Foley y similares. *Nunca* se usa talco después del baño porque puede causar problemas respiratorios.

Succión

La jeringa de bulbo se utiliza cuando es necesario abrir una vía de aire eliminando las secreciones de la boca y la nariz del lactante, ya sea moco o alimento regurgitado. Siempre se valorará el estado del niño después de la succión, pues no debe haber indicios de sufrimiento respiratorio.

Baño de esponja

Este es un tema controvertido, "ya que por lo general no es necesario para bajar la fiebre" (Schmitt, 1999). Aun en caso

Procedimiento 17-2 Succión con jeringa de bulbo

Equipo

- Jeringa de bulbo.
- Pañuelos desechables.
- Paño para lavar.

Medidas de seguridad

- Asegurarse que el lactante no muestre indicios de dificultad respiratoria después del procedimiento.
- No introducir el bulbo directamente en la parte posterior de la garganta porque puede provocar una respuesta vagal o arqueos.
- Succionar con cuidado las ventanas de la nariz para no dañar los tejidos.

Método

1. Explicar el procedimiento a los padres.
2. Reunir el equipo.
3. Lavarse las manos; ponerse guantes.
4. Sostener la cabeza del lactante hacia un lado.
5. Comprimir el bulbo.
6. Introducirlo en la boca por un lado.
7. Liberar el bulbo lentamente.
8. Sacar la jeringa de bulbo y vaciarla por compresión varias veces en el pañuelo desechable o paño.
9. Si es necesario, succionar con cuidado la nariz.
10. Desechar los pañuelos o poner el paño con la ropa sucia.

Lista de verificación de habilidades

- Valorar la necesidad de succionar.
- Explicar el procedimiento.
- Lavarse las manos; guantes.
- Colocar al lactante en la posición adecuada.
- Comprimir el bulbo.
- Introducirlo en la boca, liberar el bulbo.
- Succionar la nariz si es necesario.
- Documentar el procedimiento.

Procedimiento 17-3 Baño de esponja para bajar la fiebre

Equipo

- Bandeja con agua tibia (29 a 32°C [Schmitt, 1999]).
- Tres paños para lavar, toallas.
- Dos sábanas de baño.
- Sábana impermeable.

Medidas de seguridad

- *Nunca* dejar solo al niño cerca del agua.
- Si el niño tirita, incrementar la temperatura del agua.
- Valorar el color y el pulso con frecuencia.
- Registrar la temperatura antes del procedimiento y 30 min después del mismo.
- *Nunca* agregar alcohol al agua.

Método

1. Explicar el procedimiento al niño y a la familia. Reunir el equipo al lado de la cama.
2. Lavarse las manos. Revisar al niño. Tomar y registrar temperatura, pulso y respiración.
3. Cubrir al paciente con una frazada para baño o sábana. Doblar la ropa de cama a los pies de ésta. Colocar una sábana impermeable y una frazada para baño debajo del paciente.
4. Quitar la bata al paciente.
5. Lavar la cara y cuello del menor con agua tibia.
6. Levantar una de las esquinas de la frazada de baño y lavar el cuerpo del niño, parte por parte, con movimientos largos. Exponer un área del cuerpo a la vez.
7. Colocar telas húmedas dobladas sobre los vasos sanguíneos cercanos a la piel (axilas y vientre).
8. Hacer girar al paciente y repetir el procedimiento, comenzando por el cuello, seguido de hombros, espalda y demás partes del cuerpo.
9. Verificar el color y el pulso para asegurarse de que el niño tolera el procedimiento sin efectos adversos.
10. Si el niño tirita, incrementar la temperatura del agua; si continúa tiritando, interrumpir el procedimiento.
11. Una vez terminado el baño, secar la piel con palmadas suaves y cubrir al paciente sólo con una sábana.
12. Retirar la sábana impermeable y la frazada; volver a poner la bata de hospital, aunque normalmente los lactantes se colocan en una toalla de felpa gruesa y se cubren con una frazada.
13. Disponer las almohadas y la ropa de cama de forma que el paciente esté cómodo.
14. Tomar la temperatura del paciente 30 min después de terminar el procedimiento y registrarla. Si no ha comenzado a bajar, verificar si deberá repetirse el procedimiento. *Nota*: No es de esperar que la temperatura vuelva a la normalidad, sino que descienda a un nivel más razonable. Registrar también el pulso y las respiraciones.
15. *Registrar* hora de inicio del procedimiento, tiempo de administración, reacciones adversas, temperatura del paciente antes y después del procedimiento.

Lista de verificación de habilidades

- Preparar al paciente y a la familia.
- Reunir el equipo.
- Lavarse las manos.
- Registrar temperatura, pulso, respiraciones.
- Cubrir al paciente.
- Quitar la bata.
- Lavar cara, cuello y otras partes del cuerpo, una a la vez.
- Colocar paños; proceder a la parte posterior del cuerpo del paciente.
- Verificar color, pulso.
- Secar con palmadas suaves; volver a poner la bata.
- Verificar que el paciente se encuentre cómodo.
- Registrar temperatura, pulso, respiraciones.
- Documentar el procedimiento.

de proceder al baño de esponja, previamente se administrará acetaminofén. "Bañar con esponja de inmediato únicamente en situaciones de urgencia como insolación, delirio, convulsiones por fiebre o fiebre superior a 41.1°C; en caso contrario, sólo si la fiebre excede los 40°C y se mantiene alta al tomar la temperatura 30 min después de ingerido el acetaminofén o si el niño se encuentra molesto" (Schmitt, 1999). El baño de esponja se puede realizar en la bañera o en la cama del pequeño. No se debe permitir que el paciente tirite porque los escalofríos producen calor e incrementan la temperatura. El baño dura de 20 a 30 min. **Nunca se debe añadir alcohol al agua porque éste reduce el calor con demasiada rapidez y puede absorberse**. En la cubierta interior de este texto se incluye una tabla de equivalencias de grados Celsius (centígrados) y Fahrenheit.

OBTENCION DE MUESTRAS DE ORINA

Por lo general se obtiene una muestra de orina del paciente recién ingresado, aunque es posible que el médico necesite otras durante la hospitalización y solicite su obtención por

Procedimiento 17-4 Obtención de una muestra para análisis de orina

Equipo

- Recipiente estéril.
- Bolsa para muestra de orina (lactante).

Medidas de seguridad

- Usar guantes porque habrá contacto con líquidos corporales.
- Verificar con frecuencia la bolsa de muestra de orina.
- Etiquetar claramente la muestra.
- Enviar de inmediato la muestra al laboratorio (las bacterias pueden desarrollarse a temperatura ambiente).

Método

1. Explicar el procedimiento.
2. Lavarse las manos; ponerse guantes.
3. Utilizar un recipiente estéril o aplicar un dispositivo para muestra de orina (fig. 17-1).
4. Si se utiliza una bolsa, asegurar el pañal sobre ésta.
5. Revisar la bolsa cada 20 a 30 min. En la figura 17-2 se muestra cómo recuperar la muestra.
6. Etiquetar claramente todas las muestras y anexar la ficha de laboratorio correspondiente. Las muestras deben transportarse en una bolsa de plástico (verificar las políticas de la institución).
7. Registrar en las notas de enfermería. Documentar color, cantidad y olor.

Lista de verificación de habilidades

- Explicar el procedimiento.
- Obtener recipiente/dispositivo para muestra de orina (lactante).
- Lavarse las manos; usar guantes.
- Aplicar el dispositivo para recolección de orina (lactante) o pedir al niño que orine.
- Tomar la muestra.
- Etiquetar, enviar al laboratorio.
- Documentar el procedimiento.

el método de **chorro limpio**, cateterización o muestra de 24 horas.

Obtención de muestras por el método de chorro limpio

Los niños que ya orinan voluntariamente pueden ayudar a tomar la muestra de chorro limpio, para lo cual se utilizan recipientes estériles especiales y se siguen las instrucciones del fabricante. En todos los casos es necesario limpiar el perineo, el cual se lava con jabón o agente antiséptico, de adelante hacia atrás. El procedimiento se repite dos veces y a continuación se utiliza agua estéril para evitar que la muestra se contamine. Una vez iniciado el chorro de orina, la muestra debe tomarse en el recipiente estéril, con cuidado de no contaminarlo.

A los lactantes y niños pequeños se les coloca una bolsa estéril para orina (fig. 17-1). La muestra se etiqueta y se envía de inmediato al laboratorio para el análisis, pues a temperatura ambiente se acumulan bacterias. También se documenta el procedimiento, incluida la reacción del paciente.

Obtención de muestra mediante cateterización

Este procedimiento rara vez se indica para pacientes pediátricos, pero de ser necesario, la cateterización se realiza de la misma manera que en el adulto, con excepción de que el catéter es un Foley 8 o 10 (verificar las políticas de la institución), el cual se introduce una vez anestesiado el niño para que el procedimiento, que suele atemorizar a los menores, resulte menos traumático.

Obtención de muestra de orina de 24 horas

En ocasiones se solicita una muestra de orina de 24 h para determinar el índice de producción y medir la excreción de sustancias químicas específicas. Esto requiere supervisión rigurosa por parte de las enfermeras de todos los turnos para que el análisis sea exacto, pues si se pierden muestras, el ensayo deberá iniciarse de nuevo. Si el dispositivo para la obtención de muestras no se adhiere adecuadamente al cuerpo del paciente, pueden surgir problemas, así que la enfermera debe estar alerta al respecto. Se recurre a distracciones adecuadas para la edad del niño. Para ciertas pruebas es necesario agregar sustancias químicas al recipiente de recolección que se encuentra a la cabecera y tener esto presente antes de iniciar el procedimiento. En la cuna del lactante se coloca un cartel para alertar al personal de que se está obteniendo una muestra de orina de 24 horas.

Información de enfermería

La regla empírica de producción de orina es 1 ml/kg/h.

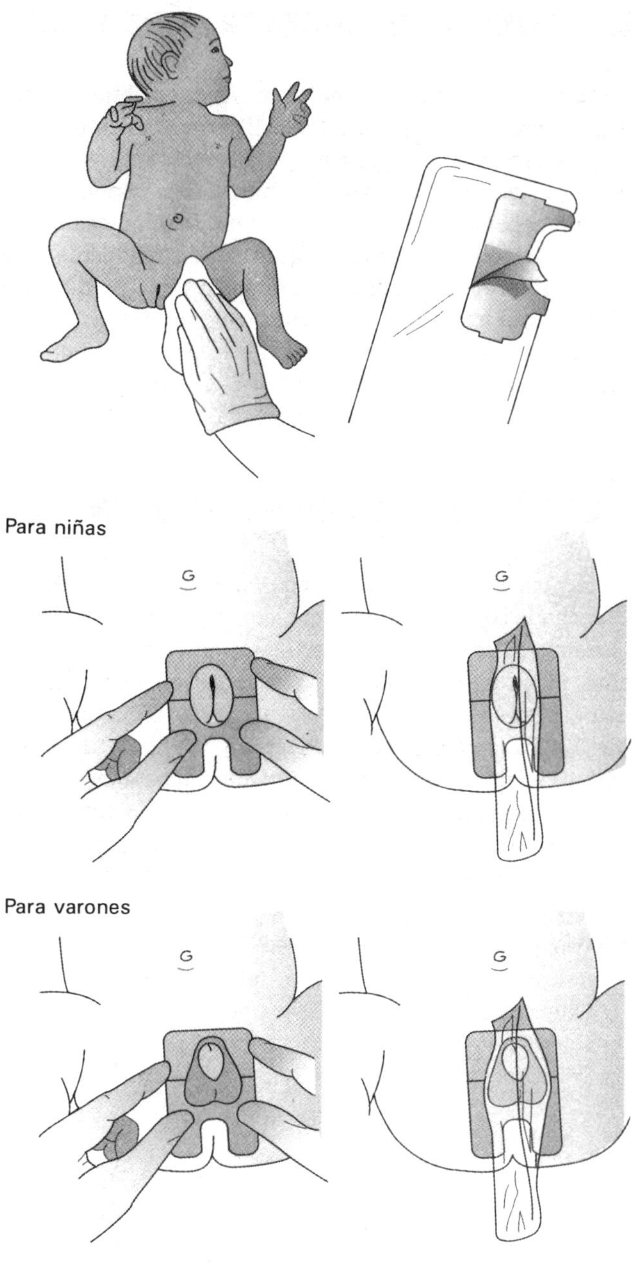

Fig. 17-1. Aplicación de bolsas para la obtención de muestras de orina en recién nacidos y pacientes pediátricos. Dos puntos clave: a) La piel debe estar limpia y perfectamente seca. Evitar el uso de aceites, talcos y jabones con crema que en ocasiones dejan residuos en la piel e interfieren con el adhesivo. b) La aplicación se inicia en el área diminuta de piel entre el ano y los genitales. El "puente" estrecho del adhesivo evita que las heces contaminen la muestra y ayuda a colocar correctamente la bolsa.

1. Con la niña de espaldas, se separan sus piernas para limpiar todos los pliegues cutáneos de la zona genital. Se recomienda un jabón de baño suave; no usar solución jabonosa porque puede dejar residuos que interfieren con la adherencia. Lo último que se lava es el ano. Enjuagar y secar. En los varones, lavar primero el escroto, después el pene; lo último que se lava es el ano. Esperar unos segundos para que seque con el aire.
2. Retirar el papel protector de la parte inferior del adhesivo. A la mayoría de las personas se les facilita mantener cubierta la parte superior hasta adherir la inferior a la piel. Si el chico es muy activo, se mantiene todo el papel en su lugar hasta acomodar el colector sobre los genitales.
3. Para las niñas, estirar el perineo para separar los pliegues de piel y dejar expuesta la vagina. Al aplicar el adhesivo a la piel, comenzar por el estrecho pliegue de piel que separa la vagina del ano; proceder de este punto hacia afuera. Para los varones, empezar entre el ano y la base del escroto.
4. El adhesivo se presiona firmemente sobre la piel sin dejar arrugas. Una vez que la parte inferior queda en su lugar, se retira el papel de la parte superior del adhesivo. Para concluir la aplicación, se procede hacia arriba.

(Cortesía de Hollister Incorporated, Libertyville, Illinois.)

DETERMINACION DE LA GRAVEDAD ESPECIFICA DE LA ORINA

La gravedad específica de la orina es un indicador del estado de hidratación del niño y de la capacidad de los riñones para concentrar/diluir la orina. El límite normal es de 1.005 a 1.030. Generalmente, este análisis de rutina se efectúa en el laboratorio, aunque también se puede pedir a la enfermera que lo lleve a cabo. En algunos hospitales se utilizan refractómetros para este fin. La orina se puede obtener del pañal de un lactante mediante una jeringa sin aguja; basta con unas cuantas gotas que se colocan en un portaobjetos y se analizan en el refractómetro.

Análisis para la determinación de albúmina

También suele solicitarse a la enfermera de un consultorio o clínica médica que determine el nivel de albúmina en la orina; es decir, la proteína, que en condiciones normales se encuentra en bajo porcentaje en la orina del niño sano, si es que la hay, para lo cual se utilizan las tiras reactivas especialmente diseñadas. La enfermera sumerge el extremo de la tira en la orina y la compara con una gráfica especial de colores.

Los materiales para el análisis se acompañan de instrucciones específicas.

OBTENCION DE MUESTRAS DE HECES

Las muestras de heces de niños mayores se obtienen de la misma manera que en el adulto. El procedimiento resulta vergonzoso para la mayoría de los niños y la sola sugerencia les disgusta. En el caso del niño que no debe permanecer en cama, puede utilizarse un dispositivo que se coloca bajo el asiento del inodoro. Sin embargo, resulta difícil para los pacientes informar a la enfermera de que ya han producido la muestra, por lo que debe mostrarse comprensiva, acción que se logra al permitir que el niño exprese sus sentimientos sin demostrar crítica, por ejemplo: "Sé que esto te avergüenza, también a los adultos, pero se necesita porque..."

OBTENCION DE MUESTRAS DE SANGRE

El técnico del laboratorio o una enfermera especialmente capacitada son las personas que por lo general obtienen las muestras de sangre. En el caso de los niños mayores de dos años, el sitio usual es la fosa antecubital (pliegue del codo), aunque también puede tomarse del dorso de la mano o el pie. En los lactantes suele utilizarse el talón, que debe entibiarse con un paño o calentador comercial para incrementar el flujo sanguíneo. Para evitar quemaduras, la temperatura no debe exceder de 42°C. Si estos sitios no han proporcionado el resultado esperado, entonces se puede utilizar la yugular externa del lactante, o bien se recurre a la vena femoral cuando dichos puntos han sido agotados.

Posición del niño

La forma de posicionar al paciente pediátrico para la extracción de sangre es de suma importancia y con frecuencia se pide a la enfermera que ayude con estos procedimientos. En las figuras 17-3 y 17-4 se muestra cómo colocar al paciente para la venipunción yugular y femoral. Debido a que ambas venas son grandes, se revisa al paciente con frecuencia después del procedimiento para asegurarse de que no haya hemorragia. Se tranquiliza al niño porque el llanto y la agitación pueden precipitar escurrimiento. La enfermera registra el sitio utilizado, el nombre del análisis y cualquier desarrollo adverso.

OBTENCION DE CULTIVOS FARINGEOS

Los médicos suelen ordenar este tipo de cultivos si el niño se queja de "dolor de garganta" o cuando se sospecha de una infección estreptocócica. En ocasiones es necesario inmovilizar temporalmente al paciente para obtener la muestra. El niño debe sacar la lengua y decir "ah" mientras la enfermera frota con un hisopo el área de la faringe. Si el menor no coopera, se utiliza un abatelenguas para mantener la lengua abajo mientras se toma la muestra. **Cuando se sospecha de un diagnóstico de epiglotiditis, no debe intentarse el procedimiento porque la vía respiratoria puede inflamarse y obstruirse a causa del traumatismo que produce la obtención de la muestra.**

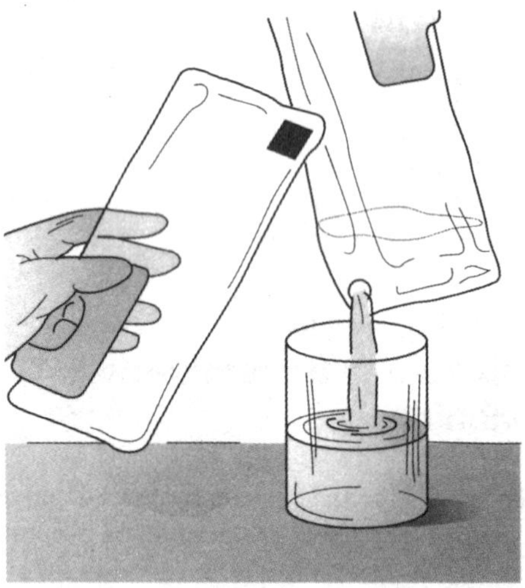

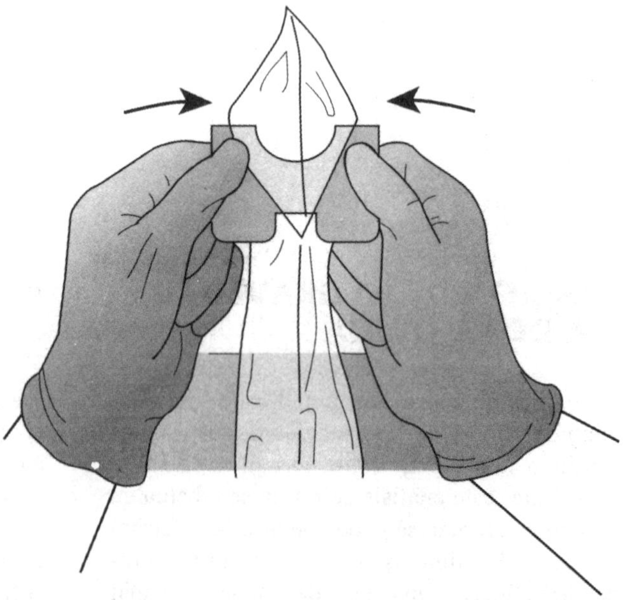

Fig. 17-2. Recuperación de la muestra. La bolsa con la muestra de orina se vacía en un recipiente esterilizado retirando la etiqueta de la esquina inferior; también se puede sellar la muestra dentro de la propia bolsa al unir los extremos adhesivos. A continuación se coloca la bolsa con la muestra en un recipiente de papel o plástico.

Procedimiento 17-5 Obtención de muestra de heces

Equipo

- Recipiente limpio.
- Abatelenguas.

Medidas de seguridad

- Lavarse bien las manos. Usar guantes para obtener la muestra.
- Etiquetar claramente la muestra.

Método

1. Explicar el procedimiento al niño o a los padres.
2. Lavarse las manos, ponerse guantes.
3. Tomar la muestra de heces directamente del pañal (si no está contaminado con orina) con el abatelenguas, mismo con el que también puede obtenerse la muestra del dispositivo de recolección.
4. Etiquetar claramente la muestra y anexar la ficha del laboratorio.
5. Algunas muestras deben ser enviadas al laboratorio aún tibias.
6. La enfermera registra la hora, el color, la cantidad y la consistencia de las heces; objetivo de las mismas (p. ej., sangre, huevecillos, parásitos, bacterias) y cualquier información pertinente.

Lista de verificación de habilidades

- Explicar el procedimiento.
- Lavarse las manos; guantes.
- Obtener la muestra.
- Etiquetar, mandar al laboratorio.
- Documentar el procedimiento.

AYUDA PARA LA PUNCION LUMBAR

La enfermera suele ayudar al médico con la ***punción lumbar***, cuyo objetivo es obtener *líquido cefalorraquídeo* para diagnóstico y tratamiento. En la actualidad existe equipo desechable para el procedimiento.

El líquido cefalorraquídeo normal es transparente, como el agua. Su presión fluctúa entre 60 y 180 mm Hg, aunque en los lactantes es un poco más baja. El procedimiento pediátrico es básicamente el mismo que en el adulto; la diferencia más importante es la capacidad del paciente para cooperar con la posición. La enfermera explica al niño que debe recostarse y no moverse, y que ella le ayudará. En la punción lumbar se experimentan sensaciones de frío cuando se limpia la piel y de presión cuando se introduce la aguja.

El paciente se recuesta de costado con la espalda paralela al borde de la mesa de tratamiento. Se flexionan sus rodillas y se aproxima la cabeza a éstas. Se mantiene al niño en esta

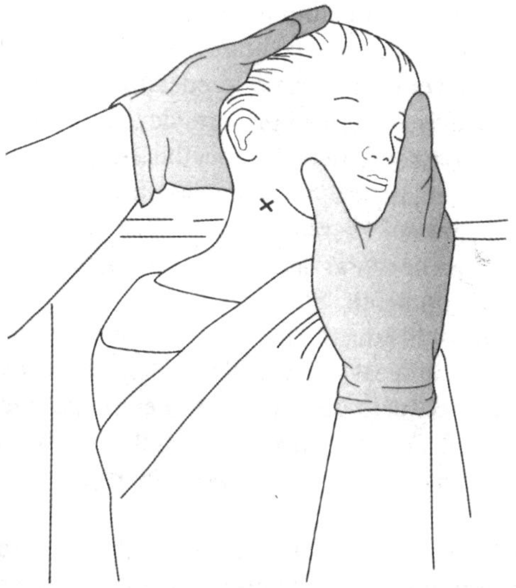

Fig. 17-3. Posición para venipunción yugular en lactantes.

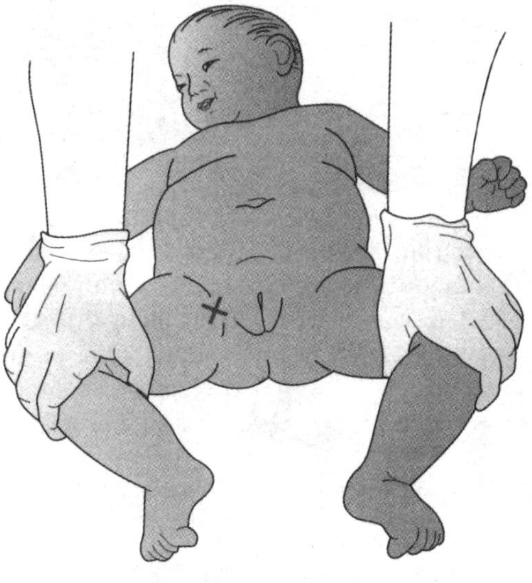

Fig. 17-4. Posición para venipunción femoral en lactantes. De esta manera se expone el área de la ingle.

Procedimiento 17-6 Obtención de cultivo faríngeo

Equipo

- Hisopos para garganta.
- Abatelenguas.
- Medios para cultivo.

Medidas de seguridad

- Para su protección, la enfermera puede usar cubrebocas y anteojos protectores.
- Etiquetar adecuadamente la muestra.

Método

1. Explicar el procedimiento al niño y a sus padres.
2. Reunir el equipo.
3. Lavarse las manos; usar guantes.
4. Pedir al niño que saque la lengua y diga "ah".
5. De ser necesario, bajar la parte anterior de la lengua con un abatelengua especial.
6. Limpiar el área con exudado o enrojecimiento con un hisopo nuevo para cada ocasión (evitar los dientes, la lengua, las mejillas, los labios y el paladar).
7. Colocar los hisopos en el medio de cultivo.
8. Asegurarse de que la madre o enfermera consuelen al niño.
9. Etiquetar, obtener la requisición.
10. Llevar al laboratorio.
11. Documentar el procedimiento; incluir descripción del área de la faringe que pueda verse.

Lista de verificación de habilidades

- Explicar el procedimiento.
- Lavarse las manos; usar guantes.
- Obtener la muestra.
- Poner en el medio de cultivo.
- Tranquilizar al paciente.
- Etiquetar, obtener la requisición.
- Llevar al laboratorio.
- Documentar el procedimiento.

posición colocando su cabeza en el pliegue del codo de uno de los brazos de la enfermera y las rodillas en el del otro. Después, la enfermera entrelaza los dedos frente al niño y se inclina hacia adelante, para sujetarlo con el pecho (fig. 17-5).

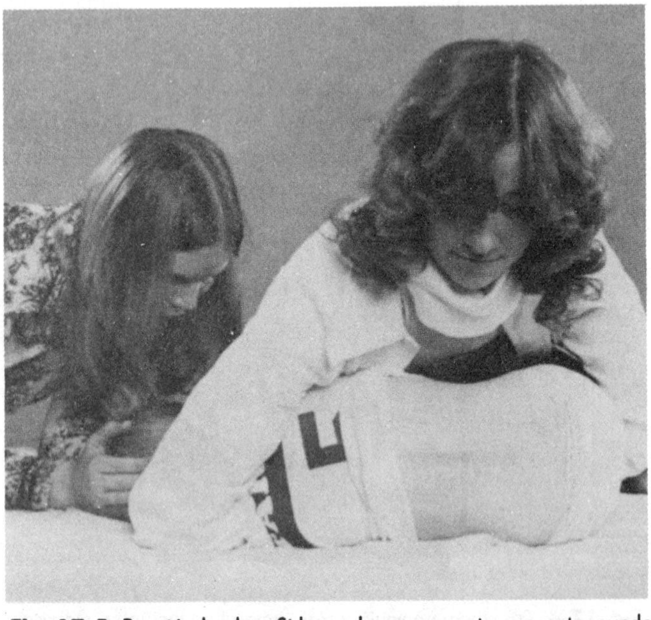

Fig. 17-5. Punción lumbar. Si la madre se encuentra presente, puede ayudar concentrándose en el niño, más que en el procedimiento.

Los lactantes pueden sujetarse sentados poniendo curva su espalda y flexionando la cabeza hacia el frente. La manera en que se sostiene al niño influye directamente en el éxito del procedimiento. **Durante la punción lumbar debe vigilarse siempre el estado respiratorio del paciente pues es muy posible que se obstruyan las vías respiratorias por la flexión del cuello.**

Una vez que se acomoda al paciente, el médico limpia la piel y entumece el área para introducir la aguja. En la parte baja de la espalda se introduce una aguja hueca larga para obtener la muestra de líquido que se almacena en varios tubos de ensayo que se etiquetarán para los diferentes estudios. Una vez que concluye el procedimiento, se coloca una bandita adhesiva estéril en el punto de la inyección y se conforta al niño. El sitio debe inspeccionarse para detectar drenajes o enrojecimiento; se vigilan los signos vitales según el procedimiento del hospital. A continuación se etiquetan las muestras y se llevan al laboratorio con la forma de requisición correspondiente.

Después de la punción lumbar, es necesario vigilar al niño para detectar cefaleas, las cuales pueden evitarse manteniendo al paciente acostado durante cierto tiempo después del procedimiento. También es necesario vigilar que no haya fiebre ni filtración de líquido cefalorraquídeo (LCR) en el sitio de la punción.

La enfermera registra la fecha y hora de la extracción, así como el nombre del médico encargado. También debe registrarse la cantidad de líquido obtenido, sus características (turbio, sanguinolento), si las muestras fueron enviadas o no al laboratorio y la reacción del paciente al procedimiento; posteriormente, limpia y vuelve a proveer de equipo a la sala de tratamiento.

ADMINISTRACION DE MEDICAMENTOS

Variaciones en niños

La responsabilidad de administrar medicamentos a los niños es muy grande. Si bien una descripción muy técnica al respecto trasciende los objetivos de esta obra, las siguientes consideraciones y riesgos son pertinentes para los pacientes pediátricos.

Por su toxicidad o la falta de información relacionada con sus efectos en pacientes pediátricos, más de la mitad de los fármacos actualmente disponibles en el mercado es inadecuada para los niños, pues son más pequeños que los adultos y los medicamentos deben adaptarse a su edad y tamaño. Por ejemplo, la estudiante de enfermería que toma una aspirina para adulto recibe 5 granos, en tanto que la madre que da a su hijo de tres años una aspirina infantil le administra 1¼ granos, que es apenas la cuarta parte de la dosis para la enfermera. Los recién nacidos y los prematuros son particularmente susceptibles por la inmadurez de su organismo. En estos pacientes no basta con adaptar la dosis, los fármacos deben ser individualizados y elaborados en función de numerosos factores (fig. 17-6).

La mayor parte de los medicamentos pediátricos se prescribe en miligramos por kilogramo de peso corporal en 24 h. La unidad por lo general cuenta con un formulario de fármacos del hospital que permite a la enfermera determinar el riesgo de una dosis específica. En caso de dudas, debe consultar con otra enfermera, el médico que prescribió, el farmacéutico del hospital o el supervisor de turno.

La enfermera siempre debe preguntar si la dosis calculada es prudente. También es conveniente recordar que los niños por lo general reciben dosis y cantidades bajas, de modo que si alguna es alta, la enfermera debe verificarla de nuevo.

Es posible que el médico necesite calcular una dosis específica de medicamento para un paciente en particular. El método que se considera más preciso es el cálculo del *área de superficie corporal*, para lo cual se utiliza un ***nomograma*** (fig. 17-7). Se localiza la talla del niño en la escala de la izquierda y el peso en la escala de la derecha y se traza una línea entre ambos puntos. El punto en que la línea intersecta con el área de superficie (*surface area*, SA) proporciona el

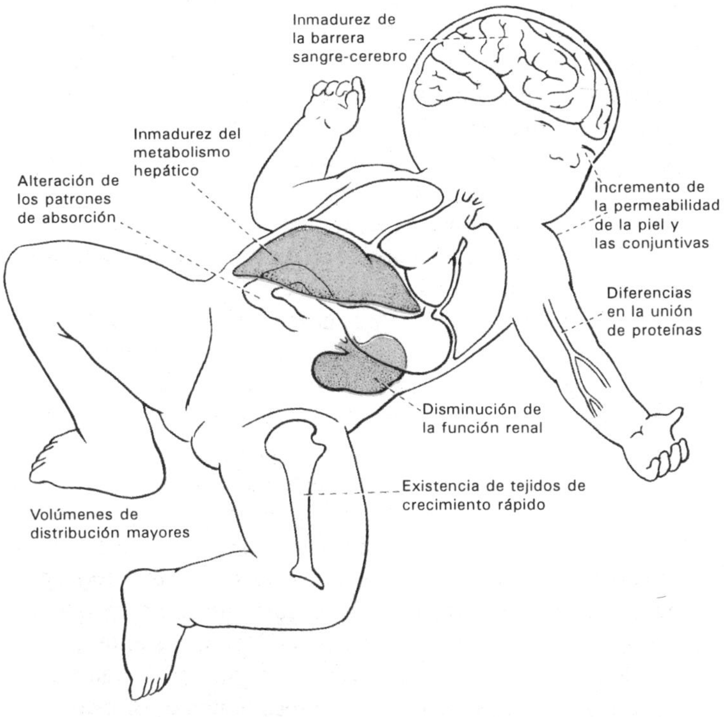

Fig. 17-6. Algunos de los numerosos factores que modifican la disposición de fármacos en el recién nacido. (Adaptado con autorización de Hirata T: Smith D, editor: *Introduction to clinical pediatrics*, 2a. ed., Philadelphia, 1977, WB Saunders.)

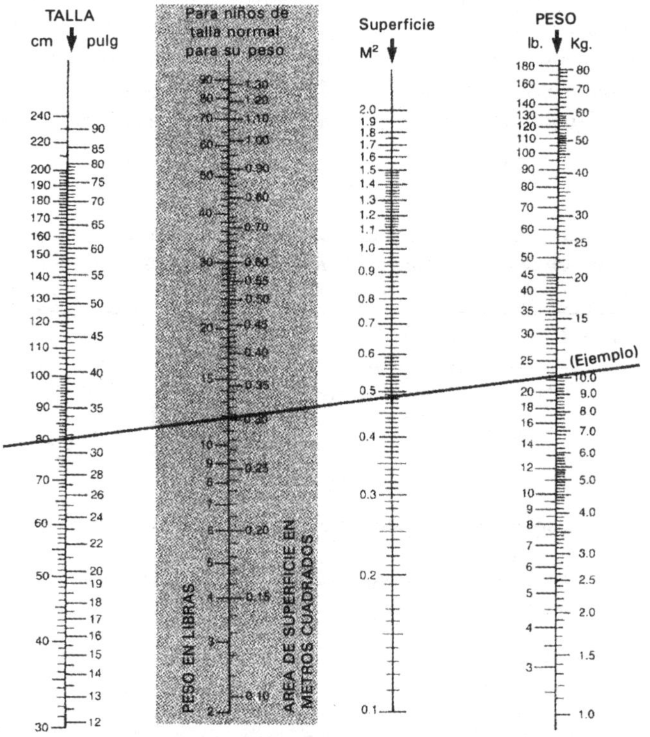

Fig. 17-7. Nomograma para calcular el área de superficie corporal. El área se indica en el punto en que la línea recta que relaciona los niveles de peso y talla se intersecta con la columna del área de superficie. Si el paciente es de tamaño promedio, el área de superficie se deduce únicamente con base en el peso (ver área sombreada). (Nomograma modificado de información de E. Boyd por C.D. West. Tomado con autorización de Behrman R, et al: *Nelson's textbook of pediatrics*, 16a. ed, Philadelphia, 2000, WB Saunders.)

área de superficie corporal *(body surface area,* BSA). Cuando el paciente tiene la talla promedio o cercana a ésta, el BSA se estima al localizar el peso directamente en la escala del área sombreada. Estos resultados se introducen en una fórmula. El área de superficie corporal del adulto es de aproximadamente 1.7 metros cuadrados.

Superficie corporal:

BSA (niño)/BSA (adulto) × dosis promedio para adulto = dosis pediátrica

Otro método utilizado para calcular las dosis seguras se basa en el peso (Recuadro 17-1). La regla de Clark y la de Young son dos de las técnicas para verificar la dosis cuando no se cuenta con las recomendaciones basadas en el peso o área de superficie corporal.

Además de conocer la cantidad correcta y la vía de administración de un fármaco, la enfermera también debe estar consciente de los efectos colaterales tóxicos que podrían presentarse. La absorción, distribución, metabolismo y excreción de los medicamentos difieren considerablemente en los niños, los cuales también reaccionan con mayor rapidez y violencia a los medicamentos. En consecuencia, las reacciones no son tan pronosticables como en los pacientes adultos. Por otra parte, también debe considerarse el efecto del fármaco en el crecimiento y el desarrollo normales. Es necesario leer con atención las circulares en que se describen los medicamentos para determinar la idoneidad pediátrica de alguno en particular. **Los fármacos deben administrarse únicamente por la vía indicada**. Es necesario verificar con otra enfermera si puede usarse la dosis calculada o cualquier medicamento o dosificación que pueda ser motivo de preocupación. (Algunos hospitales especifican que se verifique dos veces el uso de Lanoxin, insulina, heparina, entre otros medicamentos.)

El niño debe ser identificado correctamente mediante la banda de identificación del hospital; *nunca* lo llame por su nombre para ello. La enfermera siempre debe saber qué medicamentos recibe el paciente, ya sea que los administre personalmente o no. En el cuadro 17-1 se presentan más detalles sobre los medicamentos pediátricos.

Recuadro 17-1. Dosis pediátricas con base en el peso en kilogramos

Pasos:

1. Pesar al niño y registrar el peso en kilogramos.
2. Determinar el rango de seguridad recomendado en mg/kg verificando la referencia del medicamento (pediátrico).
3. Multiplicar el peso del niño por el límite inferior y el superior del rango de dosificación.
4. Comparar la dosis prescrita para el niño con el rango de dosificación para determinar si se encuentra en el "rango de seguridad".
5. El médico debe verificar las dosis que salgan del "rango de seguridad".

Ejemplo:

El niño pesa 20 kg

Si el texto de referencia indica que el rango de dosis recomendadas es de 50-100 mg/kg de peso corporal/24 h, en cuatro dosis divididas,

50 mg × 20 kg = 1 000 mg/24 h

100 mg × 20 kg = 2 000 mg/24 h

Rango de seguridad = 1 000-2 000 mg/24 h

La dosis prescrita para el niño es de 400 mg c/6 h

400 mg administrados c/6 h = 400 × 4 = 1 600 mg/24 h

Conclusión: la dosis se encuentra en el rango de seguridad

Medicamentos orales

La administración de medicamentos por vía oral es la preferida para los niños, pero no siempre es factible debido a vómitos, mala absorción o renuencia del paciente. Dado que a los menores de cinco años les es difícil deglutir tabletas o cápsulas, muchos medicamentos pediátricos se expenden en líquido, suspensión o tabletas masticables. Sólo las tabletas que estén marcadas deberán dividirse y las suspensiones agitarse bien antes de usarse.

En ocasiones se pueden vaciar las cápsulas y disfrazar su contenido con algún medio de sabor agradable, aunque se deberá verificar con el farmacéutico si es posible vaciarlas. Esto también es necesario cuando el medicamento es amargo o desagradable; puede utilizarse jarabe o gelatina de cereza. No es aconsejable usar fuentes importantes de nutrientes, como el jugo de naranja, porque el niño podría llegar a rechazarlas; *nunca* se referirán al medicamento como a un dulce. El fármaco se administra lentamente, sobre todo si el niño está llorando. **Se elevan la cabeza y los hombros del paciente para evitar la aspiración**. Los niños en edad de caminar algunas veces empujan el recipiente con la medicina, lo cual se evita sentándolos en el regazo y sujetando sus manos (fig. 17-8). La administración del medicamento puede ir seguida de alguna bebida, como agua, jugo de fruta o bebida carbonatada, las cuales son bien recibidas y se seleccionan de acuerdo con la edad y la dieta del paciente.

Si se ha instalado una sonda nasogástrica, se verifica que esté adecuadamente colocada antes de verter el medicamento en el barril de la jeringa. A continuación se administra una pequeña cantidad de agua para lavar el tubo. La ingesta se registra en el control de ingesta y producción.

Para los lactantes, las jeringas orales constituyen un dispositivo excelente para medir cantidades pequeñas (fig. 17-9), además de que son fáciles de transportar y el medicamento puede administrarse directamente. Antes de usar la jeringa, se revisa para asegurarse de que el borde no esté áspero y se pone a la mitad de la boca, desde un lado de ésta; también puede utilizarse un chupón vacío. Se pone al lactante un babero antes de llevar a cabo el procedimiento. El medicamento no debe añadirse a jugo, leche ni agua en un biberón, porque si el contenido es rechazado, no hay manera de saber qué cantidad de medicamento se administró. Los goteros de

Cuadro 17-1. Consideraciones selectas para la administración de medicamentos a niños

Edad	*Consideraciones*
Lactante	Poner babero
	Sostener y elevar cabeza y hombros
	Definir si la jeringa desechable de plástico es un medio preciso y seguro para la administración de medicamentos orales
	Para abrir la boca, oprimir la barbilla con el pulgar
	Administrar el medicamento lentamente por un lado de la boca del lactante para evitar obstrucción
	Dar tiempo a que lo degluta
	El músculo vasto externo es el sitio preferido para las inyecciones IM
	Evitar el área de los glúteos porque estos músculos no están desarrollados en el lactante; riesgo de lesión del nervio ciático
	Como regla práctica, no administrar más de 1 ml de solución en un solo sitio; en caso de duda, consultar con otra enfermera o el médico
	Reconfortar al lactante
Niño en edad de caminar	Puede necesitarse la ayuda de otra persona
	Puede ser necesario algún tipo de sujeción si no hay otra persona disponible
	Permitir que el niño explore el vaso vacío en que se administrará la medicina
	Explicar la razón del medicamento
	Pulverizar las pastillas si no hay variedad masticable
	Si el niño coopera, puede sostener el vaso de la medicina
	Permitir que el niño beba a su propio ritmo
	Al administrar medicamentos IM, inyectar con rapidez y suavidad
	Prepararse para la máxima resistencia, especialmente puntapiés, llanto y golpes
	Prepararse para una sorpresa, pues algunos niños de esta edad son muy cooperativos
Preescolar	De preferencia, tabletas masticables y líquidos
	En ocasiones se observa regresión al tomar píldoras
	Atención a dientes flojos que podrían deglutirse
	No prolongar demasiado las explicaciones
	De ser adecuado, hacer participar a los padres
	Jugar con muñecos para que el niño exprese su frustración respecto de las inyecciones
	Elogiar al niño al terminar el procedimiento
Niño en edad escolar	Pueden tomar píldoras y cápsulas; enseñar al niño a poner la pastilla en la parte posterior de la lengua y deglutir el agua de inmediato
	Hacer énfasis en la deglución del líquido para distraer al niño de la deglución de la pastilla
	Algunos niños siguen teniendo problemas para deglutir las pastillas; es necesario considerar otras presentaciones del medicamento (hay suspensiones); nunca ridiculizar al niño
	Los niños son impredecibles y su forma de cooperar cambia de un día a otro; dedicar más tiempo a la administración de medicamentos pediátricos
	Asegurarse siempre de que el niño esté bien despierto (sobre todo después de la siesta y en el turno nocturno)
	Informar siempre al niño qué se hará
	Permanecer con el niño temeroso hasta que recupera la compostura después del procedimiento
	Si no es posible o se prolonga demasiado, solicitar ayuda al personal auxiliar
Adolescente	Preparar al paciente con explicaciones que pueda comprender
	Garantizar la intimidad en todo momento
	Indicar al adolescente qué efectos colaterales debe notificar
	Identificar a las adolescentes que toman anticonceptivos para evitar interacciones entre fármacos (en ocasiones les avergüenza proporcionar esta información durante la anamnesis o desean mantener el secreto ante personas importantes para ellas)
	Permanecer con el paciente hasta que termine la medicina (sobre todo si tiene algún trastorno de la conducta)
	Anticipar cambios de humor en cuanto al acatamiento del régimen
	Considerar la posibilidad de adicciones (sustancias, alcohol) aunque no sea el problema de presentación inicial, ya que muchos medicamentos se alterarían en dichas condiciones

plástico resultan convenientes y se incluyen en el paquete del fabricante, pero sólo deberán utilizarse para el medicamento indicado, pues su objetivo no es medir otros líquidos. Los fármacos que se prescriben por cucharadita se miden en milímetros para asegurar la exactitud (5 ml = 1 cucharadita). Al administrar fármacos en la unidad pediátrica, es particularmente importante tener a la vista todo el tiempo la bandeja o carro de medicamentos para que los niños no los tomen o jueguen con ellos.

Gotas nasales, óticas y oftálmicas

Salvo por pequeñas diferencias, los principios de administración de las gotas para nariz, oídos y ojos a niños son bási-

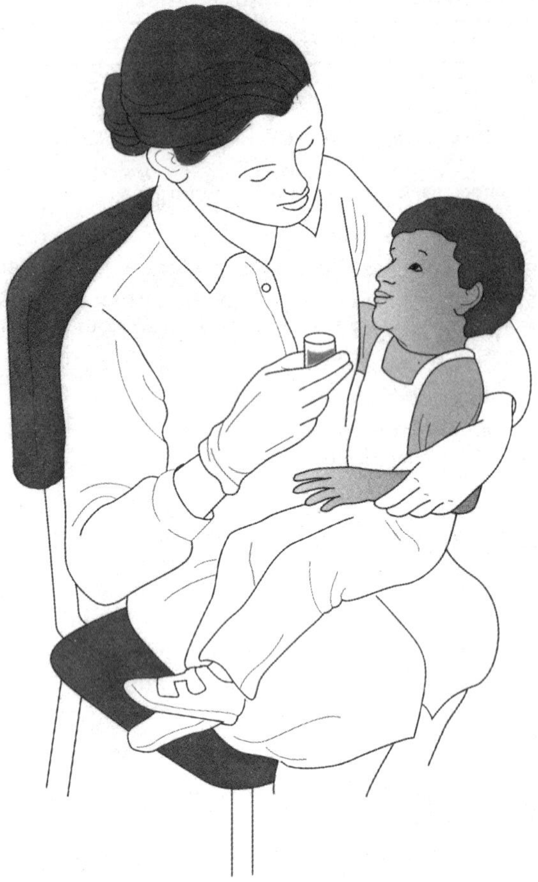

Fig. 17-8. Método para la administración de medicamentos en tapa medidora. La enfermera puede sostener al niño en su regazo y sujetarle las manos, como se ilustra, para evitar que se derrame el medicamento.

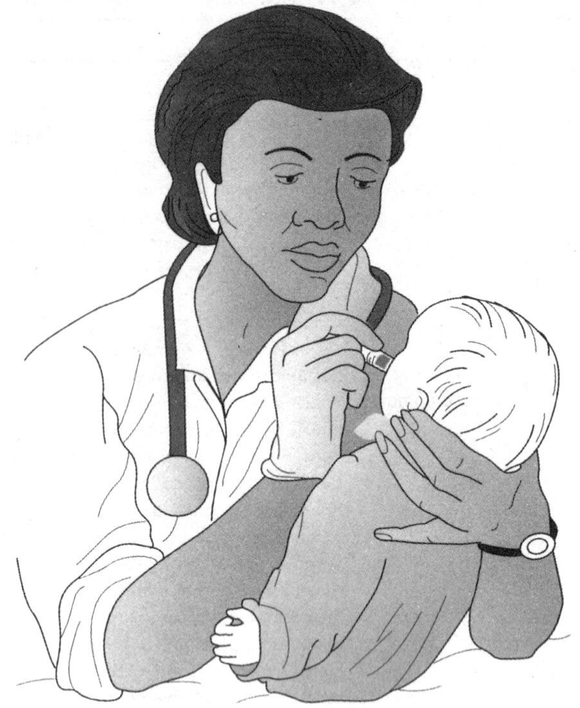

Fig. 17-9. Los medicamentos para lactantes pueden administrarse mediante una jeringa oral, en cuyo caso se eleva la cabeza del niño.

camente los mismos que para adultos. Es posible que sea necesario inmovilizar a los lactantes y niños pequeños, en cuyo caso, una segunda persona ayudará o se colocará un sujetador especial. Todos los medicamentos deben entibiarse a temperatura ambiente. Se explica al niño el procedimiento con los detalles adecuados para su edad.

Gotas para la nariz

Para administrarlas, primero se limpia el moco con un pañuelo desechable. Se recuesta al lactante o niño con la cabeza en el borde de la almohada. La enfermera rodea las mejillas y barbilla del paciente con el brazo no dominante para sostener firmemente la cabeza y administra las gotas con la mano dominante. Debe mantenerse al niño en dicha posición durante 1 min, con la cabeza hacia atrás, para que las gotas lleguen a la región adecuada.

Después de instilar las gotas, se registra la hora, el nombre del medicamento, la potencia, el número de gotas, la tolerancia al procedimiento y las reacciones desfavorables.

Gotas para oídos

Para aliviar el dolor de oído, el médico puede recetar gotas, las cuales deben estar a temperatura ambiente antes de aplicarse. En ocasiones es necesario inmovilizar al lactante o niño pequeño durante el procedimiento; la cooperación del menor se lograr recurriendo a juegos y con la participación de los padres. En los niños menores de tres años, se tira del oído infectado hacia abajo y atrás para enderezar el conducto e instilar el número de gotas prescrito. En los de mayor edad, se tira del lóbulo de la oreja hacia arriba y atrás para lograr enderezar el conducto. El líquido se absorbe al mantener al paciente en posición supina durante unos minutos. La enfermera debe registrar hora, nombre del fármaco, número de gotas instiladas, zona (oído izquierdo o derecho), reacciones adversas y si hubo o no alivio.

Para favorecer la introducción de las gotas hacia el conducto auditivo puede darse un masaje suave en la región al frente del oído. Algunas veces se coloca un tapón de algodón estéril en el conducto con objeto de evitar que fluya el medicamento hacia el exterior; para permitir el drenado, el tapón no deberá ajustarse.

Gotas para los ojos

Los medicamentos oftálmicos se administran a los niños de la misma manera que a los adultos. Se verifica qué ojo necesita tratamiento: O.D., ojo derecho; O.S., ojo izquierdo; O.U., ambos. En presencia de infección o drenaje se utilizan guantes. Las manos deben lavarse bien antes y después de aplicar las gotas. El niño se coloca en posición supina o sedente (fig. 17-10). Por lo general es necesario inmovilizar al lactante y al niño pequeño.

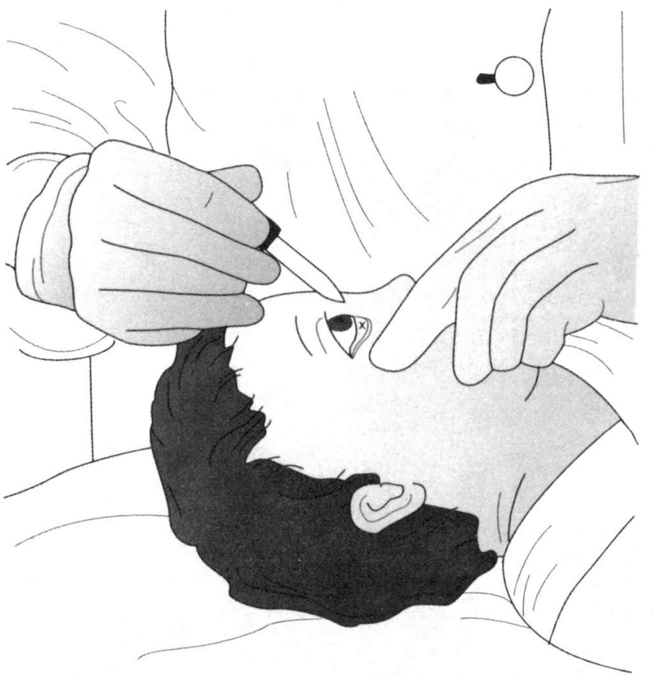

Fig. 17-10. Técnica de instilación de gotas oftálmicas. Las gotas deben caer en el centro del saco conjuntivo inferior; *nunca* directamente en el globo ocular. Usar guantes en caso de infección o drenaje. Limpiar el exceso de medicamento del canto interior hacia el exterior con un pañuelo desechable para cada ojo.

Para abrir el ojo, se presiona con suavidad con los dedos pulgar e índice en direcciones opuestas y se indica al niño que vea hacia arriba. La enfermera apoya la mano sobre la frente del menor e instila el medicamento en el centro del párpado inferior (saco conjuntival). Se indica al paciente que cierre el ojo, sin apretarlo, para no expulsar parte de la solución. Los lactantes pueden cerrar con fuerza los ojos, en cuyo caso las gotas se instilan en el extremo nasal, donde se juntan los párpados, de modo que cuando el niño los abre, el medicamento fluye hacia la conjuntiva.

Los ungüentos se aplican en el mismo saco conjuntival y el exceso se retira con un pañuelo desechable. Si se prescriben gotas y ungüento, se aplican las gotas primero y después de 3 min, el ungüento (Wong, 1999).

Inyecciones intramusculares

Las inyecciones intramusculares (*intramuscular injections*, IM) rara vez se administran a niños, sobre todo si hay una línea IV. No obstante, los médicos llegan a prescribir ciertos medicamentos por vía intramuscular, además de que todas las vacunas se aplican por esta vía (a menos que se administren por vía oral o subcutánea).

En niños menores de tres años, el sitio recomendado para la inyección es el músculo vasto externo, que es la masa muscular de mayor tamaño y con menos nervios y vasos sanguíneos importantes en los lactantes y niños pequeños. Después de esa edad, normalmente se utiliza el sitio ventroglúteo, en tanto que el dorsoglúteo se evitará en los niños menores de seis años y en aquellos que no hayan caminado por un periodo mínimo de dos años; lo mismo sucede con la región deltoides, que además debe utilizarse sólo para cantidades muy pequeñas de medicamento. En la figura 17-11 se muestra la ubicación de los sitios preferibles para aplicar inyecciones.

El tamaño de la jeringa y la aguja depende de varios factores: talla del niño, cantidad de medicamento que se administrará, cantidad de tejido muscular disponible y viscosidad del medicamento. Por lo general se utiliza una aguja calibre 23 a 25 de 1.25 a 2.5 cm de longitud. Normalmente, el volumen máximo administrado en un mismo sitio a lactantes mayores y niños pequeños es 1 ml. En el recuadro 17-2 se incluyen las normas de administración de inyecciones intramusculares.

Respecto de las inyecciones, la enfermera debe estar preparada para las protestas de los niños. Siempre que sea posi-

Recuadro 17-2. Pautas para la administración de inyecciones intramusculares

La enfermera debe cerciorarse de que se han adoptado las medidas necesarias para reducir al mínimo las molestias y obtener el mayor efecto terapéutico posible. Las inyecciones IM implican precauciones especiales a cualquier edad. Al igual que con todos los medicamentos, deben garantizarse los cinco derechos (en Estados Unidos), además de los siguientes principios:

1. Lavarse las manos adecuadamente y aplicar técnicas estériles en el manejo de jeringas, agujas y medicamentos.
2. Intimidad para todos los pacientes al administrar los fármacos.
3. Refrigerar adecuadamente los medicamentos.
4. Etiquetar con exactitud los frascos de medicamento para usarlos en el futuro.
5. Desechar adecuadamente las agujas.
6. Alternar los sitios para reducir el dolor y la fibrosis.
7. Valorar cuidadosamente al paciente para detectar evidencias de efectos colaterales.
8. Evitar administrar una cantidad excesiva del medicamento en un solo sitio.

Pautas:

Músculo deltoides	6-15 años, 0.5 ml
	15 años-edad adulta, 1 ml
Area ventroglútea	3-6 años, 1.5 ml
	6-15 años, 1.5-2.0 ml
	15 años-edad adulta, 2.0-2.5 ml
Area dorsoglútea	6-15 años, 1.5-2.0 ml
	15 años-edad adulta, 2.0-2.5 ml
Vasto externo	Nacimiento-1.5 años, 0.5 ml
	1.5-3 años, 1 ml
	3-6 años, 1.5 ml
	6-15 años, 1.5-2.0 ml (no es el sitio preferido por niños mayores y adultos)

9. Documentar completa y precisamente la administración del fármaco.
10. Valorar la eficacia del medicamento.

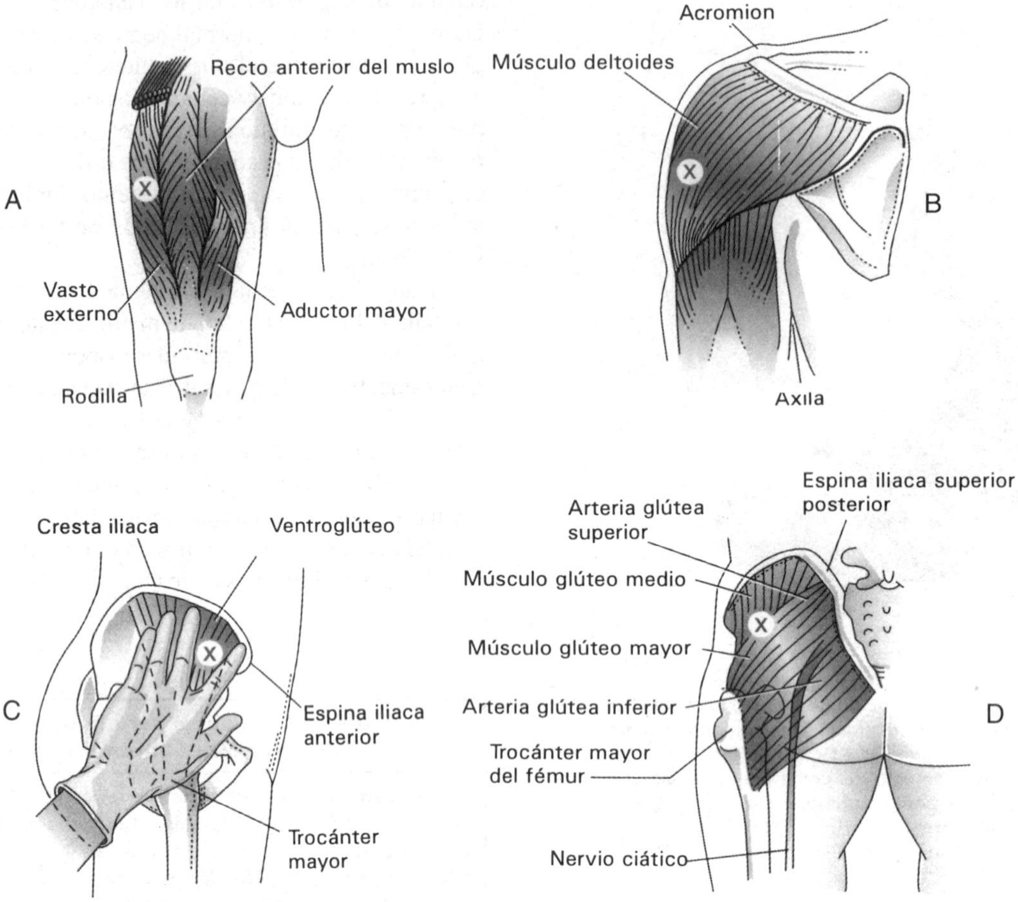

Fig. 17-11. Sitios para inyección. A, *Vasto externo*, en el tercio medio lateral del muslo. Se localiza dividiendo el muslo en tercios a partir del trocánter mayor hasta precisamente arriba de la rodilla. El área de inserción en el tercio medio del muslo se ubica entre las líneas imaginarias media anterior y media lateral (sección de la pierna que se encuentra entre el pliegue frontal y la costura lateral de un pantalón). La aguja se dirige hacia el músculo en ángulo recto (90°). B, *Deltoides*, en la parte inferior del tercio superior del deltoides y la axila, en la superficie lateral del brazo. La aguja se dirige hacia el músculo en ángulo recto (90°), pero apuntando ligeramente hacia el proceso acromio. C, *Ventroglúteo*, colocar la palma en el trocánter mayor y el dedo índice en la espina iliaca anterior (se facilita flexionando el muslo a la altura de la cadera). El dedo medio se extiende lo más posible a lo largo de la cresta iliaca, formando un triángulo entre el dedo medio y el anular. La inyección se administra en el centro del triángulo, o V, formado por la mano, con la aguja dirigida ligeramente hacia arriba, hacia la cresta iliaca. D, *Dorsoglúteo*. La inyección se administra en el glúteo medio. El sitio se encuentra una vez que se localizan el trocánter mayor y la espina iliaca posterior. Se traza una línea imaginaria entre estos dos puntos y la inyección se aplica sobre la línea, en el glúteo medio. La aguja se dirige en dirección perpendicular hacia la superficie sobre la cual está recostado el niño.

ble, una segunda enfermera distraerá e inmovilizará al niño cuando sea necesario. Si se reducen las molestias, es menos probable que el paciente tema una segunda visita. Si alguno de los padres decide estar presente, no se le debe pedir que inmovilice a su hijo, sino que lo distraiga antes del procedimiento y lo reconforte después de éste. La enfermera debe permanecer con el paciente hasta que se tranquilice y concentre su atención en cosas más agradables.

Consejo para la comunicación

Cuando el niño pregunta si un procedimiento dolerá, la enfermera debe contestar con la verdad y decir, por ejemplo, "algunos niños dicen que se siente como un piquete de mosquito; al terminar, quiero que me digas qué sentiste tú".

Medicamentos intravenosos

En condiciones normales, los medicamentos se administran a pacientes pediátricos por vía IV. En la figura 17-12 se ilustran los sitios de infusión correspondientes. Algunos fármacos sólo son eficaces si se administran por dicha vía, además de que se absorben con mayor rapidez, lo cual es valioso. Para los fármacos IV se requiere una dilución y velocidad de administración específicas. **Debe siempre consultarse un libro sobre medicamentos IV para obtener información específica sobre dosificación y administración en**

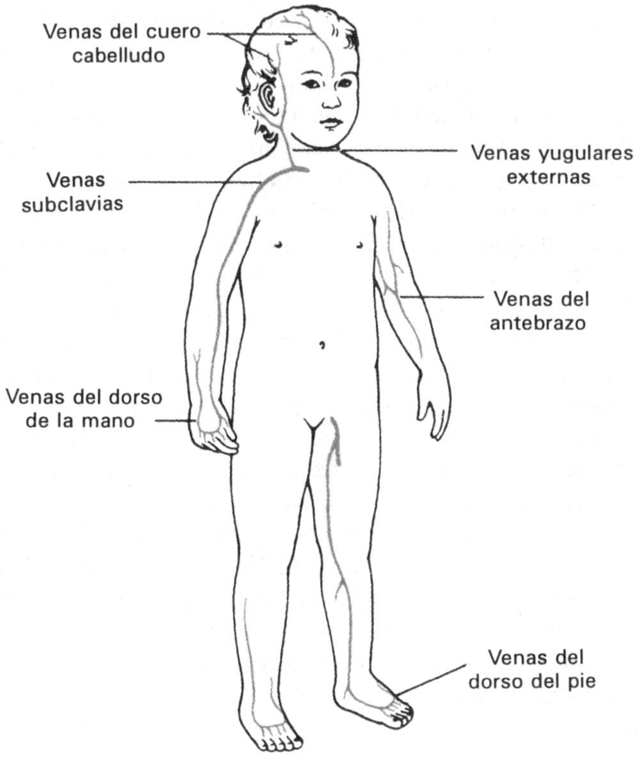

Fig. 17-12. Sitios de infusión intravenosa en niños. (Tomado con autorización de Thompson E: *Introduction to maternity and pediatric nursing*, 2a. ed., Philadelphia, 1995, WB Saunders.)

pacientes pediátricos. Por otra parte, la administración de medicamentos contra el dolor y antibióticos por vía IV, más que intramuscular, es también menos traumático para el niño. La enfermera debe valorar con cuidado el sitio IV para detectar infiltración, inflamación y ausencia de obstrucciones antes de administrar el medicamento. **Es importante verificar siempre las políticas de la institución para determinar quién puede administrar los medicamentos IV.**

Información de enfermería

La enfermera debe registrar el tipo y la velocidad de infusión, la ubicación de la línea IV y el aspecto del sitio, conforme a las políticas de la institución. Muchas instituciones exigen que registren cada hora.

La compatibilidad del líquido que se infunde y el medicamento por administrarse siempre debe verificarse. La línea IV debe enjuagarse antes y después del medicamento si éste no es compatible con la solución IV. Cuando se prescribe la administración simultánea de dos fármacos, se verifica nuevamente su compatibilidad y se administra un antibiótico a la vez. *Nunca* se administran medicamentos mediante productos sanguíneos.

Para evitar sobrecarga de líquidos, los niños no deben recibir líquidos IV sin estar en una bomba de infusión continua. Es posible añadir medicamentos directamente a la bolsa o frasco IV, aunque también suelen añadirse al Soluset (bureta calibrada) o administrarse mediante bombas de jeringa de precisión controlada. Este dispositivo, que en ocasiones se denomina *autojeringa*, permite la instilación de una cantidad pequeña de líquido durante un periodo específico (fig. 17-13). Si bien el uso de estos dispositivos constituye un factor de seguridad, la enfermera debe recordar que se trata de una máquina y por consiguiente es susceptible a fallas; por ello es necesario vigilar de cerca a los niños que reciben líquidos IV. Otro método aplicable a niños es sujetar el mecanismo en el hombro o la espalda. Por lo general, los antibióticos deben infundirse en un lapso de 1 hora.

Acceso venoso de largo plazo

El cierre de heparina suele utilizarse como alternativa para mantener abierta la infusión cuando se necesita administrar un medicamento a largo plazo. La aguja permanece en su sitio y se enjuaga con heparina o solución salina, de acuerdo con el protocolo del hospital. El paciente no está conectado continuamente a los tubos IV, lo cual le permite mayor libertad.

Los catéteres centrales venosos a permanencia (catéter Broviac o Hickman) y los puertos de infusión implantables (MediPort, Port-A-Cath) también permiten lograr acceso venoso de largo plazo y se usan para la administración de medicamentos, quimioterapia, líquidos IV y productos sanguíneos. El paciente y sus padres deben aprender el cuidado del catéter en casa; el enfoque varía y cada institución informa al respecto.

Medicamentos rectales

Algunos fármacos (Tylenol, glicerina) se expenden en forma de supositorios. A diferencia de los de adulto, que tienen

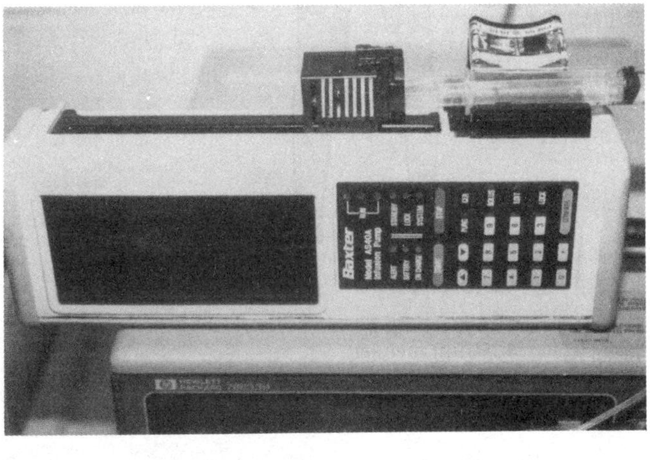

Fig. 17-13. La bomba para jeringa es un método de control de precisión para la administración de medicamentos IV a niños. (Cortesía de Parkland Memorial Hospital, Dallas, Texas.)

forma de cono, los pediátricos son largos y delgados. La enfermera debe usar guantes al insertar el supositorio lubricado más allá del esfínter anal, a una distancia cercana al equivalente de la mitad de su dedo índice. A continuación se aplica presión en el ano juntando suavemente los glúteos hasta que cede el deseo del paciente de expulsar el supositorio.

PRINCIPIOS DEL EQUILIBRIO HIDRICO EN NIÑOS

Como las proporciones de **agua y grasa corporal** de lactantes y niños pequeños no son las mismas que en el adulto (fig. 17-14), las necesidades y la pérdida de agua son mayores por unidad de peso corporal en los lactantes. En los de menos de dos años, el **área de superficie** es particularmente importante para el equilibrio de líquidos y electrólitos porque pierden más agua por la piel que por los riñones. En relación con el volumen o el peso corporal, el área de superficie de los lactantes es dos a tres veces mayor que en los adultos. Por otra parte, como la **frecuencia metabólica** y la **producción cardiaca** son dos a tres veces más elevadas por kilogramo de peso corporal en los lactantes, se producen más **productos de desecho**, que deben diluirse para ser excretados. También se estimula la respiración, lo cual da lugar a mayor evaporación por los pulmones. Comparados con los adultos, los niños menores de dos años tienen un porcentaje más elevado de agua corporal en el **compartimiento extracelular**.

El intercambio de líquidos es acelerado, de manera que la deshidratación es más rápida en lactantes que en adultos (en el capítulo 8, cuadro 8-2 se resumen los signos de deshidratación). El lactante no puede sobrevivir tanto tiempo como el adulto en caso de depleción continua de agua. El lactante enfermo no se adapta con tanta rapidez a los **cambios de ingesta** y **gasto porque sus riñones no han madurado,** tienen menos capacidad para concentrar orina y requieren más agua que los riñones del adulto para excretar una cantidad determinada de soluto. Los trastornos gastrointestinales con frecuencia dan lugar a vómito y diarrea. El equilibrio de electrólitos depende del equilibrio de líquidos y de los mecanismos reguladores cardiovasculares, renales, suprarrenales, pituitarios, paratiroideos y pulmonares. Muchos de estos mecanismos se encuentran en proceso de maduración en el niño en desarrollo y no pueden reaccionar a

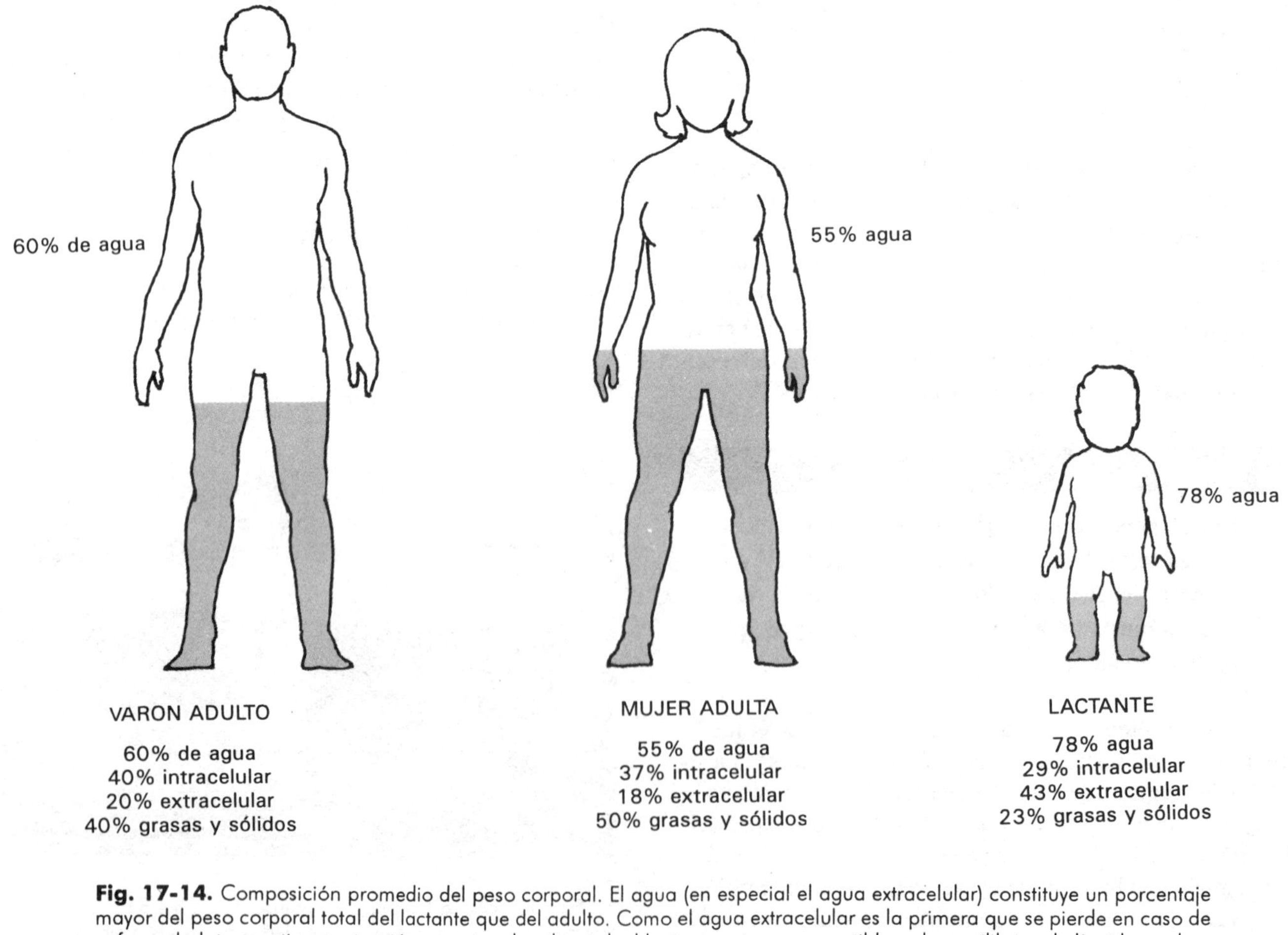

Fig. 17-14. Composición promedio del peso corporal. El agua (en especial el agua extracelular) constituye un porcentaje mayor del peso corporal total del lactante que del adulto. Como el agua extracelular es la primera que se pierde en caso de enfermedad, traumatismo o tensión emocional ambiental, el lactante es muy susceptible a desequilibrios de líquidos y electrólitos.

toda su capacidad bajo la tensión emocional que produce la enfermedad.

Información de enfermería

Una manera de determinar la pérdida de líquidos en los lactantes es pesar el pañal seco, marcar el peso en la parte exterior y después pesarlo mojado. Esto incluye tanto orina como heces líquidas.

Líquidos orales

Cuando es posible, los líquidos se administran por vía oral, que es el método más natural y satisfactorio. La enfermera debe usar su ingenio para animar al niño enfermo a ingerir suficientes líquidos, pues el paciente llega a rechazar los alimentos y el agua sin comprender que son importantes para su recuperación. El lactante y el niño pequeño se deshidratan con mayor rapidez que el adulto porque no pueden beber por sí solos. La enfermera ocupada debe encontrar tiempo para ofrecerles con frecuencia cantidades pequeñas de líquidos, tener paciencia e insistir con amabilidad. Se recomienda utilizar recipientes de colores brillantes y popotes. Es necesario registrar con exactitud la ingesta y el gasto del menor, ya que si la información está incompleta, el médico no podrá determinar si se necesitan líquidos intravenosos. **Nunca se insistirá demasiado respecto de la importancia de esta responsabilidad en la unidad de pediatría**.

Algunos líquidos claros que suelen utilizarse para reemplazar la pérdida son paletas heladas, refrescos de cola sin gas, gelatina de agua y soluciones orales de sustitución (Lytren, Pedialyte).

Líquidos parenterales

Los líquidos parenterales (*para*, además o aparte de + *enteron*, intestino) se administran por una vía diferente al tracto digestivo y son necesarios cuando la enfermedad se acompaña de vómito o pérdida de conciencia, o cuando el sistema gastrointestinal necesita reposo. La administración de estos líquidos es importante en casos graves de vómito y diarrea en que, de no atacarse, la pérdida excesiva de agua y electrólitos puede causar la muerte. También constituyen un medio para la administración segura y efectiva de ciertos medicamentos parenterales. Las soluciones administradas por esta vía deben ser estériles para evitar infecciones locales o generalizadas. La enfermera debe estar consciente de la importancia de este tipo de tratamiento y de los problemas que pueden suscitarse.

El lactante o niño que recibe líquidos parenterales necesita la calidez y el afecto de la enfermera; los lactantes aún necesitan ser abrazados y el placer que les proporciona succionar un chupón, si no está contraindicado. Los niños mayores necesitan distracciones adecuadas y compañía. En todos los casos debe registrarse la ingesta y el gasto.

Líquidos administrados por la vena

Las infusiones intravenosas presentan ciertos problemas en el paciente pediátrico, ya que el procedimiento es más complejo y peligroso en lactantes y niños pequeños, además de que su costo psicológico es mayor. Como las venas de los lactantes son pequeñas y difíciles de localizar, con frecuencia se utilizan las del cuero cabelludo, de manera que es necesario rasurar la cabeza. El lactante debe ser inmovilizado adecuadamente para evitar que se salga la aguja. Cuando se proporcionan líquidos por vía IV, sin importar el sitio, es necesario **vigilar estrechamente** al pequeño, pues los líquidos se introducen en un espacio cerrado que sólo puede distenderse hasta cierto punto sin causar problemas serios. Si la circulación se sobrecarga de líquido infundido con excesiva rapidez, el resultado puede ser insuficiencia cardiaca. El flujo de la solución puede alterarse cuando el menor llora o se mueve.

La enfermera debe observar al paciente para detectar los cambios siguientes:

1. Incremento de la velocidad de flujo de la solución.
2. Inflamación del sitio de inserción.
3. Reducción o interrupción del goteo.
4. Volumen bajo en el frasco, bolsa o Soluset.
5. Dolor o enrojecimiento en el sitio de inserción.
6. Humedad en el sitio o en el apósito que lo cubre.
7. Llanto inconsolable.

En el caso de los lactantes que reciben líquidos por la vena, se lleva un registro especial cada hora, con información sobre nombre, hora, cantidad de la solución, cantidad absorbida, número de gotas por minuto, cantidad de líquido que queda en el frasco y estado del sitio.

Para que la administración de líquidos IV sea precisa y segura se utilizan novedosos dispositivos de adaptación. Antes era difícil reducir la infusión a 4 a 6 gotas por minuto sin interrumpir el flujo por completo. La "mini" o la "micro" gota reduce el tamaño de ésta y permite que el paciente reciba 60 minigotas o microgotas por centímetro cúbico, en lugar de las 10 o 15 del dispositivo normal. Otro aparato utiliza una cámara de control graduada que se anexa al frasco de solución IV para garantizar que el niño no reciba demasiado líquido con rapidez excesiva. Para vigilar las infusiones, la mayor parte de los hospitales también utiliza reguladores de líquidos parenterales, como la bomba IVAC, que hace sonar una alarma en caso de problemas. Sin embargo, tales medidas de seguridad no reemplazan la vigilancia estrecha ni los registros de la enfermera.

Nutrición parenteral total

Las soluciones para ***alimentación*** intravenosa son combinaciones complejas de aminoácidos cristalinos, dextrosa, vitaminas, cantidades menores de minerales y electrólitos. Ade-

Procedimiento 17-7 Procedimiento de alimentación mediante sonda para gastrostomía

Equipo

- Charola con fórmula a temperatura ambiente.
- Embudo o jeringa de barril.
- Jeringa para aspiración para enjuagar la sonda según prescripciones (puede ser hasta de 15-30 ml).

Nota: Para lactantes prematuros y neonatos, el equipo debe estar esterilizado.

Medidas de seguridad

- La fórmula fría puede producir malestar abdominal; usarse siempre a temperatura ambiente.
- A menos que esté contraindicado, elevar la cabeza del niño.
- Verificar el volumen residual.
- No permitir la entrada de aire a la sonda de alimentación.
- *Nunca* forzar la alimentación.
- Interrumpir la alimentación si se observan signos de sufrimiento respiratorio, vómito, cianosis o distensión abdominal.
- Dejar levantada la cabecera de la cama y colocar al paciente sobre su lado derecho, a menos que esté contraindicado.

Método

1. Explicar el procedimiento.
2. Reunir el equipo.
3. Lavarse las manos.
4. Colocar al niño en posición cómoda, con la cabeza ligeramente elevada a menos que esté contraindicado. Proporcionar un chupón para tranquilizar al lactante. Se puede sostener en brazos y abrazar al pequeño durante la alimentación; los niños mayores pueden sentarse en una silla alta.
5. Verificar el contenido estomacal residual mediante una jeringa en la sonda de gastrostomía y aspirar. (Cada autor propone un método diferente para verificación y reemplazo residual. En todos los casos es necesario verificar las políticas de la institución al respecto.) Siempre se examinan los residuos porque la sobrecarga estomacal puede causar reflujo e incrementar el riesgo de aspiración. Si la cantidad residual continúa o se incrementa, deberá notificarse al médico.
6. Colocar el barril de la jeringa en la sonda de gastrostomía. Llenar con la fórmula. Quitar la pinza (para evitar que entre aire al estómago y la consiguiente distensión).
7. Elevar el receptáculo. Permitir que la fórmula fluya lentamente por gravedad; *nunca* debe utilizarse la fuerza.
8. Agregar fórmula a la jeringa antes de que se vacíe totalmente. La alimentación debe llevar de 20 a 25 min para evitar regurgitación, vómito o aspiración. **Observar siempre al paciente para detectar signos de dificultad respiratoria, vómito, cianosis o distensión abdominal, en cuyo caso se interrumpe la alimentación y se notifica a la enfermera encargada.**
9. Cerrar la pinza de la sonda cuando fluya el final de la fórmula o el agua por la parte inferior de la jeringa. (*Nota*: en el caso del lactante, algunos médicos prefieren que la sonda de gastrostomía se mantenga abierta todo el tiempo para producir una válvula de seguridad por si el niño vomita, en cuyo caso el tubo se eleva por encima del cuerpo del paciente.)
10. Siempre que sea posible, sostener al paciente en brazos con tranquilidad después de alimentarlo. Colocarlo nuevamente en la posición de Fowler o sobre el lado derecho favorece el vaciado gástrico.
11. Registrar el tipo (alimentación por gastrostomía), la cantidad, las características y la cantidad del residuo y la tolerancia del paciente al procedimiento. Si el pequeño recibe líquidos medidos, esto se registrará en la sección de ingesta y gasto.

Lista de verificación de habilidades

- Explicar el procedimiento.
- Reunir el equipo.
- Lavarse las manos.
- Examinar el residuo.
- Conectar el barril de la jeringa, agregar fórmula.
- Elevar el receptáculo.
- Continuar añadiendo la fórmula.
- Cerrar la pinza del tubo al concluir el procedimiento.
- Acomodar o cargar al paciente.
- Documentar el procedimiento.

Procedimiento 17-8 Administración de una enema

Equipo

- Bolsa de irrigación desechable con tubo conector y pinza.
- Para cantidades menores, embudo o jeringa Asepto y jarra.
- Catéter francés no. 10 o 12.
- Solución salina (1 cucharadita de sal por 400 ml de agua).
- Lubricante.
- Papel higiénico.
- Cojinete absorbente.
- Orinal.
- Pañales adicionales (según la edad).

Medidas de seguridad

- Quizá sea necesario que una segunda enfermera inmovilice al niño durante el procedimiento.
- Entibiar la solución (políticas específicas de cada institución) para evitar cólicos.
- Lubricar e insertar según instrucciones.
- Si el niño se queja de cólicos, infundir más lentamente.
- Ayudar al niño con el orinal o el baño, según se requiera.
- Limpiar el perineo del frente hacia atrás.

Método

1. Explicar el procedimiento.
2. Lavarse las manos; usar guantes.
3. Reunir el equipo y llevarlo al lado de la cama.
4. Colocar el cojinete absorbente bajo el niño. Tener a la mano el orinal.
5. Colocar al niño sobre su lado izquierdo, con las rodillas dobladas hacia el pecho. Es posible que se precise ayuda para sostenerlo.
6. Permitir que la solución fluya por el tubo para entibiarla y expulsar el aire.
7. Lubricar e insertar el tubo de 3 a 12 cm dentro del recto, según la edad del niño: 2.5 cm para lactantes; 5 cm para 2 a 4 años, 7.5 cm para 4 a 10 años y hasta 10 cm para 11 años (Wong, 1999)
8. Administrar la cantidad prescrita de líquido: 120 a 240 ml para lactantes; 240 a 360 ml para 2 a 4 años; 360 a 480 ml para 4 a 10 años y 480 a 720 ml para 11 años (Wong, 1999). La temperatura de la solución debe fluctuar entre 37.8 y 40.6 grados centígrados.
9. Sostener el irrigador no más de 45 cm por arriba de la cadera del paciente. La solución debe fluir sin presión aproximadamente durante 10 a 15 min. Cerrar la pinza del tubo a intervalos, sobre todo si el niño sufre cólicos. Instar al niño mayor a que, de ser posible, "aguante" la solución durante 3 a 5 minutos.
10. Permanecer con el paciente mientras se expulsa la enema. Los niños pequeños pueden utilizar el orinal o el cómodo.
11. Retirar el orinal. Limpiar los glúteos.
12. Retirar la sábana de hule y el cojinete para incontinencia.
13. Poner un pañal limpio, en su caso. Verificar si se necesita una muestra de heces.
14. Vaciar y limpiar el orinal. Desechar el dispositivo y los tubos para enema.
15. *Registrar* hora del procedimiento; nombre, cantidad y temperatura de la solución utilizada; cantidad y características de los resultados, reacciones adversas.

Lista de verificación de habilidades

- Explicar el procedimiento.
- Lavarse las manos; usar guantes.
- Reunir el equipo.
- Cojinete, colocar al niño.
- Entibiar el tubo, expulsar el aire.
- Lubricar, insertar el tubo.
- Administrar el líquido.
- Instar a los niños mayores a retener el líquido durante 3 a 5 minutos.
- Hacer que el niño utilice el orinal o el cómodo.
- Limpiar al niño y la cama; desechar el dispositivo y los tubos para enema.
- Documentar el procedimiento.

más de por peso bajo al nacer, la nutrición parenteral total se aplica en caso de quemaduras graves, obstrucción intestinal crónica, diarrea no tratable, radiación y otras enfermedades de peligro de muerte. Si bien no se asigna completamente a las estudiantes de enfermería la responsabilidad de atender al paciente que recibe nutrición parenteral total (*total parenteral nutrition*, TPN), todo el personal de enfermería debe estar alerta de que no se trata de una infusión venosa superficial normal.

El catéter Silastic se pasa directamente a la vena cava superior por la vena yugular o la subclavia con técnica quirúrgica minuciosa y se asegura en su sitio. Para filtrar las bacterias y minimizar la contaminación se anexa un filtro. Es indispensable tener a la mano una bomba de infusión y verificar el flujo cada hora. El paciente que recibe TPN debe ser supervisado y valorado cuidadosamente. En caso de retrasarse la infusión, debe darse aviso a la enfermera encargada y nunca ajustarla para "ponerse al corriente". Las com-

Procedimiento 17-9 Succión de traqueostomía

Equipo

- Tubo estéril para traqueostomía.
- Cinta de sarga.
- Tijeras.
- Aplicadores con punta de algodón esterilizado.
- Agua esterilizada.
- Peróxido de hidrógeno.
- Apósito esterilizado o cojinete Telfa.
- Catéteres de succión.
- Guantes esterilizados.
- Solución salina esterilizada.

Medidas de seguridad

- Aplicar técnica estéril durante el procedimiento.
- Vigilar el tiempo que dura la succión.
- Proporcionar reoxigenación entre intentos de succión.
- Vigilar para detectar indicios de sufrimiento respiratorio durante el procedimiento.

Método

1. Explicar el procedimiento.
2. Reunir el equipo.
3. Lavarse las manos, ponerse guantes estériles.
4. Instilar 0.5 a 2 ml de solución salina normal en la tráquea antes de succionar para aflojar las secreciones según el procedimiento de la institución. (La cantidad instilada depende del tamaño del niño.) Verificar la política institucional acerca del uso de la bolsa de reanimación en este punto para dispersar la solución salina en los pulmones.
5. Lubricar el tubo con solución salina estéril e insertar el catéter sin aplicar succión.
6. Retirar el catéter con un movimiento continuo de rotación mientras se aplica succión (sólo 5 seg).
7. Permitir que el niño descanse; en ocasiones necesita respirar varias veces mediante la bolsa de reanimación.
8. Enjuagar el catéter con solución salina entre cada inserción; quizá sea necesario succionar más de una vez. Para evitar el crecimiento de *Pseudomonas* en el resto de la solución, se desecha la que se utilizó.
9. *Documentar* hora y frecuencia de la succión; características de las secreciones; si hubo alivio para el paciente; el comportamiento de éste; aspecto del estoma y cualquier otra información pertinente.

Lista de verificación de habilidades

- Explicar el procedimiento.
- Reunir el equipo.
- Lavarse las manos; ponerse guantes estériles.
- Instilar solución salina normal según políticas de la institución.
- Insertar el catéter.
- Aplicar succión mientras se retira el catéter.
- Permitir/proporcionar ventilación.
- Enjuagar el entubado del catéter.
- Repetir de ser necesario.
- Descartar el equipo y la solución.
- Documentar el procedimiento.

plicaciones de este tratamiento pueden ser graves; se relacionan tanto con el catéter como con el metabolismo de la solución infundida. La bolsa, los tubos IV y el filtro (en caso de utilizarse) deben cambiarse cada 24 h para evitar infecciones. Por otra parte, todas las conexiones para sondas IV que vayan a separarse deben limpiarse previamente con una solución antiséptica y prevenir la contaminación. Para evitar que se separen accidentalmente se sujetan con cinta adhesiva. La contaminación del catéter o la solución es particularmente peligrosa porque los microorganismos infecciosos tienen acceso directo a la circulación sanguínea y puede presentarse **trombosis** (desarrollo de un coágulo sanguíneo), desalojamiento del catéter o **extravasación** (fuga de líquido hacia tejidos circundantes). Las **complicaciones metabólicas** incluyen hiperglucemia por el alto contenido de glucosa de la solución, diuresis osmótica, deshidratación y **azoemia** (presencia de cuerpos nitrogenados en la sangre). Hoy en día, en casos seleccionados se utiliza con éxito la hiperalimentación en casa, la cual exige instrucciones y demostraciones específicas por grupos especializados. Para que tenga éxito, es fundamental la supervisión y el apoyo continuo. Conviene verificar la cobertura del seguro médico porque este tipo de alimentación resulta costosa.

En el caso de tratamientos de corto plazo o a modo de complemento de la alimentación IV, puede utilizarse la hiperalimentación venosa periférica mediante soluciones más diluidas. Debe evitarse la infiltración a causa de la grave esfacelación hística que puede ocurrir por irritación de dextrosa. En virtud de que la hiperalimentación no proporciona ácidos grasos, algunas veces se prescriben emulsiones de grasas o lípidos, las cuales se administran mediante una línea periférica o central. Los lípidos se añaden asépticamente por debajo del filtro, ya que las partículas de grasa son demasiado grandes como para pasar a través del mismo.

PROCEDIMIENTOS PARA AYUDAR A LA NUTRICION, DIGESTION Y ELIMINACION

Gastrostomía

El objetivo de la gastrostomía (*gastro*, estómago + *stoma*, orificio) es introducir alimentos directamente al estómago, a través de la pared abdominal. El procedimiento implica colocar por vía quirúrgica un tubo o botón cuando el paciente no puede alimentarse por vía oral a causa de anomalías o estenosis corrosivas esofágicas, en caso de debilidad extrema o estado de coma.

Botón de alimentación de gastrostomía

El botón de gastrostomía puede utilizarse en niños que requieren alimentación entérica de largo plazo. Huth y O'Brien (1987) lo describen como un "dispositivo de silicón pequeño y flexible con un capuchón similar a un hongo en un extremo y dos pequeñas alas en el otro. En su interior se encuentra una válvula unidireccional para evitar el reflujo del contenido estomacal".

El cuidado de la piel es objeto de preocupación cuando se utiliza una sonda y el botón, de modo que debe prestarse especial atención a la zona que queda bajo las alas del botón, las cuales deben alternarse periódicamente. En caso de descompostura, se sustituye con uno de eje más largo. El área que rodea al orificio debe limpiarse frecuentemente con jabón suave y agua. De utilizarse apósito, se mantendrá seco.

Enema

La administración de enemas a niños es un procedimiento básicamente igual al del adulto, aunque la cantidad, el tipo y la presión de la solución deben modificarse. Para los menores se utilizan soluciones isotónicas en lugar de agua corriente, que es hipotónica y podría causar intercambio y sobrecarga rápida de líquidos. En el comercio se encuentran enemas especiales para niños. La enfermera debe siempre asegurarse del tipo de solución que se usará. Como la enema es un procedimiento doloroso para el paciente, es necesario explicárselo en términos adecuados a su edad. Otros procedimientos dolorosos relacionados con el sistema gastrointestinal, que lleva a cabo el gastroenterólogo, son enema de bario, biopsia intestinal, endoscopia y colonoscopia. Es importante permitir que los niños expresen su preocupación acerca de dichas pruebas y que las enfermeras proporcionen retroalimentación a los médicos en cuanto a las diferencias de comportamiento de los niños bien preparados y los que no recibieron preparación.

Enema de retención de aceite

Cuando se administra una enema de retención de aceite, se utiliza la cantidad prescrita, normalmente de 60 a 100 ml de aceite a 37.8°C. Debe aplicarse un poco de presión en el área anal para evitar la expulsión del mismo; en general se aplica una enema de limpieza (salino) 30 a 45 min después.

Ostomía

El término *ostomía* es un término general que se refiere a cualquier operación para formar un orificio artificial entre dos órganos huecos o entre una o más vísceras y la pared abdominal para descargar el contenido intestinal o la orina. Las alteraciones que requieren ostomía (**colostomía**: orificio en el intestino grueso; **ileostomía**: orifico en el intestino delgado) en el niño son, entre otras, enterocolitis necrotizante, enfermedad de Hirschsprung, ano imperforado, síndrome de intestino inflamado, espina bífida, tumor o traumatismo. La **urostomía** o desviación urinaria se practica cuando la vejiga o las vías urinarias están afectadas.

Los padres del niño con ostomía deben conocer muchos factores antes de que el paciente sea dado de alta, por ejemplo, motivo de la cirugía, necesidades nutricionales específicas, modificaciones en la dieta, signos y síntomas de complicaciones, artículos necesarios para la atención y recursos de la comunidad. También deben saber cómo atender a su hijo. El procedimiento es similar al del adulto aunque con modificaciones de tamaño; sin embargo, una diferencia es que en la ostomía para lactantes, el apósito con que se cubre deberá cambiarse después de cada evacuación. Una vez que el estoma ha cicatrizado y el niño tiene la talla suficiente para llevar una bolsa, los cuidados son similares a los del adulto. El cuidado de la piel de lactantes y niños constituye un reto por la fragilidad de ésta. Las ulceraciones en el sitio del estoma se evitan mediante cuidados especiales.

ATENCION DEL NIÑO CON TRAQUEOSTOMIA

La traqueostomía es un procedimiento quirúrgico mediante el cual se crea un orificio en la tráquea para que el paciente respire. Esta vía artificial puede utilizarse en situaciones de urgencia como procedimiento electivo o combinado con ventilación mecánica. Algunos de los padecimientos de la infancia que requieren traqueostomía son laringotraqueobronquitis aguda, epiglotitis, lesiones en la cabeza y quemaduras, así como los enfermos inconscientes o débiles durante largo tiempo. La atención de enfermería es indispensable para la sobrevida, pues si el tubo se bloquea con moco o alguna otra secreción, el paciente puede llegar a asfixiarse. En muchos hospitales se interna a los pacientes en la unidad de cuidados intensivos inmediatamente después de la cirugía porque es un periodo crítico en que se requiere succión frecuente y vigilancia rigurosa; una vez estabilizado, el niño es transferido a la unidad normal.

El enfermo debe estar en una zona en que sea fácilmente visible, pues los lactantes y niños pequeños comunican sus necesidades mediante llanto, y la traqueostomía impide la vocalización. Siempre que sea posible, se asigna una persona para que trabaje con el niño y sus padres. Es necesario reforzar la información preoperatoria. La enfermera explica lo que sucedió en términos adecuados para la edad del paciente; por ejemplo, "tenías muchos problemas para respirar, de modo que esta operación, que se llama traqueostomía, te permitirá respirar mejor. Te hicieron una pequeña abertura en el cuello para insertar un tubo hueco que la mantiene abierta. Estás asustado porque no puedes hablar, pero cuando estés mejor, la abertura cicatrizará por sí sola y podrás hablar de nuevo". Para explicar la succión se puede decir, "debemos mantener abierta el área del cuello; el tubo entra a tu garganta para limpiarla". Se demuestra la succión con un vaso de agua y se prepara al niño para los sonidos que desconoce. "Quizá tengas náuseas, pero después te sentirás mejor. Sé que es difícil para ti, y me apena mucho que no haya una manera más fácil de hacerlo." Otra técnica es inventar un relato en que participe el juguete favorito, el cual debe ser enviado al taller porque no puede respirar.

La atención del niño con traqueostomía representa una responsabilidad importante para la enfermera. Las diferencias anatómicas entre niños y adultos, así como la incapacidad del menor para comunicarse mediante escritura, hacen más necesaria la vigilancia estrecha. Como el cuello de los niños en edad de caminar es corto y regordete, se irrita con facilidad. Quizá sea conveniente poner un recordatorio en el interfón del escritorio de la secretaria o en otro lugar adecuado para no olvidar que ese paciente no puede llorar ni hablar. El niño se sentirá más seguro con las caricias y la voz tranquila de la enfermera, así como con la presencia de otras personas importantes para él.

La temperatura de la habitación debe ser agradablemente cálida. Se proporciona humedad adicional mediante una tienda de vapor, un collar especial para traqueostomía o mediante conexión directa a un ventilador mecánico. Esto es necesario porque la nariz y la boca ya no calientan ni humedecen el aire inspirado. Se debe proporcionar una cantidad adecuada de líquidos.

Es de suma importancia mantener la **permeabilidad** del tubo de traqueostomía. Por lo general se utilizan tubos de plástico o Silastic, pues son flexibles y reducen la formación de costras; además, son ligeros y desechables, y la mayor parte carece de cánulas internas. No es muy común que lactantes y niños de corta edad necesiten tubos con cubierta, pues sus vías respiratorias son más pequeñas y el tubo de traqueostomía proporciona un sello aceptable. El cirujano elige el tubo más adecuado para el tamaño y el estado del cuello del paciente.

Succión

La selección del catéter de succión es importante, y se recomienda que la enfermera elija el que no bloquee por completo el tubo durante la succión. El diámetro debe ser de aproximadamente la mitad del tubo de traqueostomía. Para evitar lesiones en la mucosa, se mide la longitud de dicho tubo (con otro) y se pasa únicamente la longitud medida del catéter de succión. Antes de la succión debe inyectarse por el tubo una cantidad pequeña de solución salina isotónica estéril (0.5 a 2 ml) para aflojar secreciones y costras. Es necesario verificar el procedimiento aceptado por la institución porque esta práctica es motivo de controversia. No debe aplicarse succión mientras se introduce el catéter. Para retirar el catéter, se gira, en tanto se aplica succión durante no más de 5 seg, cubriendo la entrada del catéter con el pulgar (Wong, 1999).

La succión se lleva a cabo a intervalos (tres a cuatro veces al día) y cuando se observan signos de secreción en la vía, como tos, respiración ruidosa o un sonido de burbujeo. Se debe permitir que el niño descanse un 1 min (y que respire dos o tres veces) entre cada succión. Algunas instituciones recomiendan el uso de hiperventilación con oxígeno al 100% entre succiones. El uso de la oximetría de pulso puede ofrecer una medición de la oxigenación del niño durante el procedimiento y después de éste. Las enfermeras deben estar atentas a cualquier variación específica en el procedimiento de la institución donde laboran.

Atención del estoma traqueal

El estoma de la tráquea se trata como lesión quirúrgica. El área debe mantenerse libre de secreciones y exudados, de modo de reducir al mínimo el riesgo de infección. Para retirar el moco incrustado se utilizan aplicadores con punta de algodón humedecidos en peróxido de hidrógeno de potencia media, los cuales se enjuagan en agua estéril. Si bien las cintas que rodean el cuello del niño deben estar ajustadas, también estarán lo suficientemente holgadas como para introducir con facilidad un dedo; el nudo debe estar a un lado del cuello. Se valora el estado de la piel bajo las cintas y se registra la información. Las cintas deben cambiarse si es necesario, para lo cual se necesitan dos personas, una para sostener la cánula y otra para cambiar la cinta.

La enfermera observa al paciente para detectar síntomas como inquietud, aceleración del pulso, fatiga, apatía, disnea, retracciones esternales, palidez, cianosis e inflamación o drenaje en torno a la incisión. Entre las posibles complicaciones se incluyen fístula traqueoesofágica, estenosis, isquemia traqueal, infección, atelectasis, oclusión de la cánula y extubación accidental. En cada turno y antes de la succión se hace una valoración de referencia. Es de particular importancia evaluar el estado mental del paciente, así como respiraciones, frecuencia y ritmo del pulso y sonidos torácicos. Para la evaluación es esencial registrar con exactitud las observaciones.

Debe haber un hemostato esterilizado a la cabecera del paciente para casos de urgencia. Si bien la **extubación** accidental o la expulsión del tubo son raras, pueden producirse por tos intensa si las cintas están demasiado holgadas. Las vías se mantienen sin obstrucción al separar las orillas de la incisión mediante una pinza estéril mientras se inserta otro tubo. Siempre debe tenerse al alcance de la mano un equipo y tubo de traqueostomía para casos de urgencias. A medida que mejora el estado del paciente, se retira el tubo; el orificio se cerrará gradualmente por granulación. Cuando los tubos deben mantenerse mucho tiempo, es necesario reemplazarlos periódicamente.

Entre otras medidas de enfermería se cuentan cambios frecuentes de posición, uso de sujetadores para los brazos, alimentación oral cuando no está contraindicada y baños cuidadosos para evitar que el agua penetre en el tubo. Los ejercicios de arco de movimiento son obligatorios para los pacientes de largo plazo, mientras que en los casos agudos se retiran los sujetadores de brazos uno por uno para permitir ejercicios pasivos. El médico prescribe la dieta. Si bien en un principio los pacientes no reciben nada por vía oral (*nothing by mouth*, NPO), conforme mejora su estado pasan de una dieta blanda a una normal. Durante la alimentación se prefiere la posición de Fowler. Los niños de mayor edad pueden cooperar manteniendo la cabeza flexionada, con la barbilla hacia abajo, para facilitar la deglución, pues el esófago se abre y las vías respiratorias se estrechan. Durante la alimentación del lactante se cubre ligeramente la traqueostomía con un babero o gasa húmeda para evitar la aspiración de partículas de alimentos.

Algunos pacientes son dados de alta con traqueostomía (fig. 17-15), lo cual debe anticiparse, para iniciar oportunamente la instrucción y las demostraciones para los padres. Si éstos se sienten cómodos con el procedimiento durante la hospitalización, es posible que su sensación de seguridad se incremente cuando el niño vuelva a casa. Antes del alta se recomienda que pasen una noche con el niño, además de informarles sobre grupos de padres, enfermera visitante y otras referencias.

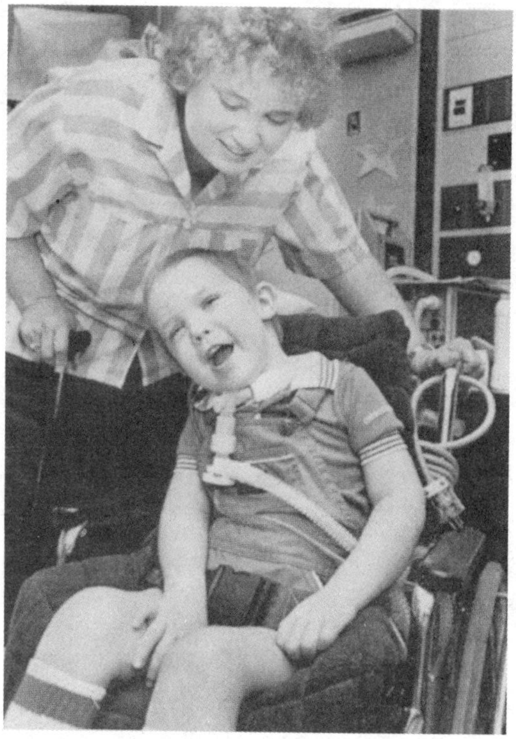

Fig. 17-15. Los niveles de agudeza de los pacientes dados de alta necesitan instrucciones precisas de quienes proporcionan los cuidados. Este niño vuelve a casa con traqueostomía. (Cortesía de Blank Memorial Hospital for Children, Des Moines, Iowa.)

OXIGENOTERAPIA PARA NIÑOS

Consideraciones generales sobre seguridad

Es importante que todo el equipo utilizado para la oxigenoterapia se inspeccione periódicamente para determinar que el material esté intacto y no le falten piezas. Los utensilios combustibles y las fuentes potenciales de fuego deben mantenerse lejos del equipo de oxígeno. Si bien tales materiales son básicamente los mismos que para los adultos, en el caso de los niños deben evitarse también los juguetes de fricción. Tampoco deben usarse frazadas de nailon o lana. Es importante determinar la ubicación del extinguidor más cercano y alertar a los padres de la presencia de los letreros de "no fumar".

El control de las infecciones es de suma importancia; es imperativo evitar las infecciones cruzadas por equipo sucio. Los humidificadores y nebulizadores, que son tibios y húmedos, constituyen un excelente nicho para la proliferación de microorganismos productores de enfermedades, la mayor parte de los cubrebocas, las tiendas y las cánulas que están en contacto directo con el niño son desechables, no así las demás partes del equipo mecánico. **Si la terapia se prolonga, se deberá limpiar este equipo periodicamente o al concluir su uso, según las instrucciones del producto.**

La exposición prolongada a concentraciones altas de oxígeno puede ser tóxica para algunos tejidos (p. ej., la retina de los lactantes prematuros y los pulmones de la población general), pero sobre todo para niños con enfermedades pulmonares, como asma o fibrosis quística, de modo que es necesario medir el contenido de oxígeno periódicamente con un **analizador de oxígeno**. Pese a que esta tarea suele corresponder al departamento respiratorio, la enfermera debe asegurarse de que se llevó a cabo el procedimiento en los pacientes asignados. Las lecturas deben tomarse cerca de la cabeza del niño. La cantidad de oxígeno administrado dependerá de la concentración de oxígeno arterial del menor. La determinación frecuente de los gases sanguíneos (PO_2 y PCO_2) garantiza la administración de un tratamiento seguro y preciso. En la actualidad se dispone de técnicas no dolorosas para medir la tensión del oxígeno sanguíneo a través de la piel; por ejemplo, el ***oxímetro de pulso*** (fig. 17-16).

El oxígeno es un gas seco al que debe añadirse humedad para prevenir la irritación del árbol respiratorio. **La oxigenoterapia debe retirarse gradualmente**, a fin de permitir

A
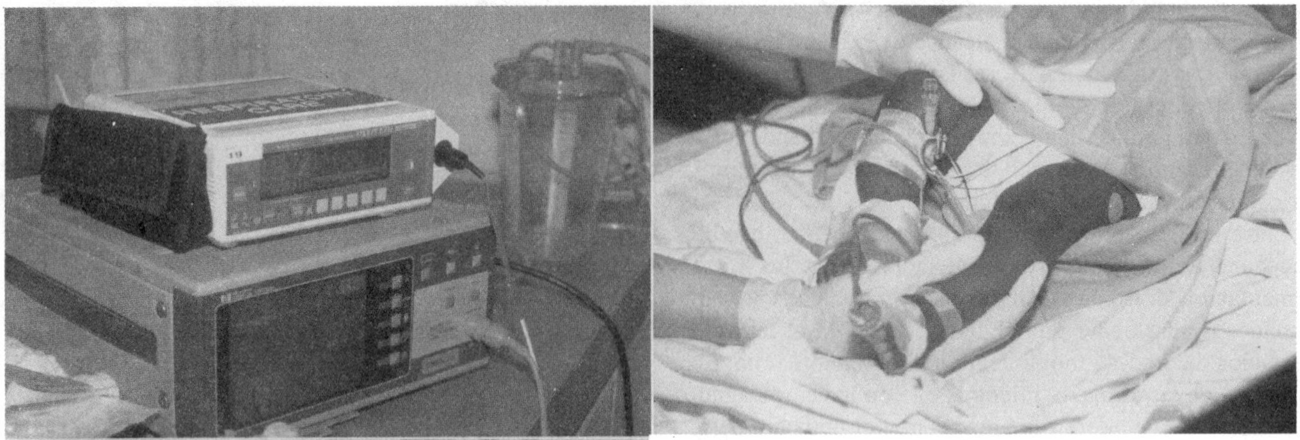
B

C
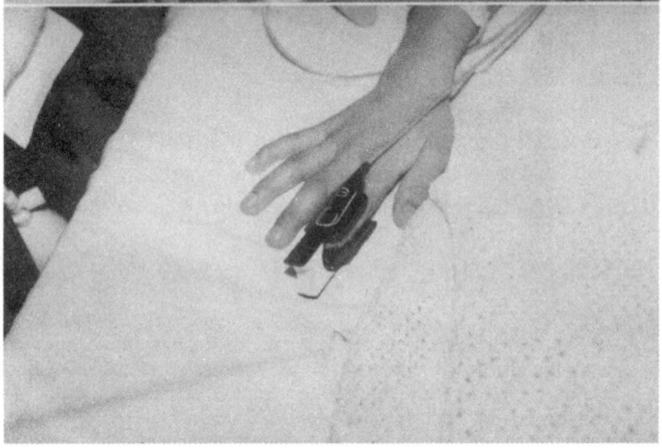

Fig. 17-16. La oximetría de pulso es un medio sencillo y sin dolor para medir la saturación de oxígeno en la sangre (SaO_2). A, El aparato para la oximetría de pulso se observa en la parte superior del monitor cardiaco. Una vez que se conecta al paciente, proporciona una lectura de la velocidad del pulso y la saturación de oxígeno. El sensor se coloca en el dedo del pie o en el extremo de uno de los dedos de la mano, sobre la uña. Con el sensor se obtienen mediciones continuas (B) o intermitentes. C, Hay dispositivos para lactantes y para niños. Verificar el estado de la piel cuando menos cada 2 h si no se retira. Se determinan parámetros de alarma de acuerdo con el protocolo de la unidad o de las órdenes del médico. Acatarlos para determinar el nivel de lecturas que deben notificarse. La valoración del niño debe continuar de la manera usual; este dispositivo no sustituye a la valoración, es una herramienta para mejorarla. Debe vigilarse el estado respiratorio del niño, incluidos ritmo y esfuerzo, así como la frecuencia cardiaca y el color de la piel. (Cortesía de Parkland Memorial Hospital, Dallas, Texas.)

que el enfermo se adapte al oxígeno ambiental. El flujo se reduce lentamente, abriendo las ventilas de las incubadoras o las cremalleras de la tienda de oxígeno. Es necesario vigilar constantemente la reacción del niño; si está inquieto, bajan las lecturas del oxímetro de pulso y se incrementa éste y las respiraciones, no tolera que se le retire del ambiente enriquecido con oxígeno.

Métodos de administración

Los pacientes pediátricos reciben oxígeno por la vía más adecuada para su edad, mediante aislador, cánula nasal, mascarilla, capucha o tienda (cuadro 17-2). La vía de administración suele determinarse con base en la tolerancia del niño; si no coopera cuando se utiliza la tienda o la mascarilla, el oxígeno puede administrarse a través de un tubo colocado cerca de la boca y la nariz. Sea cual sea el método utilizado, es necesario observar al menor muy de cerca para determinar la eficacia del oxígeno. **Los objetivos deseados incluyen disminución de la inquietud y mejoramiento de la respiración, los signos vitales y el color.** Las concentraciones más altas de oxígeno se administran con capucha de plástico y el niño recibe el oxígeno entibiado y humidificado directamente sobre su cabeza. La capucha puede usarse en incubadora o unidad de calentamiento.

Hay **tiendas de oxígeno** de diferentes marcas, que generalmente instala el departamento de tratamientos respiratorios. La enfermera debe estar consciente de ciertas medidas de precaución en caso de que sea ella quien instale la tienda. Las instrucciones de cada aparato específico deben seguirse con suma atención. Antes de armar la tienda, es importante examinarla con cuidado para observar si presenta roturas. La tienda consta de un pabellón suspendido de una varilla elevada unida al gabinete en que se encuentra el motor. Una vez que se ajusta, el motor regula la ventilación y temperatura de la tienda y puede también incrementar la humedad en relación con el flujo de oxígeno. A continuación se incluyen algunas recomendaciones generales para el uso de estas tiendas:

1. Preparar la cama; colocar una frazada de baño y un cojinete absorbente sobre el colchón.
2. Seleccionar la tienda en función de la edad y talla del paciente. Esta información debe confirmarse antes del ingreso al hospital del enfermo con sufrimiento respiratorio agudo.
3. Llevar el pabellón y la unidad de control al lado de la cama; extender la barra superior y doblar la tienda a lo largo de la varilla.
4. Conectar el gabinete de control y encender la unidad. Si la unidad de refrigeración tiene control de

Cuadro 17-2. Consideraciones selectas para el niño que recibe oxígeno

Edad	*Comentarios*
Consideraciones generales: Los signos de dificultad respiratoria incluyen incremento del pulso y la respiración, inquietud, aleteo nasal, retracción intercostal y subesternal y cianosis. Por otra parte, los niños que padecen disnea suelen vomitar, lo cual aumenta el riesgo de broncoaspiración. De ser necesario, se succionan las vías respiratorias para mantenerlas despejadas. La atención de enfermería se organiza de forma que las interrupciones sean mínimas. Debe observarse de cerca al paciente, pues la visibilidad puede obstruirse con el vapor y los niños pequeños no pueden expresar sus necesidades verbalmente.	
Recién nacido	El oxígeno puede administrarse mediante un capuchón, ya sea en incubadora o unidad de calentamiento
	Puede proporcionarse mediante aislador, mantener cerradas las mangas para reducir la pérdida de oxígeno
	El oxígeno debe entibiarse para evitar sufrimiento neonatal por el frío
	Analizar cuidadosamente la concentración para evitar fibroplasia retrolental o enfermedad pulmonar
	Los padres son el centro de atención de los preparativos; se les ayudará a desarrollar su habilidad para atender a su hijo y se infundirá confianza en su capacidad para cuidar de él cuando está enfermo
Lactante	Para eliminar el moco, la nariz se succiona con jeringa de bulbo
	Es conveniente el uso de asientos para lactante; la silla se asegura al marco de la cama y se vigila que el asiento no se desplome
	Cerciorarse de que los barandales de la cuna estén levantados, ya que el pabellón suele dar sensación de seguridad
	Evitar el uso de aceite para bebés, ungüento A y D, vaselina o cualquier otra sustancia a base de aceite o alcohol
	Hacia los ocho meses de edad, prevenir la angustia ante extraños; el lactante abraza con firmeza a sus padres y se aleja de la enfermera
	Es conveniente que los padres reconforten en su regazo al lactante en extremo irritable; después deberá dormir en la tienda; notificarlo al momento de redactar el informe
	Por lo general es posible suspender la administración de oxígeno para bañar y alimentar al niño; determinarlo antes del procedimiento
Niño en edad de caminar	Prever que la tienda produce angustia en este grupo edad
	Prever regresión
	Los niños inquietos e irritables pueden tirar de la tienda y las mantas
	No pueden decir a la enfermera si la tienda está "demasiado caliente" o "demasiado fría"
	Cambiar las prendas de vestir y la ropa de cama cuando estén húmedas
	Un objeto transicional, como la frazada, puede reconfortar al niño
	Los padres pueden hacer sugerencias sobre cómo mantenerlo contento en la tienda
Preescolar	Las tiendas de plástico distorsionan la visión
	Debido a que los procesos de pensamiento no han madurado en los preescolares, realidad y fantasía son inseparables
	Preparar al niño para todos los procedimientos, de tal forma que se reduzca el temor
	Prever que el niño se sentirá solo y aislado
	El menor disfruta de los cuentos, los títeres y las actuaciones
	Es recomendable que la madre tome la mano del niño demasiado inquieto y angustiado a través de aberturas pequeñas de las cremalleras
	Es útil que el menor pueda salir de la tienda para comer con niños de su edad
Niño en edad escolar	Los niños en edad escolar por lo general sienten menos temor en la tienda; sus temores se centran en la mutilación del cuerpo y la pérdida de control
	La información previa se concentra aún en lo que el niño ve, oye y siente y en lo que se espera que haga
	Es conveniente que escriba un relato sobre su experiencia; la enfermera habla acerca del relato con el paciente y aclara los malentendidos; exhibir el escrito en la unidad (siempre debe pedirse permiso para hacerlo) afirma la autoestima y el dominio del niño
	Permitir que el niño tome decisiones realistas antes, durante y después del procedimiento
	Dibujar "qué se siente estar en una tienda", comentarlo
Adolescente	Requiere de más tiempo para procesar la información; necesita saber los resultados de los análisis de sangre y otras pruebas
	La enfermera debe estar disponible para responder a las preguntas del paciente
	La confianza es extremadamente importante porque el adolescente intenta salir del núcleo familiar
	Anticipar problemas por las restricciones que imponen los aparatos
	Puede sentirse "extraño" cuando lo visitan amigos; oscila entre la confianza en sí mismo y la sensación de incapacidad
	Insistir con los padres y los amigos en que no fumen y en otras medidas de seguridad
	Incluir al paciente en el tratamiento; está capacitado para atender a sus propias necesidades de oxígeno
	Revisar el uso seguro del oxígeno en casa si se necesita por comodidad o sobrevivencia

ventilación, calibrarlo entre bajo y alto, según las instrucciones del fabricante.

5. Conectar los tubos al medidor de flujo de oxígeno y nivelar la tienda con oxígeno durante 2 min. Ajustar de nuevo el medidor de flujo en la cantidad de litros prescrita. Otro método implica que el oxígeno fluya a 15 L durante unos 30 min. Analizar la concentración.
6. Mantener el pabellón hermético. Proporcionar la atención de enfermería a través de las cremalleras de la tienda; organizar los cuidados de enfermería. En la

parte inferior de la tienda se pierde más oxígeno porque es más pesado que el aire. El frente de la tienda debe asegurarse con una frazada para baño o sábana.

7. La temperatura de la tienda se ajusta a 17.8-21.1°C. El paciente no debe sentir demasiado calor ni demasiado frío. La ropa del niño debe ser acorde a su temperatura del cuerpo.
8. Inspeccionar periódicamente los tubos conectores para detectar torceduras, conexiones sueltas o aparatos defectuosos. Si no hay obstrucción en las líneas, se escuchará un sonido sibilante a medida que el oxígeno pasa por el tubo. Esto también se puede probar manteniendo el dedo unos segundos sobre el extremo del tubo.
9. Vaciar el recipiente de condensación cuando sea necesario.
10. Rellenar el frasco de agua destilada según se requiera.
11. Seleccionar juguetes que demoren la absorción y que no produzcan electricidad estática.

Conceptos clave

- Los encargados de la atención de la salud deben proporcionar atención atraumática fomentando la relación entre padres e hijo, ofreciendo información al paciente sobre tratamientos o procedimientos, controlando el dolor, creando privacía, proporcionando terapia de juegos y presentando alternativas.
- Nunca dejar solo al niño durante el baño.
- Para tomar muestras de orina de chorro limpio o mediante cateterización se aplican técnicas estériles.
- Para tomar muestras de niños pequeños que no saben estar tranquilos se necesita la cooperación de un asistente.
- Durante la punción lumbar, vigilar siempre el estado respiratorio del niño.
- Las dosis de medicamentos para niños suelen ser más pequeñas y en menor cantidad. Antes de administrarlos, la enfermera debe asegurarse de que la dosis es segura.
- Los niños merecen una explicación apropiada para su edad sobre los procedimientos inminentes; deben saber si serán dolorosos.
- Cuando se administran medicamentos por vía IV, se verifica la compatibilidad del líquido IV y de los fármacos.
- La deshidratación en lactantes y niños es rápida. Se vigila estrechamente ingestión y gasto cuando hay problemas de hidratación.
- Vigilar la permeabilidad del tubo de traqueostomía es prioritario. Se observa al niño para detectar los primeros signos de dificultad respiratoria. El oxímetro de pulso permite vigilar la dificultad respiratoria a través de mediciones del oxígeno en sangre.
- Entérese de las políticas del hospital antes de llevar a cabo cualquier procedimiento.

Bibliografía

Behrman R, Kliegman R, Jenson H: *Nelson's textbook of pediatrics,* ed 16, Philadelphia, 2000, WB Saunders.

Betz CL, Hunsberger M, Wright S: *Family-centered nursing care of children,* ed 2, Philadelphia, 1994, WB Saunders.

Huth M, O'Brien M: The gastrostomy feeding button, *Pediatr Nurs* 13:241-245, 1987.

Schmitt B: *Instructions for pediatric patients,* Philadelphia, 1999, WB Saunders.

Wong D, et al: *Whaley and Wong's nursing care of infants and children,* St Louis, 1999, Mosby.

Lecturas sugeridas

Ashwill J: *Nursing care of children,* Philadelphia, 1995, WB Saunders.

Bowden V, Dickey S, Greenburg C: *Children and their families: the continuum of care,* Philadelphia, 1998, WB Saunders.

Brennan A: Caring for children during procedures: a review of the literature, *Pediatr Nurs* 20(5):451-458, 1994.

Garvin G: Caring for children with ostomies, *Nurs Clin North Am* 29:645-653, 1994.

Kozlowski LJ, DiMarcello KJ, Stashinko EE, Phifer LC: Pulse oximetry in a pediatric medical-surgical population, *J Pediatr Nurs* 9(3):199-204, 1994.

Runton N: Suctioning artificial airways in children: appropriate technique, *Pediatr Nurs* 18(2):115-118, 1992.

Walsh-Sukys M, Krug K: *Procedures in infants and children,* Philadelphia, 1997, WB Saunders.

Capítulo 18

Atención para el fin de la vida de un niño y para su familia

Autoexploración

Reacción del niño ante la muerte

Conciencia del niño ante su enfermedad

Etapas del morir

Atención en instituciones

Atención paliativa

Manejo de los síntomas

Dolor

Molestias

Comunicación

Función y necesidades de la familia

Preparación para la muerte

Atención después de la muerte

Aspectos legales y éticos relacionados con la muerte

Reflexión

Objetivos

Al concluir el presente capítulo, la estudiante será capaz de:

- Definir los términos incluidos.
- Describir cómo influye una enfermedad terminal en el niño y en su familia.
- Analizar la reacción del niño ante la muerte.
- Describir las repercusiones de la muerte en los diferentes grupos de edad.
- Analizar las medidas que la enfermera debe tomar respecto de la atención paliativa.
- Analizar la función de la enfermera en la atención para el fin de la vida de un niño.
- Planear la atención para un niño moribundo y para su familia.
- Analizar el tratamiento del dolor para el niño moribundo.
- Analizar el tratamiento de los síntomas que podría sufrir un niño moribundo.
- Enumerar las etapas del morir.
- Analizar las etapas del duelo.

Terminología

Aceptación
Aflicción
Ansiolítico
Atención paliativa
Concertación
Depresión
Dolor
Duelo
Duelo anticipado
Etico
Ira
Legal
Negación

Enfrentar la muerte con el niño y la familia no es tarea fácil. Las enfermeras que tratan a pacientes moribundos suelen expresar un sentido de gratitud por haber tenido el privilegio de vivir este tipo de experiencia, pero en este ámbito no hay reglas y la paciencia se pone en prueba. Puede ser agobiante, desalentador y triste, y es necesario analizar profundamente la aceptación.

AUTOEXPLORACION

La autoexploración es uno de los preparativos más importantes, si no es que el más importante, para tratar con el paciente moribundo. La actitud personal ante la vida y la muerte influye en la práctica de enfermería. Nuestras actitudes y emociones suelen estar en lo más profundo de nosotros, y si no las aceptamos y liberamos, podrían llegar a obstaculizar la comunicación eficaz. La forma en que hayamos enfrentado o no las pérdidas propias afectan nuestra vida actual, así como la capacidad de la enfermera para comprender a los pacientes. Las enfermeras deben estar conscientes de que el **afrontamiento es un proceso activo y continuo**. En ocasiones tendrán que apartarse amorosamente del paciente y de su familia para revitalizarse; necesitan encontrar una forma constructiva de desahogo, como el ejercicio y la música, para mantener el equilibrio. También es crucial contar con un sistema activo de apoyo conformado por personas imparciales que no se sientan inhibidas por la expresión natural de las emociones. La canalización adecuada de estos sentimientos es una parte valiosa de la respuesta empática de las enfermeras hacia los demás.

Información de enfermería

La enfermedad prolongada amenaza la independencia de un niño y la enfermera no debe contribuir a ello sobreprotegiéndolo.

REACCION DEL NIÑO ANTE LA MUERTE

Como los adultos, los niños se aproximan a la muerte de manera individual, con base en su limitada experiencia (cuadro 18-1). Las enfermeras deben conocer bien a los pacientes y situarlos en su contexto familiar y sociocultural. Con frecuencia, la ansiedad del pequeño se centra en los síntomas; temen que los tratamientos necesarios para aliviar su problema sean dolorosos, como ciertamente lo son algunos. Su sentido de la confianza es precario, de modo que es muy importante que las enfermeras sean honestas y le informen, en términos accesibles para él, qué se disponen a hacer y por qué es necesario. La información que ofrezcan debe ser entendible para el niño, además de que deben alentar la expresión de los sentimientos con frases como "pareces enojado", y dar tiempo suficiente para obtener la respuesta. Es importante conceder a los niños tanto control sobre lo que está sucediendo como sea posible y reforzarlo incluyéndolos en decisiones relativas a su bienestar (fig. 18-1), sin bien, no debe ofrecerse una opción cuando no la hay. A menudo los niños se comunican de manera simbólica, de modo que la enfermera debe **escuchar** lo que el niño le dice a ella, así como a sus juguetes y a otros niños. Conviene que tengan a la mano lápices y papel, ya que la expresión de los sentimientos a través de dibujos suele ser terapéutica.

Cuadro 18-1. Conceptos infantiles acerca de la muerte

Edad	*Concepto*
Lactante-niño en edad de caminar	Poca comprensión acerca de la muerte Miedo y angustia de separación
Preescolar	Algo que ocurre a otros No es permanente Curiosidad acerca de las flores y los animales muertos Pensamiento mágico Siente que los "malos pensamientos" pueden volverse realidad, se culpa La muerte es reversible No les sucederá a ellos
Primeros años de la edad escolar	La muerte es definitiva Sienten que pueden morir, pero sólo en el futuro remoto Pueden interpretar que la muerte es una "persona" La muerte es universal Sospecha que los padres morirán "algún día"
Preadolescentes-adolescentes	Temor a la mutilación Capaces de comprender la muerte de manera lógica Entienden que es universal Entienden que es permanente Temor a la desfiguración y a la separación de los amigos

Información de enfermería

Los hermanos suelen sentirse abandonados y solos; les frustra su incapacidad para ofrecer consuelo a sus padres y a sus seres queridos.

Aunque la edad es importante, el desarrollo cognitivo del niño, más que su edad cronológica en sí, influye en su reacción ante la muerte. La preocupación principal de los niños menores de cinco años radica en separarse de sus padres y ser abandonados. (La idea de morir solo es atemorizante incluso para los adultos.) Los preescolares responden a las preguntas acerca de la muerte con base en sus experiencias y recurriendo a la fantasía; suelen pensar que la muerte es reversible o que, de algún modo, son responsables de ella. Los niños no desarrollan una concepción realista de la muerte como proceso biológico permanente sino hasta los nueve o

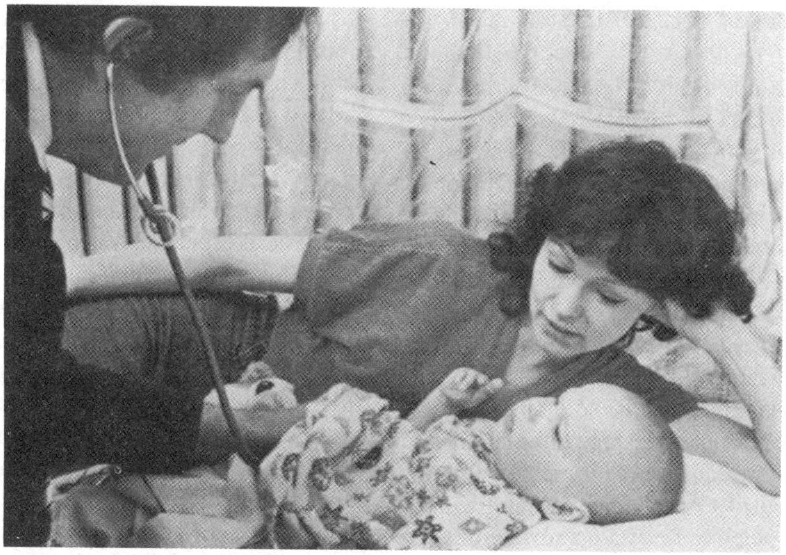

Fig. 18-1. El contacto cercano entre el personal de atención de la salud y la familia es de suma importancia para el niño que padece una enfermedad que pone en peligro la vida. (Cortesía de Blank Memorial Hospital for Children, Des Moines, Iowa.)

10 años de edad. El adolescente moribundo enfrenta conflictos entre los regímenes de tratamiento y su necesidad de ser independiente de sus padres y concordar con sus amigos, lo cual da lugar a ira y resentimiento, que por lo general desplazan hacia el personal médico. El ambiente de aceptación y de escucha imparcial ofrece al paciente libertad para ventilar su hostilidad en un entorno no amenazador.

CONCIENCIA DEL NIÑO ANTE SU ENFERMEDAD

Si bien puede resultar sorprendente, muchos investigadores han demostrado que los niños con enfermedades terminales suelen estar conscientes de su estado, aun cuando se haya optado por ocultárselos sigilosamente. Esto se refleja en sus dibujos y juegos y puede detectarse mediante pruebas psicológicas. La falta de honestidad con los niños los orilla a sufrir solos, incapaces de expresar sus miedos y tristeza, incluso de despedirse. "Es necesario ayudar a los padres a percatarse de que es el proceso de morir, y no la muerte misma, lo que atemoriza a los niños. Los adultos deben aprovechar toda oportunidad para ofrecer apoyo al niño moribundo durante el proceso" (Schonfeld, 1993).

ETAPAS DEL MORIR

Las etapas de la muerte descritas en detalle por Kübler-Ross (1969) (***rechazo, enojo, concertación, depresión*** y ***aceptación***) son pertinentes para los padres y hermanos, porque están en duelo, así como para el niño enfermo. La reacción de las enfermeras implica un sentimiento similar de ***duelo***. Es importante aceptar y brindar apoyo a quienes participan en dichas etapas y no tratar de dirigir el proceso. La enfermera debe estar disponible y demostrarlo. Se insta a los padres a participar en la atención de su hijo. Es terapéutico que los niños permanezcan en su propio ambiente siempre que sea posible; los hermanos que intervienen en la atención del paciente se sienten menos rechazados. Los padres deben alentar a sus otros hijos a que ventilen abiertamente su aflicción, así como a expresar sus emociones, además de asegurarles que los sentimientos negativos que hayan mostrado acerca de su hermano son comunes y no deben sentirse culpables por ello (McIntier, 1995). Las asociaciones religiosas a que pertenezca la familia pueden ser fuente de fortaleza y apoyo, así como los vecinos y amigos afectuosos. Las estadísticas muestran alta correlación entre la muerte de un hijo y un divorcio. Las enfermeras deben intentar mantenerse alerta a indicios de tensión entre los padres con el fin de aplicar la intervención apropiada. Es importante saber que cada persona se aflige en su propio momento y a su estilo, lo cual suele impedir que los cónyuges se apoyen mutuamente. La supresión de sentimientos intensos de culpa, desamparo y cólera puede ser devastadora; por lo general se ignora fácilmente al padre por su ausencia durante el día o por su necesidad de ocultar sus emociones de los otros.

Información de enfermería

Los abuelos, profesores y amigos también están dolidos. La enfermera debe mantenerse alerta a los sentimientos de las otras personas para quien el paciente es importante.

ATENCION EN INSTITUCIONES

Los servicios institucionalizados están dirigidos a personas que no tienen posibilidad de curarse; en estas instituciones, el objetivo de la atención es apoyar al individuo en la fase final de la vida y mostrar preocupación por él. La atención se centra en la persona y su familia, no en la enfermedad, de modo que el tratamiento es paliativo, más que curativo; se toma en cuenta la calidad de la vida, más que su duración. En este tipo de atención, se toma en cuenta la familia como unidad para satisfacer todas sus necesidades.

La atención institucionalizada se inició en 1974, pero en 1977 se negó la atención a un niño, porque sólo tenía ocho años. En 1983 se fundó el Children's Hospice International (CHI), organización no lucrativa que ofrece atención y apoyo para niños con enfermedades que ponen en peligro la vida y para sus familias. El objetivo de esta organización es mejorar la calidad de vida del niño moribundo y fortalecer la vida de la familia.

Los beneficios que ofrecen estas instituciones al niño moribundo y a su familia son muchos; conviene que los padres los conozcan mucho antes de necesitarlos, pues como refuerzan el sentido de la vida, qué mejor que conocerlos lo antes posible. Estas residencias para niños fomentan la comunicación cotidiana para que la familia pueda mirar atrás y atesorar el tiempo que pasaron juntos. El apoyo que reciben les permite afrontar la pérdida de manera más efectiva. El duelo es normal y afrontarlo y recuperarse exige tomar decisiones. Con el apoyo de la residencia, las familias se fortalecen y pueden volver a una vida positiva y productiva.

Información de enfermería

La atención de una residencia puede ofrecerse en el hogar del niño, en una institución especial o en el hospital.

ATENCION PALIATIVA

La ***atención paliativa*** son los cuidados que recibe una persona moribunda, y cuando es un niño quien la necesita, lleva consigo una gran carga emocional. Como padres y principales encargados del niño, esperan que su hijo viva más que ellos. En el ámbito de la enfermería en pediatría, las enfermeras suponen que dedicarán su tiempo a curar a los niños, pero también deben dar su justo valor a la atención del paciente pediátrico moribundo. La enfermera pediátrica se beneficia tanto de la atención que presta al niño que está muriendo como de la atención que ofrece a la familia para que enfrente el hecho.

Las emociones de todos los implicados pueden ser muy profundas y aceleradas; muchas preocupaciones se reflejarán en los valores y creencias, que también serán cuestionados. Uno de los problemas es cuándo y cómo decírselo al niño. "Ya a los tres años, los pequeños suelen darse cuenta de que están muriendo sin que se lo hayan dicho. Con frecuencia predicen su muerte con mayor precisión que los médicos y sus familiares" (Lynn, 1999). En retrospectiva, los padres, y a menudo el hijo, sienten el momento cuando vivir con la enfermedad se convierte en preparación para la muerte. Los especialistas en atención de la salud que se ocupan de los niños aceptan que el mejor método es la comunicación abierta y honesta. Sacar a colación el tema con un niño es difícil para cualquiera; se necesitan habilidades de comunicación, empatía y muchas pláticas. En el recuadro 18-1 se analizan algunos de los aspectos que deben tomarse en cuenta antes de hablar de la muerte con un niño.

En 1990, la Organización Mundial de la Salud definió la atención paliativa como "la atención total activa de los pacientes cuya enfermedad no responde a los tratamientos curativos. El control del dolor, de otros síntomas y de los problemas psicológicos, sociales y espirituales es imperativo. El objetivo de la atención paliativa es conceder la mejor calidad de vida para el paciente y sus familiares..." La atención paliativa se centra en el individuo y la familia, para que la experiencia del final de la vida sea confortadora, con apoyo y digna. Con frecuencia, este tipo de atención se malinterpreta como "atención mínima o nula". Por el contrario,

Recuadro 18-1. Aspectos psicosociales clave de la atención para el fin de la vida

- La muerte, como el nacimiento, es parte del orden natural, algunos mueren antes que otros.
- Todos sentimos algo especial por quienes comparten la vida con nosotros; son muchas las emociones que pueden expresarse.
- La muerte implica también la separación de la familia, los amigos y los hermanos; el niño que muere no es el único que pierde.
- La pérdida nunca es total; la religión desempeña un papel importante al resaltar que el espíritu del niño sigue vivo. El recuerdo de un hijo estará siempre en nuestros corazones.
- Asegurar al pequeño que no estará solo ni al momento de morir ni después de la muerte. Es muy importante que los padres estén con él para apoyarlo y ofrecerle su amor.
- Al momento de morir, todos necesitaremos saber que fuimos importantes y que hicimos todo lo mejor posible.
- Asegurar al niño que llorar es aceptable y que también sentirá tristeza. También tiene derecho de estar enojado y resentido. El pequeño no debe sentirse presionado para hablar de su enfermedad si no lo desea. No obstante, si desea expresar sus sentimientos, debe sentir el apoyo del adulto que lo escucha.
- Asegurar al pequeño que el silencio es aceptable, y que no importa la manera cómo exprese sus sentimientos, o qué tan confusos o absurdos parezcan.
- Asegurar al niño que cuando llegue la muerte, no le dolerá. A los niños les preocupa mucho el dolor; necesitan estar seguros de que los especialistas reducirán el dolor al mínimo.
- Cuando alguien muere, es necesario despedirse y saber que los brazos y el amor de la familia lo rodearán.

son muchos los cuidados que se prestan, pues se ayuda a que el paciente que pasa por el proceso de la muerte y su familia sientan que alguien se preocupa por ellos y los apoya de la manera más digna.

Para apoyar al paciente y a sus familiares, el criterio debe ser multidisciplinario. El enfoque de equipo es el más adecuado, en especial si permite que el individuo y su familia participen en las decisiones. Las necesidades que deben tomarse en consideración giran en torno a aspectos físicos, psicológicos, sociales y espirituales. En el cuadro 18-2 se enumeran algunos de ellos.

La ***aflicción*** implica una serie compleja de reacciones que ocurren durante el proceso de la muerte de un ser querido y después del mismo. El duelo de cada quien es muy personal. Cuando la muerte ya es prácticamente un hecho, suele presentarse un ***duelo anticipado***, que es una sensación de pérdida y dolor previa a la muerte. Después de la muerte propiamente dicha, la duración del duelo varía y se necesita apoyo. La familia necesita saber que no hay un plazo para el duelo y que durante el primer año ocurrirán muchos cambios. Cuando se pierde a un hijo, es probable que muchos eventos despierten la sensación de pérdida, de modo que remitir a la familia a algún programa de apoyo suele ser valioso para que entiendan sus sentimientos y descubran la forma de afrontarlos y seguir viviendo.

Al atender al niño moribundo y su familia, el resultado de la labor del grupo de especialistas en atención de la salud debe hacerse evidente en la reducción de los síntomas de dolor o molestias relacionados con la enfermedad; afrontamiento adecuado tanto del niño como de sus familiares; satisfacción del paciente y de la familia respecto de la atención que reciben; sensación de que la comunicación es abierta y honesta con todos los implicados; resolución de temores, dolor y enojo; planeación para eventos futuros, como el funeral; el niño y la familia disfrutan de tiempo de calidad; resolución de problemas espirituales y reconciliación; proceso adecuado de resolución del duelo después de la muerte. Este tipo de atención es de largo plazo y podría ser continua; son muchos los factores que se deben analizar y el tiempo es tanto amigo como enemigo.

Cuadro 18-2. Necesidades físicas, psicológicas, sociales y espirituales

Necesidades físicas	Tratamiento del dolor Tratamiento de los síntomas Alivio de las molestias
Necesidades psicológicas	Ansiedad/tensión emocional Culpa/ira Depresión Miedo de morir Aflicción/duelo
Necesidades sociales	Problemas financieros Preocupación por los seguros Cambio de funciones y relaciones Aislamiento social
Necesidades espirituales	Significado Religiosidad Sensación de desesperación Esperanza

MANEJO DE LOS SINTOMAS

Al enfrentarse a la muerte, los dos principales miedos del niño son al dolor y a estar solo; es necesario asegurarle que ambos se tratarán adecuadamente.

Dolor

Respecto del pequeño y su familia, el ***dolor*** debe aceptarse como "lo que la persona que lo experimenta dice que es y que existe cuando dice que existe" (McCaffery y Pasero, 1999). El dolor, tal como se describió previamente en el capítulo 3, debe ser valorado y tratado de manera apropiada. Los obstáculos para su tratamiento adecuado en niños con enfermedades terminales suelen estar relacionados con la adicción o la sobredosis. El objetivo de la administración segura y efectiva de medicamentos contra el dolor gira en torno de las molestias y la capacidad del niño para realizar sus actividades. Conforme se agrava la enfermedad o el paciente desarrolla tolerancia al medicamento, deja de ser efectiva la cantidad que se administra, de modo que es necesario ajustar la dosis, agregar otros medicamentos o iniciar con un nuevo fármaco más potente.

Información de enfermería

Para los niños, la administración intramuscular o rectal suele ser ofensiva; tenga esto en mente al cambiar o agregar medicamentos.

Enseñar a la familia y al niño la forma de aplicar métodos de relajamiento o distracción en ocasiones ayuda a alcanzar el objetivo de controlar el dolor, si bien las técnicas no farmacológicas *nunca* deben sustituir a los medicamentos.

Molestias

Las molestias relacionadas con el sistema respiratorio pueden ser desalentadoras para el niño y su familia. La disnea puede ser producto del agravamiento del proceso patológico, anemia, neumonía o insuficiencia cardiaca. La tos normalmente se debe a la estimulación del reflejo tusígeno por la acumulación de secreciones. Las intervenciones de enfermería consisten en elevar la cabecera de la cama, poner un paño fresco en la frente, aplicar oxígeno, cambiar de posición y aumentar la cantidad de morfina. Esta última sustancia suprime el reflejo tusígeno y también disminuye la sensación de falta de aire, provocada por la disnea. También suelen prescribirse otros medicamentos, como broncodilatadores y un ***ansiolítico***.

Las molestias del sistema gastrointestinal comprenden náuseas y vómitos, anorexia (falta de apetito), disfagia (problemas para deglutir), deshidratación y estreñimiento; algunas se relacionan con el avance de enfermedad, desaceleración del metabolismo y efectos colaterales de los medicamentos. La enfermera analizará las molestias del paciente y tratará de remediar la causa. Es posible modificar la dieta y el entorno (vistas y olores), además de agregar medicamentos para controlar las náuseas y el vómito. A medida que avanza la enfermedad, el niño podría perder el apetito, de modo que la enfermera ayudará a los padres a entender que era de esperarse y a proporcionar al niño los alimentos o líquidos que solicite, incluso fuera de horas. En ocasiones se consolará con unos sorbos de su bebida favorita, pedazos de hielo o una paleta helada.

Será necesario atender la higiene bucal; los hisopos con limón y glicerina permiten limpiar y suavizar boca, encías, dientes y lengua. Los labios también se resecan, así que podría aplicarse una preparación tópica. En caso de deshidratación, el parpadeo se reduce y los ojos no tienen la humedad suficiente, de modo que, de ser necesario, se aplicarán lágrimas artificiales.

Con el avance de la enfermedad, ocurrirán debilidad y fatiga; puede ayudarse al niño y a la familia a modificar las actividades cotidianas. Los cuidados se proporcionarán distribuidos durante el día, no todos al mismo tiempo. La comida es importante, de modo que se planeará un periodo de descanso antes y despúes. La energía se conserva utilizando dispositivos auxiliares, como silla de ruedas o vagoneta para desplazarse, lo cual, además, permite que el enfermo salga de su habitación. Es un proceso natural que la reducción de la actividad conduzca a debilidad, de modo que si hay un problema subyacente, como dolor, depresión o falta de sueño, se tratará para que el niño permanezca activo lo más posible.

Al reducirse la actividad, surgen problemas relacionados con la piel, los cuales se incrementan en caso de incontinencia urinaria o intestinal. Se debe tener mucho cuidado de respetar la dignidad del niño y mantener limpia y seca la ropa de cama. Dado que la circulación hacia la periferia no es suficiente, si la piel se ulcera, la cicatrización es difícil; son esenciales los cambios de posición y el uso de almohadas u otros dispositivos para reducir la presión.

Por otra parte, es conveniente valorar el estado mental del niño; la depresión, el temor, la ansiedad y la confusión deben tratarse. La enfermera debe asegurarse de que el dolor se controla de manera adecuada y garantizar al niño que no se le dejará solo.

Es necesario que el enfermo verbalice sus preocupaciones, pensamientos y sentimientos y que sus padres y familiares se den tiempo para escucharlo. Conforme pierde la capacidad de hablar, los cuidados que se le prestan deben describirse. Por otra parte, para consolarlo, sus padres pueden hablarle, reflexionar sobre el pasado y describir los eventos presentes. A los niños les encanta saber cómo influyeron en la vida de su familia, necesitan saber que fueron importantes.

COMUNICACION

Para el profesional de la salud, el énfasis en la comunicación es un elemento clave de la atención del pequeño moribundo. La enfermera debe concentrarse no sólo en comunicarse con él, también con sus padres, sus familiares y otros miembros del equipo. Las habilidades de comunicación deben ser terapéuticas y empáticas; será necesario utilizar todos los sentidos, oído, vista, olfato, tacto.

Los especialistas deben estar conscientes de su expresión verbal y no verbal; deberán analizar la comunicación verbal y no verbal tanto del enfermo como de sus familiares y asegurarse de que hay congruencia entre lo que dicen y lo que su comportamiento denota.

Información de enfermería

Los tres ingredientes principales de la comunicación son las palabras, el tono de voz y el lenguaje corporal. Este último es el más poderoso, seguido del tono de voz y de las palabras. Si las palabras se emiten con un tono de enojo y los brazos cruzados, la persona que recibe el mensaje se dará cuenta de que el emisor está enojado, independientemente de lo que diga. Los niños son muy buenos para interpretar el lenguaje corporal y el tono de voz.

La familia es un elemento complejo de la comunicación y es necesario estar en contacto con ella todo el tiempo. La familia es la llave para acceder al ser amado y con frecuencia, las necesidades del niño son detectadas por la familia antes de que la enfermera o el equipo de atención las perciba. La enfermera debe percatarse de que en ese momento la familia está experimentando un cambio y habrá problemas que tendrán que atender.

Habrá obstáculos para la comunicación y será necesario analizarlos. Respétense los deseos de los padres y familiares. Si surge un conflicto con lo que la familia pide, la enfermera ayudará a considerar las cosas desde otra perspectiva. Los problemas se resuelven mediante el diálogo y todas las partes deben comprender y verbalizar su preocupación. Saber que los sentimientos y las emociones están a flor de piel permitirá que los miembros del equipo de atención ayuden a los demás, y a ellos mismos, a comunicarse.

FUNCION Y NECESIDADES DE LA FAMILIA

La muerte inminente de un hijo afectará profundamente a la familia, de modo que su capacidad de afrontamiento y de resolver problemas estarán en juego. La comunicación con ellos es importante, pero también los propios miembros tendrán que comunicarse entre ellos. Los padres y el resto de la familia necesitan ser alentados y tener la oportunidad de expresarse, validar sus sentimientos y recibir elogios por la atención que prestan al niño. La enfermera tendrá que ayudarles a encontrar la manera de atender y consolar a su ser querido. En caso necesario, serán remitidos a otros especialistas, por ejemplo la trabajadora social o el capellán, que les ayudarán a enfrentar los problemas sociales, emocionales, financieros y espirituales.

PREPARACION PARA LA MUERTE

El fin de la vida de una persona es tan importante como el principio. La familia se prepara e instruye para el nacimiento; la experiencia se imagina y a la larga se realiza. Si se tiene la oportunidad, un individuo también puede prepararse para una muerte esperada. En el caso de un niño, si se conocen sus deseos y sueños, pueden hacerse realidad. Si durante la enfermedad y muerte del niño los padres y familiares tienen tiempo para identificar lo que es importante para ellos y lograrlo, tendrán recuerdos felices. Es necesario que los padres y los miembros de la familia expresen sus temores y creencias sobre la muerte. "Hablar de la muerte no la hace realidad, aunque muchas personas temen que así sea. Hablar de la muerte permite que el niño lleve a cabo importantes tareas emocionales" (Lynn, 1999). Con suerte, el temor se reducirá o resolverá a través de la conversación y la instrucción.

Cuando la muerte es repentina o inesperada, los padres y familiares no tienen la oportunidad de planear, de modo que rara vez se presenta un duelo anticipado. Por desgracia, algunas familias pasan por la muerte inesperada de un hijo. Cuando se trata de un lactante o de un niño muy pequeño, no pueden expresar sus deseos y es difícil para la familia. Siempre que la vida de un niño llega a su fin, los padres, los familiares, los especialistas en atención de la salud, todos los implicados, luchan por encontrarle sentido a la muerte.

La muerte es un proceso fisiológico, de modo que se observan signos y síntomas de que la vida se acaba. En el recuadro 18-2 se enumeran los signos físicos. Los padres y quienes atienden al enfermo pueden reconocerlos y es esencial que la enfermera respete, consuele, apoye, guíe e instruya a los padres y familiares en esos momentos. Es necesario continuar con la atención y el alivio de las molestias del niño aunque no esté consciente. Como no es posible pronosticar confiablemente la pérdida del oído, es un alivio para los deudos pensar que su ser amado sigue escuchándolos.

Recuadro 18-2. Signos y síntomas de la muerte inminente

Falta de apetito
La familia podría interpretarlo como "rendición"
Anorexia

Debilidad y fatiga
Derivadas del proceso patológico
Falta de energía

Reducción de la ingestión de líquidos
Puede ayudar a mantener los pulmones menos congestionados
Atender las membranas mucosas, si están secas

Disminución de la perfusión circulatoria
Producto de la hipotensión y la disminución del gasto cardiaco
Las manos y los pies se sentirán fríos
Reducción del gasto urinario

Disfunción neurológica
Puede conducir a una disminución del nivel de conciencia
Reducción de la capacidad para deglutir
Cambios en las respiraciones
Pérdida del control de esfínteres
Posible inquietud creciente
Es clave evitar el dolor

La enfermera debe respetar y ayudar a la familia en sus necesidades espirituales; en este momento, la oración y la presencia de los seres queridos es profundamente significativa, de modo que se mostrará sensible a sus necesidades. Algunas familias necesitarán su presencia, otras, pedirán privacía; se respetarán sus deseos en la medida de lo posible. En las últimas horas o los últimos momentos antes de la muerte, los pequeños detalles significan mucho para los familiares, de modo que ofrezca los servicios que podrían necesitar, como llamar al consejero espiritual de su elección.

ATENCION DESPUES DE LA MUERTE

La muerte ocurre cuando se interrumpen las funciones respiratoria, cardiaca y neurológica, las pupilas están fijas y dilatadas, la temperatura del cuerpo desciende, la piel se siente fría al tacto y palidece, se pierde el control de esfínteres, de modo que puede haber salida de heces y orina, y cesa todo movimiento del cuerpo. No hay un orden específico en que esto ocurra, ni un lapso determinado. Cada institución tiene sus propias políticas para declarar la muerte.

Cuando la persona muere, la enfermera y los miembros del equipo de atención de la salud ayudan a la familia; se deben respetar los deseos de los padres y familiares y permitir que un capellán o persona de confianza de la familia los acompañe en esos momentos. Podría necesitarse ayuda para notificar a otras personas o tomar decisiones.

Al preparar el cuerpo para que lo vean, se lava y viste con prendas limpias; se cambia la cama y se asea la habitación;

para hacerla acogedora se retira parte del equipo médico. Se permite que los padres y familiares vean a su hijo y pasen tiempo con él. Si se trata de un recién nacido, lactante o niño, en ocasiones se reconfortan tomándolo en brazos si no pudieron hacerlo antes de que muriera. Una vez que la familia está lista y lo permite, se traslada el cuerpo. Quizá los padres deseen estar presentes cuando el personal de la funeraria acuda para hacerse cargo del cuerpo; si es posible, se les permite.

ASPECTOS LEGALES Y ETICOS RELACIONADOS CON LA MUERTE

Los aspectos ***legales*** relacionados con la muerte giran en torno a lo que un grupo define como ley. En pediatría, por ejemplo, un aspecto legal podría ser la edad de viabilidad, el consentimiento de los padres y el nombramiento de un tutor legal. Los aspectos ***éticos*** tienen que ver con lo que es bueno o moral, o ambos, como respeto de la autonomía, benevolencia, no maldad, veracidad, confidencialidad, fidelidad y justicia (cuadro 18-3). La aplicación de estos principios ayudará a los profesionales de atención de la salud y a la familia a procurar una muerte digna y tranquila al niño moribundo. Estos principios éticos permiten que las necesidades específicas del paciente y su familia se mantengan en perspectiva y reciban ayuda para resolver los dilemas que surgen en esos momentos difíciles.

REFLEXION

La muerte es lo último que ocurre en la vida, es normal *y* única. En pediatría, si bien las enfermeras tienen poca experiencia al respecto o ninguna, se les pide que ayuden a sus pacientes, así como a los padres y familiares de éstos, en el proceso de la muerte. Como profesionales, deben respetar a quienes están a su cargo, así como aliviar sus molestias, brindarles apoyo y guía, además de instrucción. Para ello, deben tener sus propios valores, convicciones y criterio, pues su experiencia incidirá en las decisiones que tomen y en la forma en que analicen la situación. El mejor momento para esa búsqueda es antes de que se necesite. Si pueden dar respuestas sensatas a sus propias preocupaciones, estarán más preparadas para atender a los pacientes cuando más necesitan apoyo y cuidados, así como a sus familiares. Las enfermeras también deben estar conscientes de que el crecimiento profesional se deriva de su experiencia, de modo que con cada nuevo evento, aprenden más de ellas mismas.

Al enfrentarse al proceso de la muerte, afrontarlo y manejarlo, se aplica el poema de Henry Van Dyke, que dice así:

"El tiempo es..."
"Demasiado lento para quienes esperan",
"Demasiado ligero para quienes temen",
"Demasiado largo para quienes penan",
"Demasiado corto para quienes gozan",
"Pero para quienes aman",
"El tiempo es eterno".

Cuadro 18-3. Principios éticos y definiciones

Principio	*Definición*
Respeto por la autonomía	Derecho del paciente a la autodeterminación y a tomar sus decisiones
Benevolencia	Hacer lo conveniente, satisfacer las necesidades, equilibrar los beneficios con el riesgo y los daños; aliviar el dolor y el sufrimiento
No maldad	No hacer daño
Veracidad	Ser honesto, decir la verdad
Confidencialidad	Respetar la información privilegiada, así como los derechos, la privacía y la dignidad
Fidelidad	Cumplir las promesas
Justicia	Dar un trato equitativo, distribuir los recursos

Conceptos clave

- Trabajar con un niño moribundo y su familia es difícil.
- La autoexploración ayuda a la enfermera a identificar sus valores y creencias.
- El desarrollo cognitivo influye en la necesidad del niño de afrontar el dolor y la muerte.
- Con frecuencia, los niños aquejados de una enfermedad terminal lo saben y están conscientes de que morirán.
- Las etapas del duelo según Kübler-Ross son negación, ira, concertación, depresión y aceptación.
- El dolor es subjetivo y único.
- La atención en instituciones es sensata y apoya a los moribundos y a sus familiares.
- Children's Hospice International patrocina la atención institucionalizada para niños.
- La atención paliativa implica aliviar las molestias y satisfacer las necesidades físicas, psicológicas, sociales y espirituales.
- La atención paliativa es interdisciplinaria y en ella intervienen el niño, sus padres, la enfermera, el médico, la trabajadora social, el orientador psicológico, el dietista y el capellán o ministro.
- La comunicación es esencial en la atención paliativa.
- Cuando se espera la muerte, la planeación puede ayudar a que el niño y su familia cumplan con sus objetivos.
- Si bien no es posible determinar el momento exacto de la muerte, hay signos fisiológicos y síntomas que nos permiten saber que está cercana.
- La atención que recibe la familia después de la muerte de un ser querido será uno de los recuerdos más duraderos.

- Durante el proceso de la muerte, y la muerte misma, se deben tomar muchas decisiones legales y éticas.
- Lo legal se refiere a las leyes; lo ético, a lo que es bueno, moral, o ambos.

Bibliografía

Kübler-Ross E: *On death and dying,* New York, 1969, Macmillan.

Lynn J, Harrold J, and The Center to Improve Care of the Dying: *Handbook for mortals: guidance for people facing serious illness,* New York, 1999, Oxford University Press.

McCaffery M, Pasero C: *Pain: clinical manual,* St Louis, 1999, Mosby.

McIntier T: Nursing the family when a child dies, *RN* 58(2):50-54, 1995.

Schonfeld D: Talking with children about death, *J Pediatr Health Care* 7:269-274, 1993.

Lecturas sugeridas

Ashwill JW, Droske SC: *Nursing care of children: principles and practice,* Philadelphia, 1997, WB Saunders.

Ferrell BR: *Suffering,* Boston, 1996, Jones and Bartlett.

McCaffery M, Ferrell BR: Nurses' knowledge of pain assessment and management: how much progress have we made? *J Pain Sympt Manag* 14:175-188, 1997.

Wong D, et al: *Whaley and Wong's nursing care of infants and children,* ed 6, St Louis, Mosby.

Apéndices

Apéndice A

Programa de vacunación infantil recomendado, Estados Unidos (enero-diciembre 2000)

Las vacunas[1] se registran bajo la edad normalmente recomendada para su aplicación. Las barras indican las edades recomendadas para la vacunación. Las dosis que no se administren a dicha edad deben administrarse como "vacuna de actualización" en la siguiente consulta cuando esté indicado y sea factible. Los óvalos indican las vacunas que se administrarán si no se aplicaron las dosis recomendadas previamente o se aplicaron antes de la edad mínima recomendada.

Edad ▶ / Vacuna ▼	Nacimiento	1 mes	2 meses	4 meses	6 meses	12 meses	15 meses	18 meses	24 meses	4-6 años	11-12 años	14-16 años
Hepatitis B[2]	Hep B											
			Hep B		Hep B						(Hep B)	
Difteria, tétanos, tos ferina[3]			DTaP	DTaP	DTaP			DTaP[3]		DTaP	Td	
H. influenzae tipo b[4]			Hib	Hib	Hib	Hib						
Polio[5]			IPV	IPV		IPV[5]				IPV[5]		
Paperas, sarampión, rubéola[6]						MMR				MMR[6]	(MMR[6])	
Varicela[7]							Var				(Var[7])	
Hepatitis A[8]									Hep A[8] en áreas selectas			

Aprobado por el *Advisory Committee on Immunization Practices* (ACIP), la *American Academy of Pediatrics* (AAP) y la *American Academy of Family Physicians* (AAFP). IS 5081

[1]Este programa indica la edad recomendada para la aplicación sistemática de las vacunas vigentes autorizadas para la infancia al 1° de noviembre de 1999. Durante el año podrían autorizarse y recomendarse otras. Las combinaciones de vacunas autorizadas pueden utilizarse siempre que alguno de los componentes de la combinación esté indicado y los otros no estén contraindicados. Quienes vacunan deben consultar las recomendaciones detalladas del fabricante.

[2]**Los lactantes nacidos de madres HBsAg negativas** deben recibir la primera dosis de la vacuna contra la hepatitis B hacia los dos meses de edad, y la segunda cuando menos un mes después de la primera. La tercera dosis se administrará cuando menos cuatro meses después de la primera y cuando menos dos después de la segunda, pero no antes de los seis meses de edad.

Los lactantes nacidos de madres HBsAg positivas deben recibir la vacuna contra la hepatitis B y 0.5 ml de globulina inmune de la hepatitis B (HBIG) dentro de las primeras 12 h posteriores al nacimiento en sitios diferentes. Se recomienda que la segunda dosis se administre al mes de edad y la tercera a los seis meses.

Los lactantes nacidos de madres cuya condición HBsAg se desconoce deben recibir la vacuna contra la hepatitis B dentro de las 12 primeras horas posteriores al nacimiento. Al momento del parto se tomará una muestra de la sangre de la madre para determinar su estatus HBsAg; si el resultado es positivo, se administrará HBIG al lactante tan pronto como sea posible (no después de la primera semana de edad).

Todos los niños y adolescentes (hasta los 18 años) que no han sido vacunados contra la hepatitis B deben recibir la primera dosis en cualquier oportunidad. Debe hacerse un esfuerzo especial por vacunar a todos los niños nacidos en lugares donde la infección por virus de la hepatitis B es moderada o altamante endémica, o cuyos padres nacieron en esos lugares del mundo.

[3]La cuarta dosis de la DTaP (vacuna contra los toxoides de difteria y tétanos y tos ferina acelular) suele administrarse desde los 12 meses de edad, siempre que hayan pasado seis meses de la tercera dosis, y es poco probable que el niño vuelva a los 15 o 18 meses. Se recomienda aplicar Td (toxoides de tétanos y difteria) a los 11 o 12 años si han transcurrido cuando menos cinco años desde la última dosis de DTP, DTaP o DT. Se recomienda aplicar refuerzos de Td sistemáticamente cada 10 años.

[4]Se han autorizado tres vacunas conjugadas contra *Haemophilus influenzae* tipo b (Hib) para lactantes. Si se aplica PRP-OMP (PedvaxHIB o ComVax [Merck]) a los dos y cuatro meses, no es necesario aplicar otra dosis a los seis. Dado que en estudios clínicos en lactantes se ha demostrado que el uso de algunos productos combinados suele inducir una respuesta inmune inferior al componente Hib de la vacuna, no deben usarse productos combinados DTaP/Hib para la inmunización primaria de lactantes de dos, cuatro o seis meses, a menos que estén aprobados por la FDA para esas edades.

[5]Para eliminar el riesgo de polio paralítica (VAPP) relacionada con la vacuna, hoy en día se recomienda un programa IPV total en Estados Unidos. Todos los niños deben recibir cuatro dosis de IPV a los dos, cuatro, seis y 18 meses, y a los cuatro a seis años. La OPV (en caso de que estuviera disponible) sólo se usará en las siguientes circunstancias especiales:

1. Campañas masivas de vacunación para controlar brotes de polio paralítica.
2. Niños no vacunados que viajarán en <4 semanas a zonas donde la polio es epidémica o endémica.
3. Niños cuyos padres no aceptan el número recomendado de vacunas inyectadas. Estos niños suelen recibir OPV sólo para la tercera o cuarta dosis, o ambas; en este caso, los profesionales de la atención de la salud deben administar la OPV después de analizar el riesgo de VAPP con los padres o encargados de los niños.
4. Durante la transición hacia un programa IPV total, la American Academy of Pediatrics emitió una serie de recomendaciones respecto de la utilización de las dosis restantes de OPV en consultorios y clínicas (ver *Pediatrics*, diciembre 1999).

[6]Se recomienda aplicar sistemáticamente la segunda dosis de la vacuna contra sarampión, paperas y rubéola (MMP) entre los cuatro y los seis años, pero puede hacerse en cualquier consulta, siempre que hayan pasado cuando menos cuatro semanas desde la administración de la primera dosis y que ambas se administren a los 12 meses de edad o después. Quienes previamente no hayan recibido la segunda dosis, deben haber concluido el programa hacia los 11 o 12 años.

[7]Se recomienda aplicar la vacuna contra la varicela (Var) en cualquier consulta o después del primer cumpleaños en el caso de niños susceptibles, es decir, cuando no hay antecedentes confiables de viruela (según el criterio del profesional de atención de la salud) y que no hayan sido vacunados. Las personas susceptibles de 13 años o más deben recibir dos dosis, con cuatro semanas de intervalo.

[8]La vacuna de la hepatitis A (Hep A) está sombreada para indicar que se recomienda en regiones o estados seleccionados, o ambos; hay que consultar a la autoridad de salud pública de su localidad. (Ver también *MMWR Morb Mortal Wkly Rep* 48[RR-12]:1-37, oct. 1, 1999.)

Las vacunas protegen a los niños

Una forma importante de proteger la salud de los niños consiste en la realización de exámenes periódicos en el consultorio del pediatra o la clínica de la localidad.

Al asegurarse de que su hijo es vacunado a tiempo, le proporciona la mejor protección disponible contra muchas enfermedades infantiles peligrosas, como hepatitis B, polio, sarampión, paperas, rubéola, tos ferina, difteria, tétanos, *Haemophilus influenzae* tipo b y viruela. Todas estas vacunas deben ser aplicadas antes de los dos años de edad para que los niños estén protegidos durante la edad más vulnerable. ¿Las vacunas de sus hijos están actualizadas?

La tabla en este apéndice incluye vacunas recomendadas por la American Academy of Pediatrics. Recuerde registrar las vacunas de su hijo, es la única manera de estar seguro de que se hayan administrado a tiempo. Por otra parte, verifique con su pediatra o la clínica local si es necesario administrar algún refuerzo o si se ha recomendado alguna nueva vacuna desde que se preparó este programa.

Si usted no consulta regularmente a un pediatra, llame al departamento de salud de su localidad. Las clínicas de salud pública suelen tener existencias de vacunas y aplicarlas de manera gratuita.

---

*La información contenida en esta publicación no debe sustituir a la atención médica y la asesoría de su pediatra, quien podría recomendar alguna variante de tratamientos según las circunstancias personales.

Apéndice B

NANDA: Diagnósticos de enfermería aprobados

Adaptación, deterioro
Administración del mantenimiento del hogar, deterioro
Administración del régimen terapéutico: individual, ineficaz
Administración del régimen terapéutico: comunitario, ineficaz
Administración del régimen terapéutico: familias, ineficaz
Administración del régimen terapéutico: individual, efectivo
Afrontamiento comunitario, ineficaz
Afrontamiento comunitario, potencial de mejoramiento
Afrontamiento defensivo
Afrontamiento familiar: comprometido, ineficaz
Afrontamiento familiar: inhabilitante, ineficaz
Afrontamiento familiar: potencial de crecimiento
Afrontamiento individual, ineficaz
Aislamiento social
Alteraciones sensoriales/de percepción (especificar) (visual, auditiva, cinestética, del gusto, del tacto, olfativa)
Ansiedad
*Ansiedad, muerte
Apego padres/lactante/niño, riesgo de alteración
Aspiración, riesgo
Autoestima baja crónica
Autoestima situacional baja
Automutilación, riesgo
Bienestar espiritual, potencial de mejoramiento
Capacidad de adaptación: intracraneana, reducida
Comportamientos que investigan la salud (especificar)
Comunicación verbal, deterioro
Conflicto en el papel materno/paterno
Conflicto para tomar decisiones (especificar)
Confusión aguda
Confusión crónica
Conservación de la salud, alteraciones
*Crecimiento, riesgo de alteraciones
Crecimiento y desarrollo, alteraciones
Crianza, alterada
Crianza, riesgo de alteración
Deficiencia de conocimiento (especificar)
Deficiencia en el volumen de líquidos
Deficiencia en el volumen de líquidos, riesgo
Deficiencia en los cuidados personales/baño/higiene, alimentación, vestido, tocador
Déficit de actividad diversional
Deglución, deterioro
*Dentición, deterioro
Desarrollo, riesgo de alteraciones
Descuido unilateral
Desempeño de papeles, alteración
Desesperanza
*Desequilibrio del volumen de líquidos, riesgo
*Detectado, estreñimiento
*Deterioro de la movilidad por estar encamado
Diarrea
Disfunción de reflejos
Disfunción neurovascular periférica, riesgo
Disfunción sexual
†Disreflexia autonómica, riesgo
Dolor
Dolor crónico
*Duelo anticipado
Duelo disfuncional
Eliminación de orina, alteración
Envenenamiento, riesgo
Estreñimiento
*Estreñimiento, riesgo de
Exceso en el volumen de líquidos
Fatiga
Fatiga del encargado de los cuidados

Tomado con autorización de North American Nursing Diagnosis Association: *NANDA Nursing Diagnoses: Definitions and Classifications 1999-2000*. Philadelphia, 1999, NANDA.
*Diagnósticos nuevos, 1999-2000.
†Diagnósticos revisados con definiciones modificadas, 1999-2000.

Fatiga del encargado de los cuidados, riesgo
Funcional, incontinencia
Gasto cardiaco reducido
Hipertermia
Hipotermia
Impotencia
* Incapacidad para luchar, adulto
Incontinencia por tensión emocional
Incontinencia por urgencia
† Incontinencia, reflejo urinario
Incontinencia, riesgo de urgencia urinaria
Incontinencia total
Incumplimiento
Infección, riesgo
Integridad de la piel, deterioro
Integridad de la piel, riesgo de deterioro
Integridad de los tejidos, alteración
Interacción social, deterioro
Intercambio de gases, deterioro
* Intestinal, incontinencia
Intolerancia a la actividad
Intolerancia a la actividad, riesgo
Lactancia materna, efectiva
Lactancia materna, ineficaz
Lactancia materna, interrupción
Lactante, comportamiento desorganizado
Lactante, potencial de comportamiento más organizado
Lactante, riesgo de comportamiento desorganizado
* Látex, alergia
* Látex, riesgo de alergia
Lesión perioperatoria por la posición, riesgo
Lesión, riesgo
Libre tránsito de vías respiratorias, ineficaz
Mantener ventilación espontánea, incapacidad
* Marcha, deterioro
Membrana mucosa oral, alteraciones
Memoria, deterioro
Movilidad física, deterioro
* Movilidad en silla de ruedas, deterioro
* Nausea
Negación ineficaz
Nutrición alterada: mayor a las necesidades corporales
Nutrición alterada: menor a las necesidades corporales
Nutrición alterada: potencial de mayores necesidades corporales
Patrón de alimentación del lactante, ineficaz
Patrones de sexualidad, alteraciones
Patrones respiratorios, ineficaces
Perfusión de los tejidos, alteración (especificar tipo) (renal, cerebral, cardiopulmonar, gastrointestinal, periférica
* Pesar crónico
* Privación de sueño
Proceso familiar alterado: alcoholismo
Procesos de pensamiento, alteración
Procesos familiares alterados
Protección alterada
Respuesta disfuncional al retiro del ventilador (DVWR)
Retención de orina
Silla de ruedas, posibilidad de pasarse a, deterioro
Síndrome de falta de uso, riesgo
Síndrome de interpretación ambiental deteriorado
Síndrome de tensión emocional por reubicación
† Síndrome postraumático
* Síndrome postraumático, riesgo de
Síndrome traumático por violación
Síndrome traumático por violación: reacción compuesta
Síndrome traumático por violación: reacción silenciosa
Sofocación, riesgo
Soledad, riesgo
Sufrimiento espiritual
* Sufrimiento espiritual, riesgo de
Temor
Temperatura corporal, riesgo de alteraciones
Termorregulación, ineficaz
Trastorno de identidad personal
Trastorno de la autoestima
Trastorno de la imagen corporal
Trastorno de los patrones de sueño
Trastorno del campo de energía
Traumatismo, riesgo
Violencia, riesgo de: dirigida a sí mismo o a otros

Apéndice C

Recomendaciones para la atención preventiva de la salud pediátrica

Edad[5]	Prenatal[1]	Recién nacido[2]	2-4 días[3]	Hacia 1 mes	2 meses	4 meses	6 meses	9 meses	12 meses	15 meses	18 meses	24 meses	3 años	4 años
	Lactancia[4]									Primera infancia[4]				
Anamnesis														
Inicial/intervalo	•	•	•	•	•	•	•	•	•	•	•	•	•	•
Mediciones														
Estatura y peso		•	•	•	•	•	•	•	•	•	•	•	•	•
Circunferencia cefálica		•	•	•	•	•	•	•	•	•	•	•		
Presión sanguínea													•	•
Vigilancia sensorial														
Visión		S	S	S	S	S	S	S	S	S	S	S	O[5]	O
Audición		O[7]	S	S	S	S	S	S	S	S	S	S	S	O
Valoración del comportamiento/ desarrollo[8]		•	•	•	•	•	•	•	•	•	•	•	•	•
Examen físico[9]		•	•	•	•	•	•	•	•	•	•	•	•	•
Procedimientos: general[10]														
Vigilancia hereditaria/metabólica[11]		←	•	→										
Inmunizaciones[12]		•	•	•	•	•	•	•	•	•	•	•	•	•
Hematócrito o hemoglobina[13]								• —	→	★	★	★	★	★
Análisis de orina														
Procedimiento: pacientes en riesgo														
Detección de plomo[16]								★ —	→			★		
Prueba de tuberculina[17]									★	★	★	★	★	★
Detección de colesterol[18]												★	★	★
Detección de STD[19]														
Examen pélvico[20]														
Guía de previsión[21]	•	•	•	•	•	•	•	•	•	•	•	•	•	•
Prevención de lesiones[22]	•	•	•	•	•	•	•	•	•	•	•	•	•	
Prevención de violencia[23]	•	•	•	•	•	•	•	•	•	•	•	•	•	•
Orientación sobre la posición para dormir[24]	•	•	•	•	•	•	•							
Orientación sobre nutrición[25]	•	•	•	•	•	•	•	•	•	•	•	•	•	•
Remitir a dentista[26]									←	—	—	—	•	

1. Se recomienda una consulta prenatal para los padres de alto riesgo, los primerizos y quienes la solicitan. La consulta prenatal debe incluir guía de previsión, antecedentes médicos pertinentes y análisis de los beneficios del amamantamiento, así como un plan de alimentación regido por la declaración "The Prenatal Visit" de la AAP (1996).
2. Todos los lactantes serán sometidos a una valoración de recién nacido después del nacimiento. Se debe fomentar la alimentación al pecho materno; se ofrecerán instrucciones y apoyo. Todos los lactantes amamantados deben ser valorados de 48 a 72 h después del alta del hospital; se incluye peso, evaluación de la alimentación formal con leche materna, entusiasmo e instrucciones conforme se recomienda en la declaración "Breastfeeding and the Use of Human Milk" de la AAP (1997).
3. Para recién nacidos dados de alta antes de 48 h después del parto, según la declaración "Hospital Stay for Healthy Term Newborns" de la AAP (1995).
4. Los problemas psicosociales o relacionados con el desarrollo, así como con enfermedades crónicas de niños y adolescentes en general, exigen orientación psicológica y tratamiento constantes, independientes de las consultas de atención preventiva.
5. Si un niño empieza a ser atendido por primera vez en algún punto del programa o si alguno de los puntos no se lleva a cabo a la edad sugerida, el programa debe actualizarse lo más pronto posible.
6. Si el paciente no coopera, repetir al cabo de seis meses.
7. Todos los recién nacidos deben ser revisados en función de la declaración "Newborn and Infant Hearing Loss: Detection and Intervention" de la AAP (1999).
8. Mediante anamnesis y examen físico adecuado: si hay sospechas, mediante pruebas objetivas específicas del desarrollo. La habilidad para ser padres debe fomentarse en cada consulta.
9. Es esencial que en cada consulta se realice un examen físico con el lactante desnudo; a los niños mayores se les desnuda y cubre adecuadamente.
10. Pueden modificarse en función del punto de entrada al programa y de las necesidades individuales.
11. Vigilancia metabólica (p. ej., tiroides, hemoglobinopatías, PKU, galactosemia) en función de las leyes estatales.
12. Programa(s) del Committee on Infectious Diseases de Estados Unidos publicado(s) anualmente en el número de enero de la revista médica *Pediatrics*. Cada consulta debe representar una oportunidad para actualizar y completar las inmunizaciones.
13. Ver en AAP *Pediatric Nutrition Handbook* (1998) un análisis de las opciones de detección universales y selectivas. Tomar en cuenta la detección temprana para lactantes de alto riesgo (p. ej., prematuros y de bajo peso al nacer). Ver también "Recomendaciones para prevenir y controlar la deficiencia de hierro en Estados Unidos". *MMWR*, 1998;47 (RR-3):1-29.
14. Todas las adolescentes que menstrúan deben ser examinadas anualmente.
15. Análisis anuales de leucocitos en orina con tira reactiva para varones y mujeres adolescentes sexualmente activos.
16. Para menores en riesgo de exposición al plomo, consultar la declaración "Screening for Elevated Blood Levels" de la AAP (1998). Por otra parte, la detección debe ir de acuerdo con las leyes estatales, en su caso.

Cada niño y su familia son únicos, de modo que estas **Recomendaciones para la atención preventiva de la salud pediátrica** del Committe on Practice and Ambulatory Medicine se centran en la atención de menores cuyos padres son competentes, no manifiestan problemas de salud importantes y crecen y se desarrollan de manera satisfactoria. En ocasiones, **se necesitan consultas adicionales** si las circunstancias sugieren variaciones que se apartan de lo normal.

Estas recomendaciones del Committee on Practice and Ambulatory Medicine fueron aprobadas por los comités nacionales y las divisiones de la American Academy of Pediatrics. El Comité subraya la importancia de la **atención continua** en la supervisión total de la salud y la necesidad de evitar la **fragmentación de los cuidados**.

Infancia media[3]				**Adolescencia**[3]										
5 años	6 años	8 años	10 años	11 años	12 años	13 años	14 años	15 años	16 años	17 años	18 años	19 años	20 años	21 años
•	•	•	•	•	•	•	•	•	•	•	•	•	•	•
•	•	•	•	•	•	•	•	•	•	•	•	•	•	•
•	•	•	•	•	•	•	•	•	•	•	•	•	•	•
O	O	O	O	S	O	S	S	O	S	S	O	S	S	S
O	O	O	O	S	O	S	S	O	S	S	O	S	S	S
•	•	•	•	•	•	•	•	•	•	•	•	•	•	•
•	•	•	•	•	•	•	•	•	•	•	•	•	•	•
•	•	•	•	•	•	•	•	•	•	•	•	•	•	•
★				←		•[14]								→
				←					•[15]					→
★	★	★	★	★	★	★	★	★	★	★	★	★	★	★
★	★	★	★	★	★	★	★	★	★	★	★	★	★	★
				★	★	★	★	★	★	★	★	★	★	★
				★	★	★	★	★	★	★	★←	★[20]	★	→★
•	•	•	•	•	•	•	•	•	•	•	•	•	•	•
•	•	•	•	•	•	•	•	•	•	•	•	•	•	•
•	•	•	•	•	•	•	•	•	•	•	•	•	•	•
•	•	•	•	•	•	•	•	•	•	•	•	•	•	•

17. Prueba TB en función de las recomendaciones del Committee on Infectious Diseases publicadas en la edición vigente del *Red Book: Report of the Committee on Infectious Diseases.* La prueba debe llevarse a cabo al detectar los factores de alto riesgo.
18. Vigilancia para la detección de colesterol en pacientes de alto riesgo de acuerdo con el informe de la AAP "Cholesterol in Childhood" (1998). Si no es posible confirmar la anamnesis familiar y se observan otros factores de riesgo, la detección dependerá del criterio del médico.
19. Todos los pacientes sexualmente activos deben ser vigilados para detectar enfermedades de transmisión sexual (*sexually transmitted diseases*, STD).
20. Todas las mujeres sexualmente activas deben realizarse un examen pélvico. Como parte de la conservación de la salud, se deberá ofrecer un examen pélvico y un Papanicolaou de rutina entre los 18 y los 21 años.
21. Según las *AAP Guidelines for Health Supervision III* (1998), cada consulta debe incluir como parte integral orientación adecuada para la edad.
22. Del nacimiento a los 12 años, remitirse al programa de prevención de lesiones de la AAP (TIPP®) descrito en *A Guide to Safety Counseling in Office Practice* (1994).
23. Prevención de la violencia y tratamiento de todos los pacientes según la declaración "The Role of the Pediatrician in Youth Violence Prevention in Clinical Practice and at the Community Level" de la AAP (1999).
24. Los padres y quienes se ocupan de los menores deben ser advertidos de que los lactantes sanos deben dormir boca arriba (en posición supina). Acostarlos de lado es una alternativa razonable, pero conlleva un riesgo ligeramente mayor de SIDS. Consultar la declaración "Changing Concepts of Sudden Infant Death Syndrome: Implications for Infant Sleeping Environment and Sleep Position" de la AAP (2000).
25. Según el *Handbook of Nutrition* de la AAP (1998), la orientación sobre la nutrición adecuada para cada edad debe formar parte integral de las consultas.
26. En ciertos casos, es conveniente una valoración dental temprana; los exámenes subsiguientes los ordenará el dentista.

Clave: • = por realizarse; ★ = por realizarse en pacientes en riesgo;
S = subjetivo, por anamnesis; O = objetivo, mediante método de prueba estándar;
←•→ = plazo durante el cual puede proporcionarse un servicio; el punto indica la edad recomendada.

NB: Los análisis químicos, inmunológicos y endocrinos especiales se llevan a cabo según indicaciones específicas. Otros exámenes diferentes de los efectuados a recién nacidos (p. ej., defectos de metabolismo congénitos, anemia de células falciformes, etc.), se llevarán a cabo a discreción del médico.
Las recomendaciones de la publicación citada no indican un curso exclusivo de tratamiento ni constituyen la norma de atención médica; conviene adecuarlas a las circunstancias individuales.

Apéndice D

Valores de laboratorio normales en niños: rangos de referencia

Conocer los valores normales de laboratorio en niños de diferentes edades puede ayudar mucho a la enfermera pediátrica a reunir la información adecuada. Los rangos de referencia de los valores de laboratorio constituyen una pauta de análisis de la salud y la enfermedad. Los siguientes se determinaron al examinar la distribución de las mediciones en individuos normales en cada grupo de edad seleccionado. Se ha demostrado que dichos rangos son valiosos en la clínica pediátrica. Para reunir de manera adecuada la información y los análisis, la enfermera puede utilizar estos valores y comparar la presentación clínica con lo que se espera para el niño. Hay que tener en mente que los valores de laboratorio se utilizan para incrementar la valoración de otros signos clínicos.

Prueba y muestra	*Rango de referencia*		*Unidades internacionales*
Albúmina		*g/100 ml*	*g/L*
Suero	Prematuro:	1.8-3.0	18-30
	Recién nacido:	2.5-3.4	25-34
	< 5 a:	3.9-5.0	39-50
	5-19 a:	4.0-5.3	40-53
Líquido cefalorraquídeo	10-30 mg/100 ml		100-300 mg/L
Alcalina, fosfatasa	1-9 a:	145-420 U/L	Mismo
	10-11 a:	130-560 U/L	Mismo
	12-13 a, M:	200-495 U/L	Mismo
		F: 105-420 U/L	Mismo
	14-15 a, M:	130-525 U/L	Mismo
		F: 70-230 U/L	Mismo
	16-19 a, M:	65-260 U/L	Mismo
		F: 50-130 U/L	Mismo
Amilasa			
Suero	Recién nacido: 5-65 U/L		Mismo
	> 1 a: 35-127		Mismo
Anfetamina	Conc. terap.: 20-30 ng/ml		150-220 nmol/L
Plasma en suero (heparina, EDTA)	Conc. tox.: > 200		> 1 500
Antidiurética, hormona (hADH, vasopresina)	*Plasma*	*Plasma ADH*	*Plasma ADH*
	mosmol/kg	*pg/ml*	*ng/L*
Plasma (EDTA)	270-280:	< 1.5	Mismo
	280-285:	< 2.5	
	285-290:	1-5	
	290-295:	2-7	
	295-300:	4-12	
Antiestreptolisina O (título ASO)	≤ 166 Unidades Todd		
Suero	170-330 unidades Todd en niños en edad escolar		

Prueba y muestra	*Rango de referencia*			*Unidades internacionales*	
Base, exceso		*mmol/L*		Mismo	
Sangre entera (heparina)	Recién nacido	(–10)-(–2)			
	Lactante:	(–7)-(–1)			
	Niño:	(–4)-(+2)			
	En adelante:	(–3)-(+3)			
Bicarbonato	Arterial: 21-28 mmol/L			Mismo	
Suero	Venoso: 22-29				
Biliares, ácidos, total					
Suero, en ayunas	0.3-2.3 μg/ml			0.3-2.3 mg/L	
Suero, 2 h después de comer	1.8-3.2 μg/ml			1.8-3.2 mg/L	
Heces	120-225 mg/d*			120-225 mg/d*	
Bilirrubina		*Prematuro*	*Término*		
		mg/100 ml	*mg/100 ml*	*μmol/L*	
Suero total	Cordón:	< 2.0	< 2.0	< 34	< 34
	0-1 d:	< 8.0	< 6.0	< 137	< 103
	1-2 d:	< 12.0	< 8.0	< 205	< 137
	2-5 d:	< 16.0	< 12.0	< 274	< 205
	Después:	< 2.0	0.2-1.0	< 34	3.4-17.1
Orina *total*	Negativo			Negativo	
Líquido amniótico *total*	28 sem.: < 0.075 mg/100 ml (o ΔA_{450} < 0.048)			< 1.3 μmol/L (o ΔA_{450} < 0.048)	
	40 sem.: < 0.025 mg/100 ml (o ΔA_{450} < 0.02)			< 0.43 μmol/L (o ΔA_{450} < 0.02)	
Suero *conjugado (directo)*	0-0.2 mg/100 ml			0-3.4 μmol/L	
Calcio total		*mg/100 ml*		*mmol/L*	
Suero	Cordón:	9.0-11.5		2.25-2.88	
	Recién nacido:3-24 h:	9.0-10.6		2.3-2.65	
	24-48 h:	7.0-12.0		1.75-3.0	
	4-7 d:	9.0-10.9		2.25-2.73	
	Niño:	8.8-10.8		2.2-2.70	
	Después	8.4-10.2		2.1-2.55	
Orina, 24 h	*Ca en dieta*	*mg/d*		*mmol/d*	
	Ca libre:	5-40		0.13-1.0	
	Bajo a promedio:	50-150		1.25-3.8	
	Promedio (20 mmol/d):	100-300		2.5-7.5	
Líquido cefalorraquídeo	2.1-2.7 meq/L o			1.05-1.35 mmol/L	
	4.2-5.4 mg/100 ml			1.05-1.35 mmol/L	
Heces	Prom: 0.64 g/d			16 mmol/d	
Carbamazepina	Conc. terap.: 8-12 μg/ml			34-51 μmol/L	
Suero, plasma (heparina, EDTA); tomada en tubo de conc.	Conc. tóx.: > 15			> 63	
Catecolaminas fraccionadas	Norepinefrina,				
Plasma (EDTA-metabisulfito de sodio)	Supino:	100-400 pg/ml		591-2 364 pmol/L	
	De pie:	300-900		1 773-5 320	
	Epinefrina,				
	Supina:	< 70 pg/ml		< 382 pmol/L	
	De pie:	< 100		< 546	
	Dopamina:	< 30 pg/ml		< 196 pmol/L	
	(sin cambio de postura)			(sin cambio de postura)	
Orina, 24 h	Norepinefrina,	*μg/d*		*nmol/d*	
	0-1 a:	0-10		0-59	
	1-2 a:	0-17		0-100	
	2-4 a:	4-29		24-171	
	4-7 a:	8-45		47-266	
	7-10 a:	13-65		77-384	
	Después:	15-80		87-473	

Prueba y muestra	*Rango de referencia*		*Unidades internacionales*
	Epinefrina,	*μg/d*	*nmol/d*
	0-1 a:	0-2.5	0-13.6
	1-2 a:	0-3.5	0-19.1
	2-4 a:	0-6.0	0-32.7
	4-7 a:	0.2-10	1.1-55
	7-10 a:	0.5-14	2.7-76
	Después:	0.5-20	2.7-109
	Dopamina,	*μg/d*	*nmol/d*
	0-1 a:	0-85	0-555
	1-2 a:	10-140	65-914
	2-4 a:	40-260	261-1 697
	Después:	65-400	424-2 611
Catecolaminas libres totales		*μg/d*	Mismo
Orina, 24 h	0-1 a:	10-15	
	1-5 a:	15-40	
	6-15 a:	20-80	
	Después:	30-100	
Células falciformes, pruebas			
Metabisulfito de sodio	Negativo		
Prueba de ditionita	Negativo		
Sangre entera (EDTA, heparina u oxalato)			
Cetónicos, cuerpos			
Suero, orina aleatoria	Negativo		Negativo
Cualitativo			
Suero	0.5-3.0 mg/100 ml		5-30 mg/L
Cuantitativo			
Cloral, hidrato	Como tricloroetanol:		
Suero	Conc. terap.: 2-12 μg/ml		13.-80 μmol/L
	Conc. tóx.: > 20		> 134
Cloruro		*mmol/L*	
Suero o plasma (heparina)	Cordón:	96-104	Mismo
	Recién nacido:	97-110	
	Después:	98-106	
Líquido cefalorraquídeo	118-132 mmol/L		Mismo
		mmol/d	
Orina, 24 h	Lactante:	2-10	Mismo
	Niño:	15-40	
	Después:	110-250	
	(varía mucho con la ingestión de Cl)		
		mmol/L	
Sudor	Normal: (homocigoto)	< 40	Mismo
	Marginal:	45-60	
	Fibrosis quística:	> 60	
	Se incrementa en 10 mmol/L durante la vida		
Cloruro férrico, prueba	Negativo	Negativo	
Orina, fresca aleatoria			
Coagulación, tiempo de, Lee-White, 37°C	Tubos vidrio: 5-8 min (5-15 min en RT)		Mismo
Sangre entera (sin anticoagulante)	Tubos de silicón: aprox. 30 min prolongado		

Prueba y muestra		*Rango de referencia*	*Unidades internacionales*
Colesterol total		*mg/100 ml*	*mmol/L*
Suero o plasma (EDTA o heparina)	1-3 a:	45-182	1.15-4.70
	4-6 a:	109-189	2.80-4.80
	6-9 a, M:	126-191	3.26-4.94
	F:	122-209	3.16-5.41
	10-14 a, M:	130-204	3.36-5.28
	F:	124-217	3.21-5.61
	15-19 a, M:	114-198	2.95-5.12
	F:	125-212	3.23-5.48
Componentes de complemento			
Plasma (EDTA)			
Actividad de los complementos hemolíticos totales	75-160 U/ml o > 33% de plasma CH_{50}		75-160 kU/ml > 0.33 de plasma CH_{50}
Velocidad de deterioro de los complementos totales (funcional)	Aproximadamente 10-20%		Casi 0.10-0.20 (fracción de tasa de deterioro)
	Deficiencia: > 50%		0.50 (fracción de tasa de deterioro)
Corpuscular media, hemoglobina (MCH)		*pg/célula*	*fmol/célula*
Sangre entera (EDTA)	Al nacer:	31-37	0.48-0.57
	1-3 d (cap.):	31-37	0.48-0.57
	1 sem-1 m:	28-40	0.43-0.62
	2 m:	26-34	0.40-0.53
	3-6 m:	25-35	0.39-0.54
	0.5-2 a:	23-31	0.36-0.48
	2-6 a:	24-30	0.37-0.47
	6-12 a:	25-33	0.39-0.51
	12-18 a:	25-35	0.39-0.54
	18-49 a:	26-34	0.40-0.53
Corpuscular media, hemoglobina, concentración (MCHC)		*% Hb/célula o g Hb/100 ml RBC*	*mmol Hb/L RBC*
Sangre entera (EDTA)	Al nacer:	30-36	4.65-5.58
	1-3 d (cap.):	29-37	4.50-5.74
	1-2 sem:	28-38	4.34-5.89
	1-2 m:	29-37	4.50-5.74
	3 m-2 a:	30-36	4.65-5.58
	2-18 a:	31-37	4.81-5.74
	> 18 a:	31-37	4.81-5.74
Corpuscular medio, volumen (MCV)		*μm^3*	*fl*
Sangre entera (EDTA)	1-3 d (cap.):	95-121	Mismo
	0.5-2 a:	70-86	
	6-12 a:	77-95	
	12-18 a, M:	78-98	
	F:	78-102	
	18-49 a, M:	80-100	
	F:	80-100	
Cortisol	*µg/100 ml*		*nmol/L*
Suero o plasma (heparina)	Recién nacido:	1-24	28-662
	Adultos, 0800 h:	5-23	138-635
	1600 h:	3-15	82-413
	2000 h:	≤ 50% de 0800 h	Fracción de 0800 h: ≤ 0.50
Cortisol libre		*µg/d*	*nmol/d*
Orina, 24 h	Niño:	2-27	5.5-74
	Adolescente:	5-55	14-152
	Adulto:	10-100	27-276

Prueba y muestra		*Rango de referencia*	*Unidades internacionales*
Creatincinasa, isoenzimas		*CKMB*	*CKBB*
	Cordón:	0.3-3.1%	0.3-10.5%
	5-8 h:	1.7-7.9%	3.6-13.4%
	24-33 h:	1.8-5.0%	2.3-8.6%
	72-100 h:	1.4-5.4%	5.1-13.3%
	Adulto:	0-2%	0
Creatinina		*mg/100 ml*	*μmol/L*
Suero o plasma	Cordón:	0.6-1.2	53-106
Jaffe, cinética o enzimática	Recién nacido:	0.3-1.0	27-88
	Lactante:	0.2-0.4	18-35
	Niño:	0.3-0.7	27-62
	Adolescente:	0.5-1.0	44-88
	Adulto, M:	0.6-1.2	53-106
	F:	0.5-1.1	44-97
Jaffe, manual	0.8-1.5 mg/100 ml		70-133 μmol/L
Líquido amniótico	Después de 37 sem. de gestación: > 2.0 mg/100 ml		Después de 37 sem. de gestación: > 180 μmol/L
Orina, 24 h		*mg/kg/d*	*μmol/kg/d*
	Lactante:	10.4-19.7	92-174
	1.5-7 a:	10-15	88-133
	7-15 a:	5.2-41	46-362
Creatinina, depuración (endógena)	Recién nacido: 40-65 ml/min/1.73 m^2		
Suero o plasma y orina	< 40 a, M: 97-137		
	F: 88-128		
	Reducción casi 6.5 ml/min/década		
Crecimiento, hormona (hGH, Somatotropina)		*ng/ml*	*μg/L*
Suero o plasma (EDTA, heparina)	Recién nacido,		Mismo
En ayunas, en reposo	1 d:	5-53	
	1 sem.:	5-27	
	1-12 m:	2-10	
	Niño:	< 0.7-6	
	Adulto:	< 0.7-6	
Dietilamina de ácido lisérgico	Después de dosis alucinógena:		Después de dosis alucinógena:
Plasma (EDTA)	0.005-0.009 μg/ml		15.5-27.8 nmol/L
Orina	0.001-0.050 μg/ml		3.1-155 nmol/L
Digoxina		*ng/ml*	*nmol/L*
Suero, plasma (heparina, EDTA): tomar cuando menos 12 h después de la dosis	Conc. terap.,		
	CHF:	0.8-1.5	1-1.9
	Arritmias:	1.5-2.0	1.9-2.6
	Conc. tóx.,		
	Niño:	> 2.5	> 3.2
	Adulto:	> 3.0	> 3.8
Dióxido de carbono, presión parcial (pCO_2)		*mmHg*	*kPa*
Sangre entera (heparina)	Recién nacido:	27-40	3.6-5.3
	Lactante:	27-41	3.6-5.5
	Después, M:	35-48	4.7-6.4
	F:	32-45	4.3-6.0
Dióxido de carbono, total (tCO_2)		*mmol/L*	Mismo
Suero o plasma (heparina)	Cordón:	14-22	
	Prematuro:	14-27	
	Recién nacido:	13-22	
	Lactante:	20-28	
	Niño:	20-28	
	Después:	23-30	

Prueba y muestra	*Rango de referencia*		*Unidades internacionales*	
Eosinófilos, cuenta	50-350 células/mm³ (µl)		50-350 × 10⁶ células/L	
Sangre entera (EDTA o heparina): sangre capilar				
Eritrocitos (RBC), cuenta	*millones de células/mm³ (µl)*		× *10¹² células/L*	
Sangre entera (EDTA)	Sangre cordón:	3.9-5.5	Mismo	
	1-3 d (cap.):	4.0-6.6		
	1 sem.:	3.9-6.3		
	2 sem.:	3.6-6.2		
	1 m:	3.0-5.4		
	2 m:	2.7-4.9		
	3-6 m:	3.1-4.5		
	0.5-2 a:	3.7-5.3		
	2-6 a:	3.9-5.3		
	6-12 a:	4.0-5.2		
	12-18 a, M:	4.5-5.3		
	F:	4.1-5.1		
Eritrocitos, volumen	M: 20-36 ml/kg		M: 0.020-0.036 L/kg	
Sangre entera (heparina)	F: 19-31		F: 0.019-0.031	
Eritropoyetina				
Suero				
RIA	< 5-20 mU/ml		< 5-20 U/L	
Hematoglutinación	25-125		25-125	
Bioensayo	5-18		5-18	
Estimulante de tiroides, hormona (hTSH)		*µU/L*	*mU/L*	
Suero o plasma (heparina)	Cordón:	3-12	Mismo	
	Recién nacido:	3-18		
	Después:	2-10		
Etanol	Conc. tóx.: 50-100 mg/100 ml		11-22 mmol/L	
Sangre entera (oxalato), suero	Depresión de SNC: > 100		> 22	
Factor de coagulación, pruebas				
Plasma (citrato)				
Factor I, ver Fibrinógeno				
Factor II	0.5-1.5 U/ml o 60-150% de lo normal		0.5-1.5 kU/L 60-150 AU	
Factor IV, ver Calcio total				
Factor V	0.5-2.0 U/ml o 60-150% de lo normal		0.5-2.0 kU/L 60-150 AU	
Factor VII	65-135% de lo normal		65-135 AU	
Factor VIII	60-145% de lo normal		60-145 AU	
Factor VIII antígeno	50-200% de lo normal		50-200 AU	
Factor IX	60-140% de lo normal		60-140 AU	
Factor X	60-130% de lo normal		60-130 AU	
Factor XI	65-135% de lo normal		65-135 AU	
Factor XII	65-150% de lo normal		65-150 AU	
Sangre entera (citrato u oxalato)				
Factor XIII (Factor estabilizante de fibrina, FSF)	Nivel hemostático mínimo: 0.02-0.05 U/ml o 1-2% de lo normal		20-50 U/L o 1-2 AU	
Fecal, grasa		*g/d*	*g/d*	
Heces, 72 h	Lactante, leche materna:	< 1	Mismo	
	0-6 a:	< 2		
	Adulto:	< 7		
	Adulto (dieta s/grasa):	< 4		
	Coeficiente de absorción de grasa (%)		*Fracción absorbida*	
	Lactante, leche materna:		> 93	> 0.93
	Lactante, fórmula:		> 83	> 0.83
	> 1 a:		≥ 95	≥ 0.95

Prueba y muestra	*Rango de referencia*		*Unidades internacionales*	
Fenilalanina		*mg/100 ml*	*mmol/L*	
Suero	Prematuro:	2.0-7.5	0.12-0.45	
	Recién nacido:	1.2-3.4	0.07-0.21	
	Después:	0.8-1.8	0.05-0.11	
		mg/d	*μmol/d*	
Orina, 24 h	10 d-2 sem.:	1-2	6-12	
	3-12 a:	4-18	24-110	
	Después:	rastros-17	rastros-103	
Fenilpirúvico, ácido, cualitativo	Negativo con prueba de $FeCl_3$		Negativo con prueba de $FeCl_3$	
Orina, fresca aleatoria				
Fenitoína	Conc. terap.: 10-20 μg/ml		40-80 μmol/L	
Suero, plasma (heparina, EDTA): tomada en estado estable en tubo de conc.	Conc. tóx.: > 20		> 80	
Fenobarbital		*μg/ml*	*μmol/L*	
Suero, plasma (heparina, EDTA): tomada en tubo de conc.	Conc. terap.:	15-40	65-170	
	Conc. tóx., Lentitud, ataxia, nistagmo:	35-80	150-345	
	Coma c/reflejos:	65-117	280-504	
	Coma s/reflejos:	> 100	> 430	
Ferritina		*ng/ml*	*μg/L*	
Suero	Recién nacido:	25-200	Mismo	
	1 m:	200-600		
	2-5 m:	50-200		
	6 m-15 a:	7-140		
	Adulto, M:	15-200		
	F:	12-150		
Fibrinógeno	Recién nacido: 125-300 mg/100 ml		1.25-3.00 g/L	
Sangre entera (citrato de Na)	Adulto: 200-400		2.00-4.00	
Folato				
Suero	Recién nacido: 7.0-32 ng/ml		15.9-72.4 nmol/L	
	Después: 1.8-9		4.1-20.4	
Eritrocitos (EDTA)	150-450 células ng/ml		340-1 020 células nmol/L	
Fosfolípidos totales		*mg/100 ml*	*g/L*	
Suero o plasma (EDTA)	Recién nacido:	75-170	0.75-1.70	
	Lactante:	100-275	1.00-2.75	
	Niño:	180-295	1.80-2.95	
	Adulto:	125-275	1.25-2.75	
Fragilidad osmótica, prueba (fragilidad RBC)	*% NaCl (g/100 ml)*	*% Hemólisis*	*NaCl (g/L)*	*Fracción hemolizada*
Sangre entera (heparina) *pH 7.4, 20°C*	0.30	97-100	3.0	0.97-1.00
	0.35	90-99	3.5	0.90-0.99
	0.40	50-95	4.0	0.50-0.95
	0.45	5-45	4.5	0.05-0.45
	0.50	0-6	5.0	0.00-0.06
	0.55	0	5.5	0.00
Incubación estéril a 37°C	0.20	95-100	2.0	0.95-1.00
	0.30	85-100	3.0	0.85-1.00
	0.35	75-100	3.5	0.75-1.00
	0.40	65-100	4.0	0.65-1.00
	0.45	55-95	4.5	0.55-0.95
	0.50	40-85	5.0	0.40-0.85
	0.55	15-70	5.5	0.15-0.70

Prueba y muestra	*Rango de referencia*		*Unidades internacionales*	
	% NaCl (g/100 ml)	*% Hemólisis*	*NaCl (g/L)*	*Fracción hemolizada*
	0.60	0-40	6.0	0.00-0.40
	0.65	0-10	6.5	0.00-0.10
	0.70	0-5	7.0	0.00-0.05
	0.85	0	8.5	0.00
Galactosa				
Suero	Recién nacido: 0-20 mg/100 ml		0-1.11 mmol/L	
Orina	Recién nacido: ≤ 60 mg/100 ml		≤ 3.33 mmol/L	
	Después: < 14 mg/d		< 0.08 mmol/d	
Glucohemoglobina	*% de hemoglobina total*		*Fracción de hemoglobina total*	
Hemoglobina Alc	1-5 a:	2.1-7.7%	1-5 a:	0.021-0.077
Glucohemoglobina total	5-16:	3.0-6.2%	5-16 a:	0.030-0.062
	4-16 a:	6.0-10.0%	4-16 a:	0.060-0.100
Glucosa		*mg/100 ml*	*mmol/L*	
Suero	Cordón:	45-96	2.5-5.3	
	1 d:	40-60	2.2-3.3	
	> 1 d:	50-90	2.8-5.0	
	Niño:	60-100	3.3-5.5	
	Adulto:	70-105	3.9-5.8	
Sangre entera (heparina)	Adulto:	65-95	3.6-5.3	
Líquido cefalorraquídeo	Adulto:	40-70	2.2-3.9	
Orina				
Cuantitativa, enzimática	< 0.5 g/d		< 2.8 mmol/d	
Cualitativa	Negativa		Negativa	
Glucosa, 2 h posprandial	< 120 mg/100 ml		< 6.7 mmol/L	
Suero	Diabetes: ver *Tolerancia a la glucosa, prueba, oral (GTT)*			
Gravedad específica				
Orina, aleatoria	Adulto: 1.002-1.030		Mismo	
	Después de 12 h de restricción de líquidos: > 1.025			
Orina, 24 h	1.015-1.025			
Hematócrito (HCT, Hct)	*% de paquete de eritrocitos (V eritrocitos/V sangre entera × 100)*		*Fracción de volumen (V eritrocitos/V sangre entera)*	
Sangre entera (EDTA)	1 d (cap):	48-69	0.48-0.69	
Calculado a partir de MCV y RBC (desplazamiento electrónico o láser)	2 d:	48-75	0.48-0.75	
	3 d:	44-72	0.44-0.72	
	2 m:	28-42	0.28-0.42	
	6-12 a:	35-45	0.35-0.45	
	12-18 a, M:	37-49	0.37-0.49	
	F:	36-46	0.36-0.46	
	18-49 a, M:	41-53	0.41-0.53	
	F:	36-46	0.36-0.46	
Hemoglobina (Hb)		*g/100 ml*	*mmol/L*	
Sangre entera (EDTA)	1-3 d (cap):	14.5-22.5	2.25-3.49	
	2 m:	9.0-14.0	1.40-2.17	
	6-12 a:	11.5-15.5	1.78-2.40	
	12-18 a, M:	13.0-16.0	2.02-2.48	
	F:	12.0-16.0	1.86-2.48	
	18-49 a, M:	13.5-17.5	2.09-2.71	
	F:	12.0-16.0	1.86-2.48	
Suero o plasma (heparina, ACD, EDTA)	> 10 mg/100 ml		< 1.55 μmol/L	
	< 3 mg/100 ml con dispositivo de mariposa y aguja de 18 g		< 0.47 μmol/L con dispositivo de mariposa y aguja de 18 g	
Orina, fresca, aleatoria	Negativo		Negativo	
			Fracción de Hb	

Prueba y muestra	*Rango de referencia*		*Unidades internacionales*
Hemoglobina A			
Sangre entera (EDTA, citrato o heparina)	> 95%		Fracción de Hb: > 0.95
Hemoglobina, electroforesis	HbA > 95%		HbA > 0.95 fracción de masa
	HbA_2 1.5-3.5%		HbA_2 0.015-.035 fracción de masa
	HbF < 2%		HbF < 0.02 fracción de masa
Hemoglobina F		*% HbF*	*Fracción de masa HbF*
Sangre entera (EDTA)	1 d:	63-92	0.62-0.92
Desnaturalización de álcali (White)	5 d:	65-88	0.65-0.88
	3 sem.:	55-85	0.55-0.85
	6-9 sem.:	31-75	0.31-0.75
	3-4 m:	< 2.59	< 0.02-0.59
	6 m:	< 2.9	< 0.02-0.09
	Adulto:	< 2	< 0.02
	5 d:	0.6-5.7 μmol/L	0.6-5.7 μmol/L
	0-1 m:	1.8-5.5 μmol/L	1.8-5.5 μmol/L
Hierro		*μg/100 ml*	*μmol/L*
Suero	Recién nacido:	100-250	17.90-44.75
	Lactante:	0-100	7.16-17.90
	Niño:	50-120	8.95-21.48
	Después, M:	50-160	8.95-28.64
	F:	40-150	7.16-26.85
	Niño intoxicado:	280-2 550	50.12-456.5
	Niño con envenenamiento fatal:	> 1 800	> 322.2
Inmunoglobulina A (IgA)	Sangre cordón:	1.4-3.6 mg/100 ml	14-36 mg/L
	1-3 m:	1.3-53 mg/100 ml	13-530 mg/L
	4-6 m:	4.4-84 mg/100 ml	44-840 mg/L
	7 m-1 a:	11-106 mg/100 ml	110-1 060 mg/L
	2-5 a:	14-159 mg/100 ml	140-1 590 mg/L
	6-10 a:	33-236 mg/100 ml	330-2 360 mg/L
	Adulto:	70-312 mg/100 ml	700-312 mg/L
Inmunoglobulina D (IgD)	Recién nacido:	No detectada	No detectada
	Después:	0-8 mg/100 ml	0-80 mg/L
Inmunoglobulina E (IgE)	M:	0-230 UI/ml	0-230 kUI/L
	F:	0-170 UI/ml	0-170 kUI/L
Inmunoglobulina G (IgG)	Sangre cordón:	636-1 606 mg/100 ml	6.36-16.06 g/L
	1 m:	251-906 mg/100 ml	2.51-9.06 g/L
	2-4 m:	176-601 mg/100 ml	1.76-6.01 g/L
	5-12 m:	172-1 069 mg/100 ml	1.72-10.69 g/L
	1-5 a:	345-1 236 mg/100 ml	3.45-12.36 g/L
	6-10 a:	608-1 572 mg/100 ml	6.08-15.72 g/L
	Adulto:	639-1 349 mg/100 ml	6.39-13.49 g/L
Inmunoglobulina M (IgM)	Sangre cordón:	6.3-250 mg/100 ml	63-250 mg/L
	1-4 m:	17-105 mg/100 ml	170-1 050 mg/L
	5-9 m:	33-126 mg/100 ml	300-1 260 mg/L
	10 m-1 a:	41-173 mg/100 ml	410-1 730 mg/L
	2-8 a:	43-207 mg/100 ml	430-2 070 mg/L
	9-10 a:	52-242 mg/100 ml	520-2 420 mg/L
	Adulto:	56-352 mg/100 ml	560-3 520 mg/L
Inorgánico, fósforo		*mg/100 ml*	*mmol/L*
Suero	0-5 d:	4.8-8.2	1.55-2.65
	1-3 a:	3.8-6.5	1.25-2.10
	4-11 a:	3.7-5.6	1.20-1.80
	12-15 a:	2.9-5.5	0.95-1.75
	16-19 a:	2.7-4.7	0.90-1.50

Prueba y muestra	*Rango de referencia*		*Unidades internacionales*
Insulina (12 h ayuno)	Recién nacido:	3-20 μU/ml	3-20 mU/L
	Después:	7-24 μU/ml	7-24 mU/L
Ionizado, calcio (ICa)		*mg/100 ml*	*mmol/L*
Suero, plasma o sangre entera (heparina)	Cordón:	5.0-6.0	1.25-1.50
	Recién nacido: 3-24 h	4.3-5.1	1.07-1.27
	24-48 h:	4.0-4.7	1.00-1.17
	Después:	4.48-4.92	1.12-1.23
	o	2.24-2.46 meq/L	1.12-1.23
Leucocitaria, cuenta, ver *Eritrocitos (RBC), cuenta*			
Leucocitos, cuenta diferencial		%	*Número fraccionario*
Sangre entera (EDTA)		0	0
Mielocitos		3-5	0.03-0.05
Neutrófilos —"bandas"		54-62	0.54-0.62
Neutrófilos —"segs"		25-33	0.25-0.33
Linfocitos		3-7	0.03-0.07
Monocitos		1-3	0.01-0.03
Eosinófilos		0-0.75	0-0.0075
Basófilos		*Células/mm³ (μl)*	*× 10⁶ células/L*
		0	0
		150-400	150-400
		3 000-5 800	3 000-5 800
		1 500-3 000	1 500-3 000
		285-500	285-500
		50-250	50-250
		15-50	15-50
Líquido cefalorraquídeo, presión	70-180 mm H_2O		Misma
Líquido cefalorraquídeo			
Líquido cefalorraquídeo, volumen	Niño: 60-100 ml		0.06-0.10 L
Líquido cefalorraquídeo	Adulto: 100-160		0.1-0.16
Magnesio	0-6 d:	1.2-2.6 mg/100 ml	0.48-1.05 mmol/L
Suero	7 d-2 a:	1.6-2.6 mg/100 ml	0.65-1.05 mmol/L
	2-14 a:	1.5-2.3 mg/100 ml	0.60-0.95 mmol/L
	1-6 m:		
	Lactancia materna:	0.04-1.55 mmol/L	0.04-1.55 mmol/L
	Fórmula:	0.04-1.40 mmol/L	0.04-1.55 mmol/L
Nitrógeno amoniacal, resinoso o enzimático		*μg/N/100 ml*	*μmol/L*
Suero o plasma (Na-heparina)	Recién nacido:	90-150	64-107
	0-2 sem.:	79-129	56-92
	> 1 m:	29-70	21-50
	En adelante:	15-45	11-32
Orina, 24 h	500-1 200 mg/d		36-86 mmol/d
Orina, volumen		*ml/d*	*L/d*
Orina, 24 h	Recién nacido:	50-300	0.050-0.300
	Lactante:	350-550	0.350-0.500
	Niño:	500-1 000	0.500-1.000
	Adolescente:	700-1 400	0.700-1.400
	Después, M:	800-1 800	0.800-1.800
	F:	600-1 600	0.600-1.600
	(varía con la ingestión y otros factores)		

Prueba y muestra	*Rango de referencia*		*Unidades internacionales*
Osmolalidad	Niño, adulto:		
Suero	275-295 mosmol/kg H_2O		
Orina, aleatoria	50-1 400 mosmol/kg H_2O, dependiendo de la ingestión de líquido. Después de 12 h de restricción de líquido: > 850 mosmol/kg H_2O		
Orina, 24 h	Casi o igual 300-900 mosmol/kg H_2O		
Oxígeno, presión parcial (pO_2)		*mm Hg*	*kPa*
Sangre entera (heparina) arterial	Al nacer:	8-24	1.1-3.2
	5-10 min:	33-75	4.4-10.0
	30 min:	31-85	4.1-11.3
	> 1 h:	55-80	7.3-10.6
	1 d:	54-95	7.2-12.6
	Después:	83-108	11-14.4
	(Disminuye con la edad)		
Oxígeno, saturación			Fracción saturada:
Sangre entera (heparina) arterial	Recién nacido: 85-90%		0.85-0.90
	Después: 95-99%		0.95-0.99
pH			*Concentración H:*
Sangre entera (heparina) arterial	Prematuro (48 h):	7.35-7.50	31-44 nmol/L
	Al nacer, a término:	7.11-7.36	43-77
	5-10 min:	7.09-7.30	50-81
	30 min:	7.21-7.38	41-61
	> 1 h:	7.26-7.49	32-54
	1 d:	7.29-7.45	35-51
	Después:	7.35-7.45	35-44
	(Debe corregirse para la temperatura del cuerpo)		
Orina, aleatoria	Recién nacido/neonato:	5-7	0.1-10 μmol/L
	Después:	4.5-8	0.01-32 μmol/L
	(promedio aproximadamente o igual a 6)		(promedio casi o igual a 1.0 μmol/L)
Heces		7.0-7.5	31-100 nmol/L
Plaquetas, cuenta (cuenta de trombocitos)	*× 10³/mm³ (μl)*		*× 10⁹/L*
Sangre entera (EDTA)	Recién nacido: 84-478		Mismo
	(Después de 1 semana, igual que el adulto)		
	Adulto: 150-400		
Plasma, volumen	M: 25-43 ml/kg		M: 0.025-0.043 L/kg
Plasma (heparina)	F: 28-45		F: 0.028-0.045
Plomo		*μg/100 ml*	*μmol/L*
Sangre entera (heparina)	Niño:	< 10	< 0.48
	Adulto	< 40	< 1.93
	Aceptable exposición industrial:	< 60	< 2.90
	Tóxico:	≥ 100	≥ 4.83
Orina: 24 h	< 80 μg/L		< 0.39 μmol/L
Potasio	*mmol/L*		*mmol/L*
Suero	< 2 m:	3.0-7.0	Mismo
	2-12 m:	3.5-6.0	
	> 12 m:	3.5-5.0	
Plasma (heparina)	3.5-4.5 mmol/L		Mismo
Orina, 24 h	2.5-125 mmol/d varía con la dieta		Mismo

Prueba y muestra	*Rango de referencia*		*Unidades internacionales*
Primidona			
Suero, plasma	Conc. terap.: 5-12 μg/ml		23-55 μmol/L
Proteína			
Suero, *total*		*g/100 ml*	g/L
	Prematuro:	4.3-7.6	43.0-76.0
	Recién nacido:	4.6-7.4	46.0-74.0
	Niño:	6.2-8.0	62.0-80.0
	Adulto, en reposo:	6.0-7.8	60.0-78.0
	Casi 0.5 g más alto en pacientes ambulatorios		Casi 5 g más alto en pacientes ambulatorios
Orina, 24 h	1-14 mg/100 ml		10-140 mg/L
Total	50-80 mg/d (en reposo)		50-80 mg/d
	< 250 mg/d después de ejercicio intenso		< 250 mg/d después de ejercicio intenso
Líquido cefalorraquídeo, *columna total*	Lumbar: 8-32 mg/100 ml		80-320 mg/L
		mg/100 ml	*mg/L*
Turbidimetría	Lumbar,		
	Prematuro:	40-300	400-3 000
	Recién nacido:	45-120	450-1 200
	Niño:	10-20	100-200
	Adolescente:	15-20	150-200
	Después:	15-45	150-450
Protrombina, tiempo (PT)			
Sangre entera (citrato de Na)			
Un paso (rápido)	En general: 11-15 s (varía con el tipo de tromboplastina)		Mismo
	Recién nacido: prolongado en 2-3 s		Mismo
Dos pasos modificado (Ware y Seegers)	18-22 s		Mismo
Reactiva C, proteína	Cordón: 52-1 330 ng/ml		Mismo
Suero	Adulto: 67-1 800		
Renina (actividad de la renina en plasma; PRA)		*ng/ml/h*	*μg/L/h*
Plasma (EDTA)	0-3 a:	< 16.6	Mismo
	3-6 a:	< 6.7	
	6-9 a:	< 4.4	
	9-12 a:	< 5.9	
	12-15 a:	< 4.2	
	15-18 a:	< 4.3	
	Dieta normal en sodio,		
	Supino:	0.2-2.5	
	De pie:	0.3-4.3	
	Dieta baja en sodio,		
	De pie:	2.9-24	
Reticulocitos, cuenta			
Sangre entera (EDTA, heparina u oxalato)	Adultos: 0.5-1.5% de eritrocitos o		0.005-0.015 (fracción numérica)
	25 000-75 000/mm^3 (μl)		25 000-75 000 × 10^6/L
		%	*Fracción numérica*
Capilar	1 d:	0.4-6.0	0.004-0.060
	7 d:	< 0.1-1.3	< 0.001-0.013
	1-4 sem.:	< 0.1-1.2	< 0.001-0.012
	5-6 sem.:	< 0.1-2.4	< 0.001-0.024
	7-8 sem.:	0.1-2.9	0.001-0.029
	9-10 sem.:	< 0.1-2.6	< 0.001-0.026
	11-12 sem.:	0.1-1.3	0.001-0.013

Prueba y muestra	Rango de referencia		Unidades internacionales
Riboflavina (vitamina B_2)		μg/g creatinina	μmol/mol creatinina
Orina, aleatoria, en ayunas	1-3 a:	500-900	150-270
	4-6 a:	300-600	90-180
	7-9 a:	270-500	81-150
	10-15 a:	200-400	60-120
	Adulto:	80-269	24-81
Salicilatos	Conc. terap.: 15-30 mg/100 ml		1.1-2.2 mmol/L
Suero, plasma (heparina, EDTA); tomada en tubo de conc.	Conc. tóx.: > 30		> 2.2
Sangrado, tiempo (BT)			
Sangre de punción cutánea			
Ivy	Normal: 2-7 min Límite: 7-11 min		Mismo
Simplate (G-D)	2.75-8 min		
Sangre oculta			
Heces, aleatorias	Negativa (< 2 ml sangre/d en casi 100-200 g de heces)		Negativa
Orina, aleatoria	Negativa		Negativa
Sanguíneo, volumen			
Sangre entera (heparina)	M: 52-83 ml/kg F: 50-75 ml/kg		M: 0.052-0.083 L/kg F: 0.050-0.075 L/kg
Sedimentación eritrocitaria, tasa (ESR)		mm/h	
Sangre entera (EDTA)	Niño:	0-10	Mismo
Westergren, modificada	Adulto: M, < 50 a:	0-15	
	F, < 50 a:	0-20	
Wintrobe	Niño:	0-13	
	Adulto: M:	0-9	
	F:	0-20	
ZETA	41-54%		41-54 AU
Sedimentación, velocidad, ver *Sedimentación eritrocitaria, tasa (ESR)*			
Sedimento			
Orina, fresca aleatoria			
Cilindros	Hialina: ocasional (0-1) cilindros/hpf Eritrocitos: no observados Leucocitos: no observados Epiteliales tubulares: no observados Epiteliales transicionales y escamosos: no observados		Mismo
Células	RBC:	0-2/hpf	Mismo
	WBC, varones:	0-3/hpf	
	Mujeres y niños:	0-5/hpf	
	Epiteliales: pocos; más frecuentes en recién nacidos Bacterias no centrifugadas: no organismos/campo de inmersión oleoso centrifugado: < 20 organismos/hpf		

Prueba y muestra	*Rango de referencia*			*Unidades internacionales*	
Sodio		*mmol/L*		*mmol/L*	
Suero o plasma (heparina)	Recién nacido:	134-146		Mismo	
	Lactante:	139-146			
	Niño:	138-145			
	Después:	136-146			
Orina, 24 h	Adulto:	40-220 (en función de la dieta)		Mismo	
	A término, neonatos de 7-14 d presentan depuración de Na de casi 20% de los valores adultos.				
Sudor	Normal < 40			Mismo	
	Indeterminado 45-60				
	Fibrosis quística > 60				
Teofilina		*µg/ml*		*µmol/L*	
Suero, plasma (heparina, EDTA)	Conc. terap.,				
	Broncodilatadora:	10-20		56-110	
	Apnea prem.:	5-10		28-56	
	Conc. tóx.:	> 20		> 110	
Tiamina (vitamina B_1)					
Suero	0-2.0 µg/100 ml			0.0-75.4 nmol/L	
		µg/g creatinina		*µmol/mol*	
Orina acidificada con HCl	1-3 a:	176-200		75-85	
	4-6 a.	121-400		52-170	
	7-9 a:	181-350		77-149	
	10-12 a:	181-300		77-128	
	13-15 a:	151-250		64-107	
	Después:	66-129		28-55	
Tiroxina total (T_4)					
Suero	Lactantes de término,				
	1-3 d:	8.2-19.9 µg/100 ml		106-256 nmol/L	
	1 sem.:	6.0-15.9 µg/100 ml		77-205 nmol/L	
	1-12 m:	6.1-14.9 µg/100 ml		79-192 nmol/L	
	Niños prepubescentes,				
	1-3 a:	6.8-13.5 µg/100 ml		88-174 nmol/L	
	3-10 a:	5.5-12.8 µg/100 ml		71-165 nmol/L	
Tolerancia a la glucosa, prueba, oral (GTT)		*mg/100 ml*		*mmol/L*	
		Normal	*Diabético*	*Normal*	*Diabético*
Suero	Ayunas:	70-105	> 115	3.9-5.8	> 6.4
Dosis, adulto: 75 g	60 min:	120-170	≥ 200	6.7-9.4	≥ 11
*Niño: 1.75 g/kg del peso ideal hasta**					
un máximo de 75 g	90 min:	100-140	≥ 200	5.6-7.8	≥ 11
	120 min:	70-120	≥ 140	3.9-6.7	≥ 7.8
Torniquete, prueba (fragilidad capilar)	< 5-10 petequias en un círculo de 2.5 cm en el antebrazo (a mitad del camino entre la presión sistólica y la diastólica durante 5 min); 0-8 petequias en un círculo de 6 cm (50 torr durante 15 min); 10-20 petequias en un círculo de 5 cm (80 mmHg)			Mismo	
Triglicéridos (TG)		*mg/100 ml*		*g/L*	
Suero, después de 12 h de ayuno		*M*	*F*	*M*	*F*
	Sangre cordón:	10-98	10-98	0.10-0.98	0.10-0.98
	0-5 a:	30-86	32-99	0.30-0.86	0.32-0.99
	6-11 a:	31-108	35-114	0.31-1.08	0.35-1.14
	12-15 a:	36-138	41-138	0.36-1.38	0.41-1.38
	16-19 a:	40-163	40-128	0.40-1.63	0.40-1.28
	20-29 a:	44-185	40-128	0.44-1.85	0.40-1.28
	Niveles *recomendados* (deseables) para adultos, M: 40-160 mg/100 ml F: 35-135			Niveles *recomendados* (deseables) para adultos, M: 0.40-1.60 g/L F: 0.35-1.35	

Prueba y muestra	*Rango de referencia*		*Unidades internacionales*
Triyodotironina libre		*pg/100 ml*	*pmol/L*
Suero	Cordón:	20-240	0.3-3.7
	1-3 d:	200-610	3.1-9.4
	6 sem.:	240-560	3.7-8.6
	Adulto (20-50 a):	230-660	3.5-10.0
Triyodotironina total (T_3-RIA)		*ng/100 ml*	*nmol/L*
Suero	Cordón:	30-70	0.46-1.08
	Recién nacido:	75-260	1.16-4.00
	1-5 a:	100-260	1.54-4.00
	5-10 a:	90-240	1.39-3.70
	10-15 a:	80-210	1.23-3.23
	Después:	115-190	1.77-2.93
Trombina, tiempo			
Sangre entera (citrato de Na)	Tiempo de control ± 2 s cuando el control es 9-13 s		Mismo
Tromboplastina, tiempo parcial (PTT)			
Sangre entera (citrato de Na)			
No activado	60-85 s (Platelin)		Mismo
Activado	25-35 s (difiere en función del método)		
Unión de hierro, capacidad total (TIBC)	Lactante:	100-400	17.90-71.60 μmol/L
Suero	Después:	250-400	44.75-71.60
Ureico, nitrógeno		*mg/100 ml*	*mmol urea/L*
Suero o plasma	Cordón:	21-40	7.5-14.3
	Prematuro (1 sem.):	3-25	1.1-9
	Recién nacido:	3-12	1.1-4.3
	Lactante/niño:	5-18	1.8-6.4
	Después:	7-18	2.5-6.4
Urico, ácido			
Suero		*mg/100 ml*	*μmol/L*
Fosfotungstato	1-5 a:	1.7-5.8 mg/100 ml	100-350 μmol/L
	6-11 a:	2.2-6.6 mg/100 ml	130-390 μmol/L
Uricasa	12-19 a, M:	3.0-7.7 mg/100 ml	180-460 μmol/L
	F:	2.7-5.7 mg/100 ml	160-340 μmol/L
Valproico, ácido	Conc. terap.: 50-100 μg/ml		350-700 μmol/L
Suero, plasma (heparina, EDTA): tomada en tubo de conc.	Conc. tóx.: > 100		> 700
Vanililmandélico, ácido (VMA)			
Orina, 24 h	0-1 a:	< 18.8 mg/g creatinina	< 11 mmol/mol creatinina
	2-4 a:	< 11.0 mg/g creatinina	< 6 mmol/mol creatinina
	5-19 a:	< 8.0 mg/g creatinina	< 5 mmol/mol creatinina
Vitamina A			
Suero	1-6 a:	20-43 μg/100 ml	0.7-1.5 μmol/L
	7-12 a:	25-48 μg/100 ml	0.9-1.7 μmol/L
Uricasa	13-19 a:	26-72 μg/100 ml	0.9-2.5 μmol/L
Vitamina B_1, ver *Tiamina*			
Vitamina B_2, ver *Riboflavina*			
Vitamina B_6	3.6-18 ng/ml		14.6-72.8 nmol/L
Plasma (EDTA)			
Vitamina B_{12}	Recién nacido: 175-800 pg/ml		129-590 pmol/L
Suero	Después: 140-700		103-517

Prueba y muestra	*Rango de referencia*	*Unidades internacionales*
Vitamina C Plasma (oxalato, heparina o EDTA)	0.6-2.0 mg/100 ml	34-113 mmol/L
Vitamina D_2, 25-hidroxilo Plasma (heparina)	Verano: 15-80 ng/ml Invierno: 14-42	37-200 nmol/L 34-105
Vitamina D_3, 1,25-Dihidroxilo (Calcitriol) Suero	25-45 pg/ml	60-108 nmol/L
Vitamina E Suero	1-6 a: 3.0-9.0 mg/L 7-19 a: 4.4-10.4 mg/L	7-21 μmol/L 10-24 μmol/L
Zinc Suero	64-118 μg/100 m	9.8-18.1 μmol/L

(Tomado con autorización de Behrman, R., Kliegman, R., Arvin, A. [1996]. *Nelson's Textbook of Pediatrics*. 15a. ed. Filadelfia: WB Saunders.)

Apéndice E

Medidas de precaución estándar

PERSPECTIVAS HISTORICAS

Durante muchos años, los hospitales y los profesionales de la salud han luchado por controlar las infecciones mediante la incorporación de procedimientos que no sólo eviten la transmisión de infecciones de un paciente a otro, sino también del paciente al personal y del personal al paciente. A mediados de este siglo, el traslado de enfermos con padecimientos infecciosos de hospitales de especialidades a hospitales generales, impulsó a los Centers for Disease Control and Prevention, del Department of Health and Human Services de Estados Unidos, a publicar pautas detalladas sobre técnicas de aislamiento que deberían ser aplicadas en los hospitales generales. Este manual se actualizó dos veces, lo cual refleja cambios en cuanto a microorganismos, aparición de otros nuevos, información epidemiológica reciente e incremento de infecciones nosocomiales.

En los primeros años del decenio de 1980, la identificación y creciente presencia del virus de inmunodeficiencia humana (VIH) cambió radicalmente la manera de controlar las enfermedades infecciosas. Debido al riesgo que este virus implicaba para el personal dedicado a la atención de la salud y a las investigaciones que indicaban que el periodo de incubación asintomática del SIDA podía durar años, los CDC publicaron en 1985 una nueva estrategia para controlar la infección, conocida como *Precauciones Universales* (*Universal Precautions*, UP), cuya premisa subyacente es la aplicación de medidas preventivas al entrar en contacto con sangre y líquidos corporales de cualquier persona, se conozca, o no, el estado de la infección. En 1991, la oficina de Occupational Safety and Health Administration (OSHA) publicó lineamientos dirigidos a todos los contratistas de personal dedicado a la atención de la salud para evitar la exposición de sus empleados a los patógenos transmitidos por sangre.

La confusión sobre las definiciones de líquidos y sustancias contaminados, y el hecho de que las UP y otros enfoques no abordaran de manera adecuada el tema de la transmisión de enfermedades como la tuberculosis y otras recién identificadas, impulsó a los CDC a colaborar con el Hospital Infection Control Practices Advisory Committee (HIC-PAC) en la revisión de las *Pautas de los CDC para las medidas de precaución en cuanto a aislamiento en los hospitales* y a publicar las nuevas en 1996. Este documento está dividido en tres secciones: medidas de precaución estándar (aplicables a todos); medidas de precaución relacionadas con la transmisión (para reducir las infecciones adquiridas por aire, gotas y contacto) y medidas de precaución temporales (aplicables a los pacientes sospechosos de padecer ciertas infecciones).

RESUMEN DE LAS PRECAUCIONES RECOMENDADAS PARA EL AISLAMIENTO EN LOS HOSPITALES: MEDIDAS DE PRECAUCION ESTANDAR

Las medidas de precaución estándar se aplican a todos los pacientes, independientemente del estado de infección. "Las medidas de precaución estándar se aplican a: 1) la sangre, 2) todos los líquidos, secreciones y excreciones corporales, *excepto el sudor*, contengan o no sangre visible, 3) la piel no intacta y 4) las membranas mucosas" (HIC-PAC y CDC, 1996). La expresión "equipo o superficies contaminadas" se refiere a contaminación por las sustancias anteriores.

Bases

1. Lavarse las manos con un jabón no antimicrobiano después de tocar sangre, líquidos, secreciones y excreciones corporales y artículos contaminados, se hayan o no utilizado guantes. Lavarse las manos entre un paciente y otro y entre los diferentes procedimientos aplicados a un mismo paciente (en su caso). Lavarse las manos inmediatamente después de quitarse los guantes. Utilizar un jabón antimicrobiano en circunstancias especiales para controlar el brote de ciertas enfermedades.
2. Usar guantes limpios, no estériles, al tocar sangre, líquidos, secreciones y excreciones corporales y artículos contaminados, así como antes de tocar membranas mucosas o piel no intacta. Cambiarse los guantes entre un paciente y otro y entre procedimientos aplicados al mismo paciente si los guantes estuvieron en contacto con un área que pudiera contener una concentración alta de microorganismos. Quitarse los guantes inmediatamente después de usarlos y antes de tocar artículos no contaminados.
3. Usar una bata limpia, cubiertas para los zapatos, cubrebocas, anteojos o visera de protección para procedimientos y actividades que puedan provocar salpicaduras o

rocío de sangre y líquidos, secreciones o excreciones corporales que ensucien la ropa o expongan la piel y las membranas mucosas. Retirar el equipo lo más pronto posible y lavarse las manos de inmediato.

4. Manejar el equipo utilizado para la atención del paciente, así como el contaminado, de manera de prevenir la exposición de la piel, las membranas mucosas y la ropa, además de la transmisión de microorganismos a otras personas. Limpiar y reprocesar todo el equipo contaminado y descartar adecuadamente los artículos desechables.
5. Asegurarse de que se llevan a cabo todos los procedimientos del hospital en cuanto a limpieza y desinfección de las superficies ambientales.
6. Manejar y procesar la ropa de cama contaminada de modo que se evite la exposición de la piel y las membranas mucosas, la contaminación de la ropa, y la transmisión de microorganismos a otras personas.
7. Con los platos y utensilios para comer no se necesitan medidas de precaución especiales.
8. Cumplir con las normas OSHA para prevenir la exposición a patógenos transmitidos por sangre durante la práctica ocupacional, al igual que las lesiones.
   a. Manipular, limpiar y desechar con precaución los instrumentos y dispositivos filosos.
   b. *Nunca* tapar las agujas con las dos manos ni dirigir la punta de éstas hacia el cuerpo; se puede utilizar el procedimiento para cubrirlas con una sola mano o usar jeringas cuyo diseño permite cubrir mecánicamente las agujas expuestas después de usarlas.
   c. No intentar romper una aguja después de usarla. Desechar todos los instrumentos filosos en un recipiente resistente a los cortes y adecuadamente etiquetado; éste deberá estar cerca del área de uso.
   d. Etiquetar y manejar adecuadamente la sangre y los líquidos contaminados que deben transportarse (recipientes a prueba de filtraciones).
   e. Utilizar boquillas, bolsas para reanimación u otros dispositivos para ventilación en lugar de reanimación de boca a boca. El equipo debe estar disponible en todas las habitaciones para pacientes.
   f. Organizarse para que se limpien todas las superficies ambientales contaminadas lo más pronto posible después de ocurrida la contaminación.
   g. Desechar los artículos contaminados en recipientes debidamente etiquetados y diseñados para manipular desechos controlados.

El reglamento OSHA prevee la revisión anual de todos los procedimientos relacionados con la aplicación de medidas de precaución para patógenos transmitidos por sangre, y obliga a los contratistas a proporcionar el equipo necesario para garantizar la seguridad de los empleados. Por otra parte, define los procedimientos pertinentes en caso de exposición accidental en el lugar de trabajo.

RESUMEN DE LAS MEDIDAS DE PRECAUCION RECOMENDADAS EN EL CASO DE INFECCIONES TRANSMISIBLES

Consultar en el Recuadro 1 las medidas de precaución y las categorías de pacientes.

1. *Medidas de precaución para transmisión por aire*
   a. Aplicar las medidas de precaución estándar.
   b. El paciente debe estar en una habitación privada con presión de aire negativa. Puede estar en la misma habitación que un paciente con infección activa por el mismo microorganismo, pero no otras infecciones. La puerta debe permanecer cerrada y el paciente no debe salir de la habitación a menos que sea necesario trasladarlo, en cuyo caso, se deberá usar cubrebocas.
   c. Si el paciente padece tuberculosis pulmonar infecciosa, usar protección para vías respiratorias, incluido cubrebocas.
   d. Si el paciente tiene rubéola o varicela, no entrar a la habitación en caso de propensión a la enfermedad. De ser necesario entrar, utilizar protección para vías respiratorias (como se indica en el punto anterior); no se necesitará protección si se es inmune. Aplicar las medidas de precaución.
2. *Medidas de precaución para transmisión por gota*s
   a. Aplicar las medidas de precaución estándar.
   b. El paciente debe estar en una habitación privada o con un paciente con infección activa por el mismo microorganismo, pero no otra infección. La puerta puede permanecer abierta.
   c. Utilizar cubrebocas cuando se trabaja a un metro del paciente.
   d. Hacer que el paciente utilice cubrebocas al trasladarlo.
3. *Medidas de precaución para transmisión por contacto*
   a. Aplicar las medidas de precaución estándar.
   b. El paciente debe estar en una habitación privada o con un paciente con infección activa por el mismo microorganismo, pero no otra infección.
   c. Además de usar guantes, como lo indican las medidas de precaución estándar, usar guantes (limpios) al entrar a la habitación. Al atender al paciente, cambiar los guantes después de estar en contacto con material infeccioso que pudiera contener una concentración alta de microorganismos (materia fecal y drenaje de heridas). Quitarse los guantes antes de salir de la habitación. Lavarse de inmediato las manos con un agente antimicrobiano o antiséptico sin agua. No tocar superficies potencialmente contaminadas después de lavarse las manos.
   d. Usar bata si se prevee contacto con el paciente, superficies ambientales o artículos de la habitación del

Recuadro 1. Sinopsis de los tipos de precauciones y de los pacientes que exigen la aplicación de las medidas de precaución

Medidas de precaución estándar

Aplicar las medidas de precaución estándar al atender a todos los pacientes

Medidas de precaución para transmisión por aire

Además de las medidas de precaución estándar, aplicar las medidas de precaución para transmisión por aire en pacientes de quienes se sabe, o se sospecha, que padecen enfermedades serias transmitidas a través del aire por núcleos de gotitas, por ejemplo:
- Rubéola
- Varicela (incluida zoster propagada)*
- Tuberculosis†

Medidas de precaución para transmisión por gotas

Además de las medidas de precaución estándar, aplicar las medidas de precaución para transmisión por gotas en pacientes de quienes se sabe, o se sospecha, que padecen enfermedades serias transmitidas por gotitas de partículas grandes, por ejemplo:
- Enfermedades por *Haemophilus influenzae* invasiva tipo b, incluidas, meningitis, neumonía, epiglotitis y sepsis
- Enfermedades por *Neisseria meningitidis*, incluidas meningitis, neumonía y sepsis
- Otras infecciones respiratorias bacterianas graves transmitidas por gotas, incluidas:
  - Difteria (faríngea)
  - Neumonía micoplásmica
  - Tos ferina
  - Plaga neumónica
  - Faringitis estreptocócica, neumonía o fiebre escarlata en lactantes y niños pequeños
- Infecciones virales graves propagadas por transmisión de gotitas, incluidas:
  - Adenovirus*
  - Influenza
  - Paperas
  - Parvovirus B19
  - Rubéola

Medidas de precaución para transmisión por contacto

Además de las medidas de precaución estándar, aplicar las medidas de precaución para transmisión por contacto en pacientes de quienes se sabe, o se sospecha, que padecen enfermedades graves fácilmente transmisibles por contacto directo con el enfermo o con artículos de su ambiente, por ejemplo:
- Infecciones gastrointestinales, respiratorias, cutáneas o heridas, o colonización con bacterias resistentes a múltiples fármacos que el programa de control de infecciones considere de especial importancia clínica y epidemiológica en función de recomendaciones vigentes estatales, regionales o nacionales
- Infecciones entéricas con dosis infecciosa baja o supervivencia ambiental prolongada, incluida:
  - *Clostridium difficile*
  - Para pacientes incontinentes o que usan pañal: *Escherichia coli* O157:H7 enterohemorrágica, *Shigella*, hepatitis A o rotavirus
- Virus sincitial respiratorio, virus de parainfluenza o infecciones enterovirales en lactantes y niños pequeños
- Infecciones cutáneas altamente contagiosas o que llegan a presentarse en pieles resecas, incluidas:
  - Difteria (cutánea)
  - Virus del herpes simple (neonatal o mucocutáneo)
  - Impétigo
  - Abscesos graves (no contenidos), celulitis o decúbitos
  - Pediculosis
  - Sarna
  - Furunculosis estafilocócica en lactantes y niños pequeños
  - Zoster (propagado o en huésped inmunocomprometido)*
- Conjuntivitis viral/hemorrágica
- Infecciones hemorrágicas virales (Ebola, Lassa o Marburg)

*Ciertas infecciones requieren la aplicación de más de un tipo de medidas.

†Ver *Guidelines for Preventing the Transmission of Tuberculosis in Health-Care Facilities,* documento publicado por los Centers for Disease Control.

paciente, o si el enfermo presenta incontinencia, diarrea, ileostomía, colostomía, urostomía o drenaje en heridas no retenido mediante apósitos. Quitarse la bata antes de salir de la habitación, sin permitir que la ropa se contamine.

e. Evitar riesgos de transmisión de microorganismos a otros pacientes o al equipo transportado.
f. Limpiar y desinfectar adecuadamente el equipo antes de utilizarlo con otros pacientes.

Bibliografía

Hospital Infection Control Practices Advisory Committee and the Centers for Disease Control and Prevention: Guideline for isolation precautions in hospitals, *Am J Infection Cont* 24:24-52, 1996.

Occupational Safety and Health Act: Blood-borne pathogen standard, *Fed Register* 56(2):40-46, 1991.

Apéndice **F**

Gráficas de crecimiento

El Apéndice F incluye varios grupos de gráficas relacionadas con el crecimiento de los niños. La primera se utiliza al momento de nacer y constituye la Valoración de la Madurez de la Edad Gestacional; con frecuencia se le llama Sistema de Puntuación de Ballard. Esta gráfica permite determinar la edad gestacional de un recién nacido en función de sus características neuromusculares y físicas, y facilita al especialista en atención de la salud la determinación del desarrollo gestacional del recién nacido. En caso de que tuviera menos de 37 semanas de gestación, se necesitaría una valoración más profunda y quizá alguna intervención. La segunda parte del Sistema de Puntuación de Ballard permite comparar la edad gestacional del recién nacido con el peso, la circunferencia cefálica y la estatura. Estas mediciones mostrarán que el recién nacido es: grande para la edad gestacional, adecuado para la edad gestacional o pequeño para la edad gestacional. Cuando es grande o pequeño para la edad gestacional, necesitará más asistencia e intervenciones.

En el año 2000, los Centers for Disease Control and Prevention (CDC) publicaron nuevas gráficas, las cuales permiten al médico graficar las medidas del niño en función de su edad para determinar hasta qué punto se integra a la media nacional. El niño debe crecer, de modo que estas gráficas facilitan al especialista y la familia ver cómo está avanzando. Las primeras gráficas de crecimiento de los CDC corresponden a los varones, del nacimiento a los 36 meses. Los criterios que se miden en porcentiles son Peso para la Edad, Estatura para la Edad, Circunferencia Cefálica para la Edad y Peso para la Estatura. Siguen las gráficas para las mujeres, del nacimiento a los 36 meses, basadas en los mismos criterios.

Después de los dos años, el crecimiento se hace más lento y el niño se mide con menos frecuencia. Las gráficas siguen siendo especiales para varones o mujeres y se utilizan hasta los 20 años de edad. Las gráficas de los CDC para varones de 2 a 20 años incluyen Peso para la edad, Estatura para la edad, Peso para la estatura e Indice de masa corporal para la edad (*body mass index,* BMI). Para las mujeres de 2 a 20 años se sigue el mismo formato. Después de los dos años, el BMI permite determinar si el menor tiene tendencia a la obesidad.

En resumen, las gráficas de crecimiento constituyen un medio rápido y preciso para medir y vigilar el crecimiento de un niño y compararlo con la media nacional. Con estas gráficas se pueden abordar problemas de nutrición y salud o proporcionar guía de previsión.

VALORACION DE MADUREZ CONFORME A LA EDAD GESTACIONAL (Nueva puntuación Ballard)

NOMBRE ____________ SEXO ____________

HOSPITAL NO. ____________ PESO AL NACIMIENTO ____________

RAZA ____________ ESTATURA ____________

FECHA/HORA DE NACIMIENTO ____________ CIRCUNFERENCIA CEFALICA ____________

FECHA/HORA DEL EXAMEN ____________ EXAMINADOR ____________

EDAD AL SER EXAMINADO ____________

PUNTUACION APGAR: 1 MIN ____________ 5 MIN ____________ 10 MIN ____________

MADUREZ NEUROMUSCULAR

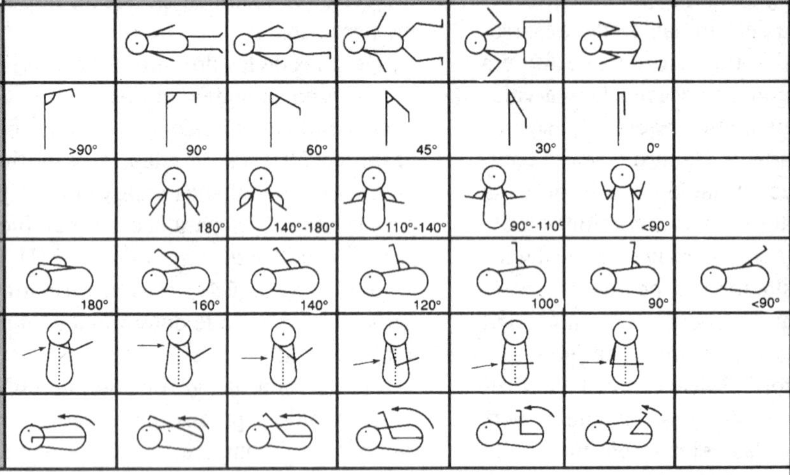

SIGNO DE MADUREZ NEUROMUSCULAR	PUNTUACION -1	0	1	2	3	4	5	REGISTRAR LA PUNTUACION AQUI
POSTURA								
VENTANA CUADRADA (Muñeca)	>90°	90°	60°	45°	30°	0°		
RETROCESO DE LOS BRAZOS		180°	140°-180°	110°-140°	90°-110°	<90°		
ANGULO POPLITEO	180°	160°	140°	120°	100°	90°	<90°	
SIGNO DE LA BUFANDA								
TALON-OREJA								

PUNTUACION TOTAL DE MADUREZ NEUROMUSCULAR

PUNTUACION

Neuromuscular ____________

Físico ____________

Total ____________

ESCALA DE MADUREZ

registro	semanas
-10	20
-5	22
0	24
5	26
10	28
15	30
20	32
25	34
30	36
35	38
40	40
45	42
50	44

EDAD GESTACIONAL (SEMANAS)

Por fecha ____________

Por ultrasonido ____________

Por examen ____________

MADUREZ FISICA

SIGNO DE MADUREZ FISICA	PUNTUACION -1	0	1	2	3	4	5	REGISTRAR LA PUNTUACION AQUI
PIEL	pegajosa friable transparente	gelatinosa roja translúcida	rosada suave venas visibles	descamación superficial, erupciones, o ambas, pocas venas	áreas pálidas agrietadas, venas raras	pergamino fisuras profundas sin vasos	correosa agrietada arrugada ausente	
LANUGO	ninguno	escaso	abundante	adelgazado	áreas desnudas	casi calvo		
SUPERFICIE PLANTAR	talón-dedo del pie 40-50 mm: -1 < 40 mm: -2	> 50 mm sin pliegue	tenue marcas rojas	anterior transversal sólo pliegue	se plega ant. 2/3	se plega por encima de toda la planta		
PECHO	imperceptible	apenas perceptible	areola plana sin brote	areola granulada, brote de 1-2 mm	areola elevada, brote de 3-4 mm	areola completa, brote de 5-10 mm		
OJO/OREJA	párpados fusionados débilmente: -1 fuertemente: -2	párpados abiertos oreja plana permanece plegada	oreja ligeramente curvada, suave, lento retroceso	oreja bien curvada; suave pero retrocede rápidamente	formada y firme retroceso instantáneo	cartílago grueso oreja rígida		
GENITALES (Masculinos)	escroto plano, suave	escroto vacío rugosidades tenues	testículos en el canal superior rugosidades raras	testículos en descenso pocas rugosidades	testículos abajo rugosidades adecuadas	testículos pendientes rugosidades profundas		
GENITALES (Femeninos)	clítoris prominente y labios planos	clítoris prominente y labios menores pequeños	clítoris prominente y labios menores agrandándose	labios mayores y menores igualmente prominentes	labios mayores grandes labios menores pequeños	labios mayores cubren el clítoris y los labios menores		

PUNTACION TOTAL DE MADUREZ FISICA

Ballard JL, Khoury JC, Wedig K, et al: New Ballard Score aumentado para incluir lactantes extremadamente prematuros. *J Pediatr* 119:417-423, 1991. Reimpreso con autorización de Dr. Ballard y Mosby.

CLASIFICACION DE LOS RECIEN NACIDOS (AMBOS SEXOS) POR CRECIMIENTO INTRAUTERINO Y EDAD GESTACIONAL[1, 2]

NOMBRE ____________ FECHA DEL EXAMEN ____________ LONGITUD ____________

HOSPITAL NO. ____________ SEXO ____________ CIRCUNFERENCIA CEFALICA ____________

RAZA ____________ PESO AL NACER ____________ EDAD GESTACIONAL ____________

FECHA DE NACIMIENTO ____________

PORCENTILES DE PESO

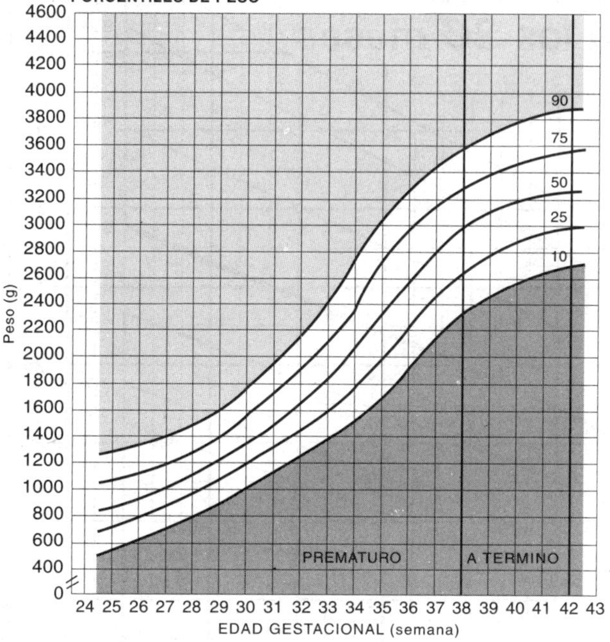

PORCENTILES DE LONGITUD

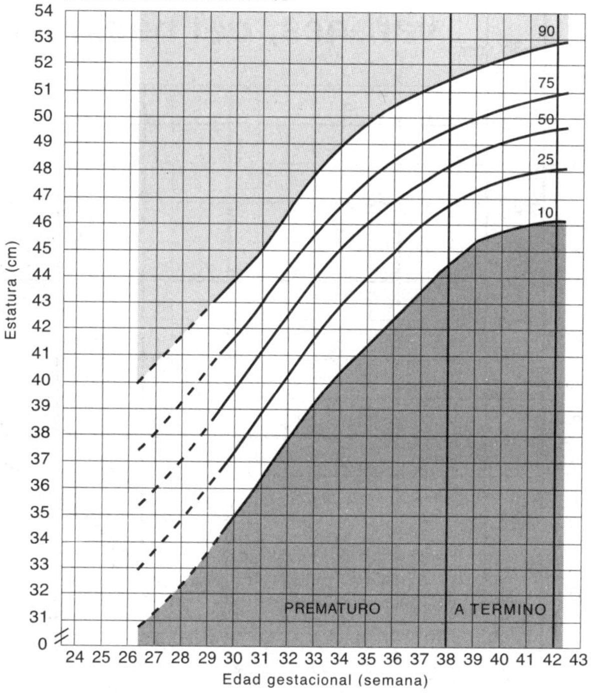

PORCENTILES DE CIRCUNFERENCIA CEFALICA

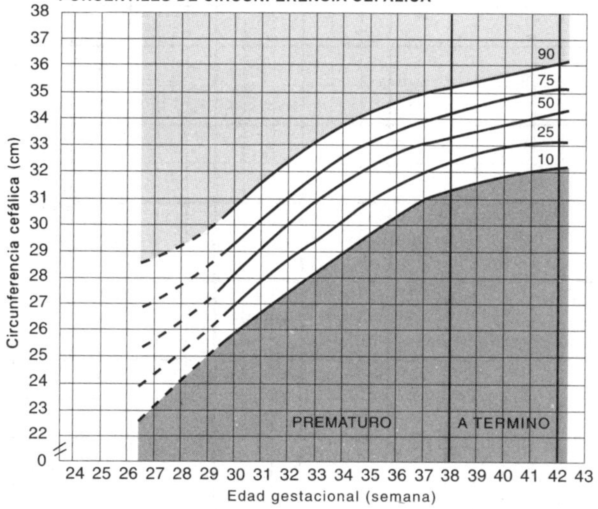

CLASIFICACION DEL LACTANTE*	Peso	Longitud	Circunf. cefál.
Grande para la edad gestacional (LGA) (>90° porcentil)			
Adecuado para la edad gestacional (AGA) (10° a 90° porcentil)			
Pequeño para la edad gestacional (SGA) (<10° porcentil)			

*Marque con X la casilla correspondiente (LGA, AGA, SGA) a peso, longitud y circunferencia cefálica.

1. Battaglia FC, Lubchenco LO: A practical classification of newborn infants by weight and gestational age. *J Pediatr* 71:159-163. 1967
2. Lubchenco LO, Hansman C, Boyd E: Intrauterine growth in length and head circumference as estimated from live births at gestational ages from 26 to 42 weeks. *Pediatrics* 37:403-408 1966

Gráficas de crecimiento de los CDC: Estados Unidos

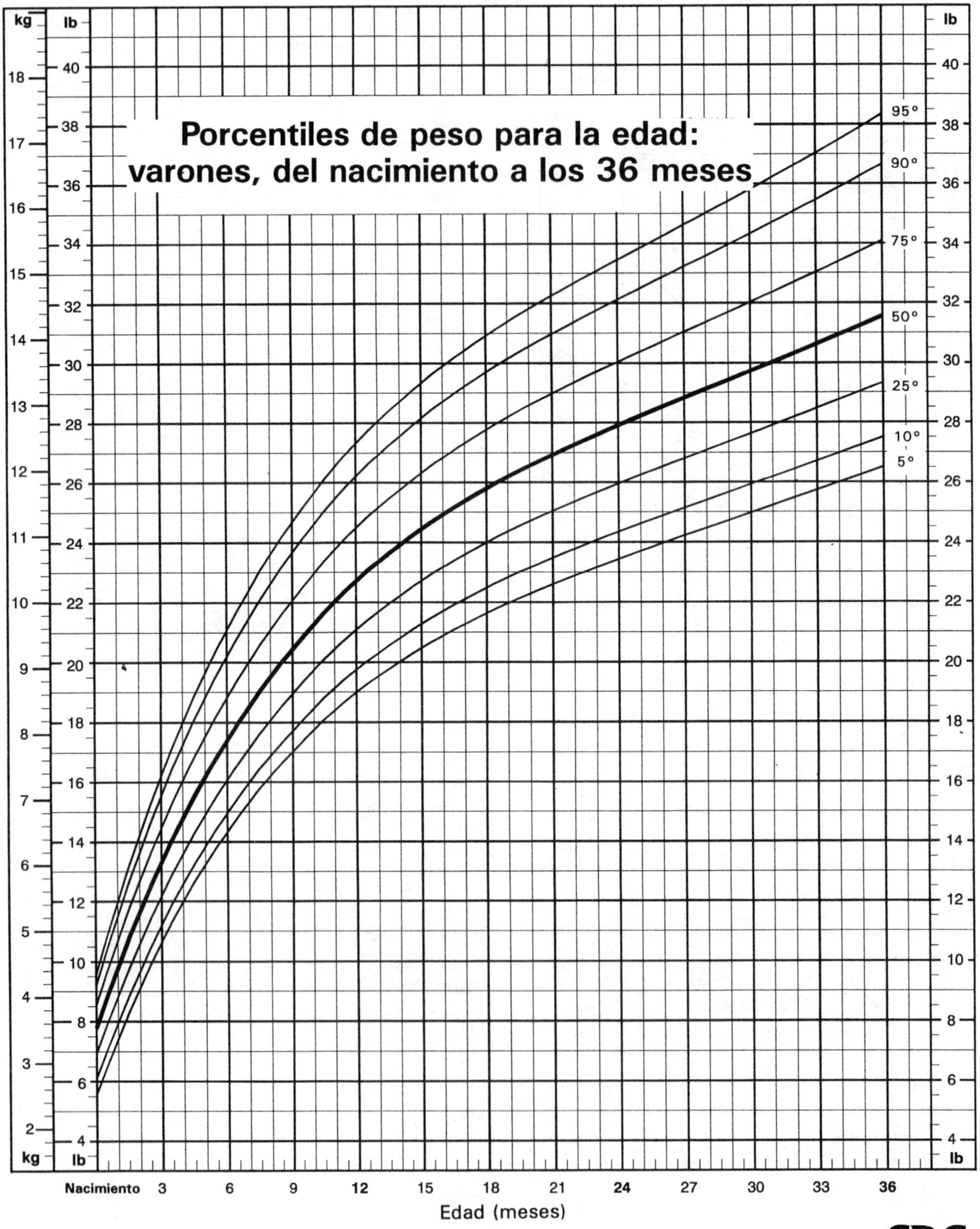

FUENTE: Elaborada por el National Center for Health Statistics en colaboración con el National Center for Chronic Disease Prevention and Health Promotion (2000).

CDC CENTERS FOR DISEASE CONTROL AND PREVENTION

Gráficas de crecimiento de los CDC: Estados Unidos

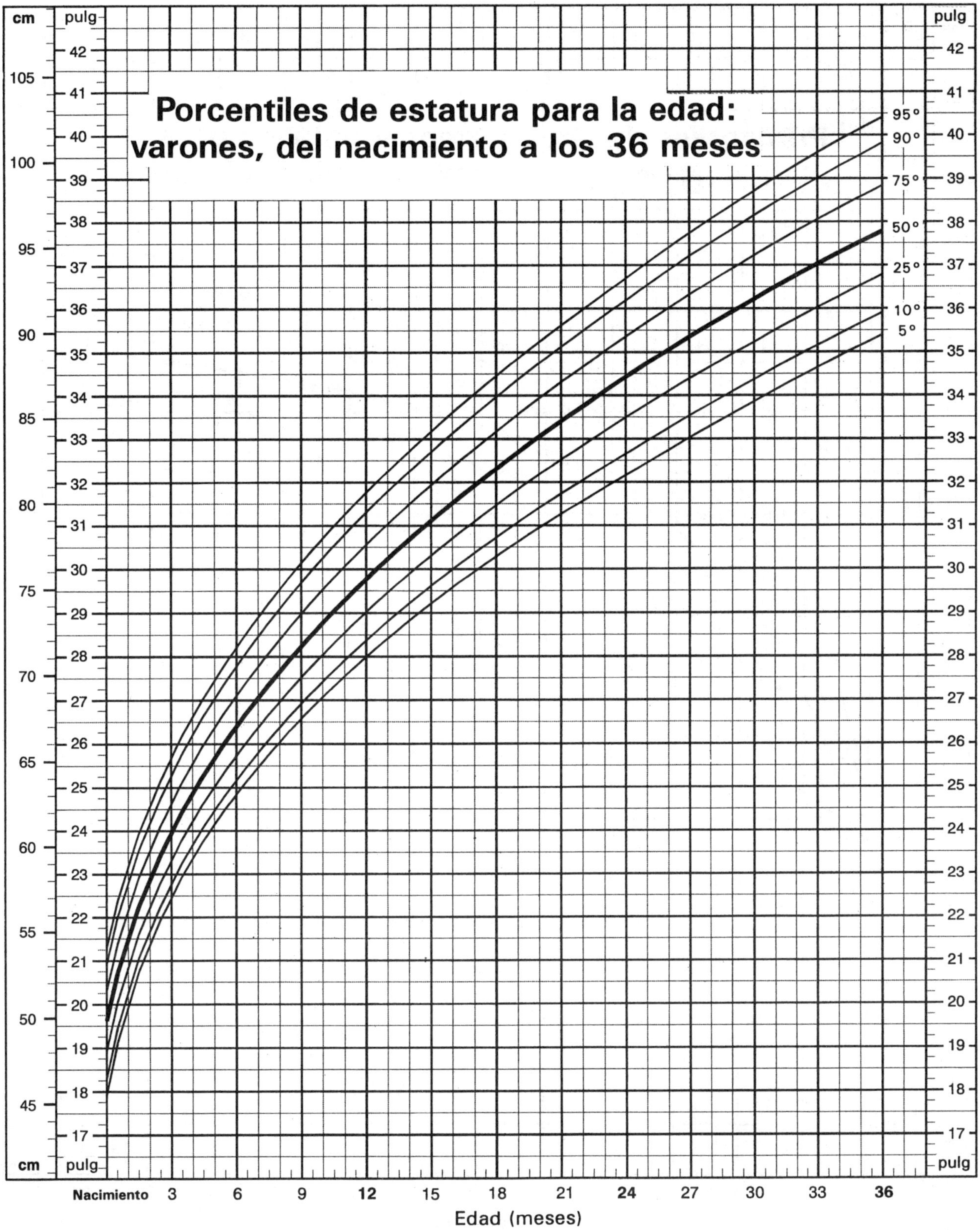

FUENTE: Elaborada por el National Center for Health Statistics en colaboración con el National Center for Chronic Disease Prevention and Health Promotion (2000).

CDC
CENTERS FOR DISEASE CONTROL AND PREVENTION

Gráficas de crecimiento de los CDC: Estados Unidos

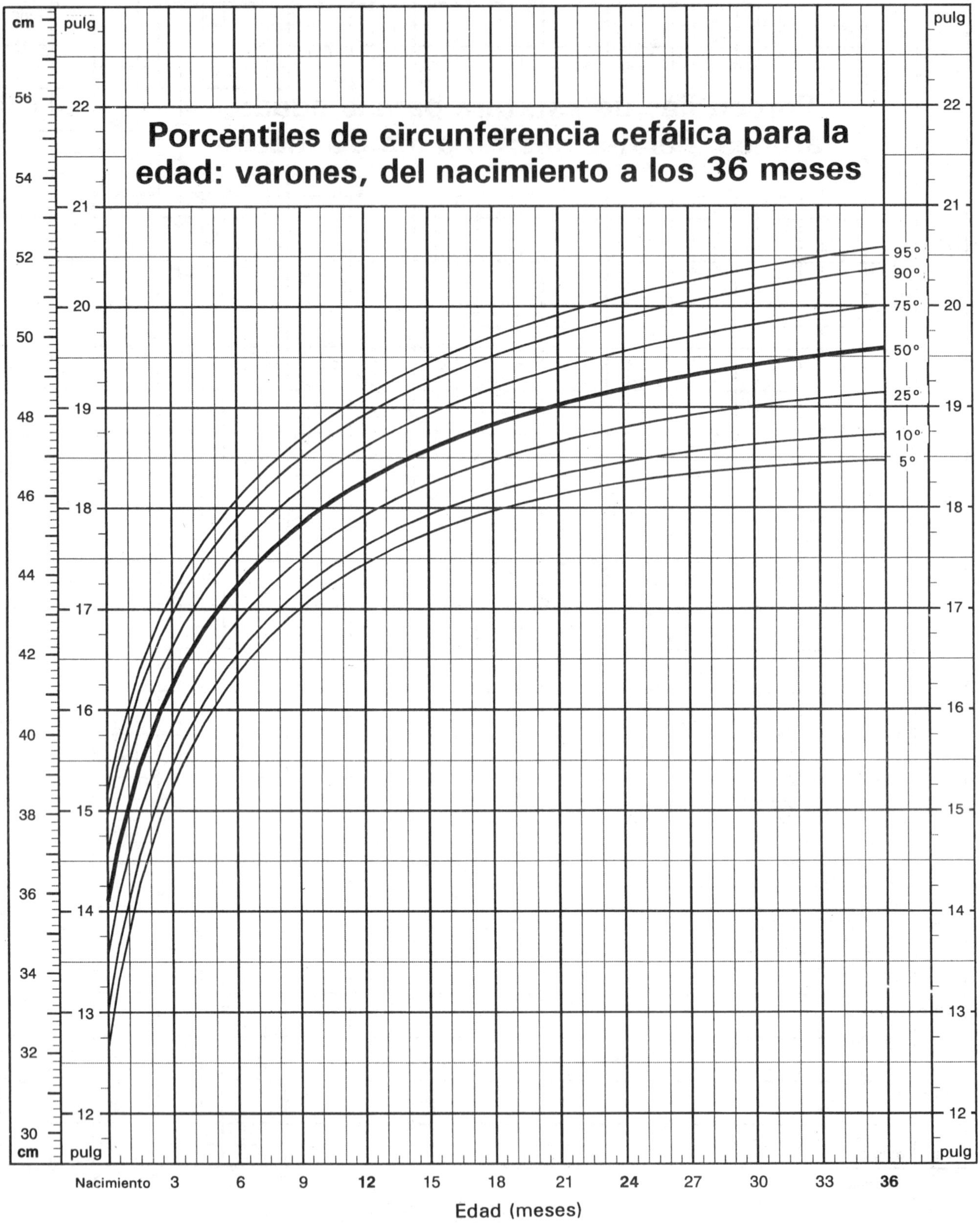

FUENTE: Elaborada por el National Center for Health Statistics en colaboración con el National Center for Chronic Disease Prevention and Health Promotion (2000).

Gráficas de crecimiento de los CDC: Estados Unidos

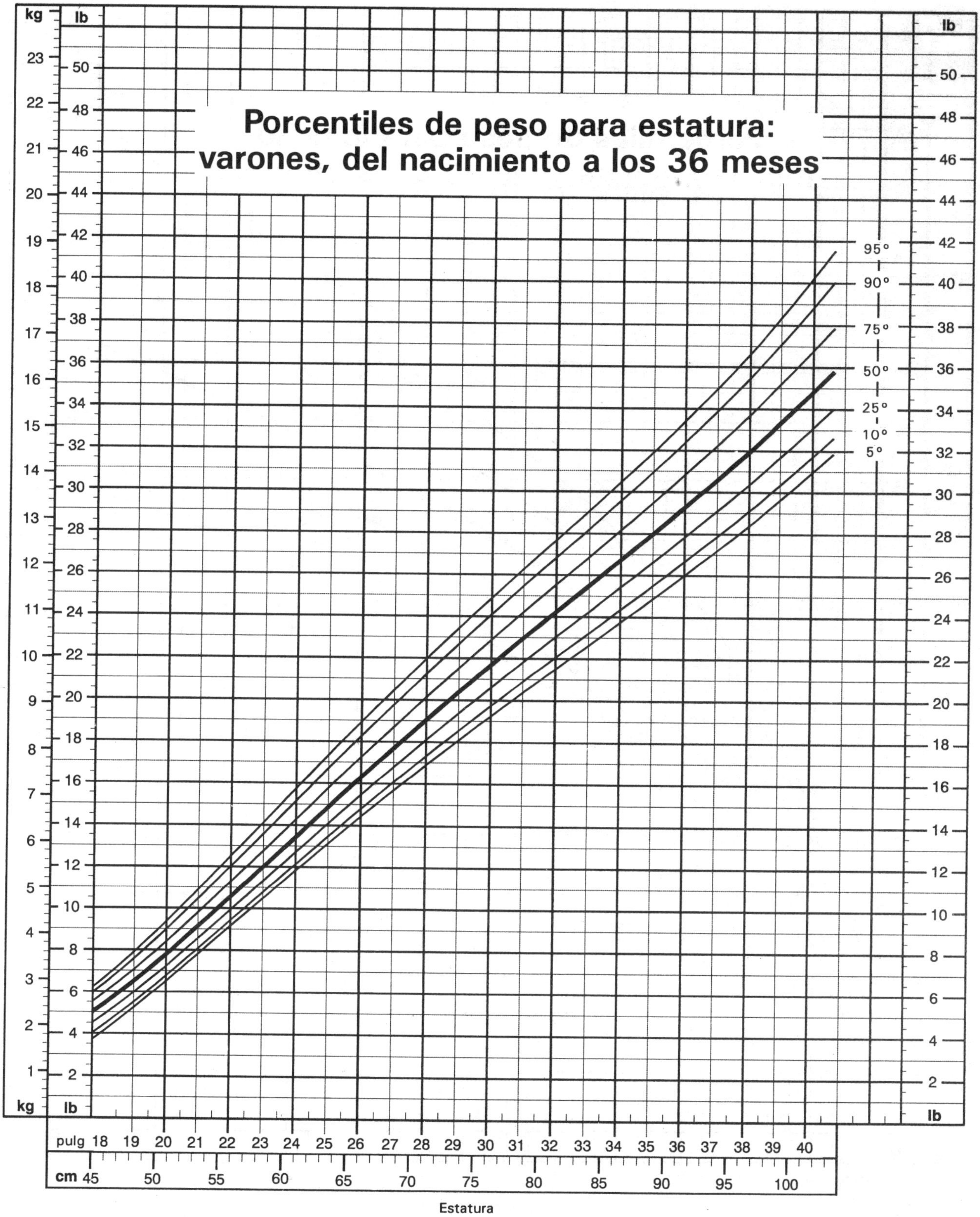

Revisado y corregido el 8 de junio de 2000.
FUENTE: Elaborada por el National Center for Health Statistics en colaboración con el National Center for Chronic Disease Prevention and Health Promotion (2000).

CDC
CENTERS FOR DISEASE CONTROL AND PREVENTION

Gráficas de crecimiento de los CDC: Estados Unidos

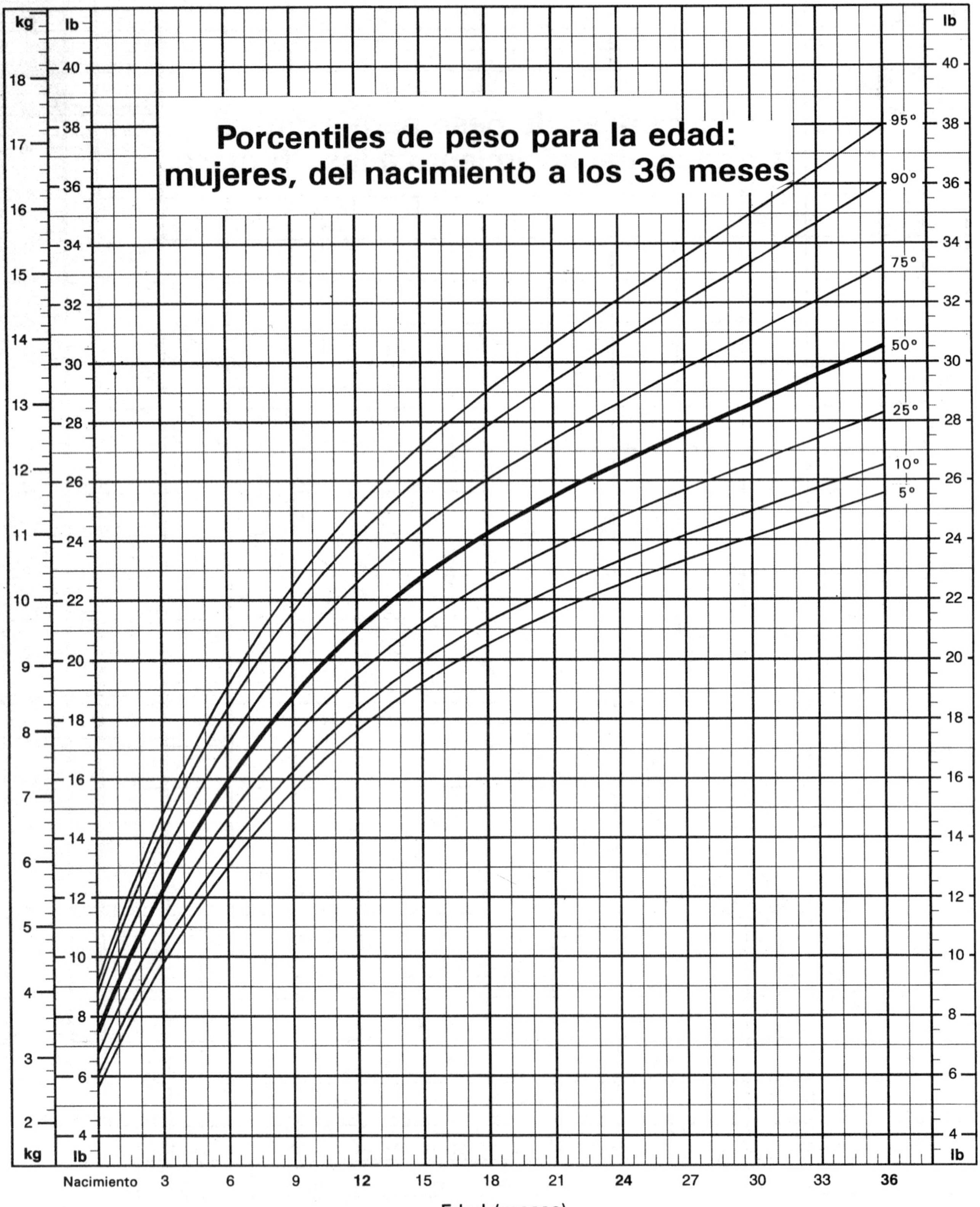

FUENTE: Elaborada por el National Center for Health Statistics en colaboración con el National Center for Chronic Disease Prevention and Health Promotion (2000).

CDC CENTERS FOR DISEASE CONTROL AND PREVENTION

Gráficas de crecimiento de los CDC: Estados Unidos

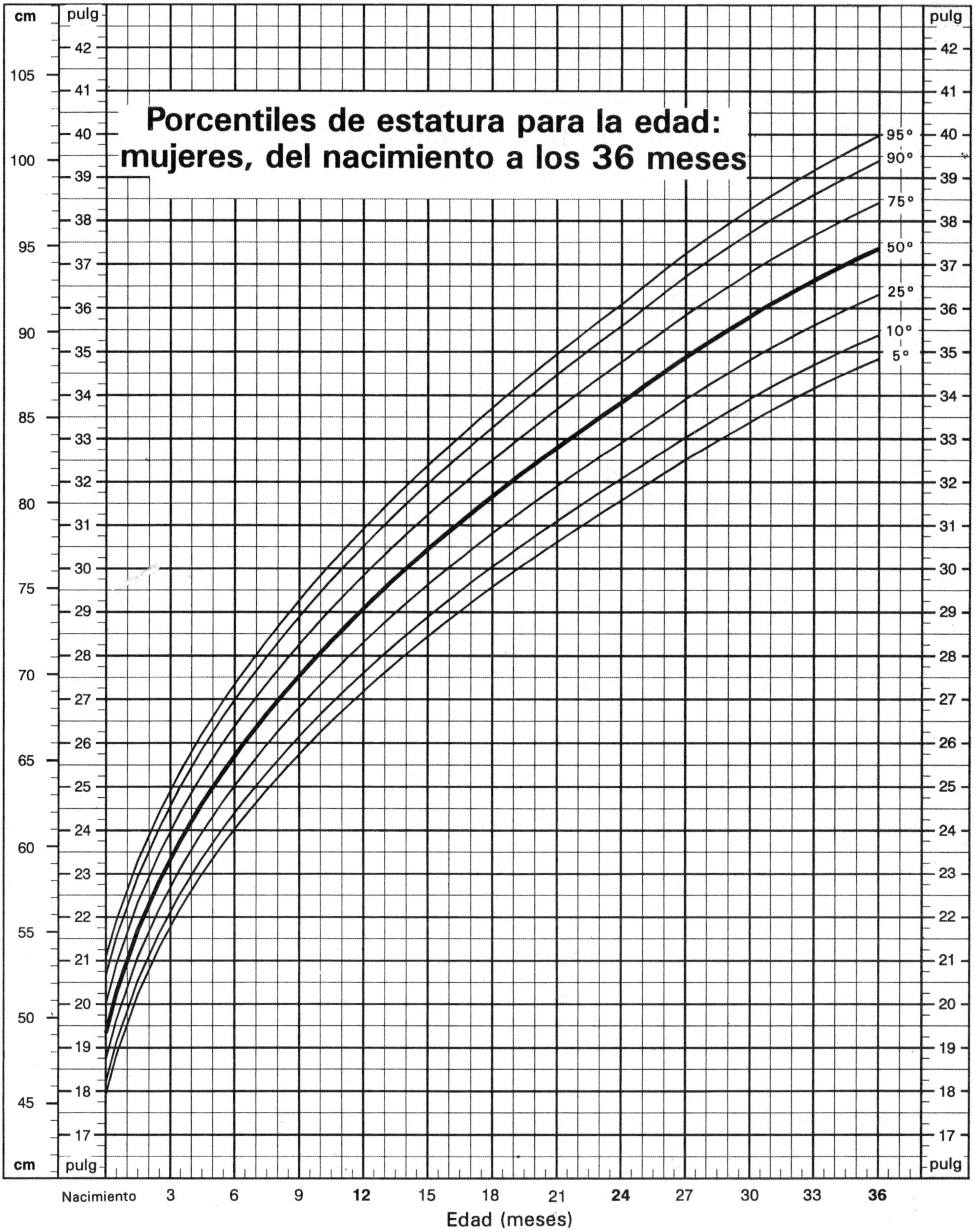

FUENTE: Elaborada por el National Center for Health Statistics en colaboración con el National Center for Chronic Disease Prevention and Health Promotion (2000).

CDC
CENTERS FOR DISEASE CONTROL AND PREVENTION

Gráficas de crecimiento de los CDC: Estados Unidos

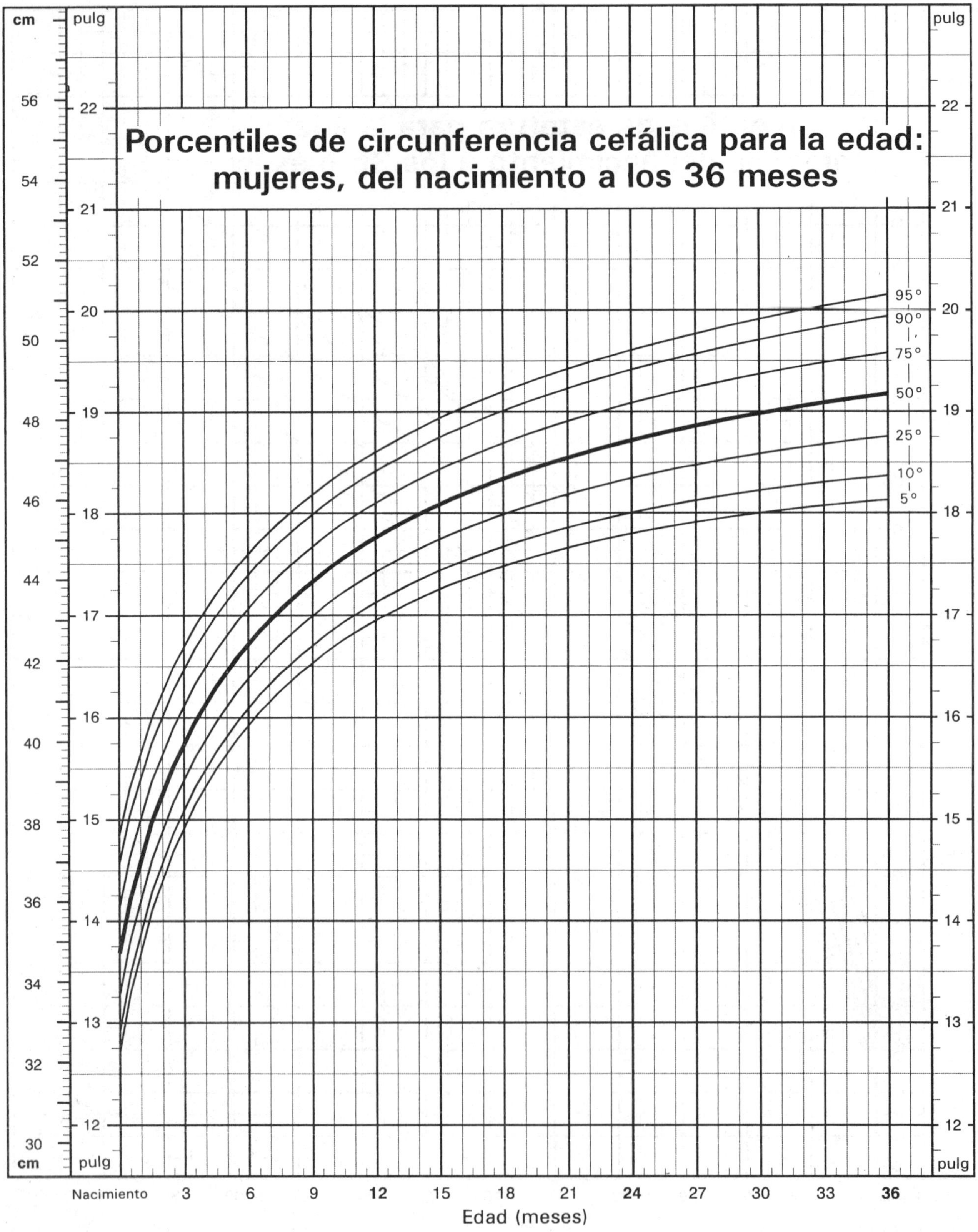

FUENTE: Elaborada por el National Center for Health Statistics en colaboración con el National Center for Chronic Disease Prevention and Health Promotion (2000).

Gráficas de crecimiento de los CDC: Estados Unidos

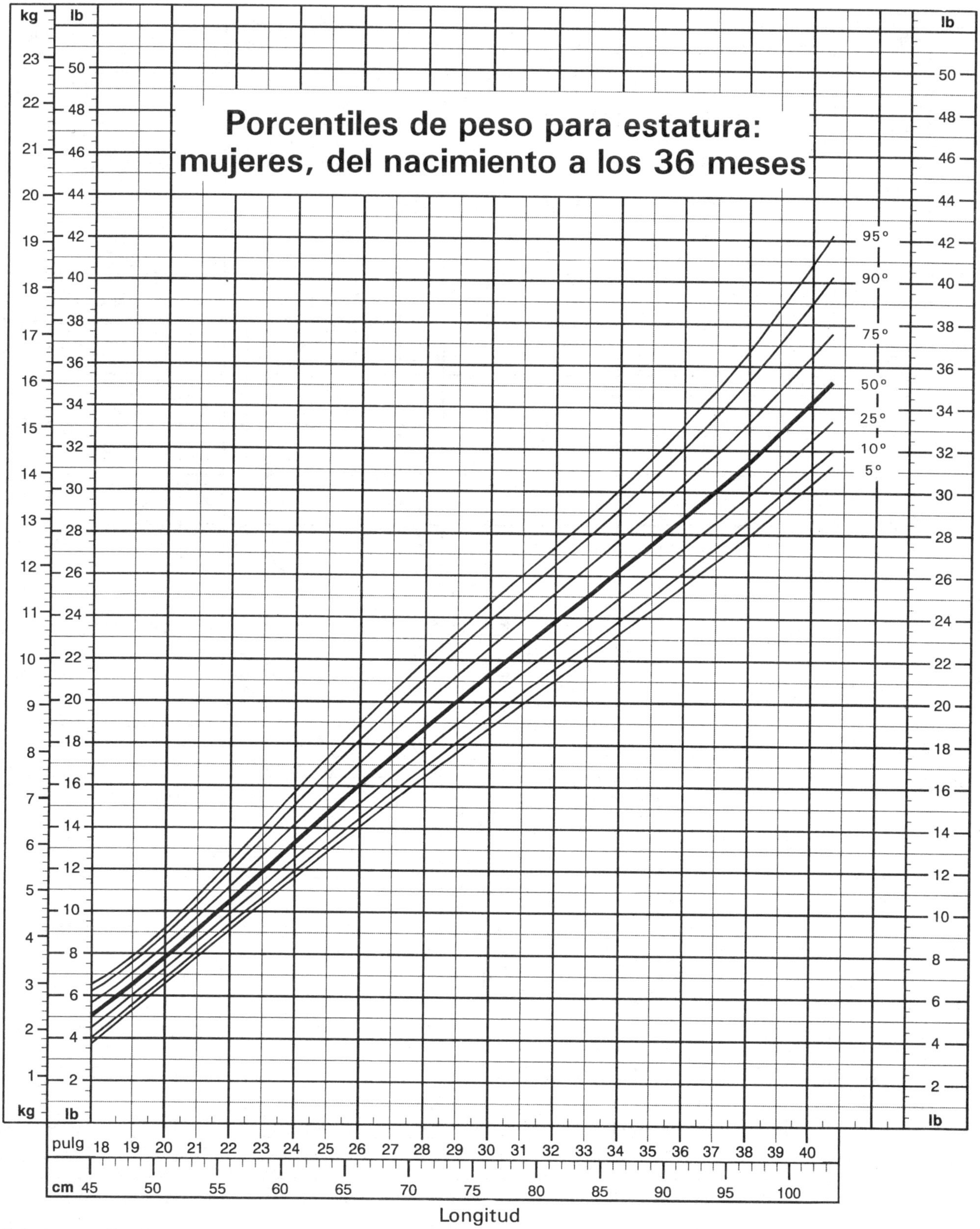

Revisada y corregida el 8 de junio de 2000.
FUENTE: Elaborada por el National Center for Health Statistics en colaboración con el National Center for Chronic Disease Prevention and Health Promotion (2000).

CDC
CENTERS FOR DISEASE CONTROL AND PREVENTION

Gráficas de crecimiento de los CDC: Estados Unidos

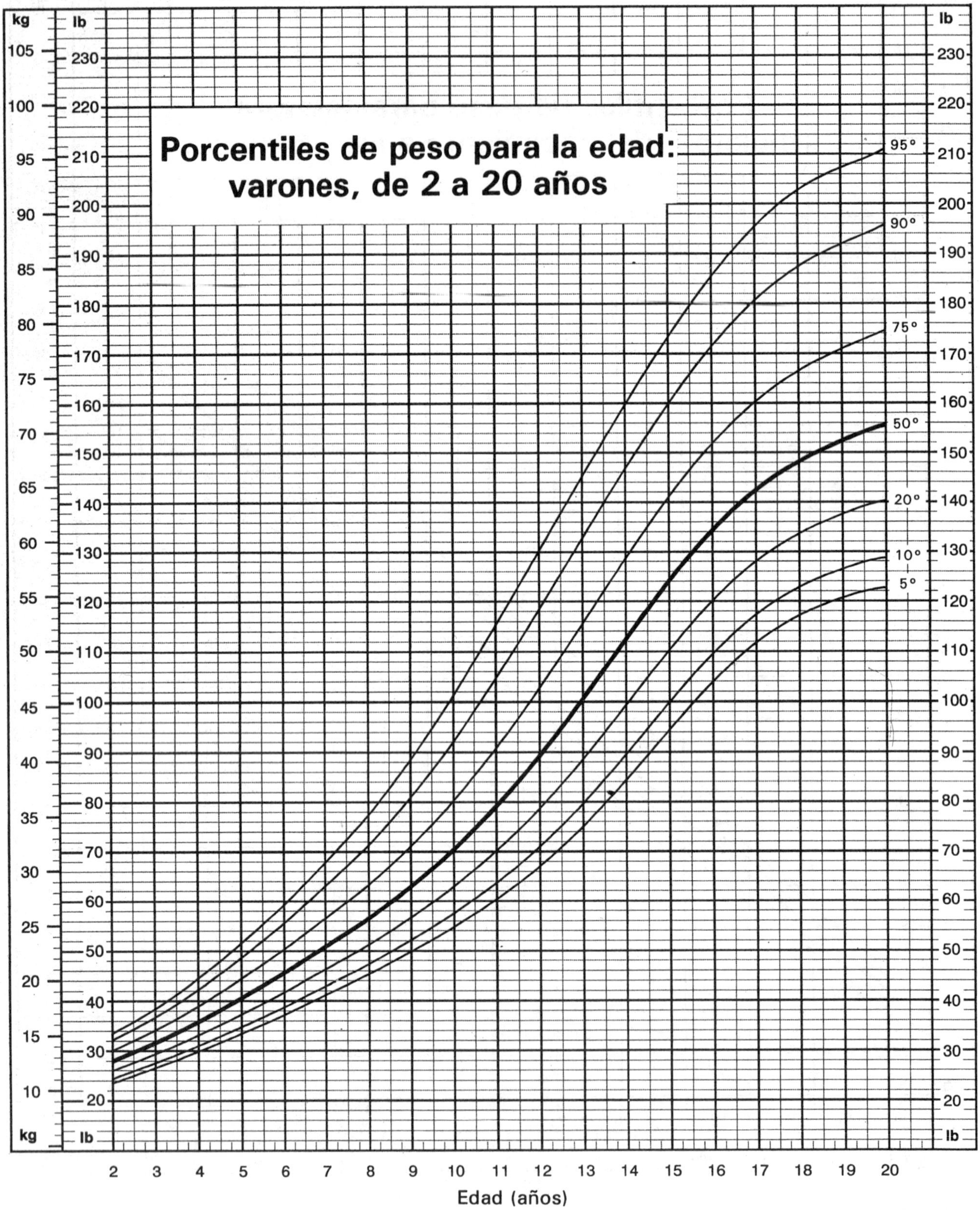

FUENTE: Elaborada por el National Center for Health Statistics en colaboración con el National Center for Chronic Disease Prevention and Health Promotion (2000).

CDC
CENTERS FOR DISEASE CONTROL AND PREVENTION

Gráficas de crecimiento de los CDC: Estados Unidos

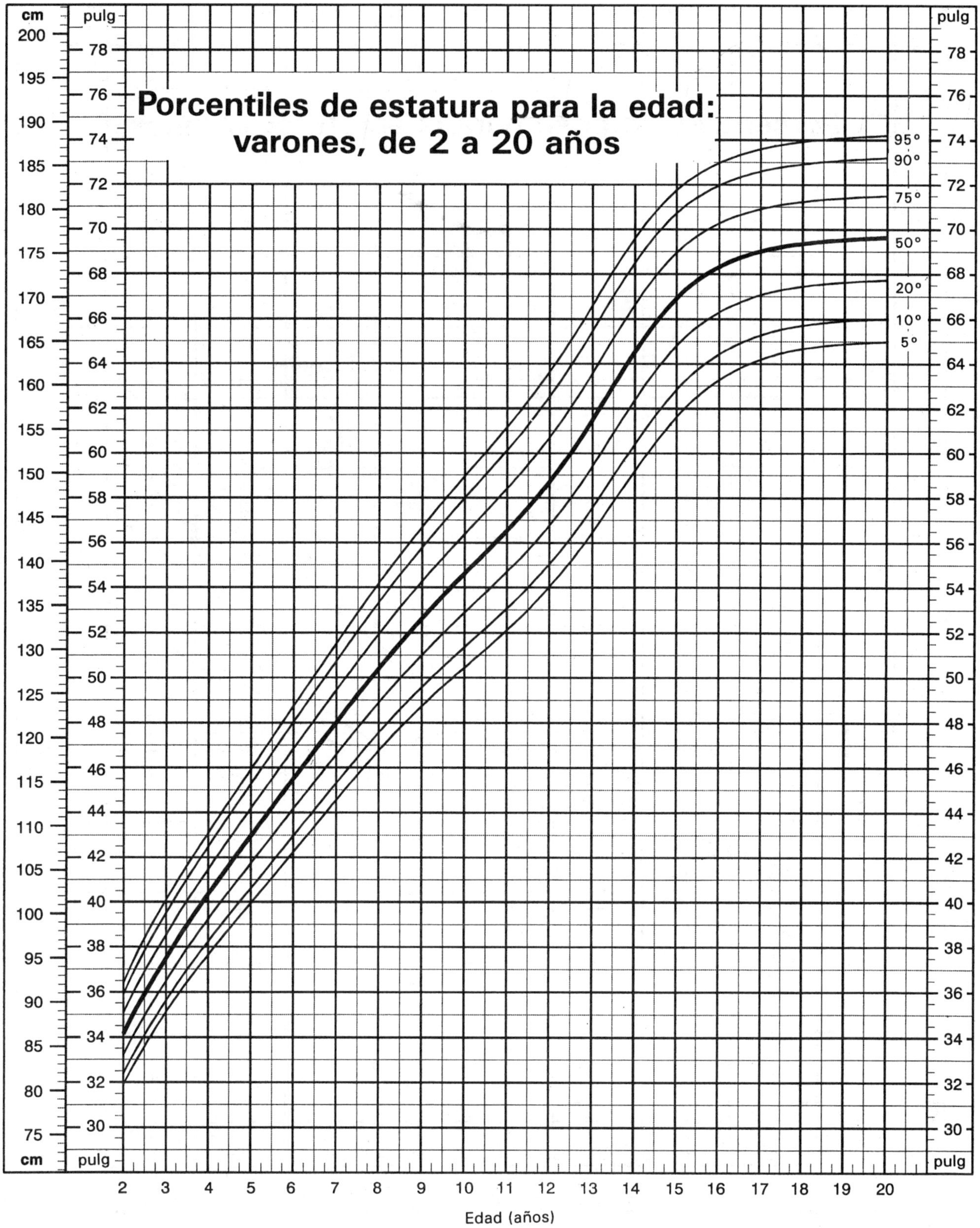

FUENTE: Elaborada por el National Center for Health Statistics en colaboración con el National Center for Chronic Disease Prevention and Health Promotion (2000).

Gráficas de crecimiento de los CDC: Estados Unidos

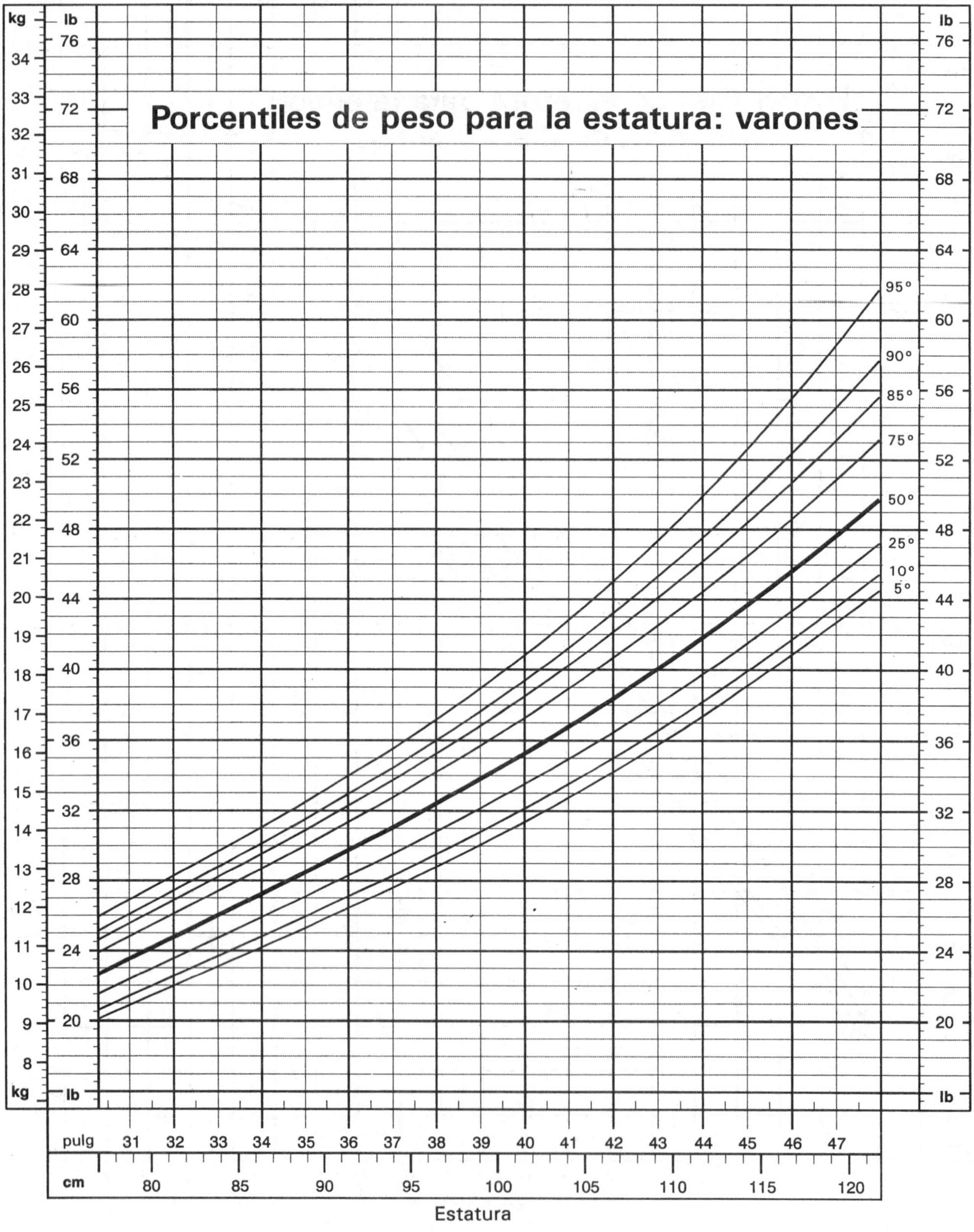

FUENTE: Elaborada por el National Center for Health Statistics en colaboración con el National Center for Chronic Disease Prevention and Health Promotion (2000).

CDC CENTERS FOR DISEASE CONTROL AND PREVENTION

Gráficas de crecimiento de los CDC: Estados Unidos

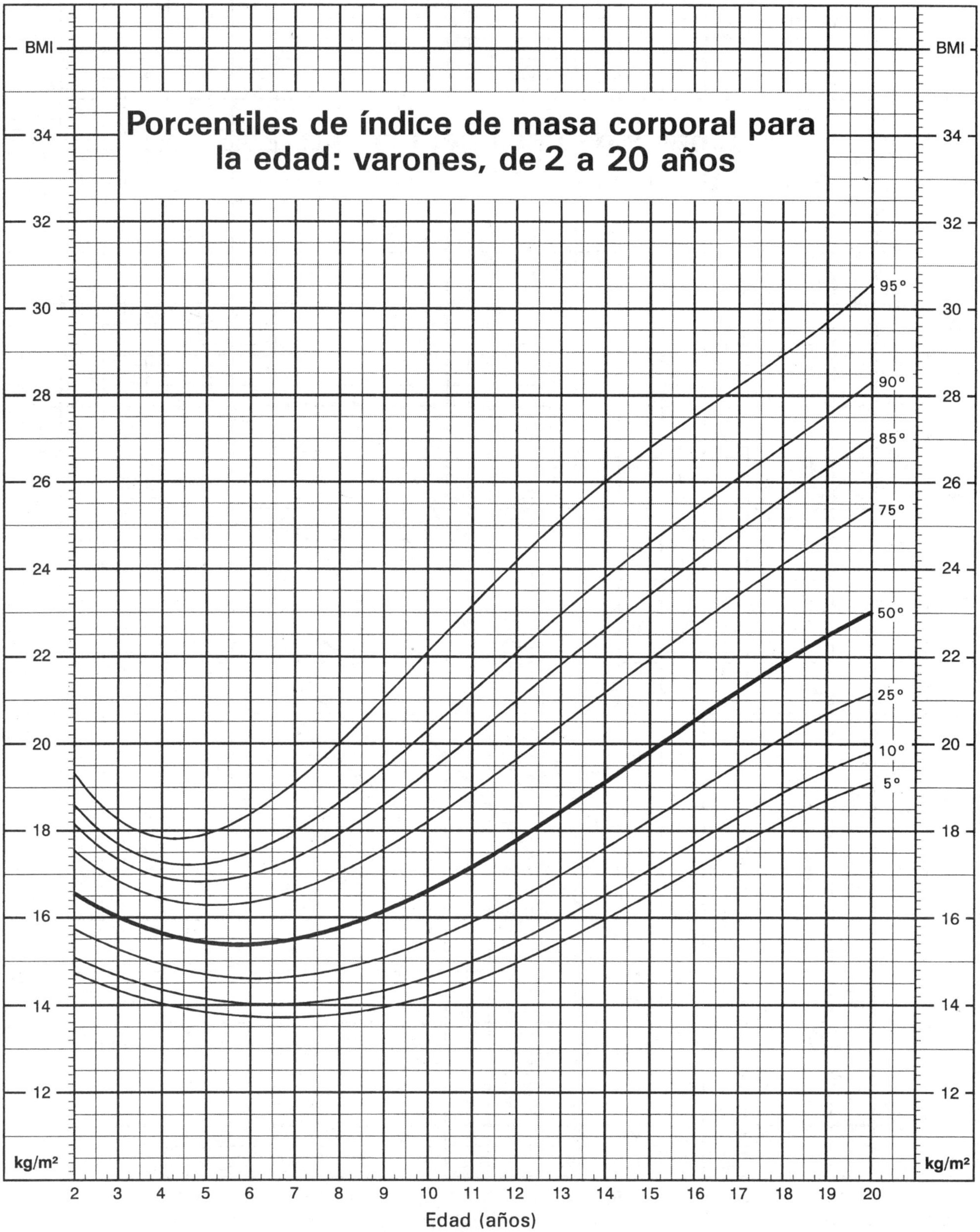

FUENTE: Elaborada por el National Center for Health Statistics en colaboración con el National Center for Chronic Disease Prevention and Health Promotion (2000).

Gráficas de crecimiento de los CDC: Estados Unidos

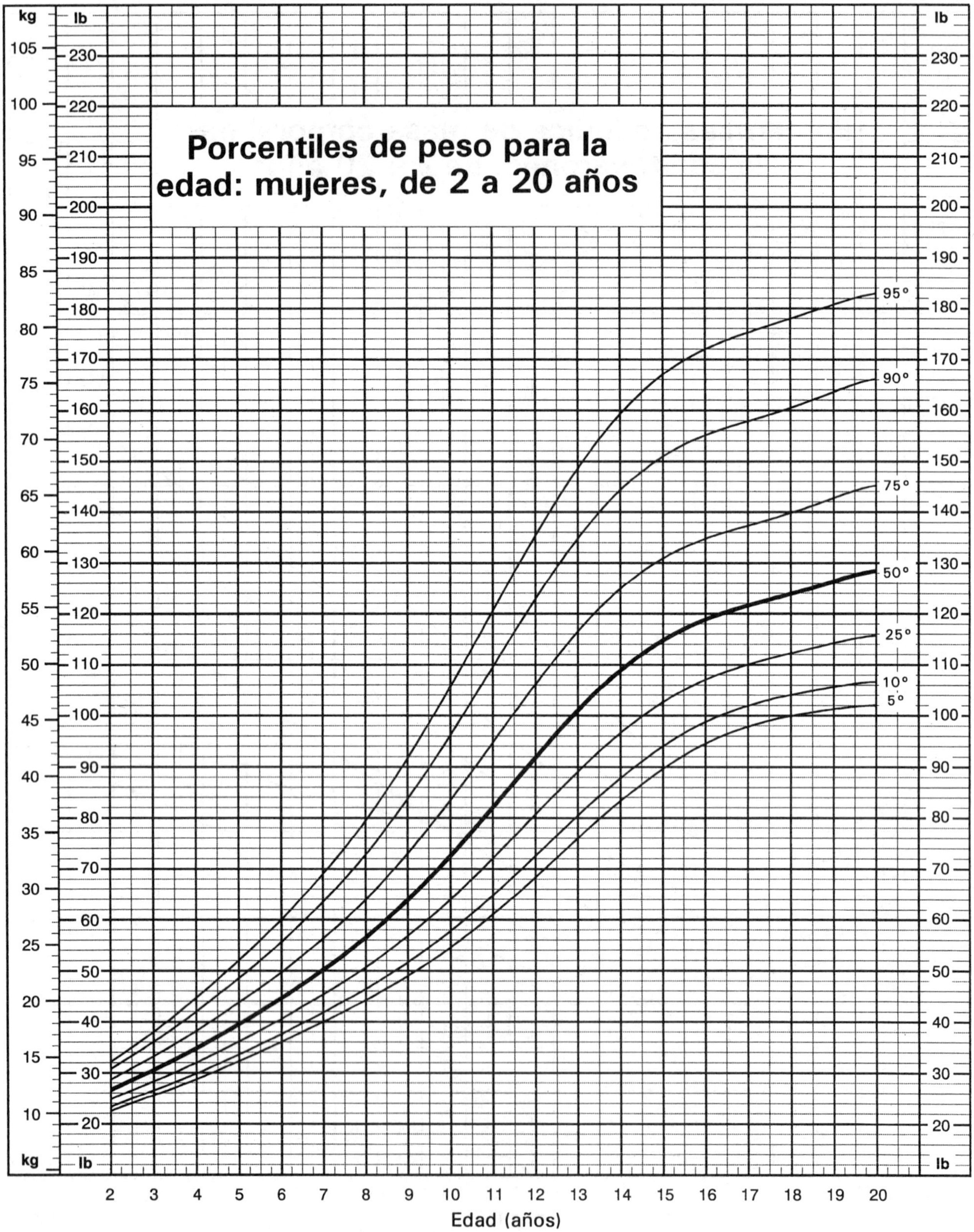

FUENTE: Elaborada por el National Center for Health Statistics en colaboración con el National Center for Chronic Disease Prevention and Health Promotion (2000).

CDC
CENTERS FOR DISEASE CONTROL AND PREVENTION

Gráficas de crecimiento de los CDC: Estados Unidos

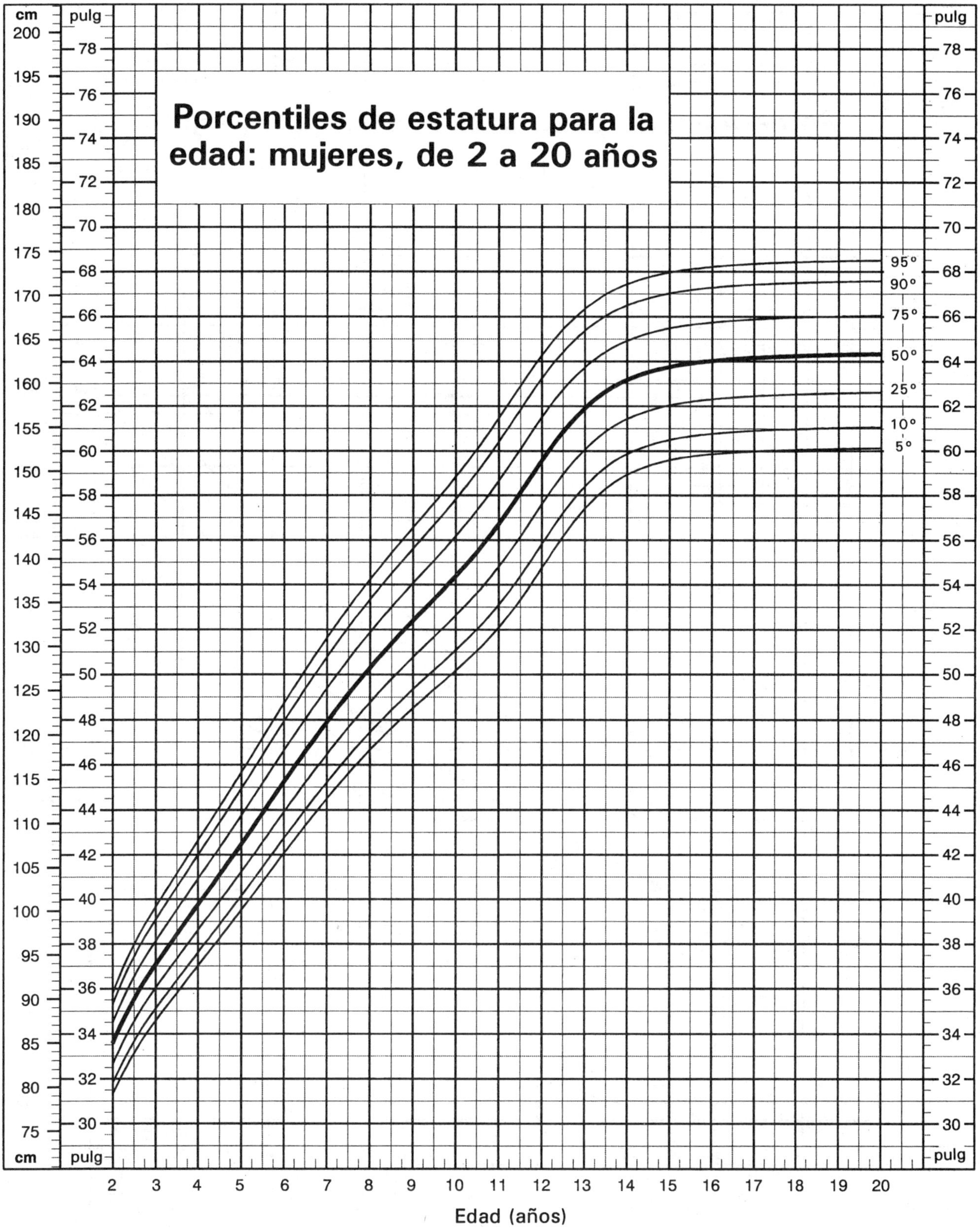

FUENTE: Elaborada por el National Center for Health Statistics en colaboración con el National Center for Chronic Disease Prevention and Health Promotion (2000).

CDC
CENTERS FOR DISEASE CONTROL AND PREVENTION

Gráficas de crecimiento de los CDC: Estados Unidos

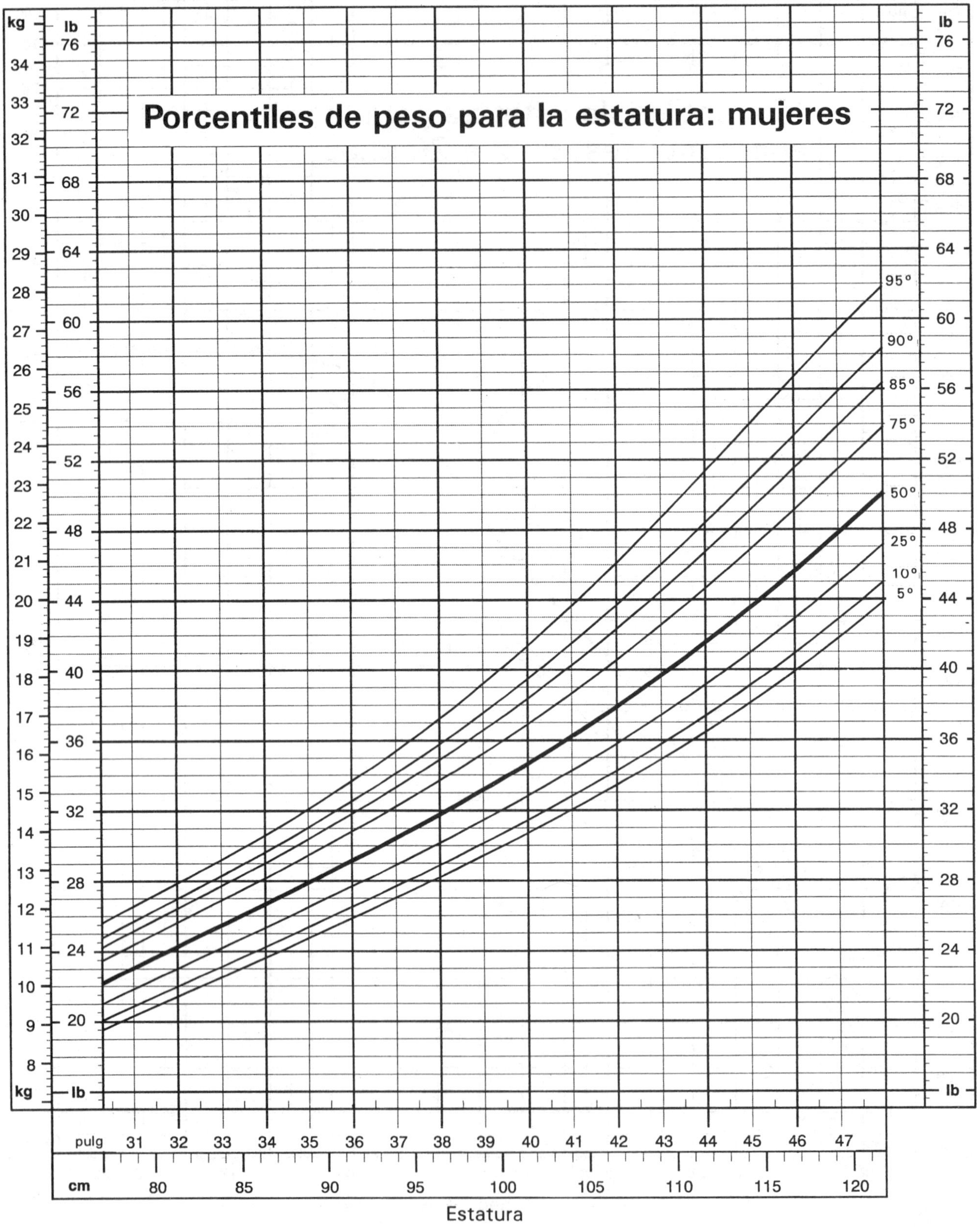

FUENTE: Elaborada por el National Center for Health Statistics en colaboración con el National Center for Chronic Disease Prevention and Health Promotion (2000).

CDC CENTERS FOR DISEASE CONTROL AND PREVENTION

Gráficas de crecimiento de los CDC: Estados Unidos

BMI = Indice de masa corporal

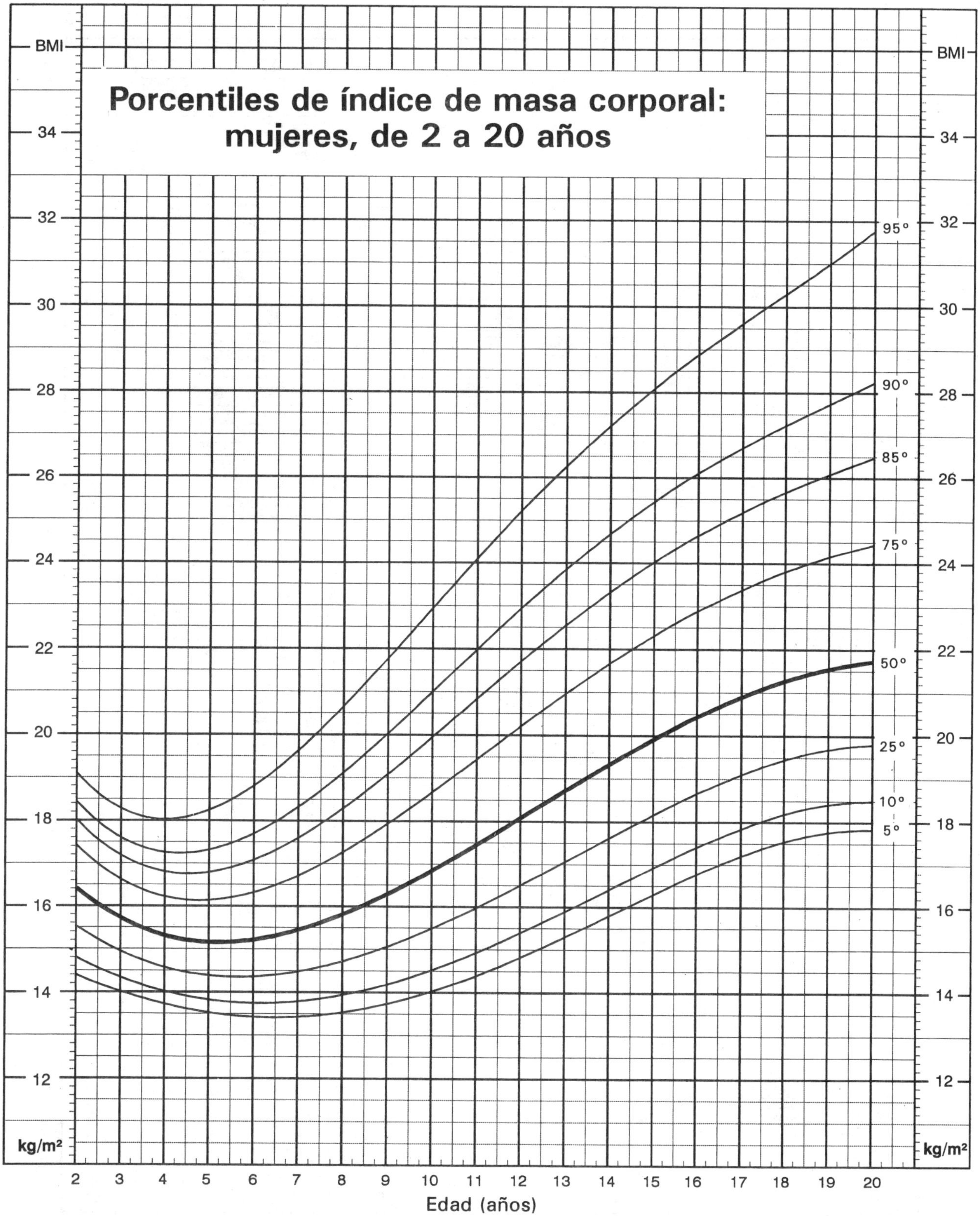

FUENTE: Elaborada por el National Center for Health Statistics en colaboración con el National Center for Chronic Disease Prevention and Health Promotion (2000).

CDC
CENTERS FOR DISEASE CONTROL AND PREVENTION

Prueba II de Denver para la valoración del desarrollo

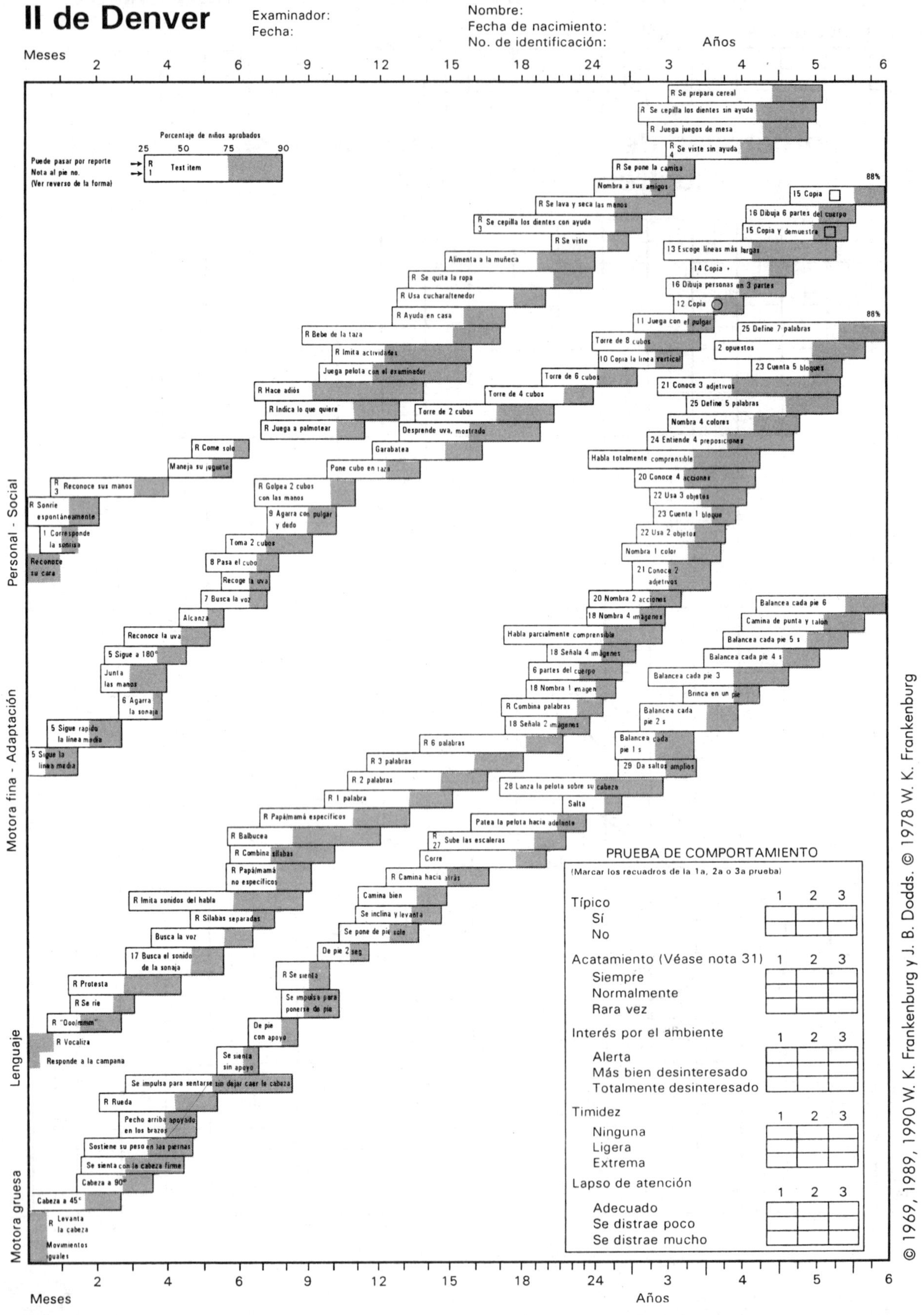

INSTRUCCIONES PARA APLICAR LA PRUEBA II DE DENVER

1. Intentar que el niño sonría, ya sea con una sonrisa, palabras o ademanes; no lo toque.
2. El niño debe mirar la mano durante algunos segundos.
3. La madre o el padre puede guiar el cepillo de dientes y poner el dentrífico en éste.
4. No es necesario que el niño pueda amarrarse las agujetas de los zapatos, subir cremalleras ni abotonar la ropa.
5. Mover lentamente el cordón en un arco de lado a lado, a unos 30 cm de la cara del niño.
6. Aceptar si el niño toma la sonaja cuando se toca con la parte posterior o la punta de los dedos.
7. Aceptar si el niño intenta localizar el cordón. Este debe desaparecer rápidamente de la mano del examinador, sin mover el brazo.
8. El niño debe transferir el cubo de una mano a la otra sin ayudarse con el cuerpo, la boca o la mesa.
9. Aceptar si el niño toma la uva con cualquier parte del pulgar y el dedo.
10. La línea debe variar cuando mucho 30 grados de la línea del examinador.
11. Cerrar el puño con el pulgar apuntando hacia arriba y mover sólo el pulgar. Aceptar si el niño mueve únicamente el pulgar.

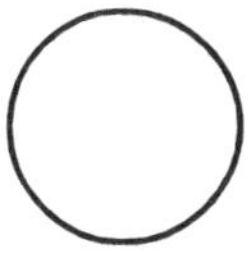

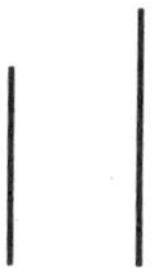

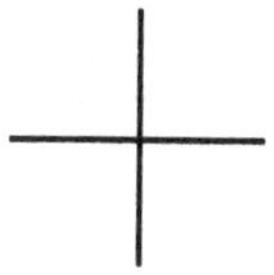

12. Aceptar cualquier forma cerrada. No aceptar movimientos circulares continuos.
13. ¿Cuál línea es más larga? (No más grande.) Voltear de cabeza el papel y repetir. (Aceptar 3 de 3 o 5 de 6.)
14. Aceptar cualquier línea que cruce cerca del punto central.
15. Pedir al niño que primero copie. Si no lo logra, mostrarle cómo.

Al presentar los puntos 12, 14 y 15, no nombrar las formas. No demostrar el 12 ni el 14.

16. Al calificar, cada par (2 brazos, 2 piernas, etc.) cuenta como una parte.
17. Poner un cubo en la taza y agitar suavemente cerca del oído del niño, pero fuera de su vista. Repetir en el otro oído.
18. Señalar la imagen y pedir al niño que la nombre. (El sonido por sí solo no da créditos.)
    Si se nombran correctamente menos de 4 imágenes, pedir al niño que las señale al nombrarlas el examinador.

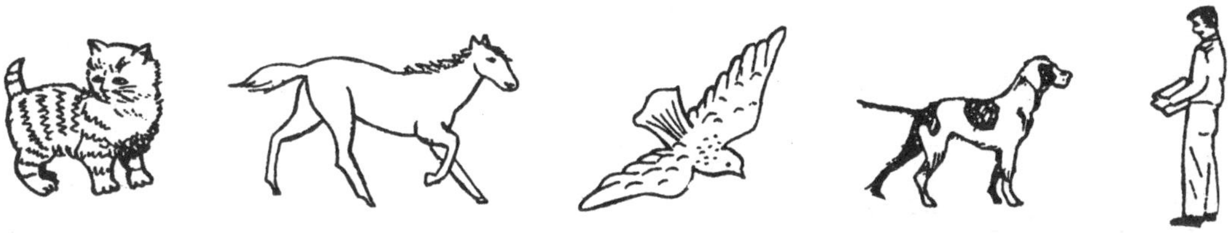

19. Con una muñeca, diga al niño: Muéstrame la nariz, los ojos, las orejas, la boca, las manos, los pies, la panza, el pelo. Aceptar 6 de 8.
20. Con imágenes, preguntar al niño: ¿cuál vuela ...hace miau ...habla ...ladra ...galopa? Aceptar 2 de 5, 4 de 5.
21. Preguntar al niño: ¿Qué haces cuando tienes frío ...estás cansado ...tienes hambre? Aceptar 2 de 3, 3 de 3.
22. Preguntar al niño: ¿Para qué sirve una taza? ¿Para qué sirve la silla? ¿Para qué sirve el lápiz? Las respuestas deben incluir la acción.
23. Aceptar si el niño coloca y dice correctamente cuántos bloques hay en el papel. (1, 5).
24. Decir al niño: **Pon** el bloque en la mesa; **debajo** de la mesa; **frente a mí**; **detrás** de mí. Aceptar 4 de 4. (No ayudar al niño con señas ni movimientos de la cabeza o los ojos).
25. Preguntar al niño: ¿Qué es una pelota ...un lago ...un escritorio ...una casa ...un plátano ...una cortina ...una cerca ...un techo? Aceptar si los términos se definen en función del uso, la forma, el material de fabricación o la categoría general (como el plátano es una fruta, no sólo es amarillo). Aceptar 5 de 8, 7 de 8.
26. Preguntar al niño: Si un caballo es grande, un ratón es ______. Si el fuego es caliente, el hielo es _______. Si el sol brilla durante el día, la luna brilla durante la _______. Aceptar 2 de 3.
27. El niño puede utilizar sólo la pared o el pasamanos, pero no una persona, y no debe gatear.
28. El niño debe lanzar la pelota hacia arriba un metro, dirigida a los brazos del examinador.
29. El niño debe estar de pie con y saltar amplitud el lado ancho de la hoja de prueba (22 cm).
30. Pedir al niño que camine hacia adelante, 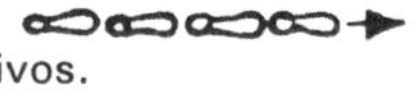 con el talón a 3 cm de la punta. El examinador puede mostrarle cómo. El niño debe dar 4 pasos consecutivos.
31. En el segundo año, la mitad de los niños normales no lo cumplen.

OBSERVACIONES:

Apéndice H

Tablas de conversión

Velocidad promedio del pulso en reposo

Edad	Límites inferiores normales (por minuto)		Promedio (por minuto)		Límites superiores normales (por minuto)	
Recién nacido	70		125		190	
1 a 11 meses	80		120		160	
2 años	80		110		130	
4 años	80		100		120	
6 años	75		100		115	
8 años	70		90		110	
10 años	70		90		110	
	Niñas	*Niños*	*Niñas*	*Niños*	*Niñas*	*Niños*
12 años	70	65	90	85	110	105
14 años	65	60	85	80	105	100
16 años	60	55	80	75	100	95
18 años	55	50	75	70	95	90

Tomado con autorización de Behrman RE, Kliegman R, Arvin A: *Nelson's Textbook of Pediatrics*, 15a. ed. Philadelphia, 1996, WB Saunders.

Niveles de temperatura normales en niños

Método	*Nivel*
Oral	36.4-37.4°C (97.6-99.3°F)
Rectal	37.0-37.8°C (98.6-100.0°F)
Axilar	35.8-36.6°C (96.6-98.0°F)

Niveles respiratorios normales en niños

Edad	*Frecuencia*
Nacimiento a 1 mes	30-40
1 mes a un año	26-40
1 a dos años	20-30
2 a seis años	20-30
6 a 10 años	18-24
Adolescente	16-24

Tabla de conversión de peso y estatura

Peso				*Estatura*			
lb	*kg*	*kg*	*lb*	*pulg*	*cm*	*cm*	*pulg*
1	0.5	1	2.2	1	2.5	1	.4
2	0.9	2	4.4	2	5.1	2	.8
4	1.8	3	6.6	4	10.2	3	1.2
6	2.7	4	8.8	6	15.2	4	1.6
8	3.6	5	11.0	8	20.3	5	2.0
10	4.5	6	13.2	12	30.5	6	2.4
20	9.1	8	17.6	18	46	8	3.1
30	13.6	10	22	24	61	10	3.9
40	18.2	20	44	30	76	20	7.9
50	22.7	30	66	36	91	30	11.8
60	27.3	40	88	42	107	40	15.7
70	31.8	50	110	48	122	50	19.7
80	36.4	60	132	54	137	60	23.6
90	40.9	70	154	60	152	70	27.6
100	45.4	80	176	66	168	80	31.5
150	68.2	90	198	72	183	90	35.4
200	90.8	100	220	78	198	100	39.4

1 lb = 0.454 kg 1 kg = 2.204 lb
1 pulg = 2.54 cm 1 cm = 0.3937 pulg

Tabla de equivalencias de temperatura (Celsius y Fahrenheit)*

C	F	C	F
0	32.0	39.0	102.2
20	68.0	39.2	102.6
30	86.0	39.4	102.9
31	87.8	39.6	103.3
32	89.6	39.8	103.7
33	91.4	40.0	104.0
34	93.2	40.2	104.4
35	95.0	40.4	104.7
36	96.8	40.6	105.1
37	98.6	40.8	105.4
37.2	99.0	41.0	105.8
37.4	99.3	41.2	106.2
37.6	99.7	41.4	106.5
37.8	100.1	41.6	106.9
38.0	100.4	41.8	107.2
38.2	100.8	42	107.6
38.4	101.2	43	109.4
38.6	101.5	44	111.2
38.8	101.8	100	212.0

*Para convertir de grados Celsius (centígrados) a Fahrenheit, multiplicar por 1.8 y sumar 32. Para convertir de grados Fahrenheit a Celsius, restar 32 y dividir entre 1.8.

Glosario

Aceptación. Acto o proceso de tomar lo ofrecido. La condición de ser aceptado o aceptable. Etapa final del duelo y el morir según Elizabeth Kübler-Ross.

Acrocianosis. Coloración cianótica periférica de las manos y los pies, normal en el recién nacido.

Acromion. Proyección lateral triangular de la espina de la escápula que forma la punta del hombro y se articula con la clavícula.

Aflicción. Estado agudo de intensa tristeza psicológica posterior a la pérdida de un ser querido o de algún objeto apreciado.

Aftas. Infección de las membranas mucosas de la boca o garganta provocada por el hongo Candida.

Alimentación. Proporcionar o recibir alimentos.

Ambliopía (ojo perezoso). Reducción o pérdida de la visión, en general, de un ojo.

Amniocentesis. Introducción de una aguja en el útero de una futura madre para tomar una muestra de líquido amniótico para analizarlo y determinar posibles daños al feto por incompatibilidad del Rh, síndrome de Down y otras pruebas.

Andrógeno. Cualquier hormona esteroidea que favorezca las características masculinas. Los dos andrógenos principales son androsterona y testosterona.

Angioma. Tumor, generalmente benigno, constituido principalmente por sangre y vasos linfáticos.

Animismo. Periodo de desarrollo cognitivo durante el cual el niño atribuye vida a objetos inanimados.

Ansiolíticos. Clase de fármacos administrados para reducir la ansiedad. El efecto de estas sustancias reduce la ansiedad y no provoca sedación excesiva.

Apego. Proceso por el cual se establece una relación única entre dos personas. Se utiliza en conjunción con los lazos entre los padres y el recién nacido.

Apgar, escala de puntuación. Escala estandarizada para evaluar el estado del recién nacido inmediatamente después del parto. Se valoran cinco signos objetivos: ritmo cardiaco, respiración, tono muscular, reflejos y color.

Apgar familiar. Valoración que revela la forma en que un miembro de la familia percibe el funcionamiento de ésta.

Aplástica, anemia. Anemia causada por una deficiencia en la producción de glóbulos rojos debido a una disfunción de la médula espinal.

Armazón de Bradford. Marco rectangular de tubo de 2.5 cm cubierto con tiras de tela que se apoya en bloques para separarlo del colchón. Las tiras de tela son movibles, de manera que el paciente puede orinar y defecar sin mover la columna.

Arterioso abierto, conducto. Anomalía congénita en la cual, después del nacimiento, no se cierra la abertura entre la aorta y la arteria pulmonar.

Arterioso libre, conducto. Una de las anomalías cardiacas más frecuentes, en la cual el conducto arterioso no se cierra. La sangre sigue fluyendo de la aorta a la arteria pulmonar.

Artroscopia. Procedimiento quirúrgico para valorar lesiones de las articulaciones. Se inserta un pequeño tubo de fibra óptica dentro de la articulación con el fin de observar las estructuras articulares.

Ascariasis. Infestación por gusanos redondos.

Asimetría. Aspecto diferente de uno de los lados del cuerpo.

Asincronía. Falta de coincidencia temporal. Un niño en proceso de crecimiento suele verse desgarbado por asincronías en el crecimiento, es decir, el ritmo de maduración de algunas partes del cuerpo es diferente.

Atelectasia. Expansión incompleta de los pulmones al nacer o colapso después de la expansión por tapón de moco, tumor, presión de otros órganos u otras causas.

Atención paliativa. Atención para aliviar las molestias del final de la vida. Reducir la intensidad de los síntomas. Aliviar los síntomas sin curar la enfermedad subyacente.

Atresia. Anomalía congénita en la cual falta una abertura normal, por ejemplo, atresia del esófago.

Autismo. Tipo de enfermedad mental en la que el niño se absorbe en el yo y excluye la realidad.

Autoimagen. La forma en que una persona se considera a sí misma.

Autoinmunidad. Estado en el que el cuerpo produce anticuerpos contra los propios tejidos.

Bífida, espina. Defecto congénito en el que el cierre del canal medular es defectuoso.

Broviac, catéter. Catéter venoso central utilizado en niños pequeños que requieren de alimentación parenteral total o infusión intravenosa continua.

Bryant, tracción. Aparato de tracción utilizado normalmente en niños en edad de caminar y que padecen fractura del fémur. Se utiliza suspensión vertical. El pequeño no debe pesar más de 15 kg.

Bulimia. Trastorno neurótico observado en adolescentes del sexo femenino y en mujeres jóvenes que desean mantenerse delgadas. Se caracteriza por comer en exceso, inducir el vómito, ayunar y utilizar purgantes. También se conoce como *bulimarexia.*

Cariógeno. Que produce caries o descomposición dental.

Cariotipo. Estructura cromosómica de un cuerpo celular normal.

Catecolaminas. Grupo de compuestos, incluidas la epinefrina y la dopamina, que influyen notablemente en el sistema nervioso, el cardiovascular y otros.

Cefalocaudal. Desarrollo ordenado del control muscular, que procede de la cabeza a los pies y del centro del cuerpo a la periferia.

Celiaco, síndrome. Incapacidad para absorber las grasas que resulta en desnutrición, deficiencia de vitaminas, heces voluminosas de olor fétido y abdomen distendido.

Cerebral, parálisis. Término que describe un grupo de trastornos no progresivos que afectan a los centros motores del cerebro.

Cerumen. Cera del oído.

Cierre de heparina. Dispositivo intravenoso intermitente para la administración de heparina. No implica flujo continuo de líquidos, de modo que es posible desconectar el flujo intravenoso y llenar la cerradura con una solución de heparina para mantener la permeabilidad de la aguja.

Cigoto. Huevo fecundado.

Circuncisión. Eliminación quirúrgica del prepucio del pene.

Coartación de la aorta. Constricción del arco aórtico o de la aorta descendente.

Comedón. Lesión cutánea producida por un tapón de queratina, sebo y bacteria; los comedones son de dos tipos, de cabeza blanca y de cabeza negra.

Comunicación, relación. Relación armoniosa.

Concertación. Negociación de las condiciones de una transacción. Tercera de las etapas del duelo y el morir según Elizabeth Kübler-Ross.

Congénita, anomalía. Malformación observada desde el nacimiento.

Cooperativo, juego. Los niños juegan entre sí, con frecuencia para lograr un objetivo, como en los deportes de equipo.

Corda. Anomalía congénita en la cual una franja fibrosa de tejido sale del escroto, en la base del pene, e impide orinar con el miembro en posición elevada normal; se relaciona generalmente con hipospadias.

Craneosinostosis. Osificación prematura de las suturas del cráneo que produce deformidades de la cabeza y daños a cerebro y ojos; también se conoce como craneoestenosis.

Cretinismo. Defecto congénito de la secreción de las hormonas tiroideas; se caracteriza por retraso mental y físico.

Criptorquidia. Los testículos no descienden al escroto.

Crohn, enfermedad (enteritis regional). La inflamación se encuentra con frecuencia en el ano y el íleo.

Cromosoma. Estructura que contiene DNA y que se localiza en el núcleo de las células vegetales y animales; es responsable de la transmisión de las características hereditarias.

Crup. Término no específico que se aplica a diversas condiciones cuyo síntoma principal es una tos áspera y metálica y estridor inspiratorio en varios grados.

Deciduos. Dientes de los bebés.

Defecar. Eliminar los desechos y los alimentos no digeridos en forma de heces, por el recto.

Denis Browne, férula. Dos placas independientes para lo pies unidas mediante una barra transversal que se adaptan a los zapatos del niño para corregir el pie zambo.

Denver, prueba, valoración del desarrollo (*Denver Development Screening Test,* DDST). Se utiliza para evaluar el estado de desarrollo de los niños durante los primeros seis años de vida en cinco áreas: personal, social, adaptación motora fina, lenguaje y actividades motoras gruesas.

Derivación. Paso o anastomosis entre dos conductos naturales.

Depresión. Estado mental temporal caracterizado por sentimientos de tristeza, soledad, desesperación, autoestima baja y autorreproches aunados a signos como retraso psicomotor, alejamiento del contacto social, pérdida de apetito e insomnio. Cuarta etapa del duelo y el morir según Elizabeth Kübler-Ross.

Descompresión cardiaca. Insuficiencia cardiaca.

Desoxirribonucleico, ácido (*deoxyribonucleic acid,* DNA). Proteína compleja que supuestamente almacena la información hereditaria. Se encuentra en los cromosomas del núcleo de las células.

Diaforesis. Sudación profusa.

Discrasia. Enfermedad que en general no llega a definirse, relacionada con trastornos hemáticos.

Disfuncional. Inadecuado, anormal.

Dismenorrea primaria. Menstruación dolorosa relacionada con el ciclo menstrual en ausencia de enfermedad pélvica orgánica.

Distrofia muscular. Desgaste y atrofia de los músculos. Hay varios tipos, todos con características comunes.

Dolor. Sensación desagradable derivada de una lesión, enfermedad o trastorno emocional. Es lo que la persona que lo experimenta dice que es y existe cuando dice que existe.

Down, síndrome. Tipo de retraso mental provocado por defectos de los cromosomas; anteriormente se le conocía como mongolismo.

Duchenne, distrofia muscular. Trastorno muscular progresivo determinado genéticamente.

Duelo. Tristeza profunda, como por una pérdida. Respuesta emocional a una pérdida externa.

Duelo anticipado. Duelo que ocurre antes de una pérdida o una pérdida percibida.

Eccema. Inflamación de la piel que con frecuencia se relaciona con alergia a las proteínas de los alimentos o el ambiente.

Egocentrismo. Tipo de pensamiento en el que un niño tiene problemas para tomar en consideración el punto de vista de otros; es normal en niños pequeños.

Emancipado, menor. Expresión utilizada para referirse a adolescentes menores de 18 años que ya no viven bajo la tutela paterna.

Empiema. Pus, especialmente de la cavidad torácica.

Encarcelado. Confinado, restringido.

Encefalitis. Inflamación del cerebro.

Encopresis. Paso de heces a la ropa interior de un niño o a otros lugares inadecuados después de los cuatro años. Algunos niños muestran problemas concurrentes de conducta.

Enuresis. Incapacidad anormal para controlar la orina; suele ser provocada por problemas orgánicos, alérgicos o psicológicos.

Epidemiología. Estudio de los factores que determinan e influyen en la frecuencia y distribución de enfermedades, lesiones y otros eventos relacionados con la salud y sus causas en una población humana determinada; su objetivo es establecer programas de prevención y control en su desarrollo y propagación.

Epiglotitis. Inflamación e hinchazón de los tejidos que se encuentran por encima de las cuerdas vocales. Puede poner en peligro la vida de un niño.

Epilepsia. Enfermedad convulsiva caracterizada por ataques y pérdida de la conciencia.

Epispadias. Anomalía congénita en la que el meato uretral se encuentra en la superficie dorsal del pene.

Eritematoso, lupus. Enfermedad inflamatoria crónica de la colágena o el tejido conjuntivo que suele poner en riesgo la vida.

Eritroblastosis fetal. Anemia hemolítica fisiológica debida a incompatibilidad sanguínea. Se relaciona con bebés nacidos de padre con Rh-positivo y madre con Rh-negativo.

Escoliosis. Curvatura lateral de la espina.

Escorbuto. Enfermedad provocada por deficiencia de vitamina C en la dieta; se caracteriza por dolor en las articulaciones, sangrado de las encías, dientes flojos y falta de energía.

Esotropia. Desviación hacia adentro de un ojo o de los dos.

Estenosis pilórica. Estrechamiento congénito del píloro debido a la hipertrofia de un músculo.

Estrógeno. Término genérico para los compuestos que producen estro; hormonas sexuales femeninas, entre otras, estradiol, estriol y estrona.

Etico. Relativo a lo que es bueno, moral, o ambos. Que coincide con los principios aceptados que rigen la conducta de un grupo.

Ewing, sarcoma. Endotelioma que se presenta en los huesos largos y en los planos, como la pelvis, las costillas y las escápulas.

Exotropia. Desviación hacia afuera de un ojo o de ambos.

Fagocitosis. Proceso por el cual los fagocitos engullen microorganismos u otras células y partículas extrañas (cualquier célula capaz de ingerir partículas de materia).

Falciformes, células, anemia. Enfermedad relacionada con un defecto hereditario de la síntesis de la hemoglobina; produce células falciformes.

Fallot, tetralogía. Defecto cardiaco congénito que implica estenosis pulmonar, comunicación interventricular, dextroposición de la aorta e hipertrofia del ventrículo derecho.

Fenilcetonuria (phenylketonuria, PKU). Error metabólico innato que provoca retraso mental; el cuerpo está incapacitado para utilizar la fenilalanina, un aminoácido.

Fenómeno "gel". Rigidez de las articulaciones que se presenta sobre todo por las mañanas o después de un periodo de inactividad.

Fibroplasia retrolenticular. Ceguera de lactantes prematuros relacionada con concentraciones de oxígeno en la que se dañan los vasos sanguíneos de la retina.

Fibrosis quística. Trastorno generalizado de las glándulas exocrinas, especialmente las mucosas y las sudoríparas; en particular afecta los pulmones y el páncreas.

Fimosis. Cuando el prepucio del pene no circuncidado se torna apretado.

Fisiológica, anorexia. Reducción del apetito que se manifiesta cuando los requisitos metabólicos excesivamente altos de los lactantes se reducen para dar paso al crecimiento más moderado de los niños en edad de caminar.

Flictena. Elevación irregular de la epidermis; ampolla o bulla.

Fontanelas. Aberturas del punto de unión de los huesos del cráneo; con frecuencia se les conoce como "puntos suaves".

Fulminante. Que ocurre súbitamente; con frecuencia se aplica a las enfermedades.

Género. Sexo; la categoría a que pertenece un individuo en función del sexo.

Genética. Estudio de la herencia.

Glioma. Sarcoma que implica el tejido conjuntivo o las células gliales del cerebro.

Glucómetro. Dispositivo para medir la glucosa en sangre.

Guía de previsión. Informar a las familias sobre el crecimiento y el desarrollo normal y sobre la forma de criar adecuadamente a los hijos antes de que el niño llegue a determinada etapa del desarrollo. La prevención de lesiones es un aspecto típico de la guía de previsión en la atención de los niños.

Hemangioma. Tumor benigno de la piel constituido por vasos sanguíneos.

Hemofilia. Enfermedad hereditaria caracterizada por una tendencia anormal a las hemorragias.

Henoch-Schonlein, púrpura. Púrpura alérgica observada en niños, generalmente entre los dos y los ocho años. Puede ser provocada por medicamentos, picaduras de insectos y otros factores.

Hickman, catéter. Catéter pequeño de goma que se inserta en una vena del tórax para establecer una línea venosa central de corto o largo plazo. Se usa sobre todo en adultos y adolescentes. Véase Broviac, catéter.

Hidrocefalia. Anomalía congénita caracterizada por un incremento del líquido cefalorraquídeo en los ventrículos del cerebro y que provoca un aumento en el tamaño de la cabeza y cambios de presión en el cerebro.

Hidrocele. Acumulación anormal del líquido que rodea los testículos y provoca hinchazón del escroto.

Higroma quístico. Linfangioma que se observa sobre todo en el cuello y las axilas.

Hospicio. Institución donde se brinda atención paliativa y de apoyo para pacientes con enfermedades terminales y sus familias, ya sea directamente o mediante consultas.

Hipercapnia. Incremento de la cantidad de dióxido de carbono en la sangre.

Hipernatremia. Exceso de sodio en la sangre.

Hipocaliemia. Deficiencia de potasio en la sangre.

Hipopotasemia. Deficiencia de potasio en la sangre. Véase Hipocaliemia.

Hipospadias. Anomalía del desarrollo en la cual la uretra se abre en la superficie inferior del pene.

Hirschsprung, enfermedad. Megacolon; crecimiento del colon sin evidencias de obstrucción mecánica. En el segmento distal se observa ausencia congénita de células ganglionares.

Holismo. Enfoque para el cuidado de los niños que reconoce y se adapta a las características físicas, intelectuales, emocionales y espirituales de los diversos grupos humanos; forma de relacionarse con el paciente como un todo, como un individuo biopsicosocial, más que como un sujeto aquejado por un padecimiento.

Identidad. Conjunto de características que permiten que un individuo se identifique y que sea identificado por los demás.

Identificación. Mecanismo de defensa mediante el cual un individuo adopta como propias las características, posturas, logros o rasgos distintivos de otras personas o grupos.

Ileo meconial. Deficiencia de las enzimas pancreáticas en el tracto intestinal del feto; el meconio se vuelve excesivamente pegajoso, se adhiere a la pared intestinal y provoca una obstrucción. Ocasionalmente se observa en bebés nacidos con fibrosis quística.

Imaginarios, amigos. Amigos inventados con quienes hablan los niños en edad preescolar; se comportan como si realmente estuvieran en la habitación.

Imperforado, ano. Anomalía congénita en la cual no hay orificio anal.

Impétigo. Enfermedad infecciosa de la piel causada por estafilococos o estreptococos.

In vitro, fecundación. Fecundación en tubo de ensayo en la cual se toma el óvulo maduro y se fecunda in vitro (vidrio) con semen. Posteriormente, el embrión es transferido al útero de la mujer.

Incesto. Actividad sexual entre miembros de la familia. La relación padre-hija es más común que la relación madre-hijo o entre hermanos.

Infanticidio. Dar muerte a lactantes.

Interauricular, comunicación. Orificio anormal entre la aurícula derecha del corazón y la izquierda. La sangre que contiene oxígeno es expulsada de la aurícula izquierda hacia la derecha.

Intertrigo. Dermatitis superficial de los pliegues de la piel.

Interventricular, comunicación. Orificio entre el ventrículo derecho del corazón y el izquierdo. La sangre pasa directamente del ventrículo izquierdo hacia el derecho.

Intimidad. De naturaleza muy personal.

Intravascular diseminada, coagulación (*disseminated intravascular coagulation,* DIC). Enfermedad secundaria que se caracteriza por estimulación excesiva anormal del proceso de coagulación.

Ira. Sensación de hostilidad, indignación o exasperación extrema; rabia; enojo. Segunda de las etapas del duelo y el morir según Elizabeth Kübler-Ross.

Iridociclitis. Inflamación del iris y del cuerpo ciliar del ojo.

Intususcepción. Deslizamiento de una parte de intestino hacia otra, precisamente por abajo; se observa con frecuencia en la región ileocecal.

Jones, criterios. Conjunto de manifestaciones mayores y menores que permiten el diagnóstico de la fiebre reumática.

Kwashiorkor. Desnutrición con déficit grave de proteínas observada en niños en situación de extrema pobreza.

Labio leporino y paladar hendido. Anomalías congénitas debido a que no se unen las estructuras embrionarias del rostro. Se caracteriza por una abertura en el labio superior o el paladar.

Laringotraqueobronquitis. Inflamación de laringe, tráquea y bronquios.

Latente. Aletargado u oculto; no manifiesto.

Legal. Relativo a la ley. Autorizado por las leyes o basado en ellas. Establecido por la ley. De conformidad con las leyes o permitido por éstas.

Legg-Calvé-Perthes, enfermedad. Provisión inadecuada de sangre a la cabeza del fémur; se caracteriza por dolor en la articulación de la cadera; también se le llama "coxa plana".

Lengua geográfica. Patrones poco usuales de formaciones de papilas y áreas denudadas de la lengua.

Lonalac. Fórmula baja en sodio.

Lumbar, punción. Inserción de una aguja hueca en el espacio subaracnoideo, entre la tercera y cuarta vértebras; también se le conoce como *punción espinal y extracción espinal.*

Maduración menor, doctrina. Reconoce que los individuos maduran a diferente ritmo.

Manchas café con leche. Manchas cutáneas café claro características de neurofibromatosis (tumores de diversos tamaños en los nervios periféricos).

Meckel, divertículo. Asa ciega congénita que se observa ocasionalmente en la parte inferior del íleo. Es común que continúe una cuerda hacia el ombligo o se abra una fístula en él. Suele producirse obstrucción intestinal si se estrangula la cuerda. Se corrige mediante cirugía.

Meconio. Primeras heces del recién nacido; son una mezcla de líquido amniótico y secreciones de las glándulas intestinales.

Médula ósea, trasplante. Trasplante de médula ósea de una persona a otra. Actualmente se utiliza para tratar la anemia aplástica y la leucemia.

Megacolon. Véase Hirschsprung, enfermedad.

Membrana hialina, enfermedad. Sufrimiento respiratorio observado frecuentemente en bebés prematuros; los alveolos de los pulmones están recubiertos por una sustancia membranosa que impide el intercambio de gases.

Menarca. Inicio de la función menstrual.

Meningocele. Anomalía congénita caracterizada por la protrusión de las meninges o membranas por un orificio de la columna vertebral.

Meningomielocele. Anomalía congénita, caracterizada por la protrusión de las membranas y de la médula espinal por un orificio de la columna vertebral.

Microcefalia. Anomalía congénita en la cual la cabeza del recién nacido es anormalmente pequeña.

Mielinización. Producción de mielina en torno al axón (de ciertas fibras nerviosas).

Miliaria. Calor que produce comezón. Inflamación de la piel provocada por el sudor.

Modelamiento. Técnica de modificación del comportamiento mediante la cual se enseña al paciente a imitar el comportamiento deseado.

Mongolismo. Véase Down, síndrome.

Mononucleosis infecciosa. Enfermedad generalizada que provoca crecimiento de los tejidos linfáticos en todo el cuerpo. El número de leucocitos mononucleares en la sangre se incrementa. Se presenta sobre todo en niños mayores y adolescentes.

Morbilidad. Padecimiento, enfermedad crónica, incapacidad.

Mortalidad infantil. Relación entre el número de muertes de lactantes menores de un año de edad, en un año determinado y el número de nacimientos vivos en el mismo lapso.

Mucoviscidosis. Véase Fibrosis quística.

Muerte súbita del lactante, síndrome (*sudden infant death syndrome,* SIDS). Muerte repentina e inesperada de un lactante aparentemente sano que ocurre típicamente entre las tres semanas y los cinco meses de vida y que es inexplicable mediante rigurosos estudios post mortem; también se llama *muerte de cuna o de catre.*

Multifactorial. Resultado de muchos factores, como una enfermedad producida por la acción combinada de varias condiciones.

Mutación. Cambio en el material genético.

Negación. Mecanismo de defensa inconsciente para aliviar la ansiedad y negar la existencia de conflictos importantes o impulsos problemáticos. Primera etapa del duelo y el morir según Elizabeth Kübler-Ross.

Negativismo. Oposición a sugerencias o consejos; actitud o comportamiento opuesto al adecuado para una situación en particular.

Nerviosa, anorexia. Síndrome presente sobre todo en niñas adolescentes; se caracteriza por una forma extrema de pérdida de apetito o auto-inanición. Si bien el inicio suele ser agudo, el problema emocional subyacente se desarrolla en un lapso relativamente largo.

Nevus (pl. nevi). Alteración congénita del color de un área de la piel, como una marca color fresa o lunar.

Niemann-Pick, enfermedad. Enfermedad hereditaria con trastornos del metabolismo de los lípidos (sustancias similares a las grasas) que causa retraso físico y mental.

Niños con llave (*latchkey child*). Niños que al llegar de la escuela a su casa la encuentran vacía porque sus padres están trabajando.

Nucal. Relativo al cuello.

Nuclear, ictericia. Forma grave de ictericia del recién nacido acompañada de daño cerebral.

Objeto transicional. Una de las posesiones favoritas del niño que se lleva al hospital para facilitar la transición y fomentar la sensación de control.

Oftalmía del recién nacido. Conjuntivitis aguda del recién nacido causada a menudo por *Neisseria gonorrhoeae* y *Chlamydia trachomatis.*

Olécranon. Proceso largo del cúbito que se proyecta hacia atrás de la articulación del codo y que forma la prominencia ósea del mismo.

Onfalocele. Herniación del contenido abdominal del ombligo.

Ortopnea. Trastorno en el que el paciente tiene que sentarse para respirar.

Osgood-Schlatter, enfermedad. Tendinitis de la rodilla observada en adolescentes y adultos deportistas.

Osteocondroma. Tumor benigno compuesto de cartílago y hueso.

Osteogénesis imperfecta. Enfermedad ósea congénita en la cual los huesos se fracturan fácilmente.

Osteosarcoma. Tumor óseo maligno que se encuentra sobre todo en niños.

Otitis media. Inflamación del oído medio.

Oximetría de pulso. Un oxímetro de pulso es un dispositivo fotoeléctrico que utiliza una luz infrarroja para medir la cantidad de hemoglobina arterial saturada (oxihemoglobina) en un pulso. El flujo adecuado de sangre influye en su exactitud.

Palpación. Acto de sentir con las manos; en el diagnóstico físico, aplicación de los dedos con presión firme en la superficie del cuerpo para determinar la consistencia de algunos órganos.

Parafimosis. Deterioro de la circulación en el pene no circuncidado por retracción inadecuada del prepucio.

Paralelo, juego. Cuando los niños en edad de caminar juegan juntos, con juguetes similares o diferentes, demostrando poca interacción social o ninguna.

Parenteral total, alimentación (*total parenteral nutrition,* TPN). Proporciona todos los nutrientes necesarios mediante la administración de líquidos a la sangre; se utiliza en padecimientos que ponen en peligro la vida. También se le llama hiperalimentación.

Pectus excavatum. Variación de la configuración normal del tórax en la cual la parte inferior del esternón está deprimida.

Pica. Apetito anormal o ingestión compulsiva de sustancias no alimenticias, como pintura, arcilla o tizas.

Plumbismo. Envenenamiento por plomo.

Polidactilia. Anomalía del desarrollo caracterizada por la presencia de dedos adicionales en las manos o los pies.

Poliomielitis. Enfermedad infecciosa aguda del tallo cerebral y la médula espinal.

Practicante, enfermera. Enfermera titulada con experiencia en el uso de una amplia gama de indicaciones que permiten recetar e instrumentar cuidados de enfermería de forma directa e indirecta, así como combinar tratamientos de enfermería con otros tratamientos planeados. Demuestran experiencia en la práctica de la enfermería y garantizan que seguirán adquiriéndola a través de la práctica clínica y la capacitación continua.

Prensión. Uso de las manos para tomar objetos pequeños, para asirlos.

Prepucio. Pliegue suelto de piel que cubre el extremo del pene.

Rabdomiosarcoma. Neoplasia extremadamente maligna que se origina en el músculo esquelético.

Rabieta. Despliegue violento de ira. También se le llama "berrinche".

Raquitismo. Enfermedad ósea causada por deficiencia de calcio o de vitamina D.

Rectal, prolapso. Caída o protrusión de la mucosa del recto por el ano.

Reflejo de búsqueda. El lactante voltea la cabeza hacia cualquier cosa que toque su mejilla para proveerse de alimento.

Reflejo de Moro. Cuando se estimula súbitamente a un recién nacido, flexiona las piernas hacia arriba y dobla los brazos sobre el pecho, en posición de abrazo.

Refuerzo, inyección. Administración de un fármaco para renovar o incrementar la efectividad de una vacuna anterior, por ejemplo, refuerzo de tétanos.

Reumática aguda, fiebre. Enfermedad sistémica que afecta articulaciones, corazón, sistema nervioso central, piel y tejidos subcutáneos. Es posterior a una infección por ciertas cepas de estreptococos hemolíticos beta del grupo A.

Reumatoide juvenil, artritis (*juvenile rheumatoid arthritis*, JRA). Conjunto de enfermedades inflamatorias que afecta articulaciones, tejidos conjuntivos y vísceras.

Reye, síndrome. Encefalopatía aguda con degeneración grasa del hígado que se caracteriza por fiebre y deterioro de la conciencia.

RICE. Acrónimo en inglés para descanso, hielo, compresión y elevación para el tratamiento de las lesiones de los tejidos suaves.

Ritual. En psiquiatría, serie de actos repetitivos realizados compulsivamente para aliviar la ansiedad, como en la neurosis obsesiva-compulsiva.

Rivalidad entre hermanos. Conflicto emocional entre hermanos (hombres y mujeres) que se deriva de la competencia por el amor, la atención y la aprobación de uno de los padres o de ambos.

Roncha. Area de la piel ligeramente levantada y enrojecida o con ampolla; suele provocar comezón.

Roséola. Infección autolimitada que se manifiesta con fiebre alta seguida de salpullido maculopapular. Por lo demás, el niño parece sano y normalmente se mantiene activo.

Rubella. Rubéola.

Rubéola. Sarampión.

SIDA (síndrome de inmunodeficiencia adquirida). Se caracteriza por depresión del sistema inmunológico e infecciones oportunistas. Se observa en neonatos y lactantes que forman parte de poblaciones de alto riesgo y en niños hemofílicos o con otros padecimientos y que hayan recibido productos hemáticos contaminados.

Sífilis congénita. Sífilis transmitida por la madre infectada al feto. Es causa de muchos problemas en los sistemas de órganos, entre otros, retraso del crecimiento, mucocutáneos, esqueléticos, hematológicos, del sistema nervioso central y afecciones de los ojos.

Snellen, alfabeto. Alfabeto utilizado para medir la visión de cerca y de lejos; una variante es la gráfica Snellen E.

Sonda, alimentación. Alimentación del paciente por medio de una sonda estomacal o por la nariz, la faringe y el esófago, hasta el estómago.

Soplo. Sonido que se escucha durante la auscultación del corazón y que es provocado por un escape de sangre a través de los orificios que no cierran antes del nacimiento, como normalmente sucede.

Suicidio en grupo. Situación en la que un suicidio precipita otros. Es más frecuente en la población adolescente.

Talasemia. Trastorno hematológico hereditario en el que el cuerpo del paciente no produce hemoglobina suficiente.

Talipes equinovarus. Véase Zambo, pie.

Tallo verde, fractura. Fractura incompleta en la que se rompe un lado del hueso y el otro se dobla; frecuente en los niños.

Tay-Sachs, enfermedad. Enfermedad del cerebro, degenerativa y fatal, provocada por deficiencia de hexosaminidasa A en todos los tejidos. Es de transmisión genética y se observa sobre todo entre los judíos del este de Europa.

Técnica de barrera. Método de asepsia médica usando tipos variados de aislamiento.

Terapia de juego. Técnica utilizada en psicoterapia infantil que, mediante el juego, permite revelar material del inconsciente.

Timpanometría. Medición de la movilidad de la membrana del tímpano y estimación de la presión media del oído.

Tinea. Infección micótica contagiosa; tiña.

Tortícolis. Estado en que la cabeza se inclina hacia un lado por el acortamiento de alguno de los músculos esternocleidomastoideos.

Traqueoesofágica, fístula. En lugar de ser un conducto abierto de la garganta al estómago, el esófago se cierra en algún punto. Es común la fístula entre tráquea y esófago.

Trastorno de deficiencia de atención con hiperactividad (*attention-deficit hyperactivity disorder*, ADHD). Patrones específicos de comportamiento que incluyen falta de atención e impulsividad, que pueden, o no, implicar hiperactividad.

Truncus arteriosus. Un solo tronco arterial sale de la porción ventricular del corazón y abastece las circulaciones pulmonar, coronaria y sistémica.

Turgencia. Elasticidad de la piel.

Ulcerosa crónica, colitis. Enfermedad inflamatoria crónica grave del intestino grueso.

Varicela. Enfermedad contagiosa de la infancia provocada por un virus; se caracteriza por brotes sucesivos de máculas, pápulas, vesículas y costras.

Varicella. Varicela.

Variola. Viruela.

Velocidad máxima del flujo espiratorio (*peak expiratory flow rate*, PEFR). Fuerza de espiración con los pulmones inflados al máximo.

Ventriculografía. Examen de los ventrículos del cerebro mediante rayos X después de inyección de aire.

Vernix caseosa. Sustancia semejante al queso que cubre la piel de los recién nacidos.

Vólvulo. Torcedura de las asas del intestino delgado que provoca obstrucción.

Voracidad compulsiva. Trastorno de la alimentación en el que las personas comen no porque tengan hambre, sino que utilizan la comida para satisfacer necesidades emocionales, más que físicas.

Wilms, tumor. Tumor maligno de los riñones.

Zambo, pie. Anomalía ortopédica congénita caracterizada por la torsión de un pie hacia adentro o hacia afuera.

Indice alfabético

Los números de página seguidos por una *c* refieren a cuadros y los seguidos por una *f*, a figuras.

T

Nombre del estudiante:____________

Fecha: ____________________

Autoevaluación

CAPITULO 1

Evolución de la salud infantil

Relacione la columna de la derecha con la de la izquierda

1. _________ Lillian Wald
2. _________ Ministerio de Asuntos Infantiles
3. _________ pediatría
4. _________ DRG
5. _________ morbilidad
6. _________ WIC
7. _________ Conferencia de la Casa Blanca
8. _________ *Healthy People 2010*
9. _________ hospicio
10. _________ Abraham Jacobi

a. programa de alimentación que proporciona comidas nutritivas y educación nutricional a mujeres y niños de bajos ingresos
b. enfermedad, padecimiento crónico y discapacidad
c. objetivos para el fomento de la salud y prevención de enfermedades en el futuro
d. fundadora de la enfermería de salud pública o comunitaria
e. fomentó el mejoramiento de la higiene y la pasteurización de la leche
f. reunión decenal para analizar problemas de niños y jóvenes hasta 1980
g. programa de atención paliativa y de apoyo para pacientes con enfermedades terminales y sus familias, ya sea directamente o a través de consultas
h. actividad nacional orientada a los problemas de la mortalidad infantil y materna
i. rama de la medicina que se ocupa de los niños, su desarrollo y su atención
j. organismo que ofrece pagos prospectivos en el seguro médico para la estancia hospitalaria

---

Opción múltiple

1. La infancia se convirtió en una etapa específica de desarrollo del niño cuando:
   a. se aprobó la Child Labor Act
   b. aumentó el tiempo de ocio de la clase media
   c. los especialistas en desarrollo infantil la identificaron
   d. se permitió a los jóvenes asistir a la escuela

2. El índice de mortalidad infantil en Estados Unidos ha disminuido. ¿Cuál de los siguientes enunciados describe dicho índice?
   a. número de muertes de lactantes por cada 1 000 nacimientos vivos
   b. número de muertes de lactantes por cada 10 000 nacimientos vivos
   c. número anual de lactantes muertos
   d. número de lactantes que sufren enfermedades letales

3. La causa principal de fallecimientos de niños menores de 1 año en Estados Unidos es:
   a. anomalías congénitas
   b. enfermedades respiratorias
   c. accidentes
   d. suicidio

4. ¿Cuál de las siguientes causas es la que más contribuye a la mortalidad y morbilidad de lactantes en países en desarrollo?
   a. bajo peso al nacer
   b. enfermedades transmisibles
   c. abastecimiento de agua contaminada
   d. subinmunización

5. El ______________ está considerado como uno de los documentos más importantes en la historia de atención infantil.
   a. Children's Bureau
   b. Children's Charter
   c. Conferencia de la Casa Blanca sobre Niños y Jóvenes
   d. Programa Medicare

6. Una madre soltera de 26 años de edad y su hijo de siete cumplen con los criterios presupuestales de la categoría de bajos ingresos. ¿A cuál de los siguientes programas podría acudir para garantizar que su hijo reciba una nutrición adecuada?
   a. Seguridad social
   b. Proyecto para niños y jóvenes
   c. Programa Nacional de almuerzos escolares
   d. Head Start

7. ¿Cuál de las siguientes regula las condiciones de trabajo de los menores de 18 años?
   a. Fair Labor Standards Act
   b. WIC
   c. Caring for Children Foundation
   d. UNICEF

8. La atención de enfermería en casa es importante porque:
   a. incluye valoración de todas las necesidades de los niños y sus familias
   b. proporciona aparatos y equipo para el hogar
   c. proporciona atención de enfermería
   d. permite que los padres tengan tiempo para salir a comprar alimentos o atender sus asuntos

9. Una de las áreas de crecimiento más rápido de la atención primaria de la salud de niños y adolescentes se encuentra en:
   a. el hogar
   b. los campamentos infantiles
   c. los centros de cirugía para pacientes externos
   d. el centro de salud de la escuela

Preguntas de investigación

1. Describir la diferencia entre los conceptos y actitudes actuales de la atención de la infancia con los del principio del siglo XIX. (Sección de referencia: *Antes y ahora*)

2. Investigar un centro local WIC. Observar los diversos aspectos del programa y determinar sus objetivos principales. (Sección de referencia: *Evolución de la atención de la salud*)

3. Explorar la función de las enfermeras pediátricas en los centros comunitarios de atención de la salud (Sección de referencia: *Papel de la enfermera pediátrica*)

Estudio de caso para aplicación de criterio

En la clínica de la comunidad, una enfermera profesional atiende a un niño de 18 meses que empieza a caminar y diagnostica que se trata de falta de crecimiento y que su programa de vacunación no va al día. Su madre es soltera y gana el salario mínimo trabajando en una tienda de alimentos.

1. ¿En función de qué criterios esta familia es elegible para recibir ayuda?

2. ¿A qué programas tendría acceso?

Actividad en Internet

Navegar por Internet y localizar los sitios de organismos gubernamentales relacionados con la atención de los niños.

Nombre del estudiante:_____________
Fecha: _____________

Autoevaluación

CAPITULO 2

Niños en crecimiento y sus familias

Relacione la columna de la derecha con la de la izquierda

1. _________ crecimiento
2. _________ desarrollo
3. _________ maduración

a. aumento progresivo en la función del cuerpo (p. ej., la capacidad del lactante para ingerir sólidos conforme madura)
b. aumento de la talla física, medido en kilogramos
c. la manera total en que una persona crece y se desarrolla, según lo dicta la herencia

---

Opción múltiple

1. Un cariotipo normal consta de:
   a. 23 pares de cromosomas
   b. 47 cromosomas
   c. 22 pares de cromosomas sexuales
   d. 49 cromosomas individuales
2. Ejemplo de trastorno genético relacionado con el sexo:
   a. fenilcetonuria
   b. hemofilia
   c. fibrosis quística
   d. síndrome de Down
3. La amniocentesis con fines de asesoría genética se practica a las:
   a. cuatro semanas de gestación
   b. 12 semanas de gestación
   c. 16 semanas de gestación
   d. 36 semanas de gestación
4. El crecimiento tiene lugar de todas estas maneras, *excepto*:
   a. en dirección cefalocaudal
   b. en dirección proximodistal
   c. de forma general a específica
   d. en dirección posterior a anterior
5. El peso al nacer suele triplicarse a la edad de:
   a. 1 año
   b. 2 años
   c. 3 años
   d. 6 meses
6. Al comparar el crecimiento de un niño con los estándares, la enfermera puede reconocer que una investigación posterior será necesaria si la desviación es _________ o más porcentiles de la mediana.
   a. 20
   b. 10
   c. 5
   d. 2
7. El conocimiento de las teorías del desarrollo es útil para la enfermera porque:
   a. le permite saber exactamente qué debe hacerse
   b. le ofrece un marco de orientación en la atención del paciente
   c. es un conjunto de datos que cada niño seguirá con un método prescrito
   d. es pronosticable y ayuda a controlar el desarrollo del niño

---

Estudio de caso para aplicación de criterio

Una embarazada y su pareja acuden a consulta a la clínica de genética por sus antecedentes familiares de enfermedad de células falciformes; se ha programado una amniocentesis.

1. Sabiendo que el objetivo de esta amniocentesis es realizar estudios genéticos, ¿qué tan avanzado está el embarazo de la mujer?

2. ¿Cómo se transmite el rasgo de células falciformes?

3. Si ambos padres tienen el rasgo, ¿cuál es el riesgo de que el feto tenga la enfermedad?

Actividad en Internet

Con un navegador de la red, como *yahoo.com*, busque alguno de los siguientes temas:

- Genética
- Desarrollo moral
- Teoría del desarrollo de Erikson
- Jerarquía de necesidades de Maslow

Nombre del estudiante:____________

Fecha: ____________________

Autoevaluación

CAPITULO 3

Atención del niño hospitalizado

Relacione la columna de la derecha con la de la izquierda

1. ________ alta
2. ________ cuarto de juegos
3. ________ temperatura rectal
4. ________ unidad del hospital
5. ________ pulso apical
6. ________ presión arterial
7. ________ termómetro de vidrio
8. ________ habitación del paciente
9. ________ cubrebocas desechable
10. ________ lavado de manos

a. se considera un "sitio seguro" para el niño
b. el decorado y mobiliario pediátrico difiere del de los adultos
c. variedad de juguetes disponibles
d. empieza al ser admitido
e. protege de las gotas de vías respiratorias
f. se cuenta durante 1 min completo
g. presión de la sangre en las paredes de las arterias
h. contraindicado en recién nacidos
i. barrera más importante contra la transmisión de enfermedades
j. puede utilizarse en aislamiento

Opción múltiple

1. La seguridad es importante porque reduce accidentes innecesarios y:
   a. constituye un buen ejemplo para los padres
   b. mantiene el cuarto de juegos en orden
   c. asegura que nunca sucederán accidentes
   d. garantiza que nunca se cometerán errores

2. Todos los procedimientos dolorosos deben realizarse en:
   a. la cama del paciente
   b. la sala de tratamiento
   c. la mañana
   d. la tarde

3. Una niña de dos años de edad ingresó a la unidad pediátrica con pielonefritis. La madre necesita regresar a casa por la tarde para estar con sus otros hijos. ¿Cuál de las siguientes reacciones puede anticiparse de la pequeña cuando su madre se marche?
   a. risa
   b. silencio
   c. llanto y gritos
   d. conversación tranquila con la muñeca que trajo de casa

4. Un preescolar de cuatro años grita porque quiere una "bandita" después de que se obtiene una muestra capilar de sangre. Usted sabe que está perturbado porque uno de los principales temores de los niños de esta edad es que:
   a. su corazón deje de latir
   b. sus vísceras se salgan
   c. se sienten culpables de su enfermedad
   d. la lesión será permanente

5. Un preescolar a quien inyectaron solicita específicamente una "bandita" con la imagen de un héroe de ficción muy popular. A los niños preescolares, la fantasía:
   a. les ayuda a evadir la realidad
   b. disminuye la culpa
   c. reduce las pesadillas
   d. les ayuda a afrontar su medio ambiente

6. Uno de los principales temores de los niños en edad preescolar es:
   a. que sus padres los abandonen
   b. una lesión en el cuerpo
   c. la pérdida de la función sexual
   d. no poder jugar

7. El ritmo respiratorio normal (por minuto) de un niño de 1 a 2 años es:
   a. 10-20
   b. 20-30
   c. 30-40
   d. 40-50

8. Al elegir el brazalete para la toma de presión arterial:
   a. debe cubrir un tercio de la porción superior del brazo
   b. debe de ser lo suficientemente largo como para rodear la extremidad
   c. debe cubrir toda la parte superior del brazo
   d. debe rodear la mitad de la extremidad

9. Impedir la diseminación de la infección de un niño a otro recibe el nombre de:
   a. desinfección
   b. lavado de manos adecuado
   c. asepsia médica
   d. contaminación

10. La conjuntiva del ojo es especialmente susceptible a las infecciones por los mismos microorganismos que invaden:
    a. los genitales
    b. el tracto digestivo
    c. el sistema respiratorio
    d. la piel

Preguntas de investigación

1. Elaborar una lista de las medidas de seguridad que podrían ser eficaces en la unidad pediátrica del hospital donde labora la enfermera. Subrayar las medidas correspondientes a la enfermera. (Sección de referencia: *La experiencia del hospital*)

2. Describir cómo y por qué la medición de la presión arterial difiere cuando el paciente es un niño. (Sección de referencia: *Valoración del niño*)

3. La enfermera en jefe ha pedido a la enfermera que prepare la habitación 101 para el ingreso de un nuevo paciente, en quien se sospecha meningitis. El paciente tiene seis años de edad. ¿Cómo debe hacerse? (Sección de referencia: *Niño con enfermedad contagiosa*)

4. Explicar cómo se valora el dolor de un niño de cuatro años de edad. (Sección de referencia: *Niño con dolor*)

Estudio de caso para aplicación de criterio

Un varón de siete años ingresa a la sección de cirugía para pacientes externos del hospital en que usted trabaja.

1. ¿Cómo analizaría la cirugía con él?

2. ¿Qué tendría que hacer antes de la intervención?

3. ¿Cuáles son los signos vitales normales para esta edad?

4. ¿Qué tipo de cosas deben tomarse en consideración después de intervenir quirúrgicamente a un niño de 7 años?

Actividad en Internet

Explorar la red y encontrar un sitio en que se describa un hospital infantil.

Nombre del estudiante:____________
Fecha: ____________________

Autoevaluación

CAPITULO 4

El recién nacido

Relacione la columna de la derecha con la de la izquierda

1. _________ reflejo de Moro
2. _________ reflejo tónico del cuello
3. _________ fontanela anterior
4. _________ fontanela posterior
5. _________ acrocianosis
6. _________ ictericia neonatal
7. _________ descamación
8. _________ meconio
9. _________ reflejo de descenso de leche

a. coloración azulada de manos y pies
b. cierra a los dos meses de edad
c. cierra hacia los 12 a 18 meses de edad
d. puede verse cuando se sacude la cuna del lactante
e. descamación de la piel
f. ictericia fisiológica
g. secreción de leche materna
h. primera evacuación
i. posición "de esgrima"

Opción múltiple

1. La puntuación Apgar se usa para determinar:
   a. la edad gestacional del recién nacido
   b. las respuestas de los principales sistemas corporales del lactante
   c. la futura inteligencia del recién nacido
   d. el nivel de interacción entre madre e hijo

2. El cordón umbilical por lo general se desprende a:
   a. los dos días de edad
   b. los tres a cinco días
   c. los siete a 10 días
   d. las 24 horas

3. Debido a que la flora intestinal es estéril al nacer, el neonato debe recibir una inyección de:
   a. AquaMephyton
   b. eritromicina
   c. vitamina C
   d. tetraciclina

4. En la circulación fetal, la estructura localizada entre la arteria pulmonar y la aorta es el:
   a. conducto venoso
   b. foramen ovale
   c. conducto arterioso
   d. tronco arterioso

5. La prevención más efectiva de infecciones en el recién nacido consiste en:
   a. la administración oportuna de antibióticos
   b. el uso de artículos desechables
   c. la limpieza del equipo de uso común
   d. el lavado adecuado de manos del personal y la familia

6. ¿Cuál de los siguientes signos de infección es el más probable en el recién nacido?:
   a. temperatura de 35°C, ictericia y letargo
   b. temperatura de 36.5°C, acrocianosis e irritabilidad casi cada 4 horas
   c. temperatura de 36.6°C, cianosis central y fatiga con la alimentación
   d. temperatura de 36.8°C, coloración rosada y activo con la estimulación

7. ¿Cuál de las siguientes respuestas podría ser el mejor indicio de que la vinculación está teniendo lugar?
   a. La madre habla al recién nacido mientras lo sostiene en brazos y acaricia
   b. La madre permite que el pequeño llore al menos 10 min antes de acudir a él
   c. La madre se muestra renuente a cargar a su hijo y describe como agobiante su papel de madre
   d. La madre desea que los demás se hagan siempre cargo del niño

8. Al ser dados de alta del hospital, es necesario revisar a todos los recién nacidos para descartar:
   a. fenilcetonuria, galactosemia y enfermedad tiroidea
   b. hemoglobina, hematócrito y glucemia
   c. grupo sanguíneo, factor Rh y prueba directa de Coombs
   d. enfermedad de células falciformes y estado VIH

9. Para la identificación del recién nacido, es de suma importancia hacerlo:
   a. lo más temprano y conveniente posible
   b. antes de que la madre y el niño sean separados
   c. por lo menos a los 30 min de edad
   d. tomando las huellas del pie del recién nacido

10. El segundo periodo de reactividad ocurre:
    a. durante los primeros 30 min de vida
    b. de 1 a 2 h de edad
    c. de 2 a 6 h de edad
    d. después de 10 h del nacimiento

Preguntas de investigación

1. ¿Cuáles son algunos de los principios importantes que deben comunicarse a las nuevas madres respecto de la alimentación con biberón? (Sección de referencia: *Alimentación con biberón*)

2. ¿Cuáles son las diferencias en el cuidado de los dos tipos de instrumentos de circuncisión, el Gomco y el Plastibell? (Sección de referencia: *Genitales masculinos*)

3. Describir varios problemas que pueden suscitarse en el amamantamiento e identificar las soluciones. (Sección de referencia: *Lactancia materna y cuadro 4-5*)

4. Analizar los estados de comportamiento del recién nacido y su importancia. (Sección de referencia: *cuadro 4-3*)

Estudio de caso para aplicación de criterio

Un varón de dos días de nacido que es amamantado y fue circuncidado con Plastibel será enviado a casa con sus padres.

1. Como se trata de su primer hijo, ¿qué instrucciones para el alta necesitan?

2. ¿Qué instrucciones son necesarias para el cuidado de la circuncisión?

3. ¿Qué información puede proporcionar a la madre para que esté segura de que su bebé recibe suficiente leche materna?

4. ¿Qué medidas pueden aplicarse para que el amamantamiento dé buenos resultados?

Actividad en Internet

Mediante un navegador, encuentre información relacionada con amamantamiento, apego, atención del recién nacido, o sitios donde los nuevos padres puedan encontrar información.

Nombre del estudiante:______________
Fecha: ______________________________

Autoevaluación

CAPITULO 5

El neonato de alto riesgo

Relacione la columna de la derecha con la de la izquierda

1. __________ gruñido
2. __________ cianosis
3. __________ retracciones
4. __________ atelectasia
5. __________ lanugo

a. coloración azulada del tronco
b. tejido pulmonar no expandido
c. sonido audible con respiraciones
d. pelo aterciopelado fino
e. deslizamiento del tejido sobre las costillas, entre éstas o por debajo de ellas con cada esfuerzo respiratorio

---

Opción múltiple

1. El lactante pretérmino es el que:
   a. pesa menos de 3 000 g
   b. tiene menos de 37 semanas de gestación
   c. tiene menos de 40 semanas de gestación
   d. se encuentra por debajo del 5o porcentil a las 40 semanas de gestación

2. La meta para el tratamiento del recién nacido de alto riesgo consiste en:
   a. demorar la concepción hasta que la madre sea mayor de 34 años de edad
   b. instruir a los padres antes de la concepción
   c. tener una unidad de cuidados intensivos neonatales en cada hospital
   d. la prevención o detección temprana

3. ¿En cuál de las siguientes situaciones hay menos probabilidades de que el recién nacido sea de alto riesgo?:
   a. tabaquismo de la madre
   b. enfermedad materna
   c. rotura prematura de membranas
   d. consumo materno de 2 500 cal al día

4. El síndrome de dificultad respiratoria del lactante pretérmino es resultado de:
   a. ausencia de agente tensioactivo
   b. demasiado agente tensioactivo
   c. carencia de vitamina K
   d. se desconoce

5. ¿Con cuál de los siguientes medicamentos puede tratarse la apnea neonatal?
   a. AquaMephyton
   b. ampicilina
   c. teofilina
   d. Lanoxin

6. La enterocolitis necrosante puede ser una complicación de:
   a. demora en la alimentación
   b. niveles altos de oxígeno
   c. hipoglucemia
   d. premadurez

7. ¿Cuál de los siguientes diagnósticos de enfermería es el más adecuado para el lactante pretérmino al que se administra fototerapia?
   a. alto riesgo de alteraciones de la perfusión tisular
   b. alto riesgo de exceso volumétrico
   c. alto riesgo de alteraciones en la evacuación intestinal (estreñimiento)
   d. alto riesgo de alteraciones de la temperatura corporal

8. Si las necesidades de líquidos del lactante pretérmino son de 100 ml/kg/24 h y el peso del recién nacido es de 1 200 g, ¿a qué velocidad por hora deberán administrarse los líquidos intravenosos?
   a. 0.5 ml/h
   b. 5 ml/h

c. 50 ml/h
d. 120 ml/h

9. En la unidad de cuidados intensivos, el plan para el alta comienza:
a. al nacer
b. al ingresar al área de transición
c. dos días antes del alta
d. cuando los padres se sienten cómodos

10. Es más probable que el hijo de la madre diabética:
a. sea pequeño para su edad gestacional
b. sea adecuado para su edad gestacional
c. sea grande para su edad gestacional
d. demore su crecimiento intrauterino

Preguntas de investigación

1. Mencionar los riesgos relacionados con los nacimientos pretérmino. (Sección de referencia: *El lactante pretérmino*)

2. ¿En qué difiere la atención de enfermería del lactante prematuro del nacido a término? (Sección de referencia: *El lactante pretérmino*)

3. La observación estrecha es de suma importancia en la atención del lactante prematuro. Describir varios cambios significativos que deben notificarse a la enfermera a cargo. (Sección de referencia: *Cuadro 5-1*)

4. ¿Qué problemas enfrentan los padres del lactante prematuro? ¿De qué manera podría la enfermera facilitar la vinculación maternoinfantil? (Sección de referencia: *Reacción de la familia al lactante pretérmino*)

Estudio de caso para aplicación de criterio

Nace una mujer de 32 semanas de gestación después de que la madre estuvo en trabajo de parto durante dos semanas; a la madre le había sido administrado Celestone. Al nacer, la bebé pesaba 1.54 kg

1. Con el Sistema de Puntuación de Ballard (Apéndice F), determinar la clasificación de edad gestacional de esta recién nacida.

2. ¿Qué atención necesitará esta lactante pretérmino?

3. Se necesita una IV y se ordena 80 ml/kg/24 h, ¿cuál será la cantidad para las 24 horas?

¿Cuál será la cantidad cada hora?

Actividad en Internet

Utilizando algún navegador, localice fuentes de información para padres o especialistas de atención de la salud relacionadas con lactantes pretérmino.

Nombre del estudiante:______________
Fecha: ____________________________

Autoevaluación

CAPITULO 6

Trastornos del recién nacido

Relacione la columna de la derecha con la de la izquierda

1. _________ defecto congénito
2. _________ hidrocefalia
3. _________ espina bífida
4. _________ meningocele
5. _________ mielomeningocele
6. _________ comunicación interventricular
7. _________ coartación de la aorta
8. _________ tetralogía de Fallot
9. _________ transposición de los grandes vasos
10. _________ algodoncillo
11. _________ diarrea funcional
12. _________ diarrea infecciosa
13. _________ tuberculosis

a. ejemplo de cardiopatía congénita que incrementa el flujo sanguíneo pulmonar
b. afecta las meninges y el líquido cefalorraquídeo
c. ejemplo de cardiopatía congénita en que se mezcla el flujo sanguíneo
d. anormalidad de la estructura, función o metabolismo con que nace el niño
e. ejemplo de cardiopatía congénita en que se obstruye el flujo sanguíneo
f. diarrea causada por una infección
g. aumento del líquido cefalorraquídeo en los ventrículos del cerebro
h. *Candida* es el microorganismo causante
i. diarrea por enfermedad orgánica
j. defecto embrionario del tubo neural
k. micobacterium es el microorganismo causante
l. afecta meninges, médula espinal y líquido cefalorraquídeo
m. ejemplo de cardiopatía congénita en que disminuye el flujo sanguíneo pulmonar

---

Opción múltiple

1. De acuerdo con la clasificación de defectos congénitos de March of Dimes, ¿cuál sería un ejemplo de defecto metabólico?:
   a. enfermedad por Rh
   b. síndrome de Down
   c. anemia de células falciformes
   d. PKU

2. El sitio primario de producción del líquido cefalorraquídeo es:
   a. la duramadre
   b. los plexos coroideos
   c. el espacio aracnoideo
   d. el ventrículo derecho

3. ¿Cuál es la forma más grave de espina bífida?
   a. mielomeningocele
   b. meningocele
   c. espina bífida oculta
   d. lipoma

4. La alteración cardiaca más común es:
   a. conducto arterioso persistente
   b. estenosis de la arteria pulmonar
   c. tetralogía de Fallot
   d. tronco arterioso

5. De los siguientes defectos cardiacos congénitos, el único en que hay pocas probabilidades de que se presente inicialmente una cianosis es:
   a. tetralogía de Fallot
   b. tronco arterioso
   c. transposición de los grandes vasos
   d. comunicación interventricular

6. El talipes equinovaro es la forma más frecuente de:
   a. paladar hendido
   b. pie zambo
   c. labio leporino
   d. defecto de la mano

7. El tipo más común de síndrome de Down se relaciona con un cromosoma adicional localizado en el siguiente grupo:
   a. 13o
   b. 15o
   c. 18o
   d. 21o
8. El RhoGAM ha disminuido considerablemente la incidencia de:
   a. incompatibilidad ABO
   b. incompatibilidad Rh
   c. enfermedad genética
   d. defectos patológicos
9. En los niños, la forma más común de transmisión del VIH ocurre por:
   a. exposición perinatal
   b. contacto familiar cercano después del nacimiento
   c. transfusiones sanguíneas
   d. causas desconocidas
10. La tuberculosis se transmite por:
    a. contacto directo del microorganismo con la piel
    b. manejo de heces o de orina
    c. ingestión del microorganismo
    d. inhalación de una gota de saliva infectada

Preguntas de investigación

1. Mencionar los síntomas de incremento de la presión intracraneal. (Sección de referencia: *Sistema nervioso*)
2. Describir las metas de enfermería en la atención del niño con cardiopatía congénita, así como de la atención de la familia. (Sección de referencia: *Metas de enfermería y Tratamiento de la enfermedad cardiaca congénita*)
3. Exponer el método de trabajo de equipo multidisciplinario que se requiere en el tratamiento del menor con labio leporino, paladar hendido, o ambos. (Sección de referencia: *Labio leporino y Paladar hendido*)
4. Revisar la atención del enyesado y anticipar los problemas potenciales en el caso del paciente pediátrico enyesado. (Sección de referencia: *Atención del enyesado*)
5. Explicar las necesidades especiales de la familia cuyo hijo tiene síndrome de Down. (Sección de referencia: *Síndrome de Down*)
6. Describir el método de tratamiento del pequeño con tuberculosis y el apoyo que deberá brindarse a la familia. (Sección de referencia: *Tuberculosis*)

Estudio de caso para aplicación de criterio

Un varón a término (40 semanas) es llevado por primera vez a sus padres; tiene paladar hendido y labio leporino. Los padres están destrozados.

1. ¿Cuál sería la primera preocupación por este recién nacido?
2. ¿Qué recursos están al alcance de los padres?
3. ¿Qué puede hacer la enfermera para ayudar con el proceso de apego en esta familia?
4. ¿Qué método de alimentación sería el más recomendable para este recién nacido?

Actividad en Internet

Visitar el sitio en Internet de March of Dimes (www.modimes.com) y consultar las estadísticas y la información relacionada con los defectos de nacimiento.

Nombre del estudiante:______________
Fecha: ______________

Autoevaluación

CAPITULO 7

El lactante

Relacione la columna de la derecha con la de la izquierda

1. __________ dientes de bebé
2. __________ reflejo de prensión
3. __________ reflejo de Moro
4. __________ prensión en pinza
5. __________ habilidad prensil

a. flexión de los dedos de manos o pies en respuesta a la presión
b. sujeción intencional de los objetos entre el pulgar y el resto de los dedos
c. coordinación de los dedos índice y pulgar
d. respuesta generalizada al ruido o pérdida de equilibrio
e. deciduales

Opción múltiple

1. Si las necesidades del lactante se satisfacen sistemáticamente, el lactante desarrollará
   a. independencia
   b. responsabilidad
   c. confianza
   d. amor

2. Durante el primer año de vida se lleva a cabo gran parte del crecimiento y desarrollo. Los padres necesitan anticipar lo que su hijo hará a continuación, no sólo para disfrutar los logros del menor, sino también para que el niño reciba:
   a. amor
   b. libertad
   c. dependencia
   d. seguridad

3. ¿A qué edad es capaz el niño de mantener la cabeza erecta en posición media?
   a. primer mes
   b. segundo mes
   c. cuarto mes
   d. sexto mes

4. ¿A los cuántos meses se administran las vacunas de poliomielitis, difteria, tétanos y tos ferina y *Haemophilus influenzae* tipo b?
   a. 1
   b. 2
   c. 3
   d. 4

5. Es posible que el lactante no duerma toda la noche (8 a 10 h) sino hasta:
   a. las dos semanas de edad
   b. los dos meses de edad
   c. los cuatro meses de edad
   d. los ocho meses de edad

6. El lenguaje empieza cuando el lactante comienza a hacer ruiditos. Este comportamiento es característico a:
   a. los dos meses de edad
   b. los cuatro meses de edad
   c. los seis meses de edad
   d. los ocho meses de edad

7. El niño por lo general ha desarrollado la habilidad para gatear a la edad de:
   a. 4 meses
   b. 6 meses
   c. 8 meses
   d. 12 meses

8. El acto de caminar alrededor de los objetos para apoyarse en ellos se observa en el lactante de:
   a. 4 meses de edad
   b. 6 meses de edad
   c. 8 meses de edad
   d. 10 meses de edad

9. Hacia los 12 meses de edad, el lactante ha ______ su peso al nacer.
   a. duplicado
   b. triplicado
   c. cuadruplicado

10. ¿Cuál es el primer alimento sólido que se introduce en la dieta del lactante?
    a. vegetales
    b. carne
    c. fruta
    d. cereal

11. El primer diente del bebé suele brotar más o menos al ______ mes de edad.
    a. segundo
    b. cuarto
    c. sexto
    d. duodécimo

12. La vacunación inicial contra paperas, sarampión y rubéola (*mumps, measles, rubella*, MMR) se recomienda a:
    a. los 12 a 15 meses de edad
    b. los seis meses de edad
    c. las seis semanas de edad
    d. los nueve meses de edad

Preguntas de investigación

1. ¿Por qué la enfermera pediátrica debe ser capaz de identificar las diversas etapas de crecimiento y desarrollo del lactante? (Sección de referencia: *Características generales*)

2. Explicar las necesidades del lactante, ¿cómo se modifican durante el primer año? (Sección de referencia: *Desarrollo físico*)

3. ¿Cuál es la importancia de atender inmediata y positivamente las necesidades del lactante durante su primer año de vida? (Sección de referencia: *Características generales*)

4. La señora Villanueva ha estado llevando a Andrea, que ahora tiene cuatro meses, a revisión a la clínica infantil desde el primer mes de edad. ¿Qué servicios se proporcionan en la clínica para el niño sano? (Sección de referencia: *Fomento y conservación de la salud*)

5. ¿Cómo afecta el ambiente al crecimiento físico y al desarrollo del lactante? ¿Su salud mental? (Sección de referencia: *Características generales*)

Estudio de caso para aplicación de criterio

Un lactante de cuatro meses llega a la consulta para niños sanos. Pesa aproximadamente 7 kg y mide 63.5 cm; es amamantado y come cada 4 a 6 h. A los dos meses se le administró la segunda dosis de Hep B y la primera de DTP, Hib e IPV.

1. Aplicando una de las gráficas de crecimiento del Apéndice F, ¿cuál es el porcentil de peso y talla para este lactante?

2. ¿Qué vacunas se le administrarán en esta consulta?

3. ¿Qué instrucciones deben darse a la madre respecto de las reacciones del lactante a las vacunas?

4. ¿Qué tipo de información necesita la madre como guía de previsión?

Actividad en Internet

Mediante un navegador como *yahoo.com*, ver qué información se encuentra sobre el primer año de vida. Como término clave, utilice "lactante" o "recién nacido".

Nombre del estudiante:______________
Fecha: ______________________

Autoevaluación

CAPITULO 8

Trastornos del lactante

Relacione la columna de la derecha con la de la izquierda

1. ________ acetaminofén
2. ________ anemia
3. ________ abuso de menores
4. ________ criptorquidia
5. ________ fibrosis quística
6. ________ eccema
7. ________ falta de crecimiento
8. ________ impétigo
9. ________ hernia inguinal
10. ________ meningitis
11. ________ miringotomía
12. ________ otitis media
13. ________ RSV
14. ________ anemia de células falciformes
15. ________ SIDS

a. infección del oído medio
b. pequeña incisión en el tímpano
c. se usa para reducir la fiebre
d. virus sincitial respiratorio
e. enfermedad hereditaria que afecta a los eritrocitos
f. hemoglobina menor a 10 g/dl
g. más común en varones que en mujeres
h. enfermedad hereditaria que afecta a las glándulas exocrinas
i. punción medular que se utiliza como procedimiento de diagnóstico
j. testículos no descendidos
k. dermatitis atópica
l. los estafilococos son los microorganismos etiológicos
m. se conoce también como muerte de cuna
n. por debajo del 5o porcentil de crecimiento
o. la prevención e intervención tempranas constituyen el mejor método

---

Opción múltiple

1. Cuando un niño tiene otitis media y se le prescribe un antibiótico, éste se administrará:
   a. hasta que desaparezcan los síntomas
   b. hasta finalizar la prescripción
   c. sólo cuando el paciente tenga síntomas
   d. el tiempo que persista la fiebre

2. ¿Qué debe añadirse a la dieta para aumentar la absorción de hierro?
   a. vitaminas del complejo B
   b. vitamina C
   c. vitamina A
   d. vitamina D

3. La crisis de células falciformes puede ser precipitada por un episodio de:
   a. anemia
   b. hiponatremia
   c. hipoxia
   d. hipercarbia

4. La deshidratación es una preocupación en la población pediátrica, ya que el niño tiene:
   a. un porcentaje más alto de líquidos respecto de su peso corporal
   b. una tasa metabólica más baja
   c. menor cantidad de superficie corporal en relación con su peso corporal
   d. un sistema regulador de temperatura más estable

5. ¿Cuál de las siguientes indicaciones debe considerarse cuando se prescribe un extracto pancreático por vía oral?
   a. Administrarse con las comidas o refrigerios
   b. Administrarse incluso si el niño se encuentra enfermo o no come
   c. Las tabletas con recubrimiento entérico pueden ser molidas o masticadas
   d. El medicamento se administra entre comidas

6. ¿Cuál de las siguientes aseveraciones es correcta cuando la falta de crecimiento obedece a una causa ambiental?
   a. El niño no tiene sentido de confianza
   b. El crecimiento del niño se encuentra por debajo del 50o porcentil
   c. No es posible ayudar a la madre
   d. La madre tiene la capacidad de tolerar un alto nivel de tensión emocional

7. Los lactantes y niños pequeños pueden deshidratarse durante una infección respiratoria debido a:
   a. la pérdida de líquidos derivada del aumento de temperatura y de las respiraciones
   b. la disminución de la ingesta por anorexia
   c. vómitos
   d. todas las anteriores

8. ¿Cuál es la causa de la intervención quirúrgica más común del tracto digestivo en la primera infancia?
   a. estenosis pilórica
   b. hernia umbilical
   c. intususcepción
   d. íleo meconial

9. El eccema infantil se suscita:
   a. después de los dos años de edad
   b. a modo de respuesta alérgica a una sustancia
   c. usualmente en lactantes amamantados
   d. sobre todo durante el verano

10. La meningitis bacteriana:
    a. puede estar precedida por resfriado o infección de las vías respiratorias superiores
    b. ha disminuido por la vacuna contra *H. influenzae* tipo b
    c. produce sensibilidad extrema a los estímulos
    d. todas las anteriores

Preguntas de investigación

1. Un lactante de 11 meses ingresa al hospital con diagnóstico de meningitis. Enumerar los síntomas de la irritación de las meninges. (Sección de referencia: *Meningitis bacteriana*)

2. Describir los síntomas de la estenosis pilórica. ¿Por qué es necesario alimentar cuidadosamente al lactante con estenosis pilórica? (Sección de referencia: *Estenosis pilórica*)

3. Explicar la relación del proceso fisiopatológico de la fibrosis quística con el sistema respiratorio, las glándulas sudoríparas y el páncreas. (Sección de referencia: *Fibrosis quística*)

4. Preparar un menú diario para el lactante de 11 meses de edad que tiene anemia. (Sección de referencia: *Anemia ferropriva*)

Estudio de caso para aplicación de criterio

Una niña de origen afroamericano de 10 meses de edad ingresa al hospital con una infección grave. El médico sospecha que podría tratarse de una crisis de células falciformes, de modo que se inician líquidos intravenosos y se le administran medicamentos para la infección y para el dolor. Al nacer se le diagnosticó enfermedad por células falciformes, así que sus padres tienen algunos conocimientos sobre la enfermedad.

1. Desarrollar un plan de atención que incluya sus necesidades inmediatas de perfusión de tejidos, líquidos, dolor, infección y deficiencia de conocimientos respecto de las crisis por células falciformes.

2. Después de estar hospitalizada durante una semana, sus padres la preparan para el alta, ¿qué información es necesario proporcionarles para la atención en casa?

Actividad en Internet

Navegar por Internet y localizar sitios donde se proporcione información sobre la enfermedad de células falciformes.

Nombre del estudiante:______________
Fecha: ______________________________

Autoevaluación

CAPITULO 9

El niño en edad de caminar

Relacione la columna de la derecha con la de la izquierda

1. __________ ritualismo
2. __________ bien y mal
3. __________ pensamiento egocéntrico
4. __________ fase anal
5. __________ autonomía frente a vergüenza o duda
6. __________ negativismo
7. __________ autonomía
8. __________ ambivalencia

a. etapa freudiana de desarrollo de la personalidad
b. actividades de desarrollo según Erikson
c. desarrollo moral de acuerdo con Kohlberg
d. confianza en sí mismo
e. fluctuación de las emociones
f. incrementa la sensación de seguridad del niño en edad de caminar
g. oposición a las sugerencias o consejos
h. dificultad para considerar el punto de vista de los demás

Opción múltiple

1. ¿A qué edad el niño es torpe para correr, lanza una pelota por arriba de su cabeza sin caerse y construye una torre de tres a cuatro cubos?
   a. 15 meses
   b. 18 meses
   c. 24 meses
   d. 30 meses

2. ¿Cuántos kilos al año aumenta el niño en edad de caminar?
   a. 0.9 c. 3.6
   b. 2.3 d. 4.5

3. ¿Cuál es la descripción correcta de las frases que construyen los niños de dos años?
   a. Oraciones complejas de cinco palabras
   b. Oraciones sencillas de dos palabras: sustantivo y verbo
   c. Uso de adjetivos y adverbios para describir sustantivos y verbos
   d. Los niños de dos años no construyen oraciones

4. Al castigar a un niño de dos años:
   a. las nalgadas son lo más efectivo
   b. aplicar tiempo de suspensión por 5 min es lo más efectivo
   c. aplicar tiempo de suspensión por 2 min es lo más efectivo
   d. no hay métodos efectivos, de manera que los padres no deben preocuparse

5. La anorexia fisiológica es un fenómeno de la etapa de desarrollo del niño en edad de caminar que se debe a:
   a. disminución del apetito e incremento de las necesidades nutricionales
   b. incremento del apetito sin preferencia por ningún alimento
   c. incremento del apetito y preferencia notable por algún alimento
   d. reducción del apetito y de las necesidades nutricionales

6. Un indicio de que el niño en edad de caminar está preparado para el control de esfínteres es que:
   a. puede subirse al inodoro
   b. se mantiene seco durante 1 hora
   c. puede comunicar que está mojado o que necesita orinar o defecar
   d. está dispuesto a sentarse en el inodoro hecho a su medida durante 2 a 3 minutos

7. ¿Cuál es el tipo de juego que muestran los niños en edad de caminar?
   a. asociativo
   b. en equipo
   c. solitario
   d. paralelo

8. Entre los juguetes que los padres deben adquirir para los niños en edad de caminar se cuentan:
   a. juguetes con partes pequeñas que pueden quitarse
   b. juguetes de cuerda
   c. juguetes que pueden jalarse o empujarse
   d. globos, porque son de colores brillantes

9. ¿Cuál es la causa principal de muerte en la infancia?
   a. accidentes
   b. abuso de menores
   c. quemaduras
   d. ahogamiento

10. El tipo más común de lesión por quemadura en niños proviene de:
    a. sustancias químicas
    b. radiaciones
    c. electricidad
    d. escaldaduras

Preguntas de investigación

1. Preparar el menú de un día para el niño en edad de caminar; incluir los refrigerios que se le proporcionarán entre comidas. (Sección de referencia: *Orientación sobre nutrición*)

2. Definir el juego paralelo. ¿Cuál es la utilidad del juego para el niño? (Sección de referencia: *Juegos*)

3. Revisar los periódicos de una semana. Llevar a clase las noticias sobre accidentes ocurridos a niños durante ese periodo. Analizar cómo podrían haberse evitado. (Sección de referencia: *Prevención de accidentes*)

Estudio de caso para aplicación de criterio

Usted es la enfermera de una clínica comunitaria y llega un pequeño de dos años para su examen físico de rutina. La madre afirma que es muy saludable y "todo un niño". Después de examinarlo, el médico declara que físicamente "está bien". Se ordenan las vacunas de rutina. Una vez que se administran, la madre le pregunta a usted por qué su hijo es tan melindroso para comer y cuándo estará listo para el control de esfínteres.

1. ¿Qué guía de previsión necesita esta madre respecto de la nutrición y el control de esfínteres?

2. ¿Qué otra guía de previsión se necesita para un niño de esta edad?

Actividad en Internet

Navegar por Internet y localizar sitios donde se proporcione información sobre el concepto de crecimiento y desarrollo de los niños en edad de caminar. Incluir seguridad, nutrición y guarderías.

Nombre del estudiante: ____________
Fecha: ____________

Autoevaluación

CAPITULO 10

Trastornos del niño en edad de caminar

Relacione la columna de la derecha con la de la izquierda

1. ________ plumbismo
2. ________ estridor
3. ________ síndrome postraumático
4. ________ timpanografía
5. ________ discinésico
6. ________ descerebrado
7. ________ Mucomyst
8. ________ placa epifisiaria
9. ________ *Haemophilus influenzae*
10. ________ idiopático

a. postura que indica lesión en el cerebro medio
b. movimientos involuntarios, sin objeto
c. antídoto para el envenenamiento con acetaminofén
d. se encuentra en el extremo de los huesos largos
e. problemas de comportamiento como resultado de una concusión
f. se desconoce la causa
g. principal causa de epiglotitis
h. representación gráfica de los movimientos del tímpano
i. sonidos agudos durante la inspiración
j. envenenamiento por plomo

Opción múltiple

1. El niño tiene más probabilidades de necesitar una prótesis auditiva en caso de:
   a. pérdida auditiva unilateral
   b. pérdida auditiva conductiva
   c. pérdida auditiva por obstrucción
   d. pérdida auditiva sensorioneural

2. Al obtener información sobre el menor en quien se sospecha epiglotitis, la enfermera debe tener en mente que, a diferencia del crup, este padecimiento:
   a. incluye tos estridente
   b. se desarrolla con rapidez
   c. ocurre en lactantes
   d. empeora por la noche

3. Uno de los principales objetivos de la atención para niños con parálisis cerebral es:
   a. evitar daños cerebrales ulteriores
   b. maximizar su potencial físico e intelectual
   c. recomendar que se le impartan clases especiales
   d. alejarlos de riesgos físicos innecesarios

4. Uno de los *primeros* indicios de aumento de la presión intracraneal en un niño en edad de caminar que no se expresa verbalmente es:
   a. reducción de la presión arterial
   b. hiperactividad
   c. convulsiones
   d. episodios súbitos de vómito

5. ¿Cuál de las siguientes medidas adicionales recomienda la enfermera a la familia que se encuentra en tratamiento por infestación de oxiuros?
   a. lavar todos los utensilios de cocina en el lavavajillas
   b. lavar la ropa interior y de cama con agua muy caliente
   c. airear cobertores y almohadas
   d. descartar las prendas que utiliza el menor para disfrazarse

6. Cuando la enfermera instruye a los padres acerca del tratamiento en casa para el niño con síndrome nefrótico, debe hacer hincapié en:
   a. medición diaria de la presión arterial
   b. restricción estricta de las actividades
   c. dieta muy baja en sodio
   d. medición precisa de las proteínas urinarias

7. El tumor de Wilms afecta:
   a. el riñón
   b. el cerebro
   c. el cartílago
   d. la sangre

8. Cuando uno de los padres llama al centro de desintoxicación, suelen recomendarle que dé al niño jarabe de ipecacuana. El resultado de este tratamiento es:
   a. prevenir la absorción del veneno
   b. incrementar la excreción del veneno
   c. favorecer el vaciado gástrico
   d. diluir el veneno

9. Una complicación seria de las fracturas en los niños es:
   a. cambio de color de la piel
   b. lesión en la placa epifisiaria
   c. fractura en tallo verde
   d. inflamación sobre la fractura

10. El tratamiento del tumor de Wilms suele incluir:
   a. quimioterapia
   b. cirugía
   c. radiación
   d. todas las anteriores

Preguntas de investigación

1. Un menor de 18 meses fue a consulta con el pediatra de la familia y le diagnostica crup. Enumerar las instrucciones para la atención en casa de este niño. (Sección de referencia: *Crup*)

2. Enumerar los síntomas de la epiglotitis. ¿Por qué surgen estos síntomas con esta enfermedad? (Sección de referencia: *Epiglotitis*)

3. Un niño pequeño es hospitalizado con tumor de Wilms y en su cama se pone un letrero que dice "No palpar el abdomen". Explicar a la madre el porqué del cartel. (Sección de referencia: *Tumor de Wilms*)

4. Analizar las diversas medidas de enfermería para ayudar a un niño que empieza a caminar y que tiene síndrome nefrótico, a comer. (Sección de referencia: *Síndrome nefrótico*)

Estudio de caso para aplicación de criterio

Un menor de dos años de edad es internado con síndrome nefrótico.

1. Enumerar los problemas que pueden presentarse con este diagnóstico.

2. ¿Qué intervenciones de enfermería serían las adecuadas para el edema?

3. ¿Cuáles serían las intervenciones para el estado nutricional del menor?

4. ¿Cuáles serían las instrucciones para el alta?

Actividad en Internet

Localizar en Internet portales que incluyan información valiosa para quienes atienden a enfermos de parálisis cerebral. Visitar el sitio de la United Cerebral Palsy en http:/www.ucpa.org

Nombre del estudiante: ____________
Fecha: ________________________

Autoevaluación

CAPITULO 11

El niño en edad preescolar

Relacione la columna de la derecha con la de la izquierda

1. ________ fase preoperativa
2. ________ artificialismo
3. ________ habla
4. ________ sentido de iniciativa
5. ________ fase fálica
6. ________ 3 años de edad
7. ________ 4 años de edad
8. ________ 5 años de edad
9. ________ tartamudeo
10. ________ centralismo

a. repetición de sonidos
b. etapa de la teoría del desarrollo de Erikson
c. se refleja en que el niño empieza a hacer amigos fuera de la familia
d. etapa de la teoría de la psique de Freud
e. más responsable, tiene más paciencia
f. edad tempestuosa en la que gustan de alardear
g. etapa de la teoría del desarrollo de Piaget
h. el mundo y todo lo que en él se encuentra es obra de los seres humanos
i. tendencia a concentrarse sólo en una característica de un objeto, con exclusión de las demás
j. emisión de sonidos vocales que transmiten ideas

Opción múltiple

1. La digitosucción se considera:
   a. normal en el preescolar
   b. perjudicial para el preescolar
   c. normal hasta los ocho años
   d. peligrosa y no debe permitirse

2. La masturbación en el niño en edad preescolar se considera:
   a. perjudicial para la familia
   b. vergonzosa para los padres
   c. comportamiento normal en que la mejor manera de tratarlo es ignorarlo y distraer
   d. comportamiento anormal que debe abordarse de inmediato

3. El tratamiento más efectivo para los niños con enuresis es:
   a. adoptar un método agresivo y vigoroso
   b. fomentar los castigos para que el niño adquiera control con mayor rapidez
   c. hacer sentir culpable al menor para que resuelva rápidamente el problema
   d. tranquilizar, informar y dar apoyo a los padres

4. Un aspecto importante de la etapa preconceptual radica en que:
   a. se incrementa el desarrollo del lenguaje y el funcionamiento simbólico
   b. se desarrolla el pensamiento moral
   c. se desarrolla el pensamiento espiritual
   d. se desarrolla la socialización del individuo

5. Los niños de tres años:
   a. juegan cooperativamente durante periodos largos
   b. juegan agradablemente con nuevos amigos
   c. retroceden al juego paralelo cuando se encuentran en una situación extraña, con niños que no conocen
   d. comparten voluntariamente sus juguetes cuando otros los quieren

6. Los amigos imaginarios suelen presentarse a los:
   a. 3 años
   b. 4 años
   c. 5 años

7. El juego más adecuado para un niño de cuatro años es:
   a. imaginar
   b. cualquier juego con números y letras
   c. andar en bicicleta
   d. rayuela

8. Una buena manera para establecer comunicación con un niño en edad preescolar hospitalizado es mediante:
   a. charlas prolongadas
   b. explicación con dibujos y modelos
   c. el juego
   d. el silencio

9. Los niños que han sufrido abuso sexual pueden expresar mejor sus sentimientos a través de:
   a. juegos terapéuticos
   b. terapia de juegos, como las dramatizaciones
   c. hablar tranquilamente con la enfermera
   d. prueba Dibuja-una-persona

10. Un niño en edad preescolar que simula lavar los platos es un ejemplo de:
   a. centralismo
   b. artificialismo
   c. pensamiento mágico
   d. imitación de la vida doméstica

Preguntas de investigación

1. ¿Cómo reaccionará el preescolar a la hospitalización? Fundamentar la respuesta. (Sección de referencia: *Teorías del desarrollo*)

2 Enrique tiene cuatro años. Su padre muere inesperadamente. ¿Cuáles son los problemas específicos que el niño en edad preescolar experimentará? (Sección de referencia: *El niño de cuatro años*)

3 Visitar un jardín de niños. Evaluar a un menor en función de las observaciones mencionadas en el Recuadro 11-2. (Sección de referencia: *Preescolar*)

Estudio de caso para aplicación de criterio

Usted trabaja en la clínica del jardín de niños con una enfermera practicante. Llega una niña de 4 años a consulta para niños sanos. Los padres afirman que "está muy bien". Su única preocupación son las "malas palabras" que ocasionalmente dice, y que todavía se chupa el pulgar.

1. ¿Qué consejos daría?

2. ¿Qué otra guía de previsión se necesita para un niño de esta edad?

Actividad en Internet

Encuentre sitios en Internet que contengan información sobre los conceptos de crecimiento y desarrollo del preescolar. Incluya seguridad, juego y orientación para el preescolar.

Nombre del estudiante:____________
Fecha: ____________________

Autoevaluación

CAPITULO 12

Trastornos del niño en edad preescolar

Relacione la columna de la derecha con la de la izquierda

1. _________ tracción de Bryant
2. _________ rubéola
3. _________ tiempo parcial de protrombina
4. _________ pródromo
5. _________ ambliopía
6. _________ convulsión motora parcial simple
7. _________ autoinjerto
8. _________ maniobra de Gower
9. _________ PL 94-142
10. _________ morfología

a. pérdida de visión debido a imágenes confusas en la retina
b. estructura celular
c. movimiento característico de los niños con distrofia muscular
d. periodo anterior inmediato al inicio de una enfermedad transmisible
e. se utiliza para niños menores de dos años
f. Education for All Handicapped Children Act
g. ayuda a determinar el nivel de factor VIII en la sangre
h. sarampión
i. área de piel no dañada que se utiliza para cubrir una lesión por quemadura
j. movimientos musculares que afectan rostro, cuello y extremidades

---

Opción múltiple

1. Colocar un parche sobre el ojo sano es un método para tratar la ambliopía porque:
   a. obliga al ojo débil a funcionar
   b. incrementa automáticamente la pupila del ojo opuesto
   c. reduce el movimiento muscular del ojo anormal
   d. disminuye los impulsos sensorios al cerebro

2. Al planear la atención del niño sometido a extirpación de amígdalas y adenoides, uno de los principales objetivos es:
   a. evitar la hemorragia
   b. reducir la deshidratación
   c. prevenir la neumonía
   d. controlar la actividad

3. Las medidas de urgencia en una convulsión tónico-clónica se basan en el conocimiento de que el niño:
   a. se percata de lo que sucede
   b. podría lesionar a otros
   c. está inconsciente
   d. tiene control de la acción muscular

4. La atención de enfermería para un niño con encefalitis incluye:
   a. vigilar los líquidos intravenosos
   b. crear un ambiente tranquilo
   c. aplicar las medidas de precaución para convulsiones
   d. todas las anteriores

5. ¿Cuál de los siguientes resultados indica derrame periférico en un niño sometido a tracción?
   a. relleno capilar eficiente
   b. ausencia de ulceraciones en la piel
   c. ausencia de dolor
   d. reducción de la movilidad

6. ¿Cuál de los síntomas siguientes suele indicar infección de las vías urinarias del lactante?
   a. frecuencia, urgencia
   b. mala alimentación, fiebre inexplicable
   c. dolor en los costados, escalofríos
   d. incontinencia, orina fétida

7. La Sra. Ramírez llama para informar que su hijo de ocho años tiene varicela. Desea saber cuánto tiempo tardará en contagiarse su hermana de cinco años. ¿Qué responde la enfermera?
   a. 7 a 10 días
   b. 2 a 6 días
   c. 14 a 48 días
   d. 10 a 21 días

8. Una intervención importante para el niño con discapacidad del desarrollo es:
   a. internarlo en una institución lo más pronto posible
   b. ayudar a los padres a percatarse de que su hijo nunca se desarrollará más
   c. subrayar la importantcia de los programas de estimulación temprana para lactantes
   d. valorar al niño dos años después para confirmar el diagnóstico

9. La tos ferina incluye los siguientes síntomas:
   a. tos cavernosa que empeora por la noche
   b. tos productiva húmeda; el paciente se recupera fácilmente del ataque
   c. paroxismos de tos intensa en una espiración seguida de un silbido
   d. tos que responde a los tratamientos con nebulizador

10. Los síntomas comunes de la glomerulonefritis posestreptocócica aguda son:
    a. incremento del gasto urinario con edema periorbital notable
    b. orina clara, pero el niño se queja de dolor al orinar
    c. diarrea, náuseas, vómitos y fiebre alta
    d. orina sanguinolenta o de color oscuro; reducción del gasto urinario

11. La distrofia muscular de Duchenne es:
    a. aleatoria
    b. relacionada con el sexo; la madre es la portadora
    c. sólo ocurre en niñas
    d. puede ser contagiosa

Preguntas de investigación

1. Analizar la información preoperatoria y la atención posoperatoria del niño sometido a amigdalectomía y adenoidectomía. (Sección de referencia: *Amigdalitis y adenoiditis*)

2. Analizar la composición de la sangre. ¿Cuál es el número normal de eritrocitos? ¿De leucocitos? ¿De plaquetas? ¿Cuáles son las funciones de dichos componentes? (Sección de referencia: *Leucemia*)

3. Comparar los síntomas y prurito característicos de las siguientes enfermedades transmisibles: varicela, sarampión, rubéola, roséola y quinta enfermedad. (Sección de referencia: *Enfermedades transmisibles*)

Estudio de caso para aplicación de criterio

Un niño de 5 años presenta quemaduras de tercer grado en las piernas porque trató de imitar a su hermano mayor y brincar una fogata en un campamento. Aparentemente necesitará injertos de piel.

1. Diseñar el plan inicial de atención de enfermería; incluir infección, nutrición, líquidos y dolor.

2. Explicar cómo se harían los injertos para este niño de cinco años.

Actividad en Internet

Hace un año que el niño del ejemplo anterior se quemó y vuelve para una revisión. Mientras espera, la madre expresa su preocupación por el bienestar psicológico de su hijo, pues le ha comentado que otros niños lo miran y se burlan de él. Usted recuerda que ha leído sobre campamentos de verano para niños quemados. Localice en Internet los sitios dedicados a campamentos para niños con quemaduras.

Nombre del estudiante:____________
Fecha: ____________________

Autoevaluación

CAPITULO 13

El niño en edad escolar

Relacione la columna de la derecha con la de la izquierda

1. ________ 6 años
2. ________ 7 años
3. ________ 8 años
4. ________ 9 años
5. ________ 10 años
6. ________ 11 a 12 años
7. ________ rivalidad entre hermanos
8. ________ autoimagen

a. conflicto emocional entre hermanos y hermanas
b. periodo de desorganización total
c. suele ser dominante, mal educado, sensible a las críticas
d. inicio de la preadolescencia
e. edad en que aprenden con mayor facilidad
f. inicio de modas en los grupos; adoración evidente por un héroe
g. forma en que una persona se percibe a sí misma
h. suelen ser comunes preocupaciones, compulsiones y hábitos nerviosos

---

Opción múltiple

1. Erikson considera que el niño en edad escolar se encuentra en la etapa de:
   a. autoestima a diferencia de vergüenza y duda
   b. identidad y no confusión de identidad
   c. industriosidad y no inferioridad
   d. autonomía a diferencia de inferioridad

2. Según Piaget (desarrollo cognoscitivo), el niño en edad escolar:
   a. piensa y razona en términos concretos
   b. piensa y razona en términos abstractos
   c. piensa y razona en términos filosóficos
   d. piensa y razona en términos preoperacionales

3. Entre las pautas más adecuadas para responder preguntas relacionadas con el sexo se incluyen:
   a. respuestas sencillas adecuadas al nivel de comprensión del niño
   b. respuestas complejas porque el niño tiene edad suficiente para entenderlas
   c. respuestas directas para que el niño no se avergüence
   d. remitir al niño a sus maestros porque saben cómo responder mejor ese tipo de preguntas

4. De acuerdo con la American Academy of Pediatrics, ¿cuántas horas diarias de televisión deben permitírsele ver al niño de esta edad?
   a. ninguna   c. 2 a 3
   b. 1 a 2   d. 3 a 4

5. Una de las ventajas de los videojuegos es:
   a. dominar el tiempo de ocio
   b. estimular la coordinación ojo-mano
   c. aprender a aceptar la violencia
   d. favorecer la competencia entre amigos

6. A una niña de siete años la encuentran robando. ¿Qué medidas se recomiendan a la madre?
   a. Decirle que está haciendo mal y que es una niña mala
   b. Decirle que hizo mal y que debe devolver a la tienda lo que robó y disculparse
   c. Decirle que está bien que robe sólo cuando necesite algo y no pueda adquirirlo
   d. Decirle, frente al encargado de la tienda, que hizo algo terrible y que no hay duda de que no la educaron de esa manera

7. Un niño de nueve años se muerde las uñas en la escuela. Su madre desea asesoría para resolver el problema. ¿Qué se le debe decir?
   a. Necesita saber que es un hábito nervioso normal que cesará cuando desaparezca la tensión
   b. Que esta conducta es peligrosa y que debe analizar el problema con su médico
   c. Es necesario ignorar el problema porque "todos los niños lo hacen"
   d. Que no es normal en los niños de esa edad y que su hijo probablemente tiene un problema emocional

8. El niño de 10 años, cuyos padres se están divorciando, probablemente manifestará:
   a. su dolor abiertamente
   b. llanto incontrolable en el salón de clase
   c. odio hacia el maestro
   d. problemas de desempeño escolar .
9. ¿Cuál de los siguientes grupos de edad empieza a utilizar el reloj con fines prácticos y conoce la letra manuscrita?
   a. 6 años
   b. 7 años
   c. 8-9 años
   d. 10-12 años
10. ¿Cuál de los siguientes grupos de edad puede reflexionar sobre problemas sociales y analizar el punto de vista de los demás?
   a. 6 años
   b. 7 años
   c. 8-9 años
   d. 10-12 años

Preguntas de investigación

1. Analizar las actividades que disfrutan los niños de ocho años. ¿Qué diversiones sugeriría al paciente de largo plazo de esa edad? (Sección de referencia: *Ocho años*)

2. ¿Qué alimentos se deben incluir en la planeación del menú del día para niños en edad escolar? (Sección de referencia: *Nutrición*)

3. Investigar sobre programas para después de clases en su comunidad. ¿Qué tipo de guía/actividad se ofrece? ¿Cuánto cuestan? (Sección de referencia: *Niños con llave*)

Estudio de caso para aplicación de criterio

Usted es la enfermera de la escuela primaria.

1. ¿Cómo determinaría que las necesidades de salud de los niños están siendo cubiertas?

2. ¿De qué recursos se dispone si no están siendo cubiertas?

Actividad en Internet

Investigar sobre la prevención del consumo de drogas en su comunidad.

Nombre del estudiante:____________
Fecha: ____________________

Autoevaluación

CAPITULO 14

Trastornos del niño en edad escolar

Relacione la columna de la derecha con la de la izquierda

1. _________ hipoglucemia
2. _________ velocidad máxima de flujo espiratorio
3. _________ nistagmo
4. _________ necrosis avascular
5. _________ punto de McBurney
6. _________ pediculosis
7. _________ quimioprofilaxis
8. _________ fenómeno de "gel"
9. _________ polidipsia
10. _________ psicosomático

a. punto medio entre el ombligo y la cresta iliaca derecha
b. necrosis del tejido óseo por riego inadecuado de sangre
c. sed
d. prevenir una enfermedad con medicamentos
e. azúcar baja en la sangre
f. fuerza de espiración a partir de insuflación pulmonar máxima
g. disfunciones con componente orgánico y emocional
h. movimiento entrecortado constante del globo ocular
i. rigidez después de un periodo de inactividad
j. piojo de la cabeza

Opción múltiple

1. Un niño de seis años es hospitalizado con sibilancia. Estaba bien hasta hace unos días, cuando contrajo un resfriado. ¿Cuáles de los siguientes signos y síntomas sugieren que el niño tiene dificultad respiratoria?
   a. tos, fiebre, garganta irritada
   b. piel sonrojada, sed, incremento en las respiraciones
   c. reducción del pulso, inquietud, piel húmeda
   d. retracciones, incremento en las respiraciones, palidez

2. A un niño se le diagnostica asma. La enfermera debe administrarle Albuterol mediante nebulizador cada 20 min. El Albuterol es un:
   a. broncodilatador
   b. antiinflamatorio
   c. supresor de la tos
   d. agente antialergénico

3. ¿Cuál de los siguientes enunciados describe el objetivo de enfermería de largo plazo para el niño con asma?
   a. mantener la hidratación
   b. vigilar adecuadamente el estado respiratorio en casa
   c. reducir el ejercicio
   d. saturación de oxígeno al 92%

4. ¿Cuáles de las siguientes opciones son manifestaciones importantes de la fiebre reumática aguda de acuerdo con los criterios de Jones?
   a. fiebre, evidencia de infección estreptocócica previa
   b. carditis, nódulos subcutáneos
   c. elevación de ESR y ASO
   d. artralgia, cambios en el ECG

5. Un niño de ocho años se encuentra recibiendo radioterapia para el tratamiento de un tumor cerebral. ¿Cuál sería la intervención apropiada para abordar la preocupación del pequeño en torno a los cambios importantes en su imagen corporal?
   a. fomentar la ingesta de proteínas en su dieta
   b. dar fármacos contra la náusea antes del tratamiento
   c. borrar las marcas de la pluma de su cabeza
   d. permitirle que use su gorra preferida de béisbol

6. Niña de 12 años con artritis reumatoide juvenil, de tipo poliarticular. ¿Cuál es el *mejor* consejo para ayudarla a afrontar con éxito su día en la escuela?
   a. no asistir a la escuela cuando se sienta mal
   b. dedicar más tiempo por la mañana para prepararse
   c. ponerse de pie y caminar por el salón de clases si siente rigidez
   d. darse una ducha caliente después de la clase de educación física

7. La principal diferencia fisiopatológica entre la diabetes de tipo 1 y la de tipo 2 es que:
   a. los niños con diabetes tipo 2 nunca necesitarán insulina
   b. los niños con diabetes tipo 1 pueden recibir insulina por vía oral
   c. la tipo 1 es resultado de la destrucción de los islotes del páncreas
   d. los niños con tipo 1 son obesos

8. ¿Cuál de los siguientes enunciados sería el resultado esperado al revisar el tratamiento nutricional con un niño en edad escolar que tiene diabetes tipo 1?
   a. cumplimiento estricto de la dieta prescrita
   b. evitar por completo los dulces
   c. opciones apropiadas de una amplia variedad de alimentos
   d. ausencia de episodios de hipoglucemia

9. Los tres rasgos esenciales del trastorno de deficiencia de atención con hiperactividad son:
   a. organización, inteligencia y distracción
   b. impulsividad, exceso de energía y falta de atención
   c. desempeño escolar pobre, dislexia y habilidades motoras gruesas deficientes
   d. problemas de aprendizaje, coeficiente intelectual por debajo del promedio y problemas de comunicación

10. Los piojos de la cabeza pueden transmitirse por:
    a. sentarse cerca de un niño que tiene piojos
    b. utilizar los audífonos de un niño que tiene piojos
    c. utilizar el fijador para el cabello en aerosol del niño que tiene piojos
    d. utilizar el champú de un niño que tiene piojos

Preguntas de investigación

1. Describir los factores que suelen precipitar un ataque de asma. (Sección de referencia: *Asma*)
2. Mostrar cómo medir la PEFR y explicar qué significan los resultados. (Sección de referencia: *Asma*)
3. ¿Qué factores debe considerar la enfermera para determinar si una niña de nueve años se encuentra preparada para administrarse insulina por sí misma? ¿Cuál sería la mejor manera de enseñarle dicha habilidad? (Sección de referencia: *Diabetes mellitus dependiente de insulina*)
4. Una niña pequeña se inscribió en el equipo de softbol de la escuela y entrena dos veces a la semana después de clases. ¿Cómo influirá esta actividad en su diabetes? ¿Qué factores debe considerar la enfermera al proporcionar asesoría anticipada a la niña y a sus padres acerca de esta nueva actividad? (Sección de referencia: *Diabetes mellitus dependiente de insulina*)
5. Un niño de siete años tiene un tumor cerebral y desea ir a un campamento de verano para niños con cáncer. ¿Cómo ayudaría la enfermera a su familia para prepararlo? Analizar las consideraciones físicas y psicológicas. (Sección de referencia: *Tumores cerebrales*)

Estudio de caso para aplicación de criterio

Una niña de 9 años ingresó en fecha reciente al hospital con artritis reumatoide juvenil y a sus padres les preocupa mucho los medicamentos que está tomando. Durante años han oído que los niños no deben tomar aspirina, pero a su hija se la administran.

1. ¿Qué información puede ofrecerles para aliviar su inquietud?
2. También expresan su preocupación por cómo tendrán que atenderla cuando sea dada de alta. Desarrollar un plan de atención en casa para esta niña, incluidas sus actividades.

Actividad en Internet

Encuente información en Internet sobre la artritis reumatoide juvenil. Visite el sitio www.arthritis.org y seleccione la sección sobre artritis juvenil. ¿Qué información encontró? ¿Con estos datos puede ayudar a los padres?

Nombre del estudiante: ______________
Fecha: ______________________________

Autoevaluación

CAPITULO 15

El adolescente

Relacione la columna de la derecha con la de la izquierda

1. _________ asincronía
2. _________ adolescencia
3. _________ sentido de identidad
4. _________ preadolescencia
5. _________ pubertad
6. _________ menarca
7. _________ andrógenos
8. _________ estrógenos

a. etapa de desarrollo de la teoría de Erik Erikson
b. hormonas masculinas
c. inicio de la menstruación
d. maduración de diferentes partes del cuerpo a diferente ritmo
e. "crecer"
f. hormonas femeninas
g. cambios rápidos en la estructura y funcionamiento de diversas partes del cuerpo
h. se tornan funcionales los órganos de la reproducción

Opción múltiple

1. ¿Cuáles son algunos de los años de mayor conflicto para gran parte de las familias?
   a. preadolescencia
   b. adolescencia temprana
   c. adolescencia media
   d. adolescencia tardía

2. ¿Cuál de las siguientes afirmaciones es *válida* en relación con la pubertad?
   a. La pubertad empieza más o menos a los 15 años en varones y mujeres
   b. La pubertad se inicia dos años antes en las mujeres
   c. La pubertad se inicia dos años antes en los varones
   d. La pubertad en los varones se inicia aproximadamente a los 14 años

3. El primer indicio de la pubertad en los varones suele ser:
   a. crecimiento de los testículos
   b. inicio de emisiones nocturnas
   c. producción de semen
   d. cambios en la voz

4. ¿Cuál de las siguientes afirmaciones es la mejor descripción de los padres en cuanto a la imposición de límites en la adolescencia?
   a. No es necesario imponer límites porque los adolescentes son individuos responsables
   b. Es esencial imponer límites porque los jóvenes necesitan orientación
   c. Imponer límites es pérdida de tiempo porque la mayoría de los adolescentes hace lo que quiere
   d. Sólo deben imponerse límites en ciertas circunstancias

5. Se dice que cuando los adolescentes pueden analizar una situación desde diferentes puntos de vista e imaginar u organizar posibilidades no vividas ni experimentadas, se encuentran en la etapa de:
   a. operaciones concretas
   b. pensamiento posconvencional
   c. identidad frente a la confusión de papeles
   d. operaciones formales

6. El hierro es un elemento esencial en la dieta del adolescente. De los siguientes alimentos, ¿cuáles son fuentes adecuadas de hierro?
   a. ostiones y nueces
   b. leche y queso
   c. hamburguesas y papas fritas
   d. pescado y granos secos

7. Una comida saludable que satisfaga las necesidades de minerales de los adolescentes debe incluir:
   a. leche descremada, atún en pan de trigo y ensalada
   b. malteada de chocolate, hamburguesa en bollo y papas fritas
   c. bebida de cola, emparedado de carne y papas fritas
   d. leche entera, hamburguesa en bollo y ensalada

8. El médico no puede respetar la intimidad del adolescente si:
   a. este último pregunta acerca del control de la natalidad
   b. pregunta sobre las emisiones nocturnas
   c. se encuentra tan enojado que contempla huir de casa
   d. pregunta acerca del VIH

9. Una niña de 15 años es la más alta de su clase. En un examen de salud, dice a la enfermera que siente que todos la miran y que ya no quiere ir a la escuela. ¿Cuál debe ser la respuesta de la enfermera?
   a. "No te preocupes, no siempre será así"
   b. "Todos nos sentimos así en algún momento de la adolescencia"
   c. "Ignóralos, así te sentirás mejor"
   d. "Háblame más de lo que sientes"

10. ¿Cuál de los siguientes grupos de edad suele asistir a centros nocturnos para adolescentes y conciertos de rock?
    a. adolescencia temprana
    b. adolescencia media
    c. adolescencia tardía
    d. edad adulta temprana

Preguntas de investigación

1. Un niño y una niña empiezan a establecer su sentido de identidad. ¿Qué significa esto? ¿Cómo se reflejará este desarrollo en su comportamiento? (Sección de referencia: *Teorías del desarrollo*)

2. Investigar en la localidad un curso para niñeras y analizar la información que se proporciona a los adolescentes acerca de su capacidad para realizar esta tarea. (Sección de referencia: *Responsabilidad*)

3. Planear un menú para una mujer de 15 años y un varón de 17. ¿Cuáles serán los requerimientos nutritivos de calorías, proteínas, calcio y hierro? (Sección de referencia: *Nutrición*)

Estudio de caso para aplicación de criterio
Usted es la enfermera de la secundaria.

1. ¿Qué necesidades tienen los adolescentes en la escuela?

2. ¿Con qué recursos cuenta para satisfacer esas necesidades?

Actividad en Internet
Encontrar sitios en Internet que proporcionen información sobre guía de previsión para el adolescente.

Nombre del estudiante:_____________
Fecha: ___________________________

Autoevaluación

CAPITULO 16

Trastornos del adolescente

Relacione la columna de la derecha con la de la izquierda

1. _________ artroscopia
2. _________ bulimia
3. _________ células de Reed-Sternberg
4. _________ sebo
5. _________ polifarmacia
6. _________ amenorrea
7. _________ varillas de Harrington
8. _________ RICE
9. _________ virus de Epstein-Barr
10. _________ Accutane

a. célula de doble núcleo que es diagnóstica de la enfermedad de Hodgkin
b. causa de mononucleosis infecciosa
c. procedimiento quirúrgico para valorar lesiones articulares
d. ausencia de menstruación
e. tratamiento inicial para lesiones de tejidos blandos
f. tratamiento sistémico para el acné grave
g. uso combinado de varias sustancias psicotóxicas
h. apetito voraz
i. instrumento utilizado para corregir la escoliosis
j. sustancia grasa secretada por los folículos sebáceos

Opción múltiple

1. Un objetivo de enfermería importante para el adolescente que necesita órtesis como parte del tratamiento de la escoliosis es:
   a. restaurar la curvatura normal de la columna
   b. mantener el nivel normal de actividad
   c. reducir el dolor
   d. garantizar que acate el tratamiento

2. Para la detección de la escoliosis, la enfermera observa al niño por el frente y la espalda para determinar:
   a. simetría
   b. grado de curvatura
   c. flexibilidad
   d. espasmo muscular

3. ¿Cuál de los siguientes enunciados es un indicio importante para que la enfermera determine que hay un problema con alguna actividad deportiva particular?
   a. El entrenador exige que todos los miembros del equipo se sienten en el suelo cuando alguno está lesionado
   b. En el mismo equipo juegan varones y mujeres
   c. Un jugador que cojea no puede participar por un día
   d. En el mismo equipo participan varones de 10 y de 14 años

4. Una diferencia importante en las manifestaciones clínicas de los adolescentes con anorexia nerviosa o bulimia es:
   a. voracidad
   b. distorsiones de la imagen corporal
   c. purgas
   d. reducción de la autoestima

5. ¿Cuál de las siguientes es la enfermedad de transmisión sexual más común en Estados Unidos?
   a. sífilis
   b. gonorrea
   c. clamidia
   d. herpes genital

6. Al revisar la prevención de las STD con adolescentes que tienen actividad sexual, es importante informarles que:
   a. todas las STD pueden prevenirse con el uso del condón
   b. si su compañero sexual no muestra síntomas, es poco probable que esté enfermo
   c. por lo general es seguro tener relaciones sexuales con un solo compañero
   d. deben hacerse cultivos frecuentes de *Chlamydia* y *Gonorrhea*

7. Una adolescente que es modelo, está recibiendo quimioterapia contra el cáncer. Le preocupan en particular los efectos de los medicamentos en su aspecto físico. Una intervención de enfermería importante en este caso es:
   a. ayudarle a elegir una peluca, lápiz de cejas y pestañas postizas antes de comenzar el tratamiento
   b. asegurarle que aún sin cabello se verá hermosa
   c. decirle que la quimioterapia probablemente no afectará su aspecto
   d. mencionar que el cabello brotará rizado

8. Un maestro de la escuela en que la enfermera trabaja le muestra un poema escrito por uno de sus alumnos. En él, el joven expresa su deseo de "acabar con todo". La *primera* medida que debe tomar la enfermera es:
   a. ignorarlo, porque es un poema
   b. preguntar al estudiante: "¿Piensas quitarte la vida?"
   c. alertar a los padres del estudiante
   d. preguntar al maestro si el estudiante es verdaderamente suicida

Preguntas de investigación

1. Un varón joven quiere formar parte del equipo de natación de la secundaria. ¿Qué factores de salud deben tomarse en consideración al investigar esta posibilidad? (Sección de referencia: *Lesiones deportivas*)

2. Usted trabaja con un joven de 13 años muy obeso. Sus alimentos favoritos son papas fritas y Coca-Cola. ¿Qué principios de nutrición es necesario inculcarle? ¿En qué forma altera su desarrollo psicosocial el hecho de "estar gordo"? (Sección de referencia: *Obesidad*)

3. Una joven de 18 años tiene anorexia nerviosa. Definir este padecimiento y sus causas. ¿Qué enfoque debe aplicar la enfermera al reunirse con ella por primera vez? Analizar las razones. (Sección de referencia: *Anorexia nerviosa*)

4. Un joven de 17 años de edad, que es estrella del equipo de baloncesto, a últimas fechas parece inusualmente fatigado. Su madre dice que ha tenido la garganta irritada varias semanas. Después del examen médico, se le diagnostica mononucleosis infecciosa. ¿Qué pruebas de laboratorio sustentarían este diagnóstico? ¿Cuál es el tratamiento de enfermería para este padecimiento? (Sección de referencia: *Mononucleosis infecciosa*)

Estudio de caso para aplicación de criterio

Una joven de 13 años a quien se ha diagnosticado escoliosis será internada en el hospital. En la información sobre la admisión se indica que el problema fue identificado cuando tenía 10 años y que ha utilizado órtesis los tres últimos años. Ella dice que no le gusta usarla porque la hace ver "ridícula"; su madre comenta que es un problema que utilice el aparato. El ortopedista que la atiende ha decidido llevar a cabo un procedimiento quirúrgico (TSRH) porque la curvatura está avanzando. La cirugía se programa para dos días después. Desarrollar el plan de instrucción previo a la intervención.

1. ¿Qué aspectos preoperatorios, intraoperatorios y posoperatorios deberá cubrir en esta parte de la instrucción?

2. Después de la cirugía, ¿qué aspectos deberán abordarse para el alta?

Actividad en Internet

1. Visite el portal de Internet www.nida.nih.gov que pertenece al National Institute on Drug Abuse y se relaciona con el abuso de sustancias. ¿Cuáles son las últimas estadísticas sobre el consumo de mariguana en la preadolescencia y la adolescencia? ¿Cuáles son algunos de los nombres utilizados en la calle para estas sustancias? Desde este portal, remítase a otros temas relacionados.

2. ¿Qué sitios sobre trastornos de la alimentación hay para padres y adolescentes? Visite el departamento de salud conductual del St. Francis Health System en www.laureate.com/behavioralhealth y Eating Disorder Awareness and Prevention Inc., en www.edap.org.

Nombre del estudiante:____________
Fecha: ______________________

Autoevaluación

CAPITULO 17

Procedimientos pediátricos

Relacione la columna de la derecha con la de la izquierda

1. _________ alimentación
2. _________ nomograma
3. _________ baños tibios
4. _________ alimentación con gastrostomía
5. _________ calentador de talones
6. _________ solución salina isotónica estéril
7. _________ O.D.
8. _________ 1 ml
9. _________ enema
10. _________ O.S.

a. debe administrarse en un lapso de 20 a 25 min
b. la temperatura no debe exceder los 42°C
c. administrar de 0.5 a 2 ml antes de succionar la traqueotomía
d. volumen máximo administrado en un sitio por vía IM
e. para temperaturas superiores a los 40°C
f. ojo derecho
g. administrar o recibir alimentación
h. gráfica con varias escalas dispuestas de forma que una línea recta cruce las escalas en valores relacionados con las variables
i. ojo izquierdo
j. debe administrarse en un lapso de 10 a 15 min

Opción múltiple

1. ¿Cuál es el grupo de edad que mayores beneficios recibe de las explicaciones ilustradas con dibujos y fotografías, así como al tener contacto con el equipo?
   a. los niños en edad de caminar
   b. los preescolares
   c. los niños en edad escolar
   d. los adolescentes

2. La regla empírica de gasto de orina es de:
   a. 1 ml/kg/h
   b. 3 ml/kg/h
   c. 5 ml/kg/h
   d. 10 ml/kg/h

3. ¿En cuál de los siguientes casos debe vigilarse al niño después de una punción medular?
   a. fiebre, filtración de líquido cefalorraquídeo y cefalea
   b. aprovechamiento de la hora de juegos, cefalea y producción de orina
   c. producción de orina, fiebre y cefalea
   d. siesta, cefalea y reducción del apetito

4. El nomograma es una forma muy exacta de calcular la dosificación del medicamento que habrá de recibir el niño. El segundo método más preciso, que consiste en cálculos con base en el peso, se conoce como:
   a. regla de Clark
   b. regla de Young
   c. regla de pediatría
   d. cálculo de rango seguro

5. El mejor procedimiento para administrar gotas oftálmicas cuando el niño aprieta los ojos es:
   a. llamar al médico
   b. instilar las gotas en el extremo superior de la nariz, donde se une a los párpados
   c. intentar abrir los párpados y aplicar las gotas
   d. notificar a la enfermera encargada

6. ¿Cuál es el sitio recomendado para inyectar a niños de menos de tres años?
   a. dorsoglúteo
   b. ventroglúteo
   c. vasto externo
   d. deltoides

7. ¿De cuál tratamiento son complicaciones trombosis, hiperglucemia y contaminación?
   a. TPN
   b. infusión intravenosa
   c. alimentación por gastrostomía
   d. medicamentos IM

8. La cantidad característica de solución para enema que se administra a un lactante es de:
   a. 10 ml
   b. 50 ml
   c. 120 ml
   d. 300 ml

9. Al succionar una traqueostomía, el procedimiento no debe durar más de:
   a. 5 seg
   b. 15 seg
   c. 25 seg
   d. 35 seg

10. Entre los signos de oxigenación inadecuada se incluyen:
    a. incremento de la inquietud, disminución de la oximetría de pulso e incremento de la frecuencia respiratoria
    b. disminución de la inquietud e incremento de la oximetría de pulso y de la frecuencia respiratoria
    c. incremento de la inquietud, la oximetría de pulso y la frecuencia respiratoria
    d. incremento de la inquietud, disminución de la oximetría de pulso y de la frecuencia respiratoria

Preguntas de investigación

1. ¿Qué precauciones especiales deben tomarse cuando se administran medicamentos a los niños? ¿Dónde y cómo se registran los medicamentos en el hospital? (Sección de referencia: *Administración de medicamentos*)

2. Seleccionar un fármaco que se administre a niños y adultos. Investigar detalladamente su uso con base en la circular correspondiente. ¿Qué información proporciona con respecto a la dosificación y administración en pacientes pediátricos? ¿Es adecuada la información para los objetivos actuales de enfermería? Presentar los resultados a las compañeras de clase. (Sección de referencia: *Administración de medicamentos*)

3. Una niña de tres años fue hospitalizada con laringotraqueobronquitis aguda. La menor llora angustiada en su tienda de oxígeno. Fundamentar la decisión de administrarle oxígeno. Diseñar un plan de atención de enfermería relacionado con la edad y el estado de la niña. (Sección de referencia: *Oxigenoterapia para niños*)

Estudio de caso para aplicación de criterio

Se ha dado la orden por escrito de hacer un cultivo de orina estéril de un varón de seis meses. La madre está muy ansiosa y llora; es su primer hijo y la primera vez que lo hospitalizan.

1. ¿Qué explicación necesita la madre?

2. ¿Qué método se puede seguir para fomentar la atención atraumática tanto para la madre como para el paciente?

3. ¿Qué pasos se deben seguir para tomar esta muestra?

Nombre del estudiante: ____________
Fecha: ____________

Autoevaluación

CAPITULO 18

Atención para el fin de la vida de un niño y para su familia

Relacione la columna de la derecha con la de la izquierda

1. ________ atención paliativa
2. ________ duelo anticipado
3. ________ ansiolíticos
4. ________ duelo
5. ________ dolor

a. lo que la persona que lo experimenta dice que es y que existe siempre que la persona lo dice
b. categoría funcional de fármacos administrados para el tratamiento de la ansiedad que no causa sedación excesiva
c. ocurre antes de la pérdida
d. subjetivo y único para la persona
e. atención y alivio de las molestias al final de la vida

Selección múltiple

1. ¿Cuál de los siguientes niños se daría cuenta de que la muerte es permanente?
   a. un pequeño de 2 años que ve una mascota muerta
   b. un niño de 4 años cuya abuela muere
   c. un niño de kinder que se entera de que el abuelo de su amigo murió
   d. un menor de 10 años cuyo compañero muere por las complicaciones de una enfermedad
2. ¿Qué grupo de edad considera a la muerte como una persona? (personificación de la muerte)
   a. niño en edad de caminar
   b. preescolares
   c. niños en edad escolar
   d. adolescentes
3. Al enfrentarse a la muerte, ¿cuál de las siguientes sería la forma de afrontamiento más positiva para una enfermera?
   a. aislarse de la familia y los amigos
   b. aislarse de los compañeros
   c. analizar el evento con un supervisor
   d. en el salón de belleza, contárselo a varias amigas
4. La muerte de un hijo cambiará la dinámica de la familia porque:
   a. la muerte es definitiva
   b. los padres están en desacuerdo
   c. los hermanos resentirán la atención que se daba al niño moribundo
   d. la muerte es un evento para el cual es necesario establecer nuevos mecanismos de afrontamiento
5. El duelo anticipado se inicia:
   a. al momento de la muerte
   b. durante el proceso de la muerte
   c. durante el funeral
   d. después de la pérdida
6. La falta de aire y la disnea suelen conducir a la sensación de "hambre de aire". ¿Qué medicamento puede ayudar a aliviar esta molestia?
   a. Tylenol
   b. morfina
   c. supositorio de glicerina
   d. Phenergan
7. La atención de enfermería para un menor moribundo de cuatro años se basará en el conocimiento de que:
   a. no entiende la muerte
   b. la enfermera debe proporcionar todos los cuidados
   c. su principal temor es separarse de sus padres
   d. es demasiado joven como para sentir la angustia de sus padres
8. Conforme se deteriora el estado de la niña, la madre, enojada, grita a la enfermera: "No es justo, ¿por qué no hace algo?" La respuesta más apropiada de la enfermera sería:
   a. "No discutiré con usted hasta que no se calme"
   b. "Por favor, cálmese; está molestando a su hija"
   c. "Tiene razón, no es justo, ¿qué le gustaría que hiciera?"
   d. "El enojo no es bueno para nadie, ¿en qué puedo ayudarle?"

9. El deseo del niño moribundo es irse a casa y se le envía a una institución, cuyo objetivo es:
   a. atender las necesidades físicas del niño
   b. enseñar a la familia cómo atenderlo
   c. mejorar la calidad de lo que le queda de vida
   d. atenderlo, para que la familia descanse

10. Conforme se acerca la muerte, la respiración del niño se torna difícil y ruidosa. La atención de enfermería para ese momento es:
    a. succión profunda
    b. informar a la familia de lo que viene
    c. dar al niño algo de beber
    d. llamar al médico

Preguntas de investigación

1. Al analizar lo que un niño de cuatro años conoce sobre la muerte, ¿qué se puede decir a los padres de lo que éste entiende por "muerte"? (Sección de referencia: *Cuadro 18-1*)

2. ¿Cómo expresarán el niño y la familia sus necesidades psicológicas y sociales? (Sección de referencia: *Cuadro 18-2*)

3. ¿Por qué se enfrían las manos y los pies del niño moribundo? (Sección de referencia: *Recuadro 18-2*)

Estudio de caso para aplicación de criterio

A Zach, de ocho años, le han diagnosticado linfoma avanzado. El trasplante de médula ósea no tuvo éxito y ya no hay esperanzas de curarlo porque la enfermedad avanza rápidamente. Los padres están indecisos sobre qué decirle y cómo decirlo.

1. ¿Cómo ayudar a los padres?

2. ¿Cómo ayudar a Zach?

3. ¿Qué reacción espera de Zach cuando se le diga que va a morir?

4. ¿Cuál es el momento apropiado para hablar de la muerte con el niño?

5. ¿Cuándo recomienda que sea trasladado a un hospicio?

Actividad en Internet

Encuentre información valiosa en Internet para una familia cuyo hijo va a morir.